臨床腫瘍内科学入門

大阪大学大学院 教授
金倉 譲
編著

永井書店

執筆者一覧

《編集》

金倉　譲　　大阪大学大学院医学系研究科血液・腫瘍内科学講座　教授

《執筆者》(執筆順)

西條　長宏　　国立がんセンター東病院　副院長
福岡　正博　　近畿大学医学部内科学講座腫瘍内科部門　教授
大江　裕一郎　国立がんセンター中央病院呼吸器内科
原田　実根　　九州大学大学院医学研究院病態修復内科学(第1内科)　教授
堀田　知光　　東海大学医学部血液腫瘍リウマチ内科　教授
桑野　信彦　　久留米大学先端がん治療研究センター分子外科部門　教授
直江　知樹　　名古屋大学大学院医学研究科分子細胞内科学　教授
新津　洋司郎　札幌医科大学内科学第4講座　教授
髙嶋　成光　　独立行政法人国立病院機構四国がんセンター乳腺・内分泌外科　院長
鶴尾　隆　　　東京大学分子細胞生物学研究所細胞増殖研究分野　教授
上田　龍三　　名古屋市立大学大学院医学研究科臨床分子内科学　教授
根来　俊一　　兵庫県立成人病センター腫瘍内科　部長
石岡　千加史　東北大学加齢医学研究所癌化学療法　教授
中西　洋一　　九州大学大学院医学研究院呼吸器内科学　教授
畠　清彦　　　癌研究会有明病院化学療法科　部長
田村　和夫　　福岡大学医学部第1内科学教室　教授
秋田　弘俊　　北海道大学大学院医学研究科腫瘍内科学分野　教授
吉川　裕之　　筑波大学大学院人間総合科学研究科臨床医学系婦人周産期医学　教授
徳田　裕　　　東海大学医学部外科学教室　教授
大津　敦　　　国立がんセンター東病院消化器内科　医長
大野　竜三　　愛知県がんセンター　名誉総長
横場　正典　　北里大学医学部呼吸器内科学教室
矢那瀬　信雄　北里大学医学部呼吸器内科学教室　講師
益田　典幸　　北里大学医学部呼吸器内科学教室　教授
折田　薫三　　林原生物化学研究所　常務取締役
浜崎　啓介　　岡山大学医学部病院肝・胆・膵外科　助教授

執筆者一覧

島居 徹	筑波大学大学院人間総合科学研究科臨床医学系泌尿器科　助教授
赤座 英之	筑波大学大学院人間総合科学研究科臨床医学系泌尿器科　教授
秋山 伸一	鹿児島大学大学院先進治療科学分子腫瘍学分野　教授
澁谷 景子	京都大学大学院医学研究科放射線腫瘍学・画像応用治療学　助手
平岡 眞寛	京都大学大学院医学研究科放射線腫瘍学・画像応用治療学　教授
佐藤 滋樹	名古屋市立大学大学院医学研究科臨床分子内科学　助教授
土井 俊彦	国立がんセンター東病院病棟部5A　医長
水木 満佐央	大阪大学大学院医学系研究科血液・腫瘍内科学講座　講師
金倉 譲	大阪大学大学院医学系研究科血液・腫瘍内科学講座　教授
松村 到	大阪大学大学院医学系研究科血液・腫瘍内科学講座　助教授
飛内 賢正	国立がんセンター中央病院血液内科　医長
小野 真弓	九州大学大学院医学研究院医化学分野　講師
富田 章裕	名古屋大学医学部附属病院難治感染症部
樋田 豊明	愛知県がんセンター呼吸器内科　部長
本倉 徹	東京大学医学部附属病院血液・腫瘍内科
伊東 晃	東京薬科大学薬学部生化学・分子生物学教室　教授
岡本 真一郎	慶應義塾大学医学部内科学教室　助教授
神田 善伸	東京大学医学部附属病院無菌治療部　特任講師
珠玖 洋	三重大学大学院医学系研究科腫瘍・免疫内科学　教授
小澤 敬也	自治医科大学内科学講座血液学部門　教授
湯浅 健	京都大学医学部附属病院輸血細胞治療部
木村 晋也	京都大学医学部附属病院輸血細胞治療部
前川 平	京都大学医学部附属病院輸血細胞治療部　教授
下山 達	国立がんセンター中央病院計画治療病棟支援施設
西尾 和人	国立がんセンター中央病院計画治療病棟支援施設
前田 和哉	東京大学大学院薬学系研究科分子薬物動態学教室　助手
杉山 雄一	東京大学大学院薬学系研究科分子薬物動態学教室　教授
佐々木 常雄	東京都立駒込病院　副院長
前田 義治	東京都立駒込病院化学療法科　部長
森 眞由美	東京都老人医療センター　副院長
岡村 昇	神戸大学大学院医学系研究科臨床薬効評価学講座　特命助教授
栄田 敏之	神戸大学医学部附属病院薬剤部　助教授
奥村 勝彦	神戸大学医学部附属病院薬剤部　教授
吉田 勝彦	埼玉医科大学血液内科　講師
別所 正美	埼玉医科大学血液内科　教授
鵜池 直邦	独立行政法人国立病院機構九州がんセンター血液内科　部長
柏木 哲夫	金城学院大学　学長

宮岡　　　等	北里大学医学部精神科　教授
鈴木　志麻子	桜ヶ丘記念病院精神科
岩満　優美	北里大学大学院医療系研究科　助教授
的場　元弘	北里大学医学部麻酔科　講師
中尾　栄男	国立がんセンター中央病院呼吸器内科
加藤　晃史	国立がんセンター中央病院呼吸器内科
高橋　慶一	東京都立駒込病院外科　医長
西村　嘉裕	独立行政法人国立病院機構茨城東病院外科　副院長
沖　　利通	鹿児島大学大学院医歯学総合研究科生殖病態生理学　講師
堂地　　勉	鹿児島大学大学院医歯学総合研究科生殖病態生理学　教授
永田　行博	鹿児島大学　学長
小林　　博	北海道大学名誉教授／(財)札幌がんセミナー　理事長
富永　祐民	(財)愛知県健康づくり振興事業団 健康科学総合センター　センター長
坂巻　　壽	東京都立駒込病院血液内科
岡元　るみ子	東京都立駒込病院化学療法科　医長
福田　　実	川崎医科大学呼吸器内科学教室　講師
早田　　宏	長崎大学医学部第2内科学教室　講師
岡　　三喜男	川崎医科大学呼吸器内科学教室　教授
小池　聖彦	名古屋大学大学院病態制御外科学
秋山　清次	一宮市立市民病院　副院長
沖　　英次	九州大学大学院医学研究院消化器・総合外科学
馬場　秀夫	熊本大学大学院消化器外科学　教授
前原　喜彦	九州大学大学院医学研究院消化器・総合外科学　教授
加藤　　健	国立がんセンター中央病院消化器内科
白尾　国昭	国立がんセンター中央病院消化器内科
山崎　隆弘	山口大学医学部消化器病態内科学　講師
沖田　　極	社会保険下関病院　院長／山口大学医学部　教授（特任）
藤本　康二	京都大学大学院医学研究科外科学教室
土井　隆一郎	京都大学大学院医学研究科外科学教室　講師
今村　正之	大阪府済生会野江病院　院長
猿丸　修平	山王メディカルプラザオンコロジーセンター
渡辺　　亨	山王メディカルプラザオンコロジーセンター　センター長
土田　哲也	埼玉医科大学皮膚科学　教授
林　　泰秀	群馬県立小児医療センター　院長
井須　和男	独立行政法人国立病院機構北海道がんセンター整形外科
松原　昭郎	広島大学大学院医歯薬学総合研究科腎泌尿器科学
安本　博晃	広島大学大学院医歯薬学総合研究科腎泌尿器科学

執筆者一覧

碓井 亞司	広島大学大学院医歯薬学総合研究科腎泌尿器科学　教授	
阪埜 浩司	慶應義塾大学医学部産婦人科学教室　診療医長	
進伸 幸	慶應義塾大学医学部産婦人科学教室　講師	
川口 牧子	慶應義塾大学医学部産婦人科学教室	
桑原 佳子	慶應義塾大学医学部産婦人科学教室	
青木 大輔	慶應義塾大学医学部産婦人科学教室　教授	
野澤 志朗	慶應義塾大学名誉教授	
佃 守	横浜市立大学大学院医学研究科頭頸部生体機能・病態医科学　教授	
中林 博道	高知大学医学部脳神経外科学教室	
清水 恵司	高知大学医学部脳神経外科学教室　教授	
大柳 文義	癌研究会有明病院呼吸器内科	
堀池 篤人	癌研究会有明病院呼吸器内科	
西尾 誠人	癌研究会有明病院呼吸器内科	
宝来 威	癌研究会有明病院呼吸器内科	
有吉 寛	愛知県がんセンター愛知病院　名誉院長／医療法人丸茂病院　特別顧問	
安藤 暢敏	東京歯科大学市川総合病院外科　教授	
小池 幸宏	関東中央病院消化器内科	
小俣 政男	東京大学大学院医学系研究科器官病態内科学(消化器内科)教室　教授	
中村 清吾	聖路加国際病院ブレストセンター　センター長／乳腺外科　部長	
毛利 靖彦	三重大学大学院医学系研究科生命医科学専攻病態修復医学講座消化管・小児外科学教室	
井上 靖浩	三重大学大学院医学系研究科生命医科学専攻病態修復医学講座消化管・小児外科学教室	
楠 正人	三重大学大学院医学系研究科生命医科学専攻病態修復医学講座消化管・小児外科学教室　教授	
倉田 宝保	近畿大学医学部内科学講座腫瘍内科部門	

巻頭言
進みゆくがん治療と臨床医のあり方

　現在，がんは死亡原因の約1/3を占めるまでになり，本邦では年間約30万人ががんで死亡している．将来のがんによる死亡数，罹患数を予測すると2020年には2000年の約1.5倍に増加すると推測され，がんはわれわれにとって今後益々脅威になると考えられる．

　一方，がんの撲滅をめざした基礎研究は分子生物学が応用可能となった1980年台の初頭から本格化し，その結果，多くのがん遺伝子やがん抑制遺伝子が同定され，これらの分子の機能が詳細に明らかにされてきた．本邦でも，対がん10カ年計画を中心として国家レベルでがん研究が支援され，多くの優れた研究成果があげられてきた．また，がんの発症や病態に密接に関与する分子はそれぞれがん治療における主要な治療標的と考えられ，21世紀のがん治療は分子標的療法の時代といわれ，従来の画一的な化学療法とは異なった新たながん治療に期待が寄せられるようになった．実際，この数年のがん治療の進歩には目を見張るものがあり，従来の抗がん剤に加えてImatinib, Rituximab, Trastuzumabなどの分子標的療法剤が臨床の場で広く使用されるようになり，その有効性が確認されつつある．このようにがん治療におけるEBM(Evidence Based Medicine)がリアルタイムで書き換えられつつある現状において，適切な治療法を選択するのは極めて難しく，専門家の集う学術集会においてもしばしば意見の食い違うところである．いわば豊かさ故の混沌の時代というのが現在のがん治療の状況である．

　がん治療における医師と患者の関係は，この10年間で大きく変化してきた．米国では，すでに20世紀初めに，医師が同意なしに患者の治療を行えば不法行為を起こすことになると指摘されている．わが国では，長らく医師のパターナリズムの傾向が強かったが，最近では患者さんの立場，心情が極めて重用視されるようになってきた．インフォームドコンセントの必要性は言うまでもなく，セカンドオピニオンの重要性も広く認識されるようになってきた．また，従来はホスピスの仕事と考えられた精神的ケアも一般の臨床腫瘍医に求められている．しかし，残念なことに，こういった方面

巻頭言

の教育は放置されてきたといっても過言ではないのが現状であり，今後何らかの教育システムの構築が必要である．

昨今，抗がん剤の使用量・投与法などの間違いによる医療事故がしばしば起きている．このような間違いが起こるのは，がん治療の教育を受けていない医師が見よう見まねで化学治療を行うからである．癌治療には，抗がん剤の作用機序，副作用，副作用対策などの確固とした基礎知識と豊富な臨床経験が必要とされる．抗がん剤治療は専門家が行うべきであるという観点から，現在，日本臨床腫瘍学会，日本癌治療学会，日本癌学会の3学会が中心となって共通したカリキュラムのもとで教育がおこなわれ，認定医，専門医制度が確立されようとしている．今後，この制度が確立されることにより，現在野放し状態の抗がん剤治療が，専門家のもとで行われることが期待される．

本書では，抗がん剤の基礎知識，分子標的療法剤の作用機序など全診療科領域にわたるがん治療の基礎知識を解説すると共に，各診療科領域における最先端のがん治療を紹介することにより臨床腫瘍学を系統立てて，しかも奥深く学べるように各項目を設定した．また，「抗がん剤の適正使用ガイドライン」という項目を設けることによって，医師の自己満足ではなく，患者のためになる化学療法がどういった治療であるのかを解説いただいた．さらに，「精神的ケア」，「インフォームドコンセントの取り方」などの項目を設け，臨床腫瘍医に必要な医療技術・知識以外の対人関係における心遣いやコミュニケーションの取り方についても重点をおいて，本書を構成した．

本書一冊に臨床腫瘍内科医に必要な知識はほとんど網羅されており，しかも，それぞれの項目を各領域の一線の専門家の方に執筆いただいたお陰で，本書は極めて充実した内容となった．本書が臨床腫瘍学を専攻とする内科医師に有用となるだけでなく，本書を読んで「がんと闘う！」という強い意志をもって臨床腫瘍学を専攻しようという医師が現れることを願ってやまない．

2005年9月

金　倉　　譲

目次

I．腫瘍内科学の進歩と変遷
西條　長宏／福岡　正博／大江裕一郎／原田　実根／
堀田　知光／桑野　信彦／直江　知樹／新津洋司郎／
高嶋　成光／鶴尾　　隆／上田　龍三／根来　俊一／
石岡千加史／中西　洋一／畠　　清彦／田村　和夫／
秋田　弘俊／吉川　裕之／徳田　　裕／大津　　敦
……………………………………………………………1

1）背　　　景 ………………………………………1
2）NPO法人日本臨床腫瘍学会による臨床腫瘍学
　　専門医を目指した教育の戦略プラン …………3
　（1）教育カリキュラム ………………………………3
　（2）教育セミナー …………………………………3
　（3）教科書の刊行 …………………………………3
　（4）年次総会の工夫 ………………………………3
　（5）腫瘍内科学の実地教育 ………………………3
3）他学会の専門医制度との整合性 …………………4

II．抗がん剤の作用機構

1．一般的抗がん剤の作用機序と分類
………………………………………大野　竜三●7
1）はじめに …………………………………………7
2）アルキル化剤 ……………………………………7
3）代謝拮抗薬 ………………………………………8
4）抗がん抗生物質 …………………………………9
5）植物アルカロイド …………………………………9

2．多剤併用化学療法の原理：併用効果と副作用の分散
……横場　正典／矢那瀬信雄／益田　典幸●11
1）はじめに ………………………………………11
2）薬剤の選択の原則 ……………………………11
3）最大耐量 ………………………………………11
4）症例の選択 ……………………………………11
5）投与量の設定 …………………………………12
6）併用第I相試験の現状と将来 …………………13
7）おわりに ………………………………………15

3．非特異的免疫療法剤（サイトカインとBRM）
………………………折田　薫三／浜崎　啓介●16
1）サイトカイン ……………………………………16
2）免疫賦活剤（BRM） ……………………………19

4．ホルモン療法
………………………鳥居　徹／赤座　英之●22

1）緒　　　言 ……………………………………22
2）背　　　景 ……………………………………22
3）ホルモンとホルモン受容体 ……………………22
4）ホルモン療法における治療戦略 ………………23
5）ホルモン療法に対する耐性化 …………………24
6）前立腺がんに対するホルモン療法 ……………24

5．薬剤耐性機構とその克服
………………………………………秋山　伸一●28
1）はじめに ………………………………………28
2）抗がん剤の細胞内蓄積の減少 …………………29
3）アポトーシス ……………………………………30
4）PI3K-AKTとNFκB生存シグナル経路と化学治療…31
5）分子標的薬剤に対する耐性機構 ………………32
6）耐性の克服 ……………………………………33
7）おわりに ………………………………………34

III．がん治療における放射線療法の現状と今後の展望
単独治療あるいは内科的外科的治療との併用について
………………………澁谷　景子／平岡　眞寛●37

1．放射線の生物学的効果 ………………………37

2．治療に用いる放射線の種類と性質 ……………37
1）外部照射法 ……………………………………37
2）内部照射法 ……………………………………38

3．放射線治療の目的 ……………………………39
1）根治照射 ………………………………………39
2）姑息的照射 ……………………………………39
3）予防的照射 ……………………………………39

4．集学的治療 ……………………………………39
1）放射線療法と化学療法の併用（化学放射線療法）39
2）手術療法と放射線療法の併用 …………………40
3）併用の順序と時期について ……………………40

5．標準的放射線治療 ……………………………40
1）頭頸部腫瘍 ……………………………………40
2）食道癌 …………………………………………41
3）肺癌 ……………………………………………41
4）乳癌 ……………………………………………42
5）膵臓癌 …………………………………………42
6）前立腺癌 ………………………………………42
7）子宮癌 …………………………………………43
8）悪性リンパ腫 …………………………………43

IV. がん治療の最前線と今後の展望

1. 分子標的療法

1) 総論 ………………………………上田 龍三／佐藤 滋樹●45
  (1) はじめに …………………………………45
  (2) 化学療法の歴史 …………………………45
  (3) 従来の抗がん剤との相違 ………………46
  (4) 標的となる分子 …………………………46
  (5) 薬剤の分類 ………………………………46
  (6) 評価方法 …………………………………47
  (7) 副作用と耐性 ……………………………49
  (8) トランスレーショナルリサーチと個別化医療 …49
2) シグナル伝達阻害剤 …………………………51
  (1) チロシンキナーゼ阻害剤 ………………51
    a. Iressa, ZD1839
     ………………………………土井 俊彦●51
      i) ZD1839の臨床開発 ………………51
      ii) IDEAL-1およびIDEAL-2試験 ………51
      iii) INTACT1およびINTACT2試験 ……52
      iv) 肺がん以外への開発状況 …………53
    b. Imatinib（STI571）グリベック
     ………………………水木満佐央／金倉 譲●56
      i) はじめに …………………………56
      ii) グリベックの開発とチロシンキナーゼ
         阻害機構 …………………………56
      iii) CMLへの治療効果 ………………56
      iv) グリベックの有害事象 ……………57
      v) グリベックの耐性 …………………58
      vi) グリベックの有効な他の疾患 ……58
  (2) ファルネシルトランスフェラーゼ阻害剤
     ………………………松村 到／金倉 譲●60
    a. 腫瘍細胞におけるRasの活性化機構と
       その意義 ……………………………60
    b. Rasの翻訳後修飾 …………………61
    c. FTIの造血器腫瘍に対する臨床効果 …62
    d. 今後の展望 …………………………62
  (3) プロテアソーム阻害剤
     …………………………………松村 到●64
    a. ユビキチン／プロテアソーム系の機能 …64
    b. プロテアソーム阻害剤のアポトーシス
       誘導機構 ……………………………64
    c. Bortezomib（PS-341） …………………64
3) モノクローナル抗体
   ………………………………飛内 賢正●67
  (1) はじめに …………………………………67
  (2) 抗体療法の原理と治療研究の変遷 ……67
  (3) キメラ抗体・ヒト化抗体の利点 …………67
  (4) 抗体療法の標的抗原 ……………………67
  (5) キメラ型抗CD20抗体rituxinabの
     臨床導入 ……………………………67
  (6) Randioimmunotherapy（RIT） ……………69
  (7) おわりに …………………………………69
4) がん血管新生を標的とする薬剤
   ………………………桑野 信彦／小野 眞弓●71
  (1) VEGFを標的とする薬剤 …………………71
  (2) シクロオキシゲナーゼを標的とする薬剤 …71
  (3) 分子標的薬剤と血管新生の阻害作用 ……72
  (4) 血管新生阻害開発のこれから …………72
5) HDAC阻害剤
   ………………………富田 章裕／直江 知樹●75
  (1) ヒストン脱アセチル化酵素の作用点 ……75
  (2) HDACと疾患 ……………………………75
  (3) HDAC阻害剤の薬理作用 ………………75
  (4) HDAC阻害剤の臨床応用 ………………76
  (5) HDAC阻害剤の現状と今後の展望 ………77
6) COX-2阻害剤
   …………………………………樋田 豊明●78
  (1) はじめに …………………………………78
  (2) シクロオキシゲナーゼ2（COX-2）とは ……78
  (3) COX-2とがん ……………………………79
  (4) COX-2阻害剤 ……………………………79
  (5) COX-2のがん治療に関連した最近の知見 …81
  (6) おわりに …………………………………82
7) CDK阻害剤
   …………………………………本倉 徹●84
  (1) はじめに …………………………………84
  (2) CDKの機能 ……………………………84
  (3) 発がんにおけるCDKの役割 ……………84
  (4) CDK阻害剤の開発と現況 ………………84
  (5) まとめ …………………………………85
8) マトリックスメタロプロテアーゼ阻害剤
   …………………………………伊東 晃●86
  (1) がんの浸潤・転移におけるMMPの重要性 …86
  (2) MMP阻害剤の臨床開発と治験状況 ………87
  (3) MMPをターゲットにしたその他の薬剤と
     今後の展望 …………………………88

2. 造血器腫瘍に対する造血幹細胞移植術の現状と展開
   ………………………………岡本真一郎●89
  1) はじめに ……………………………………89
  2) 同種末梢血幹細胞移植（AlloPBSCT） ……89
  3) 非血縁臍帯血移植 …………………………91
  4) HLA不適合移植 ……………………………93
  5) 骨髄非破壊的移植 …………………………95
  6) おわりに ……………………………………96

3. 固形腫瘍に対する同種造血幹細胞移植術
   ………………………………神田 善伸●98
  1) 同種造血幹細胞移植と自家造血幹細部移植 …98
  2) 固形腫瘍に対する強力な移植前処置を用いた
     同種造血幹細胞移植 …………………99
  3) ドナーリンパ球輸注療法 ……………………99
  4) ミニ移植の概念 ……………………………99
  5) 固形腫瘍に対するミニ移植 ………………100
  6) 進行膵臓がんに対するミニ移植 …………101
  7) 固形腫瘍に対する同種造血幹細胞移植の
     今後の展望 ………………………102

目次

4. 免疫療法
……………………………珠玖　洋●104
- 1) はじめに …………………………………104
- 2) T細胞による免疫応答 ……………………104
- 3) 癌を免疫的に破壊する機構 ………………104
- 4) 抗原提示細胞としての樹状細胞の役割 ……104
- 5) T細胞の認識するヒト癌抗原 ……………105
- 6) 多様ながんワクチン ………………………106
- 7) おわりに …………………………………108

5. 遺伝子治療
……………………………小澤　敬也●109
- 1) はじめに …………………………………109
- 2) がん遺伝子治療のストラテジー：総論 ……109
- 3) 遺伝子導入法の開発 ………………………110
- 4) p53遺伝子を用いたがん遺伝子治療 ………111
- 5) 自殺遺伝子を用いたがん遺伝子治療 ………112
- 6) がんに対するoncolytic virus療法 ………112
- 7) がんに対する免疫遺伝子治療 ……………112
- 8) 腫瘍血管新生や転移・浸潤・播種の抑制を狙った遺伝子治療 …………………………113
- 9) 骨髄保護療法 ………………………………114
- 10) ドナーリンパ球輸注療法への応用 ………114
- 11) 今後のがん遺伝子治療の展望 ……………114
- 12) おわりに …………………………………115

6. RNAを標的としたがん治療の可能性
……湯浅　健／木村　晋也／前川　平●117
- 核酸医療 ………………………………………117
- 1) はじめに …………………………………117
- 2) アンチセンス ……………………………117
- 3) リボザイム ………………………………118
- 4) RNAi ……………………………………118
- 5) RNAiのメカニズム ………………………118
- 6) DDSの問題 ………………………………119
- 7) siRNAによる核酸医療の現況と将来への研究 …119
- 8) まとめ ……………………………………120

7. テーラーメード治療
- 1) マイクロアレイ解析の臨床応用：診断, 薬剤感受性, 予後推定における研究
……………………下山　達／西尾　和人●122
  - (1) 臨床研究におけるマイクロアレイの役割 …122
  - (2) マイクロアレイとは ……………………122
  - (3) データ解析 ……………………………124
  - (4) 臨床への応用 …………………………124
  - (5) 腫瘍分子肖像による腫瘍分類 …………125
  - (6) 臨床効果予測 …………………………126
  - (7) アレイにおける統計学 ………………126
  - (8) アレイ間における発現差の検出 ………126
  - (9) アンスーパーバイズ手法 ……………127
  - (10) クラスタリング ………………………127
  - (11) スーパーバイズ手法 …………………127
  - (12) ニューラルネットワーク ……………128
  - (13) 最近の動向 ……………………………128
  - (14) 実験における注意 ……………………128
  - (15) 遺伝子検査 ……………………………129
  - (16) おわりに ………………………………129
- 2) 抗がん剤の効果・副作用に関連する薬剤代謝酵素・トランスポーターの遺伝子多型性
……………………前田　和哉／杉山　雄一●130
  - (1) はじめに ………………………………130
  - (2) thiopurine S-methyltransferaseとプリン代謝拮抗薬 ………………………………131
  - (3) dihydropyrimidine dehydrogenseとフルオロウラシル系抗がん剤 ……………132
  - (4) UDP-glucuronosyltransferaseとirinotecan hydrochloride ……………………………133
  - (5) N-cetyltransferase 2とamonafide ……133
  - (6) glutathione-S-transferase ……………134
  - (7) CYP(cytochrome P450) ………………134
  - (8) 薬物トランスポーター …………………135
  - (9) 最後に …………………………………136

V. 化学療法時の注意点

1. 副作用：
各薬剤特有の副作用とdose limiting factorについて
……………………佐々木常雄／前田　義治●139
- 1) はじめに …………………………………139
- 2) アルキル化剤 ……………………………139
- 3) 代謝拮抗剤 ………………………………140
- 4) 抗がん性抗生物質 ………………………141
- 5) ビンカアルカロイド ……………………141
- 6) タキサン …………………………………142
- 7) 白金製剤 …………………………………142
- 8) トポイソメラーゼI阻害薬 ………………142
- 9) トポイソメラーゼII阻害薬 ………………142
- 10) 分子標的治療薬 …………………………142
- 11) おわりに …………………………………143

2. 高齢者に対する化学療法
……………………………森　眞由美●144
- 1) インフォームドコンセント ………………144
- 2) 治療対象者の選択 ………………………144
- 3) 治療方法 …………………………………145
- 4) サポーティングケア ……………………147

3. 臓器障害時の化学療法
……岡村　昇／栄田　敏之／奥村　勝彦●149
- 1) はじめに …………………………………149
- 2) がん化学療法における投与設計 …………149
- 3) 肝障害時の投与設計 ……………………150
- 4) 腎障害時の投与設計 ……………………151
- 5) その他 ……………………………………151
- 6) おわりに …………………………………151

4. 支持療法の実際
……………………吉田　勝彦／別所　正美●154
- 1) 感染の予防と治療 ………………………154

目次

　　2）サイトカイン ………………………………155
　　3）輸　　血 ……………………………………156
　　4）制　吐　剤 …………………………………156
5．治療関連二次発がんの危険性
　　　　　　　　　　　　　……鵜池　直邦●159
　　1）はじめに ……………………………………159
　　2）二次がん ……………………………………159
　　3）二次がんの治療 ……………………………161
　　4）二次発がんの最近の知見 …………………162
　　5）おわりに ……………………………………164

Ⅵ．がん患者のQOL向上のために

1．インフォームドコンセント：病名の告知と予後の告知
　　　　　　　　　　　　　……柏木　哲夫●165
　　1）はじめに ……………………………………165
　　2）インフォームド・コンセントとコミュニ
　　　　ケーション …………………………………165
　　3）末期状態の告知 ……………………………166
　　4）予後の告知 …………………………………166
　　5）予後告知の仕方 ……………………………166
　　6）予後告知後のケア …………………………167
　　7）がん告知と緩和医療 ………………………168
　　8）ホスピスと緩和医療 ………………………168
　　9）緩和医療の定義 ……………………………169
　　10）緩和医療の歴史 ……………………………169
　　11）ま　と　め …………………………………169

2．精神的ケア
　　　　……宮岡　等／鈴木志麻子／岩満　優美●170
　　1）はじめに ……………………………………170
　　2）サイコオンコロジーとは …………………170
　　3）がんがこころと行動に与える影響 ………170
　　4）こころと行動ががんに及ぼす影響 ………172
　　5）おわりに ……………………………………173

3．疼痛コントロール
　　　　　　　　　　　　　……的場　元弘●174
　　1）はじめに ……………………………………174
　　2）がん疼痛とは ………………………………174
　　3）WHO方式がん疼痛治療法 ………………174
　　4）おわりに ……………………………………179

4．在宅治療および在宅フォロー
　　1）外来治療の条件
　　　　……中尾　栄男／加藤　晃史／大江裕一郎●180
　　　（1）はじめに …………………………………180
　　　（2）外来化学療法を選択する条件 …………180
　　　（3）患者側の条件 ……………………………181
　　　（4）医療側の条件 ……………………………181
　　　（5）おわりに …………………………………183

　　2）外来化学療法の留意点
　　　　　　　　　　　　　……高橋　慶一●184
　　　（1）外来化学療法の普及度 …………………184
　　　（2）外来化学療法実施上の留意点 …………184
　　　（3）外来化学療法の実施上の工夫 …………186
　　　（4）外来化学療法の安全管理の実際 ………187
　　　（5）おわりに …………………………………190
　　3）末期がん患者の在宅ケア（在宅ホスピスケア）
　　　　　　　　　　　　　……西村　嘉裕●191
　　　（1）はじめに …………………………………191
　　　（2）在宅ホスピスケアの目標 ………………191
　　　（3）在宅ホスピスケアの成立するための条件…191
　　　（4）在宅ケアの流れ …………………………192
　　　（5）ケアの内容 ………………………………193
　　　（6）われわれの経験 …………………………194

5．出産への配慮
　　　　……沖　利通／堂地　勉／永田　行博●196
　　1）はじめに ……………………………………196
　　2）がん治療が妊孕能におよぼす影響 ………196
　　3）妊孕能温存療法 ……………………………198
　　4）患者への説明内容（アメリカ不妊学会患者
　　　　説明文書2004抜粋） ………………………202

Ⅶ．がんの予防と早期発見

1．がんの予防の展望－予防にまさる治療はない
　　　　　　　　　　　　　……小林　博●203
　　1）はじめに―がんは治るようになった，なぜ？ …203
　　2）一次予防と二次予防 ………………………203
　　3）一次予防に必要性 …………………………204
　　4）米国のがん罹患率の低下から学ぶ ………205
　　5）とくに禁煙の効果 …………………………205
　　6）一次・二次予防再考 ………………………207
　　7）食生活の改善による予防 Behavioral Prevention 207
　　8）がんの化学予防 Chemoprevention ………208
　　9）がんの悪性化の予防 ………………………209
　　10）これからの一次予防―スリランカをモデルに…210
　　11）がん予防の対象年齢―予防は胎児期から …211
　　12）まとめ―健康寿命の延長を求めて ………212

2．がん検診の意義と問題点
　　　　　　　　　　　　　……冨永　祐民●214
　　1）はじめに ……………………………………214
　　2）がん検診の効果評価基準 …………………214
　　3）がん検診の精度管理指標 …………………215
　　4）がん検診の方法別にみた死亡率低下効果 …215
　　5）厚生労働省による「がん予防重点健康教育
　　　　およびがん検診実施のための指針」の
　　　　一部改正 ……………………………………216
　　6）がん検診によるがん死亡の予防可能性の推計 …216

VIII. 化学療法の実際

1. 成人白血病
　　　　　　　　　　　　　坂巻　壽●219
- 1）はじめに……………………………219
- 2）急性骨髄性白血病(AML)……………219
- 3）急性前骨髄球性白血病(APL)…………221
- 4）急性リンパ性白血病(ALL)……………221
- 5）慢性骨髄性白血病(CML)………………222
- 6）B細胞慢性リンパ性白血病(B-CLL)……222

2. 悪性リンパ腫
　　　　　　　　　　　　岡元るみ子●225
- 1）悪性リンパ腫化学療法の実際…………225
- 2）悪性リンパ腫の分類……………………225
- 3）ホジキンリンパ腫………………………225
- 4）非ホジキンリンパ腫……………………228

3. 肺がん
　　　福田　実／早田　宏／岡　三喜男●232
- 1）肺がん領域の主な抗がん剤の特徴……232
- 2）小細胞肺がん……………………………232
- 3）非小細胞肺がん…………………………234
- 4）おわりに…………………………………236

4. 食道がん
　　　　　　　　小池　聖彦／秋山　清次●238
- 1）化学療法単独……………………………238
- 2）放射線化学療法…………………………239
- 3）手術補助療法……………………………241

5. 胃がん
　　　　沖　英次／馬場　秀夫／前原　喜彦●244
- 1）はじめに…………………………………244
- 2）進行再発胃がんに対する化学療法……244
- 3）術前補助化学療法………………………247
- 4）術前化学療法……………………………248
- 5）おわりに…………………………………248

6. 結腸・直腸がん
　　　　　　　　　加藤　健／白尾　国昭●250
- 1）はじめに…………………………………250
- 2）切除不能進行大腸がんの化学療法の適応…250
- 3）全身化学療法〜単剤……………………250
- 4）全身化学療法〜多剤併用療法…………253
- 5）経口抗がん剤……………………………255
- 6）分子標的治療薬…………………………255
- 7）高齢者の大腸がん患者に対する治療…255
- 8）おわりに…………………………………256

7. 肝がん
　　　　　　　　山崎　隆弘／沖田　極●258
- 1）はじめに…………………………………258
- 2）TAE および TACE………………………258
- 3）リザーバーカテーテル留置による動注化学療法 259
- 4）全身化学療法……………………………261
- 5）おわりに…………………………………261

8. 膵臓がん
　　　藤本　康二／土井隆一郎／今村　正之●264
- 1）はじめに…………………………………264
- 2）化学療法が適応となる患者……………264
- 3）化学療法施行前の留意点………………265
- 4）化学療法剤と治療プロトコール………265
- 5）分子標的薬剤……………………………268
- 6）おわりに…………………………………269

9. 乳がん
　　　　　　　　猿丸　修平／渡辺　亨●270
- 1）はじめに…………………………………270
- 2）初期治療とは……………………………270
- 3）転移・再発後治療とは…………………270
- 4）どちらの治療を行うか？………………270
- 5）初期治療の選択…………………………271
- 6）外科手術の選択…………………………271
- 7）ベースラインリスク・リスク抑制・ハーム……272
- 8）AOR(Annual Odds of Recurrence)……272
- 9）術後薬物治療の選択……………………272
- 10）術後化学療法のレジメン………………274
- 11）術前化学療法……………………………275
- 12）転移性乳がんの治療……………………275
- 13）おわりに…………………………………276

10. 皮膚悪性腫瘍
　　　　　　　　　　　　土田　哲也●277
- 1）悪性黒色腫………………………………277
- 2）有棘細胞がん……………………………279
- 3）基底細胞がん……………………………280
- 4）付属器がん………………………………280
- 5）乳房外Paget病…………………………280
- 6）血管肉腫…………………………………281

11. 小児の白血病と悪性リンパ腫
　　　　　　　　　　　　　　林　泰秀●282
- 1）白血病……………………………………282
- 2）悪性リンパ腫……………………………289

12. 悪性骨軟部腫瘍
　　　　　　　　　　　　井須　和男●291
- 1）悪性骨軟部腫瘍における化学療法の対象と目的…291
- 2）骨肉腫の化学療法………………………291
- 3）ユーイング肉腫の化学療法……………292
- 4）悪性線維性組織球腫の化学療法………292
- 5）悪性軟部腫瘍の化学療法………………292
- 6）術前化学療法の効果……………………293
- 7）初診時転移例，再発例の化学療法……293
- 8）悪性骨軟部腫瘍の化学療法に使用する主な抗がん剤………………………294

9）副作用の対策 …………………………295
13．泌尿器がん
　　　　……松原　昭郎／安本　博晃／碓井　亞●297
　1）はじめに ………………………………297
　2）精巣腫瘍 ………………………………297
　3）膀胱がん ………………………………300
　4）おわりに ………………………………301
14．婦人科がん
　　　　…………阪埜　浩司／進　伸幸／川口　牧子／
　　　　　桑原　佳子／青木　大輔／野澤　志朗
　　　　　……………………………………302
　1）婦人科がん化学療法の現状 …………302
　2）子宮頸がんの化学療法 ………………302
　3）子宮体がんの化学療法 ………………305
　4）卵巣がんの化学療法 …………………306
　5）おわりに ………………………………308
15．頭頸部がん
　　　　………………………………佃　守●309
　1）はじめに ………………………………309
　2）化学療法の用い方 ……………………310
　3）将来の方向性と展望 …………………314
16．脳腫瘍
　　　　………………中林　博道／清水　恵司●315
　1）はじめに ………………………………315
　2）各種脳腫瘍の化学療法 ………………316
17．がん性胸膜炎，がん性腹膜炎
　　　　大柳　文義／堀池　篤／西尾　誠人／宝来　威
　　　　　……………………………………321
　1）はじめに　321
　2）がん性胸膜炎 …………………………321
　3）がん性腹膜炎・がん性腹水 …………323
　4）おわりに ………………………………325

IX．抗がん剤の適正使用ガイドライン

1．総論：EBMに基づくがん化学療法
　　　　………………………………有吉　寛●327
　1）はじめに ………………………………327
　2）EBMの定義 ……………………………327
　3）EBM実践のプロセス …………………327
　4）EBMの活用 ……………………………330
　5）EBMの本邦のがん化学療法 …………330
　6）おわりに ………………………………331
2．がん治療のcontroversy
　1）食道がんの治療選択：化学放射線療法 vs. 外科的切除
　　　　………………………………安藤　暢敏●332
　　（1）食道がんに対する非外科的治療の変遷 …332
　　（2）Stage 別の controversy ………………332
　2）肝臓がんの治療選択：経皮的局所療法 vs. 外科的切除
　　　　………………小池　幸宏／小俣　政男●337
　　（1）はじめに ………………………………337
　　（2）HCCに対する経皮的治療Ablation治療
　　　　の成績 ………………………………337
　　（3）Ablation後のインターフェロン治療
　　　　—肝移植と比較して …………………338
　　（4）肝がん患者の早期診断と高齢化 ………339
　　（5）Ablation治療の問題点 ………………339
　　（6）内科か外科か …………………………339
　3）乳がんに対する大量化学療法の有用性について
　　　　………………………………中村　清吾●341
　　（1）はじめに ………………………………341
　　（2）大量化学療法の背景 …………………341
　　（3）大量化学療法に関する無作為化比較試験
　　　　—Besawada 事件が与えた影響 ………342
　　（4）大量化学療法に関する最近の意見 ……342
　　（5）最後に …………………………………343
　4）胃がん，大腸がんに対する術後補助化学療法の
　　必要性について
　　　　……毛利　靖彦／井上　靖浩／楠　正人●344
　　（1）はじめに ………………………………344
　　（2）胃がんに対する術後補助化学療法の現状 344
　　（3）胃がんに対する術後補助化学療法の
　　　　controversy………………………………344
　　（4）大腸がんに対する術後補助化学療法の現状
　　　　……………………………………………346
　　（5）大腸がんに対する術後補助化学療法の
　　　　controversy………………………………348
　5）非小細胞肺がんに対する術前・術後化学療法の
　　必要性について
　　　　………………倉田　宝保／福岡　正博●350
　　（1）はじめに ………………………………350
　　（2）術前化学療法 …………………………350
　　（3）術後化学療法 …………………………352
　　（4）まとめ …………………………………352

索　引 ………………………………………357

腫瘍内科学の進歩と変遷

1) 背　景

　腫瘍内科学とは，がん薬物療法を中心とした学問で，メディカルオンコロジーの邦訳である．臨床腫瘍学とは同義語である．腫瘍内科学のカバーする領域は，①がんの検出と診断（病期診断，遺伝子診断を含む），②がん化学療法，分子標的治療，ホルモン療法，放射線治療とそれらを組み合わせる集学的治療，③サポーティブケアや代替治療の評価をも含むがんの治療，④腫瘍精神的問題をも念頭に入れた治療効果の評価，⑤医倫理学，⑥がんの生物学，原因，臨床疫学の理解とスクリーニングおよび予防，⑦臨床試験と生物統計学，⑧造血幹細胞移植の適応と効果判定，⑨背景となる一般内科の理解，などメスを持たずにがんの診断から治療までの全分野をカバーする専門領域といえる（**表1**）．米国では内科学のなかに腫瘍内科学が独立した専門分野として存在し，10～15％の活動を占めている（**表2**）．わが国では腫瘍内科学は独立した学問として存在せず，各臓器疾患の一部として細々と診療・研究・教育が行われている．すなわち大学の講座に腫瘍内科学のある所はきわめて少なく，がん薬物療法に関する教育が在学中にまったく行われない場合もめずらしくない状況である．科研費の申請枠や国家試験の出題基準にも腫瘍内科学の章は存在しない．今後，腫瘍内科学が独立した重要な学問分野として認知されるとともに，各大学に腫瘍内科学講座が設置されることを目指し努力を続ける必要がある．講座には教授，助教授，講師，助手などのポストがあるため講座ができれば，必然的にその学問を志す学生や医師は増加してくるものと思われる．さらに，急速に進歩する分子生物学的研究成果に基づく新しい診断・治療法に関する総合的教育をどこでカバーするかはわが国に課せられた緊急のテーマといえる．とくにがん治療がグローバル化しつつある現在，国際的にも十分対応できる腫瘍内科医の育成はきわめて重要と思われる．

　しかし腫瘍内科学講座の新設は国家10年の計画とも考えられ知識的腫瘍内科学をマスターする方策も考える必要がある．現時点において行いうることは，腫瘍内科学を志す若手医師をいかに増加させるか，またそ

表　1

Topics covered within the content areas may include the following:
- Detection and diagnosis, staging, and natural history of neoplastic disease, including genetic markers
- Patient treatment, including supportive and palliative care and assessment of alternative therapies
- Treatment regimens and methods, including chemotherapy, radiation therapy, hormonal therapies, and biological response modifiers
- Effects of treatment on the patient, including psychosocial and psychological issues
- Ethics and end-of-life decisions
- The biology, etiology, and epidemiology of neoplastic disease, including screening and prevention
- Interpretation of statistics and clinical trials
- Indications for and effects of autologous and allogeneic bone marrow transplantation, including use of peripheral blood progenitor (stem) cells
- General internal medicine as encountered in the practice of medical oncology

表 2

		Number of Certificates Issued	Number of Valid Certificates
General Internal Medicine		185,135	173,149
Subspecialties	Allergy & Immunology*	1,987	1,860
	Cardiovascular Disease	21,331	20,683
	Endocrinology & Metabolism	4,931	4,824
	Gastroenterology	11,266	10,918
	Hematology	5,587	5,310
	Infectious Disease	5,523	5,207
	Medical Oncology	9,116	8,901
	Nephrology	6,767	6,520
	Pulmonary Disease	10,650	9,992
	Rheumatology	4,320	4,125
Added Qualifications	Adolescent Medicine**	58	58
	Clinical Cardiac Electrophysiology	1,229	1,096
	Critical Care Medicine	7,849	5,810
	Geriatric Medicine**	7,159	4,825
	Interventional Cardiology	3,878	3,877
	Sports Medicine**	151	151

の若手医師をいかに効率よく教育するかにある（**表3**）．腫瘍内科学は，肉体的にも精神的にもハードな学問分野である．したがって，この学問を魅力のあるものにするべく努力しなければ，がん患者に対応できる腫瘍内科医の増加は期待できない．教育に関しては，学会と全国にあるがんセンター，特定機能病院などが車の両輪となって協同で取り組む必要がある．従来，わが国の臨床系学会ではミッションが不明確なため，学会自身の戦略プランが不明確で実地診療と臨床試験を混同した目的，科学的，倫理的根拠に乏しい我田引水的な経験の発表が多くを占めてきた．一方，学会主催の教育活動に関しては，教育を真剣に取り組む気概に乏しく，体系的な教育プログラムの整備は不十分で企画されたセミナーなどもトピックスを狙った行きあたりばったりのものが多く，腫瘍内科学の教育的効果はほとんど得られなかった（**表4**）．このような状況下で，学会は，科学的および倫理的に適正なガイドラインに基づかない研究成果や，医師の恣意的治療を正当化するような単なる臨床経験の発表の場に利用されてきた．さらにわが国ではメディアがこのような研究をもてはやし逆にグローバルスタンダードとなる比較試験の研究成果については取りあげられることは少なかった．

表3　臨床腫瘍学教育の必要性とその背景

1. 大学における臨床腫瘍講座の不備
2. 内科学における臨床腫瘍学の欠落
3. 腫瘍に関する臨床系学会における教育カリキュラム及びプログラムの不備
4. 急速に進歩する分子生物学の研究成果に基づく新しい診断・治療法の導入
5. 臨床のエビデンスの大半を外国の成績に頼る現状
　自前のエビデンス造りを！
　臨床試験のできる研究者の育成

表4　がんに関する臨床系学会の問題点

1) ミッションが不明確
2) 体系的教育プログラムが整備されていない
　 教育を真剣に行う気運がない
3) 実地医療と臨床試験の混同
　 目的・論理的根拠，努力目標の乏しい（倫理性のない）"経験"の発表
4) 医師の恣意的治療の正当化とメディアによる容認
　 オーダーメイド治療
　 盆栽についてのうんちく
5) 作成したガイドラインに基づかない研究成果の発表

2）NPO法人日本臨床腫瘍学会による臨床腫瘍学専門医を目指した教育の戦略プラン

　日本臨床腫瘍研究会は1993年がんの薬物療法を専門とする医師の養成を目指し誕生した．1993年～2002年15回の年次総会を行ったが会員数の増加も頭うちとなりさらなる改革が必要となった．2002年日本臨床腫瘍研究会は腫瘍内科専門医の養成を前向きに臨床腫瘍学会（JSMO：Japanese Society Medical Oncology）に発展した．日本臨床腫瘍学会（JSMO）は，①総合的教育のためのカリキュラムの作成，②カリキュラムの内容をカバーする教育セミナーの実施，③教育テキストとしての「臨床腫瘍学」の発刊，④教育シンポジウムなど，教育を中心とした年次総会の運営，⑤専門医資格の具体化と専門医指導認定施設，暫定指導医の認定，など専門医試験受験資格の整備を統合的かつ着実に行ってきた（**表5**）．2005年度にはカリキュラムの内容に基づく専門医認定試験を実施する予定である．（**表6**）．

（1）教育カリキュラム（表7）

　ASCO（米国臨床腫瘍学会）およびESMO（ヨーロッパ臨床腫瘍学会）が臨床腫瘍学専門医修練のためのグローバルコアカリキュラムに関するガイドラインを作成中である．JSMOはこれを参考にしNPO法人日本臨床腫瘍学会専門医研修カリキュラム（JSMO/ASCO/ESMOガイドライン）を整備しており現在最終段階である．

（2）教育セミナー

　教育セミナーは臨床腫瘍専門医にとって必要な基礎的，臨床的知識と倫理的臨床試験のあり方を教育し，わが国における薬物療法を中心としたがん診療の質的向上を目的とする．教育セミナーは総論と各論に分かれており（**表4**），これをAセッションとBセッションに分けて年2回開催し，専門医の申請にはAおよびBセッションともに受講していることが必要である．教育セミナーは教育プログラム部会が企画してJSMOの主催で行い，参加者には理事長が参加証を交付する．これに加えて，ASCOと合同で臨床試験の具体的教育を目的としプロトコール作成に関するワークショップを行うことを企画している．教育セミナーは，第1回は2003年8月にAセッション（東京 浜離宮ホール），第2回は2004年3月にBセッション（東京 都市センターホテル），第3回は2004年7月にAセッション（大阪 グランキューブ国際会議場）で行い，おのおの300名，400名，500名の受講者があった．今後の予定としては2005年3月（横浜 パシフィコ横浜）に第4回教育セミナー，2005年8月（札幌）に第5回教育セミナーが計画されている（**表8**）．

（3）教科書の刊行

　教育テキストとしての「臨床腫瘍学」は，第1刊を1996年7月に発刊，3～4年に一度ずつ改訂を行う予定であり，現在第3刊が2003年11月に発刊されている．現在JSMO会員が積極的に活動している大学では「臨床腫瘍学」を教科書として使用している．この教科書は，①レビューアーによる論文校閲を行い執筆者に改訂を求める，②内容はグローバルスタンダードの解説を中心とし執筆者自らのデータに偏らないようにする，などの工夫をしている．

（4）年次総会の工夫

　年次総会は，1993年から2002年までは研究会として15回，2003年からはJSMO総会として2回開催されている．年次総会を有意義なものにするため，教育シンポジウムを充実させ卒後教育の一貫とすること，ASCO，ESMOなどでの重要な発表演題の均てん化を行うこと，ASCO-JSMO合同シンポジウムによるグローバル化した腫瘍内科学を教育すること，さらに一般応募演題に対してはディスカッサントがレビューし教育する方式をとること，などの方針を貫いてきている．今後はASCO-JSMO合同の臨床試験に関するワークショップを具体化する予定である．学会自身の指導力を十分発揮しうる点で他学会とは大きく異なる学会運営といえる．

（5）腫瘍内科学の実地教育

　実地教育は，全がん協加入施設（約30施設）（a）および特定機能病院（b）が中心となると思われるが，今後の展開によっては約60施設を超える地域がん診療拠点病院（c）も視野に入れる．JSMOでは暫定指導医（2003年度443名認定，2004年度680名認定），および研修認定施設（2004年度110施設）を認定した．(a)，(b)，(c)の施設が認定対象となるか，暫定指導医と認定施設との関係をどのように位置づけるか来年度以降の大きな課題である．

腫瘍内科学の進歩と変遷

表5 JSMOによる臨床腫瘍学の教育

1) 研究成果に基づくガイドラインの策定
2) ガイドラインの内容を含む教育のためのカリキュラムの作成
3) カリキュラムの内容に基づく教育セミナー
4) カリキュラムの内容をカバーする教科書
5) 教育を中心とした年次総会の運営
6) 全がん協, 地域がん診療拠点病院, 特定機能病院における研修, 診療, 研究の展開
7) 専門医資格の具体化と専門医指導認定施設, 暫定指導医の認定
8) カリキュラムの内容に基づく専門医認定試験

表7

Medical Oncology Blueprint	
Primary Category	Percentage
Hematologic neoplasia	21%
Breast tumors	14%
Gastroenterologic tumors	10%
Lung tumors	10%
Genitourinary tumors	8%
Gynecologic tumors	8%
Pharmacology	8%
Tumors of soft tissue and bone	4%
Head and neck tumors	3.5%
Central nervous system tumors	3.5%
Endocrinologic tumors	3%
Skin tumors	2%
Miscellaneous	5%

表6 NPO法人日本臨床腫瘍学会(JSMO)の活動と今後の予定

1993		日本臨床腫瘍研究会の発足
1993〜2002		計15回の年次総会
2002		日本臨床腫瘍学会(JSMO)へ改組
2003	3月	第1回日本臨床腫瘍学会(福岡:桑野信彦先生), 専門医制度の導入
	8月	第1回教育セミナー(Aセッション)
	10月	暫定指導医の認定申請
2004	3月	第2回日本臨床腫瘍学会(東京:高嶋成光先生), ASCOとの合同シンポジウム
		第2回教育セミナー(Bセッション)
	4月	暫定指導医の認定
	7月	第3回教育セミナー(Aセッション)
	8月	NPO法人化の申請
	9月	専門医教育施設の認定・ESMO/ASCOコアカリキュラムの導入
2005	3月	第3回日本臨床腫瘍学会(横浜:堀田知光先生), ASCOとの合同シンポジウム
	4月	NPO法人日本臨床腫瘍学会の誕生
	6月	Best of ASCO in Japan (教育のアドバンストコース)
2005		臨床腫瘍専門医認定試験
2006		専門医の認定, 専門医の標榜の実現

表8 NPO法人日本臨床腫瘍学会専門医制度 教育セミナーの内容

総 論

分子腫瘍学, 抗がん剤の耐性機構, 抗がん剤の種類と臨床薬理, がんの疫学, 臨床試験とGCP, 臨床試験(第Ⅰ相, 第Ⅱ相, 第Ⅲ相), 生物統計, 放射線腫瘍学, がん化学療法の基本原理, がん治療の毒性と支持療法, インフォームドコンセント

各 論

造血器腫瘍(白血病, リンパ腫), 脳腫瘍, 頭頸部腫瘍, 肺がん, 乳がん, 食道がん, 胃がん, 大腸がん, 肝, 胆, 膵がん, 卵巣がん, 子宮がん, 精巣腫瘍, 腎がん, 膀胱・尿路腫瘍, 前立腺がん, 骨・軟部腫瘍, 原発不明がんの標準的治療法

プロトコール作成

ASCOとのjointワークショップで行う

これらをAセッションとBセッションに分けて年2回開催し, 専門医の申請にはAセッションとBセッションともに受講していることが必要

3) 他学会の専門医制度との整合性 (図1, 2)

JSMOの会員数は現在約2,500名であり毎月100〜200名ずつ増加している. JSMOは米国およびヨーロッパと同じレベルの臨床腫瘍専門医の育成を目指している. また, 腫瘍は全臓器にまたがり発生するが全科横断的な薬物療法専門医を念頭においている. したがって, 単一臓器に限定したがん薬物療法にかかわる学会会員はJSMOの教育セミナーを受講し専門医試験に合格することが求められる. 拙速な専門医認定はわが国の臨床腫瘍学の発展にとってマイナスになりかねず,

表9 NPO法人臨床腫瘍学会の求める専門医

1. 薬物療法に関する十分な基礎的知識がある.
2. 標準的な治療が正しく実施できる.
   — 転移性結腸癌に対するFOLFOX (オキザリプラチン, 5-FU, l-LV)で4サイクル
   — Ⅳ期非小細胞肺癌にシスプラチン, ゲムシタビンを3週間毎に4〜6サイクル
   — ⅠB期非小細胞肺癌完全切除例にカルボプラチン, パクリタキセル4サイクル
3. 癌化学療法に伴う副作用に適正に対処できる.
4. EBM創生のための臨床試験が実施できる.
   — PhaseⅡ, Ⅲの意義を知り, 積極的に参加する.
   — 臨床試験に必要な生物統計が分かる.
5. 緩和医療ができる.
   — 癌性疼痛のコントロールが実施できる.
   — 緩和ケアチームに参加できる.

患者に福音をもたらすとはいえない．JSMOの提案は，臨床腫瘍専門医は非観血的治療を中心とするがんの薬物治療のスペシャリストとしての専門医であり，所定のカリキュラムに基づいた研修を終了し，きわめて高度な知識を有することが求められている（**表9**）．

最初に述べたように十分な数の腫瘍内科医の育成のためには各大学に臨床腫瘍学講座を新設することが最も重要であることは言うまでもない．しかし，この可能性がほとんどない現在，おのおのの腫瘍内科医が自覚しいかに同志を増やし十分な今日育成成果をあげうるか真剣に考え行動する必要がある．

(1) NPO法人日本臨床腫瘍学会の提案（理想像）

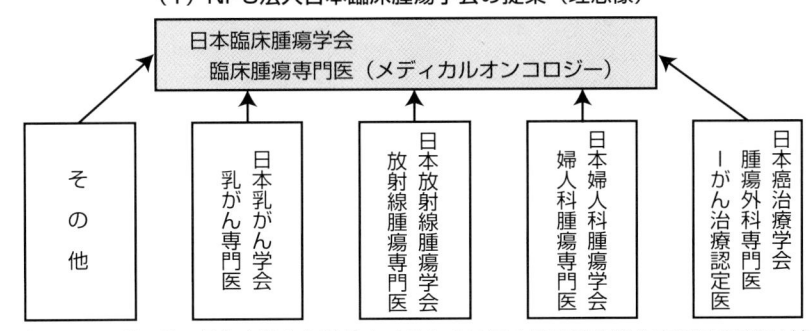

日本臨床腫瘍学会
臨床腫瘍専門医（メディカルオンコロジー）

- その他
- 日本乳がん学会 乳がん専門医
- 日本放射線腫瘍学会 放射線腫瘍専門医
- 日本婦人科腫瘍学会 婦人科腫瘍専門医
- 日本癌治療学会 腫瘍外科専門医―がん治療認定医

①グローバルスタンダードの薬物療法を行おうとするものは日本臨床腫瘍学会専門医の取得が必要である．
②各カテゴリーの専門医を取得していることを条件としない．

図1　がん薬物療法に関する専門医（案）

がん薬物療法専門医

日本内科学会認定医／専門医，日本外科学会専門医，日本産婦人科学会専門医など，基本となる学会の専門医を保有

図2　NPO法人日本臨床腫瘍学会の認定する"がん薬物療法専門医"の位置づけ

The Authors

西條　長宏／福岡　正博／大江裕一郎／原田　実根／堀田　知光
桑野　信彦／直江　知樹／新津洋司郎／高嶋　成光／鶴尾　　隆
上田　龍三／根来　俊一／石岡千加史／中西　洋一／畠　　清彦
田村　和夫／秋田　弘俊／吉川　裕之／徳田　　裕／大津　　敦

抗がん剤の作用機構

1 一般的抗がん剤の作用機序と分類

1) はじめに

　第二次世界大戦中に毒ガス・イペリット（サルファ・マスタード）を輸送中の商船が爆撃で沈没し，イペリットにさらされた乗務員が白血球減少症を示したことがきっかけとなって開発されたされたナイトロジェン・マスタード（1946年）によりがん化学療法時代の幕が開けた．化学療法薬は開発初期から，このような白血球減少などの副作用がある薬物を開発の対象とした．その後，腹水系の動物腫瘍を用いて腹腔内投与により担がん動物を治すことができる薬をマス・スクリーニングし，前臨床試験を経てからPhase I・Phase II studyを行い，およそ20%以上の有効性を示す抗がん薬が当局の認可を得て市販されてきた．途中から，最初のスクリーニングは培養腫瘍細胞株で行われるようになったものの，あくまでも細胞を殺す，すなわち殺細胞効果のある薬が抗がん薬として開発されたのである．したがって，化学療法薬には骨髄抑制のような副作用はつきものであり，あって当たり前と言えるのが，他項で述べられる分子標的薬と異なるところである．

　本稿においては，20世紀後半に開発され，白血病，悪性リンパ腫などを治すことができるようになった一般的抗がん薬につき，わが国でよく使われている主要なものを中心に作用機序も含めて分類しつつ解説する．

2) アルキル化剤

　アルキル化剤はDNAをアルキル化し，がん細胞の増殖を阻害する．ナイトロジェンマスタード系（シクロフォスファミド，メルファラン，イホマイドなど）のほかにニトロソウレア系化合物（ニムスチン，ラニムスチンなど）がある．また新しく開発された化合物にシスプラチンがある．

(1) ナイトロジェンマスタード系

　ナイトロジェンマスタードはDNAをアルキル化するCH_2CH_2Cl基をもつ．欧米では現在も使用されているが，わが国では市販されたことはない．その後より有効性の高い誘導体であるナイトロジェンマスタードN-オキサイドやシクロフォスファミドが合成された．

　シクロフォスファミドはマスクド化合物であり，肝ミクロゾーム酵素で代謝・活性化されて生じたホスファラミド・マスタードが，主にDNAのdG，dC残基をアルキル化してDNA合成を阻害する．最もよく使われているアルキル化剤であり，悪性リンパ腫，急性リンパ性白血病，乳がん，小細胞肺がん，卵巣がん，子宮がんなどに有効である．大量投与が可能であるために造血幹細胞移植（SCT）の前処置にも使用される．

(2) 白金化合物

　シスプラチンは1965年にローゼンバーグによって白金錯塩が大腸菌の分裂を阻止することから見いだされ，白金原子に2つの塩素とアンモニアが配位した化

抗がん剤の作用機構

合物である．DNA鎖のdG残基に反応してDNA鎖間あるいはDNA鎖内でクロスリンクをつくりDNA合成を阻害して細胞傷害をもたらす．小細胞肺がん，非小細胞肺がん，卵巣がん，食道がん，子宮がん，膀胱がん，頭頸部がん，睾丸腫瘍，胃がん，前立腺がんなどに有効性を示す．腎毒性が投与量規制因子であるため，腎毒性の低い誘導体を目指してつくられたのがカルボプラチンである．小細胞肺がん，卵巣がん，子宮頸がん，頭頸部がん，睾丸腫瘍，悪性リンパ腫などに有効性を示す．腎毒性は軽度であるものの骨髄抑制がある．わが国で開発されたナダプラチンも腎毒性は軽度で骨髄抑制が主たる副作用である．卵巣がん，子宮頸がん，精巣腫瘍，頭頸部がん，食道がん，肺がんに用いられる．オキサリプラチンもわが国で開発された第三世代白金化合物であり大腸がんなどに有効性を示す．

3) 代謝拮抗薬

代謝拮抗薬は主として核酸合成過程に必須の物質と類似構造をもつことにより，その合成を拮抗阻害して細胞傷害をもたらす．ほかの抗がん薬の多くが自然に存在する物質ないしはその誘導体であるのに比し，代謝拮抗薬は意図的に合成されたものがほとんどである．

(1) 葉酸拮抗薬

メトトレキセートは葉酸とよく似た構造をもち，葉酸の活性化に必要な葉酸還元酵素を競合阻害して，活性型葉酸である4-hydroxy 葉酸（folinic acid, citrovarum factor）の生成を阻害し，結果としてプリン合成系を阻害することによりDNA合成を阻害して細胞傷害をもたらす．本薬の毒性は4-hydroxy葉酸によりレスキューできるので，かなりの大量を使用しうるという特徴をもつ．急性リンパ性白血病，絨毛がん，乳がん，悪性リンパ腫，骨軟部肉腫，ユーイング肉腫などに使用される．

(2) ピリミジン代謝拮抗薬
a. フッ化ピリミジン誘導体

5-フロロウラシル（5-FU）はウラシルの5-C位にフッ素を配位した化合物であり，ウラシルの関与する代謝を拮抗阻害する．細胞内で5-FUは5FdUMPに代謝活性化され，5-FdUMPはdUMPからTMPを合成するチミジン酸合成酵素と結合し，その酵素活性を阻害する．その結果，TMP合成が阻害され，それによって最終的にDNA合成が阻害されて細胞傷害をもたらす．また別の経路で，5-FUは5-FUTPに代謝活性化されてRNA中にフッ素のついたウラシルとして取り込まれ，最終的にRNAの障害をもたらす．胃がん，大腸がんに有効であり，頭頸部がん，乳がんにも用いられる．

テガフールはロシアで開発された経口投与の類縁化合物で毒性は低い．主に肝臓で活性化され，5-FUを生成する．5-FUと同じく胃がん，大腸がん，乳がんなどに有効である．

UFTはテガフールとウラシルの1：4合剤である．ウラシルがテガフールより生成される5-FUの分解を抑制することより，5-FUの腫瘍内濃度が高まるとされる．胃がん，乳がんなどで，テガフールよりも毒性が少なく，より優れた効果を示す．下記のS-1とともにわが国でつくられた経口薬である．

S-1は，テガフールに5-FUの不活化酵素であるジヒドロピリミジン脱水素酵素の特異的阻害薬5-クロロ-2-4-ジヒドロピリミジンおよび5-FUのリン酸化の阻害薬で経口投与後に長時間腸管内に留まるジメスタットのモル濃度比1：0.4：1の合剤である．血中での5-FUの不活化の抑制による抗腫瘍効果の増強に加え腸管内で5-FU

表1 抗がん薬の分類

分類	主な薬剤	
アルキル化剤	nitorgen mustard	nimusitine
	cyclophosphamide	ranimustine
	melphalan	dacarbazine
	ifosfamide	cisplatin
	thiotepa	carboplatin
	busulfan	nadaplatin
		oxaliplatin
代謝拮抗剤	5-fluorouracil	methotrexate
	tegafur	cytarabine
	UFT	enocitabine
	S-1	6-mercaptopurine
	capecitabine	
抗がん剤抗生物質	actinomycin D	aclarubicin
	mitomycin C	pirarubicin
	doxorubicin	idarubicin
	daunorubicin	bleomycin
	epirubicin	peplomycin
		neocarzinostatin
植物アルカロイド	vincristine	irinotecan
	vinblastine	etoposide
	vindesine	paclitaxel
		docetaxel

が活性化されるのを抑えることにより毒性の軽減が期待できる経口薬である．

カペシタビンもわが国の研究者がつくった誘導体であり，5'-デオキシ-5-フロロシチジン（5'-dFCR）にペンチロオキシカルボニル基を結合させたものである．5'-dFCRから5'-デオキシ-5-フロロユリジン（5'-dFCR）を経て5-FUに代謝されて抗腫瘍効果を発揮する．代謝第一段階の5'-dFCRの生成を触媒するカルボキシエステラーゼが肝臓に多く存在するために経口投与時の腸管への毒性が少なく，また5'-dFCRへの変換を触媒するシチジン・デアミナーゼは骨髄の幼弱細胞には少ないために骨髄毒性も少ない．さらに，最終段階の5-FUへの代謝を触媒するチミジン燐酸化酵素が腫瘍組織により多く存在していることより，腫瘍選択性も優れているとされる．大腸がん，膵臓がんに有効性を示す．

b．シチジン誘導体

シタラビン（Ara-C）はシチジンのリボース部分がアラビノースにおきかわった代謝拮抗薬である．三燐酸化されて活性型のAra-CTPとなり，DNAポリメラーゼを競合阻害してDNA合成を選択的に阻害して細胞傷害をもたらす．急性骨髄性白血病に対して必須の薬剤である．分裂・増殖期にある細胞を選択的に殺すことより，骨髄抑制と嘔気・嘔吐以外の毒性が少なく，そのため通常量の30倍近い超大量療法が可能である．逆に通常量の1/10程度の少量療法も有効であり，高齢者の白血病でしばしば利用される．ただし，その作用機作が時間依存性であることより，腫瘍病細胞と長時間接触している必要があるにもかかわらず，血中のシチジン・デアミナーゼにより不活性されるという欠点を有している．これを克服するためにわが国で開発されたエノシタビンは，Ara-CのNH₂基にベヘノイル基をつけた誘導体であり，シチジン・デアミナーゼでは不活化されず生体内で徐々にAra-Cに変換されるので，2～3時間の点滴投与でもAra-Cの至適投与法である持続点滴と同様の効果を発揮する．

（2）プリン代謝拮抗薬

6-メルカプトプリン（6-MP）は生体内では活性型の6-MPRPに変換され，これがイノシン酸の形成およびイノシン酸からキサンチンの形成を抑制する．急性骨髄性白血病や急性リンパ性白血病に用いられる．

フルダラビンはプリンヌクレオチド誘導体であり，細胞内でF-Ara-ATPとなってDNAポリメラーゼやDNAリガーゼを阻害し，DNAおよびRNAの延長を阻害して細胞傷害をもたらす．慢性リンパ性白血病に用いられる．正常のT細胞にも細胞傷害性に働くために免疫抑制効果を示すのでミニ移植の前処置薬としても広く用いられている．

クラドリビン（2-CdA）も同様なプリンヌクレオチド誘導体であり，毛髪様細胞白血や悪性リンパ腫に使用される．ペントスタチンはアデノシン脱アミノ酵素の阻害作用をもち，毛髪様細胞白血病や成人T細胞細胞白血病に用いられる．

4）抗がん抗生物質

菌が産生する物質でほかの菌の増殖を阻止する物質を抗生物質とよぶが，これらのなかにがん細胞の増殖を阻止する活性をもつものが抗がん抗生物質であり，ワックスマンによって発見されたアクチノマイシンD以来幾つもの抗がん抗生物質が見いだされた．イタリアの研究者によって，アンスラサイクリン系化合物であるダウノマイシンやアドリアマイシンが開発され，日本においては秦らによってマイトマイシンCが，また梅沢らによってブレオマイシンが見いだされた．

（1）アントラサイクリン系

ドキソルビシン（アドリアマイシン）およびダウノルビシは放線菌が産生する抗生物質で，アグリコンのアントラサイクリノンの7位にアミノ糖が結合した配糖体構造をもつ．DNAにインターカレートし，DNAトポイソメラーゼⅡの活性を阻害して細胞障害をひきおこす．DNA一本鎖の切断もみられる．ドキソルビシンは急性リンパ性白血病，悪性リンパ腫，乳がん，小細胞肺がん，卵巣がん，肉腫などに，ダウノルビシは急性骨髄性白血病などに用いられる．

（2）マイトマイシンC

秦らによって水戸で採取した放線菌から1956年に見いだされた．マイトマイシンCはそのままでは不活性であるが，生体内還元酵素によってキノンの部分が還元されたのち，アジリジン環の活性化によりDNAの主にdG残基と反応し，アルキル化さらにはDNA鎖内のクロスリンクの形成を引き起こし，DNA合成阻害をもたらす．また酵素ラジカルの生成を引き起こし，DNA鎖を切断する活性もみられる．食道がん，胃がん，大腸がん，非小細胞肺がん，子宮頸部がんなどに有効性を示す．

II. 抗がん剤の作用機構

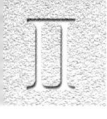

(3) ブレオマイシン

1966年に梅沢らにより放線菌より分離された水溶性の糖ペプチドである．DNAと結合してDNA鎖を切断してDNA合成を阻害する．睾丸腫瘍，ホジキンリンパ腫に有効であり，頭頸部がん，食道がん，子宮頸がん，皮膚がんなどにも用いられる．

5) 植物アルカロイド

植物アルカロイドであるコルヒチンが，細胞の有糸分裂を阻害することは古くから知られていたため，コルヒチン系化合物を抗がん剤として開発する努力がなされる一方で，ツルニチニチ草からビンカアルカロイドが分離され，その抗腫瘍性が見いだされた．またポドフィロトキシン系化合物としてエトポシドが開発された．さらに西洋イチイの木よりパクリタキセル（タキソール）とドセタキセル（タキソテール）が，喜樹の木よりカンプトテシンが見いだされた．

(1) ビンカアルカロイド

ビンクリスチンとビンブラスチンはツルニチニチ草から得られる有糸分裂阻害作用をもつ抗がん剤である．ビンデシンは半合成の構造類似体であり神経毒性がやや軽度である．作用機序はチュブリンに結合し，その重合を阻止することによって微小管の生成を阻害し，それによって細胞分裂を阻害する．ビンクリスチンは急性リンパ性白血病，悪性リンパ腫，小細胞肺がんなどに，ビンブラスチンは悪性リンパ腫，睾丸腫瘍，膀胱がん，非小細胞肺がん，絨毛がんなどに用いられる．

(2) ポドフィロトキシン

エトポシドは，ポドフィルム属の植物の成分ポドフィリンに含まれるポドフィロトキシンの誘導体であり，構造類似体としてテニポシドがある．DNAトポイソメラーゼIIを阻害し，DNA鎖切断を引き起こしDNA合成を阻害して細胞傷害をもたらす．小細胞肺がん，睾丸腫瘍，絨毛がん，尿路がんなどにも用いられる．

(3) タキサン

パクリタキセルは米国で西洋イチイの木皮から単離された抗がん薬であり，チュブリンの重合を促進し，微小管を超安定化させることによってその機能を阻害し，結果としてビンクリスチンなどと同じように細胞有糸分裂を阻害する．卵巣がん，乳がんに対する主要薬として用いられるのに加え，頭頸部がん，食道がん，肺がん，睾丸腫瘍，膀胱がんにも有効である．ドセタキセルはフランスで西洋イチイの葉から単離された類縁化合物であり，卵巣がん，乳がん，肺がんに有効である．

(4) カンプトテシン類

中国原産の喜樹の葉から単離されたカンプトテシンは，毒性が強く薬にならなかったが，その誘導体としてわが国でイリノテカン（CPT-11）が，また米国でトポテカンが開発された．DNAトポイソメラーゼIを阻害する．イリノテカンは小細胞肺がん，非小細胞肺がん，卵巣がん，子宮頸がんに用いられる．胃がん，大腸がん，乳がん，悪性リンパ腫に対しても有効である．

The Author

愛知がんセンター　大野　竜三

2 多剤併用療法の原理：併用療法と副作用の分散

1) はじめに

　進行がんの治療成績を向上させるためには併用療法が必要である．2剤以上の薬剤をいかに上手に組み合わせて効果の高い新しいレジメンを確立させるかは臨床腫瘍学の重要な課題である．併用療法で期待しうる効果としては，（1）相乗効果，（2）非交叉耐性，（3）毒性の重複しない2剤を選択することにより，総計としては高いdose-intensityの達成が可能となることなどがある．併用療法においても最大耐量（MTD）を決定するための第Ⅰ相試験が臨床研究の第一歩である．しかし，単剤の第Ⅰ相試験とは異なり，併用療法の第Ⅰ相試験については確立された標準的な方法はなく，研究者の経験に基づいて併用第Ⅰ相試験が行われている．

　そこで本稿では併用療法の第Ⅰ相試験の計画に際して重要と思われる薬剤の選択，その開始量，増量幅の設定，増量スケジュールの選択の方法について述べる．

2) 薬剤の選択の原則

　有効な併用化学療法の開発のための薬剤選択の原則を以下に示す．
（1）治療しようとするがん腫に対しておのおのの薬剤が活性をもっていること．
（2）2つの薬剤の化学構造が異なり，作用機序が異なり，少なくとも部分的には非交叉耐性であること．これにより相乗効果も期待できる．
（3）可能な限り副作用が重複しないこと．
（4）おのおのの薬剤の至適な投与量比で最適なスケジュールで投与すること．この点については後述する．

3) 最大耐量（maximum tolerated dose：MTD）

　現在では用量制限因子（DLT）を設定し，（1）3例中DLTが0例の場合は次のレベルに移行する．（2）3例中DLTが1例もしくは2例発現した場合，さらに3例追加し，合計3例にDLTが発現した場合はそのレベルをMTDとする．6例中DLTの発現が2例以下であった場合は次のレベルに移行する．（3）3例中DLTが3例発現した場合はそのレベルをMTDとすることが多い．併用療法におけるMTDをどのように設定するかは個々の研究者に委ねられている．

4) 症例の選択

　併用第Ⅰ相試験は現在使われている併用療法より良いレジメンの開発を目指し，通常は特定のがん腫を標的に行われることが多い．単剤より高い抗腫瘍効果が期待されると同時に治療の副作用も増すことが想像される．効果の認められた症例では数コースの投与を行って蓄積毒性を観察することも必要となる．そのためには単剤の第Ⅰ相試験の患者より前治療の少ない，Performance status（PS）のよい症例を登録する必要がある．とくにⅣ期の非小細胞肺がんなど標準的治療法の存在しないがん腫の場合には，未治療例だけを対象とし質の高いトライアルにして標準的治療法の確立を急ぐべきである．もし，ある程度の効果の望めるがん腫（小細胞肺がんなど）の場合に既治療例も対象に含めるときは既治療例への推奨量と未治療例への推奨量は別々に記載すべきである．

5) 投与量の設定

(1) Tolerable-dose diagramによるMTDの予測

2剤の併用療法を考えた場合，両薬剤をfull doseで投与できたら理想的である．しかし，通常は重複する毒性のために2剤ともfull doseで投与することは不可能である．また，2剤の相互作用には効果も副作用も相乗的な場合，単に相加的な場合，あるいは拮抗的な場合が考えられる．2剤のdose ratioも考慮すると2剤の組み合わせは無限に存在する．しかし，単剤の第I相試験と異なり，おのおのの薬剤のMTDはすでに単剤の第I相試験で決定されており，よほど2剤間の相互作用により毒性が相殺されない限り単剤のMTDを超えることはない．

2剤をどれくらいの量で組み合わせることができるかの予測についてはKorn博士とSimon博士が報告しているTolerable-dose diagram[1)〜3)]を用いると視覚的に理解されやすい．図1に示すように，まず，薬剤AのMTDを横軸2の点だとする．薬剤BのMTDを縦軸の1の点だとする．2剤の毒性が単に相加的であれば，この2剤のMTDの2点を単に直線で結んだ線がこの併用療法のMTDsをあらわしている．MTDsとしたのは2剤の併用の場合はMTDは1つではなくこの直線上に無数に存在するからである．たとえば，薬剤Aと薬剤Bを1：4の割合の時が2剤の至適比であることが非臨床試験のデータでわかっておればその点を選択できるし，薬剤Aの閾値量があれば，その量で薬剤Bを多く投与できる点を選ぶことになる．また，薬剤Aと薬剤Bとの間の毒性が相乗的な場合は下に凸のカーブになるし，拮抗的に作用するときは上に凸のカーブを描き，両剤を大量に投与できる．

(2) 薬剤の増量（Dose escalation）の方法

さて実際の臨床試験ではMTDの予想ラインに向かって2剤を増量していく．一方の薬剤を閾値量と思われる量に固定して，ほかの薬剤を増量する方法がある（図2）．これらの方法だと1剤は治療域に固定できるので治療に対する倫理的問題は少ない．両剤を交互に増量していく方法（タンデム法），そのハイブリッドともいえる両剤を同時に増やす方法，途中でクロスさせる方法なども考えられる．

(3) 投与開始量(starting dose)，投与量比（dose ratio），薬剤の増量法(escalation step)の設定

ある教科書[4)]には薬剤Aをfull dose投与したとき，毒性がまったく重複しない場合でも薬剤間に予期せぬ相互作用が起きる可能性もあるので薬剤BはMTDの50〜60％より開始し，毒性が許せば各dose levelあたり3例ずつ登録し，MTDに達するまで薬剤Bを増量し，MTDレベルでは6〜8例を治療するのが適当であり，この種の第I相試験では15〜20例より多くの症例を用いるべきではないと記載されている．薬剤AとBの副作用が一部重複するとき，両薬剤の投与開始量をどう設定するかは非常に難しい問題である．薬剤AとBの毒性の相乗作用に対しては常に注意を払う必要がある．図1から推定されるMTDを参考にして慎重に設定する必要が

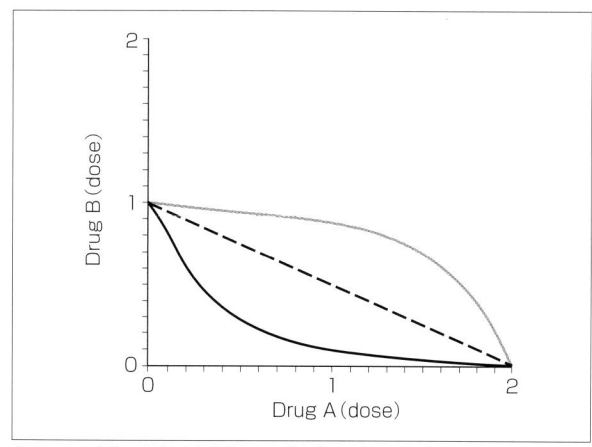

図1　2剤の毒性が重複する場合のtolerable-dose diagram
2剤の毒性が相加的であれば，2剤のMTDを直線で結んだ線がMTDsとなる．

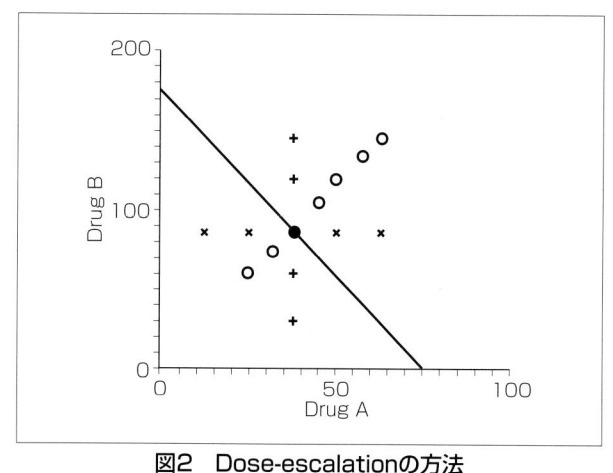

図2　Dose-escalationの方法
一方の薬剤だけを増量する方法，両剤を交互に増量する方法（タンデム法），同時に増やす方法，途中でcrossさせる方法などがある．

2. 多剤併用療法の原理：併用療法と副作用の分散

ある．また，毒性の出現と消失の時期についても考慮しておかなければならない．そしてMTDのラインに向けて小さい増量の幅でトライアルを進めて行くべきである．投与量比はより活性の高い薬剤が活性のやや劣る薬剤よりより多く投与できるように計画されるのが普通である．

（4）スケジュールの選択

スケジュールの選択も重要な問題である．cisplatinとtaxolの併用療法ではcisplatinを投与したあとにtaxolを投与するとtaxolのクリアランスが落ち，そのため毒性が増し，効果が劣るようになることが報告されている[5]．JCOGのトライアルではトポイソメラーゼI阻害剤（CPT-11）とトポイソメラーゼII阻害剤（etoposide）を同時投与のスケジュールを採用し，このレジメンで未治療非小細胞肺がんの患者を治療した場合に22.8％の奏効率が得られ[6]，この奏効率はCPT-11の単剤の32％[7]より劣り，同時投与では両剤が拮抗的に働いている可能性がある．

（5）薬理学的相互作用

pharmacologic interactionについても注意を要す．たとえば，CPT-11と5-FUの併用ではCPT-11単独のときよりSN-38の血清濃度が低く，CPT-11からのSN-38への変換を行うcarboxylesteraseが5-FUにより抑制されるようである[8]．このように思いがけない相互作用が出現する場合があるので併用第I相試験においてのpharmacokinetic and pharmacodynamic studiesは単剤の場合にも増して重要である．

6）併用第I相試験の現状と将来

（1）Tolerable-dose diagramを用いたretrospectiveな検討

a．cisplatinとCPT-11の併用第I相試験

単剤のCPT-11のDLTは白血球減少と下痢で，単剤のMTDは$100 mg/m^2/week$である[9]．

増量の方法は，肺がんの治療のkey drugであるcisplatinを通常の治療量の$80 mg/m^2$に固定した（**図3**）[10]．このトライアルではCPT-11 $30 mg/m^2$を開始量として慎重に$10 mg/m^2$ずつ増やした．開始量の設定と増量幅の決定はまったく経験的なものであった．CPT-11 $70 mg/m^2$で突如として毒性の出現頻度が増し，6症例のうち2例にgrade 3 or 4の白血球減少や下痢がみられた．この研究におけるMTDはCPT-11 $70 mg/m^2$で，DLTは白血球減少と下痢であった．全体としての奏効率は54％で，第I相試験としては有望な結果が得られた．

さらに増量を行うためにG-CSF併用でのトライアルを行った[11]．cisplatinは$80 mg/m^2$に固定し，CPT-11は上述のMTDであった$70 mg/m^2$を開始量とし，$10 mg/m^2$ずつ増量した．このレジメンのMTDにはCPT-11 $90 mg/m^2$で達し，DLTは下痢と白血球減少であった．G-CSFを投与しても完全には白血球減少を防ぐことはできなかったが，G-CSFの併用によりCPT-11の推奨量は$60 mg/m^2$から$80 mg/m^2$に増やすことができ，結果として33％のCPT-11の増量が可能となった．これら2つのトライアルの結果はSimon & KornのTolerable-dose

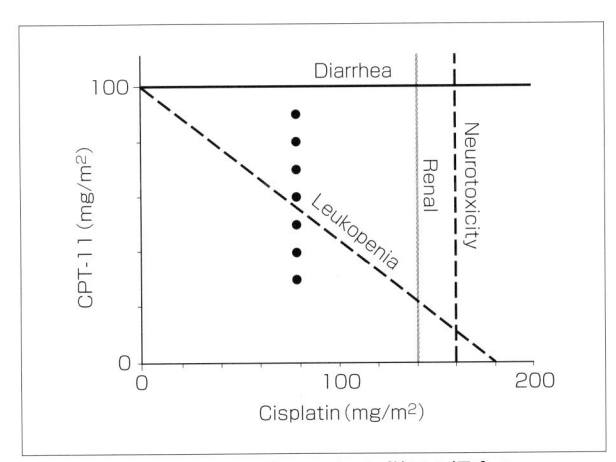

図3　CPT-11とcisplatin併用の場合のtolerable-dose diagram
G-CSFサポート下ではCPT-11 $90 mg/m^2$でMTDに達した．

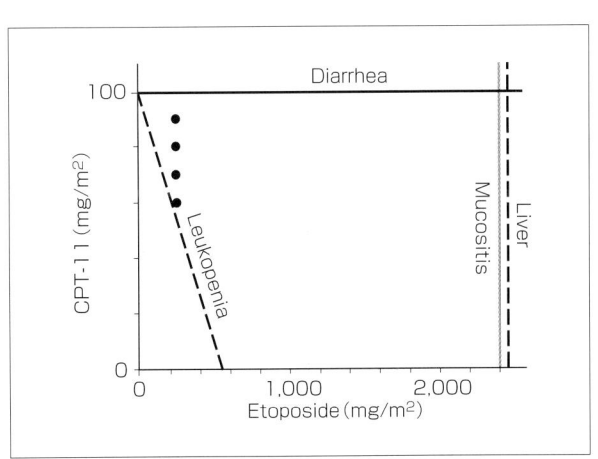

図4　CPT-11とetoposide併用の場合のtolerable-dose diagram
G-CSF支持下でCPT-11 $90 mg/m^2$でMTDに達した．

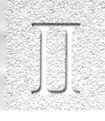

diagramが実際の併用療法の計画時の使用可能性を強く示唆した．そこで以下の併用療法の計画時に単剤での臓器特異的MTDを推測し（**表1**），tolerable-dose diagramを作成し，MTDの推定を行った．

(2) Tolerable-dose diagramを用いたprospective trials
a．etoposideとCPT-11の併用療法

この2剤では白血球減少が重複する副作用であるためそれをカバーするためにG-CSFを併用するトライアルとした[12)13)]．etoposideを最小治療量の80mg/m² days 1〜3と固定した場合，tolerable-dose diagramからG-CSF投与なしではCPT-11 60mg/m²がMTDであろうことが推察された（**図4**）．したがって，CPT-11 60mg/m²を開始量として，この点より上へ向けてCPT-11を10mg/m²ずつ増量した．既治療例ではMTDは80mg/m²未治療例では90mg/m²でMTDに達し，そのときのDLTは下痢と白血球減少であった．

このトライアルでも単剤でのCPT-11のMTDである100mg/m²の近くまで増量されており，G-CSF投与により白血球減少はかなり軽減することができた．

b．CPT-11とtaxotereの併用第I相試験

CPT-11とtaxotereの併用療法を示す（**図5**）．今回は2剤をタンデムに増量させる方法を採用した．直線で示すMTDライン上のCPT-11/taxotere 50/60mg/m²，または60/50mg/m²の2点でMTDに達した．推奨量はCPT-11，taxotereともに50mg/m²であった[14)]．

c．CPT-11とamrubicin併用第I相試験

CPT-11を最小治療値の60mg/m²に固定し，amrubicinを25mg/m²から増量する計画である（**図6**）．Amrubicin 30mg/m²でMTDに達すると予想している．

表1 Approximate Organ-specific MTDs (mg/m²)

Toxicity	Cisplatin	CPT-11	Etoposide	Taxol	Taxotere	Amrubicin
Leukopenia	180	100	540	175	115	50
Thrombocytopenia	360	125	—	500	—	50
Diarrhea	—	100	—	—	—	—
Mucositis	—	—	2,400	315	—	—
Cardiac	—	—	—	400	—	—
Neurotoxicity	160	—	—	300	—	—
Renal	140	—	—	—	—	—
Nausea & Vomiting	240	—	—	500	—	50
Hepatic	—	—	2,400	—	—	—
Peripheral edema	—	—	—	—	100	—

Modified from Korn and Simon, J Clin Oncol 11: 794-801, 1993

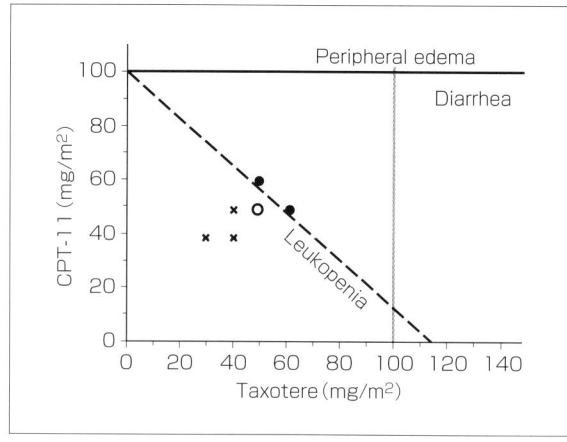

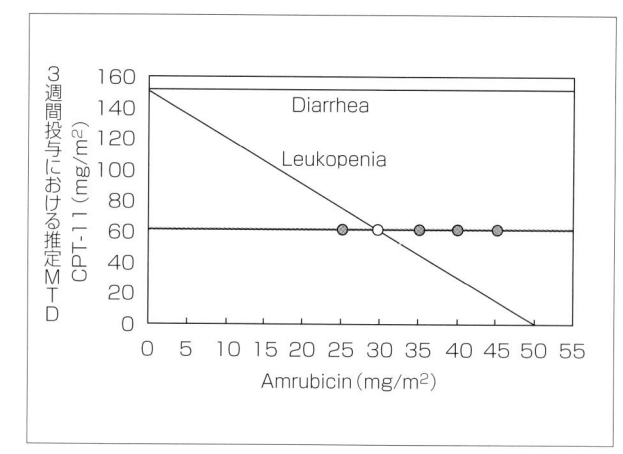

図5 CPT-11とtaxotere併用の場合のtolerable-dose diagram
CPT-11/taxotere 50/60mg/m²，または60/50mg/m²がMTDと認定された．

図6 CPT-11とamrubicin併用の場合のtolerable-dose diagram
Amrubicin 30mg/m²がMTDになると推定された．

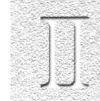

7) おわりに

併用療法では第Ⅲ相試験は省かれ，いきなり無作為化比較試験もしくはhistorical controlによる抗腫瘍効果の比較がなされることもあるので併用第Ⅰ相試験では単剤の場合よりきめの細かいMTDならびに推奨量の決定が必要となる．そのためには開始量は控えめの低用量とし，Dose escalationもMTD付近では少量ずつなされるべきである．また，通常の6症例より多くの症例が推奨用量レベルでは治療されるべきである．さらに，併用第Ⅰ相試験は現在存在するレジメンより効果の高いレジメンの開発を目指して行われるものであるから，がん腫を特定し単剤の第Ⅰ相試験の患者より前治療の少ない，PSのよい症例を登録し質の高いトライアルにする必要がある．

文献

1) Simon R, Korn EL：Selecting drug combinations based on total equivalent dose (dose intensity). J Natl Cancer Inst 82：1469-1476, 1990.
2) Simon R, Korn EL：Selecting combinations of chemotherapeutic drugs to maximize dose intensity. J biopharm stat 1：247-259, 1991.
3) Korn EL, Simon R：Using the tolerable-dose diagram in the design of phase I combination chemotherapy trials. J Clin Oncol 11：794-801, 1993.
4) Leventhal BH, Wittes RE：Combination Chemotherapy. Research Methods in Clinical Oncology (Leventhal BG, Wittes RE eds.). pp129-149, New York, Raven Press, 1988.
5) Rowinsky EK, Gilbert MR, McGuire WP, et al：Sequences of taxol and cisplatin：a phase I and pharmacologic study. J Clin Oncol 9：1692-1703, 1991.
6) Oshita F, Noda K, Nishiwaki Y, et al：Phase II study of irinotecan and etoposide in patients with metastatic non-small-cell lung cancer. J Clin Oncol 15：304-309, 1997.
7) Fukuoka M, Niitani H, Suzuki A, et al：A phase II study of CPT-11, a new derivative of camptothecin, for previously untreated non-small-cell lung cancer. J Clin Oncol 10：16-20, 1992.
8) Sasaki Y, Ohtsu A, Shimada Y, et al：Simultaneous administration of CPT-11 and fluorouracil：Alternation of the pharmacokinetics of CPT-11 and SN-38 in patients with advanced colorectal cancer. J Natl Cancer Inst 86：1096-1098, 1994.
8) Negoro S, Fukuoka M, Masuda N, et al：Phase I study of weekly intravenous infusions of CPT-11, a new derivative of camptothecin, in the treatment of advanced non-small-cell lung cancer. J Natl Cancer Inst 83：1164-1168, 1991.
10) Masuda N, Fukuoka M, Takada M, et al：CPT-11 in combination with cisplatin for advanced non-small-cell lung cancer. J Clin Oncol 10：1775-1780, 1992.
11) Masuda N, Fukuoka M, Kudoh S, et al：Phase I study of irinotecan and cisplatin with granulocyte colony-stimulating factor support for advanced non-small cell lung cancer. J Clin Oncol 12：90-96：1994.
12) Masuda N, Fukuoka M, Kudoh S, et al：Phase I and pharmacologic study of irinotecan and etoposide with recombinant human granulocyte colony-stimulating factor support for advanced lung cancer. J Clin Oncol 12：1833-1841, 1994.
13) Masuda N, Matsui K, Negoro S, et al：Combination of irinotecan and etoposide for treatment of refractory or relapsed small-cell lung cancer. J Clin Oncol 16：3329-3334, 1998.
14) Masuda N, Negoro S, Kudoh S, et al：Phase I and pharmacologic study of docetaxel and irinotecan in advanced non-small-cell lung cancer. J Clin Oncol 18：2996-3003, 2000.

北里大学　横場 正典／矢那瀬 信雄／益田 典幸

3 非特異的免疫療法剤（サイトカインとBRM）

がんの特異的免疫療法（獲得免疫療法）は別章で詳述されるので，ここではいわゆる非特異的免疫（化学）療法（自然免疫療法）に使用されている薬剤，わけても保健適用となっているサイトカインのインターロイキン2とインターフェロンおよび免疫賦活剤のピシバニール，クレスチン，レンチナンの作用機序を中心に述べ，それぞれの保健適用疾患についても記載したい．

1) サイトカイン

(1) インターロイキン2（interleukin 2, IL-2）：

ヒトIL-2は133個のアミノ酸からなる分子量15,500の糖蛋白で，その遺伝子は第4染色体上にある．IL-2の生理活性は標的細胞上のインターロイキン2レセプター（interleukin 2 receptor, IL-2R）を介して発現する．IL-2Rのリガンド IL-2との結合能（親和性）は α 鎖（IL-2Rα, CD25），β 鎖（IL-2Rβ, CD122），γc鎖（IL-2Rγ, CD132）の3本鎖の組み合わせで決まる．α, β, γcの3鎖が揃うと高親和性，β, γcで中親和性，α単独またはα, γcでは低親和性，β, γc単独では結合能はない．高親和性，中親和性のレセプターがIL-2と結合するとレセプターのシグナルが細胞内へ伝達される．伴性重症複合免疫不全症（x-severe combined immunodeficiency：X-SCID）はγc鎖の突然変異が原因である．

a. 内因性IL-2

抗原によるT細胞活性化にはtwo signalモデルが信じられている．T細胞上のTCR-CD3複合体が抗原提示細胞（antigen presenting cell：APC）上のMHC-抗原複合体で刺戟（第1シグナル，TCR-シグナル）されT細胞が活性化すると同時にT細胞上の副刺戟レセプター（co-stimulatory receptor）のCD28がAPC上のB-7で刺戟（第2シグナル，co-stimulatoryシグナル）されると，T細胞表面にIL-2Rが発現し，CD4+T細胞ではNF-κB，AP-1, NF-ATcが誘導され，続いてIL-2mRNAが誘導されIL-2蛋白が産生される．IL-2産生と同時に抗アポトーシス作用をもつBCL-XLも誘導されCD4+T細胞はオートクライン（autocrine）的に増殖，活性化する．CD8+T細胞では同様な第1，2シグナルでIL-2Rは発現するがIL-2産生は起こらず，CD8+T細胞が増殖・分化して細胞傷害性T細胞（cytotoxic T cell：CTL）になるためにはCD4+T細胞の産生するIL-2とIFN-γの助けが必須である．CD4+T細胞がhelper T細胞（Th細胞）とよばれるわけである．Th細胞はTh1細胞とTh2細胞に大別されるが，IL-2を産生する細胞はTh1細胞である．Th1細胞はIL-2のほかにIFN-γ, IL-3, IFN-α, -βなどを産生し，Th2細胞はIL-2のかわりにIL-4をはじめとしてIL-3, IL-5, IL-6, IL-10, IL-13, TGF-βなどを産生する．Th1細胞から産生されるIL-2, IFN-γはCTLのほかにNK, NKT, Mϕなどを活性化し抗腫瘍性を増強する．Th2細胞はIL-4, IL-5, IL-6を介してB細胞の増殖・分化を促進し液性抗体を産生する．Th1細胞からのIFN-γはTh2細胞の増殖やIL-4などのTh2タイプのサイトカインの産生を抑制し，逆にTh2細胞のIL-4, IL-10はTh1細胞のIFN-γ産生を抑える．進行がん患者の免疫系はTh2細胞優位となり，CTLの誘導が困難な場合が多く，免疫系をCTL誘導に好都合のTh1優位にすべくTh1/Th2バランスの研究が広く行われている．Th1細胞よりのIL-2はCLT誘導のほかに図のごとく，免疫系の各種細胞に作用してIL-2Rを誘導あるいは増強し，ほかのサイトカインと協力してそれぞれの細胞の増殖・分化を促す重要なサイトカインである．

b. 外来性IL-2

遺伝子組換え法によるIL-2を用いての臨床応用について述べよう．

i) IL-2単独投与：IL-2がT, NK, NKT, Mϕの各細胞に作用して抗腫瘍活性を誘導・増強するので，1980

3. 非特異的免疫療法剤（サイトカインとBRM）

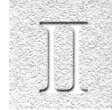

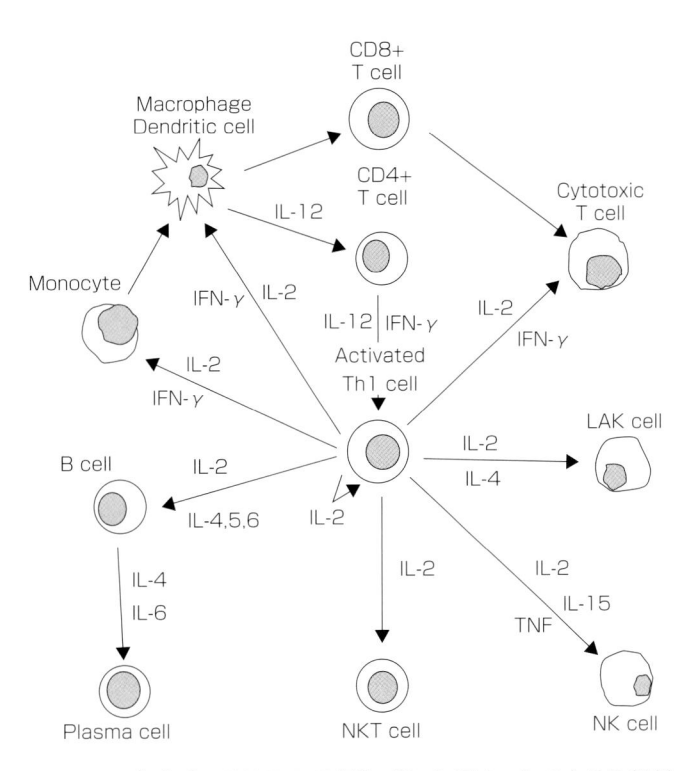

図　免疫系におけるTH1細胞（IL-2, IFN-γ）の中心的役割

年代抗腫瘍性サイトカインとして大いに研究された．IL-2の投与法，投与量によってとくに副作用が異なる．IL-2静注時の血中半減期は7～13分，ついで残余の半量が60～85分で消失する．Rosenbergらは8時間ごとにIL-2，40～50万単位/kgの大量静注を行い転移性腎がん，悪性黒色腫で15%前後の奏効率を得ている．IL-2の大量静注で全身倦怠，消化器症状，発熱，重篤な副作用として高ビリルビン血症，血管透過性亢進（vascular leak syndrome）による浮腫，体液貯留，低血圧，クレアチニン上昇などが必発である．本邦でのIL-2，100万単位/日，2回分割連日点滴静注4週間の腎がんを対象とした第Ⅱ相試験でも，15.4%の奏効率がみられ，低率であるが前述の副作用が出ている．IL-2投与2週以降に末梢血リンパ球数が著増し，NK活性やLAK（lymphokine-activated killer）活性も2，4週と投与の継続とともに著しく上昇してくる．IL-2の皮下注射でもNK，LAK活性が28日までには上昇してくる．

　ii）**IL-2を用いた養子免疫療法**：LAK療法とCTL療法がある．

　●**LAK療法**：末梢血単球をIL-2添加下に培養するとLAK活性が5～10日でピークとなり以降減弱する．LAK細胞はその多くがNK細胞由来といわれ，NK細胞の前駆細胞の大型顆粒リンパ球（large granular lymphocyte，末梢血単球の2～5%）がIL-2に反応して増殖・分化しLAK活性をもってくる．LAK細胞はCTLと異なりMHC非拘束性に自家腫瘍を含む広範囲の腫瘍細胞に傷害性を示し，血管内皮細胞や骨髄幹細胞などをも傷害する．本邦でも皮膚に発症する悪性の血管肉腫にIL-2を38～72万単位/日，連日局注して卓効を奏しており，IL-2が血管肉腫の第一選択剤となり保健適用となっている．LAK細胞の血管内皮障害性を利用したものである．Rosenbergらは患者末梢血単球をIL-2，6,000～7,500単位/mlの無血清培地で4日間培養し1回あたり10^{10}個，合計10^{11}個を患者に移入している．LAK細胞の静注時にIL-2やIFN-αとの併用が多用され，進行性腎がんでの奏効率が6～30%である．LAK細胞が網内系にトラップされ腫瘍組織内への集積の少ないことが難点である．

　●**腫瘍内浸潤リンパ球の移入療法（TIL療法）**

　Rosenbergらは腫瘍組織やがん性胸・腹水中の浸潤リンパ球（tumor-infiltrating lymphocytes：TILs）を分離しIL-2添加下に4～8週間培養増殖させ，36時間前に免疫抑制性T細胞除去の目的でcyclophosphamideを投与し，IL-2とともに培養TILsを静注している．TILsはLAK細胞と異なりCD8+T細胞が多数を占め，自家腫瘍細胞に特異的に細胞障害性を示す．IL-2無効な進行性腎がんや悪性黒色腫の半数に効果がみられたという．最近は，このTILsの培養系に腫瘍関連抗原（抗原ペプチドなど）

抗がん剤の作用機構

を加えて培養し，積極的にCTLをin vitroで誘導・増幅し，患者に移入する方法も行われている．LAK療法，TIL療法いずれも動物モデルで得られたようなすばらしい効果がヒトがんでみられず，労力，時間，経済の面から一般化していないのが実情である．

c．保健適用疾患

血管肉腫，進行性腎がん

（2）インターフェロンα/β（interferon α/β：IFN α/β）

IFNはⅠ型とⅡ型に分類されていたが，1980年IFN-α，β，γの3種類のタイプに分類された．Ⅰ型IFNにはα，βが，Ⅱ型にはIFN-γが属している．ヒトのIFN-αはサブタイプが13種類あって，第9染色体に各サブタイプの遺伝子が連なっている．日本で使用されているIFN-α製剤は遺伝子組換え法による製剤3種（rIFN-α2a，rIFN-α2b，rIFN-α consensus）とヒト天然型IFN-α2種（Namalwa細胞由来のnatural IFN-α，BALL-1細胞由来のnatural IFN-α）である．ヒト細胞から分泌される天然型IFN-αは複数のサブタイプからなり，Namalwa細胞由来のIFN-αは主にα1，α2，α5，α8，α10をBALL-1細胞由来のIFN-αは主にα2，α8を含んでおり，ヒト天然型IFN-αといっても構成するサブタイプの違いで生物活性も異なってくる．IFN-βは第9染色体上の単一の遺伝子によりコードされサブタイプはない．元来，IFN-αもβも同一遺伝子から分かれたものと考えられ，IFN-αのすべてのサブタイプとIFN-βは共通のⅠ型IFNレセプター（IFNR1，IFNR2）に結合する．サブタイプの生理活性の強弱はレセプターへの結合能の強さに依存している．IFN-αとIFN-βの間にはアミノ酸配列で15～30％のホモロジーがある．

IFN-γはIFN-α/βとまったくホモロジーをもたず，その遺伝子はヒトでは第12染色体上にある．IFN-α/βは生体のほとんどすべての細胞で産生されるが，IFN-γは原則としてmitogenや抗原で刺激・活性化したTh1細胞から産生される．IFN α/βはMφやリンパ球などで自然に多少産生されているが，外来因子ことにRNAウイルスや合成二重鎖RNAs（double strand RNAs）が最強のIFN誘導因子である．これら刺激因子は細胞上のToll-like receptor（TLR）7，8，9で認識されMyD88とinterferon regulatory factorsを介してIFN-α/βが産生されてくる．DNAウイルスはRNAウイルスに比しIFN誘導能は弱い．IFN-α/βの作用は多様であり不明な点も多いが，IFNの抗腫瘍作用に関与すると思われるものを中心に述べよう．

a．抗ウイルス作用

IFNの最も基本的な作用である．IFNが細胞表面のレセプターに結合してシグナルが入ると，2'-5'オリゴアデニル酸合成酵素（oligoadenylate synthetase：OAS）が誘導され2'-5'オリゴアデニル酸（2-5-A）がつくられendori-bonucleaseの一種RNase Lが活性化してウイルスを切断・分解し増殖を抑える．今ひとつは合成二重鎖RNAs依存性に活性化されるprotein kinase P1が蛋白合成を抑制してウイルスの増殖を阻止する．IFN-αのサブタイプの抗ウイルス作用に大きな差異のあることが報告されている．α8はα1の100倍の抗ウイルス活性があり，α8とα2の組み合わせには相乗作用があり，α8とα1ではむしろ拮抗作用がある．サブタイプの活性はOAS誘導能と関係する．また，腎がん細胞にin vitroでIFNを作用させた場合，α8に最も強い抗腫瘍性がみられている．

b．MHC発現の調節

とくにIFN-γは単球，Mφ，DC，T，B細胞のMHC class Ⅰ，Ⅱ発現を増強し，腫瘍細胞のClass Ⅰの発現を増強して免疫原性を高める．IFN-α/βはIFN-γに比しその力は弱いが同様にMHCの発現を増強する．MHC発現の増強はAPC-T細胞間の反応を促進しCTLの誘導に有利となる．

c．Mφへの作用

MHC発現増強のほかに貪食能を亢め，Fcレセプターも増加し，活性酸素（reactive oxygen species：ROS）や誘導窒素合成酵素（inducible nitric oxide synthase：iNOS），IFN-γ，IL-12などのサイトカインの産生も増加する．

d．DCへの作用

末梢血単球をin vitroで成熟DCへ誘導する際，単球をGM-CSF＋IL-4と共培養するのが一般であるが，IL-4のかわりにIFN-αと共培養して生じたIFN-α誘導DCはIL-4誘導DCに比してCD1a，共刺激（co-stimulatory）分子，MHC class Ⅰ，Ⅱ分子の発現が強く，CD40リガンドで刺激されるとより成熟度の高いDCとなり，機能的にも大量のサイトカインを産生する．またIFN-α誘導DCにはTLR2，3のほかにTLR7も発現している．In vitroで各種ヒト腫瘍細胞と共培養すると強いアポトーシス作用があり，アポトーシスとなった腫瘍細胞をより強く貪食する．DC-T相関におけるCTLの誘導にきわめて好都合といえよう．

3. 非特異的免疫療法剤（サイトカインとBRM）

e. リンパ球の活性化作用

T細胞をTh1優位に増殖・分化させ，B細胞の増殖・分化を促進して免疫グロブリンの産生を増強する．NK細胞を活性化してIFN-γを産生させる．

f. 血管新生抑制作用

固型がんの増殖に血管新生の必要なことは申すまでもない．IFN-α/βは血管内皮細胞や線維芽細胞の増殖を抑制し，ある種のヒトがん細胞よりのbFGF産生をも抑える．血管増殖性のKaposi肉腫や子供の血管腫にIFN-α/βが有効な一大要因である．

g. 腫瘍細胞に対する直接作用

IFN-α/βはproto-oncogeneのC-Src，C-myc，C-Ha-rasの発現を抑え，細胞分裂をG0/G1期で阻止する．有毛細胞白血病（hairy cell leukemia）に作用してC-Srcの発現を抑え，分化・成熟を促す．慢性骨髄性白血病（chronic myelogenous leukemia：CML）の責任遺伝子bcr/abl活性を抑えてCMLの増殖を抑える．また前述のIFN-α/βによって誘導されるRNase L，protein kinase P1やinterferon regulatory factor 1ががん化を防止するといわれている．最近，IFN-α/βによりp53遺伝子が誘導され，ことに肝細胞などがウイルスに感染するとIFN-α/βが誘導され，IFNがp53の転写活性を高めてp53蛋白レベルを増幅しウイルス感染細胞のアポトーシスを促進してがん化を防止することが報告されている．C型慢性肝炎患者で肝硬変から肝がんに進行した患者群では過去3年間のIFN-αの産生能が非発がん患者群に比し著しく低値であると報告されている．以上は内因性IFN-α/βが直接あるいは免疫系を介して発癌監視機構のなかで重要な役割を演じていることを示している．C型慢性肝炎患者にIFN-α/βを一定期間投与しておくと，たとえウイルスの除去ができなくても5年，10年，15年後の肝がん発症のリスクが大幅に低下することも周知であって，外来性のIFNも内因性のIFNに劣らず少なくとも発がんの初期には強力な監視機構の一翼をなしていると思われる．

h. IFN-α/βとサイトカインや抗がん剤との併用

IFN-α/βはIFN-γ，IL-2，TNF-αと併用して相乗的な抗腫瘍効果を示す場合がある．5-FU，cis-platinum，cyclophosphamide，doxorubicinなどと併用して，これら抗がん剤の抗がん性を増強する．とくに5-FUとの併用ではIFN-αが核酸合成の律速酵素thymidylate synthase（TS）を阻害して，5-FUのDNA合成阻害を助ける．事実，5-FU肝動注とIFN-αの併用で肝細胞がんに高い奏効率が得られている．

i. 保健適用疾患

C型慢性肝炎，B型慢性活動性肝炎，腎がん，悪性黒色腫，慢性骨髄性白血病，有毛細胞白血病，多発性骨髄腫など．

2）免疫賦活剤（biological response modifier：BRM）

BRMにはBCGほか多数のものがあり外科領域では古くより広く用いられている．幸い"エビデンスに立脚したBRM療法（非特異的免疫賦活剤）の臨床適応基準"が癌免疫外科研究会により発行され，BRMのがんの臨床のなかでの位置づけが明らかとされている．

(1) ピシバニール（Picibanil，OK-432）：OK-432はStreptococcus pyogenes（A群，3型）Su株のペニシリン処理凍結乾燥粉末で，本邦で最初に保健適用となったBRM製剤である．

a. 腫瘍細胞に対する直接作用

腫瘍細胞のRNA合成を阻止して抗腫瘍性に働く．

b. 単球，Mφ，DCへの作用

強力なmulti-cytokine inducerであって，in vitro，in vivoで単球，Mφに作用してIL-1，IL-2，IL-3，IL-6，IL-8，IL-12，IL-18，IFNs，TNFs，MCF，GCF，G-CSF，GM-CSFなど多種のサイトカインを産生する．ヒト末梢血単球をOK-432と2日以上共培養するとLAK様の腫瘍細胞障害性をもったOK-432活性化殺細胞が誘導される．OK-432をがん性胸・腹水中に注入すると約3週間で胸・腹水が消失する．その際，がん性胸・腹水中のがん細胞数の多いもの，腫瘍マーカーの高値，TGF-βやIL-10の低値，OK-432注入でがん細胞表面のICAM-1発現の上昇する症例はOK-432 responderであるといわれている．腫瘍内にOK-432を注入しても，腫瘍組織内のTILsや領域リンパ節リンパ球の抗腫瘍活性が上昇してくる．OK-432の手術前胃がん組織内注射がstage ⅢA，ⅢB症例の術後再発に有効なことが報告されている．比較的最近，佐藤，岡本らはヒト末梢血単球に作用してIFN-γを誘導するOK-432の活性を完全に阻止するマウス抗体を用いて，OK-432の有効成分と考えられるOK-PSA（lipoteichoic acid-related molecules）を分画している．OK-PSAはヒト末梢血単球に作用してTh1サイトカイン（IFN-γ，TNF-α，IL-2，IL-12，IL-18など）を強力に誘導する．Th2優位の免疫状態にあるBALB/cマウスにOK-432やOK-PSAを注射するとTh1優位となり抗腫瘍性が増強してくる．OK-432をin vivo投与すると

II 抗がん剤の作用機構

OK-432はMφや未熟なDCに貪食，分解されてOK-PSAが放出される．このOK-PSAがMφやDCの表面のTLR4/MD2に結合してDCの分化・成熟を促す．OK-PSAはTLR4のリガンドであることが明らかにされている．ヒト末梢血単球をin vitroで成熟DCへ誘導する際，単球をGM-CSFとIL-4で共培養する系にOK-432やOK-PSAを添加して培養するとMHC class II，CD80，CD86，CD83などの陽性の成熟DC数が増加してくる．腫瘍特異免疫誘導を企図しての腫瘍関連抗原ペプチドでのワクチン療法やペプチドを貪食させたDCを用いてのワクチン療法時OK-432を併用投与すると，より効果的にCTLが誘導される．以上よりOK-432は免疫の中枢であるDC-T系に働いて自然免疫を増強しTh1細胞優位にするものといえよう．

c．その他の作用

NK細胞を活性化し，LAK細胞を誘導しアポトーシスによる抗腫瘍性を増強する．最近分子標的治療薬のHerceptinなどの抗体とOK-432を併用するとHerceptinの抗腫瘍性が有意に増強する．OK-432は抗体のADCC活性を増強して抗腫瘍に働くという．

d．保健適用疾患

胃がん（手術例）患者および原発性肺がん患者における化学療法との併用，消化器がんおよび肺がんによるがん性胸・腹水，他剤無効の頭頸部がんおよび甲状腺がん，リンパ管腫．

e．適正用法，用量

胃がん，肺がんでは生食水に懸独して筋肉内，皮下に注射．初回0.2〜0.5KEより開始し，連日または隔日投与で2〜3週かけて2〜5KEまで漸増する．維持量は1回2〜5KE，週1〜2回とする．がん性胸・腹水では5〜10KEを週1〜2回胸・腹腔内へ注入．頭頸部がんおよび甲状腺がんでは連日または数日に1回5〜10KEを腫瘍内や周辺に分注する．

(2) クレスチン(krestin, PSK)

PSKはサルノコシカケ科CM101株カワラタケ担子菌（Coliorus vericolor）の菌糸体を培養，熱水抽出し，硫安飽和処理後の沈澱物を脱塩乾燥させた粉末で，分子量約10万の蛋白多糖体を主成分とする．主要な有効成分は糖質部分のβ-1,4グルカンとされている．PSKは経口投与で有用な免疫賦活剤であり，PSK内服後，小腸粘膜上皮細胞，粘膜固有層内の脈管系にPSKが認められ，PSKはその分子の形で吸収されて免疫賦活作用を示す．血液移行後のPSK由来の高分子，低分子物質にも賦活作用があるという．

a．免疫抑制因子低下作用

腫瘍の増殖や手術侵襲に伴い増量する免疫抑制物質IAP（immuno-suppressive acidic protein），ASP（acid soluble glycoprotein），ACT（α1-antichymotrypsin）などの急性相反応物質やTGF-β，IL-10などの産生を抑制する．同様に血中のsIL-2RやsTNF-Rの濃度を低下させる．

b．単球，DCへの作用

マウス骨髄細胞をGM-CSFとIL-4培地で7日間培養しDCの抗原の取り込みと成熟をはかる過程で，培養終了24時間前にPSKを添加しておくと，CD11+のCD40，CD80，CD86，MHC class II陽性の成熟DC（DC1）が多数出現し，MIP-3βに対する走化能もIL-12の産生能も増強する．ヒト末梢血単球でも同様の現象がみられ，PSKはDCをTh1優位に誘導する方向へ成熟させるものと考えられる．

c．免疫担当細胞への作用

PSKは直接あるいは間接的にリンパ球に作用しIL-1，IL-2の産生を増強しIL-6を低下させてNK細胞の活性化，LAK細胞の誘導さらにはCTLの誘導を助ける．

d．アポトーシス促進作用

PSKはNF-κB活性化によって生じる抗アポトーシス分子の発現を抑制してがん細胞のアポトーシスを促す．

e．その他の作用

抗酸化作用，血管新生阻害作用などが知られている．
PSKは臨床的には免疫調節剤と考えられ，異常な免疫状態を正常化する作用があり，ある程度宿主の免疫能が温存されている場合にPSKの投与効果は大きい．したがって，中等度進行したII，III期がんの治癒切除症例に，免疫障害性の少ない抗がん剤と併用して再発を効果的に抑える．たとえば胃がん患者の手術前血清IAP値が580mg/ml未満，大腸がん患者では500mg/ml未満の症例で，5-UFあるいはlow dose CDDP＋5-UFと併用して有効である．また手術前のPPD皮膚反応10mm以上，末梢血中の顆粒球数とリンパ球数の比（G/L比）が2.0未満と比較的免疫系の温存されている症例がPSK responderとされている．最近は，PSKはがんの悪液質やがん性疼痛の緩和にも用いられている．

f．保健適用疾患

胃がん（手術例）患者および結腸・直腸がん（治癒切除例）患者における化学療法との併用，小細胞肺がんにおける化学療法などとの併用．

3. 非特異的免疫療法剤（サイトカインとBRM）

g．適正用法・用量

1日3gを1～3回分服

(3) レンチナン (lentinan：LNT)

LNTはシイタケの子実体抽出物から精製された分子量約50万のβ-(1～3)結合を主鎖とする高分子グルカンである．LNTにはMφや補体などに作用して多彩な生物活性を示すことが数多く報告されているが，特筆すべきはLNTが還元型のMφ(M1)を誘導する点である．低酸素下の固型がん組織内のMφは抗腫瘍性に働くよりもむしろ腫瘍増殖促進に働く酸化型Mφ(M2)であり，がんの免疫逃避の一大要因となっている．M2はIL-10，TGF-β，PGE$_2$などを産生しThバランスをTh2優位とし免疫抑制性T細胞をも誘導する．LNTの投与によりM2がM1の方向へ移行する．M1はIL-12，IFN-αなどの炎症性サイトカインを産生，M1にIFN-γが作用するとTh1優位に働くケモカインが産生され，CTLの誘導が容易となる．

a．保健適用疾患

手術不能または再発胃がん患者における化学療法との併用．

b．適正用法・用量

1mg週2回または2mgを週1回，静注または点滴静注．

BRMは一般に副作用が少なく，MφやDCに作用してDC-naive T細胞反応をTh1優位に移行させ，がんの免疫逃避因子を減弱させ自家がんに対するCTLの誘導に好条件な免疫環境をつくる．したがってがんの特異免疫療法を行う前，間，後にBRMを投与する方法すなわちがんの特異的免疫療法とBRMを用いての非特異的免疫化学療法の併用が今後のがん治療の主要な戦略となるように思われる．

文　献

1) Lotze MT：Chapter 9. Biologic Therapy with Interleukin-2：Preclinical Studies. In Biologic Therapy of Cancer 2nded（De Vita VT Jr, Hellman S, Rosenberg SA, eds）. pp207, Philadelphia, J B Lippincott, 1995.
2) Schwartzentruber DJ, et al：Chapter 10. Biologic Therapy with Interleukin-2：Clinical Applications, In Biologic Therapy of Cancer 2nded（De Vita VT Jr, Hellman S, Rosenberg SA, eds）. pp235, Philadelphia, J B Lippincott, 1995.
3) 藤原大美：腫瘍免疫学　第2版．東京，中外医学社，2003.
4) 岸田綱太郎，今西二郎：インターフェロン．ライフサイエンス．東京，1998.
5) Yanai Y, et al：Analysis of the antiviral activities of natural IFN-α preparations and their subtype compositions. J Interferon Cytokine Res 21：835, 2001.
6) Takaoka A, et al：Integration of interferon-α/β signaling to p53 responses in tumor suppression and antiviral defence. Nature 424：516, 2003.
7) Sakon M, et al：Combined intraarterial 5-Fluorouracil and subcutaneous interferon-α therapy for advanced hepatocellular carcinoma with tumor thrombi in the major portal branches. Cancer 94：435, 2002.
8) 癌免疫外科研究会：エビデンスに立脚したBRM療法（非特異的免疫賦活剤）の臨床適応基準（発行者 第25回癌免疫外科研究会 山岸久一，上田祐二）．2004.
9) Okamoto M, et al：Expression of Toll-like receptor 4 on dendritic cells is significant for anticancer effect of dendritic cell-based immunotherapy in combination with an active component of OK-432, a Streptococcal preparation. Cancer Res 64：5461, 2004.
10) 折田薫三，ほか：Danger signal, Toll-like receptorと癌免疫療法．Biotherapy 16：204, 2002.
11) 折田薫三，ほか：腫瘍の免疫逃避機構．Biotherapy 18：279, 2004.

The Authors

林原生物化学研究所　　折田　薫三
岡山大学　　浜崎　啓介

4 ホルモン療法

1) 緒　言

　ホルモン療法は，前立腺がん，乳がん，子宮内膜がんなどのホルモン依存性腫瘍において施行される治療法であり，腫瘍の生物学的特徴を利用した治療である．高い有効性が期待できるうえ，重篤な副作用が少なく，しかも治療を受ける患者のQOLを高く維持できることが多い．ホルモン依存性増殖機構や核内ホルモン受容体を介した作用機序などの基礎研究も進んでおり，新規薬剤の開発も進んでいる．ただ治療経過とともに腫瘍のホルモン依存性が変化することがしばしば認められ，解決すべき課題も少なくない．これらの観点から現在のホルモン療法の作用機序について総論し，治療の実際，問題点を前立腺がんのホルモン療法を例に詳述する．

2) 背　景

　がんの内分泌療法については，前立腺がんにおいては1941年にHugginsらが去勢術やエストロゲン剤が有効であることを報告[1]し，これと時期を同じくして基礎的臨床的研究が進み，各種ホルモン剤の開発が行われてきた．一方，乳がんにおいては1984年に閉経前転移性乳がん症例に対して両側卵巣摘出術が施行されたのが最初であった[2]．その後副腎摘出術や脳下垂体摘除などが試みられたが，その生物学的背景は明らかではなかった．また抗エストロゲン活性をもつtamoxifenが合成され，臨床試験を経て乳がんのホルモン療法として広く使用されるに至った[3]．
　ホルモンの作用機序については分子レベルで受容体に関する基礎的研究が進み，依然，不明な点が多いものの，新規ホルモン剤の開発に役立っている．LH-RHアゴニストやアロマターゼ阻害剤などはよい例で，これらにより外科的内分泌療法が行われることが少なくなってきた．

3) ホルモンとホルモン受容体

　がんのホルモン療法でtargetとなるホルモンは，主にステロイドホルモン，なかでも性ホルモンであるエストロゲン，アンドロゲンである．ステロイドホルモンは脂溶性で，生合成されたのち，血中では特異的結合蛋白と結合した形で運搬され，標的臓器に到達作用するいわゆるendocrineな作用である（図1）．エストロゲン，アンドロゲンは主に卵巣，精巣で産生されるが，

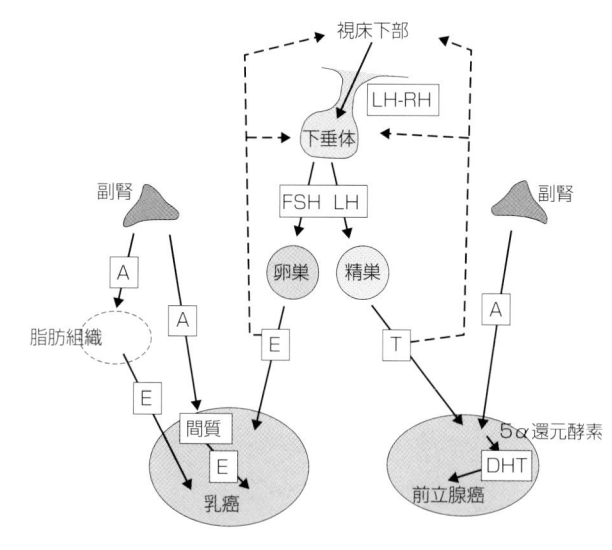

図1　性ホルモンの分泌制御とがんへの作用
乳がん，前立腺がんは生殖腺と副腎由来の性ホルモンの直接，間接的増殖刺激をうける．
A：アンドロゲン，E：エストロゲン，T：テストステロン，DHT：ジヒドロテストステロン
----：ネガティブフィードバック

アンドロゲンは副腎でも産生されており，このアンドロゲンを基質として局所でもエストロゲンが産生されている．これら局所で産生されるステロイドホルモンはオートクリンあるいはパラクリン的に作用し，これらの阻害も治療の標的となりうるものである．一方，これらのホルモン産生は副腎皮質刺激ホルモン（ACTH），黄体形成ホルモン（LH），卵胞刺激ホルモン（FSH）など上位ホルモンにより制御を受けている．また，さらにこれらのホルモンをより上位の視床下部から分泌されるゴナドトロピン放出ホルモン（LH-RH）などが制御しており，これらを標的とした治療が行われている．

このように厳密に制御されたステロイドホルモンは標的臓器の受容体を介して作用し，生体の多くの機能や恒常性を維持している．受容体はホルモンによるシグナルを細胞内へ伝達する役割を果たしており，通常エストロゲン受容体は核内にある．一方，グルココルチコイド受容体などと同様，アンドロゲン受容体はリガンドであるホルモンと結合することにより細胞内から核内に移行する．

ステロイドホルモン受容体は1980年代後半にクローニングされ[4)5)]，さらに生化学的解析が進んだ．現在では立体構造も解明されつつあり，それに基づいた阻害剤などの創薬が可能となってきている．エストロゲン，アンドロゲン受容体はZnフィンガー構造をもつDNA結合領域と，ホルモン結合領域を有する共通構造をもった転写因子群のひとつである．この受容体転写因子群が転写共役因子群と複合体を形成することで標的遺伝子の転写を特異的に調節していることが明らかになってきた[6)]．また同一ホルモンであっても，臓器ごとに転写共役因子の発現量，動態が異なり，結果的に異なった作用を発揮すると考えられている．これらの共役因子を標的とした薬剤，治療法の開発も期待されている．

ステロイドホルモン依存性に増殖進展するがんはこれらの生物学的機構に依存していることになり，現在この機構を応用した治療戦略が臨床の場で行われている．

4) ホルモン療法における治療戦略

前立腺がん，乳がんのようなホルモン依存性がんに対しての治療戦略は，がん細胞へのホルモンの供給を絶つこととホルモン受容体の機能を阻害することの二つのアプローチがある．

(1) ホルモン供給阻害
a．LH-RHアゴニスト

LH-RHは10個のアミノ酸からなるペプチドホルモンで下垂体前葉の性腺刺激細胞の膜受容体に結合し，LH，FSHの分泌を促進する．その結果，男性では精巣のアンドロゲン合成を促進し，閉経前女性では卵巣のエストロゲン合成を促進する．しかしこのような性ホルモンの制御機構の一方で，下垂体細胞がLH-RHに持続的に曝露されると脱感作を起こし，LH，FSHの分泌は著しく抑制される．この性質を利用してLH-RHの一部のアミノ酸を置換して，高安定性と高親和性を有する誘導体が合成され，前立腺がん，乳がんの治療に応用されている．現在，日本ではgoserelinとleuprolideが主に使用されており，精巣摘除，卵巣摘除といった外科的去勢と同等の効果を示し，血中アンドロゲン，エストロゲン濃度は著しく抑制される．ただ投与初期にはLH，FSHが一時期上昇（flare up）するため病勢が一過性に悪化することがあり，注意が必要である．

b．アロマターゼ阻害剤

エストロゲンはすべてアンドロゲンを基質として，アロマターゼにより生成される．したがって理論的にはこの酵素の機能を阻害することでエストロゲンの供給を停止させることができる．アロマターゼはP-450のひとつであり，性腺のみでなく脳，骨など種々の臓器に広く分布し，局所におけるエストロゲン合成にも関与している．またがん組織では間質組織におけるアロマターゼの発現が亢進していることが報告[7)]され，とくに閉経後の乳がんにおいては有望な治療法として各種阻害剤が開発されている．

アロマターゼ阻害剤はステロイド系と非ステロイド系に分類され，P-450系酵素におけるアロマターゼに対する特異性が異なるため同時に副作用が異なる．

(2) 受容体の機能阻害

a. 抗アンドロゲン剤

アンドロゲンは前立腺がんの増殖を促進するとされ,抗アンドロゲン剤はアンドロゲン受容体に拮抗することで前立腺がんの増殖を抑制する.ステロイド性,非ステロイド性があり,これらについては前立腺がんの治療において詳細を述べる.

b. プロゲステロン製剤

プロゲステロン製剤は乳がんあるいは子宮内膜がんの治療に用いられる.乳がんでは抗エストロゲン剤はアロマターゼ阻害剤に対して耐性化した症例で考慮される.エストロゲン代謝の促進,アロマターゼの阻害,その他核内受容体を介した作用などが考えられるが,明らかな作用機序は不明である.一方,子宮内膜がんに対しての効果はエストロゲン作用によるものと考えられている.疼痛軽減,食欲増進などの緩和治療的効果も認められる.

5) ホルモン療法に対する耐性化

ホルモン療法における耐性獲得は,とくに前立腺がんでは大きな問題である.現在前立腺がんに対するホルモン療法はLH-RHアゴニストと抗アンドロゲン剤の併用(あるいは単独)が基本であるが,80%以上で効果的である反面,半数以上で5年以内に耐性化が認められ,臨床的課題となっている.耐性化の機序としてはアンドロゲン受容体の質的異常,発現量の変化,転写共役因子の異常,がん遺伝子,がん抑制遺伝子の異常などが考えられているが,これについては後述する.

6) 前立腺がんに対するホルモン療法

(1) 前立腺の発生分化と男性ホルモン

前立腺は胎生期泌尿生殖洞より発生し,胎生期精巣から分泌されるテストステロンが5α還元酵素によりジヒドロテストステロン(DHT)となり,前立腺の形態発生と分化を誘導する.この前立腺は思春期になると,下垂体からのLH分泌による精巣のアンドロゲン産生の上昇に伴い増大する.前立腺分泌液の量および濃度はアンドロゲンの影響を受け,40歳以降,精巣アンドロゲンの分泌低下とともに分泌液合成は低下する.以上,前立腺の発生,分化,成長,機能はアンドロゲンに依存している.

(2) 前立腺におけるアンドロゲンの作用発現

アンドロゲンの主な産生部位は精巣と副腎である.テストステロンは血液中では多くが蛋白結合型で,1〜2%が遊離型である.この遊離型テストステロンが前立腺内に取り込まれると5α還元酵素によりDHTに変換されアンドロゲン作用を示す.この作用の発現にはアンドロゲンレセプター(AR)が重要な役割を果たしている.ARは核内受容体スーパーファミリーに属し,細胞質で熱ショック蛋白と複合体を形成しており,DHTと結合することにより熱ショック蛋白と解離し,リン酸化により活性型となる.活性型ARは核内に移行し,2量体を形成し,ついで共役因子複合体を形成,DNA結合領域に結合し,特定の遺伝子の転写活性を制御する.ARを介したアンドロゲン応答遺伝子としては前立腺特異抗原(PSA),ヒトカリクレイン2,PMSAなどがある(図2).

(3) 前立腺がんとアンドロゲン分泌制御

前立腺がんも非がん組織と同様,アンドロゲン感受性を有することが示されている[1].Hugginsらは,両側精巣を摘出してアンドロゲンを除去すると前立腺が縮小することをイヌにおいて観察し,前立腺がんにおいてもアンドロゲン作用を遮断すると増殖が抑制されるだろうという仮説に基づいて,前立腺がん患者に対して外科的去勢あるいは女性ホルモン(エストロゲン)による治療を行い,著しい治療効果をもたらした.

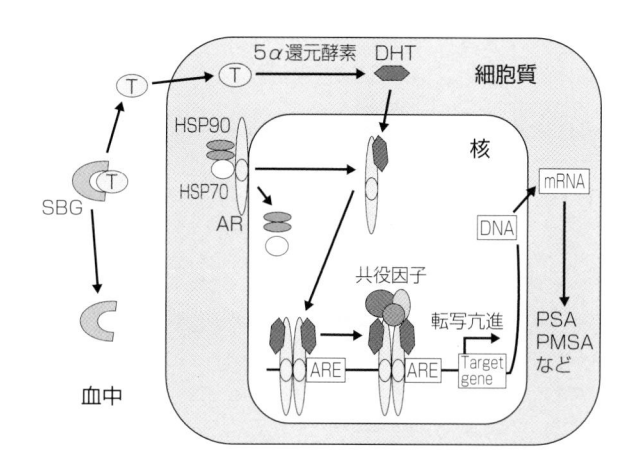

図2 前立腺がん細胞のおけるアンドロゲンの作用機構
T:テストステロン,SBG:性ホルモン結合蛋白,DHT:ジヒドロテストステロン,HSP:熱ショック蛋白,AR:アンドロゲンレセプター,ARE:アンドロゲンレスポンスエレメント

4. ホルモン療法

アンドロゲン分泌の制御機構（**図1**）は前述したが，視床下部からLH-RHが分泌され，下垂体に作用してLHの分泌を刺激する．LHは精巣でテストステロン生合成，分泌を促進する．精巣由来のテストステロンはアンドロゲンの95％を占め，その他は副腎由来とされる．近年，薬剤によるLH-RHアゴニストによる内科的去勢や抗アンドロゲン剤との併用が行われており，アンドロゲン除去により前立腺がん細胞がアポトーシスに陥ることが明らかとなっている．

(4) 前立腺がんにおけるアンドロゲン依存性消失の機序

前立腺がんの治療においてアンドロゲン依存性の消失は重要な問題である．ホルモン療法抵抗性となっても前立腺がん細胞はARやその応答遺伝子のPSAを発現している．したがってアンドロゲン依存性喪失の過程においてARは重要な役割を担っていることが予測されていた．現在，分子生物学的解析によりARの点突然変異，AR遺伝子N末端領域exon AのCAG反復配列の数的変化，ARの増幅・過剰発現，ARプロモーター領域のメチル化，ARに結合する共役因子の変化，成長因子やサイトカインによるARの非リガンド性活性化などが関与すると考えられている．

(5) 前立腺がんのホルモン療法

これはアンドロゲン作用の遮断が主体で，そのためには①外科的去勢（両側精巣摘除），②LH-RHアゴニスト，③エストロゲン剤，④抗アンドロゲン剤（ステロイド性，非ステロイド性）がある．

外科的去勢は結果的には最も安価で永続的方法であるが，手術，手術後の精神的肉体的負担はある．

LH-RHアゴニストは下垂体においてLH-RHレセプターを持続的に刺激し，レセプターの感受性を低下させることでLHの分泌を抑制するものである．現在1～3カ月の徐放剤が開発されており投与は容易となった．ただ投与開始直後はLH-RHレセプターの刺激により一過性にテストステロンが上昇（flare up）するため注意が必要である．自他覚症状の悪化を懸念する場合は，あらかじめ抗アンドロゲン剤を投与しておく良い．

エストロゲン剤はネガティブフィードバックを介してLHを低下させ，テストステロン合成を抑制しようというものであるが，エストロゲン自体のがんへの直接作用の可能性もある．問題点は凝固系の亢進による脳，心血管障害の発生で，米国ではエストロゲン剤は前立腺がんのがん死を減少させるものの合併症による死亡を増加させ全体の生存率に寄与しないと報告された．

一方，抗アンドロゲン剤は標的臓器においてアンドロゲンとその受容体との結合を競合的に阻害し，抗アンドロゲン作用を示す薬剤であり，ステロイド性と非ステロイド性に大別されることはすでに述べた．ステロイド性は黄体ホルモン作用を示し，標的臓器における抗アンドロゲン作用以外に中枢性にネガティブフィードバック機構を亢進させ血中テストステロン値を低下させる．前立腺がんに対しては欧米では酢酸シプロテロン，本邦では酢酸クロルマジノンが認可されている．非ステロイド性はステロイド骨格をもたないもので，前立腺において抗アンドロゲン作用のみを有する純粋な抗アンドロゲン剤といえる．ネガティブフィードバック機構は消失し，LH増加により精巣由来のテストステロン分泌が増加する．本邦ではフルタミドとビカルタミドが使用可能である．

これらの抗アンドロゲン剤は単独での治療も可能である．ビカルタミド50mgの単独療法と去勢との比較試験で生存率が同等性を示したという報告[8]もあるが，高用量150mgでの同様の比較試験では再発，生存率ともに去勢群が優位であった[9]．最近のEarly Prostate Cancer (EPC) programmeの報告[10]では補助療法としての有効性に加えて，150mg単独治療が転移のない局所進行がんでは去勢群と同等の生存率を示したことが報告された．現在ではLH-RHアゴニストあるいは外科的去勢と併用して，いわゆるmaximum androgen blockade (MAB) として用いられることが多く[11]，MABを行わない場合でもflare up防止にLH-RHアゴニスト投与初期に併用されることが多い．

(6) 前立腺がんのホルモン療法における副作用

一般的に性欲減退，勃起力低下などの男性機能の低下を認める．ただし非ステロイド性抗アンドロゲン剤では血中テストステロンが低下しないので，男性機能は比較的保持される．その他自律神経の失調症状，精神神経症状，長期治療では体脂肪量，分布，骨塩量への影響などいわゆる男性更年期症状の理論的に起こりうるが頻度，程度などははっきりわかっていない．また非ステロイド性抗アンドロゲン剤では肝障害や乳房腫脹疼痛などが知られている．

(7) 前立腺がんのホルモン療法における有効性と限界への対処法

MAB療法：前述したようにアンドロゲンの95％は精巣由来テストステロンであるが，副腎皮質由来のア

II. 抗がん剤の作用機構

ンドロゲンも分泌される．これらは前立腺組織内でDHTに代謝される．Labrieら[11]の提唱したMABは副腎由来のアンドロゲンも抑制するもので，これは前立腺組織中の活性型アンドロゲン（DHT）濃度は去勢のみでは正常の1/2程度までしか低下しないということと，前立腺がん細胞のアンドロゲン依存性はさまざまで，精巣由来のテストステロン抑制のみではアンドロゲン超感受性細胞が残存するという理論に基づいている．

MAB療法における抗アンドロゲン剤の種類が治療成績に影響する可能性も指摘されている．米国における大規模臨床比較試験によれば，LH-RHアゴニストに加えてフルタミド750mg/日併用のMAB群はLH-RHアゴニスト単独群に比べて非再燃率，生存期間中央値が有意に良好であった[12]．しかしこれはフルタミドがflare upを防止し，治療のコンプライアンスの低下を減じたのみという反論があり，LH-RHアゴニストを外科的去勢に変更した臨床試験も施行され，PSA正常化率は有意に上昇したものの，初期の解析では非再燃期間，生存期間には寄与しなかった．しかしその後長期追跡ではMAB療法の優位性が示されている[13]．一方本邦ではLH-RHアゴニストに非ステロイド性抗アンドロゲン剤のビカルタミドを使用した臨床試験の中間報告でMAB群が治療効果，非再燃期間ともに有意に良好であったと報告された[14]．またフルタミドを加えたMABでは，特有の副作用による試験中止例やQOLの低下が問題となったが，ビカルタミドを加えたMABではこのような問題は著名に低下し，より理論に沿ったMAB療法が可能になっていると考えられる．その他多くの臨床試験が行われMAB療法は去勢単独に比較してやや優れていると考えられているが，決定的優位性は証明されていない．Prostate Cancer Trialists' Collaborative Group[15]によるメタアナリシスでは解析時期，使用する抗アンドロゲン剤により優劣は異なっていると報告されており，実践的にはMABにするかどうかはコスト，副作用などを考慮しつつ患者ごとに個別化していくことが必要であろう．

(8) 前立腺がんにおける抗アンドロゲン除去症候群

KellyとScher[16]はLH-RHアゴニストまたは外科的去勢とフルタミドによるMAB療法中の前立腺がん患者において，PSA上昇を伴う病勢進行に際してフルタミドを中止するとPSAが低下し，臨床所見も改善する症例があることを報告した．この病態の発生機序についてはAR遺伝子の変異との関連が示唆されており，基礎的にはLNCaP前立腺がん細胞株においてAR遺伝子のホルモン結合領域中codon877にACT（Thr）からGCT（Ala）への点突然変異が認められ，この変異があるとエストロゲン，プロゲステロン，抗アンドロゲンなどにより増殖が促進されることがわかり抗アンドロゲン除去症候群とよばれるようになった．臨床検体においてもLNCaPと同一の遺伝子変異を含めAR遺伝子の突然変異が数多く報告されており，これらは抗アンドロゲン除去症候群を呈することが多いことも確認された．

したがって抗アンドロゲン剤併用MAB療法中にPSAが持続的に上昇してきた場合は，まず併用抗アンドロゲン剤を中止することが勧められる．フルタミドでは少なくとも4週間，ビカルタミドでは中止後8週間はPSA変化をみるのが良い．

(9) 前立腺がんの二次ホルモン療法

抗アンドロゲン剤が無効になったとき別の抗アンドロゲン剤を使用すると治療効果をあらわすことがある．これは各抗アンドロゲン固有の作用機序が関連していると推測されている．たとえば通常アンドロゲンが受容体に結合したときに熱ショック蛋白が解離して転写の活性化が起こる．しかしビカルタミドはARに結合しても熱ショック蛋白が解離せず受容体の活動部分が保護されたまま残る．基礎的検討ではこれがARの点突然変異などによる増殖促進がビカルタミドで生じない機序のひとつと考えられている．さらに，AR変異の種類により，フルタミドで増殖が刺激されたり，ビカルタミドで増殖刺激を受けたりする現象も認められている[17]．

(10) 前立腺がんにおけるデキサメサゾン療法

MAB療法後の再燃症例にデキサメサゾンなどのグルココルチコイドの有効性が報告されている．1.5mg/日程度の低用量デキサメサゾンにより30〜60%の症例で50%以上のPSA低下が観察された．作用機序としては，まずデキサメサゾンによる副腎アンドロゲンの産生抑制があげられる．しかしさらに最近では，インターロイキン-6がARを介して前立腺がん細胞にオートクリン，パラクリン，エンドクリンに増殖を刺激する経路が考えられており，インターロイキン-6の濃度低下によるその経路の遮断，NF-κBの抑制によるがん細胞への直接効果などが示唆されている．

(11) 前立腺がんの今後のホルモン療法の展望

現在，内科的去勢のために使用可能な薬剤はLH-RHアゴニストであるが，前述したように本剤は開始初期

4. ホルモン療法

にテストステロンのflare upがあるため，病勢の一時的な悪化がありうる．とくに脊椎転移による脊髄圧迫症状やがん浸潤，転移リンパ節の圧迫による尿管閉塞などを伴う症例では深刻な症状に移行することがありうるため抗アンドロゲン剤の併用が勧められている．これに対しGnRHアンタゴニストはflare upがなく，より即効性が期待でるものとして米国ではFDAの認可を受けており[18]，また本邦でも第I相試験が進行中である．またアンドロゲン非依存性の獲得の機序[19]や，細胞内アンドロゲン代謝に関連したIntracrinologyの研究が進んでおり[20]，転写共役因子や代謝酵素を標的とした新たな抗アンドロゲン剤の開発の可能性が示唆されている．

文献

1) Huggins C, Hodges CV：Studies on prostatic cancer：effect of castration, of estrogen and of androgen injection on serum phosphatases in metastatic carcinoma of the prostate. Cancer Res 1：293, 1941.
2) Beston GT：On the treatment of inoperable cases of carcinoma of the mamma：suggestions for a new method of treatment with illustrative cases. Lancet 2：104-107（part 1），162-165（part 2），1984.
3) Jordan VC：The development of tamoxifen for breast cancer：a tribune to the late Arthur L. Wadpole. Breast Cancer Res Treat 11：197-209, 1988.
4) Hollenberg SM, Weinberger C, Ong ES, et al：Primary structure and expression of a functional human glucocorticoid receptor Cdna. Nature 318：635-641, 1985.
5) Green S, Walter P, Kumar V, et al：Human oestrogen receptor Cdna：sequence, expression and homology to v-erb-A. Nature 320：134-139, 1986.
6) Mckenna NJ, Lanz RB and O7Malley BW：Nuclear receptor coregulators：cellular and molecular biology. Endocr Rev 20：321-344, 1999.
7) Pasqualini JR, Chetrite G, Blacker C, et al：Concentrations of estrone, estradiol, and estrone sulfate and evaluation of sulfatase and aromatase activities in pre- and postmenopausal breast cancer patients. J Clin Endocrinol Metab 81：1460-1464, 1996.
8) Kaisary AV, Tyrrell CJ, Beacock C, et al：A randomised comparison of monotherapy with Casodex 50 mg daily and castration in the treatment of metastatic prostate carcinoma. Casodex Study Group. Eur Urol 28：215-222, 1995.
9) Tyrrell CJ, Kaisary AV, Iversen P, et al：A randomized comparison of 'Casodex' TM（bicalutamide）150 mg monotherapy versus castration in the treatment of metastatic and locally advanced prostate cancer. Eur Urol 33：447-456, 1998.
10) Carswell CI, Figgitt DP：Bicalutamide：in early-stage prostate cancer. Drugs 62：2471-2479, discussion：2480-2481, 2002.
11) Labrie F, Dupont A, Belanger A, et al：New approach in the treatment of prostate cancer：complete instead of partial withdrawal of androgens. Prostate 4：579-594, 1983.
12) Crawford ED, Eisenberger MA, McLeod DG, et al：A controlled trial of leuprolide with and without flutamide in prostatic carcinoma. N Engl J Med 321：419-424, 1989.
13) Dijkman GA, Janknegt RA, De Reijke TM, et al：Long-term efficacy and safety of nilutamide plus castration in advanced prostate cancer, and the significance of early prostate specific antigen normalization. International Anandron Study Group. J Urol 158：160-163, 1997.
14) Akaza H, Yamaguchi A, Matsuda T, et al：Superior anti-tumor efficacy of bicalutamide 80 mg in combination with a luteinizing hormone-releasing hormone（LHRH）agonist versus LHRH agonist monotherapy as first-line treatment for advanced prostate cancer：interim results of a randomized study in Japanese patients. Jpn J Clin Oncol 34：20-28, 2004.
15) Prostate Cancer Trialists' Collaborative Group：Maximum androgen blockade in advanced prostate cancer：an overview of the randomized trials. Lancet 355：1491-1498, 2000.
16) Kelly WK, Scher HI：Proastate specific antigen decline after antiandrogen withdrawal：the flutamide withdrawal syndrome. J Urol 149：607-609, 1993.
17) Kojima S, Suzuki H, Akakura K, et al：Alternative antiandrogens to treat prostate cancer relapse after initial hormone therapy. J Urol 171：679-683, 2004.
18) Mongiat-Artus P, Teillac P：Abarelix：the first gonadotrophin-releasing hormone antagonist for the treatment of prostate cancer. Expert Opin Pharmacother 5：2171-2179, 2004.
19) Chen CD, et al：Molecular determinants of resistance to androgen therapy. Nat Med 10：33-39, 2004.
20) Harada S, Keller ET, Fujimoto N, et al：Long-term exposure of tumor necrosis factor alpha causes hypersensitivity to androgen and anti-androgen withdrawal phenomenon in LNCaP prostate cancer cells. Prostate 46：319-326, 2001.

The Authors

筑波大学大学院　島居　徹／赤座英之

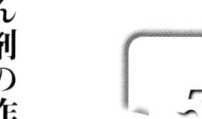

5 薬剤耐性機構とその克服

1) はじめに

　現在用いられている抗がん剤の多くはDNA傷害作用，微小管阻害剤，トポイソメラーゼⅠ，Ⅱ阻害作用などを有し増殖の速い細胞の増殖を阻止したり，アポトーシスを誘導したりする薬剤である．これらの抗がん剤は，生命をおびやかす重篤な毒性の出現しない可能な限り高い容量（MTD）を用いている．そのため抗がん剤に対し数倍でも耐性な腫瘍が出現すると治療が困難になる．

　がんの治療抵抗性は，細胞レベルのみならず，腫瘍レベルでも生じる．細胞レベルでの抗がん剤耐性の機構については，これまでにさまざまな耐性の機構が存在することが知られている．抗がん剤の細胞内蓄積の減少，抗がん剤の分解・不活化，酵素の発現上昇，抗がん剤の活性化酵素の低下，DNA修復の亢進，標的分子の量的，質的変化，抗がん剤の細胞内局在変化，アポトーシス経路の変異などがある（図1）．

　そのなかでもがん細胞への抗がん剤の蓄積の減少は多くの抗がん剤耐性細胞株で認められる．蓄積減少の機構としては，取り込みの低下や抗がん剤を細胞外へ排出する膜輸送蛋白質の発現の亢進がある．

　抗がん剤を細胞外へ輸送する膜輸送蛋白質として最初に見いだされたのが，ATP binding cassette（ABC）トランスポータースーパーファミリーに属するP-糖蛋白質である[2]．そのほかに同じファミリーに属するMRP1，BCRPなどが抗がん剤を輸送する．

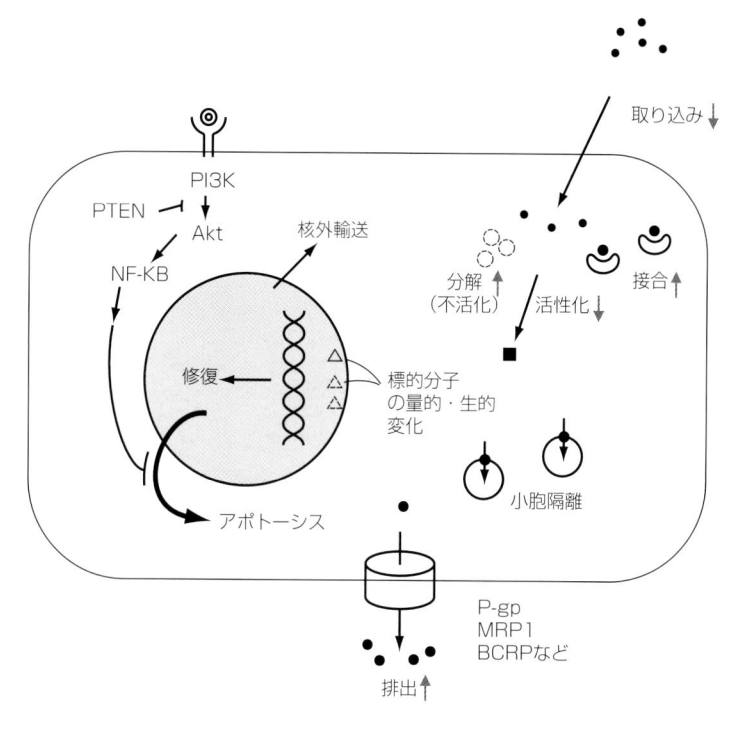

図1　抗がん剤耐性の機構

5. 薬剤耐性機構とその克服

腫瘍レベルでの抗がん剤耐性の機構としては，腫瘍中の低酸素，pHなどの条件下である種の抗がん剤の効力は低下する．宿主レベルで抗がん剤感受性に影響する要因としては，抗がん剤の肝臓での解毒作用，肝臓からの排出，抗がん剤の腫瘍への到達に関係する宿主側の差異などがある．ここでは細胞レベルでの抗がん剤耐性の機構と耐性克服の試みについて述べる．

2) 抗がん剤の細胞内蓄積の減少

さまざまな耐性の機構が存在するが，がん細胞への抗がん剤の蓄積の減少はしばしば認められ，抗がん剤を排出するポンプが細胞膜に発現し，抗がん剤を細胞外へ排出していることが明らかにされている．

膜輸送は特定の膜輸送蛋白質によって行われ，これらの膜輸送蛋白質は限られた数のファミリーに分類することができる．ABCトランスポータースーパーファミリーはこれらのなかで最も大きく多様なファミリーである．現在までに49種類のヒトABCトランスポーターが知られている[3]．ABCトランスポーターは，重要な生理的機能に関与し，種々の疾病や多剤耐性などの臨床的な問題と関係していることから注目されている[1]．

現在までに抗がん剤耐性に関与すると報告されたヒトABCトランスポーターはP-糖蛋白質，MRP1，BCRPを含めて8種類存在する．おのおののトランスポーターの抗がん剤耐性プロフィールは異なっている (図2)．

これらの情報は，抗がん剤の蓄積が減少した抗がん剤耐性腫瘍の耐性機構や耐性克服の方法を考えるうえで有用である．

(1) P-糖蛋白質

広範な抗がん剤に同時に耐性になることを多剤耐性 (multidrug resistance) という．多剤耐性細胞にはしばしば分子量170kDaの膜蛋白質が発現しており，P-糖蛋白質と名づけられた．その遺伝子MDR1が単離されて，構造と機能について解析された (図3)[3]．多剤耐性細胞ではP-糖蛋白質がATP依存性に抗がん剤を排出している．P-糖蛋白質が発現している細胞が耐性になる薬剤，耐性にならない薬剤を表1に示した．

多剤耐性腫瘍での耐性をP-糖蛋白質が担っているのかを知るために，広範な腫瘍中のMDR1 mRNAやP-糖蛋白質の発現が調べられた．Goldsteinらにより報告されたMDR1 mRNAの発現を表2に示した[3]．多くの腫瘍で治療後のみならず，治療前にも発現の増加がみられる．P-糖蛋白質の発現と予後不良の関連も報告されており，P-糖蛋白質が臨床での多剤耐性に関与していることが示唆されている．

(2) Multidrug resistance protein 1 (MRP1)

MRP1は，190kDaの膜蛋白質であるがその後今日までに8個のIsoformsが見いだされた．そこでほかのMRPはMRP2〜9とよばれている[4]．

耐性のスペクトラムはP-糖蛋白質の発現した細胞のものとよく似ているが，タキソールとコルヒチンに対

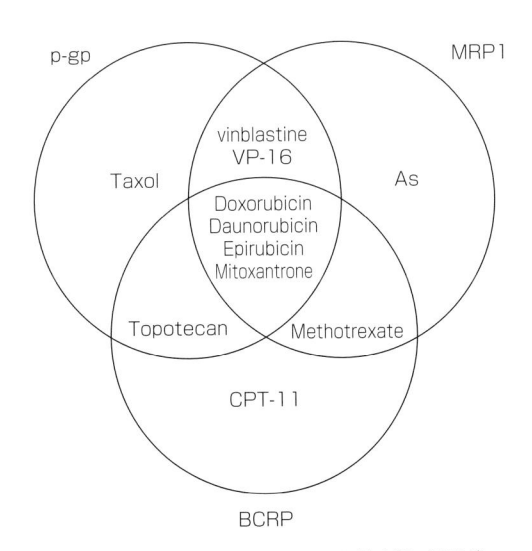

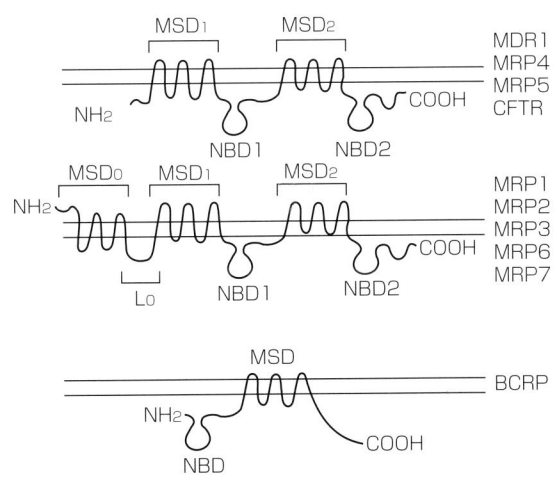

図2 ABCトランスポーターと抗がん剤耐性
臨床での抗がん剤耐性に関連していると考えられているP-糖蛋白質，MRP1，BCRPについて抗がん剤耐性との関係

図3 ABCトランスポーターの構造
各ABCトランスポーターの膜トポロジーモデル
MSD：膜貫通領域
NBD：ヌクレオチド結合領域
L0：リンカーL

II. 抗がん剤の作用機構

する耐性度は低いこと，アンチモン，ヒ素などの重金属に対しても耐性になることが知られている．MRP1もP-糖蛋白質同様，ATPのエネルギーを利用して抗がん剤を細胞外へ排出するポンプ機能をもっている．

Nooterらはヒトがんでの MRP1 遺伝子の発現を調べ，しばしば高い MRP1 mRNAを発現する腫瘍，ときどき高い MRP1 mRNAを発現する腫瘍，主に低いレベルのMRP1 mRNAを発現する腫瘍の存在することを示した（表3）[5]．MRP1を発現している神経芽細胞腫は，発現していないこれらの腫瘍に比べて予後が悪く，MRP1が発現している腫瘍は治療抵抗性であることを示唆している[6]．ATL細胞で機能的な MRP1 が発現しており，予後因子であった[7]．ヒトMRP1遺伝子は第16染色体のp13.13～p13.12に存在する．第16染色体逆位，inv（16）（p13q22）を有したAMLは，MRP1遺伝子がしばしば欠失しており，予後が良好で化学療法によく反応することが知られている[8]．

これらの報告から MRP1 は臨床での抗がん剤耐性にも関与していることが考えられる．

(3) ABCG2（BCRP）

BCRPはP-糖蛋白質に比べて大きさがおおよそ半分であり，膜貫通領域とATP結合領域をおのおの一個有し，ホモダイマーとして機能すると考えられている．Breast cancer resistance protein（BCRP）により排出される抗がん剤としては，ミトキサントロン，カンプトテシン由来またはカルバゾールトポイソメラーゼI阻害剤，メソトキセート，ポリグルタミル化メソトレキセート，フラボピリドール，キナゾリンErbB1阻害剤イマチニブなどが含まれる．3番目の膜貫通部位に存在する482番目のアミノ酸，アルギニンが突然変異によりグリシン，トレオニンに変化すると基質特異性が変化する．BCRPは大腸がん，食道がん，子宮内膜がん，肺がん，メラノーマなどで高頻度に発現がみられる．その発現が治療前の固形腫瘍で広範に認められることから，臨床での抗がん剤耐性と関係ありそうである[9]．

BCRPの遺伝子多型のうちC421AとC376Tは，BCRPの発現を低下させ，BCRPの基質である抗がん剤に対する感受性を高める可能性が示唆された．

3) アポトーシス

細胞死のなかでも，アポトーシスに対する耐性は腫瘍の発生のみならず抗がん剤に対する耐性出現にも重要な役割を担っている．アポトーシスは腫瘍の進行にブレーキをかけているが，抗がん剤の作用にも貢献している．腫瘍の進行の過程でアポトーシス経路が異常になると，それらの細胞は抗がん剤に耐性になる．細胞側の反応としては，アポトーシスのほかにネクローシス，老化（"Classical" replicative senescenceではなく

表1　P-糖蛋白質を発現した多剤耐性細胞が耐性になる薬剤と感受性の薬剤

耐性薬剤	感受性薬剤
ビンクリスチン	ブレオマイシン
ビンブラスチン	カンプトテシン
ドキソルビシン	シクロフォスファミド
ダウノルビシン	クロラムブチル
エトポシド	メルファラン
テニポシド	5-フルオロウラシル
アクチノマイシンD	シトシンアラビノシド
マイトマイシンC	メトトレキセート
タキソール	

表2　がんでのMDR1の発現

治療前にMDR1の高発現を示す腫瘍
大腸がん，腎がん，肝がん，副腎皮質がん，褐色細胞腫，膵臓がん，非小細胞肺がん（神経内分泌性），カルチノイド，多発性骨髄腫，慢性骨髄性白血病－急性転化

治療前にしばしばMDR1の高発現を示す腫瘍
急性リンパ性白血病（成人），急性骨髄性白血病（成人），非Hodgkinリンパ腫，神経芽細胞腫，星状細胞腫，慢性リンパ性白血病

治療後再発時にMDR1の高発現を示す腫瘍
非Hodgkinリンパ腫，神経芽細胞腫，慢性骨髄性白血病－急性転化，急性リンパ性白血病（成人），急性骨髄性白血病（成人），多発性骨髄腫，乳がん，急性リンパ性白血病（小児），褐色細胞腫，卵巣がん，慢性リンパ性白血病

表3　ヒトがんにおける多剤耐性関連タンパク質（MRP1）の発現

しばしばMRP1 mRNAの高発現が見られる腫瘍
慢性リンパ性白血病，Prolymphocytic leukemia

ときどきMRP1 mRNAの高発現が見られる腫瘍
食道扁平上皮がん，肺非小細胞がん，急性骨髄性白血病，

主にMRP1 mRNAの低発現が見られる腫瘍
慢性骨髄性白血病，非Hodgkinリンパ腫，急性リンパ性白血病，多発性骨髄腫，軟組織肉腫，悪性黒色腫，乳がん，膀胱がん，結腸直腸がん，卵巣がん，精巣がん，精巣がん，頭頸部がん，Wilms腫瘍，前立腺がん，腎がん，

5. 薬剤耐性機構とその克服

テロメアの短縮を伴わない，薬剤によって誘導された永久的な増殖停止），mitotic catastrophe, autophagy（自家融解）などがある．

ミトコンドリアを介したアポトーシスはBcl-2ファミリーのメンバーにより制御されている．そのなかには，アポトーシスを促進するBax, Bak, Noxa, PUMAとアポトーシスを抑制するBcl-2, Bcl-xLなどが知られている．これらの促進因子と抑制因子の相対的割合がアポトーシスの起こりやすさを決めている．Bcl-2の過剰発現は，follicular lymphomaで最初に記載され，AMLや非ホジキンリンパ腫で予後不良のマーカーとして報告された．Bcl-2の過剰発現はその後多くの固形腫瘍で見いだされた．一方，抗がん剤に高い感受性を示す精巣腫瘍ではBcl-2がほとんど発現していない[10]．Bcl-2の過剰発現は，アルキル化剤を含む多くの抗がん剤により誘導されるアポトーシスを抑制する．しかしながら，すべてのアポトーシス耐性細胞がBcl-2を過剰発現しているわけではない．

最近，抗がん剤の治療効果は，アポトーシスの誘導だけでは説明できないことが明らかとなってきた．Schmittらは，マウスリンパ腫を用いた実験を行い，Bcl-2を過剰発現した腫瘍を長期間cyclophosphamideで治療すると，7日目に腫瘍はDNA複製を停止し，senescence markerであるsenescence-associated β-galactosidase（SA-β-gal）が誘導されることを示した．しかしながらp53が欠失している腫瘍ではそれらの現象はみられなかった．これらの結果は，アポトーシス耐性腫瘍がsenescenceの誘導により治療に反応していること，senescenceはp53を介していることを示している[11]．また，p16がその老化促進活性によりin vivoでの治療結果に貢献していることを示す結果も得られた（図4）．

Mitotic catastropheはすべての抗がん剤や放射線に対する一般的な反応である．P53が欠失したり阻害されるとG1とG2でのチェックポイント機能が抑制され，DNA傷害が修復される前に有糸分裂が始まり，mitotic catastropheにより細胞は死滅する．P53はアポトーシスと老化という増殖を抑制する2つ反応を促進するが，もうひとつのmitotic catastropheを阻止する．

アポトーシス，老化，mitotic catastropheという抗がん剤に対する細胞の3種類の反応を解析し理解することは，抗がん剤の治療効果を予測するうえで重要である．

4) PI3K-AKTとNFκB生存シグナル経路と化学治療

広範な腫瘍で強く活性化されているシグナルのひとつがphosphatidyl inositol 3-kinase（PI3K）によるphosphatidylinositol（3, 4, 5）triphosphate（PIP3）の産生である．PIP3の産生によりAKT（セリン／スレオニンキナーゼ）が活性化され，腫瘍の進行に関連する反応カスケードを引き起こす（図5）．抗がん剤に対するがん細胞の感受性にPI3K-AKT経路が関与している．肺がん細胞に恒常的に活性化されたAKTを発現させるとトポテカンで誘導されるアポトーシスが低下した．PTENが欠失した，したがってAKT活性の高い腫瘍細

図4 化学療法により引き起こされるがん細胞のアポトーシスと老化

DNA傷害薬剤はp53を活性化する．p53依存性と非依存性のアポトーシスをbcl-2で抑制すると薬剤に反応して誘導される老化の現象がみえてくる．p53かINK4a/ARFの欠失で老化は誘導されなくなる．P16はDNA傷害により誘導されp53とともに老化に関与する．

(Schmitt CA, et al, 2002 [11]より引用)

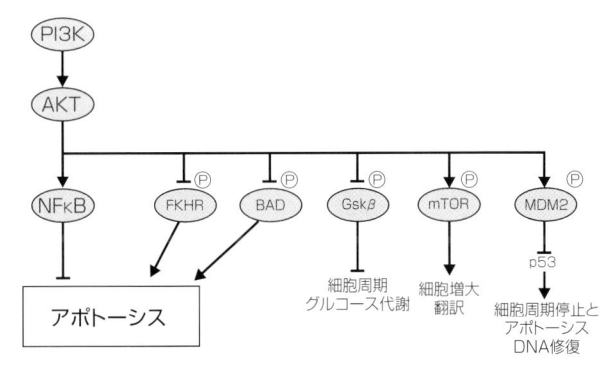

図5 PI3K-AKT経路とアポトーシス

PI3Kは，PIP2からPIP3を合成する．広範な基質を有するAKT（セリン・スレオニンキナーゼ）は，細胞膜のPIP3に結合して，同じくPIP3に結合して細胞膜に局在するPDK1，PDK2という2種類の蛋白質キナーゼによりリン酸化されて活性化する．活性化したAKTは，多くの基質となる蛋白質をリン酸化して，アポトーシス，細胞の増大，増殖に影響を与える．

II. 抗がん剤の作用機構

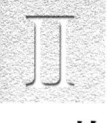

胞は，アポトーシスを引き起こす刺激に耐性であった．逆に，AKTを不活性化すると，SN-38，doxorubicin，etoposide，staurosporineなどUCN-01などに対する感受性が高まる[12)13)].

AKTがIKKαをリン酸化することによりIKK複合体はI-κBをリン酸化する．リン酸化されたI-κBがユビキチンプロテアソーム系で分解されることによりNFκ-Bが活性化される[14)15)]．このNFκ-Bの活性化はAKTが細胞の生存を促進するメカニズムのひとつである．NFκBの活性化が多くの腫瘍でみられる．恒常的に活性化されたNFκBを発現する細胞は種々の抗がん剤に耐性である．NFκBは多くの抗がん剤によって活性化されることも知られている．NFκ-Bの活性亢進は，アポトーシスを抑制する因子の発現と関連しており，一般的には抗がん剤や放射線により引き起こされるアポトーシスに対して細胞を耐性にする．

5) 分子標的薬剤に対する耐性機構

最近，特定の分子を標的とした抗がん剤が開発され，そのうちSTI571（imatinib mesylate, Gleevec），ZD1839（Gefitinib, Iressa），Herceptin（Trastuzumab）は臨床で使用される．これらの分子標的薬剤に対する耐性腫瘍が出現し治療の障害となっている．耐性機構の解析が進んでいるSTI571，Herceptinに対する耐性の機構について述べる．

(1) STI571に対する耐性機構

In vitroでSTI571耐性変異株が分離され，それらの細胞株を用いて耐性機構が解析されいくつかの耐性機構が明らかになっている．BCR-ABL発現レベルの上昇[16)]，P-糖蛋白質発現レベル上昇[17)]，BCR-ABLキナーゼ領域の点突然変異（T315I）[18)]などであるが，BCR-ABLのチロシンキナーゼ活性は抑制されるがアポトーシスが誘導されない細胞株もある[19)]．

Gorreらは，STI571による治療が最初は奏効しその後再発した進行性のCMLの11症例から単離した細胞を解析し，3例にBCR-ABLの遺伝子増幅を，6例にBCR-ABLのキナーゼ領域の点突然変異（T315I）を見いだした[20)]．BCR-ABLとSTI571の共結晶構造解析から，このBCR-ABL変異は，STI571との親和性を失わせると予想されている[21)]．その後，さまざまな変異が見いだされた．M244V，G250E，Q252H/R，Y253H/F，E255K/V，F311L，T315I，F317L，M351T，E355G，F359V，L387M，H396P/Rなどが報告されている．249-256a.aはP-loop，361-367a.a.はcatalytic domain，380-402a.a.はactivation loopである（図6）．

T315I，F317L，F359Vは直接STI571の結合に影響を及ぼす変異であり，ほかはSTI571の結合のために要求される構造に適応するキナーゼの能力（活性型から非活性型への立体構造の変化）に影響を及ぼす変異である．STI571は非活性型の立体構造をとるABLとのみ結合し効果を発揮すると考えられている．一症例中に複数の異なる変異が見いだされる場合も報告されている．このような変異BCR-ABLにも作用するSTI571の誘導体の開発が試みられている．

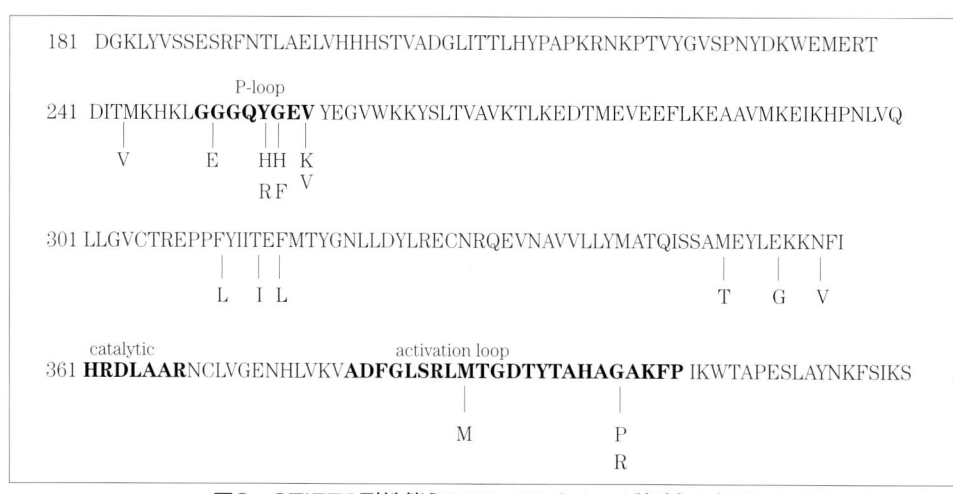

```
181 DGKLYVSSESRFNTLAELVHHHSTVADGLITTLHYPAPKRNKPTVYGVSPNYDKWEMERT
              P-loop
241 DITMKHKL GGGQYGEV YEGVWKKYSLTVAVKTLKEDTMEVEEFLKEAAVMKEIKHPNLVQ
             |   |  ||  |                |
             V   E  HH  K
                    RF  V

301 LLGVCTREPPFYIITEFMTYGNLLDYLRECNRQEVNAVVLLYMATQISSAMEYLEKKNFI
              |   | |                          |       |  |
              L   I L                          T       G  V

    catalytic                    activation loop
361 HRDLAAR NCLVGENHLVKV ADFGLSRLMTGDTYTAHAGAKFP IKWTAPESLAYNKFSIKS
                         |            |
                         M            P
                                      R
```

図6　STI571耐性伴うBCR-ABLキナーゼ領域の変異
臨床でのSTI571耐性に伴う突然変異を示している．
P-loop, catalytic domain, activation loopは太文字で示した．

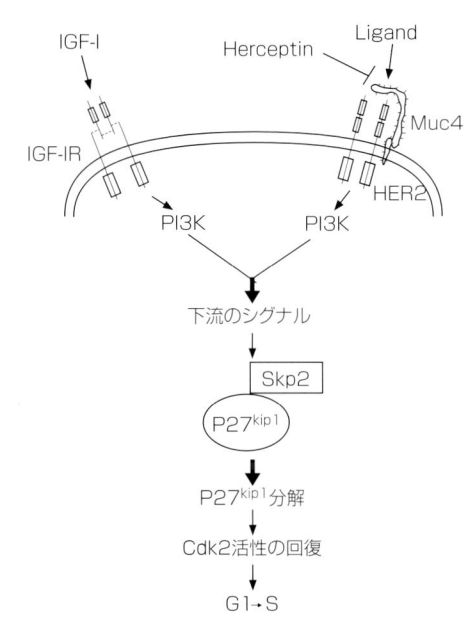

(2) Herceptin耐性の機構

HerceptinはHER2の細胞外領域に対するヒト型抗体である．HER2は25％から30％の乳がんで発現が亢進しており，その発現は予後不良と関係している．HER2を発現している乳がんに対してHerceptinは用いられている．乳がん細胞がHerceptinに対して耐性になる機構としては，HER2自体またはHER2下流のシグナル伝達の変異が考えられる．LuらはIGF-I受容体情報伝達がHerceptinに対する乳がん細胞の反応性に重要な役割を担っていることを示した[22]．IGF-I受容体情報伝達が亢進すれば，Herceptinの細胞増殖抑制作用が阻害された．Cdk阻害因子であるP27Kip1は乳がん細胞ではHER2とIGF-I受容体の下流の情報伝達経路の共通の標的であると考えられている．HER2からのシグナルは，p27Kip1をユビキチン化して分解を亢進させ，p27Kip1のレベルを低下させる．HerceptinはこのHER2シグナルを阻害することによりp27Kip1を増加させp27Kip1と，Cdk2との結合を促進することによりCdk2の活性を阻害する．IGF-I受容体の発現が亢進している乳がんSKBR3細胞では，Herceptinによって誘導されたp27Kip1の増加をIGF-Iが抑制した．その際，p27Kip1のユビキチンリガーゼであるSkp-2の発現と，p27Kip1とSkp-2の結合が増加し，p27Kip1のユビキチネーションが亢進した．プロテアソーム阻害剤であるLLnLが，このIGF-Iの作用を完全に阻害した（図7）．このような細胞では，プロテアソーム阻害剤がHerceptin耐性の克服に有用かも知れない．また，IGF-I受容体のチロシンキナーゼ阻害剤も耐性克服効果が予想される．Herceptin耐性の機構としては，このほかに腫瘍細胞がシアロムチン複合体Muc4を生産し，Muc4がHER2に結合してHerceptin耐性になる[23]．Muc4がHER2に結合するとHER2のリン酸化が亢進することも観察されている．

6）耐性の克服

P-糖蛋白質の発現している細胞の抗がん剤耐性をCa^{2+}チャネル遮断剤であるベラパミールが克服することを鶴尾らが発見して以来，*In vitro*でP-糖蛋白質の機能を阻害して耐性を克服する薬剤が数多く見いだされた．これらの多くはP-糖蛋白質の薬剤結合部位に結合して，抗がん剤がP-糖蛋白質に結合するのを競合的に阻害しP-糖蛋白質が抗がん剤を細胞外へ排出するのを阻害する．多くの臨床試験が行われたが，これらの耐性克服薬剤がほんとうにヒト体内で薬剤耐性を克服するのかが明らかにされるにはもう少し時間がかかりそうである．

多くのP-糖蛋白質阻害剤が見いだされているが，その多くはMRP1には効果がないか弱い．ピリジン誘導体（PAK104P）やロイコトリエンD_4受容体の拮抗阻害剤（MK571, ONO1078）はMRP1によるロイコトリエンC_4の輸送を拮抗阻害するので，MRP1に直接作用してその輸送機能を阻害していると思われる．

大阪大学の青木らが英虞湾の海綿から抽出したAgosterol AはP-糖蛋白質とMRP1の機能を阻害する[24][25]．

MRP1はVCRを輸送する時GSHを必要とする．GSHの合成を阻害して細胞内のGSHのレベルを低下させるブチオニンスルフォシキシミン（BSO）はMRP1による薬剤耐性を克服する．

BCRP阻害剤としてはフミトレモルギンC, CF120918, phytoestrogenであるgenisteinとnaringenin, gefitinibフラボノイド類のフラボンおよびカルコン誘導体, estrone, タモキシフェン誘導体であるTAG-139, などが報告されている．

アポトーシス経路の変異が関与した抗がん剤耐性を克服する薬剤としてはBcl-2のアンチセンスオリゴヌク

図7　Herceptin耐性の機構
Cdk阻害因子であるP27kip1は乳がん細胞ではHER2とIGF-I受容体の下流の情報伝達の共通の標的であると考えられ，これらのシグナルによりP27kip1のレベルは低下する．HER2からシグナルをHerceptinで阻害しても，IGF-I受容体からのシグナルにより，P27kip1のレベルは低下し，乳がん細胞はHerceptinに耐性になる．

（Lu Y, et al. 2004[22]より引用）

II. 抗がん剤の作用機構

レオチド，BH3領域に相同性のあるオリゴペプチドなどが開発されている．アポトーシスを阻害する因子としてIAPsが知られている．IAPsはカスパーゼに結合してその活性を阻害する．SMAC（DIABRO）蛋白質はIAPsに結合してその働きを阻害してアポトーシスを促進する．SMAC（DIABRO）のN末の7アミノ酸からなるペプチドはIAPsの作用を阻害する．

SMAC（DIABRO）のN末の4〜7アミノ酸からなるペプチドはIAPsの作用を阻害する．

このペプチドをもとに，低分子の同様の作用を有する薬剤が開発されつつある．ミスマッチ修復（MMR）の欠失により，シスプラチンやドキソルビシンなどのDNA傷害剤に対して耐性になる．MMRの欠失がある多くの散発性の腫瘍で，MLH1の発現が認められず，MLH1のプロモーター領域が高度にメチル化されていた．5-azacytidineや2'-deoxy-5-azacytidine（DAC, decitabine）はシスプラチンなどに対する感受性を高め，毒性を示さない濃度のDACは in vivo でもMLH1の発現を誘導して薬剤感受性を高めた[26]．

分子標的薬剤STI571に対する耐性を克服する試みも行われている．Shahらは，サークファミリーキナーゼに対する合成低分子阻害剤であるBMS-354825がSTI571に耐性な15種類の変異BCR-ABLのうちの1種類を除き，すべての変異BCR-ABLキナーゼ活性を阻害することを示した．STI571耐性のCML症例の15〜20％がT315I変異を有するがT315I変異BCR-ABLのキナーゼ活性だけはBMS-354825で阻害されなかった．BMS-354825は活性型の立体構造をしたBCR-ABLにも結合することにより耐性を克服していることが考えられる．STI571耐性CML症例に対してBMS-354825の安全性，有効性を調べるため臨床第I相試験が行われている[27]．

7) おわりに

抗がん剤の有効率は低く，抗がん剤に対する反応は，個々の症例で異なる．しかしながら，症例間の薬剤感受性の差は考慮されずに抗がん剤が投与され，このような画一的な治療が抗がん剤耐性細胞の出現や重篤な副作用の発生をもたらしていることが考えられる．腫瘍の抗がん剤に対する感受性は単一因子により規定されるものではなく複数の因子の影響を受けることから，多くの遺伝子の発現を同時に測定できるマイクロアレイ技術は，抗がん剤感受性予測に有用である．ヒトゲノム配列が入手可能になり，遺伝子多型が解析され，抗がん剤感受性に影響を及ぼす遺伝子多型も多く報告されている．これらの情報の集積と精度の向上した感受性の予測は近い将来化学療法を行う際に参考にされ，治療のプロトコールにも影響を与えると思われる．

抗がん剤に対する耐性の機構が解明されれば，その情報をもとに耐性を克服する薬剤を開発し，抗がん剤と耐性克服薬剤を併用すれば耐性を克服できると考えられる．P-糖蛋白質の機能を抑制することにより in vitro で耐性を克服する薬剤が多数見いだされ，そのうちのいくつかについては臨床試験が行われたが，現在まで臨床使用が認可された耐性克服薬剤はない．この場合にも，腫瘍選択性というこが問題となる．最近特定の分子を標的とした抗がん剤が開発され，臨床で使用されている．それらの分子標的薬剤に対しても耐性腫瘍が出現し，治療を困難にしている．分子標的薬剤はこれまでの抗がん剤により腫瘍選択性が高いと考えられるので分子標的薬剤と耐性克服薬剤の併用は，これまでの抗がん剤との併用に比べ，治療効果を改善する可能性が高いと考えられる．

血管新生が行われている部位の血管内皮細胞は腫瘍細胞よりはるかに高い抗がん剤感受性を有している．Kerbelらは抗がん剤の治療効果が，血管内皮細胞を傷害し，血管新生を阻害したことによるのではないかと考えている[28]．そこで抗がん剤によるさらに効果的な血管新生阻害には，高濃度の抗がん剤を間欠投与するよりも，低用量を頻回投与する方がよいと考え"Metronomic chemotherapy"を提唱している．

Metronomic chemotherapyが血管内皮細胞を標的としているとすると，この治療に対して耐性な腫瘍は出現しにくいことが考えられる．しかしながら宿主側の薬剤代謝の変化，血管新生を阻害しても低酸素で生存できる変異がん細胞が選択されることなどにより，耐性腫瘍が出現してくる可能性がある．

抗がん剤耐性腫瘍の出現は，これからもがんの化学療法の大きな障害であり，さらに進んだ耐性克服方法の開発が望まれる．

5. 薬剤耐性機構とその克服

文　献

1) 秋山伸一：新しい薬剤耐性のメカニズムとその克服，癌と化学療法 30：1-8，2003.
2) 秋山伸一：ABCトランスポーターと多剤耐性および疾病，分子生物で病気を織るシリーズ5 チャンネルとトランスポーターその働きと病気（安田信信，清野進編），pp510-589，東京，メジカルビュー社，1997.
3) Goldstein LJ：Clinical reversal of drug resistance. Curr Probl Cancer 19：65-124，1995.
4) htt9://nutrigene.4t.com/humanabc.htm 49 human ATP-binding Cassette transporters
5) Nooter K, Westerman AM, Flens MJ, et al：Expression of the multidrug resistance-associated protein（MRP）gene in human cancers. Clin Cancer Res 1：1301-1310，1995.
6) Norris MD, Bordow SB, Marshall GM, et al：Expression of the gene for multidrug-resistance-associated protein and outcome in patients with neuroblastoma. N Engl J Med 334：231-238，1996.
7) Ohno N, Tani A, Chen ZS, et al：Prognostic significance of multidrug resistance protein in adult T-cell leukemia. Clin Cancer Res 7：3120-3126，2001.
8) Kuss BJ, Deeley RG, Cole SP, et al：The biological significance of the multidrug resistance gene MRP in inversion 16 leukemias. Leuk Lymphoma 20：357-364，1996.
9) Doyle LA, Ross DD：Multidrug resistance mediated by the breast cancer resistance protein BCRP（ABCG2）. Oncogene 20：7340-7358，2003.
10) Chresta CM, Masters JR, Hickman JA：Hypersensitivity of human testicular tumors to etoposide-induced apoptosis is associated with functional p53 and a high Bax：Bcl-2 ratio. Cancer Res 56：1834-1841，1996.
11) Schmitt CA, Fridman JS, Yang M, et al：A senescence program controlled by p53 and p16INK4a contributes to the outcome of cancer therapy. Cell 109：335-346，2002.
12) Wan X, Yokoyama Y, Shinohara A, et al：PTEN augments staurosporine-induced apoptosis in PTEN-null Ishikawa cells by downregulating PI3K/Akt signaling pathway. Cell Death Differ 9：414-420，2002.
13) Yuan XJ, Whang YE：PTEN sensitizes prostate cancer cells to death receptor-mediated and drug-induced apoptosis through a FADD-dependent pathway. Oncogene 21：319-327，2002.
14) Zandi E, Chen Y, Karin M：Direct phosphorylation of IkappaB by IKKalpha and IKKbeta：discrimination between free and NF-kappaB-bound substrate. Science 281：1360-1363，1998.
15) Ozes ON, Mayo LD, Gustin JA, et al：NF-kappaB activation by tumour necrosis factor requires the Akt serine-threonine kinase. Nature 401：82-85，1999.
16) le Coutre P, Tassi E, Varella-Garcia M, et al：Induction of resistance to the Abelson inhibitor STI571 in human leukemic cells through gene amplification. Blood 95：1758-1766，2000.
17) Mahon FX, Deininger MW, Schultheis B, et al：Selection and characterization of BCR-ABL positive cell lines with differential sensitivity to the tyrosine kinase inhibitor STI571：diverse mechanisms of resistance. Blood 96：1070-1079，2000.
18) Ricci C, Scappini B, Divoky V B, et al：Mutation in the ATP-binding pocket of the ABL kinase domain in an STI571-resistant BCR/ABL-positive cell line. Cancer Res 62：5995-5998，2002.
19) Deininger MW, Goldman JM, Lydon N, et al：The tyrosine kinase inhibitor CGP57148B selectively inhibits the growth of BCR-ABL-positive cells. Blood 90：3691-3698，1997.
20) Gorre ME, Mohammed M, Ellwood K, et al：Clinical resistance to STI-571 cancer therapy caused by BCR-ABL gene mutation or amplification. Science 293：876-802，2001.
21) Schindler T, Bornmann W, Pellicena P, et al：Structural mechanism for STI-571 inhibition of abelson tyrosine kinase. Science 289：1938-1942，2000.
22) Lu Y, Zi X, Pollak M：Molecular mechanisms underlying IGF-I-induced attenuation of the growth-inhibitory activity of trastuzumab（Herceptin）on SKBR3 breast cancer cells. Int J Cancer 108：334-341，2004.
23) Price-Schiavi SA, Jepson S, Li P, et al：Rat Muc4（sialomucin complex）reduces binding of anti-ErbB2 antibodies to tumor cell surfaces, a potential mechanism for herceptin resistance. Int J Cancer 99：783-791，2002.
24) Ren XQ, Furukawa T, Aoki S, et al：Glutathione-dependent binding of a photoaffinity analog of agosterol A to the C-terminal half of human multidrug resistance protein. J Biol Chem 276：23197-23206，2001.
25) Ren XQ, Furukawa T, Aoki S, et al：A positively charged amino acid proximal to the C-terminus of TM17 of MRP1 is indispensable for GSH-dependent binding of substrates and for transport of LTC4. Biochemistry 3：14132-14140，2002.
26) Plumb JA, Strathdee G, Sludden J, et al：Reversal of drug resistance in human tumor xenografts by 2'-deoxy-5-azacytidine-induced demethylation of the hMLH1 gene promoter. Cancer Res 60：6039-6044，2000.
27) Shah NP, Tran C, Lee FY, et al：Overriding imatinib resistance with a novel ABL kinase inhibitor. Science 305：399-401，2004.
28) Kerbel RS, Kamen BA：The anti-angiogenic basis of metronomic chemotherapy. Nat Rev Cancer 4：423-436，2004.

The Author

鹿児島大学　秋　山　伸　一

がん治療における放射線療法の現状と今後の展望
単独治療あるいは内科的外科的治療との併用について

　放射線治療は，外科的治療，内科的治療とならんで，癌治療における3本柱のひとつである．これらの柱は，決して独立したものではなく，互いに相補的な立場をとり連携することにより，最大の効果を発揮するものである．

　欧米では通常，初診患者は臓器別に，これら3者からなるチームで診察し，ディスカッションし，どの治療法，どの組み合わせが最適かを各々のエビデンスに基づき決定する．患者側も，ひとつの科の，ひとりの医師が独断で決めた治療方針には決して満足せず，自分にとって，どのような治療が可能で，その有効率と副作用はどのようなものかを十分に理解した上で治療に臨む．「これからは，医師のみならず患者が治療を決める時代だ」と言われて久しいが，本邦では，患者側の意識云々よりも，まず，医療者側がまだまだ意識を変える必要があるのではないだろうか．学生に将来何をしたいかを問うと，「手先が器用なので外科をしたい」「性格的に内科が向いていると思う」などといった答えがよく聞かれるが，「癌の治療がしたい」「腫瘍学を専攻したい」と答える学生はまだ少数派だ．癌の治療に大きな役割を担ってきた外科医にしても，厳しいレジデント生活を終え，そろそろ外科的手技に自身がつき始めた頃には放射線治療についての知識などは完全に剥がれ落ちてしまっている，というのが現状である．癌治療における進歩の途上にあって，外科医にしろ，内科医にしろ，放射線科医にしろ，広い視野にたった「Oncologist」としての知識を身につけることが重要ではなかろうか．

　ここでは，放射線科医よりむしろ，内科系や外科系を専攻する若手の医師を対象に，標準的な放射線治療の考え方と実際について，主に集学的治療の立場から概説したい．

1. 放射線の生物学的効果

　放射線による細胞死は主にDNAに生じた損傷（二重鎖切断）に起因する．一般に，放射線によってDNAに傷を受けた細胞は，数回の細胞分裂を経て増殖能を失い，死に至る．細胞固有の性質，DNA修復能，増殖速度や細胞周期等により，その感受性は異なる．正常組織の中では，口腔，咽頭，食道粘膜，腸管等，活発に増殖している組織では，少ない線量で照射後早期に障害が発生し（急性障害型組織），治療終了後，速やかに回復する．中枢神経系，腎臓，骨等の増殖の遅い組織では一定以上の線量を投与されると，遅れて障害が発生し（晩発性障害型組織），多くの場合，不可逆的な変化を残す．

　一般的には，「癌細胞—分裂が早い，修復能が低い—放射線に高感受性」，「正常細胞—分裂が遅い，修復能が高い—放射線に低感受性」，という傾向がある．1回線量を上げれば，殺細胞効果は上がるが，正常細胞へのダメージも大きくなり，1回の線量を減らせば，合併症は少なくなるが癌細胞は死なずに残る．通常分割照射法とは正常細胞と悪性細胞の感受性の差を利用したもので，標準的に，1回の線量を1.8Gy〜2.0Gyとし，1日1回，週5日，合計25〜35回照射するものである．

2. 治療に用いる放射線の種類と性質

1）外部照射法
（1）固定照射法

　放射線ビームを固定させて照射する方法．最も基本的なのは対向2門照射であり，同じ照射野でほぼ180度対向させて照射する方法で，照射容積内はほぼ均等

III. がん治療における放射線療法の現状と今後の展望

な線量分布となる．食道や縦郭リンパ節における前後対向2門照射，多発性脳転移，頸部腫瘍における左右対向2門照射などがある．

（2）運動照射法

放射線ビームを照射中に移動する照射法であり，病巣への線量集中性が高まる．代表的なものは回転照射法であり，線源を患者の周囲に360度回転させるものである．

原体照射は，回転照射中に，照射野の形状を変化させることでターゲットの形状に合わせた線量分布を得る方法である．近年，コンピュータによる制御技術の進歩，各種機器の開発により，多分割絞り（マルチリーフコリメータ）を回転照射中に制御することが可能となり，2次元照射としては最も選択的な線量分布が得られる方法として臨床の現場で普及している．特に，放射線高感受性である重要臓器に囲まれた膵臓癌，前立腺癌で多く用いられてきた．

（3）定位放射線照射法

3次元的に放射線を照射することで，腫瘍への線量集中性を高めることを目的としたものである．正常臓器への照射線量を減らすことで，1回線量を上げることを可能とし，より高い治療効果を得ることができる．用いる線種により2つの方法がある．

γ線（ガンマナイフ）：照射ユニットの中に200個以上の^{60}Coγ線の線源を配置し，γ線ビームを集中させる方法，頭蓋内病変の治療に用いられる．通常は1回照射．

X線（定位手術的照射 SRS，定位放射線治療 SRT）：5〜25mm程度の細いビームのX線を用いて3次元的な多軌道にて照射を行い，病変部に線量を集中させる方法．分割照射が可能で，より安全に治療が行えるという利点から，聴神経腫瘍や下垂体腫瘍，脳動脈奇形等の良性腫瘍にも適応が拡大，聴神経，視神経等の機能温存率の向上が期待される．侵襲が少ないことから，転移性脳腫瘍の治療にも多用されている．また，体幹部の病変にも対応できるという利点があり，中でも早期肺癌に対する定位放射線照射は，治療成績も良好で正常肺に対する影響も軽微であることから，特に低肺機能による手術不能症例に対しては第一選択になり得る治療法である．

（4）強度変調放射線治療（IMRT）

強度変調放射線治療とは，インバースプランニングと呼ばれる新たな治療計画の方法と，同一照射野内で放射線強度に変化をつけることのできる照射方法を取り入れた新規の治療法である．従来の放射線治療においては，照射方法の最適化は治療計画者の試行錯誤によるものであったが，インバースプランニングでは，始めに実現目標を設定すれば，逆解析計算法のアルゴリズムを用いて，コンピュータが設定条件に最も近い照射方法を計算する．立案された放射線強度の不均一な照射は，コンピュータ制御の高精度放射線治療装置によって実現される．これにより，従来の方法では不可能とされていた線量分布も実現可能となった．周囲の正常臓器への照射量を減らすことで，より安全に標的とする領域への線量を上げる（dose escalation）ことが可能となり，頭頸部癌，前立腺癌，肺癌，膵臓癌などの疾患で様々な臨床試験が行われている．特に，前立腺癌の治療においては，IMRTの技術を用いて直腸への合併症を減少させ，同時に前立腺に対する線量増加が可能となり，局所制御率が大幅に改善されることが示された．また，頭頸部癌の治療においても唾液腺の障害の発生を軽減でき，治療成績を下げることなく，より良好なQOLが得られることが報告されている．

（5）陽子線，重粒子線治療

重粒子線は，通常の放射線療法に用いられるX線，γ線，電子線に比べて，生物学的効果が高く，空間的線量分布に優れるという利点を有する．一方，陽子線は光子線と生物学的効果は同等だが，重粒子線に比べ，さらに優れた線量分布を有している．また，重粒子線装置に比べ低価格で，病院内の設置が可能な程度まで小型化できる利点がある．

2）内部照射法

（1）密封小線源治療

密封小線源とは外部汚染のないように放射線物質を小さな容器に密封したものである．線源が小さいため，癌病巣内に刺入する（組織内照射），あるいは近傍の体腔内に挿入する（腔内照射）ことが可能である．小線源治療の利点は空間的線量分布に優れているため，高い局所効果が期待できることである．一方，治療が侵襲的であること，大きな腫瘍には対応できないこと等が欠点として挙げられる．近年，高線量率－^{192}Ir（Iridium）マイクロ線源を利用した遠隔操作式後装填法（RALS）が臨床に導入され，医療従事者の被曝の危険もなく，照射時間も著明に短縮した．また，イリジウム線源は柔らかく細いため，小線源治療の適応拡大が期待される．現在，脳腫瘍，気管，気管支腫瘍，食道癌，胆道癌，直腸癌などに積極的に試みられている．

3. 放射線治療の目的

1）根治照射

治癒を目的とする．放射線感受性にもよるが，標準的には総線量60-70Gyを照射する．根治照射の適応となる一般的条件は，1）放射線感受性が高い，2）放射線感受性はそれ程高くないが病変が小さい，3）局所に限局している（遠隔転移がない），4）周囲正常組織の耐用線量が高く，所要線量を安全に照射できる，ことである．また，手術により形態，機能が大きく損なわれる場合に，放射線治療が優先的に行われることがある．化学療法を併用することが多い．

2）姑息的照射

主として症状緩和目的．根治は期待できないが，患者のQOLの向上を目指して行う治療である．骨転移に対する疼痛の緩和と病的骨折の防止，脳転移に対する神経症状や脳圧亢進症状の改善，進行食道癌に対する通過障害の改善などが代表的なものである．また，腫瘍による，脊髄圧迫症状，SVC症候群，気道狭窄や喀血等の改善を目的として緊急照射を行う場合もある．

3）予防的照射

潜在的な転移の進行を止める目的で，転移の好発部位に，予め少量の放射線照射を行う方法．

進行乳癌手術後の領域リンパ節，小細胞肺癌や白血病における完全寛解後の全脳照射など．

4. 集学的治療

ある程度進行した癌に対して放射線単独治療では限界があり，より良い治療効果を得るために複数の治療法を組み合わせることが望ましい．①手術療法，②化学療法，③放射線療法にはそれぞれ固有の特徴（利点，欠点）があり，それぞれの利点を生かすことができれば治療成績の向上に繋げることができる．また，切除可能な早期癌においても，QOLを考慮して集学的治療が選択される場合がある．

1）放射線療法と化学療法の併用（化学放射線療法）

放射線治療は局所的に強い効果を及ぼすことができ，ある程度の大きさをもつ固形癌に対しては抗癌剤より有効である．しかし，照射範囲外には治療的効果は全くなく，不顕性の遠隔転移巣に対しても効果を発揮する抗癌剤を組み合わせることが望ましい．また，抗癌剤の中には，代謝拮抗剤や白金製剤など，DNA損傷や修復過程を修飾したり，タキサン系薬剤のように細胞動態を変化させることによって，放射線の生物学的効果そのものを増強させるものもある．また，最近開発途上にある分子標的薬と呼ばれる薬剤の中には，癌細胞のみならず，癌細胞を取り巻く微小環境にも影響を及ぼすことで放射線治療効果を増強させる働きをもつものもあり，今後の開発が注目されている．

● 併用の理論的根拠

a. 異なる病巣を対象とする場合：空間的な分担（協調）
抗癌剤では照射野外の微小病変を根絶できる可能性がある．原発巣は放射線治療，転移巣は化学療法で治療する，という考え方．化学療法を主治療として，血管バリアのため抗癌剤が届かないsanctuary sites（脳，睾丸など）に限局して放射線が照射される場合もある．

b. 同じ病巣を対象とする場合：局所効果の増強
抗癌剤の種類によって次のような作用を有する
① DNA損傷やその修復過程を修飾するなど，内因的な放射線感受性を増強（enhancement）させる（増感効果）．
② 腫瘍の細胞動態を変化させ，放射線感受性のより高い細胞周期に細胞を集める．
③ 薬剤のもつ腫瘍縮小効果により，腫瘍内再酸素化現象を導き，放射線感受性を増加させる．これには逆のパターンもあり，放射線治療を先行することで腫瘍内の血行動態を変化させ，薬剤の腫瘍内分布，細胞への取り込みが改善されることを期待する場合もある．

放射線治療と化学療法の併用順序により，逐次的化学放射線治療（Sequential chemoradiation）と同時化学放射線治療（Concurrent chemoradiation）に分類され，前者には，照射前化学療法（Neoadjuvant chemotherapy），照射後化学療法（Adjuvant chemotherapy）がある．頭頸部癌や肺癌等では，逐次的化学放射線治療より同時化学放射線治療の方が，より有効性が高いことが示唆されている[1)2)]．

III. がん治療における放射線療法の現状と今後の展望

2）手術療法と放射線療法の併用

　放射線と手術の併用には，同じ病巣を対象とする場合と，異なる病巣を対象とする場合がある．後者においては，原発巣を放射線で治療し，リンパ節は外科的に郭清，あるいはその逆の場合などがある．また，手術によって，放射線高感受性の正常臓器を照射範囲から用手的に移動させ，一度に高線量を安全に照射することをねらいとした方法（術中照射法）もある．

併用の理論的根拠

a. 異なる病巣を対象とする場合

　切除療法によるQOLへの影響，広範囲な放射線照射による合併症，感受性等を考慮して，臓器毎に其々の利点を活かし空間的な役割分担を担うことができる．原発巣を放射線治療，所属リンパ節を手術療法で対処する疾患として，多くの頭頸部癌，皮膚癌，外陰部癌などがある．一方，原発巣を手術療法，所属リンパ節を放射線治療で対処する疾患として，乳癌，精上皮腫などがある．

b. 同じ病巣を対象とする場合

　(a) 局所再発率の低下

　放射線治療と切除療法では，局所再発の機序が異なるため，併用することにより局所再発率を減少させることができる．

　放射線療法においては，腫瘍細胞数が少なく，血流に富んでいる程，制御が容易なため，腫瘍の辺縁に再発することはまれである．放射線治療において制御が困難なのは，腫瘍細胞が多く，しばしば低酸素状態に陥っている中心部である．一方，手術療法においては，腫瘍周囲の重要な正常組織が制約因子となり，切除・郭清範囲が制限される．このため，切除後の再発は主に，腫瘍床周囲に残存した微小な癌組織から起こる．すなわち，放射線治療と手術療法では局所再発の機序が異なり，互いに相補う関係にあることから，併用することで局所再発率を減少させることができる．

　(b) 切除率の向上

　前述のごとく，腫瘍周辺部は酸素に富み，放射線高感受性である．重要臓器への浸潤のため切除不能な症例に対し，周囲浸潤巣を放射線で制御することで，切除可能とすることができる．

　(c) QOLの向上

　局所進行癌において，手術単独で根治できる症例でも，拡大手術では形態損傷，機能低下が著しい場合がある．QOLを考慮して縮小手術を行い，残存する微小癌病巣に対し放射線治療を併用する治療法がいくつかの癌で行われている．乳癌，直腸癌，膀胱癌に対する温存療法が代表的なものである．

3）併用の順序と時期について

　正常組織に及ぼす影響や完全治癒切除の可能性等により使い分けられている．前者には，その順序と時期により，術前照射，術後照射，術中照射に分けられる．

（1）術前照射

　腫瘍を縮小させ，周囲への微小浸潤を制御することによって，切除範囲を小さくし，局所再発を防ぐ．また腫瘍細胞の増殖・転移活性を弱めることで，手術操作による転移を防止する．

（2）術中照射

　手術中に病巣を直視下で電子線照射する方法である．周囲の正常組織を用手的に照射範囲から外すことができるため，1回に大線量を投与できる．膵臓癌や大腸癌，骨肉腫等，局所進行性病変あるいは放射線や化学療法に抵抗性の難治性癌が良い適応となる．

（3）術後照射

　手術単独では局所再発が生じる可能性が高い癌，手術による完全切除が不可能であった癌に対して行われる．脳腫瘍，肺癌，乳癌，食道癌，頭頸部癌など多くの癌が対象となる．

5．標準的放射線治療

　次に，主に集学的治療の観点から，代表的な疾患についての標準的な放射線治療について述べる

1）頭頸部腫瘍

　頭頸部は，その解剖学的な特徴から，手術による侵襲が大きく，嚥下や発声といった患者のQOLに大きく影響を及ぼす様々な因子を含む．機能温存，形態温存という面からも放射線治療の特徴を生かせる領域であり，また，大部分の腫瘍が放射線感受性の高い扁平上皮癌であるということから，放射線治療が重要な意味をもつ領域である．

（1）喉頭癌

　早期癌では機能や形態温存の可能な放射線治療が第1選択である．進行例では，手術療法が主体となるが，まず放射線治療を試み，治療効果が不十分であれば手術に変更し，反応が良好であれば根治照射といった方法をとる場合もある．

(2) 口腔癌

a. 舌癌：T1, T2腫瘍は放射線治療による根治が可能. イリジウムを用いた組織内照射法が用いられることが多い. T3以上や, 頸部リンパ節転移のある進行癌には手術が主体となるが, 化学放射線療法の併用や過分割照射による放射線治療をおこなう場合もある. 手術と化学放射線療法を組み合わせる（術前または術後照射）ことも多い.

b. 口腔底癌：T1, T2病変については手術と放射線治療との間に成績の差はなく, 解剖学的にも手術による形態的な侵襲が強い部位であることから, まずは放射線による根治照射を可能な限りめざす.

c. 頬粘膜癌：T1以下の小病変には手術が適するが, 腫瘍径の大きいもの, 交連に及ぶものには放射線治療が適する. T4で筋層浸潤のあるものは手術と放射線治療（術後照射）を組み合わせるのが一般的であるが, 根治照射を行う場合もある.

d. 歯肉癌：T1〜T2であれば放射線単独治療が可能. 骨破壊を伴ったT4の場合でも根治的放射線治療が可能な場合がある.

e. 硬口蓋癌：硬口蓋は小唾液腺の頻度が高い部位であり, 扁平上皮癌は稀. 治療方針として早期癌は放射線治療単独で, 進行癌は術前または術後照射を行う.

(3) 上咽頭癌

未分化の扁平上皮癌が多く, 放射線感受性が高い. 放射線治療単独または化学療法併用で, 66-72Gyの外照射を行う. 近年, IMRT（強度変調放射線治療）を用いた放射線治療が導入され, 唾液腺分泌機能を温存しながら, 良好な局所制御率が報告されている.

(4) 中咽頭癌

早期癌には手術療法も行われるが, 根治的化学放射線療法（66-70Gy）が可能である. T1, T2の扁桃原発腫瘍以外はリンパ節転移が高頻度であるため, 全頸部予防照射が必要となる.

2) 食 道 癌

食道癌は伸展性に富む管腔臓器であるため, 自覚症状の出現時期が遅く, 多くは進行した状態で発見される. しかし, ひとたび症状が出ると, 嚥下痛, 通過障害, 出血等を伴いQOLは著しく低下する. また, 全身播種する前に局所進展を来たすことが多いため, 局所療法が治療の主体となり, その進展度に応じて, 内視鏡的治療, 外科的療法, 放射線治療が組み合わされる.

日本食道疾患研究会より刊行されたガイドラインによると, 原発巣が粘膜病変にとどまる（病期分類がTisまたはT1a）場合はEMR（内視鏡的粘膜切除）, T1bかつリンパ節陰性の場合にはＥＭＲ, 化学放射線療法, 根治的切除術（リンパ節郭清含む）, T1bかつリンパ節陽性またはT2, T3病変には化学放射線療法または根治的切除術（リンパ節郭清含む）が主体となる. ただし病変の広がり（例えばTisであっても周在性が2/3を超えるような場合にはＥＭＲは適さない）, 患者の希望や全身状態等も考慮して選択する. 放射線治療については, T1病変のうち, m3-sm2癌については可能な限り2次リンパ節領域までを含め, 進行癌に準じた照射を行う. また, 外照射に加えて腔内照射（バルーン式のアプリケータを用いて, 線源を食道腔内に挿入）も多く用いられている. 病変がsm3以上であれば進行癌として化学放射線治療を行うのが一般的. 切除不能のT4/M1a症例についても, 化学放射線療法にて治癒が目指せるとの臨床試験が報告された[3]. 高齢者や全身状態が不良な症例には放射線治療単独で治療する場合もある.

3) 肺 癌

(1) 非小細胞肺癌

a. I, II期については手術療法が主体となるが, 近年, 定位放射線照射により手術と同等の治療成績が報告されつつあり, 世界的に注目されている. 呼吸機能の低下や他の合併症による手術不能例または患者が手術を拒否した場合などには第1選択となりうる治療法で, さらに手術可能例に対しても適応が拡大する可能性がある.

b. III期のうち, T3N1症例に対しては, 通常, 根治的切除術が適応となる. 臨床的N2症例に対しては標準的治療として確立したものはなく, 手術か, または化学放射線治療かは, 議論のあるところである. また, 術前化学療法や術後照射の必要性についても結論は得られていない. 近年, 術前化学放射線療法について臨床試験もおこなわれている.

c. 巨大なリンパ節を有するbulky N2やIIIb期症例には, 通常, 手術療法の適応はなく, 放射線療法と化学療法の併用が標準的である. なお, 両者の投与スケジュールに関しては, 逐次的化学放射線療法（Sequen-tial chemoradiation）より, 同時化学放射線療法（Concurrent chemoradiation）にて, より優れた治療効果が報告されている[2].

d. Ⅲb期のうち悪性胸水を有するものや，Ⅳ期症例では，根治的放射線治療の対象とはならず，化学療法が主体となる．脳転移に対しては，孤立性または病変の数や大きさが限られている場合には定位的放射線照射（radiosurgery）が，多発性脳転移に対しては全脳照射が適応となる．また転移性骨病変に対し，疼痛コントロールや骨折予防目的で放射線治療を行う．

(2) 小細胞肺癌

a. 限局型（limited disease：LD）

小細胞肺癌は非常に悪性度が高く，潜在的な微小遠隔転移を高率に有していることから，限局型であっても全身化学療法が必須である．しかし，化学療法単独より胸部放射線治療を加えることによって生存期間が延長することが示され[4]，また，同時併用化学放射線療法については，後期より早期での併用で優れた治療結果を示したことから，後者が標準治療となっている[5]．なお，小細胞肺癌は高率に脳転移をきたすことから，初期治療にて完全寛解（complete remission：CR）が得られた症例については，予防的全脳照射（prophylactic cranial irradiation：PCI）が試みられ，生存率の改善が報告された[6]．

b. 進展型（Extensive disease：ED）

全身化学療法を行うのが標準的．画像上，化学療法によって遠隔転移が消失した場合に，胸部の原発部位に放射線治療を加えることの有効性は未だ確立していない．気管や上大静脈の圧排（SVC syndrome）等を有する場合は対照的に胸部照射をおこなうことがある．なお，CRが得られた症例には，LD同様，PCIの適応となる．

4）乳　　癌

乳癌の治療には手術療法，放射線療法，化学療法，ホルモン療法がある．乳癌は腺癌の中では比較的感受性が高く，放射線治療は，①乳房温存療法における根治的照射，②進行癌に対する根治的・姑息的照射または術前照射，③局所再発病に対する姑息的・根治的照射，④骨，脳など遠隔転移に対する姑息的照射など，多くの領域を担っている．

[乳房温存療法]

従来，乳癌の治療の第一選択は手術であり，乳房切除療法が標準的な治療法であったが，近年，乳癌を早期の段階で広がる全身病と捉え，局所療法より全身療法にウェイトが置かれるようになった．また，早期（Ⅰ，Ⅱ期）浸潤癌を対象に，1972年から1989年にかけて6つのランダム化比較試験が行われ，局所再発率，生存率，いずれも乳房温存療法は乳房切除術に劣らないことが示された．現在では，本療法は乳癌の標準的治療法として国際的な認知を受けるに至っている．

放射線治療に関しては，^{60}Co γ 線，4〜6 MVのX線を用いて，接線対向2門照射を行うのが一般的．標準線量は45〜50Gy，切除断端に癌細胞を認める症例，断端部の情報が明らかでない症例には10〜20Gyのブースト照射を行う．切除断端近傍（約5mm以内）に癌細胞を認める場合もブースト照射の適応となる．当施設では，断端陽性部に3cmの安全域をとり，ブースト照射野を設定している．

5）膵　臓　癌

膵臓癌の予後は非常に悪く，その要因として，薬剤や放射線に対する感受性が低いこと，強い浸潤性と転移性の性質を併せもつこと，などが挙げられる．潜在的な遠隔転移のコントロールとともに，神経浸潤による疼痛，腸管や胆道の閉塞に伴う症状等QOLを著しく損なう要因が多く，局所の制御が大きな課題となる．臨床病期Ⅰ〜Ⅱ期では，外科的切除の対象となるが，Ⅲ期すなわちT4病変（腹腔動脈幹または上腸管膜動脈に浸潤）を有するものは，放射線治療の対象となる．1980年代後半頃より，5-FUを用いた同時併用化学放射線療法が，切除不能局所進行膵癌に対する標準治療と位置付けられるようになったが，2001年，本邦でもゲムシタビンの適応が膵臓癌に認められ，当薬剤と放射線治療の併用に関する臨床試験が進行中である．Ⅳ期に対しては化学療法が中心となるが，前述のごとく，局所病変の進行が様々な症状をまねくことから，対症的に放射線治療の短期照射をおこなうことがある．

6）前立腺癌

以前は根治的前立腺摘出術（radical prostectomy）が主流であったが，放射線治療技術の進歩により，現在では手術と放射線の治療成績は同等と考えられている．外科的切除による主な合併症としては，失禁（incontinence, partial incontinence），インポテンツ等が挙げられ，放射線治療の利点はその頻度が少なく，性機能が保たれること，合併症は腸管（直腸）障害（出血等）膀胱炎等が挙げられる．近年，三次元治療計画システム（3D Conformal Therapy）を用いることにより，周囲臓器（腸管，膀胱等）への影響を増加させ

ことなく，より安全に照射線量を上げることが可能となった．PSA＞10ng/mlの症例に対して，70Gy投与群と78Gy投与群で非再発生存率に差があったとの報告[7]をふまえ，特にhigh risk群を対象として，線量増加研究（dose escalation study）が国内外で進行中である．また，放射線治療においても，中・高リスク例に対しては内分泌療法（Androgen ablation therapy）と併用するのが一般的である．なお，早期前立腺症例に対しては，^{125}I，^{103}Pd等の小線源を直接前立腺に刺入する経会陰式組織内照射法が米国では多くおこなわれている．

7）子宮癌
子宮頸癌

組織型は扁平上皮癌が多くⅠ，Ⅱ期においては放射線治療と手術療法は同等の治療成績．Ⅲ，Ⅳ期では手術より優れた治療効果を示す．放射線治療は全骨盤照射と腔内照射を組み合わせる．標準的には，臨床病期ⅠA期には放射線治療（腔内照射のみ）または手術，ⅠB～ⅡA期には放射線治療（全骨盤照射＋腔内照射）または手術，ⅡB～ⅣA期は化学療法併用放射線治療（全骨盤照射＋腔内照射），ⅣB期には症状緩和目的に放射線治療（または化学療法）．初期治療として手術療法をおこなった場合，予後因子（腫瘍径，脈管浸潤，リンパ節転移，組織型）により術後全骨盤照射を行う．

8）悪性リンパ腫
a．ホジキンリンパ腫（Hodgkin's Lymphoma）

初発部位はリンパ節であることが多く，隣接リンパ節を経由して進展する傾向がある．臨床病期Ⅰ，Ⅱ期のうち予後因子（年齢，巨大縦郭腫瘍の有無，病変の個数，赤沈値，B症状の有無）によりlimited stageとintermediated stageに分けられる．臨床病期Ⅲ，Ⅳ期はadvanced stageとする．limited stageでは放射線治療単独の適応となる．マントル照射野（頸部～縦郭，腋窩部）や全頸部照射，逆Y字照射野（腹部傍大動脈リンパ節領域～両鼠径部）などの大照射野をとるのが一般的である．また，化学療法後（ABVD3クール）に病変に限局した照射野（Involved field：IF）を用い，30Gy程度の放射線治療をおこなう試みもある．intermediated stage～advanced stageでは化学療法が主体となり（ABVD 6クール），化学療法後に，IFを用いて30Gy程度の照射をおこなうのが標準的．

b．非ホジキンリンパ腫（Non-Hodgkin's Lymphoma）

ホジキンリンパ腫に比べて頻度は高い．節外臓器より生じることも多く，進展経路が非定型的．特にDiffuse Large B-cell Lymphoma（DLBCL）など，Agressive Lymphomsaに属するものは，放射線単独で治療されることは少なく，限局期であっても通常はCHOPなどの化学療法が先行される．（大規模な比較試験（SWOG－8736）[8]より，標準的治療はCHOP 3コースと放射線治療の併用とされている．化学療法で完全寛解が達成できた部位には30Gy，遺残する部位には40Gy以上が必要）．ところが，Aggressive Lymphomaの中でもT/NK Cell Lymphomaのnasal type（進行性鼻壊疽）などは，化学療法に対する感受性も低く，局所制御が早急に認められる病態であり，放射線治療が先行される場合が多い．この場合，総線量は50-60Gyが必要．節外性MALT Lymphoma（眼窩，甲状腺，唾液腺，消化管などに好発）などIndolent Lymphomaは局所に限局する傾向が強く，放射線単独治療（総線量24-40Gy）で100％近い局所制御が得られる．

6．おわりに

以上，癌の集学的治療における放射線治療の役割について述べた．近年，放射線治療の進歩は著しいものがあるが，初回治療に放射線治療が用いられる割合は20％にとどまっている．欧米では50％に使用されており，治療成績ならびにQOLの向上に，より一層の貢献が期待される．

文　献

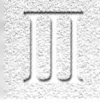

1) Bernier J, Bentzen SM : Altered fractionation and combined radio-chemotherapy approaches: pioneering new opportunities in head and neck oncology. Eur J Cancer 39(5): 560-71, 2003
2) Furuse K, et al : Phase III study of concurrent radiotherapy and chemotherapy for unresectable stage III non-small cell lung cancer. J Clin Oncol 13: 869, 199
3) Ohtsu A, et al : Definitive chemoradiotherapy for T4 and/or M1 lymph node squamous cell carcinoma of the esophagus. J Clin Oncol 17: 2915-2921, 1999
4) Warde P, Payne D. : Does thoracic irradiation improve survival and local control in limited stage small-cell carcinoma of the lung? A meta-analysis. J Clin Oncol 1992, 10: 890-5
5) Murray N, Coy P, Pater JL, et al. : Importance of timing for thoracic irradiation in the combined modality treatment of limited-stage small-cell lung cancer. The National Cancer Institute of Canada Clinical Trials Group. J Clin Oncol 1993: 11: 336-44
6) Auperin A, Arriagada R, Pinon JP, et al. : Prophylactic cranial irradiation for patients with small-cell lung cancer in complete remission. Prophylactic Cranial Irradiation Overview Collaborative Group. N Engl J Med 1999; 341: 476-84
7) Pollack A, Zagars GK, Starkschall G, et al. : Prostate cancer radiation dose response: results of the M. D. Anderson phase III randomized trial. Int J Radiat Oncol Biol Phys 53(5):1097-105, 2002
8) Miller TP, Dahberg S, Cassady J R, et al. : Chemotherapy alone compared with chemotherapy plus radiotherapy for localized intermediate- and high-grade non-Hodgkin's lymphoma N Engl J Med; 339: 21-26, 1998

がん治療における放射線療法の現状と今後の展望

The Authors

京都大学大学院　　澁谷 景子／平岡 眞寛

IV がん治療の最前線と今後の展望

1 分子標的療法

1）総　論

(1) はじめに

　分子標的治療薬は，2001年に発売された乳がんに対するトラスツズマブ（ハーセプチン）を嚆矢として，その後次々に悪性リンパ腫：リツキシマブ（リツキサン），慢性骨髄性白血病：イマチニブ（グリベック），非小細胞肺がん：ゲフィチニブ（イレッサ）といった薬剤が日本でも臨床の場に登場し，高い臨床効果と従来の抗がん剤とは異なる特性を示し，悪性腫瘍の治療に新しい分野として定着しつつある．さらに多くの薬剤が開発中で，米国で開発中の抗がん剤のうち6割以上が分子標的治療薬であるといわれている．
　一方で分子標的治療薬の明確な定義はない．分子標的治療が単に分子標的に対する治療を意味するのでないことは，たとえば従来の抗がん剤であるドセタキセルが，細胞分裂にかかわるチュブリンを分子標的としていることをみれば明らかである．ここでは，従来の抗がん剤と対比しながら，分子標的治療薬の特性や開発方法，および個別化医療（オーダーメード医療）とのかかわりなどを，期待される今後の方向性も含めて概説する．

(2) 化学療法の歴史

　がん患者の願い，理想は手術や放射線照射することなく（からだに負担をかけることなく），また吐き気や脱毛など強い副作用もなく薬物などでがんが治ることである．
　がん化学療法の歴史は，約60年前，戦争時に人を殺りくすることを目的とした毒ガス研究の副産物として誕生したナイトロジェンマスタードを，悪性リンパ腫に対して使用したことから始まった[1]．それ以前にがんを薬剤で治療できなかったことは，ストレプトマイシンが出現するまでは結核をまったく治癒せしめることができなかったことと同様であった．その後，化学療法は1960年代に黄金期を迎え，サイクロフォスファミド，メトトレキセート，続いてシスプラチン，イリノテカンなどすぐれた薬剤が開発され，20世紀終盤には一部のがん腫については化学療法のEBM（evidence-based medicine）が確立されるに至った．しかし，この開発の歴史は困難を極めた．毒ガスから誕生したときの負の遺産を解消できないかのように，毒性の問題は未解決のままであった．これはなぜであろうか．従来の抗がん剤のほとんどが，細胞の分裂に直接かかわるようなDNAの合成，複製，あるいはタンパク質合成に直接作用する．これらは細胞周期依存性に正常細胞にも作用するため，腫瘍細胞に対する選択性が低いからである．その結果，至適用量と最大耐用量（maximum tolerated dose：MTD）の差は小さく，従来の化学療法は実際の臨床において一歩間違うと重大な有害事象を引き起こす危険性の高い治療であった．逆に，がん細胞に対する作用が高度に特異的ならば，殺細胞性もあまり問題にならないはずであり，実はこれが分子標的治療薬の特性のひとつである．

IV がん治療の最前線と今後の展望

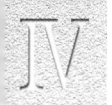

(3) 従来の抗がん剤との相違

　従来の抗がん剤はがん細胞を殺すこと（殺細胞性）を指標にランダムスクリーニングにより選択，製造された薬剤であるが，このようにして発見された抗がん作用をもつ物質，薬剤は上述のように正常細胞も障害し，がん細胞への特異性は低い．

　1980年頃より急速に発展した分子生物学は，広範な自然科学領域で大きな成果をもたらし，がん研究においてもがん細胞がゲノムの質的異常，遺伝子発現の異常から成立すること，発がんまでに多段階の異常を積み重ねることを明らかにした．そして，がん細胞は正常細胞と比較して，構造的，機能的に異なる分子を発現し，また一部の正常な分子の発現量を変化させることで，無制限な細胞増殖，浸潤，転移といったがんの特性を獲得することが解明された．すなわちがん細胞（組織）と正常細胞（組織）の分子生物学的な相違点を見いだした．がん細胞と正常細胞の質的あるいは量的な分子の差，さらにがん細胞の周囲環境を含めたがん組織と正常組織の分子の差を特異的に制御することで正常細胞にできるだけ障害を与えず，がんの特性を失わせること（がん治療）に期待がもたれるようになった．分子標的治療はこのような流れのなかで登場した治療で，従来の抗がん剤に対する閉塞感と，基礎医学の膨大な量の知見を臨床応用へ押しあげようとする機運があいまって，必然的にあらわれたといってよいだろう．

　イマチニブ（グリベック）は，慢性骨髄性白血病（CML）に対する良好な分子標的治療薬である[2]．第9番，第22番染色体の相互転座t（9；22）（q34；q11）により出現するPhiladelphia染色体（Ph染色体）はCML発症の本体とされる．グリベックはPh染色体上のBcr/abl遺伝子が産生するBCR-ABLチロシンキナーゼを阻害する．グリベックは分子量590の低分子量の化合物で，上記チロシンキナーゼのATP結合部位に結合するようスクリーニングされ，創薬された．経口薬でありながら，臨床的にすぐれた効果を示し，日本のPhase II臨床試験では血液学的寛解が92％を示し[3]，また海外のIFN α＋Ara Cとの無作為比較試験でも大きな差でグリベックが良好な成績を示した[4]．

　このように分子標的治療薬の開発において，殺細胞性を指標としたランダムスクリーニングでなく，標的となる分子を設定することから始まるという，開発過程のパラダイムシフトが展開されつつある．（実際の開発の段階では，しばしば標的分子に対する物質のランダムスクリーニングが利用されている．）

(4) 標的となる分子

　現在までに検討，注目されている標的分子はおびただしい数でかつ多岐にわたるが，細胞の無制限な増殖，不死化に関してはおもに①増殖シグナル伝達経路，②細胞周期調節，③細胞死のメカニズム，テロメア・テロメアーゼ，アポトーシスなどに関与する分子が，またがん細胞の浸潤，転移については④血管新生，⑤プロテアーゼなど組織融解に関与する分子などがある（図1）．

　トラスツズマブ（ハーセプチン）は，増殖シグナル伝達経路の上流であるヒト上皮増殖因子受容体ファミリーに属するHER2（human epidermal growth factor receptor 2）を分子標的とし，ゲフィチニブ（イレッサ）も同じファミリーのEGFレセプター（EGFR）を分子標的としている．B細胞性悪性リンパ腫に対するリツキシマブ（リツキサン）は，腫瘍細胞上にある分化抗原CD20分子を標的とする（作用機序は各論を参照されたい）．これらは，正常細胞とがん細胞の質的，量的分子生物学的差を利用して，直接がん細胞に作用することをねらったものである．一方，がん細胞の周囲の環境，すなわち正常細胞を含む組織も制御しようとする考えがある．代表的なものに血管新生にかかわる分子があげられ，たとえば異常な血管新生のほとんどのステップに関与する血管内皮増殖因子（vascular endothelial growth factor：VEGF）は，腫瘍細胞や腫瘍局所における間質細胞などから放出されるが，これを標的としたベバシツマブ（アバスチン）は結腸がんに対する従来の化学療法に併用することで，生命予後を有意に改善した[5]．

(5) 薬剤の分類

　分子標的治療薬は，薬剤の分子量からみると，小分子small moleculeとマクロ分子macro moleculeに分けられる．小分子化合物は，経口投与しやすいので治療簡便性が高く，細胞制御的な薬効で維持投与が必要な場合も，毎日の持続的な投与が可能である．実際，小分子化合物のイレッサは毎日の経口投与で，腫瘍縮小効果を示す患者群以外に，腫瘍の大きさが一定で制御されるstable disease：SDの効果を示す患者群がある[6,7]．一方，小分子化合物は特異性についてはやや劣る．たとえばグリベックは，上述のようにBcr/abl遺伝子がコードするBCR-ABLチロシンキナーゼを阻害するが，ほかにKITやPDGF-RのATP結合部位に結合し，これらの

1. 分子標的療法

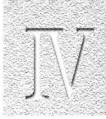

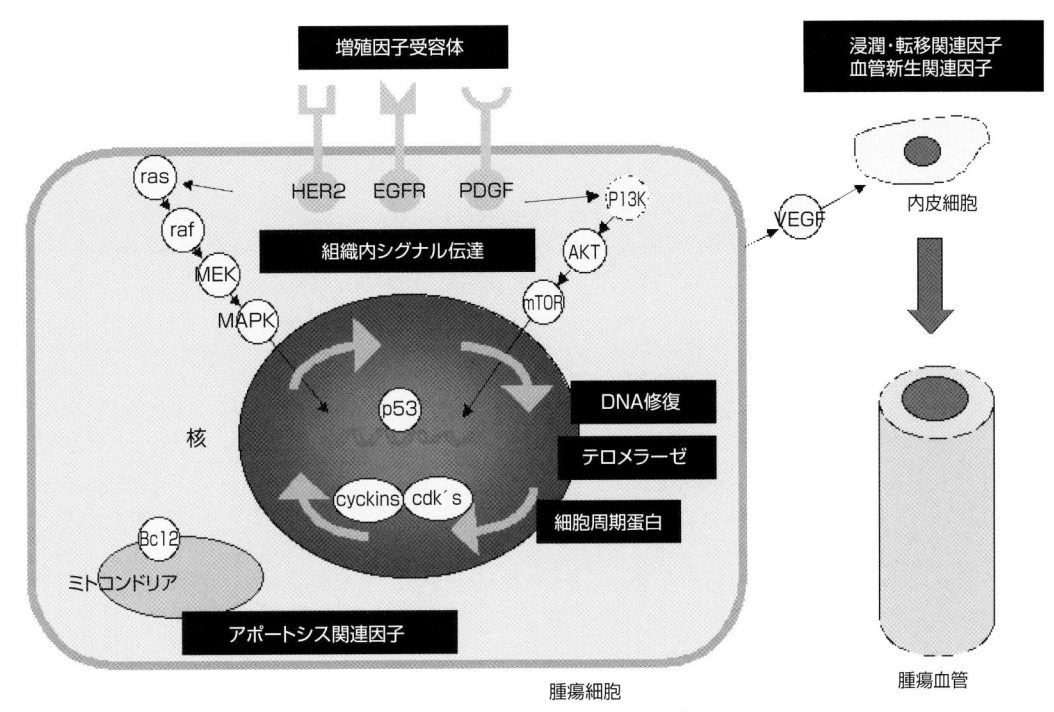

図1 分子標的治療薬の標的
正常細胞とがん細胞の質的あるいは量的な分子生物学的な差を利用してがん治療をめざす．血管新生阻害薬のように正常細胞を含むがん細胞の周囲環境が標的となることもある．

チロシンキナーゼ活性をも阻害する．小分子化合物は，同一腫瘍細胞のなかにおいても複数の種類の分子に作用する可能性がある．

マクロ分子には，抗体，ペプチド，サイトカイン，アンチセンス，さらにはアデノウィルスを用いた遺伝子治療などを含む．現在最も成功をおさめているのは抗体である．抗体は分子に対する特異性が高く，標的特異性において理想的で，その作用機序を確認，検討しやすい．また抗体に抗がん剤，毒素，放射線同位体を結合させるなど，あらたな創薬が可能である．一方，経口投与は不可であり，細胞内への浸透性の問題から，細胞内分子は標的としにくい．抗体が，分子標的治療薬として数々の有効な薬品となりえた背景には，組換えDNA技術や抗体工学の大きな進歩がある．今日のように本格的に抗体を臨床応用できるようになった端緒は，1975年のMilsteinとKoehlerによるハイブリドーマからの抗原特異的なモノクローナル抗体の作成である[8]．しかし，その発展の道はなだらかではなかった．当時のモノクローナル抗体は，マウスB細胞由来のマウス蛋白そのものであったので，ヒトにくり返し投与するとしばしば異種蛋白に対するヒト抗マウス抗体（human anti-mouse antibody：HAMA）が出現し，重篤なアレルギー反応を起こした．このため，抗体はほとんど臨床の場から姿を消した．技術革新により1990年代半ば，マウスモノクローナル抗体内の抗原を認識する可変領域を残し，定常領域をヒト由来にしたキメラ抗体が大量生産できるようになった[9]．悪性リンパ腫に用いられるリツキシマブ（リツキサン）はキメラ抗体である．さらに，抗原を認識する相補決定部位（complementarity determining region：CDR）であるCDR1，CDR2，CDR3の3カ所のみマウス抗体のアミノ酸配列を残し，ほかの90％以上の構造をヒト由来としたヒト化抗体が出現するにいたった[10]．乳がんの治療薬トラスツズマブ（ハーセプチン）はヒト化抗体である．今後も続々と抗体の新たな分子標的薬が登場するものと思われる．

(6) 評価方法

従来の抗がん剤は何種類ものがん細胞株（cell line）に対する殺細胞性を指標に，より広い抗腫瘍スペクトラムを求めて開発され，その結果正常細胞にも毒性が強い（**図2A**）．したがって，開発では臨床的に耐えうる最大の投与量を決め，それに近い量で薬効を求めるという定型的な手法が用いられてきた．すなわち，

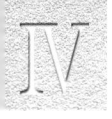

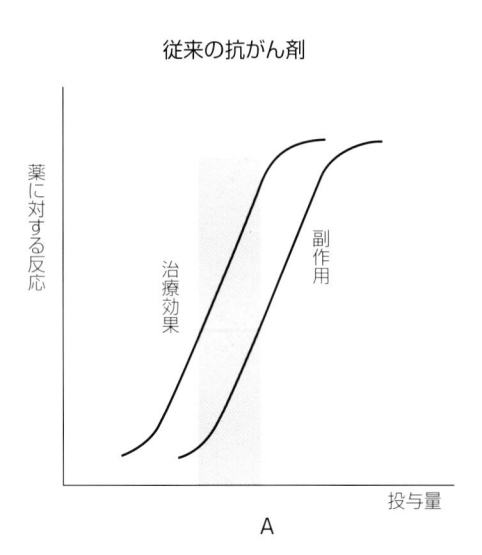

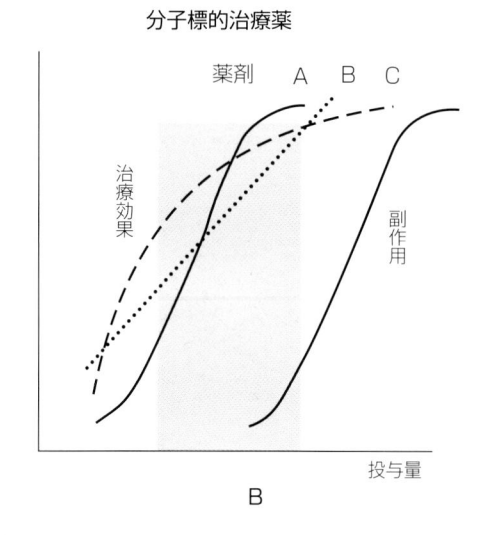

IV がん治療の最前線と今後の展望

図2 従来の抗がん剤と分子標的治療薬の違い（治療効果と副作用）
従来の抗がん剤では，治療効果と副作用を示す投与量は近似している．分子標的治療薬では薬剤によって用量―効果曲線はさまざまであると考えられるが，治療効果と副作用を示す投与量には十分な差がある．

PhaseⅠでおおよそ毒性，最大耐用量が決定され，PhaseⅡで薬の効果，奏効率を調べて，PhaseⅢで真の効果である延命効果，臨床的な使用方法が評価された．

一方，分子標的治療薬の開発については，薬剤の個性別に評価方法を考える必要がある．たとえば，分子標的治療薬はもともとがんと正常細胞（組織）の大きな分子生物学的差をターゲットとしているので，有効量と最大耐用量が大きく異なり（**図2B**），用量設定試験を精細にする必要が生じる．さらに，従来は奏効率がおおよそ延命効果の代替指標（surrogate marker）になるであろうという予測で推奨用量（recommended dose：RD）を設定していたが，分子標的治療薬は，必ずしも腫瘍が縮小しなくても細胞分裂抑制的作用（"cytostatic"）も延命あるいは生活の質（quality of life：QOL）の改善につながる可能性があり，長い時間を要する延命効果を調べる臨床試験の前に，何をsurrogate markerとして臨床試験を行うか困難な問題がある．たとえばイレッサについて，stable diseaseの群でもQOL改善効果があり[6)7)]，また延命効果もあると予想されているが，これらの効果を臨床試験でどのようにひろいあげるか．また，血管新生阻害薬のように，浸潤，転移を制御する薬剤の評価方法が簡単でないことはたやすく想像できる．time to progression：TTP，無増悪生存期間progression-free survival：PFSを指標とするとしても，臨床試験の全例に短い間隔で全身検索をしなければ，評価の科学性は保たれないであろう．

これ以前の問題として，分子標的治療薬が目的とする分子に計画通り作用し，結果標的分子がどのように変化したか，そしてどのようにがん細胞，正常細胞が反応し，それが抗腫瘍効果につながったかを確かめる前臨床試験，Proof of principle study：POP studyは重要である．これをcorrelative studyとよび，後述するトランスレーショナル・リサーチ（translational research：TR）のなかの狭義のTRとしてとらえる場合がある．

グリベックの臨床試験では，Ph染色体陽性細胞の減少効果以外に，薬剤投与前後のBCR-ABLチロシンキナーゼ活性を測定するなど，POP studyが行われた[11)]．適応疾患であるCMLが血液疾患であり，腫瘍細胞をくり返し採取，検討しやすいこと，急性転化するまではBcr/abl遺伝子が本質的な遺伝子異常で，固形がんほど多段階な遺伝子異常がないことなどが臨床開発には有利に働いた．

イレッサは非小細胞肺がんに有効で，従来のプラチナ製剤を含む標準化学療法に不応の症例にも有効例があり，肺がん治療に新たな選択を与えた[6)7)]．開発時の想定する標的分子は上皮成長因子受容体（epidermal growth factor：EGFR）であるが，開発段階からEGFRの発現量と抗腫瘍効果の相関がかならずしも明確でなく，一時はEGFR以外が主要な標的分子なのではないかと憶測されたときもある．2004年相次いで，EGFRのATP結合部位周辺の遺伝子変異が有効性ときわめて

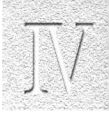

高く相関することが発表され，発売後にEGFRが確実な標的分子のひとつであることが証明された[12) 13)]．このことは，腫瘍医に固形がんにおいても有効に標的分子を制御することで，高い腫瘍縮小効果がみられるという大きな期待を抱かせるとともに，何度も腫瘍検体を採取しにくいがん腫（部位）のPOP studyの困難と重要性を示唆した．

（7）副作用と耐性

分子標的治療薬の副作用は，従来の抗がん剤のような，骨髄抑制，脱毛などの副作用プロファイルとは異なる．たとえば第Ⅰ，Ⅱ相臨床試験におけるイレッサの有害事象は，発疹，下痢が主なもので，一般に軽度であった．リツキサンの有害事象としては発熱，悪寒，骨髄抑制などがある．イレッサの発疹は正常組織である皮膚上皮EGFRに対する作用と思われるし，また，リツキサンなどマクロ分子の場合，アナフィラキシー様作用がおきやすいことが推測される．全般的には従来の抗がん剤より，分子標的薬の副作用は受容できる範囲であることが多い．しかし，大きな分子生物学的差を利用しても，開発中には予想できなかった副作用が臨床使用において出現することがある．イレッサの間質性肺炎は重篤になることがあり，死亡例も出現し，社会的問題にまでなったことは記憶に残る例である．

慢性期CMLに対するグリベックの効果は，治療経過約2年でしばしば耐性を示すようになることが判明した．解析の結果，ひとつの機序として，*Bcr/abl*遺伝子の点突然変異により，BCR-ABLチロシンキナーゼのATP結合部位へのグリベックの結合が阻害されることが明らかになった[14)]．イレッサの著効例においても，おおよそ1年半くらいで耐性がおきるが，その機序は明確でない．

（8）トランスレーショナルリサーチと個別化医療

大学などアカデミアを中心に，多くの標的分子候補が出現した現状で[15) 16)]，基礎医学の知識の蓄積をすばやく臨床に応用したいという願いは当然であり，医学においては，研究成果は臨床使用が可能となって社会への貢献となるが，実際の基礎研究から臨床使用までのギャップは大きい[17)]．基礎研究で候補となった標的分子に対する特異的な制御（抑制／活性化）を指標としてスクリーニングされた化合物が，本当にがん治療に役立つかどうか（抗腫瘍効果，腫瘍縮小効果）について，科学的妥当性を各段階で証明する必要がある．日本においては，トランスレーショナルリサーチを，

このように基礎から臨床の場において新薬，新技術を試験し，基礎医学の研究成果を臨床研究にトランスレート（応用）することを目的とした研究ととらえ，文部科学省，厚生労働省，経済通産省おのおのにより国家プロジェクトとなりつつあるが[18)]，米国と比べると行政的な対応が未熟である．

分子標的治療薬は，特定の分子を選択的に制御するagentであり，限定された集団に対して高い有用性を示す．臓器別の画一的な治療でなく，むしろ治療対象は標的分子別となるであろう．たとえば，消化管間質腫瘍（gastrointestinal stromal tumor：GIST）はc-kitに突然変異があり，チロシンキナーゼが持続的に活性化しているが，CMLの治療薬であるグリベックは，このキナーゼも抑制する働きがあり，GISTに対しても有効性が確認されてきている[19)]．また，ハーセプチンの標的分子であるHER2は乳がん患者の10～30％程度に過剰発現しており，ハーセプチンはがん組織を生検し，過剰発現がみられる患者にのみ有効性がある[20)]．このように，分子標的治療薬は適合した患者に分子プロファイル別に使用されることとなり，その延長上には個別化医療へとつながる．

リツキサン，ハーセプチン，アバスチンなどは従来の抗がん剤との併用が有効であることが明らかになってきた．さらに分子標的治療薬が開発されれば，分子標的治療薬同士の併用も検討されねばならない．このことは，トランスレーショナルリサーチにおいても併用療法まで意識することを要求しており，単純な計算からは膨大な数の組み合わせが生み出され，研究者を困惑させると予想される．この問題に対してはやはり，POP studyが重要で，ある薬剤が標的分子を修飾し，それに関連する分子がどのように変動するかを検索，理解しなければならない．そのうえでどの組み合わせが適切かを予想し，効率的に臨床試験を行うべきで，このような場面においてもランダムスクリーニングを脱却する時代がおとずれつつあると考える．一方，たとえばシグナル伝達経路ではお互いにクロストークがあり，薬剤の投与によりダイナミックに変動すると思われるが，このようなヒトでの貴重な臨床データを基礎医学へとフィードバックするといった，双方向性のトランスレーショナルリサーチが重要である．

最近，マイクロアレーなどを用いて，ゲノムワイドに網羅的にがんの特徴をとらえられるようになってきた．個別化医療という点では，がん細胞，組織がどのような分子プロファイルをもっているかで，薬剤を選

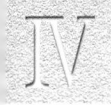

択する時代になると思われる．がん治療のエンドポイントは個人によって予防的治療（prevention trial），治癒を目的とした治療（intervention trial），がんとの共存を目的とした治療（regression trial）などと多様化しつつ，おそらく2010年代には分子標的治療による「新薬黄金時代」が到来すると思われる．

文献

1) Goodman LS, Wintrobe MM, Dameshek W, et al：Use of methyl-bis (beta-chloroethyl) amine hydrochloride for Hodgkin᾿s disease, lymphosarcoma, leukemia and certain allied and miscellaneous disorders. JAMA 132：126-132, 1946.
2) Druker BJ, Tamura S, Buchdunger E, et al：Effects of a selective inhibitor of the Abl tyrosine kinase on the growth of Bcr-Abl positive cells. Nat Med 2：561-566, 1996.
3) 河合泰一，上田孝典，陣内逸郎，ほか：STI571（グリベック）のPhiladelphiaの染色体陽性慢性期慢性骨髄性白血病患者に対する第二相試験．臨床血液 43：103, 2002.
4) O'Brien SG, Guilhot F, Larson RA, et al：Imatinib compared with interferon and low-dose cytarabine for newly diagnosed chronic-phase chronic myeloid leukemia. N Engl J Med 348：994-1004, 2003.
5) Hurwitz H, Fehrenbacher L, Novotny W, et al：Bevacizumab plus irinotecan, fluorouracil, and leucovorin for metastatic colorectal cancer. N Engl J Med 350：2335-2342, 2004.
6) Fukuoka M, Yano S, Giaccone G, et al：Multi-institutional randomized phase II trial of gefitinib for previously treated patients with advanced non-small-cell lung cancer. J Clin Oncol 21：2237-2246, 2003.
7) Kris MG, Natale RB, Herbst RS, et al：Efficacy of gefitinib, an inhibitor of the epidermal growth factor receptor tyrosine kinase, in symptomatic patients with non-small cell lung cancer：a randomized trial. JAMA 290：2149-2158, 2003.
8) Kohler G, Milstein C：Continuous cultures of fused cells secreting antibody of predefined specificity. Nature 256：495-497, 1975.
9) Morrison SL, Johnson MJ, Herzenberg LA, et al：Chimeric human antibody molecules：mouse antigen-binding domains with human constant region domains. Proc Natl Acad Sci U S A 81：6851-6855, 1984.
10) Verhoeyen M, Milstein C, Winter G：Reshaping human antibodies：grafting an antilysozyme activity. Science 239：1534-1536, 1988.
11) Druker BJ, Talpaz M, Resta DJ, et al：Efficacy and safety of a specific inhibitor of the BCR-ABL tyrosine kinase in chronic myeloid leukemia. N Engl J Med 344：1031-1037, 2001.
12) Lynch TJ, Bell DW, Sordella R, et al：Activating mutations in the epidermal growth factor receptor underlying responsiveness of non-small-cell lung cancer to gefitinib. N Engl J Med 350：2129-2139, 2004.
13) Paez JG, Janne PA, Lee JC, et al：EGFR mutations in lung cancer：correlation with clinical response to gefitinib therapy. Science 304：1497-1500, 2004.
14) Shah NP, Sawyers CL：Mechanisms of resistance to STI571 in Philadelphia chromosome-associated leukemias. Oncogene 22：7389-7395, 2003.
15) Yoshida S, Fukumoto S, Kawaguchi H, et al：Ganglioside G（D2）in small cell lung cancer cell lines：enhancement of cell proliferation and mediation of apoptosis. Cancer Res 61：4244-4252, 2001.
16) Ishida T, Utsunomiya A, Iida S, et al：Clinical significance of CCR4 expression in adult T-cell leukemia/lymphoma：its close association with skin involvement and unfavorable outcome. Clin Cancer Res 9：3625-3634, 2003.
17) Chabner BA, Boral AL, Multani P：Translational research：walking the bridge between idea and cure--seventeenth Bruce F. Cain Memorial Award lecture. Cancer Res 58：4211-4216, 1998.
18) 上田龍三，佐藤滋樹：抗悪性腫瘍薬の適応とリスクベネフィット 抗悪性腫瘍薬開発に必須のトランスレーショナルリサーチ．日本医師会雑誌 130：1065-1069, 2003.
19) Demetri GD, von Mehren M, Blanke CD, et al：Efficacy and safety of imatinib mesylate in advanced gastrointestinal stromal tumors. N Engl J Med 347：472-480, 2002.
20) Vogel CL, Cobleigh MA, Tripathy D, et al：Efficacy and safety of trastuzumab as a single agent in first-line treatment of HER2-overexpressing metastatic breast cancer. J Clin Oncol 20：719-726, 2002.

名古屋市立大学大学院　　上田 龍三／佐藤 滋樹

1 分子標的療法

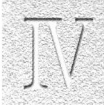

2）シグナル伝達阻害剤

(1) チロシンキナーゼ阻害剤
a. Iressa, ZD1839
i）ZD1839の臨床開発

EGFRは種々の悪性腫瘍において高頻度に発現しているため、肺小細胞がん（non small cell lung cancer：NSCLCに対する新薬の開発の標的として有望視されていた。また、臨床的にも悪性腫瘍のEGFRの発現レベルが高いと予後が不良であることが示されている。ZD1839（Iressa：イレッサ）は、EGFRの細胞内チロシンキナーゼ領域を選択的に阻害する低分子化合物である（**図1**）。この経口剤は、シグナル伝達経路をブロックし、その結果、腫瘍の増殖を阻害する[1)2)]。ZD1839についての第I相臨床試験では、固形癌患者を対象にZD1839の忍容性と体内動態が評価された[3-5)]。骨髄抑制、脱毛は認めず、用量依存的な膿疱性の紅斑性発疹が発現したが、投与中止例は、なかった。イレッサの用量制限毒性は700mg/日～1,000mg/日投与群で発現した下痢と肝機能障害であった。この第I相臨床試験においては、10例の患者がPR（Partial Response）を、18例の患者でSD（Stable Disease）を示した。また、患者65例より採取した104検体の皮膚生検組織中のEGFRに対するイレッサの薬理学的効果が検討され、EGFR活性化を阻害し、下流の受容体依存性に影響を与えることが確認された。この効果は、忍容できない毒性を引き起こす用量よりかなり低い用量で顕著に認められたことから、有効性および安全性試験には、最大耐用量ではなく最適用量を選択することが推奨された[6)]。第I相試験では、その大半が強力な治療歴のあるNSCLC患者約100例を対象としたが、NSCLC患者100例のうち10例では、150～800mg/日の用量で腫瘍縮小効果または症状改善が認められた。この第I相試験のデータに基づき、第II相における試験用量として250mg/日と500mg/日の2種類の用量が推奨用量とされた。

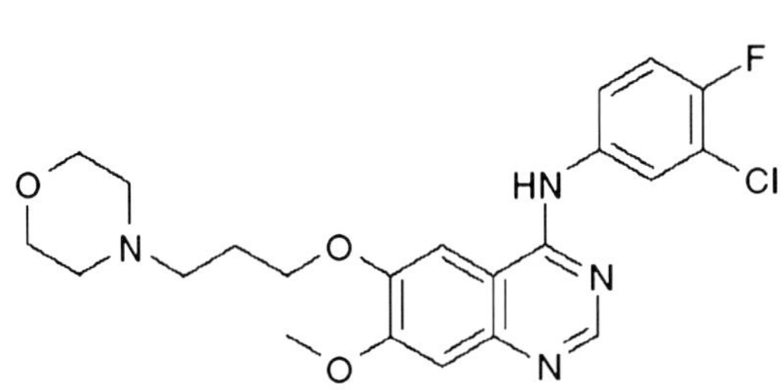

続く第II相臨床試験として再発NSCLCを対象としたZD1839の臨床開発2つのIressa Dose Evaluation in Advanced Lung Cancer（IDEAL-1[18)]およびIDEAL-2[19)]）試験で、化学療法治療歴のある進行NSCLC患者を対象としてZD1839の有効性および安全性が検討された[7)8)]。

ii）IDEAL-1およびIDEAL-2試験

NSCLCを対象としたIDEAL（Iressa Dose Evaluation in Advanced Lung cancer）1および2は、適格条件に化学療法による前治療歴が1～2レジメン（プラチナ製剤を含む）と化学療法による前治療歴が2レジメン以上（プラチナ製剤およびdocetaxelを含む）とに違いがあるが、ZD1839が250mg/日（250mg群）または500mg/日（500mg群）で連日投与されている。IDEAL1には209例が登録され、250mg群（103例）の年齢中央値61歳、男性76/女性24（％）、PS0/1/2はそれぞれ17.5/69.9/12.6（％）、化学療法による前治療歴は1レジメンが55.3（％）、2レジメンが44.7％であった。また、500mg群（106例）の年齢中央値は60歳、男性66/女性34（％）、PS0/1/2はそれぞれ18.9/67.9/13.2（％）、化学療

図1　ZD1839（Iressa：イレッサ）の化学式
4-Quinazolinamine, N-(3-chloro-4-fluorophenyl)-7-methoxy-6-[3-4-morpholin) propoxy

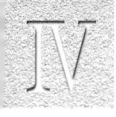

IV がん治療の最前線と今後の展望

法による前治療歴は1レジメンが56.6％，2レジメンが43.4％であった．IDEAL2には216例が登録され，250mg群（102例）の年齢中央値61歳，男性59/女性41（％），PS0/1/2はそれぞれ17.6/62.7/18.6（％），化学療法による前治療歴は1/2/3/4レジメン以上がそれぞれ2.0/40.2/30.4/27.5（％）であった．500mg群（114例）の年齢中央値は62歳，男性55/女性45（％），PS0/1/2/3はそれぞれ13.2/65.8/20.2/0.9（％），化学療法による前治療歴は2/3/4レジメン以上がそれぞれ42.1/36.0/21.9（％）であった．奏効率は，IDEAL1では39例（CR:1, PR:38），IDEAL2では22例（すべてPR）で奏効が認められた．用量別奏功はIDEAL1では250mg群18.4％，500mg群19.0％であり，IDEAL2では250mg群11.8％，500mg 8.8％であった．奏効期間中央値は13.0カ月（250mg群）と10.1カ月（500mg群）（IDEAL1）および7.0カ月（250mg群）と5.8カ月（500mg群）（IDEAL2），1年生存率は，IDEAL1では35％（250mg群）および29％（500mg群），IDEAL2では29％（250mg群）と24％（500mg群）であった．主な毒性は，下痢であり，250mg/日投与群と比較して500mg/日群に多く認めている．これらの結果により，イレッサが標準的化学療法としてのfront lineへの開発が期待された．また，この結果からわが国において2002年7月，世界に先駆けて手術不能又は再発非小細胞肺癌を適応症として厚生労働省から承認された．

iii) INTACT1およびINTACT2試験[9,10]

INTACT（'Iressa' NSCLC Trials Assessing Combination Treatment）1, 2試験は，NSCLCの1stライン治療として，イレッサ併用の意義があるかどうかを検討するために行われた大規模無作為化比較試験である．INTACT1ではシスプラチン80mg/m^2（day1）＋ゲムシタビン1250mg/m^2（days1,8）が3週ごとに投与され，1093例が登録された．INTACT2では，カルボプラチンAUC6.0（day1）＋パクリタキセル225mg/m^2（day1）が3週ごとに投与され1037例が登録されている．両者ともプラセボ，イレッサ250mg/日，イレッサ500mg/日がday1より1日1回経口投与され，化学療法は，PDを認められない限り6サイクルまで施行され，化学療法終了後もイレッサまたはプラセボ経口投与が継続された．いずれの試験においても，イレッサを加えることによる生存期間の延長は認められず，プラセボ群，イレッサ250mg/日群，イレッサ500mg/日群における生存期間中央値は，INTACT1でそれぞれ10.9カ月，9.9カ月，9.9カ月，INTACT2でそれぞれ9.9カ月，9.8カ月，8.7カ月という結果に終わった．用量依存性の下痢と皮膚毒性が発現し，500mg/日投与群で好中球減少によると思われる発熱がみられたほかは，血液毒性は発現しなかった．また，急性肺障害および間質性肺炎についてもプラセボ群と差がなかった．INTACT試験におけるイレッサの安全性の点は，併用により毒性が増強することはなく，予期しない毒性はなかった．

さらに無作為化割付の際に用いられた3つの層別化因子（PS0/1 vs 2；stage Ⅲ vs Ⅳ；過去6カ月間の体重減少≦5% vs >5%），NSCLCの既知の予後因子（骨転移，脳転移，肝転移ありvsなし），性別，組織型（腺癌[肺胞上皮癌を含む] vs腺癌以外）を試験登録時に評価し，それぞれの因子について単変量解析も行われた．サブグループごとの生存データに対し非補正Cox比例ハザードモデルを適用し，イレッサとプラセボの比較を行ったが，どのサブグループについても，有意な差を認めなかった．すでに日本からイレッサを投与した患者に，間質性肺炎（ILD）が発生したという報告があり[11]，再調査にて遅れたもののこれらの結果と拡大治療プログラム（EAP）での結果をもって2003年5月FDAは，標準的化学療法に不応となった進行非小細胞肺癌に対しIressaを単独投与で使用することを承認した．

しかしながらこの1年でIressaの位置づけは大きく変わり始めた．市販後本剤投与が原因と思われる重篤な間質性肺炎・急性肺障害が報告された．厚生労働省の集計によれば2003年4月22日現在，間質性肺炎・急性肺障害が616例にみられ，うち246例が死亡した．自発報告された本剤との関連が疑われる急性肺障害・間質性肺炎（Interstitial lung disease，以下ILDと略す）発症例358例中152例を解析し，1）日本におけるILDの発症率は約1.9％（死亡率0.9％）で海外の約6倍であること，2）ILDの予後不良因子として，男性，扁平上皮癌，特発性肺線維症等を有するもの，Performance Status 2以上，喫煙歴のあるもの，ゲムシタビン治療歴のないものがあげられ，とくに多変量解析で特発性肺線維症等を有するもの，男性，扁平上皮癌が「主要な予後因子となる可能性が示唆された」こと，3）ILD発症例の症状としては，息切れ75％，発熱42.1％，ラ音32.9％，乾性咳嗽27.0％，4）画像情報のある134例中約20％が感染等の他疾患と判断されたこと，5）ILDのCT所見は従来報告された薬剤性肺障害のそれと特段の相違はないこと，6）剖検例の基本的病理組織像は，びまん性肺胞障害であったことなどが明らかになった．また，日本肺癌学会はゲフィチニブの適正使用に関する

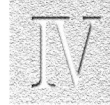

見解をまとめることを目的として「ゲフィチニブの適正使用検討委員会」を設け，臨床試験及び実地医療でのイレッサ使用に関するガイドラインが作成された．

米国マサチューセッツ総合病院（MGH）グループと米国ダナファーバー癌研究所（DFCI）および名古屋市立大学医学部の共同研究グループにより，イレッサの臨床有効性は癌部でのEGFRの細胞内チロシンキナーゼドメインの基質ATP結合部位周辺の後天的な遺伝子変異の有無により規定されると報告され注目された[12,13]．2004年ASCOにおいても両グループから追加データが発表され，メモリアルスローンケタリング癌センター（MSKCC）からも報告された．各報告はイレッサでPR，CRとなった非小細胞肺癌患者のEGFRの遺伝子変異率は3グループ合計で23例中22例（96％）と非常に高く，イレッサの非有効症例では変異は検出されていないチロシンキナーゼドメインの基質ATP結合部位周辺に集中してヘテロ接合変異であった．またin vitroで変異体を発現する細胞株はEGF刺激でより活性化され，ゲフィチニブによる増殖阻害により感受性が高い．という点で一致していた．EGFR遺伝子変異の存在がイレッサの優れた効果予測因子であることが明らかとなったが，EGFR遺伝子変異が検出されなくとも両薬剤で奏効した例やSD状態を維持している例があることから，EGFR遺伝子変異以外に薬効を規定する因子が存在することも考えられる．また，これらの遺伝子変異を持つphenotype集団が，アジアの女性に多く，非喫煙者に多いなど臨床におけるイレッサの効果に関与する遺伝子との関連も指摘されていることも臨床像に相関している[14]．

本稿を記述している最中にアストラゼネカ社より世界28カ国で合計1692人を対象に行われた大規模比較臨床試験：IRESSA Survival Evaluation in Lung cancer（ISEL試験）の初回解析結果の第一報が公開された．この試験は，治療抵抗性のNSCLC患者の生存期間を，イレッサを投与した群（グループ）とプラセボ（偽薬）を投与した群との間で比較したものだがイレッサ投与群とプラセボ投与群との間に生存期間に有意差は認めなかった（5.6カ月 vs 5.1カ月）．前述のように標準的抗がん剤とイレッサを併用投与した場合，標準的抗がん剤のみの場合と比較して延命効果は認められないとするINTACT1, 2の結果に加え，単独投与でも延命効果が否定される結果となってしまった．この結果により，米国FDAは，2003年5月2日accelerated approvalでの承認を販売中止または規制強化を検討することになった．また欧州での承認申請の取り下げがおこなわれた．一方，日本を含まない東洋人群だけの解析では，イレッサ投与群9.5カ月に対しプラセボ投与群5.5カ月と改善につながることも報告されている．厚生労働省の検討会（座長・松本和則国際医療福祉大教授）は「現時点では使用を制限する必要はない」との見解がまとめられている．

iv) 肺がん以外への開発状況

① 胃　　癌[15,16]

胃癌に対してのイレッサ単剤の臨床試験が行われている．化学療法歴のある進行胃癌患者を対象に，国際共同無作為化二重盲検試験を実施し，250mgまたは500mg 1日1回投与における有効性・安全性が検討された．75例（日本人：日本人以外＝32：43，男：女＝62：13，年齢平均値（歳）：58.9（33-83））が登録され，18.3％（13/71）にSD以上の有効性を認めた（PR1例，SD12例）．副作用は，下痢（45.9％），発疹（35.1％），食欲不振（12.2％）（grade3以上：発疹（5.4％），下痢（4.1％），食欲不振（2.7％））であった．病状コントロール率は18.3％にとどまり，中間解析の段階で試験は中止となった．

② 大 腸 癌[17,18]

Stanford Universityより1st line患者に対してイレッサのFOLFOX（oxaliplatin, leucovorin, and 5-fluorouracil, leucovorin）への上乗せIFOX [gefitinib, oxaliplatin, leucovorin, and 5-FU]について腫瘍縮小効果がFOLFOX単独投与と比較し高く（75％ vs 38％），2nd line患者においても29％ vs 9％と有効であったと報告している．また併用群の病勢コントロール率は90％を越えるものであった．現在，第Ⅲ相試験が計画されている．

③ 食 道 癌[19]

前治療を有する切除不能食道癌患者にイレッサを500mg/day投与するphase Ⅱが行われている．腫瘍の組織はadeno /squamous /mixedが71.4/ 25.0/ 3.6（％）であり，わが国のプロファイルとは若干異なるが，disease control rate 33.3％（PR 3（10％），SD 7（23.3％），TTP56日（95％CI：49-80）6ヵ月PFS17.1％（95％CI：4.7-29.6）MST192日（95％CI：110-279）と報告されている．

④ 頭 頸 部 癌

イレッサ500mg/日による単独療法が，再発または転移性頭頸部がん患者を対象とした第Ⅱ相試験で検

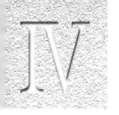

討された．解析が可能であった47例において，10.6％の奏効率（CR1例およびPR4例）が報告され，TTP3.4カ月，MSTは8.1カ月，1年生存率は29.2％であった．SD（Stable Disease）は42.6％の患者で得られている．現在，再発頭頸部がん患者を対象として，イレッサ250mg/日または500mg/日とメトトレキサート40mg/m^2/週を比較した国際的多施設共同無作為化臨床第Ⅲ相試験が進行中である．

上記のほかに乳がん・脳腫瘍に対して第Ⅲ相試験が進行中である．

現時点でのイレッサの臨床的位置づけは生存への寄与が証明されていないため難しい．INTACT 1，2試験で，生存への上乗せ効果が得られなかったことのひとつに，EGFR系の阻害が不十分であった可能性も考えられる．他の癌における併用での有効性の多くは500mg投与群で認められている．また，EGFRの活性を完全阻害するには，分子標的治療薬併用（カクテル）が必要なのかもしれない．適切な患者選択基準において前述の遺伝子検索などの対象患者を選択する必要があるかもしれない．イレッサは，2nd lineの薬としてより効果を発揮するかもしれず，今後我々はイレッサやその他のEGFR阻害剤をどのように使用していくべきか検討せねばならない．現在までに拡大治験プログラム（EAP）において，世界で20,000例以上の患者にイレッサが投与され，その臨床的有効性は実地臨床としてはある．安全性も，EAPのデータを見る限り妥当であろう．進行中または検討中の試験の中には，HER2とEGFRとが共発現する化学療法には反応しにくい細気管支肺胞上皮癌（BAC）を対象とする臨床試験が含まれているが，イレッサとerlotinibについてはいくつかの症例で有効性が報告されている．South West Oncology Group（SWOG）では，手術不能のⅢA/B期NSCLCに対して化学放射線療法およびドセタキセルによる治療を実施し，その後イレッサまたはプラセボを投与する第Ⅲ相臨床試験ならびに進行NSCLCを対象に，パクリタキセル／カルボプラチンの後にイレッサを投与する第Ⅲ相臨床試験も計画している．この試験では，パクリタキセル（225mg/m^2）およびカルボプラチン（AUC=6）を4サイクル施行した後，CR, PR, SDを示した患者を対象として，イレッサ250mg/日またはプラセボ投与群に無作為に割り付け，プラセボ群の患者へは増悪を認めた後に2nd lineとしてイレッサを投与する．これらのNSCLCの2nd lineとしての位置づけが明らかにしていくと同時にDNAのexpressionアレーを用い，遺伝子発現の差でオーダーメイド治療をしようとしてきた試みが一方では存在する．いずれにせよ，GISTに対するGleevecと同様に，本剤の臨床に与えたインパクトは大きく分子標的治療薬開発におけるkey drugには違いない．

文　献

1) Cardiello F, Caputo R, Bianco R, et al. Antitumor effect and potentiation of cytotoxic drugs activity in human cancer cells by ZD-1839 ('Iressa'), an epidermal growth factor-selective tyrosine kinase inhibitor. Clin Cancer Res 2000;6:2053-2063.
2) Sirotnak FM, Zakowski MF, Miller VA, et al. Efficacy of cytotoxic agents against human tumor xenografts is markedly enhanced bycoadministration of ZD1839 ('Iressa') an inhibitor of EGFR tyrosine kinase. Clin Cancer Res 2000;6:4885-4892.
3) Kris M, Herbst R, Rischin D, et al. Objective regressions in non-small cell lung cancer patients treated in phase I trials of oral ZD1839 ('Iressa'), a selective tyrosine kinase inhibitor that blocks the epidermal growth factor receptor. (EGFR). Lung Cancer 2000;29(suppl):72. Abstract 223
4) Negoro S, Nakagawa K, Fukuoka M, et al. Final results of a phase I intermittent dose-escalation trial of ZD1839 ('Iressa') in Japanese patients with various solid tumors. Proc Am Soc Clin Oncol 2001;20:324a. Abstract 1292
5) Ranson M, Hammond L, Ferry D, et al. ZD1839 ('Iressa'), a selective oral EGFR-TK1(epidermal growth factor receptor tyrosine kinase inhibitor) is well tolerated and active in patients with solid, malignant tumors: results of a Phase I trial. J Clin Oncol 2002;30:2240-2250.
6) Joan Albanell, Federico Rojo, Steve Averbuch, et al. Pharmacodynamic studies of the epidermal growth factor receptor inhibitor ZD1839 in skin from cancer patients: histopathologic and molecular consequences of receptor inhibition. Journal of Clin Oncol 2002;20:110-124
7) Fukuoka M, Yano S, Giaccone G, et al. Final results from a Phase II trial of ZD1839 ('Iressa') for patients with advanced non-small cell lung cancer (IDEAL 1). Proc Am Soc Clin Oncol 2002;21:298a. Abstract 1188
8) Kris MG, Natale RB, Herbst RS, et al. A Phase II trial of ZD1839 ('Iressa') in advanced non-small cell lung cancer (NSCLC) patients who had failed platinum- and docetaxel-based regimens (IDEAL-2). Proc Am Soc Clin Oncol 2002;21:292a. Abstract 1166.
9) Giaccone G, on behalf of the INTACT 1 investigators. A phase III clinical trial of ZD1839 ('Iressa') in combination with gemcitabine and cisplatin in chemotherapy-naïve patients with advanced non-small cell lung cancer (INTACT 1). 27th ESMO Congress, October 18-22, 2002,Nice, France. Abstract 4
10) Johnson DH, on behalf of all INTACT 2 investigators. X1839 ('Iressa') in combination with paclitaxel and CBDCA in chemotherapy-naïve patients with advanced non-small cell lung cancer (NSCLC): results from a phase III trial (INTACT 2). 27th ESMO Congress, October 18-22, 2002, Nice, France. Abstract 468
11) Inoue A, Saijo Y, Maemondo M,et al.Severe acute interstitial pneumonia and gefitinib.Lancet. 2003 ;361:137-139.
12) Paez JG, Janne PA, Lee JC,et al. EGFR mutations in lung cancer: correlation with clinical response to gefitinib therapy.Science ; 304 : 1497-1500.2004

13) Lynch TJ, Bell DW, Sordella R,et al.Activating mutations in the epidermal growth factor receptor underlying responsiveness of non-small-cell lung cancer to gefitinib.N Engl J Med.;350:2129-2139. 2004
14) Pao W, Miller V, Zakowski M, et al.EGF receptor gene mutations are common in lung cancers from "never smokers" and are associated with sensitivity of tumors to gefitinib and erlotinib.Proc Natl Acad Sci;101:13306-13311. 2004
15) Doi T,Koizumi W,Siena S et al. Effucacy,tolerability and pharmacokinetics of gefitinib(ZD1839) in pretreated patients with metastatic gastric cancer (abstruct).J CO 22(proceeding):258,2003
16) Rojo F,Tabernero J,Van Cutsem E, et al.Pharmacodynamic studies of tumor biopsy specimens from patients with advanced gastric carcinoma undergoing treatment with gefitinib(ZD1839) (abstruct). JCO 22(proceeding):191,2003
17) O. Dorligschaw T, Kegel K, Jordan A,et al.ZD 1839 (Iressa)-based treatment as last-line therapy in patients with advanced colorectal cancer (ACRC) (abstruct1494).JCO 22 (proceeding):372; 2003
18) G. A. Fisher T,Kuo C. D,Cho J,et al. A phase II study of gefitinib in combination with FOLFOX-4 (IFOX) in patients with metastatic colorectal cancer.
   (abstruct3514) JCO 22 (proceeding):14S;2004
19) C. Van Groeningen, D. Richel, G. Giaccone et al.Gefitinib phase II study in second-line treatment of advanced esophageal cancer. (abstruct4022) JCO 22 (proceeding):14S;2004

国立がんセンター東病院　土井　俊彦

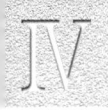

1 分子標的療法

2) シグナル伝達阻害剤

(1) チロシンキナーゼ阻害剤

b. Imatinib (STI571) グリベック

i) はじめに

Imatinib mesylate（グリベック，Glivec，Gleevec [米国]）は，慢性骨髄性白血病（CML）の原因遺伝子であるBcr-Ablチロシンキナーゼの選択的阻害剤である．STI571は，グリベックの開発中の旧名でありsignal transduction inhibitor 571の訳である．グリベックが初めてCML例に投与されたのは1998年6月でありそれからすでに，6年余りの歳月が経過している[1]．その間にグリベックのCMLに対する治療効果の素晴らしさが次々と確認されている．一方でこの新たなチロシンキナーゼ阻害剤に対する耐性の問題も出現し，グリベックはさまざまな意味で分子標的治療の最前線を走る薬剤といえる．

ii) グリベックの開発とチロシンキナーゼ阻害機構

グリベックが開発される以前は，チロシンキナーゼを選択的に阻害できる薬剤の開発が可能であるのか，またそのような薬剤ががん治療において有効であるのか否かについて学会および製薬会社は懐疑的であったといわれている．1990年の初頭にグリベック開発の基となる物質である2-phenylaminopyrimidineがprotein kinase C（PKC）およびチロシンキナーゼであるAbl，platelete-derived growth factor receptor（PDGFR）を選択的に阻害する活性を有していることが報告された[2]．その後側鎖の修飾により，PKC阻害活性は消失したがAbl，PDGFRの阻害活性は強められ，さらに生体内での薬物動態を最適にするために修飾が加えられ経口剤としてのグリベックが作成された[3]．グリベックはAblおよびAblの恒常的活性化変異体であるBcr-Abl，Ablファミリーに属するArg，Ablとは異なったグループのtype IIIレセプター型チロシンキナーゼであるPDGFRおよびc-Kitにも阻害活性を有している（表1）．グリベックは，チロシンキナーゼのATP結合領域にはまり込むことにより，そのキナーゼ活性を阻害するが，結晶解析によるとAblなどのチロシンキナーゼが"非活性化状態"にあるときの構造に親和性が強いことが示されている[4]．上記のグリベック感受性のチロシンキナーゼ群は，偶然この非活性化状態の構造が類似していたものと考えられる．逆にこれらのチロシンキナーゼが活性型に転換するとグリベックの結合が弱くなる．このことはのちほど述べる，グリベックの耐性の問題とも関連するこの薬剤の興味深い特性である．

iii) CMLへの治療効果

(i) 初発例

初発慢性期CML例へのグリベックの効果は，グリベック単剤と，グリベック以前に最も効果のあった化学療法であるインターフェロンα（IFN-α）＋シトシンアラビノシド（Ara-C）併用療法の，比較試験により検討された[5]．この試験は欧米を中心とした16カ国の多施設共同試験でありInternational Randomized Study of

表1 各種キナーゼに対するGlivecの抑制効果

阻害活性のあるキナーゼ	In vivoでのIC50(μM)
c-Abl	0.25
Bcr-Abl	0.25
PDGFR	0.1
c-Kit	0.1

阻害活性のないキナーゼ（IC50>10μM）
Flt3, CSF1R, EGF-R, Her2, Ins-R/IGF-R, Kdr/Flt-1, c-Met, v-Src/c-Src, c-Fgr, c-Lyn, Jak2, PKA, PKC, PPK, CDK1 and 2, Cdc2/cyclin

（Druker BJ, Nature Medicine 2:561, 1996より改変）

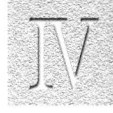

Interferon＋Ara C vs STI571 in Chronic Myeloid Leukemia（IRIS）試験と称されている（表2）．グリベック群は，400mg/日の連日投与で開始され，3カ月で血液学的完全寛解（complete hematological response：CHR）が得られないか，12カ月でminor cytogenetic response（Philadelphia [Ph]染色体陽性率≦65％）以上に達しない場合800mgに増量がなされている．表2に示すように18カ月の時点で，グリベック群では96.8％がCHRとなり，76.2％がcomplete cytogenetic response（CCR）（Ph染色体陽性率0％）を得，移行期・急性期への進展の抑制効果においても有意にIFNα＋Ara C群よりも優れていた．この結果が，初発のCML例に対して薬物療法の第一選択をグリベック400mg/日投与とするエビデンスとなっている．さらにこのIRIS試験においては，グリベックによるCML細胞減少効果をBcr-Abl mRNAを定量的RT-PCR（Q-PCR）法により評価している[6]．投与開始12カ月後のQ-PCRにおいて，投与開始時と比べて3 logのBcr-Abl mRNA値の減少を示す例（major molecular response）は39％に認められ，これらの症例の2年のprogression free survivalは100％であり，CCRであっても3 log以下の反応例に比べて有意に予後が優れており，このmajor molecul- ar responseが新たな治療目標となりうることが示されている．一方Bcr-Abl mRNAがRT-PCRで陰性となるccomplete molecular responseを示したのは4％であり，多くの例でRT-PCRが陰性となる慢性期の同種骨髄移植のレベルまでは達していない．この点においてはグリベックのみでCMLの治癒が可能かどうか議論のあるところである．

表3　進行期CMLに対するグリベックの治療成績

	移行期 n=181		急性期 n=229
	400mg	600mg	
血液学的寛解	40%	85%	52%
完全寛解	17%	44%	15%
部分寛解	12%	10%	9%
慢性期へ改善	27%	21%	28%
細胞遺伝学的大寛解	16%	28%	16%
完全寛解(Ph=0%)	11%	19%	7%
部分寛解(Ph≦35%)	5%	8%	9%

Talpaz MD, Blood 2002; 99: 1928, Sawyers CL, Blood 2002; 99: 3530より改変

(ii) 進行期例（表3）

Accelerated phase CML例に対する，400mgと600mgのグリベックの投与による比較試験では4週以上持続するCHRは34％の例に認められ，600mg投与群でCCRが19％に認められている[7]．Progression free survivalとoverall survivalは600mg投与群で有意に高く，accelerated phaseでは600mg投与が勧められる．急性転化期ではmyeloid blastic crisis例に400mgと600mgの投与が行われ，4週以上持続するhemato- logical responseは31％に，CHRは600mg投与例の14％に400mg投与例の3％に認められ，600mg投与例で有意に反応がよく，急性転化例でも600mg投与が必要である[8]．

iv) グリベックの有害事象

有害事象として頻度の高いものは，血球減少，皮疹，浮腫であり，そのほかに消化器症状（嘔気，嘔吐，下痢），発熱，肝機能障害などがあるが多くの場合は比較的軽度である．血球減少はCML病期の進行とともに高度となり，慢性期初発例ではGrade 3以上の貧血（Hb＜8 g/dl），好中球減少（＜1,000/μl），血小板減少（＜5×10⁴/μl）はそれぞれ3.1％，14.3％，7.8％であるが，移行期の400mg投与例ではそれぞれ44％，56％，44％と頻度が増加する[5][7]．これは病期の進行とともにCML細胞の増殖による正常造血の抑制が進んでおり，その回復に時間がかかるためである．あとに述べる非血液疾患であるgastrointestinal stromal tumor例ではGrade 3以上の好中球減少は7％であり，グリベックによる正常造血の抑制は軽度である．血球減少が高度の際はいったん休薬し，少量から再開することが行われるが，好中球減少についてはG-CSF併用し投与を継続する報告もある．浮腫・皮疹は対症療法を行うが，高度の皮疹の場合などはいったん休薬し，少量から再

表2　初診慢性期CMLに対するImatinibとIFNa+Ara-C併用療法の比較試験（IRIS）

治療効果（18カ月）	Imatinib (n=553)	IFNα+Ara-C (n=553)	
血液学的完全寛解率	96.8%	69.0%	p<0.001
細胞遺伝学的効果			
CompleteCR(Ph=0%)	76.2%	14.5%	p<0.001
Major CR (Ph≦35%)	87.1%	34.7%	p<0.001
移行期・急性転化期への進展	3.3%	8.5%	p<0.001
非増悪生存率	96.7%	91.5%	p<0.001
全生存率	97.2%	95.1%	p=0.16
治療不耐容性	2.9%	30.6%	
Bcr-Abl mRNAの3 log以上の減少	39%	2%	p<0.001

(O'Brien SG et al, N Engl J Med 348:994,2003, Hughes TP et al, N Engl J Med 349: 1423, 2003より改変)

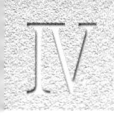

v）グリベックの耐性
(i) primary resistance

グリベック投与開始時より十分な効果の得られない状態をprimary resistanceと称する．慢性期例においては，IRIS studyでCHRを得られない例は5％（18カ月），MCR（major cytogenetic response：Ph染色体陽性率＜35％）を得られない例は12％（24カ月）存在し，これらの例はprimary resistanceと考えられる．さらにIRIS study以前のαIFN failure例のグリベック投与では，MCRに至らない例が36％存在し，accerelated phase，急性転化期ではCHR（－）例がそれぞれ24％，66％となることより病期の進展とprimary resistanceは関連がある．Primary resistanceの原因は明らかでないが，付加的染色体や，bcr-abl遺伝子の増幅や発現亢進などが認められている[9]．またDNA chipにより感受性に関連する遺伝子の検索・同定も行われている．慢性期例にグリベック投与量を800mgで開始することにより90％の例にCCRが得られており[10]，またaccelreated phaseや急性転化期でもグリベック増量で効果が増強しており，primary resistance例ではグリベックの増量が有効と考えられる．

(ii) Secondary (acquired) resistance

グリベック投与中に当初得られた効果が消失する状態を称する．慢性期例（IRIS study）では4％，accelerated phaseでは51％，急性転化期では88％となる．これらの多くの例においてその原因は，Ablキナーゼの変異である[11]．この変異は点突然変異による1カ所のアミノ酸置換であり現在では30あまり認められている．大きくATP結合領域であるp-loopの変異（Glu255→Lys, Gln252→His），グリベックの直接結合に関与する部位の変異（Thr315→Ile），Ablキナーゼを活性化状態の構造へ転化させる部位の変異（His396→Arg）に分けられる．このなかでP-loopの変異をもつ例は予後不良であることが知られている[12]．Abl変異を有するresistant例に対しては，一部の例でグリベック増量にて効果が得られるが，とくにThr315→Ile変異においてはグリベックに完全耐性であり，使用をあきらめざるを得ない．このようなAblの変異はグリベック使用前より存在しグリベックの使用によって選択されると考えられる．この様な変異の出現の誘導を避けるためにも，抗がん剤やほかの分子標的療法との多剤併用療法が現在検討中である．

vi）グリベックの有効な他の疾患
(i) gastrointestinal stromal tumor (GIST)

gastrointestinal stromal tumorは消化管のCajar介在細胞由来の腫瘍であり，レセプター型チロシンキナーゼc-Kitの発現が特徴である．GISTは，外科的切除のみが唯一の根治的治療法であり，化学療法がまったく無効であった．GISTの80～85％は，c-Kitの活性化変異を有しており，c-Kitはグリベックに感受性をもつことより2000年多発性の肝転移を有するGIST例に対してグリベックの治療が初めて行われ著明な効果をもたらした[13]．その後多数例での検討が行われGISTに対するグリベックの効果が確認されている．最近の400mgと800mgの投与比較を942例において行ったランダム化試験の報告では，5％のcomplete response，47％のpartial response，32％のstable diseaseが得られている[14]．400mgと800mgの両者間に有効率の有意差はなかったが，800mg群において有意に無増悪生存率が長かった．

(ii) 慢性骨髄増殖性疾患
chronic myeloproilferative disorders

慢性骨髄増殖性疾患のなかで，PDGFRβ，PDGFRαの変異を認める例が存在し，これらの例ではグリベックの効果が認められる．とくに100mgの少量で効果が認められるのが，好酸球増多症Hypereosinophilic syndrome（HES）である[15]．HESには多様な疾患が混在しているが，特発性例の14％にFIP1LI遺伝子とPDGFRαの融合遺伝子が認められ，PDGFRαが恒常的に活性化していることが明らかとされている．このほか，ETV6-PDGFRβ，H4-PDGFRβ，Bcr-PDGFRαなどのPDGFRの関与する遺伝子異常をもつ慢性骨髄増殖性疾患においてグリベックが有効であることが報告されている[16]．

文　献

1) Druker BJ, Talpaz M, Resta DJ, et al：Efficacy and safety of a specific inhibitor of the BCR-ABL tyrosine kinase in chronic myeloid leukemia. N Engl J Med 344：1031-1037, 2001.
2) Buchdunger E, Zimmermann J, Mett H, et al：Inhibition of the Abl protein-tyrosine kinase in vitro and in vivo by a 2-phenylaminopyrimidine derivative. Cancer Res 56：100-104, 1996.
3) Druker BJ, Tamura S, Buchdunger E, et al：Effects of a selective inhibitor of the Abl tyrosine kinase on the growth of Bcr-Abl positive cells. Nat Med 2：561-566, 1996.
4) Schindler T, Bornmann W, Pellicena P, et al：Structural mechanism for STI-571 inhibition of abelson tyrosine kinase. Science 289：1938-1942, 2000.
5) O'Brien SG, Guilhot F, Larson RA, et al：Imatinib compared with interferon and low-dose cytarabine for newly diagnosed chronic-phase chronic myeloid leukemia. N Engl J Med 348：994-1004, 2003.
6) Hughes TP, Kaeda J, Branford S, et al：Frequency of major molecular responses to imatinib or interferon alfa plus cytarabine in newly diagnosed chronic myeloid leukemia. N Engl J Med 349：1423-1432, 2003.
7) Talpaz M, Silver RT, Druker BJ, et al：Imatinib induces durable hematologic and cytogenetic responses in patients with accelerated phase chronic myeloid leukemia：results of a phase 2 study. Blood 99：1928-1937, 2002.
8) Sawyers CL, Hochhaus A, Feldman E, et al：Imatinib induces hematologic and cytogenetic responses in patients with chronic myelogenous leukemia in myeloid blast crisis：results of a phase II study. Blood 99：3530-3539, 2002.
9) Hochhaus A, Kreil S, Corbin AS, et al：Molecular and chromosomal mechanisms of resistance to imatinib (STI571) therapy. Leukemia 16：2190-2196.
10) Kantarjian H, Talpaz M, O'Brien S, et al：High-dose imatinib mesylate therapy in newly diagnosed Philadelphia chromosome-positive chronic phase chronic myeloid leukemia. Blood 103：2873-2878, 2004.
11) Shah NP, Nicoll JM, Nagar B, et al：Multiple BCR-ABL kinase domain mutations confer polyclonal resistance to the tyrosine kinase inhibitor imatinib (STI571) in chronic phase and blast crisis chronic myeloid leukemia. Cancer Cell 2：117-125, 2002.
12) Branford S, Rudzki Z, Walsh S, et al：Detection of BCR-ABL mutations in patients with CML treated with imatinib is virtually always accompanied by clinical resistance, and mutations in the ATP phosphate-binding loop (P-loop) are associated with a poor prognosis. Blood 102：276-283, 2003.
13) Joensuu H, Roberts PJ, Sarlomo-Rikala M, et al：Effect of the tyrosine kinase inhibitor STI571 in a patient with a metastatic gastrointestinal stromal tumor. N Engl J Med 344：1052-1056, 2001.
14) Verweij J, Casali PG, Zalcberg J, et al：Progression-free survival in gastrointestinal stromal tumours with high-dose imatinib：randomised trial. Lancet 364：1127-1134, 2004.
15) Cools J, DeAngelo DJ, Gotlib J, et al：A tyrosine kinase created by fusion of the PDGFRA and FIP1L1 genes as a therapeutic target of imatinib in idiopathic hypereosinophilic syndrome. N Engl J Med 348：1201-1214, 2003.
16) Pardanani A, Tefferi A：Imatinib targets other than bcr/abl and their clinical relevance in myeloid disorders. Blood 104：1931-1939, 2004.

大阪大学大学院　　　水木　満佐央／金　倉　　譲

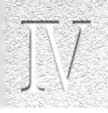

分子標的療法

2) シグナル伝達阻害剤

(2) ファルネシルトランスフェラーゼ阻害剤
a. 腫瘍細胞における Ras の活性化機構とその意義

低分子量G蛋白Rasは，増殖因子受容体などによって活性化され，活性型のGTP結合型と非活性型のGDP結合型をサイクルしmolecular switchとして機能する(図1)．Ras下流のRaf/MAPK経路は，転写因子AP-1を活性化しサイクリンD1を介して増殖シグナルを伝達し，Bcl-2の発現を介して抗アポトーシスシグナルも伝達する．このように，増殖シグナル，細胞死の抑制シグナルを伝達するRasの恒常的活性化は腫瘍化の原因となる．Rasの活性化点突然変異はN-RasやK-Rasに多く，膵癌の90%，大腸癌の50%，AMLの30%に認められる．一方，H-Rasの変異は少ない．また，Rasは上流のチロシンキナーゼの活性化変異で恒常的に活性化され，悪性腫瘍を高頻度に合併する常染色体優性の神経線維腫症I型においてはRasを負に制御するRas-GAPであるNF1の変異が約30%に認められる．更に，悪性黒色腫の60-80%にRasの下流のB-Rafに活性化遺伝子変異が存在する．

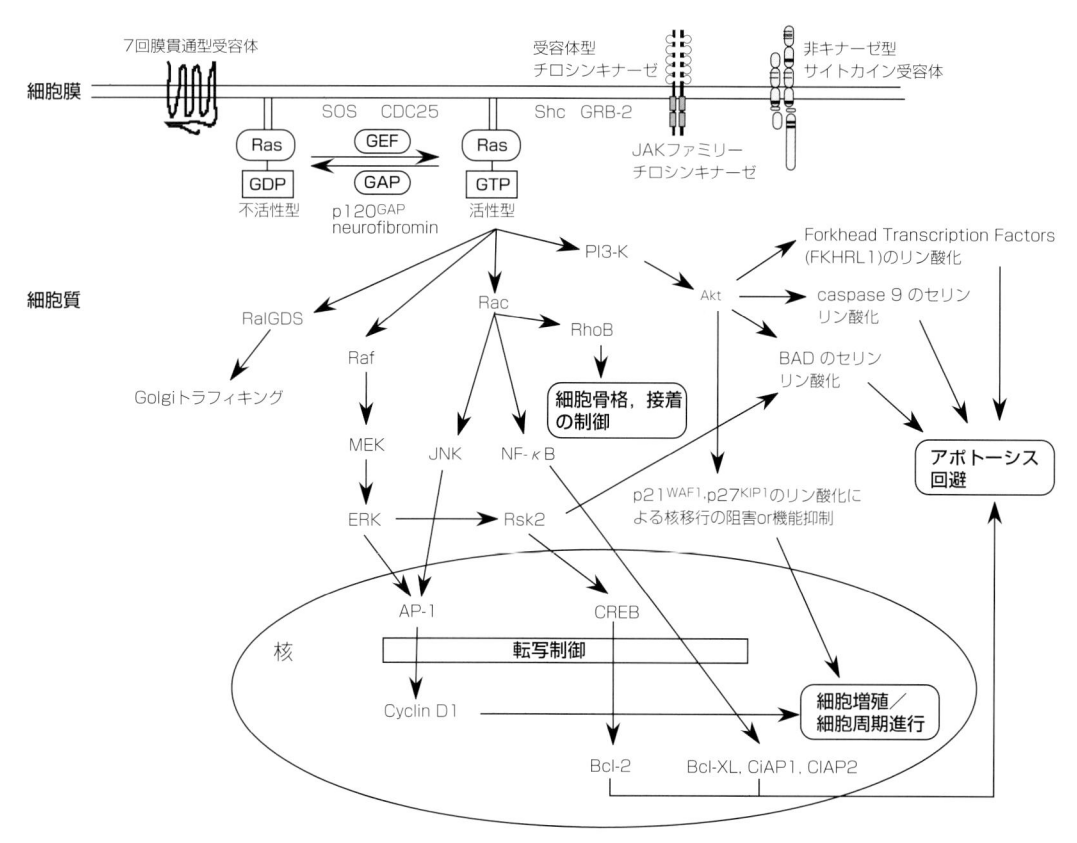

図1 Rasのシグナルと下流分子の機能

1. 分子標的療法

b. Rasの翻訳後修飾

Rasは前駆蛋白として産生され，①プレニル化，②C末端ペプチドの除去，③C末端のメチル化，④パルミチル化を経て成熟型となる（**図2A**）．Rasのプレニル化はファルネシルトランスフェラーゼ（FTase），ゲラニルゲラニルトランスフェラーゼ（GGTase）のいずれかによって行われ，Rasの細胞膜への局在化及び機能発現に必須である．H-Rasはファルネシル化のみをうけるが，N-Ras，K-Rasはファルネシル化と共にゲラニルゲラニル化を受ける．

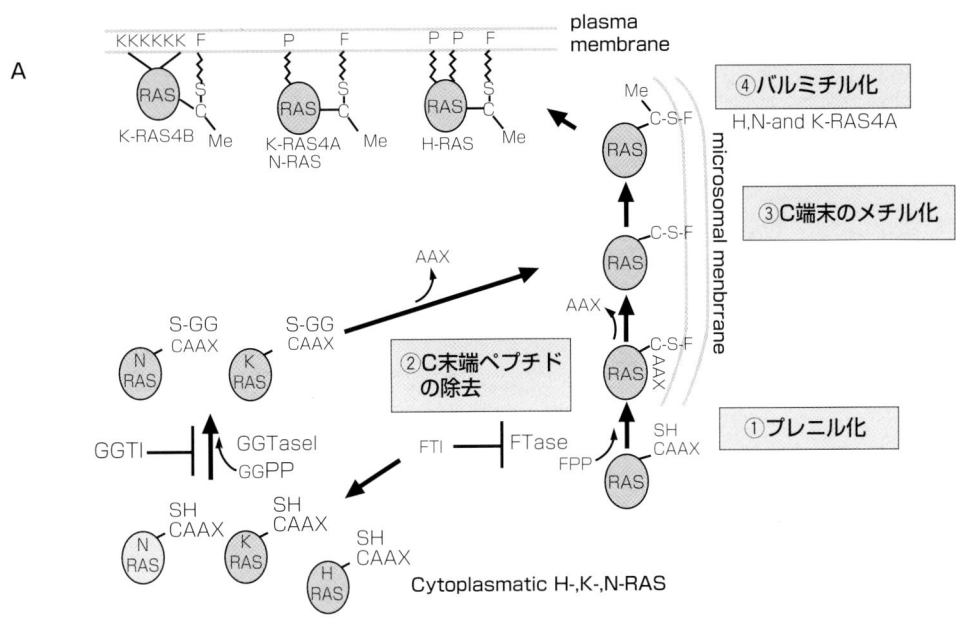

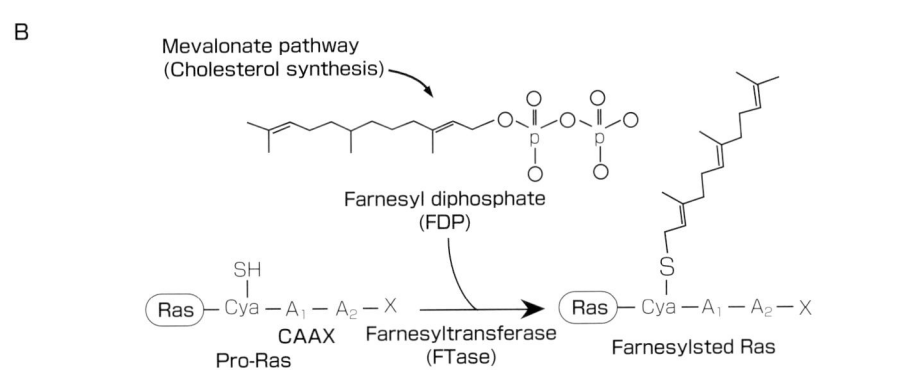

図2 Rasの翻訳後修飾（A）（B）とFTIの構造（C）
(Rowinsky EK, et al, 1999 [1] /Morgan MA, et al, 2003 [2] より引用)

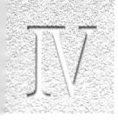

FTase阻害剤（FTI）は，FTaseがfarnesyl diphosphate（FDP）の15-carbonのファルネシル基をRasのCAAX配列に付加する（図2B）のを阻害する．FTIは構造上，1．FDP類似薬，2．CAAX類似薬，3．FDPとCAAXの両構造を含む阻害剤に大別される．現在臨床応用が最も進んでいるのは，非ペプチドCAAX類似薬のR115777（tipifarnib, Zarnestra™），SCH66336（lonafarnib, Sarasar™とベンゾジアゼピンをベースにしたBMS-214662である（図2C）．FTIは，Rasのファルネシル化を阻害することで抗腫瘍効果を示すと期待される．しかし，実際にはRasの変異の有無に関わらず抗腫瘍効果を示す．この際，Ras以外でFTIの抗腫瘍効果に関わるFTaseの基質分子としては，Rhoファミリー分子のRhoB，G2/Mの進行に必要なセントロメア蛋白CENP-E/CENP-F，アポトーシスに関わるPI3-K/Akt2などが挙げられる．また，FTIは，H-Rasに変異を有する腫瘍に対して強い抗腫瘍効果を示すが，K-RasやN-Rasに変異を有する腫瘍にはそれ程有効ではない．この原因として，K-Ras，N-Rasは，ファルネシル化が阻害されてもゲラニルゲラニル化によって膜に局在可能であることが考えられている．

c. FTIの造血器腫瘍に対する臨床効果

i) R115777

治療不応性/再発の急性骨髄性白血病（AML），急性リンパ性白血病（ALL），慢性骨髄性白血病（CML）の急性転化例に対する第I相試験では，R115777が200〜2,400mg/日で経口投与された．1,200〜1,800mg/日でgrade 4の好中球減少症（500/ml未満）が7例に認められ，2,400mg/日でgrade 3の運動失調などの神経毒性が3例に認められた．また，患者細胞中のファルネシル化蛋白HDJ-2のファルネシル化を阻害するには1,200mg/日で十分であることが明らかになった．治療効果は，34例中10例に見られ，完全寛解（CR）2例，部分寛解（PR）8例であった．これら10例はいずれもRasの遺伝子変異を有さなかった．同グループが予後不良の未治療AML，骨髄異形成症候群（MDS）に行った第II相試験では，奏功率は44％であった．CML22例（慢性期10例，移行期6例，急性転化6例），骨髄線維症8例，多発性骨髄腫（MM）10例を対象とした第I相試験では，副作用として嘔気/嘔吐，全身倦怠感，皮膚紅斑，肝機能障害，末梢神経障害が認められ，一部の症例ではgrade 3以上であった．治療効果はCMLの7例（慢性期6例，移行期1例），MFの4例，MMの1例で認められた．MM患者に対する第II相試験では，36例中CR，PRは1例もなかったが，23例で病状が安定化した．

進行期大腸癌症例を対象とした第III相試験では，368例がプラセーボ投与群とR115777投与群にランダムに振り分けられた．R115777投与群においてPRが1例，3カ月以上の病状安定化が24.3％（プラセーボ投与群では12.8％）に認められたが，総生存の中央値はR115777投与群174日，プラセーボ投与群185日と改善が認められなかった．尿路系の転移性移行上皮癌に本薬剤を600mg/day分2で投与した第II相試験では，34例中2例（6％）がPR，13例（38％）で病期進行が停止した．それ以外にも膵臓癌，乳癌，肺小細胞癌などを対象とした臨床試験が実施されている．

ii) SCH66336

CMLの急性転化，予後不良のAML，ALLなどにSCH66336を400〜600mg/日（経口分2）で投与した第I相試験では，下痢と吐き気が約半数の症例に認められた．600mg/日投与群でgarde 3の下痢，grade 4の低カリウム血症が認められた．一方，骨髄抑制は比較的軽度であった．治療効果は16例中6例に認められた．難治性造血器腫瘍に対する第II相試験では，400mg/日の投与で54例中10例に治療効果が認められた．固形癌では尿路系腫瘍や悪性中皮腫などに用いられている．

iii) BMS-214662

本剤は経口投与で重篤な胃腸障害を引き起こすため経静脈で投与される．難治性造血器腫瘍にBMS-214662を42-157mg/m^{2}で投与した第I相試験では，最も高頻度の副作用は嘔気であり，疲労感，発熱，食欲不振，腎機能障害なども認められた．一部の症例ではgrade 3の上室性不整脈，下痢，低K血症なども出現した．治療効果は21例中5例に認められた．

d. 今後の展望

FTIの単独効果は期待された程ではないというのが現状である．既に，gemcitabine，imatinibらの抗腫瘍剤を併用した臨床試験も開始されており，これらの試験によってFTIのより有効な使用法が確立されることを期待したい．

文献

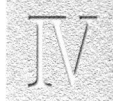

1) Rowinsky EK, Windle JJ, Von Hoff DD. Ras protein farnesyltransferase: A strategic target for anticancer therapeutic development. J Clin Oncol 1999;17:3631-52.

2) Morgan MA, Ganser A, Reuter CW. Therapeutic efficacy of prenylation inhibitors in the treatment of myeloid leukemia. Leukemia 2003;17:1482-98.

大阪大学大学院　松村　到／金倉　譲

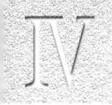

1 分子標的療法

2) シグナル伝達阻害剤

(3) プロテアソーム阻害剤

a. ユビキチン／プロテアソーム系の機能

ユビキチン／プロテアソーム系は細胞内の種々の蛋白の分解過程で中心的な役割を担う．ユビキチンは76アミノ酸からなるポリペプチドで，ユビキチン活性化酵素（E1），結合酵素（E2），リガーゼ（E3）によって，標的蛋白上に添加される（**図1A**）．ユビキチン添加のきっかけとして標的分子にリン酸化などの修飾が必要であることが多い．その後，標的分子上にポリユビキチン鎖が形成され，ユビキチン化された標的分子は26Sプロテアソームによって認識され分解される．ユビキチンの標的分子としては細胞周期制御にかかわるサイクリン（サイクリンD1, E, A, Bなど），E2F，サイクリン依存性キナーゼ阻害分子（p21[WAF1], p27[KIP1]など），シグナル伝達分子c-Jun, STAT1, STAT3, Smad1, SOCSファミリー分子群，アポトーシスを制御するNF-κB, IκB, p53などが知られている[1]．

b. プロテアソーム阻害剤のアポトーシス誘導機構

1990年代にプロテアソーム阻害剤が，正常細胞にほとんど影響を与えず，各種の腫瘍細胞株の増殖を強く抑制し，アポトーシスを誘導することが報告された[1]．このときから抗癌剤としてのプロテアソーム阻害剤の開発が始まったが，初期の頃は抗腫瘍効果の標的分子としてNF-κBが考えられた．NF-κBはRelファミリーに属するp65とp50から成るヘテロダイマーの転写因子である（**図1B**）．未刺激状態ではその阻害分子IκBに捕捉され，細胞質内に不活性型として存在する．細胞外から刺激が加わると，IκBキナーゼが活性化され，IκBがリン酸化される．リン酸化されたIκBはユビキチン化され，プロテアソームによって分解される．IκBから解放されたNF-κBは核に移行し，標的遺伝子のプロモーターに結合し，遺伝子発現を誘導する．NF-κBは，炎症反応，ストレス応答において中心的な役割を担うが，アポトーシス回避，細胞増殖，細胞接着にも関与する（**図1B**）．NF-κBは，多発性骨髄腫，ホジキン病，肺癌，乳癌などの種々の細胞で恒常的に活性化され，これらの機能により細胞の腫瘍化や病態に深くかかわる．また，その後の多くの研究によりプロテアソーム阻害剤はNF-κB以外にもp53, p21[WAF1], Fas, JNK, Caspasesなど数多くの経路に複雑に作用し，細胞増殖を抑制しアポトーシスを誘導することが示されてきた（**図1A**）．

c. Bortezomib (PS-341, Vercade®)

Bortezomibは，分子量341のペプチド臭素酸で，臨床応用されている唯一のプロテアソーム阻害剤である[1]．米国では2003年5月に抗癌剤としてFDAに承認され，現在各種の腫瘍に対して数えきれないほどの臨床試験が行われているが，**表1**に代表的なものをまとめる[2,3]．

Bortezomibは固形癌に対する第Ⅰ相試験（No.1）で非小細胞肺癌，大腸癌などの患者43例に0.13～1.56mg/m²の用量で投与された．1例でPR，3例で病状安定化が認められたのみであったが，副作用は1.56mg/m²投与時にgrade 3の下痢と神経毒性が出現しただけであった．また，固形癌患者に投与した場合，骨髄抑制はごく軽度であった．現在，腎癌，乳癌，大腸癌，肝癌などに対して第Ⅱ相試験（No.5～7など）が行われ，一定の成果が報告されている．

造血器腫瘍では，多発性骨髄腫（MM）に対する臨床試験が最も進んでいる．第Ⅰ相試験（No.2）では0.4～1.38mg/m²で投与され，9例全例に何らかの反応が認められた．治療抵抗性MM例に対して行われた第Ⅱ相試験（No.4）では193例中67例が治療に反応し，CR/near CRが19例，PRが34例であった．この際には，

1. 分子標的療法

図1 ユビキチン／プロテアソーム系による蛋白分解
(A) Bortezomibの作用
(B) NF-κBの活性制御

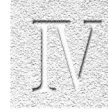

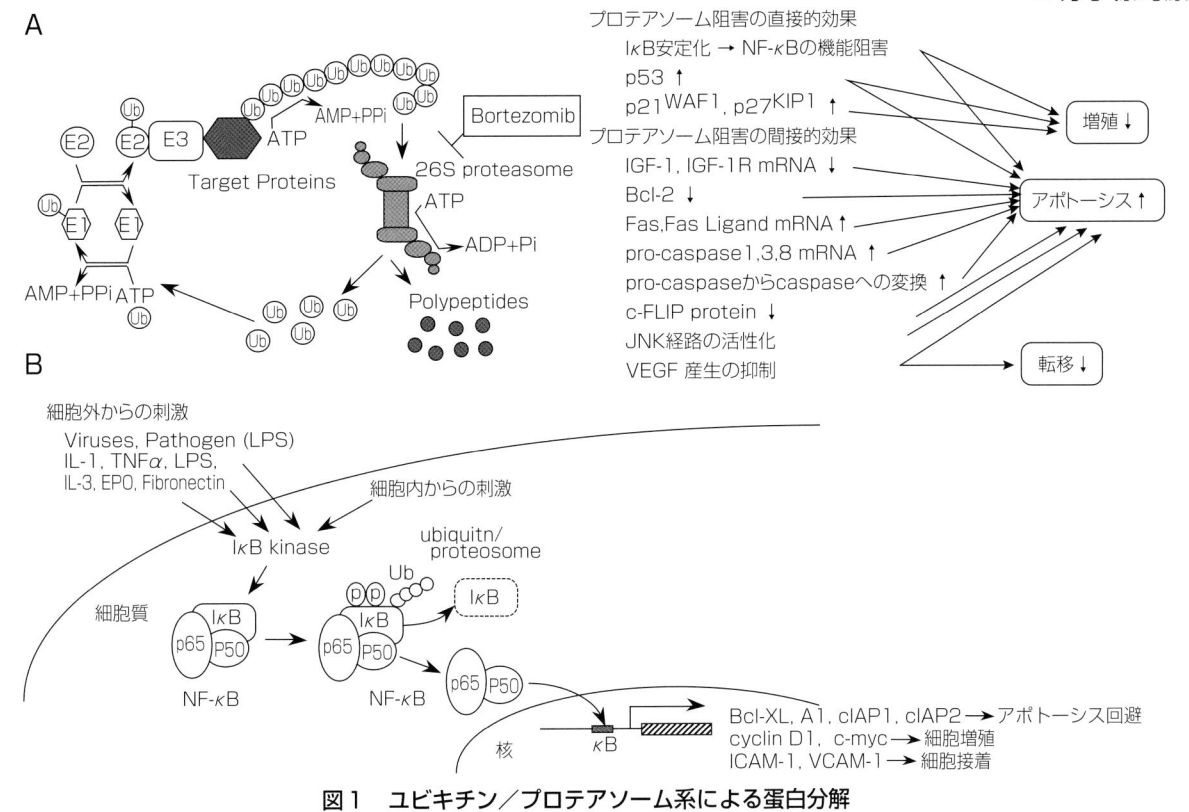

表1 Bortezomibのクリニカルトライアル

No.	一日量，投与法	phase	症例数	年齢中央値	疾患	成績	報告
1	0.13-1.56mg/m² 週2回静注 2週投薬/1週休薬	I	43	53	進行期固形腫瘍（肺癌，大腸癌，悪性黒色腫，前立腺癌，乳癌，腎癌，膵癌，食道癌など）	1PR,3SD	Aghajanian C, et al. Clin Cancer Res 2002;8:2505.
2	0.4-1.38mg/m² 週2回静注 4週投薬/2週休薬	I	9	56#	多発性骨髄腫	1CR,8PR/MR	Orlowski RZ, et al. J Clin Oncol 2002;20:4420.
3	0.13-2.0mg/m² 週1回静注 4週投薬/1週休薬	I	47	66	アンドロゲン非依存性前立腺癌	2例でPSAが50%以上低下，9SD	Papandreou CN, et al. J Clin Oncol 2004;22:2108.
4	1.3mg/m² 週2回静注 2週投薬/1週休薬	II	193	60#	治療不応性多発性骨髄腫	19CR/near CR 34PR,14MR	Richardson PG, et al. N Engl J Med 2003;348:2609.
5	1.3-1.5mg/m² 週2回静注 2週投薬/1週休薬	II	37	64	進行期腎癌	4PR,14SD,19PD	Shah MH, et al. Clin Cancer Res 2004;10:6111.
6	1.3mg/m² 静注 1,4,8,11日目/毎21日	II	16	60	転移性神経内分泌腫瘍	11SD,5PD	Kondagunta GV, et al. J Clin Oncol 2004;22:3720.
7	1.5-1.7mg/m² 週2回静注 2週投薬/1週休薬	II	21	64	腎癌	1PR,6SD,14PD	Davis NB, et al. J Clin Oncol 2004;22:115.
8	1.5mg/m² 静注 1,4,8,11日目/毎21日	II	36	60	再発/治療不応性非ホジキンリンパ腫	4CR/CRu,8PR,4MR5NC,15PD	Proc Am Soc Clin Oncol 2004;23:575,absract 6581
9	0.5-1.3mg/m² 週2回静注 +5-FU/LV週1回	I	19	58	進行期固形腫瘍（大腸癌，食道癌，乳癌，膵癌など）	1PR,8SD,10PD	Proc Am Soc Clin Oncol 2004;23:141,absract 2057
10	1.3mg/m² 静注 1,4,8,11日目/毎21日 +DXM+ADM	I/II	15	52	未治療多発性骨髄腫	2CR,13PR	Proc Am Soc Clin Oncol 2004;23:568,absract 6550
11	1.3mg/m² 週2回静注 2週投薬/1週休薬 ±dexamethasone	II	12	63	未治療多発性骨髄腫	4near CR, 5PR, 1MR,2PD	Proc Am Soc Clin Oncol 2004;23:568,absract 6551
12	1.3mg/m² 静注 1,4,8,11日目/毎21日 ±irinotecan	IIb	68	ND	再発/治療不応性大腸癌	ND	Proc Am Soc Clin Oncol 2004;23:268,absract 3591

CR,complete remisson; PR,partial remission; MR,minor/minimal response; SD,stable disease; NC, no change
PD,progressive disease; DXM, dexamethasone; ADM, adriamycin; #, mean age; ND, not described

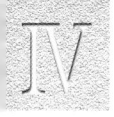

grade 3〜4の血小板減少症（31％），好中球減少症（14％），末梢神経障害，全身倦怠感（ともに12％），下痢，嘔吐（ともに8％）が認められた．造血器腫瘍では，非ホジキンリンパ腫などに対しても第Ⅱ相試験が行われている（No. 8）．

プロテアソーム阻害剤の標的分子であるNF-κBは，抗癌剤で活性化され，抗癌剤のアポトーシス誘導作用を減弱することから，プロテアソーム阻害剤が抗癌剤の作用を増強することが期待されている．現在，イリノテカン，アドリアマイシンなどとの併用療法の臨床試験（No. 9〜12）が行われており，その成果が期待される．

文　献

1) Adams J : The proteasome : a suitable antineoplastic target. Nat Rev Cancer 4 : 349-360, 2004.
2) Park DJ, Lenz HJ : ; The role of proteasome inhibitors in solid tumors. Ann Med 36 : 296-303, 2004.
3) Richardson PG, Hideshima T, Mitsiades C, et al : Proteasome inhibition in hematologic malignancies. Ann Med 36 : 304-314, 2004.

The Author

大阪大学大学院　　松　村　到

1 分子標的療法

3) モノクローナル抗体

(1) はじめに

2001年に，乳がんに対するヒト化抗HER2抗体（trastuzumab, Herceptin™）とBリンパ腫に対するキメラ型抗CD20抗体rituximabの国内保険適用が承認された．両剤は悪性腫瘍に対する抗体療法の突破口を切り開いた薬剤である．Rituximabの臨床導入を軸として抗体療法について概説する．

(2) 抗体療法の原理と治療研究の変遷

マウスモノクローナル抗体（mAb）作製法が発表されたのは1975年，悪性腫瘍患者に対する最初のmAb投与が報告されたのが1980年であり，四半世紀が経過した．Hybridoma法によるmAb作成法は画期的な方法論であり，多くのヒト抗原に対するマウスmAbが作成され，免疫学的表現型検索をはじめとして悪性腫瘍の診断面に多大の貢献を果たした．

抗体療法の標的抗原として，Bリンパ腫に対する抗idiotype抗体，抗CD20抗体，抗CD19抗体，抗CD37抗体，抗HLA-DR抗体，Tリンパ腫に対する抗CD5抗体，抗CD4抗体，ATLに対する抗CD25抗体などの研究が展開された．

現在，抗腫瘍抗体医薬は非抱合型抗体と抱合型抗体に大別される．非抱合型抗体の主な作用機作はADCCと補体依存性細胞傷害反応（CDC）である．抱合型抗体にはRIを標識したradioimmunoconjugate，毒素を抱合したimmunotoxin，抗がん剤を抱合したchemoimmuno-conjugateなどがある．Immunotoxinやchemoimmuno-conjugateは，mAbが反応した際に抗原抗体複合体が腫瘍細胞内にinternalizeされる性質を利用したものが多い．

(3) キメラ抗体・ヒト化抗体の利点

マウス型mAbは異種抗体産生や低い抗腫瘍効果が問題であった．これらの欠点克服を狙って開発されたのがキメラ抗体もしくはヒト化抗体である．

キメラ型抗CD20抗体rituximabはヒトIgG1κの定常部とIgG1型マウス抗CD20抗体重鎖および軽鎖の可変部がキメラ化された抗体である[1]．異種抗体が産生されにくいことがキメラ抗体の第一の利点であるが，血中半減期が長い利点もある．定常部のヒト化により，ヒトimmune effector cellの活性化効率が約1,000倍に増強される．

(4) 抗体療法の標的抗原

B細胞腫瘍に対する抗体療法の標的抗原として研究の対象として検討されてきたのは免疫グロブリン，CD19, CD20, CD21, CD22, CD37, CD52, HLA-DRなどである．CD19とCD22は，特異抗体が反応すると細胞表面の抗原抗体複合体が細胞内にinternalizeされるため，immunotoxinもしくはchemoimmunoconjugateとしての研究も進められた．

Radioimmunotherapy（RIT）の標的抗原は，特異抗体と反応した際にinternalizeされない抗原が有利である．B細胞腫瘍に対するRITの標的抗原として検討されてきたのはCD20, HLA-DRなどであるが，抗CD20 radioimmunoconjugateの検討が進められてきた．

CD20抗原は正常B細胞と大半のBリンパ腫細胞に発現している約35kDaの細胞膜貫通型蛋白で，造血幹細胞，形質細胞には発現せず，B細胞以外のヒト細胞にも発現しない．

(5) キメラ型抗CD20抗体rituximabの臨床導入

a．米国におけるrituximabの臨床開発

ⅰ) 単回投与による第Ⅰ相試験[2]

再発Bリンパ腫15例を対象に，単回投与で10, 50, 100, 250, 500 mg/m²と段階的増量が行われた．発熱，

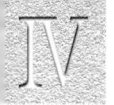

悪心，震え，起立性低血圧などの薬物有害反応（ADR）が認められたが，grade 2以下で血液毒性は軽微であった．投与24～72時間後にB細胞が末梢血中からほぼ消失し，数カ月持続したが，血清免疫グロブリン値低下や日和見感染合併を認めず，異種抗体は検出されなかった．15例中6例に腫瘍縮小効果を認めた．

ii）大規模臨床第II相試験[3]

再発低悪性度Bリンパ腫を対象に$375mg/m^2/w×4$ weeksの投与法で施行された．166例中79例（48％）に奏効が得られ，9例がCRで，奏効79例のTTP中央値は13.0カ月であった．ADRの大半は初回投与時に観察され，grade 2までの発熱や悪寒が主なものであった．Rituximabの血中半減期は投与回数が増すほど延長し，奏効例ほど，腫瘍量の小さいほど，血中濃度が高値を示した．

b．わが国におけるrituximabの臨床開発

1996年に第I相試験が開始された[4]．$250 mg/m^2/w×4$ weeksに4例，$375 mg/m^2/w×4$ weeksに8例の計12例の再発Bリンパ腫が登録された．主なADRはgrade 2までの感冒様症状や発疹で，多くは初回投与時に認められた．Grade 4の血液毒性およびgrade 3以上の非血液毒性は認められなかった．末梢血中B細胞は初回投与2時間後に血中からほぼ消失したが，日和見感染は認められず，異種抗体は検出されなかった．

適格11例中2例にCR，5例にPRを認めた．Rituximabの血中濃度半減期は$445±361$hoursと長く，投与を重ねるごとに血中濃度の上昇傾向を認めた．

引続き，再発低悪性度Bリンパ腫とマントル細胞リンパ腫を対象に第II相試験を施行し，低悪性度Bリンパ腫適格61例中CR 14例，PR 23例，奏効割合61％（37/61）という高い抗腫瘍効果を得た．マントル細胞リンパ腫適格例の奏効割合は46％（6/13）であった[5]．

c．Bリンパ腫治療におけるrituximabの役割

低悪性度Bリンパ腫に対してrituximabは単独で高い抗腫瘍効果を発揮する．骨髄毒性などのADRが軽度であることがrituximabの特長であり，外来投与が可能である．

Rituximabはapoptosisを誘導し，ヒトリンパ腫細胞株の薬剤感受性を増強する．骨髄毒性が軽度である点から有望視されるのが化学療法との併用である．米国において，未治療例を主体とした低悪性度Bリンパ腫に対し，CHOP療法とrituximabの併用第II相試験が行われた[6]．ADRの大半はCHOP療法によると考えられた．奏効割合は95％（38/40）で，22例がCRに達した．

従来の化学療法では治癒が得られなかった進行期低悪性度Bリンパ腫患者にrituximabと化学療法の併用は治癒をもたらすことが期待される．末梢血中や骨髄中のbcl-2遺伝子再構成が高率に陰性化するため自家造血幹細胞移植のためのin vivo purgingへの応用も期待できる．

さらに，中高悪性度Bリンパ腫に対するrituximabの抗腫瘍効果［奏効割合31％（17/54）］が報告され[7]，国内第II相試験でも確認された[8]．

2002年に，未治療diffuse large B-cell lymphoma（DLBCL）の高齢患者に対するrituximabとCHOP療法の併用とCHOP療法単独との第III相試験結果が報告された[9]．Rituximab併用群に202例が，CHOP療法単独群に197例が割りつけられた．観察期間中央値24カ月時点の，増悪，再発，死亡のevent数はrituximab併用群で86（43％），CHOP群で120（61％）．Rituximab併用群のevent-free survival（EFS）はCHOP単独群より延長していた（$P<0.001$）（図1）．完全奏効割合はrituximab併用群で76％，CHOP単独群で63％（$P=0.005$）で，rituximab併用群の生存期間はCHOP群より有意に延長していた（$P=0.007$）．

進行期DLBCLに対する治療成績改善の努力は，新抗がん剤開発，併用療法の組み合わせの検討，自家造血幹細胞移植併用による抗がん剤増量などに向けられてきたが，明らかな改善が得られなかった．抗体療法の導入がDLBCLの治療成績の打破につながったことは注目に値する．Rituximabの利点は，単独投与での有効性，抗がん剤とのsynergismに加えて，血液毒性が軽微であるためにfull doseの化学療法との併用が可能な点にある．

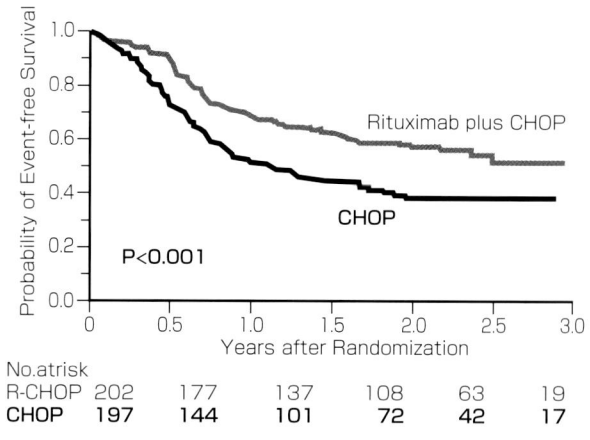

No.at risk						
R-CHOP	202	177	137	108	63	19
CHOP	197	144	101	72	42	17

図1　未治療高齢DLBCLに対するCHOP＋rituximab併用とCHOP単独の第III相試験におけるevent-free survival

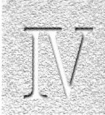

(6) Radioimmunotherapy (RIT)

a. RITの基本原理

RIを標識したradioimmunoconjugateは標的抗原を発現していない隣接腫瘍細胞にも殺細胞効果を発揮する．6種のRIのなかで，Bリンパ腫に対して精力的に検討されてきたのは^{131}Iと^{90}Yである．RITの殺細胞効果の主体となっているのはβ線であり，^{131}Iに比し^{90}Yはβ線としてのエネルギー量が大きく，path lengthが長く，高い殺細胞効果が期待できる．^{131}Iがβ線とγ線を放出するのに対し，^{90}Yはβ線のみを放出するためradiation exposureが問題にならず実用的である．

b. Bリンパ腫に対する^{90}Y標識抗CD20抗体（ibritumomab tiuxetan, Zevalin™）の臨床試験

図2にibritumomab tiuxetanの模式図を示す．^{90}Yが，tiuxetan（MX-DTPA）というlinker chelatorによってibritumomabに結合されている．^{90}Yはβ線のみを放出するため，dosimetry studyにはγ線を放出する^{111}In-Zevalinが用いられ，治療薬としては^{90}Y-Zevalinが用いられる．第I/II相試験の結果に基づいて投与法が設定されており，day 1にrituximab 250mg/m^{2}投与後に^{111}In-Zevalinが投与され，day 8にrituximab 250mg/m^{2}投与後に0.4mCi/kgの^{90}Y-Zevalinが投与される．対象患者は骨髄中リンパ腫細胞25％未満に限定される．

i) Stanford大学での第I/II相試験[10]

非抱合型抗CD20抗体前投与の妥当性，90Y標識抗CD20抗体の最大耐量（MTD），および再発Bリンパ腫患者における90Y標識抗CD20抗体の安全性と有効性の検討を目的に，1回投与で増量試験が施行された．非抱合型抗CD20抗体の前投与により90Y標識抗CD20抗体の腫瘍病変への集積率が高まることが確認された．非血液毒性は軽度であり，DLTは血液毒性であった．18例中6例のCRと7例のPRが得られ，奏効割合は72％（13/18）であった．

ii) 多施設共同第I/II相試験[11]

再発Bリンパ腫に対し，day 1とday 8にrituximabが前投与され，1回投与で^{90}Y-Zevalinの増量試験が施行された．DLTは血液毒性で，骨髄浸潤程度と治療開始前血小板数が血液毒性の重症度に相関した．異種抗体が検出されたのは1例（2％）のみ．血小板数15万/μl以上での^{90}Y-ZevalinのMTDは0.4 mCi/kgで，10～15万/μlでは0.3mCi/kgであった．適格51例中13例のCRと21例のPRが得られ，奏効割合は67％（34/51）で，低悪性度Bリンパ腫で82％（28/34），中悪性度Bリンパ腫で43％（6/14）で，奏効例のTTP中央値は12.9カ月以上．

iii) Rituximabとの比較試験[12]

低悪性度Bリンパ腫もしくは組織学的進展を示した143例を対象に施行された．Zevalin™群の主なADRは一過性の血液毒性で，32％にgrade 4の好中球減少を，5％にgrade 4の血小板減少を認めた．奏効割合はZevalin™群で80％，rituximab群で56％（P＝0.002）で，完全奏効割合はZevalin™群で30％，rituximab群で16％（P＝0.04）であった．増悪のために後治療が施行されるまでの期間は，Zevalin™群で11.5カ月，rituximab群で7.8カ月であった．再発・再燃Bリンパ腫に対し，Zevalin™は安全かつ有効で，その奏功割合はrituximabを上回ると結論された．

(7) おわりに

悪性腫瘍に対する抗体医薬は，多くの障害を乗り越えて臨床的有用性が確立された．中でもBリンパ腫に対するキメラ型抗CD20抗体と抗CD20 radioimmuno-conjugateの研究が精力的に進められてきた．また，CD22を標的とする抗体医薬の臨床開発も進められている．表1に，造血器腫瘍に対して臨床開発が進められている主な抗体医薬を示す．リンパ腫以外では，c-erbB-2（HER2）を過剰発現した乳がんに対するヒト化抗HER2抗体（trastuzumab, Herceptin™），AMLに対するcalichea-micin抱合ヒト化抗CD33抗体（gemtuzumab ozogamicin, Mylotarg™）の臨床的有用性が確認された．さらに，血管内皮増殖因子（VEGF）に対するヒト化抗体（bevacizumab, etc.），EGFRに対するキメラ型抗体など，固形がんを対象とした抗体療法も精力的に検討されている．

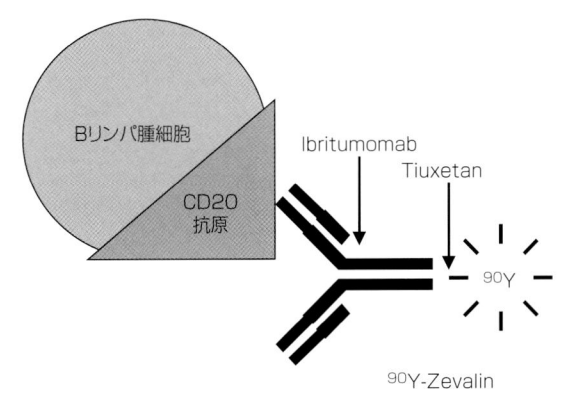

図2　^{90}Yを標識した抗CD20 radioimmunoconjugateであるibritumomab tiuxetan（Zevalin™）の模式図

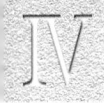

表1 造血器腫瘍に対して臨床開発が進められている主な抗体医薬

Compound	Antigen	Class	Disease	Phase	Launch (USA/Japan)
rituximab	CD20	chimeric	B-NHL	registered	1997/2001
ibritumomab tiuxetan (Zevalin®)	CD20	murine ^{90}Y-radioimmunotherapy	B-NHL	registered	2002/—
tositumomab (Bexxar®)	CD20	murine ^{131}I-radioimmunotherapy	B-NHL	registered	2003/—
epratuzumab	CD22	humanized	B-NHL	phase II/III	—
BL22	CD22	immunotoxin Pseudomonas exotoxin	HCL	phase II	—
CMC-544	CD22	immunotoxin calicheamicin-conjugated	B-NHL	phase I	—
LMB-2	CD25	immunotoxin Pseudomonas exotoxin	HCL, B-CLL, ATL, CTCL, etc.	phase II	—
gemtuzumab ozogamicin (Mylotarg®)	CD33	immunotoxin calicheamicin-conjugated	AML	registered	2000/—
alemtuzumab (Campath-1H)	CD52	humanized	B-CLL	registered	2001/—
apolizumab (Hu1D10)	HLA-DR variant	humanized	B-NHL, B-CLL	phase I/II	—

B-NHL, B-cell non-Hodgkin's lymphoma; HCL, hairy cell leukemia; B-CLL, B-cell chronic lymphocytic leukemia; ATL, adult T-cell leukemia-lymphoma; CTCL, cutaneous T-cell lymphoma; AML, acute myeloid leukemia

文献

1) Reff ME, et al：Depletion of B cells in vivo by a chimeric mouse human monoclonal antibody to CD20. Blood 84：435-445, 1994.
2) Maloney DG, et al：Phase I clinical trial using escalating single-dose infusion of chimeric anti-CD20 monoclonal antibody (IDEC-C2B8) in patients with recurrent B-cell lymphoma. Blood 84：2457-2466, 1994.
3) McLaughlin P, et al：Rituximab chimeric anti-CD20 monoclonal antibody therapy for relapsed indolent lymphoma：half of patients responded to a four-dose treatment program. J Clin Oncol 16：2825-2833, 1998.
4) Tobinai K, et al：Feasibility and pharmacokinetic study of a chimeric anti-CD20 monoclonal antibody (IDEC-C2B8, rituximab) in relapsed B-cell lymphoma. Ann Oncol 9：527-534, 1998.
5) Igarashi T, et al：Factors affecting toxicity, response and progression-free survival in relapsed patients with indolent B-cell lymphoma and mantle cell lymphoma treated with rituximab：Japanese phase II study. Ann Oncol 13：928-943, 2002.
6) Czuczman MS, et al：Treatment of patients with low-grade B-cell lymphoma with the combination of chimeric anti-CD20 monoclonal antibody and CHOP chemotherapy. J Clin Oncol 17：268-276, 1999.
7) Coiffier B, et al：Rituximab (anti-CD20 monoclonal antibody) for treatment of patients with relapsing or refractory aggressive lymphoma：A multicenter phase II study. Blood 92：1927-1932, 1998.
8) Tobinai K, et al：Japanese muticenter phase II and pharmacokinetic study of rituximab in relapsed or refractory patients with aggressive B-cell lymphoma. Ann Oncol 15：821-830, 2004.
9) Coiffier B, et al：CHOP chemotherapy plus rituximab compared with CHOP alone in elderly patients with diffuse large-B-cell lymphoma. N Engl J Med 346：235-242, 2002.
10) Knox S, Goris M, Trisler K, et al：Yttrium-90-labeled anti-CD20 monoclonal antibody therapy of recurrent B-cell lymphoma. Clin Cancer Res 2：457-470, 1996.
11) Witzig TE, Whiter CA, Wiseman GA, et al：Phase I/II trial of IDEC-Y2B8 radioimmunotherapy for treatment of relapsed or refractory CD20+ B-cell non-Hodgkin's lymphoma. J Clin Oncol 17：3793-3803, 1999.
12) Witzig TE, Gordon LI, Cabanillas F, et al：Randomized controlled trial of yttrium-90-labeled ibritumomab tiuxetan radioimmunotherapy versus rituximab immunotherapy for patients with relapsed or refractory low-grade, follicular, or transformed B-cell non-Hodgkin's lymphoma. J Clin Oncol 20：2453-2463, 2002.

The Author

国立がんセンター中央病院　飛内 賢正

4）がん血管新生を標的とする薬剤

がん血管新生の機序についてFolkman博士らをはじめとして多くの研究者の努力によって明らかにされてきた[1]．さらに，近年リンパ管新生機序の研究についてもAlitalo博士やAchen博士らを中心に飛躍的に進んできている[2]．がんの浸潤や転移の治療戦略を進めていくうえで血管新生だけでなくリンパ管新生の機序を把握し，がんの間質を特徴づける分子的背景を考慮していくことはきわめて大切である．血管新生は血管内皮の前駆細胞の単離と血管構築や動静脈の分化・発生などが最近のトピックスである．がんで誘導される血管新生は，がんから産生される血管新生因子だけでなく，間質に浸潤してきた炎症細胞をはじめとした各種細胞から生産される因子によって制御されている．がんにおける血管新生はがんの増大やがん細胞の浸潤や転移のみならず，がん化（トランスフォメーション）の過程にも関与していると考えられている．したがって，がん血管新生を標的とした治療薬の開発研究は大きな期待とともに進められてきた[3]～[5]．表1に血管新生を標的とするいくつかの薬剤を列挙している．そのなかから最近注目されるいくつかの薬剤について述べる．がん血管新生を標的とする薬剤の開発はがん細胞自身でなく，がんの間質に誘導される新生血管に標的をしぼっていることが特徴である．すなわち新生血管の内皮細胞だけでなく，がんの間質を構成する細胞外マトリックスや炎症や免疫応答で浸潤してくるさまざまなタイプの細胞を標的とするわけである．

（1）VEGFを標的とする薬剤

VEGFはそのレセプターを介して血管新生のみならずリンパ管新生へ関与している．そのなかでVEGFに対する抗体Avastinが2003年の進行性の大腸がんに効果を示したというアメリカ臨床腫瘍学会（ASCO）での発表は注目に値する．2004年のASCOでも大腸がん以外にほかのがんに対しての臨床応用が始まっていることが報告された．HurvitzらのASCOでの発表は，VEGFに対するヒト型抗体薬ベバシズマブBevacizumab（Avastin™）とIrinotecan，5FUとLeucovorin（IFL）との併用で5ヵ月近い延命効果を示した．VEGFの抗体が血管新生阻害を介して治療効果を示す可能性は血管新生阻害剤の開発にたずさわる研究者たちにも勇気を与えている．今後，血管新生やリンパ管新生と関連するVEGFファミリーは重要な分子標的となる可能性を示唆している．

（2）シクロオキシゲナーゼを標的とする薬剤

Virchow博士は，約150年前にがんと炎症についてはじめて言及した．がんにおける間質反応は，血管新生を含む炎症反応のひとつとしてとらえることもできる．がんの間質に浸潤してくる細胞のなかでマクロファージが近年注目されている．マクロファージのがんにおける浸潤は多くのがんでの予後と密接に関連している（表2）[6][7]．さらに，炎症性サイトカインによって誘導される血管新生にはマクロファージやがん細胞などから生産される血管新生因子のみならずシクロオキシゲナーゼ（COX）によって産生されるプロスタノイドが関与していることが示唆されている．近年がんの血管新生と深く関連するマクロファージを腫瘍関連マクロファージ（TAM）とよんでいる．がん細胞だけでなく，TAMをはじめとする血管新生に関連する間質細胞の出現や機能をおさえることも重要なアプローチと考えられる[8]～[10]．

COXはアラキドン酸カスケードにおける重要な律速酵素であり，COX1とCOX2の二つが知られている．COX1は正常細胞でも普遍的に発現しているが，COX2は炎症性サイトカイン，その他の外的刺激によって誘

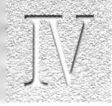

IV がん治療の最前線と今後の展望

表1 臨床試験が進められている血管新生を阻害する分子標的薬剤

薬剤	薬剤タイプ	分子標的	機序
PTK787	低分子	VEGF-R1/2/3[a]	チロシンキナーゼ
SU6668	低分子	VEGF-R2	チロシンキナーゼ
		PDGF-Rβ	
SU11248	低分子	VEGF-R2	チロシンキナーゼ
		PDGF-Rβ	
AZD6474	低分子	VEGF-R2	チロシンキナーゼ
AZD2171	低分子	VEGF-R3	チロシンキナーゼ
CEP-7055	低分子	VEGF-R1/2/3	チロシンキナーゼ
CP-547.632	低分子	VEGF-R2	チロシンキナーゼ
786034	低分子	VEGF-R2	チロシンキナーゼ
IMC-1C11	抗体	VEGF-R2	拮抗作用
Angiozyme	リボザイム	VEGF-R1	mRAN切断
Avastin	抗体	VEGF	拮抗作用
VEGF-Trap	可溶型VEGF-R	VEGF	拮抗作用
Vitaxin	抗体	$\alpha_V\beta_3$-integrin	拮抗作用
EMD121974	抗体低分子	$\alpha_V\beta_3$-integrin	拮抗作用

[a] VEGF-R1/2/3：VEGFレセプタ1型，2型，3型
(Marmé, D.：J. Cancer Res. Clin. Oncol. 129；607-620, 2003)より引用・改変

表2 マクロファージ浸潤とがんの予後

予後との関連	がん
良好な予後	胃がん，前立腺がん
悪い予後	乳がん，前立腺がん，子宮がん，肺がん，膀胱がん，グリオーマ，メラノーマ
無関係	卵巣がん

導されることが特徴である．炎症性サイトカイン（IL-1β）によって誘導される血管新生をCOX2阻害剤が特異的に阻害することが報告されている（図1A）．IL-1βによる血管新生にCOX2が関与するモデルを図1Bに示している[11]．

COX2阻害薬の臨床応用は慢性炎症性疾患が主な対象疾病である．しかし悪性腫瘍の中でCOX2発現が顕著ながんが存在することやプロスタノイドに血管新生効果を認めることから，COX2阻害薬のがん治療への応用も大切な今後の研究課題である．

(3) 分子標的薬剤と血管新生の阻害作用

最近の大きなトピックスはEGFレセプターを標的とするイレッサ（ゲフィチニブ），HER2を標的とするハーセプチン，Bcr-Ablを標的とするイマニチブ（グリーベック）やCD20を標的とするリツキシマブ（リツキサン）などの分子標的薬剤の登場である[12,13]．EGFレセプターを標的とするゲフィチニブに血管新生阻害作用があることが報告されている（図2）．その機序として，がん細胞や間質細胞においてEGFやTGFαによって誘導されるVEGF, IL-8やプロテアーゼなどの血管新生因子の生産亢進を阻害することのほかに，内皮に発現するEGFレセプターを介した血管新生シグナルそのものに対する阻害も関与していることが報告されている[14,15]．その他の分子標的薬剤についてもがんとその間質におけるネットワークにおいて血管新生のシグナルに影響を与えて直接的また間接的にがんの血管新生に影響を与える可能性も十分期待される．

(4) 血管新生阻害薬開発のこれから

肺がん，前立腺がん，大腸がんなどを対象に血管新生阻害薬の臨床試験が進められている（表1）[16]．これまでMMP阻害薬をはじめ，VEGF受容体阻害薬やフマジリン誘導体，インテグリンやVEGF抗体，血管新生阻害ペプチド（アンジオスタチンやエンドスタチン）など多くの血管新生阻害薬の前臨床および臨床試験が行われた．期待に反して臨床効果のある血管新生阻害薬の効果はなかった．しかし，VEGF抗体の場合にみられるように，がんの間質の応答を把握することによってがんの血管新生の機序からみた新しい分子標的の登場と有効な血管新生の阻害薬の開発への努力に大きな期待をしたい[8]．

1. 分子標的療法

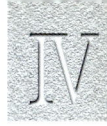

(A) IL-1βは血管新生を維持し，COX2の阻害剤で抑制される

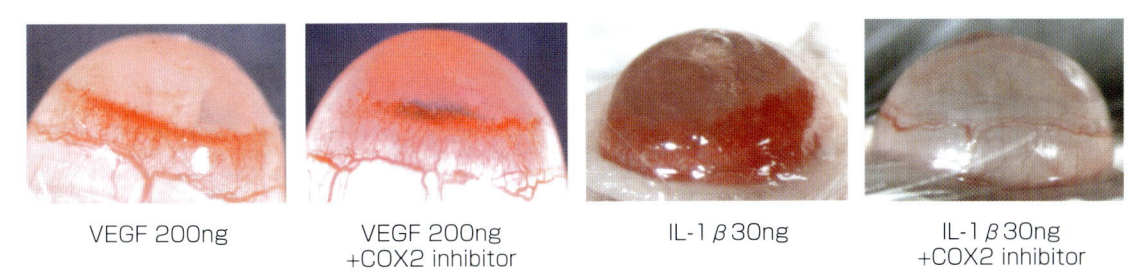

| VEGF 200ng | VEGF 200ng +COX2 inhibitor | IL-1β 30ng | IL-1β 30ng +COX2 inhibitor |

(B) 炎症性サイトカインIL-1βによって誘導される血管新生とCOX2と血管新生因子の発現

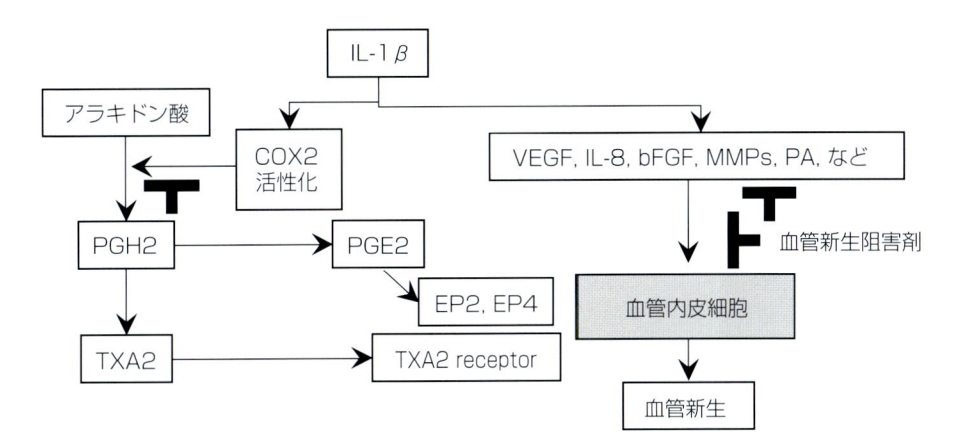

図1 炎症性サイトカインによる血管新生とCOX2の関与

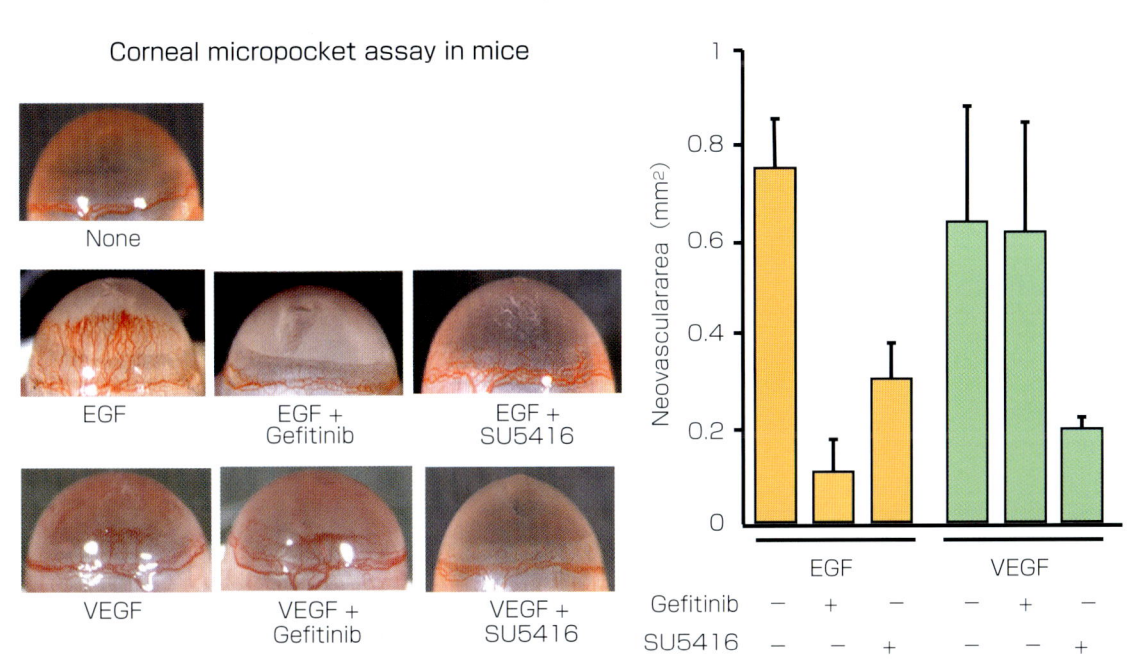

Corneal micropocket assay in mice

SU5416：VEGFR (KDR / Flk-1) チロシンキナーゼ阻害剤

図2 in vivoにおいてgefitinibは，マウス角膜法でのEGF誘導による血管新生を抑制したがVEGF誘導による血管新生は抑制しなかった．

文　献

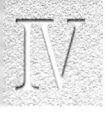

1) Hanahan D, Folkman J : Patterns and emerging mechanisms of the angiogenic switch during tumorigenesis. Cell 86 : 353-364, 1996.
2) Baldwin ME, Stacker SA, Achen MG : Molecular control of lymphangiogenesis. Bioessays 24 : 1030-1040, 2002.
3) 小野眞弓, 桑野信彦：抗血管新生と療法の現状. 血管新生研究の新しい展開（佐藤靖史編）. 医学のあゆみ（別冊）: 817-823, 2002.
4) 三島麻衣, 丸山祐一郎, 桑野隆史, ほか：消化器がんの分子標的治療：59-72, 2004.
5) 藤井輝彦, 山名秀明, 桑野信彦：血管新生阻害薬. 胃がんの治療 19 : 980-987, 2004.
6) Leek RD, Lewis CE, Whitehouse R, et al : Association of macrophage infiltration with angiogenesis and prognosis in invasive breast carcinoma. Cancer Res 56 : 4625-4629, 1996.
7) Toi M, Ueno T, Matsumoto H, et al : Significance of thymidine phosphorylase as a marker of protumor monocytes in breast cancer. Clin Cancer Res 5 : 1131-1137, 1999.
8) Kuwano M, Basaki Y, Kuwano T, et al : The critical role of Inflammatory cell infiltration in tumor angiogenesis-a target for antitumor drug development? Progress in Angiogenesis Research, N. Y. in press, Nova Science Publishers, Inc., 2005.
9) Coussens LM, Werb Z : Inflammation and cancer. Nature 420 : 860-867, 2002.
10) Pollard JW : Tumour-educated macrophages promote tumour progression and metastasis. Nat Rev Cancer 4 : 71-78, 2004.
11) Kuwano T, Nakao S, Yamamoto H, et al : Cyclooxygenase 2 is a key enzyme for inflammatory cytokine-induced angiogenesis. FASEB J 18 : 300-310, 2004.
12) 桑野信彦, 藤井輝彦, 小野眞弓, ほか：分子標的治療の現状と将来への展望. 日本臨牀 : 1211-1215, 2004.
13) 桑野信彦, 小野眞弓, 内海　健, ほか：がんの分子標的治療法. Medico : 125-130, 2002.
14) Hirata A, Ogawa S, Kometani T, et al : ZD1839（Iressa）induces antiangiogenic effects through inhibition of epidermal growth factor receptor tyrosine kinase. Cancer Res 62 : 2554-2560, 2002.
15) Hirata A, Uehara H, Izumi K, et al : Direct inhibition of EGF receptor activation in vascular endothelial cells by gefitinib（'Iressa', ZD1839）. Cancer Science 95 : 1-5, 2004.
16) Marmé D : The impact of anti-angiogenic agents on cancer therapy. J Cancer Res Clin 129 : 607-620, 2003.

The Authors

久留米大学　　　桑野　信彦
九州大学大学院　小野　眞弓

1 分子標的療法

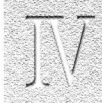

5) HDAC阻害剤

(1) ヒストン脱アセチル化酵素 (HDAC) の作用点

膨大な遺伝情報をのせた，二重らせん構造をとるゲノムDNAは，ヒストン蛋白に規則正しく巻きとられて，一つの体細胞の核内に実にコンパクトに収納されている．ヒストンは，アセチル化，リン酸化，メチル化などにより修飾をうけ，その近傍の遺伝子の発現が巧みに調節されている．ヒストンのリジン残基に対するアセチル化，脱アセチル化という可逆的な修飾は，30年以上前から知られており，アセチル化は遺伝子発現活性化，脱アセチル化は抑制に深くかかわっていると考えられてきた．90年代半ばより，ヒトのアセチル化ヒストンを脱アセチル化する酵素 (histon deacetylase: HDAC) が相次いで同定され，酵母Rpd3，HDA1，Sir2との相同性からクラス1 (HDAC1, 2, 3, 8, (11))，クラス2 (HDAC4, 5, 6, 7, 9, 10)，クラス3 (SIRT1~7) に分類されている[1]．

HDACはN-CoR (Nuclea Receptor Co-repressor) 複合体やMBD (Methyl CpG Binding Domain Protein) 複合体などの，大きな蛋白複合体の一因子として含まれる (図1A, B)[1]．クロマチン構造 (ヒストン8量体にDNAが規則正しく巻きついた高次構造) をとる遺伝子プロモーターに転写因子が結合し，そこへHDAC複合体がリクルートされることにより，特異的なヒストンのリジン残基が脱アセチル化され，DNAがきつくヒストンに巻きつくことによって標的遺伝子発現が抑制されると考えられている (図1A)．また，プロモーター遺伝子周辺に存在するシトシンとグアニンに富んだ領域 (CpGアイランド) がメチル化を受けると，そこにメチル化CpGを認識する蛋白 (MBD) 複合体がリクルートされる．この複合体にもHDACが含まれ，遺伝子発現のサイレンシングに重要であることがわかっている (図1B)．さらに蛋白のアセチル化による修飾は，ヒストンにとどまらない．p53, EKLF, GATA-1, 2. c-Mybなどの転写因子やInportin, HSP90などの非ヒストン蛋白もアセチル化により機能調節をうけ，HDAC (SIRT等) により脱アセチル化されることが予想されている (図1C)．HDAC阻害剤は，これらのHDAC分子に対してさまざまな部位で特異的に働く，分子標的薬と考えられている．

(2) HDACと疾患

急性前骨髄球性白血病 (APL) で発現する異常キメラ転写因子，PML-RAR，PLZF-RARなどは，レチノイン酸受容体 (RAR) のリガンドであるレチノイン酸の生理的濃度存在下においても，N-CoR-HDAC複合体と強く結合し標的遺伝子の発現を抑制する．この異常な発現抑制が，白血病発症の一因であることが示唆されている．またN-CoR-HDAC複合体は，ほかの急性白血病で発現が認められるAML1-ETO，TEL-AML1と結合することも報告されており，APLと同様の病態が推測されている．

また，多くの固形がんや血液系腫瘍において，種々の遺伝子プロモーター ($p15^{INK4B}$, $p16^{INK4A}$など) に存在するCpGアイランドの異常なメチル化が報告されている．これらのプロモーター周辺は，MBD-HDAC複合体により標的遺伝子の発現が異常に抑制され，これががん細胞の不死化などの病態形成にかかわっていると考えられている．

(3) HDAC阻害剤の薬理作用

以上に示したように，HDACは固形がんや血液系腫瘍の病態形成に広くかかわっていることが示唆されている．このようなバックグラウンドから，HDAC阻害剤が新しい分子標的療法薬として臨床への応用が期待

IV　がん治療の最前線と今後の展望

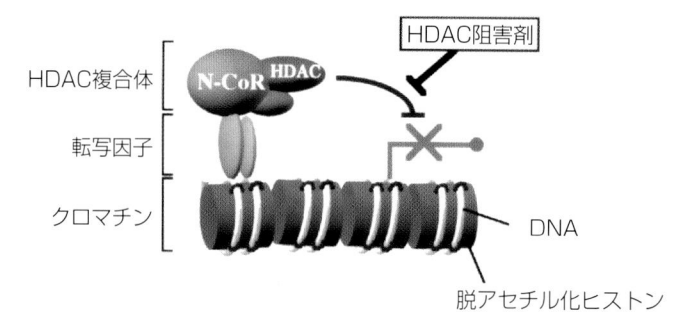

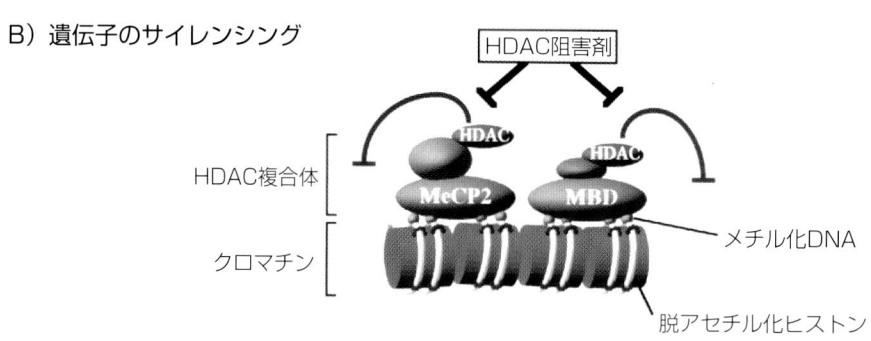

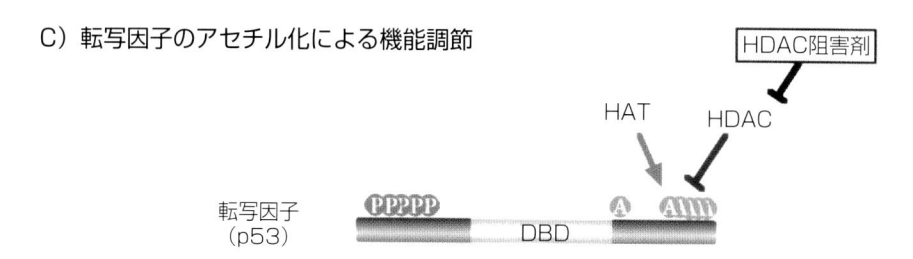

図1　HDAC阻害剤の作用部位

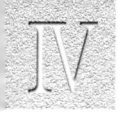

A) 転写抑制

B) 遺伝子のサイレンシング

C) 転写因子のアセチル化による機能調節

(A) HDACは転写因子に結合する転写抑制蛋白複合体に含まれ，周囲のヒストンを脱アセチル化し，標的遺伝子の発現を抑制する．
(B) メチル化したDNAに結合する蛋白複合体にHDACが含まれ，遺伝子のサイレンシングに深くかかわっている．
(C) p53を含む多くの転写因子は，アセチル化によって機能が調節されている．一部のHDACは特定のアセチル化転写因子を脱アセチル化する．
N-CoR：Nuclear Receptor Co-repressor, MeCP2：Methyl-CpG binding Protein 2, MBD：Methyl-CpG Bingind Domain Protein, DBD：DNA結合ドメイン, HAT：ヒストンアセチル化酵素, P：リン酸化部位, A：アセチル化部位

されるようになった．HDAC阻害剤の薬理作用を図2に示す[2]．固形がんや血液系腫瘍の細胞株や，疾患モデルマウスを用いた実験から，①細胞分化誘導作用，②アポトーシス誘導作用，③細胞周期停止作用，④血管新生阻害作用，⑤転移抑制作用，などが確認されている．これらの作用のメカニズムの詳細はいまだ明らかになっていない部分が多いが，先に述べた急性白血病における転写調節モデルにおいては，比較的解析が進んでいる．

(4) HDAC阻害剤の臨床応用

現在数多くのHDAC阻害剤が見いだされ，一部のものに関しては第一相・第二相臨床試験が始まっている

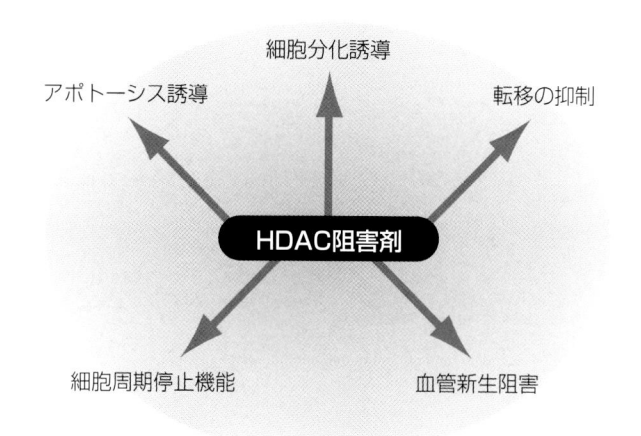

図2　HDAC阻害剤の抗腫瘍効果

1. 分子標的療法

表1　主なHDAC阻害剤の種類と臨床試験の現状

分類	化合物	臨床試験	対象疾患
1. ヒドロキサム酸	Trichostatin A (TSA) Suberoylanilide hydroxamic acid (SAHA) LAQ-824 PXD101	II I	前立腺癌, 膀胱癌, 乳癌, 大腸癌, リンパ腫等 大腸癌, 乳癌, 黒色腫, 前立腺癌, 膵癌, 白血病等
2. 短鎖脂肪酸	Butylate (酪酸) Valproic acid （バルプロ酸：デパケン®） AN-9	I / II I / II I / II	前立腺癌, 胃癌, 乳癌, 白血病等 白血病等 肺癌, 大腸癌, 乳癌等
3. 環状テトラペプチド	Trapoxin A CHAP31		
4. ベンズアミド	MS-275 CI-994	II II	肺癌, 大腸癌, 胃癌等
5. 環状デプシペプチド	FK228 (FR901228)	II	リンパ腫, 胃癌等

(表1)[3)~5)]. 内服, 注射薬として開発が進んでいるが, これまでに重篤な副作用は認められていない. 対象疾患は前立腺がん, 大腸がんなどの固形がんや, 白血病, リンパ腫, 多発性骨髄腫などの血液系腫瘍である. 単剤投与により著効を示した例は少なく, 部分寛解（PR：partial response）から, 腫瘍の進行を抑えた（SD：stable disease）という報告が多い. また全トランス型レチノイン酸（ATRA）やDNAメチル化酵素阻害剤（5-Azacytidine）などの, ほかの分子標的療薬との併用療法も試みられている. ATRA耐性の治療抵抗性APL患者が, 酪酸とATRAの併用投与により分子寛解を得たとの報告もあり, 今後のさらなる検討が待たれる.

現在臨床の場で使用できるHDAC阻害剤は, 古くから抗てんかん薬として用いられているバルプロ酸ナトリウム（デパケン®）のみである. しかし, HDAC阻害剤（抗腫瘍薬）としての認可はされておらず, 治療抵抗性白血病患者に対する救済療法としての臨床治験段階で用いられているのみである.

(5) HDAC阻害剤の現状と今後の展望

現在知られているだけでも, ヒトのHDACは18種類あり, 生体内において異なった複合体に含まれ, それぞれ違った組織や細胞内局在において役割を果たしていると考えられている. それぞれのHDACの機能の違いについては現在精力的な研究がなされている段階であり, それぞれのHDACに特異性の高いHDAC阻害剤はいまだ開発されておらず, より特異性の高いHDAC阻害剤の開発が期待されている. また, 遺伝子診断などによる適切な治療対象患者の選択や, その情報をもとにした分子標的薬の投与の組み合わせの工夫が, 今後の分子医療, テーラーメイド医療（遺伝子レベルにおいて各患者個人に最適化された治療法）の課題となるであろう. HDAC阻害剤は今後の分子標的療法のキードラッグのひとつとして期待されている.

文　献

1) 富田章裕, 直江知樹：分子標的としてのヒストン脱アセチル化酵素, 実験医学：22（増刊）, 2004.
2) Yoshida M, Matsuyama A, Komatsu Y.：From discovery to the coming generation of histone deacetylase inhibitors. Curr Med Chem 10：2351-2358, 2003.
3) Somech R, Izraeli S, J Simon A：Histone deacetylase inhibitors-a new tool to treat cancer. Cancer Treat Rev 30：461-472, 2004.
4) Kelly WK, O'Connor OA, Marks PA.：Histone deacetylase inhibitors：from target to clinical trials. Expert Opin Investig Drugs 11：1695-1713, 2002.
5) Villar-Garea A, Esteller M：Histone deacetylase inhibitors：understanding a new wave of anticancer agents. Int J Cancer 112：171-178, 2004.

The Authors

名古屋大学医学部附属病院　　富田　章裕
名古屋大学大学院　　　　　　直江　知樹

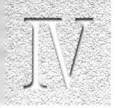

1 分子標的療法

6) COX-2阻害剤

(1) はじめに

がんは，多くの遺伝子異常が蓄積することにより発生するものと理解されており，このことは予防・治療上のターゲットになりうる多くの標的ががんには存在することを意味している．現在検討されているさまざまな分子標的のうち，がんの発生や，増殖・進展に密接な関連性が報告されているシクロオキシゲナーゼ2酵素をターゲットにしたCOX-2阻害剤について，治療へのアプローチを中心に述べる．

(2) シクロオキシゲナーゼ2（cyclooxygenase-2：COX-2）とは

シクロオキシゲナーゼ酵素は，アラキドン酸がプロスタグランジンE_2（PGE_2）をはじめとするエイコサノイドと総称される種々の代謝産物へと代謝される際の触媒酵素として知られており（図1），アラキドン酸代謝産物のエイコサノイドは細胞の増殖，接着，分化などを調節するいくつかのシグナル伝達経路に作用することが明らかにされている．このシクロオキシゲナーゼをターゲットとする非ステロイド性抗炎症剤とがんとの関連について，非ステロイド性抗炎症剤の服用者は，大腸がん，乳がん，肺がんなどの発生率が有意に低いことが疫学調査の結果報告されている[1,2]．シクロオキシゲナーゼ（COX）には，COX-1，-2の2つのアイソザイムの存在が知られているが，COX-1は構成酵素として恒常的に多くの組織で発現し，一方COX-2はサイトカイン，増殖因子などにより誘導される誘導酵素として分類され炎症やがんの局所で発現誘導される．がん細胞に高発現するCOX-2はがんの発生過程や，がんの増殖・進展と密接に関連していることが報告されている．その他，がん以外にCOX-2は関節炎，アルツハイマー病，虚血性脳障害，排卵・分娩などとの関連性からも注目を集めている．

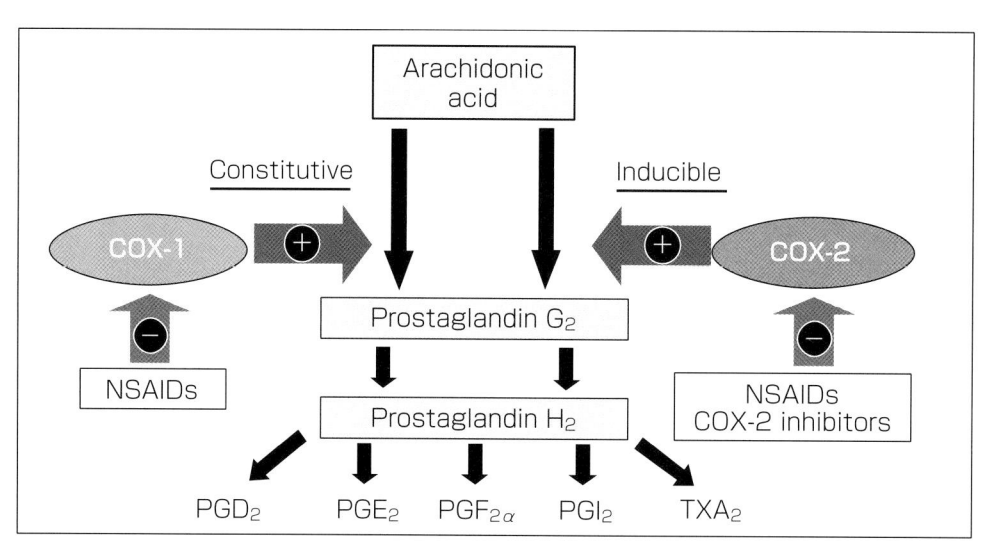

図1　アラキドン酸代謝経路

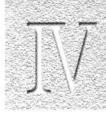

(3) COX-2とがん
a. がんの発生とCOX-2

がんの発生過程におけるCOX-2の関与について各種のがんで報告されている．正常大腸粘膜ではCOX-2mRNAの発現はほとんどみられていないが，腺腫性ポリープでは40％程度に，大腸がんでは80％以上で発現がみられると報告されている[3]．一方，肺の腺がんでは免疫組織染色法を用いた検討で，肺腺がんの発生母地と考えられる正常肺胞上皮細胞にはCOX-2はほとんど発現していないのに対して，前がん病変と考えられるAtypical adenomatous hyperplasia（AAH）では約三分の一の症例で，さらに腺がんでは約70％に過剰発現がみられている[4]（**図2A**）．COX-2の大腸発がんへの関与はCOX-2遺伝子ノックアウトマウスの研究により，COX-2遺伝子をノックアウトすることにより大腸腫瘍の発生数，大きさを減少させることが示されており[5]，大腸がんの発生率が高い遺伝性疾患である家族性大腸ポリポーシス症を対象にしたCOX-2阻害剤セレコキシブによる化学予防の臨床試験ではセレコキシブによりポリープの数，大きさがプラセボ群に比べてそれぞれ28％，30.7％と有意な減少を示している[6]．

b. がんの増殖・進展とCOX-2

COX-2の発現の増強は，肺がんをはじめとして乳がん，頭頸部がん，食道がん，胃がん，大腸がん，膵がん，肝細胞がん，胆管がん，子宮がん，卵巣がん，前立腺がん，膀胱がん，皮膚がん，甲状腺がん，脳腫瘍など多くの腫瘍で観察されている．これらの腫瘍に発現しているCOX-2は腫瘍の増殖・進展に重要な役割を果たしていることが報告されており，COX-2が細胞増殖を促進すること[5,7]，浸潤・転移を促進すること[8]〜[10]，アポトーシスを抑制すること[7,8]，血管新生を促進すること[11,12]，さらに免疫機能を抑制すること[13]〜[15]などが知られている．

COX-2の発現が予後に与える影響については，肺腺がんの根治切除例で，COX-2陰性群のI期症例の5年生存率が88％であるのに対してCOX-2過剰発現群では66％とCOX-2過剰発現群で統計学的に有意差をもって生存期間の短縮が認められ，COX-2が予後因子として有用である可能性が示されている[16]（**図2B**）．その後，乳がん，卵巣がん，悪性中皮腫，神経膠腫，子宮頸がんなどさまざまながん種でCOX-2の発現が予後に影響することが相次いで報告されている．

(4) COX-2阻害剤
a. COX-2阻害剤

Vaneらにより，抗炎症剤として用いられてきたアスピリンをはじめとした薬剤の抗炎症作用がプロスタグランジンの産生抑制によりもたらされることが証明されたが，これらの薬剤は上部消化管障害や腎障害などの副作用があることが問題とされていた．生理機能に必要なプロスタグランジンを恒常的に産生するCOX-1の阻害により消化管や腎臓の生理機能の障害につながったからである．シクロオキシゲナーゼ酵素に誘導型アイソザイムであるCOX-2の存在が1990年初頭に報告され，COX-1を長期的に抑制することにより生じる消化管粘膜の障害，腎臓の障害などを回避する目的でCOX-2を選択的に阻害するCOX-2阻害剤の開発が抗炎症を目的にして進められてきた．従来の抗炎症剤に比べてCOX-2阻害剤は副作用が軽微であることが無作為

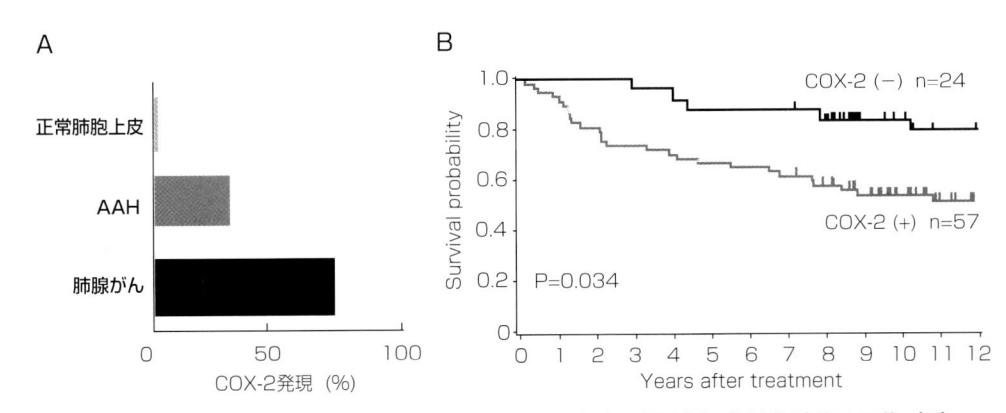

図2 肺腺がんでのCOX-2発現の増強（A）と，肺腺がんI期症例の根治切除後の予後（B）
AAH：Atypical adenomatous hyperplasia
（Hida T, et al, 1998 [4], Achiwa H, et al, 1999 [16] より引用）

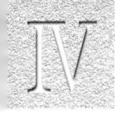

IV がん治療の最前線と今後の展望

化試験により証明されているが[17]，1990年代後半にはがん細胞におけるCOX-2の高発現の存在が相次いで報告され，がん治療へのCOX-2阻害剤の応用へと検討が広げられてきた．

COX-1とCOX-2に対する薬剤の選択性に関しては，COX-1とCOX-2の立体構造の違いが解明され，COX-1，COX-2にはその構造として，EGF様ドメイン，膜結合ドメイン，活性中心ドメインが存在しているが，COX-2では活性中心ドメイン，とくにサイドポケットの入り口のアミノ酸がバリンであるのに対してCOX-1ではイソロイシンになっていることにより，その入り口はCOX-1のほうで狭くなっており，この違いによりサイドポケット進入に薬剤による選択性を生じさせることができるものと考えられている．現在，COX-2阻害剤には，celecoxib, rofecoxib, tiracoxib, nimesulide, NS398, etodolac, meloxicam, lumiracoxib, etoricoxibなどがあり，作用機序としては，たとえばセレコキシブはスルフォン酸アミド側鎖がCOX-2の523番目のバリンのN末端側に存在する親水性のサイドポケットに結合することによって基質のアラキドン酸が結合できずプロスタグランジンの産生ができないとされている．現在COX-2阻害剤のさらなる開発が続けられている．

b. COX-2阻害剤の抗腫瘍効果に関する基礎的検討

i) 化学予防薬としてのCOX-2阻害剤

動物実験では，大腸がん，乳がん，肺がん，皮膚がん，膀胱がん，舌がんなどでCOX-2阻害剤による発がん抑制効果が示されている．

ii) がんに対する治療薬としてのCOX-2阻害剤

COX-2阻害剤の各種がんに対する増殖抑制効果については，大腸がん，肺がん，乳がん，前立腺がん，膵がんをはじめとして多種にわたるがんでその有効性が報告されている．肺がんについては，COX-2を発現している肺がん細胞に対して臨床的に到達可能濃度のCOX-2阻害剤により，がん細胞にある程度選択性をもって増殖抑制効果が観察され，増殖抑制効果の機序のひとつとしてアポトーシスの関与も示唆されている．さらに抗がん剤と併用することにより，イリノテカン，ドセタキセル，5-FU，ビノレルビン，アムルビシン，エトポシド，シスプラチンなどとの併用増強効果が観察されている（図3）[7)11)18]．一方，高転移性の肺がん細胞株を用いた検討では，増殖抑制に必要とされるよりもはるかに低濃度のCOX-2阻害剤によりin vitroでの運動能，浸潤能の抑制効果が得られ[9]in vivoの系における転移抑制結果と併せて[19]，COX-2阻害剤の転移抑制に対する有用性が期待されている．マウス移植腫瘍を用いた検討では，COX-2阻害剤で約36％の増殖抑制が認められたが，ドセタキセルやビノレルビンとの併用で，それぞれ65％，55％の増殖抑制効果が得られ，抗がん剤との併用療法の有用性も示されている[11]．さらに，COX-2阻害剤のin vivo増殖抑制効果の一機序として，血管新生に対する抑制作用も認められ，約30％の血管新生の抑制が観察されている[11]．

c. COX-2阻害剤を用いた臨床試験

i) 化学予防薬としてのCOX-2阻害剤

動物発がん実験や抗炎症剤服用者から得られた疫学調査結果などにより示されたCOX-2阻害剤の発がん抑制効果を背景にして，各種のがんに対する化学予防試験が行われている．Barrett食道の異型上皮，口腔の白

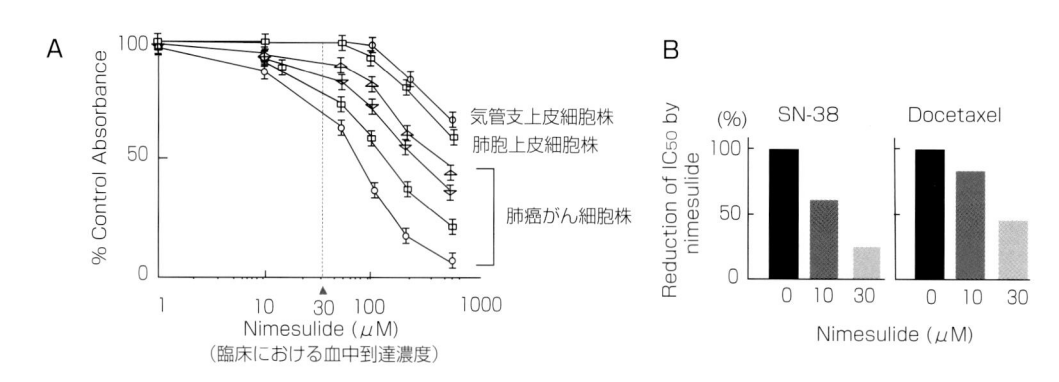

図3 COX-2阻害剤の効果，および抗がん剤との併用効果
A）肺がん細胞と正常細胞に対するCOX-2阻害剤の増殖抑制作用
B）COX-2阻害剤の添加による抗がん剤のIC$_{50}$値の低下　SN-38；イリノテカンの活性体
（Hida T, et al, 2000[7]より引用）

1. 分子標的療法

板症や前がん病変が，COX-2阻害剤であるセレコキシブなどにより退縮することが示されており，actinic keratosesに対するCOX-2阻害剤の臨床試験も行われている[20]．前述したように，家族性大腸ポリポーシス症を対象にしたCOX-2阻害剤セレコキシブによる化学予防の臨床試験ではポリープの数，大きさの有意な減少が示されている[6]．

ii）がんに対する治療薬としてのCOX-2阻害剤

大腸がん，肺がん，乳がん，前立腺がん，子宮がん，表在性膀胱がんなど，多種にわたるがんで臨床への導入を目的に臨床試験が行われている．がんに対する治療の試みとして，抗がん剤，放射線治療などにより発現が増強することが報告されているCOX-2を抑えるとのstrategyのもとCOX-2阻害剤の臨床応用が試みられている．効果増強のメカニズムとしては，治療によりダメージを受けたがん細胞が生存に有利なCOX-2の発現を増強し，それを阻害剤が抑える可能性も想定している．

肺がん領域では，抗がん剤にCOX-2阻害剤を併用する試験や放射線治療にCOX-2阻害剤を併用する試験，また上皮成長因子受容体（epidermal growth factor receptor：EGFR）阻害剤との併用療法も試みられている．肺がんの術前化学療法にCOX-2阻害剤を併用することにより，腫瘍のCOX-2活性を抑制すること，その結果として抗がん剤との併用により良好な抗腫瘍効果が得られることも示されている[21]．表1に，現在米国で進行中のCOX-2阻害剤と抗がん剤との組み合わせによる主な臨床試験について示す．COX-2阻害剤は，副作用の多い抗がん剤とは異なり正常細胞に比してがん細胞で高発現しているCOX-2を分子標的としている．したがって，今後急増が予想される高齢者がんの治療におけるクオリティーオブライフを念頭においた治療，従来の抗がん剤との併用療法など，新しいがんの治療へと応用が期待される．

(5) COX-2のがん治療に関連した最近の知見

a．COX-2と薬剤感受性

COX-2の発現が各種のがんにおける予後因子になることが示されているが，薬剤感受性についてはCOX-2高発現群で抗がん剤に対する感受性が低いことが報告されている[22,23]．また，COX-2の発現により抗がん剤に対する多剤耐性因子であるMDR1の発現が増強することが示されており，この発現の増強はCOX-2阻害剤の併用により解除されることも示されている[24]．

b．COX-2と化学療法，放射線療法

抗がん剤との接触によるがん細胞のCOX-2発現の増強が観察されており，この増強がCOX-2阻害剤を併用することにより効果が増大するメカニズムのひとつと想定されている．基礎実験では，微小管阻害薬のタキサンとの接触によりCOX-2の転写が刺激されることやCOX-2mRNAが安定化することが報告されている[25]．一方，放射線によるがん細胞のCOX-2発現の増強も観察されており，血管新生抑制作用と併せてCOX-2阻害剤の放射線増強効果が観察され，臨床試験での確認が行われている．

c．COX-2とEGFR

COX-2とEGFRとの関連については，PGE2が，リガンドとしてのEGFの関与なくEGFRを刺激すること[26]，一方，EGFはCOX-2の発現を増強すること[18]，さらに，抗炎症剤とEGFR阻害剤の併用により，腸ポリープの形成がほぼ100%抑制されることも報告されている[27]．

d．COX-2と免疫系

COX-2はプロスタグランジン生合成を司っているが，プロスタグランジンと免疫系との関連性については古くから報告され，最近の報告では，PGE2のレセプターとしてEP1-EP4が知られているが，EP2レセプターはT細胞の増殖を抑制，EP2，EP4レセプターは抗原提示細胞の機能調節作用を有すること[13]，また，がんに由来する免疫抑制やdendritic cellの異常はプロスタグランジンEP2レセプターを介して起こっていること[14]，さらに，免疫療法とCOX-2阻害を併用することにより免疫療法の効果が増強することなどが基礎的検討で示されている[15]．このように免疫系とプロスタグランジンとの間には密接な関連があり，COX-2を阻害することにより免疫系の活性化を介した間接的効果も期待されている．

表1 抗がん剤にCOX-2阻害剤を併用した肺がん領域での主な臨床試験（米国）

```
Phase I, I/II
  *Irinotecan + Docetaxel + Celecoxib(advanced)
  *Erlotinib + Celecoxib (stage IIIB/IV)

Phase II
  *Docetaxel + Celecoxib (stage IIIB/IV)
  *Docetaxel + Celecoxib (advanced, elderly or poor PS)
  *Docetaxel + Celecoxib (advanced, second line)
  *Carboplatin + Gemcitabine + Celecoxib(advanced)
  *Carboplatin + Paclitaxel + Celecoxib (pre-operative)
  *Celecoxib (adjuvant)
  *Erlotinib + Celecoxib (recurrent, 2nd line)
  *Gefitinib + Celecoxib (platinum-refractory)
```

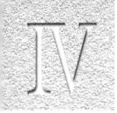

IV がん治療の最前線と今後の展望

e. COX-2阻害を介さないCOX-2阻害剤の作用

最近，COX-2阻害剤がCOX-2阻害を介さずに，アポトーシスをおこしやすくしていること[28]，また個々の化学構造依存性に種々のシグナル伝達系を抑制すること[29]も報告されている．

f. HuRによるCOX-2の発現調節

COX-2の発現に関しては，RNA結合蛋白であるHuRがCOX-2の発現を制御しているとの報告があり[30]，細胞質のHuR発現は卵巣がんの予後不良やCOX-2の発現と関連すると報告されている[31]．

g. COX-2と末梢神経障害

最近，グリシンレセプターのサブタイプ（GlyR α 3）がPGE$_2$のターゲットであることが示されており，PGE$_2$がEP$_2$レセプターに結合するとGlyR α 3レセプターをリン酸化し，chlorideの流入をブロックすることにより疼痛を促進する[32]．末梢神経障害時には神経周囲に炎症細胞の浸潤が認められ，炎症細胞のCOX-2の発現の増強が神経痛の原因のひとつであると報告されている．このことはパクリタキセルなどの抗がん剤使用時に観察されている末梢神経障害に対してのCOX-2阻害剤の有用性も示唆している[33][34]．

(6) おわりに

分子標的治療剤が有用であるためには，まず第一に投与対象となる患者が標的分子の異常を有し，標的分子が薬剤の投与後に制御されること，そしてその結果として抗腫瘍効果がもたらされることが必須である．また，分子標的治療剤が成功するためには，標的として選択した分子が，がん細胞の増殖，転移などに必須かどうかという点も関係してくる．この点に関して，COX-2はがんの増殖，転移と密接な関連性が報告され，また，がん細胞に過剰発現しているCOX-2に対してCOX-2阻害剤によりPGE$_2$産生の抑制が認められ，抗腫瘍効果も観察されている．さらに，COX-2阻害による直接的作用に加えて，血管新生，免疫系を介した効果や，副作用の軽減といった観点からも期待されている（**図4**）．COX-2阻害剤のがんの予防・治療に関しての今後の位置づけについては，現在行われている臨床試験の結果を待たなければならないが，COX-2の発現がさまざまながんの予後と関連していること，がん細胞の抗がん剤抵抗性とも関連しうること，また抗がん剤や放射線および光線力学療法によりがん細胞のCOX-2の発現が増強することなどのevidenceは，COX-2阻害剤のがん治療における分子標的治療剤としての有用性を示唆しているものと考えられ，がんの予防・治療への応用が期待される．

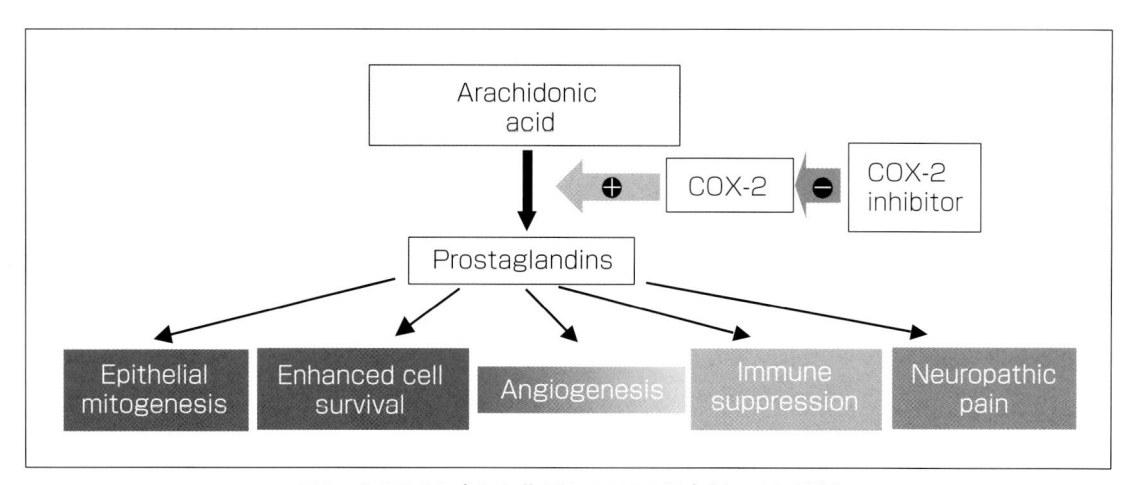

図4 COX-2を介した作用とCOX-2阻害剤による抑制

1. 分子標的療法

文　献

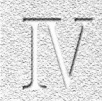

1) Thun MJ：Aspirin use and reduced risk of fatal colon cancer. N Engl J Med 325：1593-1596, 1991.
2) Schreinemachers DM, Everson RB：Aspirin use and lung, colon, and breast cancer incidence in a prospective study. Epidemiology 5：138-146, 1994.
3) Eberhart CE, et al：Up-regulation of cyclooxygenase 2 gene expression in human colorectal adenomas and adenocarcinomas. Gastroenterology 107：1183-1188, 1994.
4) Hida T, Yatabe Y, Achiwa H, et al：Increased expression of cyclooxygenase 2 occurs frequently in human lung cancers, specifically in adenocarcinomas. Cancer Res 58：3761-3764, 1998.
5) Oshima M, Dinchuk JE, Kargman SL, et al：Suppression of intestinal polyposis in Apc$^{\Delta 716}$ knockout mice by inhibition of cyclooxygenase-2 (COX-2). Cell 87：803-809, 1996.
6) Steinbach G, Lynch PM, Phillips RKS, et al：The effect of celecoxib, a cyclooxygenase-2 inhibitor, in familial adenomatous polyposis. N Engl J Med 342：1946-1952, 2000.
7) Hida T, Kozaki K, Muramatsu H, et al：Cyclooxygenase-2 inhibitor induces apoptosis and enhances cytotoxicity of various anticancer agents in non-small cell lung cancer cell lines. Clin Cancer Res 6：2006-2011, 2000.
8) Tsujii M, Dubois RN：Alterlations in cellular adhesion and apoptosis in epithelial cells overexpressing prostaglandin endoperoxide synthase 2. Cell 83：493-501, 1995.
9) Kozaki K, Miyaishi O, Tsukamoto T, et al：Establishment and characterization of a human lung cancer cell line NCI-H460-LNM35 with consistent lymphogenous metastasis via both subcutaneous and orthotopic propagation. Cancer Res 60：2535-2540, 2000.
10) Tsujii M, Kawano S, Dubois RN：Cyclooxygenase 2 expression in human colon cancer cells increases metastatic potential. Proc Natl Acad Sci USA 94：3336-3340, 1997.
11) Hida T, Kozaki K, Ito H, et al：Significant growth inhibition of human lung cancer cells both in vitro and in vivo by the combined use of a selective cyclooxygenase 2 inhibitor, JTE-522, and conventional anticancer agents. Clin Cancer Res 8：2443-2447, 2002.
12) Tsujii M, Kawano S, Tsuji S, et al：Cyclooxygenase regulates angiogenesis induced by colon cancer cells. Cell 93：705-716, 1998.
13) Nataraj C, Thomas DW, Tilley SL, et al：Receptors for prostaglandin E$_2$ that regulate cellular immune responses in the mouse. J Clin Invest 108：1229-1235, 2001.
14) Yang Li, Yamagata N, Yadav R, et al：Cancer-associated immunodeficiency and dendritic cell abnormalities mediated by the prostaglandin EP2 receptor. J Clin Invest 111：727-735, 2003.
15) DeLong P, Tanaka T, Kruklitis R, et al：Use of cyclooxygenase-2 inhibition to enhance the efficacy of immunotherapy. Cancer Res 63：7845-7852, 2003.
16) Achiwa H, Yatabe Y, Hida T, et al：Prognostic significance of elevated cyclooxygenase 2 expression in primary, resected lung adenocarcinomas. Clin Cancer Res 5：1001-1005, 1999.
17) Emery P, Zeidler H, Kvien TK, et al：Celecoxib versus diclofenac in long-term management of rheumatoid arthritis：randomized double-blind comparison. Lancet 354：2106-2111, 1999.
18) Hida T, Leyton J, Makheja AN, et al：Non-small cell lung cancer cyclooxygenase activity and proliferation are inhibited by non-steroidal antiinflammatory drugs. Anticancer Res 18：775-782, 1998.
19) Kozaki K, Koshikawa K, Tatematsu Y, et al：Multi-faceted analyses of a highly metastatic human lung cancer cell line NCI-H460-LNM35 suggest mimicry of inflammatory cells in metastasis. Oncogene 20：4228-4234, 2001.
20) Thun MJ, Henley SJ, Patrono C：Nonsteroidal anti-inflammatory drugs as anticancer agents: mechanistic, pharmacologic, and clinical issues. J Natl Cancer Inst 94：252-266, 2002.
21) Altorki NK, Keresztes RS, Port JL, et al：Celecoxib, a selective cyclo-oxygenase-2 inhibitor, enhances the response to preoperative paclitaxel and carboplatin in early-stage non-small-cell lung cancer. J Clin Oncol 21：2645-2650, 2003.
22) Ferrandina G, Lauriola L, Distefano MG, et al：Increased cyclooxygenase-2 expression is associated with chemotherapy resistance and poor survival in cervical cancer patients. J Clin Oncol 20：973-981, 2002.
23) Ferrandina G, Lauriola L, Zannoni GF, et al：Increased cyclooxygenase-2 (COX-2) expression is associated with chemotherapy resistance and outcome in ovarian cancer patients. Ann Oncol 13：1205-1211, 2002.
24) Patel VA, Dunn MJ, Sorokin A：Regulation of MDR-1 (P-glycoprotein) by Cyclooxygenase-2. J Biol Chem 277：38915-38920, 2002.
25) Subbaramaiah K, Marmo TP, Dixon DA, et al：Regulation of cyclooxygenase-2 mRNA stability by taxanes. J Biol Chem 278：37637-37647, 2003.
26) Buchanan FG, Wang D, Bargiacchi F, et al：Prostaglandin E$_2$ regulates cell migration via the intracellular activation of the epidermal growth factor receptor. J Biol Chem 278：35451-35457, 2003.
27) Torrance CJ, Jackson PE, Montgomery E, et al：Combinatorial chemoprevention of intestinal neoplasia. Nature Med 6：1024-1028, 2000.
28) Totzke G, Schulze-Osthoff K, Janicke RU：Cyclooxygenase-2 (COX-2) inhibitors sensitize tumor cells specifically to death receptor-induced apoptosis independently of COX-2 inhibition. Oncogene 22：8021-8030, 2003.
29) Tegeder I, Pfeilschifter J, Geisslinger G：Cyclooxygenase-independent actions of cyclooxygenase inhibitors. FASEB J 15：2057-2072, 2001.
30) Sengupta S, Jang BC, Wu MT, et al：The RNA-binding protein HuR regulates the expression of cyclooxygenase-2. J Biol Chem 278：25227-25233, 2003.
31) Erkinheimo TL, Lassus H, Sivula A, et al：Cytoplasmic HuR expression correlates with poor outcome and with cyclooxygenase 2 expression in serous ovarian carcinoma. Cancer Res 63：7591-7594, 2003.
32) Harvey R, Depner UB, Wassle H, et al：GlyR α 3：An essential target for spinal PGE$_2$-mediated inflammatory pain sensitization. Science 304：884-887, 2004.
33) Syriatowicz JP, Hu D, Walker JS, et al：Hyperalgesia due to nerve injury：role of prostaglandins. Neuroscience 94：587-594, 1999.
34) Ma W, Eisenach JC：Cyclooxygenase 2 in infiltrating inflammatory cells in injured nerve is universally up-regulated following various types of peripheral nerve injury. Neuroscience 121：691-704, 2003.

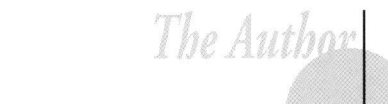

愛知県がんセンター　樋田　豊明

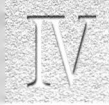

IV がん治療の最前線と今後の展望

1 分子標的療法

7）CDK阻害剤

（1）はじめに

サイクリン依存性キナーゼ（cyclin-dependent kinase：CDK）は歴史的にふり返ると分裂酵母の遺伝子cdc2（cell division cycle：cdc）にさかのぼることができる．その発見と解析の功績からP. Nurseは，L. HartwellとT. Huntとともに2001年ノーベル生理学医学賞を受賞した．彼らの仕事は1960年代に始まり，1980年代にCDK/cyclin複合体による細胞周期制御という基本概念に至った．1990年代に細胞周期はがん研究に必要不可欠な研究分野となったが，その研究成果であるCDK阻害剤は臨床の現場に福音をもたらすのだろうか？本稿ではCDKの機能とがんとのかかわり，そしてCDK阻害剤の概況を述べる．

（2）CDKの機能

CDKはセリン／トレオニン蛋白リン酸化酵素（約300アミノ酸で分子量33～40kDa）で，少なくとも9つの遺伝子（CDK1～9）がある．これらの機能を制御するcyclinは11以上（cyclin A～I，cyclin K，cyclin T）存在する．CDKの多くは主に細胞周期進行にかかわっており，細胞周期特異的に作用する（図1）．CDKには細胞周期での役割に加えて，CDK7, 8, 9は遺伝子の転写に複雑にかかわっている．とくにCDK9/cyclin T複合体は転写を促進するP-TEFb（positive transcription elongation factor b）の主たる成分で，polymerase ⅡのC末端領域に結合してそのリン酸化を担う．また，さまざまな細胞（筋肉，単球，神経）の分化・成熟や細胞死にも関与し，AIDSの原因ウイルスHIVのウイルス蛋白Tatと結合しHIVの増幅にもかかわっている．また，心肥大の発生にも深く関与している．さらに，CDK5は成熟ニューロンの軸索に多く発現することから，細

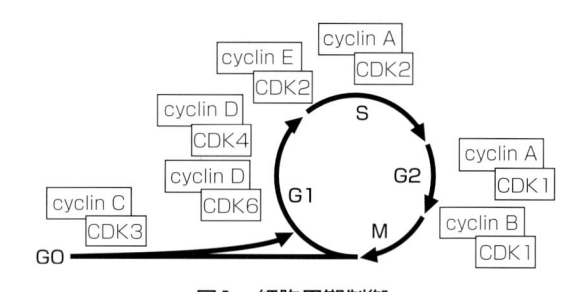

図1 細胞周期制御
cyclinとCDKの複合体が細胞周期のエンジンとしてその進行を担っている．

胞分化・増殖の制御とは別の機能も担うと推定されている．よって，生体におけるCDK阻害剤の作用は，単に細胞周期の抑制作用だけに留まらない．

（3）発がんにおけるCDKの役割

腫瘍細胞に発見される遺伝子異常のなかにはCDKが関与するものが数多く存在する．CDKが直接関与する遺伝子として，RB1，cyclin D，INK4があり，腫瘍特異的遺伝子異常が多数報告されている．また，腫瘍での遺伝子変異が多いp53経路はp53の制御するp21CIP1が複数のCDKを阻害することでCDKと深いかかわりがある．しかし，CDK遺伝子自体に見いだされる腫瘍特異的変異は，CDK4やCDK6遺伝子に多い．悪性黒色腫でのCDK4の点突然変異やグリオーマ，肉腫そして悪性リンパ腫におけるCDK4遺伝子増幅，そして，CDK6遺伝子の遺伝子再構成や遺伝子増幅である．少数例ではあるが，CDK2遺伝子増幅も大腸がんで報告がある．これらの遺伝子異常はG1期からS期への進行を促進することで腫瘍化に寄与していると考えられている．

（4）CDK阻害剤の開発と現況

CDKのなかでもとくにG1-S期移行に必須と考えられているCDK2を標的として，これまでに多くの化学物質がスクリーニングされ，CDK阻害剤として選択性や

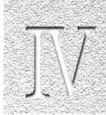

表1　CDK阻害剤

Purines	Olomoucine
	Roscovitine
	CVT-313
	Isopentenyl-adenine
	Purvalanol B
Pyrimidines	NU6102
Alkaloids	Staurosporine
	UCN-01
	CGP41251
Indirubins	Indirubin
	5-Chloro indirubin
	Indirubin-3'-monoxime
	Indirubin-5-sulphonic acid
flavonoid	flavopiridol
Paullones	Kenpaullone
	Alsterpaullone
Butyrolactone I	
Hymenialdisine	
N-Aryl aminothiazoles 6-9	
BMS-387032	
GPC-286199	

効率性の高い薬剤候補が見いだされている（表1）. 多くはCDK2との結晶化により作用部位が同定され, 酵素のATP結合部位に作用する[1]. 細胞増殖抑制効果だけでなく, 細胞死を促進もしくは誘発する. 神経細胞や胸腺細胞では逆にアポトーシスを抑制することもある. こうしたCDK阻害剤は抗がん剤として期待され, 現在第Ⅰ・Ⅱ相臨床試験が進行中である[2)3)]. また, 循環器領域における冠動脈再狭窄や動脈硬化症, 神経領域におけるアルツハイマー病, 腎臓領域では糸球体腎炎, 感染症領域ではウイルス感染（CMV, HIVなど）など, 広範囲な臨床領域でその効果が期待されている. ただ臨床試験が進んでいる薬剤はまだ少ない. その主な薬剤としてflavopiridolやR-roscovitineなどがある[2)3)].

a. Flavopiridol

flavopiridolはAventis Oncologyが開発し初めて臨床試験が行われたCDK阻害剤である. インド固有の植物に由来するフラボノイドから合成された化合物のひとつで, リンパ球の情報伝達系のp53lckチロシンキナーゼを強力に阻害する物質として選び出された. flavopiridolはCDK1, CDK2, CDK4, そしてCDK7の活性をすべて特異的に抑制することができ, 腫瘍細胞株で細胞周期をG1-S移行期ならびにG2-M移行期に停止させる. とくに造血系細胞株では薬剤感受性は高くアポトーシスを誘導する. 第Ⅰ相臨床試験で非ホジキンリンパ腫, 腎がん, 前立腺がん, 大腸がん, 胃がんなどで抗腫瘍効果を認め, 主な副作用は水溶性下痢と低血圧を伴うサイトカイン症候群である. 有効血中濃度の約300〜500nMは点滴で容易に獲得することができる. しかし, 単剤による8つの第Ⅱ相臨床試験を総括すると, 慢性リンパ性白血病7例（29%）の部分寛解（PR）とマントル細胞リンパ腫3例（11%）のPRが得られたのみで, 固形がんに対する有意な縮小効果は認められなかった. in vitroでは他剤との相乗作用が認められ, さまざまな薬剤との併用療法やほかの投与スケジュールが試されている[2)].

b. R-roscovitine (CYC202)

Cyclacel Ltが開発したR-roscovitineは, CDK阻害剤としては初めての経口剤である. 第Ⅰ相臨床試験では際立った副作用もなく, 治療抵抗性のさまざまな固形がん患者26例中14例（54%）の腫瘍細胞にアポトーシスを誘導した. しかし, 腫瘍の縮小効果が得られたのは肝がんのPR1例のみだった. 現在第Ⅱ相臨床試験が乳がんや肺がんに対して行われている. また一方, 健常人での第Ⅰ相臨床試験を終了し糸球体腎炎に対する治療も計画されている[1)].

(5) まとめ

現時点のCDK阻害剤単剤での臨床効果は必ずしも良好とはいえないが, 他剤との併用療法や投与方法が検討されている. また, ほかのCDK阻害剤の臨床試験も進行中である. 生き残る薬剤は何か, そしてどのような臨床成績がもたらされるのか, 今後の進展に期待したい.

文　献

1) Meijer L, Raymond E : Roscovitine and other purines as kinase inhibitors. From starfish oocytes to clinical trials. Acc Chem Res 36 : 417-425, 2003.
2) Senderowicz AM : Novel small molecule cyclin-dependent kinases modulators in human clinical trials. Cancer Biol Ther 2 (4Suppl 1) : S84-95, 2003.
3) Dai Y, Grant S : Small molecule inhibitors targeting cyclin-dependent kinases as anticancer agents. Curr Oncol Rep 6 : 123-30, 2004.

東京大学　本倉　徹

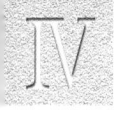

8) マトリックスメタロプロテアーゼ阻害剤

 がん細胞の浸潤・転移は細胞外マトリックス（ECM）の分解を抜きには考えられない．その分解に深くかかわるのがZn^{2+}を活性中心にもつマトリックスメタロプロテアーゼ（Matrix metalloproteinase：MMP）である．MMP産生能が高いがん細胞ほど転移活性も高い．また，MMP産生能が低いがん細胞も周辺細胞のMMP産生を促しこれを利用する．MMPは液行性転移の主経路となる血管新生でも主要な役割を果たしており，MMPを分子標的とするがん浸潤・転移抑制薬の開発研究が活発に行われている[1]〜[3]．

(1) がんの浸潤・転移におけるMMPの重要性

 図1に示すように，がん転移は①がん細胞による細胞周囲の基底膜分解，②がん細胞塊からの細胞の離脱，③がん細胞の間質への移動，④がん細胞の毛細血管基底膜への接着とその分解，⑤がん細胞の血管内侵入と血管内循環，⑥血管壁へのがん細胞接着，⑦血管内皮基底膜の分解と血管外への遊出，⑧がん細胞の移動・増殖といった段階を経て進行する．リンパ管への侵入機構もほぼ同様と考えられる．いずれにしても，がん細胞はみずからの陣地を広げるために細胞周囲や脈管基底膜に存在するECMを分解し，その道筋をつくっている．がん組織への栄養補給や転移経路ともなる血管新生においても，内皮細胞の移動・増殖にECMの分解が必須である．MMPは，このECM分解において中心的役割を担う金属酵素の総称であり，現在までに28種が報告されている．これらは生体内で不活性型のproMMPとして産生され，おのおのが特異的活性化酵素（plasmin，MMP-3，MT1-MMPなど）によって活性化される．表1にがんの浸潤・転移とかかわりが深い

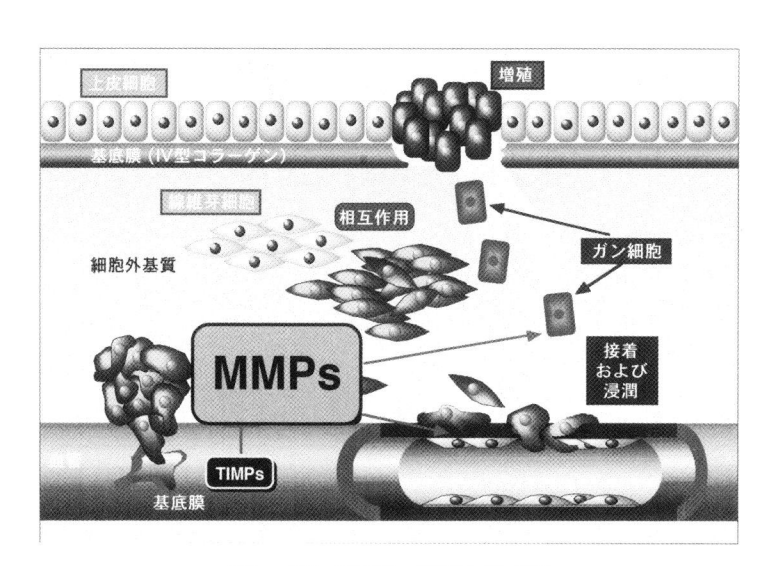

図1 がんの浸潤・転移の模式図
がん細胞あるいはがん細胞に刺激された間質正常細胞の産生するMMPが基底膜や間質のECMの分解に関与する．

1. 分子標的療法

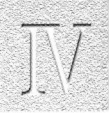

表1 主なマトリックスメタロプロテアーゼの固形がんにおける発現

MMP	主な固形がんにおけるMMPの発現
間質コラゲナーゼ（MMP-1）	大腸がん，肺がん，乳がん，胃がん，前立腺がん，頭頸部がん
コラゲナーゼ3（MMP-13）	乳がん
ゼラチナーゼA（MMP-2）	**脳腫瘍，大腸がん，胃がん，甲状腺がん**，皮膚基底膜がん，乳がん，前立腺がん，肺がん，卵巣がん，膵がん
ゼラチナーゼB（MMP-9）	**大腸がん，胃がん**，脳腫瘍，肺がん，皮膚基底膜がん，膵がん，乳がん
ストロムライシン1（MMP-3）	**食道がん**，頭頸部がん，大腸がん，乳がん，肺がん，前立腺がん，膵がん
ストロムライシン3（MMP-11）	**乳がん**，頭頸部がん，皮膚基底細胞がん，肺がん，膀胱がん，大腸がん，子宮がん
マトリライシン（MMP-7）	**大腸がん，子宮内膜がん**，前立腺がん，脳腫瘍，乳がん，肺がん
MT1-MMP（MMP-14）	**脳腫瘍，乳がん**，胃がん，肺がん，膵がん，大腸がん，頭頸部がん

- 太字は遠隔臓器への転移，リンパ節，悪性度などとの相関・逆相関が報告されているもの．
- MMPは種類によって腫瘍組織あるいは間質で発現する場合，その両者で発現する場合がある．すなわち，MMPの起源はがん細胞とは限らず，がん細胞表層にMMPをトラップする場合も多い．

MMPを示した．一般に，MT1-MMP，MMP-1，-2，-3，-7，-9などの発現状況とがんの悪性度との間に関連があるとされている．がんの浸潤・転移を阻む方法としてMMPの阻害剤に大きな期待が寄せられているが，同時にMMP阻害剤がもつ血管新生抑制作用にも注目されている．

（2）MMP阻害剤の臨床開発と治験状況

これまでに50種以上のMMP阻害剤が試験に供されているが，現在開発中のものはいずれも活性阻害剤である．以下に，開発中のMMP阻害剤を示した．

Marimastat（BB2516）

現時点で最も研究が進んでいるBritish Biotech社の合成MMP阻害剤．経口投与が可能なヒドロキサム酸誘導体である．進行性膵がんにおける高用量投与群での延命効果が示されており，小細胞肺がんを対象としたPhase III試験では有意差が認められないものの生存期間および悪化までの期間が延長したとされている．現在は化学療法施行後の小細胞肺がん（http://clinicaltrials.gov/ct/show/NCT 00002911）および乳がんにおいてPhase III試験が進行中である．

Neovastat（AE-941）

Aterna社が開発しているサメ軟骨水溶性抽出物．MMP活性阻害作用のほかに血管新生カスケードの阻害作用が知られている．腎細胞がんを対象としたPhase II試験では明らかな延命作用が確認された．現在は非小細胞肺がんを対象として放射線との併用のPhase III試験が進められている（http://clinicaltrials.gov/ct/show/NCT00005838）．

BMS-275291

Bristol-Myers社が開発している経口剤．MMP-2および-9に特異的な合成MMP阻害剤である．ホルモン療法無効の前立腺がんを対象としたPhase II試験ではzoledronateとの併用効果が検討された（結果の開示待ち：http://clinicaltrials.gov/ct/show/ NCT00039104）．

COL-3（CMT-3）

テトラサイクリン系抗生物質のMMP活性阻害および産生抑制作用に注目して合成された薬剤で，Collagenex社が開発している．MMP-2および-9阻害作用を示す．Phase I試験では非上皮性がんにおける進行遅延などが報告された．その後，カポジ肉腫発症のAIDS患者を対象としたPhase I試験において，その効果と血中MMP-2低下の有無に相関がみられた．カポジ肉腫を対象としたPhase II試験が終了している（結果の開示待ち：http://clinicaltrials.gov/ct/show/ NTC00020683）．また，脳腫瘍におけるPhase II試験が進行中である（http://clinicaltrials.gov/ct/show/NCT 00004147）．

S-3304（MMI-166）

塩野義製薬が開発しているD-トリプトファン誘導体．MMP-2，-8，-9，-12および-13に阻害作用を示すが，MMP-1，-3および-7は阻害しない．進行性固形がん患者を対象としたPhase I試験ではGrade 2以上の毒性が報告されていない．投与後に採取した生検組織のMMP活性が顕著に抑制されていたとの報告もある．現在非小細胞肺がんにおいてPhase II試験が進行中である（http://clinicaltrials.gov/ct/show/ NCT000 78390）．

IV がん治療の最前線と今後の展望

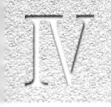

(3) MMPをターゲットにしたその他の薬剤と今後の展望

　MMP産生能をもつ細胞や組織では，同時にMMPの組織性インヒビター（Tissue inhibitor of metalloproteinase：TIMP）も産生されており，両者のバランスが崩れるとECM分解が進行すると考えられている．このような見地から組み換えTIMPをがん転移抑制に使用する試みがなされている．また，最近ではヒト線維芽細胞や正常組織に広く発現する膜タンパク質・RECKの発現低下が細胞の悪性転換に必須であると報告された．RECKはMMP-2，MMP-9およびMT1-MMPの活性阻害作用を示す．中国で古くから使用されている雷公籐の主成分triptolide，沖縄産柑橘シークヮーサーから単離されたポリメトキシフラボノイドのノビレチン，緑茶カテキンなどにもMMP産生抑制作用，TIMP産生促進作用などが報告されている．さらに，がん細胞膜上に発現して宿主の正常な間質細胞からのMMP産生を促進するEMMPRIN（Extracellular matrix metalloproteinase inducer/CD147）を分子標的とするがん浸潤・転移抑制薬の開発にも期待が寄せられている．

　一方，MMP阻害剤については治験成績で高い評価がこれまで得られていない．MMP阻害剤が殺がん細胞作用やがん増殖抑制といった直接作用をもたないことや，すでに新生された血管の消滅にはほとんど作用しないことなどが要因と思われる．また，治験評価に従来指標を適用することの可否も議論されるべきである．今後は初期の固形がん，すなわち一部で実施されている微小な血管新生時期での臨床評価や化学療法剤との併用における評価に期待したい．

※NCIにおけるがん治療薬の治験状況は（http://clinicaltrials.gov/ct/show/............）において随時情報を得ることが可能である．

文献

1) Visse R, Nagase H：Matrix metalloproteinases and tissue inhibitor of metalloproteinases. Structure, function, and biochemistry. Circ Res 92：827-839, 2003.
2) Coussens LM, Fingleton B, Matrisian LM：matrix metalloproteinase inhibitors and cancer：Trials and tribulations. Science 295：2387-2392, 2002.
3) Ramnath NJ, Creaven PJ：Matrix metalloproteinase inhibitors. Curr Oncol Rep 6：96-102, 2004.

The Author

東京薬科大学　　伊東　晃

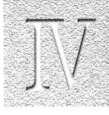

2 造血器腫瘍に対する造血幹細胞移植術の現状と展開

1) はじめに

造血幹細胞移植は様々な造血器悪性腫瘍の根治療法として盛んに施行され，その適応も拡大しつつある．2005年の日本造血細胞移植学会の統計によると，1991年から2003年までに17,019件の造血幹細胞移植が成人を対象として施行されているが，その大多数（89.6％）は造血器腫瘍に対して施行されたものである．対象となった造血器腫瘍の内訳では，急性白血病が58％，慢性骨髄性白血病が13％，悪性リンパ腫が26％，骨髄腫およびその類縁疾患が3％を占めている[1]．

年次推移を見ると，imatinibによる分子標的療法が普及した慢性骨髄性白血病を除いて，その他の造血器悪性腫瘍に対する造血幹細胞移植件数は着実に増加している[2]．これにはHLA適合骨髄だけではなく，末梢血や臍帯血などの新たな造血幹細胞ソースの臨床応用，新たな造血幹細胞ソースへの効率よいアクセスを可能とした骨髄バンク・臍帯血バンクの整備・充実に加えて，同種免疫の制御に関する基礎・臨床研究の成果に支えられた骨髄非破壊的移植等の新たな移植法の開発が大きく貢献している．

本稿では，新たな造血幹細胞ソースあるいは移植法を用いた造血幹細胞移植による造血器悪性腫瘍の治療の現状について概説する．

2) 同種末梢血幹細胞移植（AlloPBSCT）

AlloPBSCTは，顆粒球コロニー刺激因子（G-CSF）を健常人ドナーに連日4～6日間投与して，末梢血中に造血幹細胞を動員した後に血液成分分離装置を用いて採取し，移植前処置を受けた患者に輸注（移植）するという手順で実施される．骨髄中に存在する造血幹

表1　日本の同種末梢血幹細胞呼吸ドナーに認められた合併症

A. Severe adverse events as reported by the harvest center or the registration center	
Events	Cases
Thrombocytopenia(1.8−6.6×10^{10}/L)	12(26%)
Liver damage	9(19%)
Fever, Infection	7(15%)
Vasovagal reflex	2(4%)
Inerstitial pneumonia	2(4%)
Venous thrombosis	1(2%)
Tetany	1
Ascites, Pericard effusion, Generalized edema	1
Precordial discomfort	1
Anorexia, Nausea, Vomiting	1
Hyupersthesia of extremities	1
Back pain	1
Hemorrhage of the leg	1
Headache	1
Angina	1
Disc herniation	1
Gastric ulcer	1
Hypoxemia	1
Subarachnoid hemorrhage	1
Cholangitis, attack of gout	1
Hermoptysis	1

B. Adverse events reported with the annual health check and judged as relatively severe	
Events	Cases
Hematologiacal Malignancy	
AML	1
Myeloproliferative disroders	(1)*
Other Malignancy	
Brest Ca	4
Gasric Ca	1
Uterus Ca	1
Brain tumor	1
Pharyngeal Ca	1
Thyroid dysfunction	5
Myoma uteri	3
Rheumatoid arthritis	2
Cerebral infarction	1
Subarachnoid hemorrhage	1
Venous thrombosis	1
Cataract	1
Eye bleeding	1
Atopic dermatitis	1

*probably existed before harvest

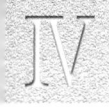

IV がん治療の最前線と今後の展望

細胞が末梢血中に一時的に大量に移行する機序は現時点においても完全に解明されていないが，接着分子を介した幹細胞の骨髄間質細胞への接着状態を変化する機序が考えられている．G-CSF以外にもIL-8のように短期間に効率よい動員を達成するサイトカインの臨床応用が検討されているが，その安全性に関する十分なデータのあるG-CSFが臨床においては広く用いられている．

AlloPBSCTにおいては，採取に全身麻酔を必要としないことや，採取部位の疼痛が無い事などからドナーへの負担が少ないと考えられてきた．しかし，ドナーに与える採取の影響の大きさを肉体的，精神的な両側面からprospectiveに評価した報告では，骨髄および末梢血採取間に有意差を認めていない[3]．末梢血採取に伴う副作用・合併症に関して，わが国においては，学会が同種末梢血幹細胞移植のための健常人ドナーからの末梢血幹細胞動員・採取に関するガイドラインを作成するとともに，同種末梢血幹細胞ドナーをprospectiveに登録し5年間経過観察するregistryを設立し客観的データを集積している．小寺らがその中間解析結果と骨髄バンクドナーで認められた副作用，合併症の比較検討の結果を学会報告している（表1）[4]．採取30日以内の重篤な合併症の頻度は2321ドナーの1.7％に認められ，骨髄採取ドナーのそれとほぼ同等である．また，造血器悪性腫瘍の発症は骨髄，末梢血採取後に各々2例ずつ確認されている．これらの結果からは，健常者からの末梢血採取には，内容は異なるが骨髄採取と同等の危険性があるといえる．

これまでに血縁者間同種骨髄移植と末梢血移植に関しては，複数の無作為比較臨床試験が終了し，末梢血移植において造血回復（特に血小板数）が早いこと，急性GVHDの頻度は増加しないが慢性GVHDの頻度は増加する傾向にあることが明らかにされている．その後の11件のcohort研究を統合したメタアナリシスでは，同種末梢血幹細胞移植では，骨髄移植と比較して急性GVHDの頻度は1.16倍，慢性GVHDの頻度は1.53倍に有意に増加することが報告された[5]．

早期の造血回復と慢性GVHDがよる誘導されることに伴うGVL効果によって，全生存率及び無病生存率が末梢血において勝ることが期待されたが，この点における末梢血の優位性を明確に示した報告は少ない．シアトルグループは，進行病期の造血器悪性腫瘍に限ったサブセット解析において，末梢血の生存率が有意に勝ることを示しているが，少ない症例数と進行病期の症例の内訳が様々であり，高いエビデンストいえるデータではない[6]．一方，慢性骨髄性白血病慢性期に関しての彼らのデータでは，生存率，無病生存率，急性移植片対宿主病の頻度は両者同等であるが，慢性GVHDの頻度は末梢血で有意に高く，それを反映してQOLは低下する傾向が認められた（表2）[7]．

最近，EBMTとカナダで行われた無作為比較臨床試験の追跡調査の結果が報告された[8][9]．EBMTの検討には急性白血病，慢性骨髄性白血病，骨髄異形成症候群（RA,RAEB）が含まれ，病期は急性白血病の早期第一再発および第二寛解期，慢性骨髄性白血病移行期までが含まれている．平均観察期間3年の時点での全生存率，無白血病生存率は両群間で有意差は認められず，病期別に見ても同様の結果であった（図1AB）[8]．カ

表2 慢性期CMLにおける同種骨髄移植(BMT)と同種末梢血幹細胞移植(PBSCT)の比較(randmized study)

	BMT(N=30)	PBSCT(N=32)	有意差(P値)
急性GVHD(II≦)	49%	55%	N.S.
慢性GVHD(extensive)	40%	59%	0.11
非再発死亡率(3Y)	13%	19%	N.S.
再発率(3Y)	7%	0%	0.10
全生存率(3Y)	87%	81%	N.S.
無病生存率(3Y)	80%	81%	N.S.

Major caused of NRM=IP, AGVHD, Infection
KS at 4 years BM 100 vs PBSCT 91(p=0.04)

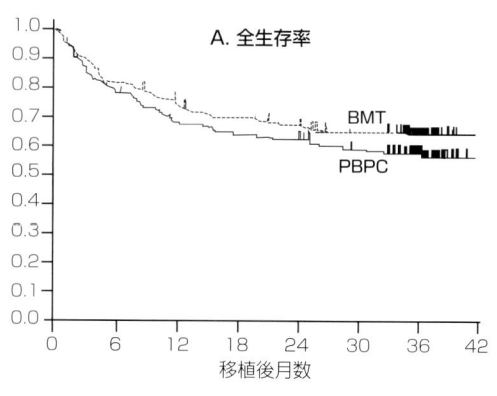

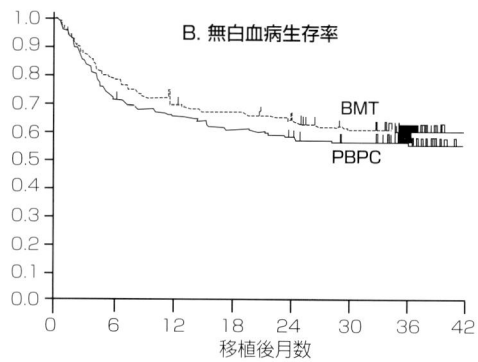

図1 EBMTで施行された同種BMTと同種PBSCTの無作為比較試験

2. 造血器腫瘍に対する造血幹細胞移植術の現状と展開

ナダの無作為比較臨床試験は骨髄性白血病（急性，慢性，骨髄異形成症候群）病早期と進行病期を対象としている．結果はEBMTの成績とは対照的に末梢血移植群において慢性GVHDの頻度が高いにもかかわらず，移植後70カ月の時点での全生存率は67% vs 55%（p=0.01）と骨髄移植群に比べて有意に勝っていた．この差は進行病期と慢性骨髄性白血病でより顕著であった．このように現時点においても生存率から見た末梢血幹細胞移植の骨髄に対する優位性については結論が得られていないが，今後，これまでの無作為比較臨床試験のメタアナリシスによって明らかにされることに期待したい．

このように造血器悪性腫瘍に対して末梢血を骨髄に優先して選択することを支持するデータは十分ではない．後述する骨髄非破壊的移植においては，移植後の拒絶率が末梢血において有意に低下することが報告されているが，これは単に移植片だけでなく，移植前処置，移植後免疫抑制療法，ドナーと患者のHLA適合などを総合的に評価して判断するべき問題であり，この点からも末梢血の優位性は支持されない．

本邦においては，非血縁者にG-CSFを投与して末梢血中に造血幹細胞を動員することは許可されていないが，大多数の世界の骨髄バンクでは非血縁者からの末梢幹細胞採取が行われている．しかし，現時点においては非血縁者間骨髄と末梢血の比較に関しては後方視的比較検討が報告されているに過ぎない．現在，北米骨髄バンク（NMDP）を中心として非血縁者骨髄移植と末梢血幹細胞移植の無作為比較臨床試験が進行している．

3）非血縁臍帯血移植

最近，同種造血幹細胞のソースとして注目されているのが臍帯血である．胎盤及び臍帯は全く利用されず破棄されていたが，現在では分娩時に臍帯から血液を採取して，感染症やHLA型を検査した後に凍結・保存する11の臍帯血バンクが国内で機能しており，既に約2万件の臍帯血が確保され移植に用いられている（図2）．臍帯血移植は採取に伴うドナーに関する危険性が無く，迅速に移植することが出来るので，その移植件数は最近では急速に増加している．特に成人に対する使用頻度の増加は著しく，最近では良好な成績も報告されるようになった．

出産後に回収される臍帯血は50〜150mlであり，この中に含まれる造血細胞の絶対数は骨髄の10分の1以下である．しかし，臍帯血に含まれる造血幹細胞は骨髄中のそれと比較してより未分化であり，かつより高い増殖能を有している．成熟段階にある造血前駆細胞の割合が少ないことによって，移植後早期の造血回復は骨髄に劣るものの，移植1年後の造血能および造血予備能の回復力が優れていることが明らかにされている．また，臍帯血中に含まれるTリンパ球は絶対数が少ないばかりか，その主体がnaiveT細胞で占められているので，HLAは血清学的に1〜2座不一致でも移植が可能となり，より多くの患者に容易に臍帯血が見出す事が出来る．

臍帯血移植後に多く認められるのが生着不全と感染症である．生着と相関する因子として移植細胞数，CFU（colony forming unit），CD34陽性細胞数などがあげられているが，いずれがより勝れた指標であるのかについては統一見解が得られていない．これは対象とした患者背景が異なることに加えて，CFUやCD34陽性細胞の測定法にグローバルレベルでの標準化が出来ていないことによると考えられる．一方，生着より確かなものにするために，複数臍帯血移植や臍帯血のin vitro expansionなども検討されている．

感染症も臍帯血移植の問題点の一つである．移植後の免疫再構築は，移植片に存在するドナー成熟リンパ球によるpassive immunizationと，造血幹細胞から分化したリンパ球前駆細胞より行われるが，臍帯血移植が他の

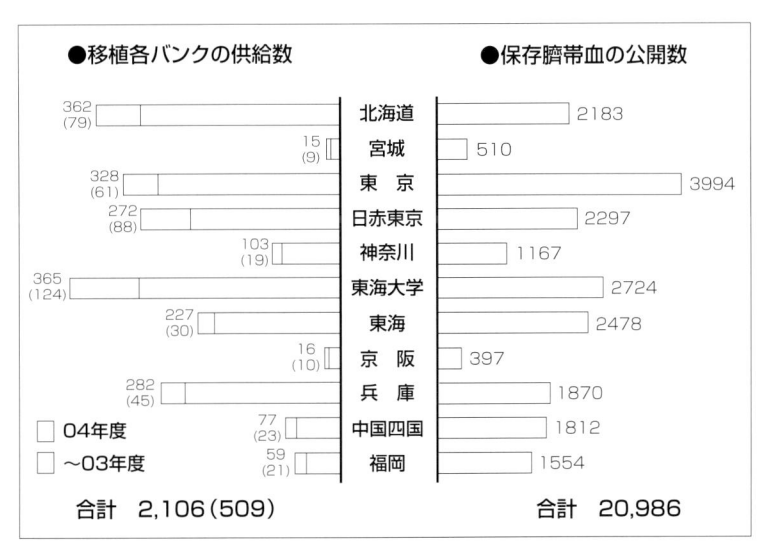

図2 日本における臍帯血バンクの現状

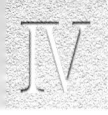

移植と根本的に異なる点は，passive immunizationの担い手となるT細胞がほとんどnaive T細胞であり，少数活性化されたT細胞においてもTh2細胞が主体となっている点である．これによって，提示された抗原刺激に対するTh1細胞反応が乏しく，移植後のウイルス，真菌に対する易感染性をもたらす結果となっている．臍帯血移植後の免疫再構築の促進はきわめて重要な課題であるが，現時点においては有効な手段は無く，慎重にHHV-6等のウイルス感染のモニタリングを施行することが勧められる．

臍帯血と他の移植との移植成績の比較に関しては，最近いくつかの報告がある[10)][11)]．

Laughlinらは，国際骨髄移植登録（IBMTR）とニューヨーク臍帯血バンクのNational Cord Blood Program（NCBP）に登録された成人（年齢16歳以上）の白血病に対して，施行された非血縁骨髄450症例あるいは臍帯血移植150症例を，Rochaらはヨーロッパ造血幹細胞移植グループ（EBMT）とEurocord（EBMTによる国際的臍帯血移植登録機構）に登録された成人（15歳以上）de novo 急性白血病に対して施行されたHLA血清学的適合非血縁臍帯血移植98例と非血縁骨髄移植584例の比較検討を行っている．

Laughlinらの報告では，HLA適合骨髄移植と比較して，移植後早期の好中球と血小板の回復は，HLA不適合臍帯血で有意に遅延した．しかし，100日での好中球回復と1年での血小板回復でみると，HLA適合骨髄と比較して，HLA不適合骨髄および臍帯血の回復は有意に遅いが，両者の間には差が認められなかった．急性GVHDの発症頻度はHLA不適合骨髄移植後に有意に高く，HLA適合骨髄移植とHLA臍帯血移植での差は認められていない．慢性GVHDは臍帯血およびHLA不適合移植後に有意に高いが，両者の間に差は認められていない．興味深い点は，慢性GVHDを発症した症例を比較すると，広汎型慢性GVHDが臍帯血において有意に低いことである．多変量解析の結果では，HLA不適合臍帯血あるいは骨髄を移植された症例においては，移植関連死亡率，再発死亡率，全死亡率に有意な差は認められなかった．また，白血病の再発率は3群間に差を認めなかった．移植関連死亡，無白血病生存率そして全生存率はHLA適合骨髄移植後に有意に低かった（図3）．

Rochaらの報告では，多変量解析ではやはり好中球回復が有意に遅れるが，急性GVHDの頻度と重症度は臍帯血移植において有意に低い．Laughlinらの報告と同様に移植後の再発率は両群で差を認めないが，慢性GVHD，移植関連死亡率，無白血病生存率には有意差

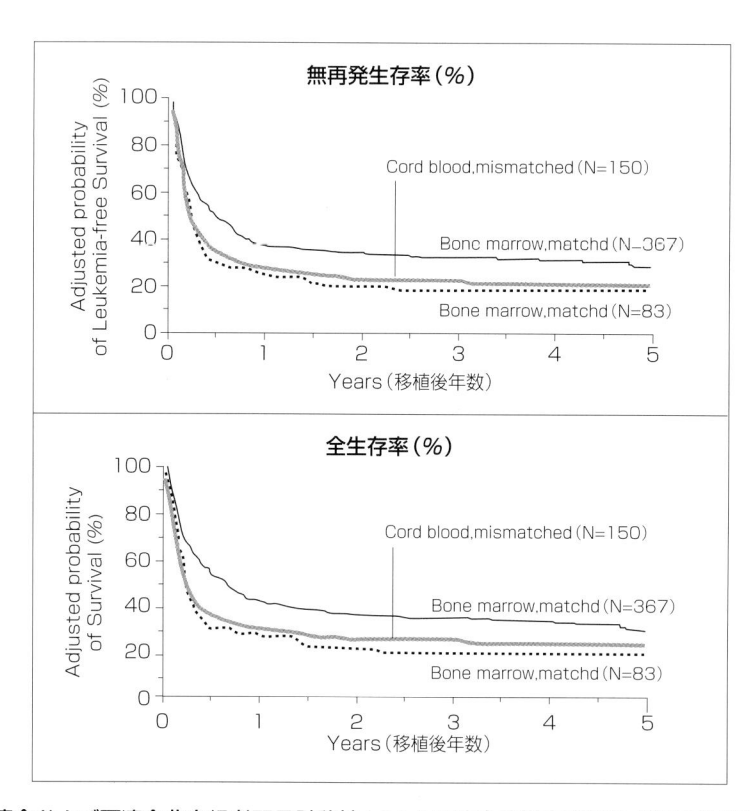

図3　HLA適合および不適合非血縁者間骨髄移植とHLA不適合臍帯血移植の成績の比較（Laughlinら）

2. 造血器腫瘍に対する造血幹細胞移植術の現状と展開

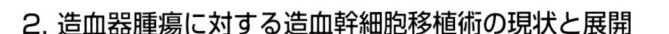

を認めていない．骨髄移植後の2年生存率，無白血病生存率は42％，36％，臍帯血移植後のそれは36％，33％で，骨髄性，リンパ性白血病，病期から見ても有意差は認められなかった．

これらの結果からは，
（1）HLA適合非血縁ドナーが見出されない場合，臍帯血は成人白血病に対する同種造血幹細胞移植のソースとして選択することは極めて妥当な選択である，
（2）臍帯血移植の成績向上には，移植後早期の造血回復を促進し感染症による死亡を低下させることが示唆される．

しかし，臍帯血移植ではGVHDが重症化しにくいという利点が臍帯血自身の特性であるのか否かは，GVHD予防法が両群で大きく異なるこれらの報告から明らかではない．わが国ではHLA型に代表されるgenetic backgroundは欧米とは大きく異なり，結果として移植後のGVHDの頻度が大きく異なる．したがって，これらの解析結果を直接日常の臨床に当てはめられるかに関しては慎重である必要がある．事実，東大医科学研究所では非血縁骨髄移植とほぼ同様の骨髄破壊的前処置とGVHD予防法を用いて非血縁臍帯血移植を施行し，欧米の成績をはるかにしのぐ無病生存率を報告している（図4）[12]．

4）HLA不適合移植

HLA適合血縁者がいない場合の造血細胞ソースとして，HLA不適合血縁者あるいは非血縁者の骨髄・末梢血が用いられてきた．しかし最近においては，HLA不適合臍帯血移植がHLA適合ドナーが見出されない場合の細胞ソースとして用いられるようになり，それ以外のHLA不適合移植の頻度は低いままに推移している．

HLA不適合骨髄・末梢血を用いた移植においては，拒絶と重症GVHDの頻度の増加がその成功を妨げてきた．これを克服するために移植細胞からのT細胞を除去あるいは造血幹細胞分画［CD34陽性細胞］の選択などが試みられてきた．これによって，拒絶と重症GVHDの頻度は減少したものの，移植後の再発と致命的な感染症の増加によって広く普及するまでには至っていない．しかし，最近HLA不適合移植においても注目すべき新知見が得られている．

第一はHLA不適合母子間移植である．子供はgerm

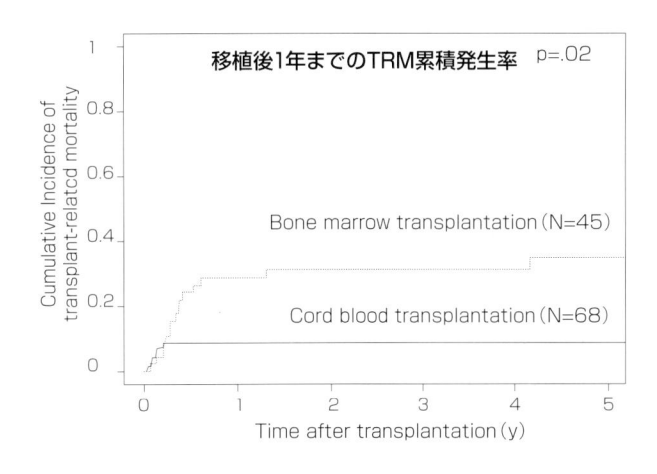

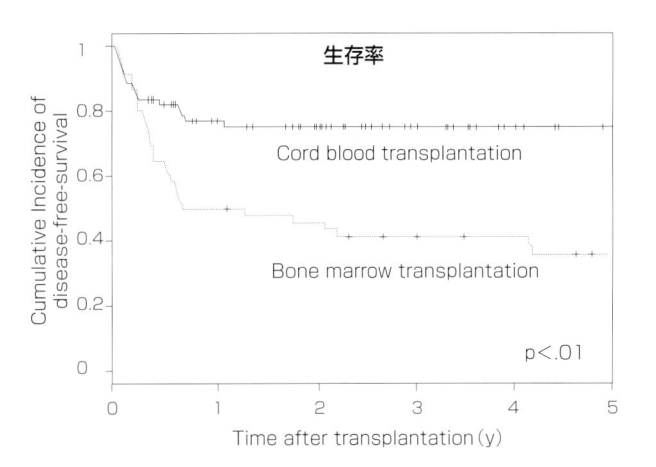

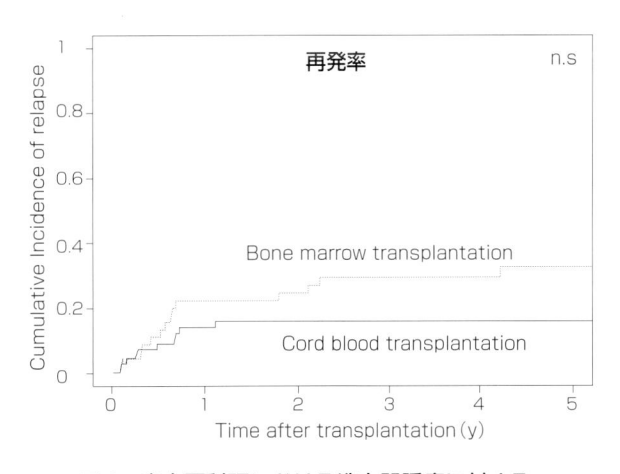

図4 東大医科研における造血器腫瘍に対する非血縁骨髄と臍帯血移植の後方視的比較

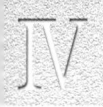

cellでHLA領域の組み換えが起こらない限り，両親から一組ずつのHLAハプロタイプを受け継いでいる．ここで父親と母親のうち子供に受け継がれたハプロタイプに存在する抗原をinherited（遺伝した）paternal or maternal antigens（IPA or MIPA），同様に受け継がれなかった側に存在する抗原をnon-inherited(遺伝しなかった) paternal or maternal antigens（NIPA or NIMA）と定義する（図5）．妊娠の経過中，母親側から見た場合のIPA，子供側から見た場合のNIMAは本来は免疫学的に非自己抗原として認識されるはずであるが，ここに拒絶もGVHDなどの免疫反応が起こることはない．これはNIMAへの獲得免疫寛容が成り立つことによると推測され，その後の動物実験や腎移植での臨床データの蓄積によってこの仮説は証明された．

このような視点から造血幹細胞移植の成績を見直した報告が散見される．玉木らは日本造血細胞移植学会のデータベースに登録された両親のいずれかをドナーとした96例のT細胞非除去移植について後方視的検討を行い，母親ドナー群の5年生存率が父親ドナー群よりも優れていることを報告している[13]．その後，一戸らはIPA/NIMA不一致T細胞非除去同種造血幹細胞移植を35例の造血器悪性腫瘍に対して施行し，GVH標的の不一致抗原がドナーのNIMAに一致する場合は重篤な急性GVHDが起こりにくいことを再確認している（図6)[14]．IBMTRの報告ではドナーを母親，父親，NIMA不一致同胞，NIPA不一致同胞の4グループを比較し生

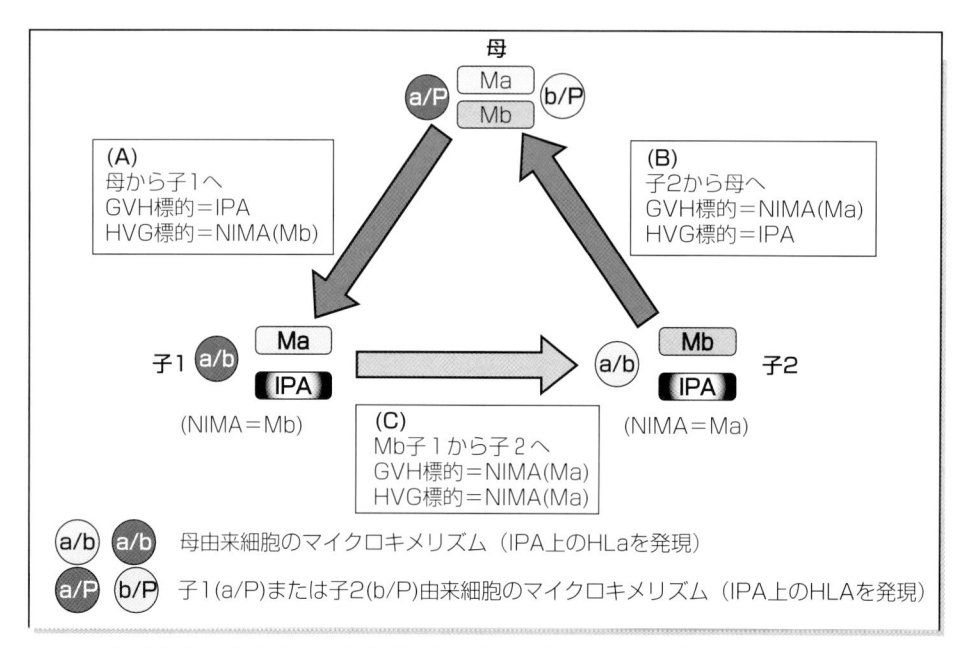

図5　NIMA相補的血縁者間のける非共有HLAハプロタイプと母子間マイクロキメリズムの関係
（一戸辰夫：HLA (human leukocyte antigen) 不適合移植　2）母児間移植．血液フロンティア 14(9) 1363-1372, 2004)

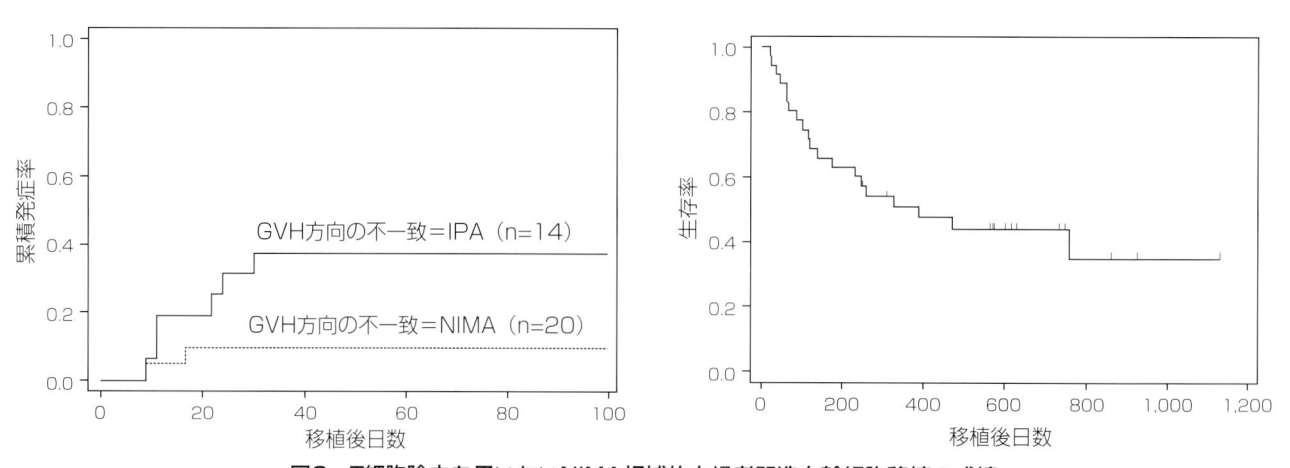

図6　T細胞除去を用いないNIMA相補的血縁者間造血幹細胞移植の成績

2. 造血器腫瘍に対する造血幹細胞移植術の現状と展開

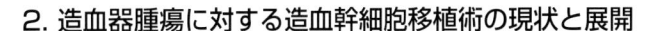

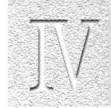

存率に差は無いもののNIMA不一致同胞間移植では急性・慢性GVHDの頻度が少ないことを確認している[14]．まだ十分な臨床データの蓄積は行われていないものの，IBMTRと本邦の解析結果からは，複数座のHLAの不一致が存在する場合にも，GVH方向のNIMAの不一致は急性GVHDの発症頻度と重症度を低下させる可能性が示唆される．

RuggeriらはT細胞除去移植施行後の成績を検討したところ，AML患者においてNK細胞抑制レセプター（killer-cell inhibitory receptor KIR）に対するリガンド（HLA Cw）が移植片対宿主方向に不一致となるパターンでは有意に生着率が高く，再発率も低下することを報告した[15]．これはKIRのミスマッチがallo-reactiveなNK細胞の活性化を産み，これがGVHDを介することなく，生着促進，再発抑制をもたらすと考えられている．しかし一方で，急性リンパ性白血病においてはこの様な相関は認められていない．NK細胞は抑制シグナルと活性化シグナルが両者で抑制されていることから，この疾患による差は白血病細胞上のNK細胞活性化リガンドの発現の差が関与する可能性が考えられる．最近では，これらの知見をもとにHLAハプロタイプ不適合ドナーからアフェフェレーシスによって回数されたNK細胞を患者に投与するといったNK細胞を用いたアロ免疫療法の開発が開始されている．

5）骨髄非破壊的移植

従来，同種造血幹細胞移植では移植前処置によって腫瘍細胞を根絶し，患者の免疫系を完全に破壊してドナーの造血幹細胞を生着させ，恒久的なドナーの造血能と免疫能を再構築させる事が不可欠と考えられてきた．しかし，多くの臨床データと基礎研究によって，同種免疫反応に伴う抗腫瘍効果が着実に存在し，これによって前処置後も残存した腫瘍細胞が根絶されることも移植後の再発の低下に大きく関与することが明らかとなった．この効果は急性白血病で初めて明らかにされたのでGraft-versus-leukemia［GVL］効果と呼ばれる．その後，GVL効果に対する感受性は造血器腫瘍によって異なり，慢性骨髄性白血病や濾胞性リンパ腫などでは，前処置による抗腫瘍効果以上にGVL効果の関与が大きいことも明らかとなってきた．

そこで開発された移植法が骨髄非破壊的移植である．これは抗腫瘍効果が通常の前処置［骨髄破壊的前処置］

ほど強力ではないが，免疫抑制効果はそれと同等かより強い前処置を用いて，まずドナーの造血系と免疫系を生着させ，その後に起こる免疫反応に期待して腫瘍根絶を図る方法である．言葉を変えて言えばドナー由来の免疫担当細胞を用いた完全な免疫療法といえる．様々な前処置が開発され臨床応用されている（図7）．この移植法の利点は，従来の前処置と比較して，前処置に伴う臓器障害が少なく血球減少の程度期間も軽度なために，これまで同種移植の適応外とされていた高齢者や臓器障害のある患者に対して施行することが出来る点である．

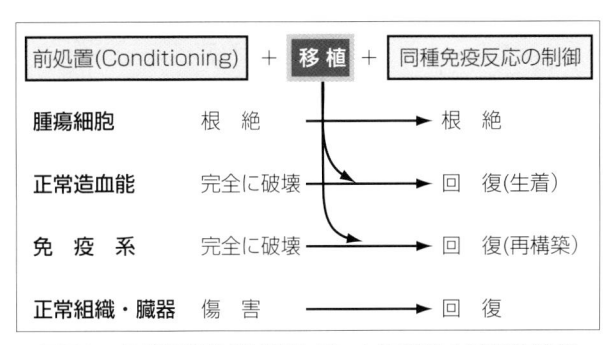

図7A　骨髄破壊的前処置を用いた同種造血幹細胞移植

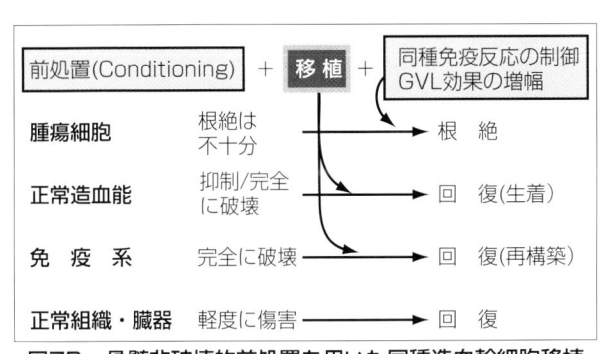

図7B　骨髄非破壊的前処置を用いた同種造血幹細胞移植

図8に示すように，幾つかの施設が，強度を落とした前処置（reduced intensity regimen）や骨髄破壊を伴わない前処置（non-myeloablative regimen）を使用し，高齢者や臓器障害を有する従来の移植の適応の無かった若年症例を対象とした報告をしている[16)-20)]．いわゆるミニ移植では，強力な免疫抑制効果を持つ薬剤の使用が求められ，fludarabine（Flu）やcladribineといったプリン誘導体の使用が重要な役割を担っている．また，Seattleグループは動物実験の結果から移植前処置を全身放射線照射（TBI）2 Gyとし，さらに移植免疫抑制

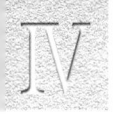

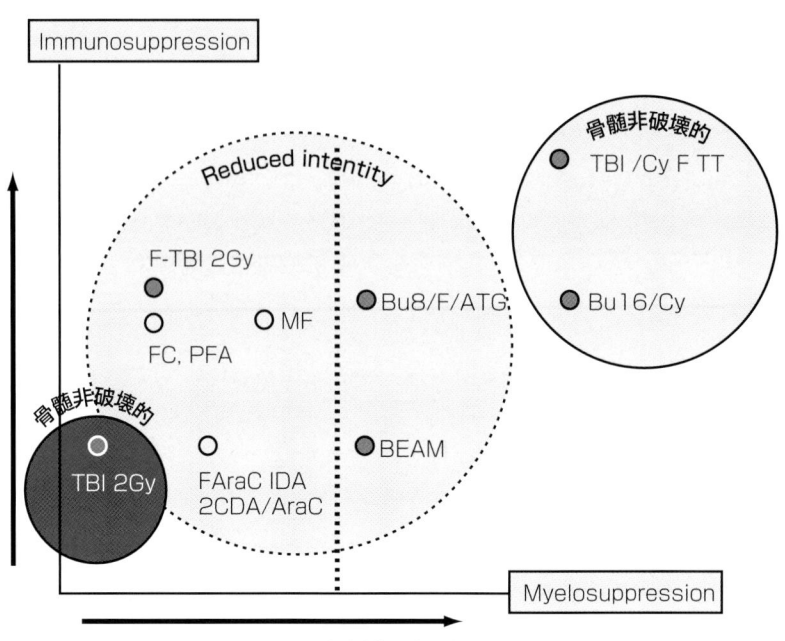

図8 同種造血幹細胞移植の前処置

在の強化で，十分な生着が得られることを報告している[21]．また，彼らはTBI 2 Gy+Flu移植幹細胞ソースに関してはG-CSF動員末梢血細胞と骨髄細胞の比較では，末梢血で85％に，骨髄血で56％に生着が認めれら，多くのミニ移植の移植幹細胞ソースは，G-CSF動員末梢血に認められている．しかし，ミニ移植における至適造血幹細胞ソースは，患者の移植前の免疫抑制状態，前処置の免疫抑制効果の程度に大きく影響を受けるので，一概に末梢血が第一選択たり得るわけではない．これまでの報告をまとめると，ミニ移植が有効と考えられる疾患は表3のようにまとめることが出来る．

表3 ミニ移植の適応疾患

治療効果が期待できる疾患
- chronic muyelogenous leukemia
- low-grade lymphoma
- mantle cell lymphoma
- chronic lymphocytic leukemia

治療効果がある程度期待できる疾患
- acute myelogenous leukemia/MDS
- intermediate grade lymphoma
- multiple myeloma

治療効果が期待しにくい疾患
- acute lymphoblastic leukemia
- high-grade lymphoma

確かに，骨髄非破壊的移植によって，移植適応は拡大し，より多くの症例に対して移植が施行できるようになったが，この移植法が従来の移植法と比較してより安全であるか否かは明らかではない．骨髄非破壊的移植に関する多くの報告は移植後早期の死亡率は低下しているが，非特異的な移植免疫反応であることに伴う後期の死亡やQOLの低下の問題が指摘されている．再発も問題である．早期であればその頻度は低いが，進行病期においては移植後の再発率は高率となっている．

6）おわりに

造血器悪性腫瘍に対する造血幹細胞移植の現状と展開について，幹細胞ソースの拡大とミニ移植に焦点をあて概説した．引用した論文の多くは残念ながらまだ欧米のものが多い．しかし，今後は，本邦の症例での同様のretrospectiveな解析と，対象疾患，病期，前処置そしてGVHD予防を絞ったprospectiveな解析を行うことが不可欠と考える．現在日本造血幹細胞移植学会においてはすべての移植のデータの一元化を図られており，このような解析が早期に実現されることを期待したい．

2. 造血器腫瘍に対する造血幹細胞移植術の現状と展開

文　献

1) 日本造血細胞移植学会平成16年度全国調査報告書　2004年12月　p51
2) 日本造血細胞移植学会平成16年度全国調査報告書　2004年12月　p61
3) Rowley SD, et al.: Experiences of donors enrolled in a randomized study of allogeneic bone marrow or peripheral blood stem cell transplantation. Blood 97;2541-2548, 2001.
4) Kodera Y, et al.: Severe adverse events or allogeneic peripheral blood stem cell donors ; results of nation-wide 2,784 prospectively registered case survey and of its comparison to bone marrow donors in Japan. Bone Marrow Transplant 35 (Suppl2) S3, 2005.
5) Culter C, et al.: Acute and chronic graft-versus-host disease after peripheral-blood stem cell and bone marrow transplantation: A meta-analysis. J Clin Oncol 19: 3685-3691, 2001.
6) Bensinger WI, et al: Transplantation of bone marrow as compared with peripheral blood stem cells from HLA-identical relatives in patients with hematologic malignancies. N Engl J Med 344;175-181, 2001.
7) Oebler VG, et al.: Randomized trial of allogeneic related bone marrow transplantation versus peripheral blood stem cell transplantation for chronic myeloid leukemia. Biol Blood Marrow Transplant 11;85-92, 2005.
8) Schmitz N, et al.: Filgrastim-mobilized peripheral blood progenitor cells versus bone marrow transplantation for treating leukemia: 3-year results from the EBMT randomized trial Hematologica 90; 643-648, 2005.
9) Couban S, et al.: Long-term follow-up of the Canadian Blood and Marrow Transplant Group (CBMTG) randomized study comparing bone marrow and peripheral blood in recipients of matched sibling allografts. Bone Marrow Transplant 35(Suppl2) ; S86, 2005.
10) Laughlin MJ, et al.: Outcomes after transplantation of cord blood or bone marrow from unrelated donors in adults with leukemia. N Engl J Med 351;2265-2275, 2004.
11) Rocha V, et al.: Transplants of umbilical-cord blood or bone marrow from unrelated donors in adults with acute leukemia. N Engl J Med 351;2276-2285, 2004.
12) Takahashi S, et al.: Single-institute comparative analysis of unrelated bone marrow transplantation and cord blood transplantation for adult patients with hematologic malignancies. Blood 104; 3813-3820, 2004.
13) Tamaki S, et al.: Superior survival of blood and marrow stem cell recipients given maternal grafts over recipients given paternal grafts. Bone Marrow Transplant 28: 375-380, 2001.
14) Ichinohe T, et al.: Feasibility of HLA-haploidentical hematopoietic stem-cell transplantation between non-inherited maternal antigen (NIMA) -mismatched family members linked with long-term feto-maternal microchimerism. Blood 104;3821-3828, 2004.
15) Ruggeri L, et al.: Effectiveness of donor natural killer cell alloreactivity in mismatched hematopoietic transplants. Science 295: 2097-2100, 2002.
16) Giralt S, et al.: Engraftment of allogeneic hematopoietic progenitor cells with purine analog-containing chemotherapy: harnessing graft-versus-leukemia without myeloablative therapy. Blood 89; 4531-4536, 1997.
17) Childs R, et al.: Engraftment kinetics after nonmyeloablative allogeneic peripheral blood stem cell transplantation: fill donor T-cell chimerism precedes alloimmune response. Blood 94; 3234-3241, 1999.
18) Slavin S, et al.: Nonmyeloablative stem cell transplantation and cell therapy as an alternative to conventional bone marrow transplantation with lethal cytoreduction for the treatment of malignant and nonmalignant hematologic diseases. Blood 91; 756-763, 1998.
19) Carella AM,et al.: Autografting followed by nonmyeloablative immunosuppressive chemotherapy and allogeneic peripheral-blood hematopoietic stem-cell transplantation as treatment of resistant Hodgkin's disease and non-Hodgkin's lymphoma. J Clin Oncol 18; 3918-3924,2000.
20) Storb R, et al.: Stable mixed hematopoietic chimerism in DLA-identical littermate dogs given sublethal total body irradiation before and pharmacological immunosuppression after marrow transplantation. Blood 89; 3408-3054, 1997.
21) Maris MB,et al.: HLA-matched unrelated donor hematopoietic cell transplantation after nonmyeloablative conditioning for patients with hematologic malignancies. Blood 102; 2021-2023, 2003.

慶應義塾大学　岡本　真一郎

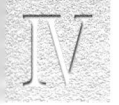

3 固形腫瘍に対する同種造血幹細胞移植術

1) 同種造血幹細胞移植と自家造血幹細胞移植

　放射線照射や抗がん剤は投与線量／投与量を増加させていくと，ある一定の投与量において何らかの毒性が原因（dose-limiting toxicity：DLT）となり，それ以上の増量が不可能となる．多くの抗がん剤においてDLTは骨髄抑制である．造血幹細胞移植は，DLTを上回る大量抗がん剤や全身放射線照射などによる強力な移植前処置を行って患者骨髄と悪性腫瘍を同時に壊滅に導き，そのあとでドナー由来（同種）の，あるいはあらかじめ凍結保存しておいた患者自身（自家）の造血幹細胞を輸注することによって造血能を補う治療法である．この手法によって骨髄のDLTを無視した強力な化学療法・放射線療法を行うことが可能となったが，同種移植においては移植片対宿主病（graft-versus-host disease：GVHD），すなわち，ドナー由来の免疫細胞（主にT細胞）が宿主を異物とみなして生じる免疫反応が問題となる．発症する時期によって，移植後早期の急性GVHDと移植後100日以降の慢性GVHDに区別される．急性GVHDの多くは移植後，ドナー由来の造血細胞が生着する移植後2～3週間頃に好発する．対象となる主な臓器は皮膚・腸管・肝臓であり，ステロイドによる治療が行われるが，ステロイド抵抗性の急性GVHDの予後はきわめて不良である．慢性GVHDは移植後100日以降から皮膚，肝臓，分泌腺組織を中心にさまざまな症状を長年にわたって呈する病態であり，移植後のQOLを大きく害することがあり，また致死的な感染症を合併することがある．一方，同種骨髄移植後にGVHDを発症した患者では再発率が低下するという事実から（図1）[1]，ドナーリンパ球による抗腫瘍効果（graft-versus-tumor：GVT効果）の存在が1970年代から示唆されていた．また，T細胞除去移植後に再発が多いことから，この効果はドナー由来のT細胞によるものと考えられた[2]．GVT効果の存在を確実なものにしたのは，同種造血幹細胞移植後に再発した白血病患者に対し，ドナーのリンパ球を輸注する（donor lymphocyte infusion：DLI）ことによって，抗がん剤や放射線照射を行うことなく白血病が再寛解に至ったという報告である[3]．その後，このような免疫学的な抗腫瘍効果は白血病に限らず，リンパ腫や骨髄腫などでも認められることが示唆されている．

　乳がん，精巣腫瘍などを中心とした固形腫瘍に対しては，大量化学療法の効果に期待した自家造血幹細胞移植が広く研究されてきたが，移植後の再燃が多いた

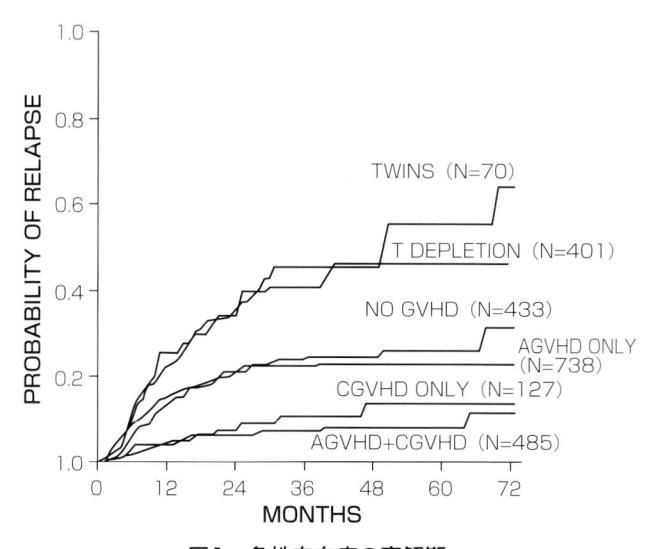

図1　急性白血病の寛解期
慢性骨髄性白血病の慢性期に同種骨髄移植を行ったあとの累積再発率．GVHDが生じない一卵性双生児間の移植やT細胞を除去した移植では再発率が高く，GVHD（とくに慢性GVHD）を発症した症例で再発率が低い．
（Horowitz MM, et al, 1990[2]より引用）

3. 固形腫瘍に対する同種造血幹細胞移植術

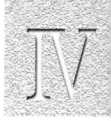

めに必ずしも満足する成績は得られていない．同種移植と自家移植を比較すると，同種移植では移植片への腫瘍の混入がありえないという利点に加えて，GVT効果も得られることで自家移植を上回る抗腫瘍効果が得られると考えられる．一方でGVHDなどの重篤な合併症による同種移植のマイナス面とのバランスを考えなくてはならない．

2) 固形腫瘍に対する強力な移植前処置を用いた同種造血幹細胞移植

造血器腫瘍に行われるのと同様に，大量化学療法と同種造血幹細胞移植を組み合わせた治療が乳がんに対して行われた．Eiblらは転移性乳がん患者に対してthiotepa, carboplatin, cyclophosphamideを併用した強力な前処置のあとに，HLA一致同胞から骨髄移植を行った[4]．移植後day27に皮膚の急性GVHDを発症し，同時に腹部CTで肝の転移巣が消失していることが確認された．この抗腫瘍効果が得られた時点の末梢血を用いて，マイナーHLAを特異的に認識するHLAクラスI拘束性の細胞障害性T細胞（CTL）が得られた．このCTLと8つの乳がん細胞株と培養したところ，4つの細胞株がCTLに認識された．この報告は乳がんに対するGVT効果の存在を強く示唆している．

MD Anderson Cancer Centerでも1995年から転移性乳がんに対する同種末梢血幹細胞移植を行っていた[5]．対象患者は肝または骨髄に浸潤があるものの，通常の化学療法で少なくとも病勢のコントロールが得られている症例である．このような症例では，自家移植を行ったとしても無病生存率は5％以下であると予想される．標準量の化学療法のあとに，彼らが乳がんの自家移植に用いている前処置と同じ，cyclophosphamide, carmustine, thiotepaの組み合わせで前処置を行い，HLA一致同胞から採取した末梢血幹細胞を輸注した．最初の1年間に行われた10症例の解析では，移植前の標準化学療法で1例にcomplete response（CR），3例にpartial response（PR）が得られ，同種移植後，さらに3例にPRが得られた．しかし，移植後中央値408日の経過観察で，progressionが認められていないのは1例のみである．移植後のprogressionに対しては4例に免疫抑制剤の減量，1例にDLIが行われ，このうち2症例に急性GVHDの増悪とともに腫瘍の縮小が認められた．

3) ドナーリンパ球輸注療法

他人のリンパ球を輸注することによって抗腫瘍効果を得ようとする同種免疫療法の試みは古くは1970年代から行われているが，近年の報告ではPorterらがinterferonを併用し，ドナー細胞と患者細胞のキメリズム解析を加えた，より洗練された形での同種免疫療法を試みている[6]．彼らは造血器腫瘍，固形腫瘍を含む18人のほかに治療法のない患者を対象とし，まず，同種免疫の標的となりうる分子の発現を増強する目的でinterferon α を投与し，そのあとにHLA一致ドナーから採取した末梢血単核球を輸注した（Level 1）．8週間の観察を行ったのちに毒性，反応，ドナー細胞の生着のいずれも認められなかった場合には，cyclophosphamideあるいはcytarabineで免疫抑制を行ったあとにドナー末梢血単核球輸注をくり返した（Level 2）．Level 1の輸注1時間後は，評価可能な16症例中14例にドナー細胞を認めたが，4週間後には4症例に1〜5％の細胞を認めるのみであった．この4症例は以前に自家移植を受けており，大量抗がん剤による免疫抑制がドナー生着に有利に影響したと考えられる．Level 2の輸注後も，自家移植歴のない症例では，2カ月以上のドナー細胞の残存は認められなかった．同様に，急性GVHDが認められたのも自家移植後の4症例のみである．このうち3症例に腫瘍の縮小が得られているが，事前に自家移植を受けていない症例では反応はなく，GVT効果を得るためには，持続したドナー細胞の生着が必要であり，そのためにはホストに対する十分な免疫抑制が必要であることが示唆された．

4) ミニ移植の概念

ドナー細胞の安定した生着を得るためには，強力な化学療法，放射線療法による骨髄破壊的な前処置が必要であると考えられていたが，動物実験モデルにおいて骨髄破壊的な前処置を行わなくてもドナー造血細胞の生着が可能であることが示されたことがミニ移植の開発につながった[7,8]．移植前処置の強度を弱めると前処置自体による抗腫瘍効果は減弱されるが，少ない副作用でドナー造血細胞の生着をはかり，抗腫瘍効果としては主としてGVT効果に期待するという方法がミニ移植の概念である．ミニ移植の前処置においては免

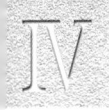

疫抑制力の強い薬剤が要求されるが，もっとも広く用いられているのはプリンアナログに属するfludarabineである．Fludarabine投与後の副作用として，長期のリンパ球減少（とくにT細胞）が認められること，日和見感染症が多発すること，そして輸血後GVHDが認められることから，fludarabineは強力な免疫抑制効果をもつ薬剤として認識されていた．ミニ移植の前処置の大半はfludarabineとアルキル化剤（cyclophosphamide, busulfan, melphalan）を併用して行われている[9)〜12)]．一方，シアトルのグループは犬の骨髄移植モデルから，ドナー造血の生着に必要な全身放射線照射（total body irradiation：TBI）の最低線量を200cGyに定め，ヒトでのミニ移植に応用している[13)]．ミニ移植は造血器腫瘍患者を中心に1990年代半ばから積極的に研究され，70歳前後の高齢者に対しても同種造血幹細胞移植を行うことが可能であることが示されている．

進行期の固形腫瘍患者に対して強力な移植前処置を行うことは危険であるばかりでなく，固形腫瘍は一般に化学療法や放射線照射に対する感受性が低いことからも，固形腫瘍に対して同種免疫力を期待した造血幹細胞移植を行うにはミニ移植が適していると考えられる．

5）固形腫瘍に対するミニ移植

固形腫瘍のなかで，ミニ移植の対象疾患として注目を集めているのは腎がんである．腎がんはときに自然退縮を認めること，腫瘍内にリンパ球の浸潤を認めること，interferonやinterleukin-2などのサイトカイン療法に反応すること，HLAクラスI分子を強く発現していることなどから，免疫原性の強い腫瘍であると考えられていた．National Institutes of Health（NIH）のChildsらは19例のサイトカイン療法に反応しない転移性腎がんに対して，fludarabine 25mg/m^2×5 days, cyclophosphamide 60mg/kg×2 daysの組み合わせで前処置を行い，HLA一致あるいは一座不一致の同胞から末梢血幹細胞移植を行った[14)]．全症例にドナー細胞の生着を認め，19症例のうち3例にCR，7例にPRが得られた．腫瘍の縮小は移植後中央値で4カ月後，しかもT細胞がすべてドナー由来の細胞に置きかわってから認められたため，抗がん剤の効果ではなく，GVT効果であると考えられた．また，ほとんどの症例で腫瘍の縮小に先行してGVHDの発症が認められており，GVHDの出現なく腫瘍の縮小が得られたのは1例のみであった（図2）．腫瘍の縮小が得られた症例では，反応のなかった症例よりも生存が延長する可能性が示唆された．その後も症例を蓄積しており，55症例の時点の報告ではCRが5例，PRが17例となっている[15)]．

Childsらは，25症例の転移性悪性黒色腫に対しても同様の手法でミニ移植を行っている[16)]．しかし2例が移植関連死，23例が腫瘍の増悪のために死亡し，移植後の生存期間の中央値はわずか100日であった．一部の症例に認められた早期の腫瘍の縮小は前処置の抗腫瘍効果と考えられ，GVT効果を示唆する反応が認められたのは1例のみであり，それも短期間のみの効果であった．悪性黒色腫は腎がんと同様に免疫療法が有効とされているがん腫でありながら，ミニ移植の効果が得られなかった原因として，悪性黒色腫ではGVT効果

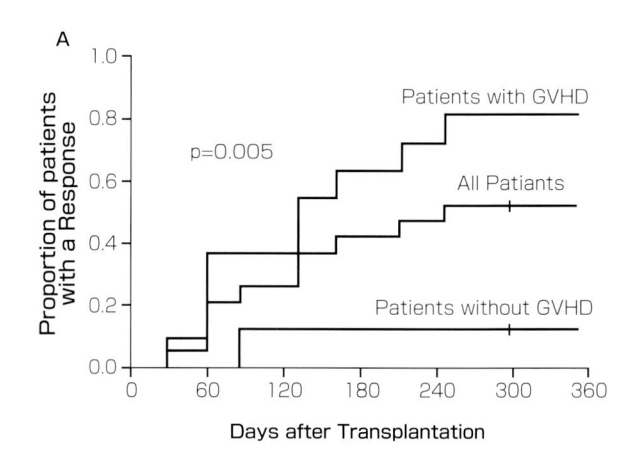

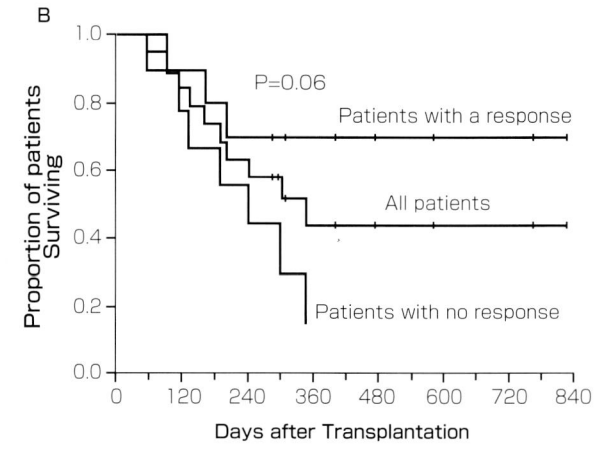

図2
A．腎がんに対するミニ移植後の累積反応率
　　GVHDを発症した患者で有意に奏功率が高い（P=0.005）．
B．反応の有無による生存曲線の差異（P=0.06）
（Childs R, et al. 2000 [14)] より引用）

3. 固形腫瘍に対する同種造血幹細胞移植術

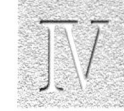

は出現しないという可能性と，この試験ではあまりに急速に進行している症例を対象としていたためという可能性などが考えられ，今後の悪性黒色腫に対するミニ移植の臨床試験を行う際には，より進行の緩徐な症例を対象とすべきかもしれない．NIHの固形腫瘍の臨床試験では，ほかに乳がん，卵巣がん，大腸がん，膵がんなどにGVT効果が得られている．

このようにNIHを中心に始まった固形腫瘍に対するミニ移植の臨床試験は，現在世界中の多くの施設で行われており，各疾患に対して数例単位でまとまった治療成績もいくつか報告されている（表1）．腎がんに対する追試としては，シカゴのグループが15症例の転移性腎がんに対してミニ移植を行い，全体として33％の有効率，ドナー細胞の安定した生着が得られた9例においては44％の有効率が得られている[17]．また，イタリアの臨床試験でも7例のうち4例にPRと，腎がんに対するGVT効果はある程度信頼できる段階に達している[18]．一方，イタリアの別のグループの試験では腎がん7例においてまったく反応が得られていない[19]．急性GVHDをまったく生じていないことが関連しているのかもしれない．NIHで有効となったのはclear cell型の腎がんだけであるため，どの程度clear cell型の症例が含まれていたかも有効率に影響する可能性がある．

転移性乳がんについてはイタリアのグループが6症例，MDアンダーソンがんセンターが8症例に対してミニ移植を行い，合計4症例にPRを得ている[18,20]．反応が得られたのは主として移植後半年以上経過してからであるため，GVT効果による反応と考えられる．大腸がんに関してはスウェーデンのグループが6症例に行い，1症例に転移病変の消失を認めているが，mixed responseを除くと，反応が得られたのはこの1例のみである[21]．

フランスの多施設共同試験では，腎がん25例，乳がん12例を含む57症例に対してミニ移植が行われた[22]．移植時に39症例がprogressive disease（PD）の状態にあった．移植後30～150日をonsetとして8例（卵巣がん3例，腎がん2例，乳がん2例，悪性黒色腫1例）にPRあるいはCRが得られたが，移植時PDの症例にはPR以上の反応は認められなかった（図3）．移植後の生存に関する多変量解析では，移植時PDでないことと慢性GVHDの発症が予後良好因子として同定された．

6）進行膵臓がんに対するミニ移植

根治切除のできない膵臓がんは，上記のさまざまな固形腫瘍と比較しても著しく予後不良であり，gemcitabineを用いた化学療法を行っても生存期間の中央値は6カ月に満たない．そこで，東大病院の無菌治療部と消化器内科の合同グループは，2002年4月の倫理委員会承認を受け，70歳未満の切除不能膵臓がん患者を対象として，HLA一致あるいは一座不一致血縁者

表1　固形腫瘍に対するミニ移植の治療成績の主要な報告

	Conditioning	GVHD Prophylaxis	Disease	n	CR+PR	
NIH	Flu/Cy	CyA	RCC	55	22 (40%)	
Chicago	Flu/Cy	FK506+MMF	RCC	12	4 (33%)	
Sweden	Flu/TBI	CyA+MMF (+ATG)	RCC	10	0 (0%)	
Italy	Flu/Cy/TT	CyA+MTX	RCC	7	4 (57%)	37/136 (27%)
Italy	Flu/Cy	CyA+MTX	RCC	7	0 (0%)	
Seattle	Flu/TBI	CyA+MMF	RCC	5	1 (20%)	
MDACC	Flu/Mel	FK506+MTX	RCC	15	4 (27%)	
France	Flu/Bu/ATG	CyA	RCC	25	2 (8%)	
Italy	Flu/Cy/TT	CyA+MTX	BC	6	2 (33%)	6/26 (23%)
MDACC	Flu/Mel	FK506+MTX	BC	8	2 (29%)	
France	Flu/Bu/ATG	CyA	BC	12	2 (17%)	
Sweden	Flu/TBI	CyA+MMF (+ATG)	CC	6	1 (17%)	
NIH	Flu/Cy	CyA	melanoma	25	1 (4%)	

NIH=National Institutes of Health, MDACC=MD Anderson Cancer Center, Flu=fludarabine, Cy=cyclophosphamide, TBI=total body irradiation, Mel=melphalan, TT=thiotepa, CyA=cyclosporine A, MMF=mycophenolate mofetil, MTX=methotrexate, ATG=anti-thymocyte globulin, RCC=renal cell cancer, BC=breast cancer, CC=colon cancer, CR=complete response, PR=partial response

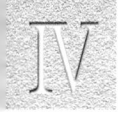

IV がん治療の最前線と今後の展望

からのミニ移植を行う臨床試験を開始した．膵臓がんは進行が著しく速いため，GVT効果が得られる前の期間の腫瘍進行を少しでも抑えるため，前処置にgemcitabineを加えている．第一相試験の第一段階として，年齢の中央値57歳（36〜66歳）の7症例に治療を行った．診断から移植までの期間は2〜12カ月，前治療は化学療法あるいは化学療法と局所照射の併用である．1名が早期（移植後100日以内）の移植関連死亡（肺炎）で死亡し，後期の移植関連死亡としては1例が胆管ステントの感染症から敗血症を発症し，移植後半年強で死亡した．また，1例が急速な腫瘍増殖により移植後2カ月半で死亡した．その他の症例はいずれも移植後半年以上生存した（最長587日）．腫瘍の反応としては，膵臓がんはCTなどの画像での治療効果判定が困難な腫瘍であるが，2例にCTでの腫瘍の縮小を認め，別の1例にCA19-9の正常化を認めている．また，有効例のうちの2例は，腫瘍の縮小とともに，疼痛コントロールのためのモルヒネが不要となった．これらの治療効果は移植後2カ月以後に認められていること，また免疫抑制剤の中止やGVHDの発症にともなって出現していることから，膵がんに対するGVT効果であると考えられる．生存期間も延長する傾向が認められたが，GVT効果を得るためにはGVHDの発症がほぼ必須であること，そしてGVT効果は長期間は持続しないことが問題点として明らかになった．

7）固形腫瘍に対する同種造血幹細胞移植の今後の展望

これまでの臨床試験の結果から，固形腫瘍患者に対してもミニ移植を行うことが可能であることが示された．また，腎がんをはじめとしていくつかの固形腫瘍においてGVT効果が認められている．しかし，その背景にはGVHDという大きな代償を余儀なくされている．造血器腫瘍においても，GVHDが出現することによって再発率は低下するものの，移植関連死亡率が増加するため，最終的に生存率が改善するのは，進行期造血器腫瘍に対する移植においてGrade Iの急性GVHDが出た場合のみであり，その治療域はきわめて狭いと言わざるをえない[23]．ましてやGVT効果に対する感受性がより低いと考えられる固形腫瘍においては，今後，ミニ移植が発展していくためには現在の戦略では限界があることは自明であり，より腫瘍特異的な免疫力の増強を目的とした治療法の開発が必要であろう．

NIHではGVT効果が認められた腎がん患者の末梢血からCTL株を樹立している[24]．ある患者においては，すべてのCTL株が患者のリンパ球と腫瘍細胞の両方を認識したが，別の患者においては，一部のCTL株は患者のリンパ球と腫瘍細胞の両方を認識したのに対して，ほかのCTL株は患者のリンパ球を認識せずに腫瘍細胞だけを認識した．このことから，腎がんに対するGVT効果の少なくとも一部は腫瘍特異的な免疫反応に

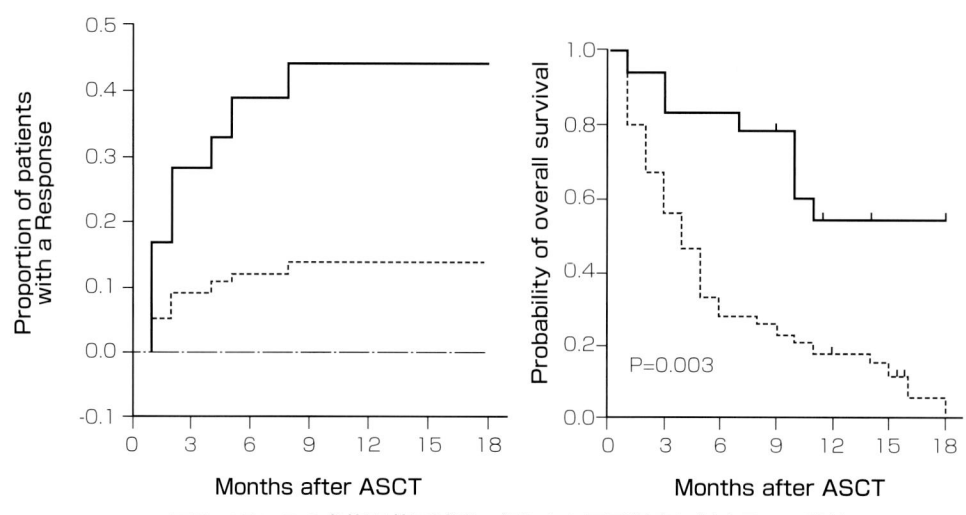

図3 フランスの多施設共同試験で行われた固形腫瘍に対するミニ移植
移植時の腫瘍の状態でグループ化した累積奏功率（A）と生存率（B）．
（Blaise D, et al, 2004 [22] より引用）

3. 固形腫瘍に対する同種造血幹細胞移植術

よってもたらされている可能性がある．現在，この腫瘍特異的CTLがどのような抗原を認識しているかについて研究が続けられている．膵がんについてはこのようなin vitroの研究のために十分な腫瘍細胞を得ることが困難である．しかし，CA19-9，CA242，CEA，MUC-1，変異K-ras，変異p53などの抗原が膵がん特異的抗原として利用できる可能性があり，すでにNCIのスポンサーによる臨床試験だけでもいくつかの膵がんに対する免疫療法の臨床試験が行われている[25]．どのような抗原を用いて，どのようなタイミングで，どのような方法で投与するのが適しているかはまったく不明であるが，これらの免疫療法をミニ移植に組み合わせることによって，より腫瘍特異的な同種免疫療法が可能になるかもしれない．今後，固形腫瘍に対する同種造血幹細胞移植が一般的な治療に成長していくためには，有効性，安全性の両者を向上させた移植方法の開発が必須である．

文献

1) Sullivan KM, Weiden PL, Storb R, et al: Graft-versus-host disease as adoptive immunotherapy in patients with advanced hematologic neoplasms. N Engl J Med 320: 828, 1989.
2) Horowitz MM, Gale RP, Sondel PM, et al: Graft-versus-leukemia reactions after bone marrow transplantation. Blood 75: 555, 1990.
3) Cullis JO, Jiang YZ, Schwarer AP, et al: Donor leukocyte infusions for chronic myeloid leukemia in relapse after allogeneic bone marrow transplantation. Blood 79: 1379-1381, 1992.
4) Eibl B, Schwaighofer H, Nachbaur D, et al: Evidence for a graft-versus-tumor effect in a patient treated with marrow ablative chemotherapy and allogeneic bone marrow transplantation for breast cancer. Blood 88: 1501, 1996.
5) Ueno NT, Rondon G, Mirza N Q, et al: Allogeneic peripheral-blood progenitor-cell transplantation for poor-risk patients with metastatic breast cancer. J Clin Oncol 16: 986, 1998.
6) Porter DL, Connors JM, Van Deerlin VM, et al: Graft-versus-tumor induction with donor leucocyte infusions as primary therapy for patients with malignancies. J Clin Oncol 17: 1234, 1999.
7) Sykes M: Mixed chimerism in the treatment of malignant and non-malignat diseases: studies in mice and their clinical applications. Non-myeloablative stem cell transplantation (NST) (ed by Giralt S, Slavin S), pp25-36, United Kingdom, Darwin Scientific Publishing.
8) Sandmaier BM: Post-transplant immunosuppression: canine models and clinical application. Non-myeloablative stem cell transplantation (NST) (ed by Giralt S, Slavin S), pp37-44, United Kingdom, Darwin Scientific Publishing.
9) Khouri IF, Keating M, Korbling M, et al: Transplant-lite: induction of graft-versus-malignancy using fludarabine-based nonablative chemotherapy and allogeneic blood progenitor-cell transplantation as treatment for lymphoid malignancies. Journal of Clinical Oncology 16: 2817-2824, 1998.
10) Giralt S, Estey E, Albitar M, et al: Melphalan and purine analog containing preparative regimens: reduced-intensity conditioning for patients with hematologic malignancies undergoing allogeneic progenitor cell transplantation. Blood 97: 631, 2001.
11) Slavin S, Nagler A, Naparstek E, et al: Nonmyeloablative stem cell transplantation and cell therapy as an alternative to conventional bone marrow transplantation with lethal cytoreduction for the treatment of malignant and nonmalignant hematologic diseases. Blood 91: 756, 1998.
12) Childs R, Clave E, Contentin N, et al: Engraftment kinetics after nonmyeloablative allogeneic peripheral blood stem cell transplantation: full donor T-cell chimerism precedes alloimmune responses. Blood 94: 3234, 1999.
13) McSweeney P, Niederwieser D, Shizuru JA, et al: Hematopoietic cell transplantation in older patients with hematologic malignancies: replacing high-dose cytotoxic therapy with graft-versus-tumor effects. Blood 97: 3390-3400, 2001.
14) Childs R, Chernoff A, Contentin N, et al: Regression of metastatic renal-cell carcinoma after nonmyeloablative allogeneic peripheral blood stem cell transplantation. N Engl J Med 343: 750, 2000.
15) Childs R: Update NCI experience: renal and others. International Workshop on Non-myeloablative Stem Cell Transplantation. 2002.
16) Childs RW, et al: Non-myeloablative allogeneic stem cell transplantation for metastatic melanoma: Nondurable chemotherapy responses without clinically meaningful graft-vs-tumor effects. Blood 100 (suppl 1): 429a, 2002.
17) Rini BI, Zimmerman T, Stadler WM, et al: Allogeneic stem-cell transplantation of renal cell Cancer after nonmyeloablative chemotherapy: Feasibility, engraftment, and clinical results. J Clin Oncol 20: 2017-2024, 2002.
18) Bregni M, Dodero A, Peccatori J, et al: Nonmyeloablative conditioning followed by hematopoietic cell allografting and donor lymphocyte infusions for patients with metastatic renal and breast cancer. Blood 99: 4234-4236, 2002.
19) Pedrazzoli P, Da Prada GA, Giorgiani G, et al: Allogeneic Blood Stem Cell Transplantation after a Reduced-Intensity, Preparative Regimen A Pilot Study in Patients with Refractory Malignancies. Cancer 94: 2409-2415, 2002.
20) Ueno NT, Cheng YC, Rondon G, et al: Rapid induction of complete donor chimerism by the use of a reduced-intensity conditioning regimen composed of fludarabine and melphalan in allogeneic stem-cell transplantation for metastatic solid tumors. Blood 102: 3829-3836, 2003.
21) Hentschke P, Barkholt L, Uzunel M, et al: Low-intensity conditioning and hematopoietic stem cell transplantation in patients with renal and colon carcinoma. Bone Marrow Transplant 31: 253-261, 2003.
22) Blaise D, et al: Reduced-intensity preparative regimen and allogeneic stem cell transplantation for advanced solid tumors. Blood 103: 435-441, 2004.
23) Kanda Y, Izutsu K, Hirai H, et al: Effect of graft-versus-host disease on the outcome of bone marrow transplantation from an HLA-identical sibling donor using GVHD prophylaxis with cyclosporin A and methotrexate. Leukemia 18: 1013-1019, 2004.
24) Mena O, Igarashi T, Srinivasan R, et al: Immunologic mechanisms involved in the graft-vs-tumor (GVT) effect in renal cell carcinoma (RCC) following nonmyeloablative allogeneic peripheral blood stem cell transplantation (NST). Blood abstr: 3555, 2001.
25) Kaufman HL, Di Vito J. Jr, Horig H: Immunotherapy for pancreatic cancer: current concepts. Hematol Oncol Clin North Am 16: 159-197, 2002.

The Author

東京大学　神田善伸

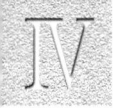

IV がん治療の最前線と今後の展望

4 免疫療法

1) はじめに

　永年にわたる癌に対する免疫応答の解析は，宿主の腫瘍拒絶における細胞性免疫の重要性を明らかとしてきた．CD8$^+$キラーT細胞が多くの腫瘍系で直接腫瘍を破壊するエフェクター細胞であること，その働きを調節するCD4$^+$ヘルパーT細胞の重要性，および両者のT細胞に抗原を提示し，様々な接着分子やサイトカイン等で刺激活性化する樹状細胞を中心とした抗原提示細胞の役割と位置付けが明らかとなって来た．とりわけ重要なこととして，癌の免疫的排除に大きな役割を果たしているT細胞が認識する癌抗原の内容が，多くのヒトやマウスの腫瘍で明らかになってきた．同定された癌抗原を，様々な形で投与することにより，抗原特異的な免疫を増強し，最終的には生体内の癌細胞を駆逐するということが期待される．一方では，抗原特異的なT細胞を注入し，癌細胞を破壊する細胞療法としてのアプローチも可能となって来た．これまで様々な方法での癌の免疫療法は，最近目ざましい発展を遂げた抗体療法を除いて，明らかな臨床効果を確立するには至らなかった．癌抗原分子の同定は，これまでとは全く違ったアプローチを可能としつつある．

2) T細胞による免疫応答

　T細胞の有する抗原認識のためのレセプター（TCR）の分子構造に加えて，反応する抗原の分子構造が80年代半ばに明らかにされた．CD8$^+$キラーT細胞は標的細胞の細胞表面上にあるMHC class I 分子と，8～10アミノ酸からなるペプチドの複合体に反応することが，またCD4$^+$ヘルパーT細胞が同じく抗原提示細胞表面上のMHC class II 分子に，10数個のアミノ酸から成り立つペプチドが結合したものを抗原として認識することが明確に示された．T細胞により認識される抗原ペプチドは，細胞内で断片化された様々な蛋白に由来するペプチドである．一般的にMHC class I 分子に結合して提示され，キラーT細胞と反応するペプチドは，癌細胞を含む標的細胞内で合成された蛋白に由来するものに限られる．他方，MHCクラスII分子に結合してヘルパーT細胞に認識されるペプチドの多くは，樹状細胞等の抗原提示細胞によってエンドサイトーシス等により取り込まれた外来性蛋白が，細胞内酵素によって消化され，断片化されたものであることも明らかになった．さらに，樹状細胞は，細胞断片等を貪食した後に本来細胞に存在する抗原蛋白を分解し，自分自身のMHCクラスI分子に結合した抗原ペプチドとして提示し，キラーT細胞を刺激活性化することができると考えられる．

3) 癌を免疫的に破壊する機構

　これ迄の研究からキラーT細胞，NK細胞，NKT細胞等が，癌細胞を生体内で直接殺傷し得る細胞群として考えられている．実験動物の腫瘍系でのin vivo解析や，リンパ球のin vitro解析の膨大な実験結果によるものである．とりわけ，癌細胞を特異的に殺傷する細胞としてCD8$^+$キラーT細胞が重要と考えられる．キラーT細胞は抗原認識受容体TCRが癌細胞の細胞表面に存在しているMHCクラスI分子と結合した抗原ペプチドと反応することにより活性化され癌細胞を殺傷する．キラーT細胞が効率よく活性化され，強い抗腫瘍性を示すには，別のTリンパ球集団であるCD4$^+$ヘルパーT細胞の助けが重要となる．ヘルパーT細胞も癌細胞の産生する様々な抗原分子に由来するペプチド特異的に活性化され，IL2のようなサイトカインを産生して，付近に

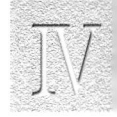

存在するキラーT細胞を活性化する樹状細胞抗原提示細胞を活性化し，その結果抗原提示細胞が有効にキラーT細胞を刺激するという機構の存在も報告された．このようにキラーT細胞，ヘルパーT細胞そして抗原提示細胞は，細胞間相互作用により，お互いに刺激されその結果癌に対する免疫反応の強さが増強されその応答の輪が広がっていく機構が明らかになって来た．

4) 抗原提示細胞としての樹状細胞の役割

約10年程前にSteinmannらによりその存在が指摘された樹状細胞は，その後の解析によって生体の中で最も重要な抗原提示細胞であることが明らかにされた．分化経路の違いによって様々な名前で呼称される樹状細胞は，その表現形および機能についても多様であることが明らかになっている．とりわけ骨髄由来の樹状細胞は，体内の様々な組織に分布し，体外から進入した病原体や癌を含む死細胞断片等を取り込んだ後に局所リンパ節においてリンパ球に対し抗原提示をすると考えられる．比較的未熟な樹状細胞は強い貪食能を示し，活性化と成熟を伴いつつ，抗原蛋白を小さなペプチドへと分解しMHCクラスI分子またはクラスII分子と結合させて細胞表面に提示する．成熟した樹状細胞が強い免疫刺激能を発揮する一方，未熟な樹状細胞はトレランスを誘導し免疫応答を低下させる可能性が指摘されている．生体内では，抗原未感作のT細胞は，樹状細胞によってのみ刺激されると考えられている．後に述べるごとく，樹状細胞に腫瘍抗原をペプチド，蛋白，遺伝子等様々な形で取り込ませ癌ワクチンに利用することが考えられる．現在臨床応用に用いる樹状細胞はCD34$^+$造血前駆細胞，または末梢血単球をGM-CSF，IL-4等のサイトカイン存在下で培養することにより得られている．樹状細胞を代表する単一の表面マーカーは未だ存在せず，MHCクラスIおよびクラスIIを発現するとともに，その他の表現形は分化によって変化を示す．

未分化な樹状細胞はCD1aを発現する一方，成熟した細胞はCD83やCD80，CD86，CD40等の共刺激分子や，CD11a，CD11cを含む接着分子を強く発現する．

5) T細胞の認識するヒト癌抗原

90年頃よりキラーT細胞が認識する腫瘍抗原ペプチドおよび遺伝子の解析同定がヒトの癌において，当初欧米においてはメラノーマを中心に，またその後メラノーマの少ないわが国においては，上皮性癌を中心に精力的に進められ今日にいたっている．同定された腫瘍抗原ペプチドは，その由来する蛋白の性格により，癌と精巣のみに発現する癌精巣抗原（Cancer-Testis抗原），発癌の過程において変異をした遺伝子産物に由来する癌変異抗原，特定組織に限局して発現される組織特異抗原，癌に高発現される蛋白抗原，ウイルス抗原，等に分けられる．これらの抗原群の多くは，癌に対するがんワクチンやT細胞療法の標的抗原と成り得ることが期待されている（表1）．とりわけ，癌精巣抗原と呼ばれるものは，メラノーマやその他上皮性の癌

表1 癌ワクチンの構成

抗原の内容		
	癌精巣抗原	MAGEファミリー，NY-ESO-1，BAGE，GAGE，RAGE等
	組織特異的抗原	MART-1，Gp100，Tyrosinase，TRP-1，2等
	がん高発現自己抗原	HER2/neu，PMAME，P53，CEA，MUC1等
	ウイルス抗原	HPV16(E7)，EBV(EBNA2,3,4,6,LMP2)，HTLV-1(tax)等
抗原の性状		ペプチド，蛋白，RNA，DNA
抗原のデリバリーシステム		マイクロビーズ，リポソーム，ISCOM，疎水化多糖類(CHP)，免疫複合体，ウイルスベクター，遺伝子銃，樹状細胞
増強法		アジュバント（IFA，CpG，QS21等），サイトカイン（IL2，IL12，GM-CSF等），樹状細胞，アクセサリー分子，抑制因子，抑制細胞の制御

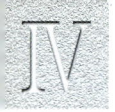

IV がん治療の最前線と今後の展望

に幅広く発現され，その頻度は癌の種類によって変わるものの高率に発現するものも含まれている．この抗原群の標的抗原としての魅力は，その発現が成人正常組織においては精巣にかぎられており，発現での癌限局性が高い．精巣では抗原ペプチドの提示に必要なMHC分子の発現がないことを考えると，格好の標的と考えられる．また，組織特異的抗原の中には，メラノーマとその正常細胞群であるメラノサイトに限局して発現されるものが含まれている．免疫療法の標的抗原として用いたとき，よしんばメラノサイトに対する免疫反応が起こったとしても，臨床的に問題になるような正常細胞障害はかなり軽微なものであることが予測される．他にも，癌に高発現している蛋白抗原が何種類か報告されている．これらの抗原群を用いての免疫療法では抗腫瘍性が期待できる一方で，正常組織にも抗原が一定には発現していることを考慮して，副作用の出現に十分注意する必要がある．癌特異的変異抗原は発癌の過程で遺伝子変化をおこしたものが多く含まれており癌特異性は極めて高い．しかしながら，多くの遺伝子変異が個々の癌によって異なることもあり，単一抗原を多くの患者さんに使用することは困難なことが多い．ウイルス抗原は特定のウイルス抗原が発現している腫瘍にとっては，極めて有効な標的抗原になることが期待される．

ヘルパーT細胞の認識する抗原ペプチドは，その解析方法の技術的な困難さにもより現在未だ比較的限られているが，今後徐々にそのリストが増してくると期待される．

6) 多様ながんワクチン

T細胞の認識する各種がん抗原ペプチドの同定は，それらの抗原を標的とする免疫的治療法の開発を可能とした．大きく分けて，2つのアプローチが可能である（表2）．ひとつは同定抗原を様々なかたちで投与することにより，宿主体内のがん反応性T細胞の活性，増幅を目指す能動免疫，いわゆるがんワクチンである．いまひとつは一たん宿主から取り出したリンパ球内のがん抗原反応性T細胞を患者対外（ex vivo）で培養増殖させ，患者に輸注する受動免疫，いわゆるT細胞療法である．がん抗原反応性の抗体による治療法も受動免疫のひとつである．

抗原を，ペプチド，蛋白，DNA，mRNA等の形態で用いる工夫がなされ，現在がんワクチンの開発研究が国内外で推し進められている．いずれのがんワクチンも，図1に示すごとく，ワクチン抗原を取り込んだ樹状細胞が，抗原分子に由来するMHCクラス結合性ペプチドをキラーT細胞に提示し，その活性化を目指している．と同時に，抗原として，蛋白，DNA，mRNAが用いられる時には，MHCクラスⅡ結合性のペプチドも産生され，ヘルパーT細胞も活性化を受けることが極めて重要である（図2）．

既に100種を越すがん抗原分子が同定され，それらの抗原を用いたワクチンの開発が検討されている．表1に示すごとく，癌ワクチンとして投与する抗原は，抗原ペプチドそのもの，または1種類以上の抗原ペプチ

表2 がんに対する特異的免疫療法

- 能動的免疫による治療法（癌ワクチン）
  - ペプチド／蛋白ワクチン
  - DNAワクチン
  - 樹状細胞ワクチン
    - ペプチド／蛋白パルス
    - mRNA導入
    - 腫瘍細胞との融合細胞
  - 腫瘍細胞
    - 遺伝子導入
- 受動的免疫による治療法
  - 抗体療法
  - 細胞療法（T細胞療法）

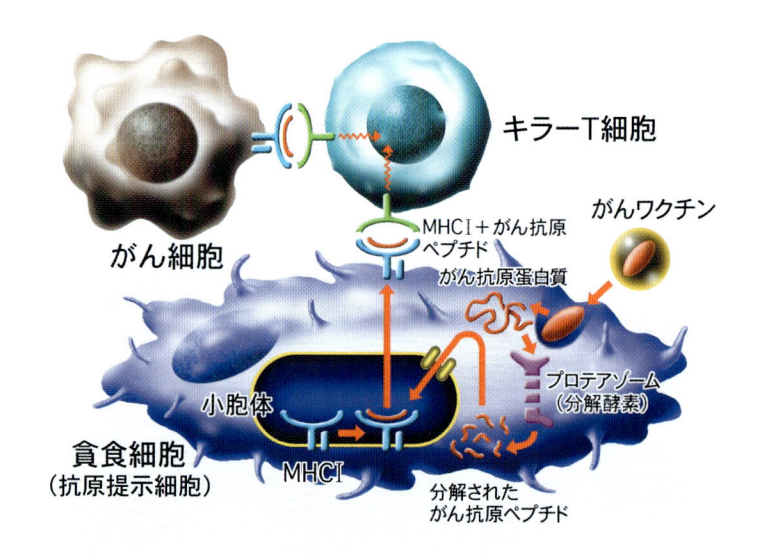

図 1

4. 免疫療法

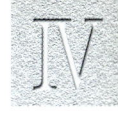

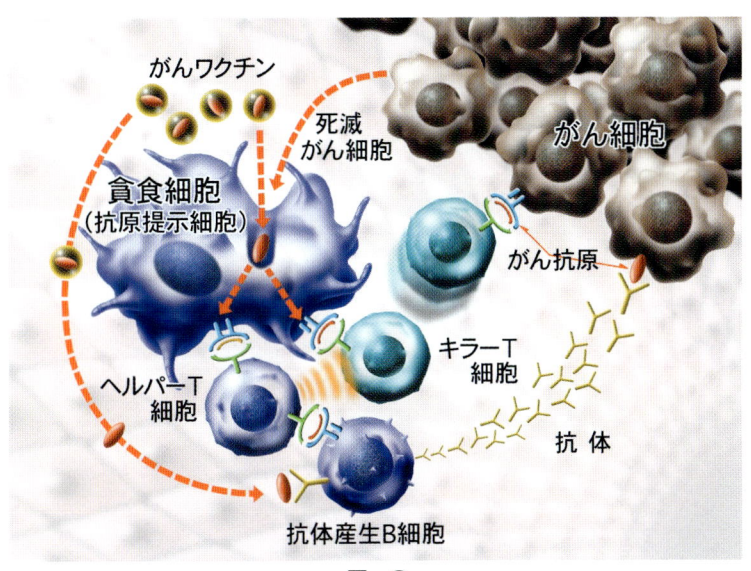

図 2

ドを含み得る蛋白,あるいはそれらをコードする遺伝子として投与することが考えられる.抗原の性状により,投与するための適切なデリバリーシステムの工夫が必要となる.これらのデリバリーシステムはいずれも,ワクチン抗原(ペプチド,蛋白,mRNA,DNA)を効率良く抗原提示細胞に取り込ませ,MHCクラスI結合性ペプチドとして提示させキラーT細胞の誘導をはかるためのものである.また,投与抗原に対する免疫応答を増強すべく,様々なサイトカインやアジュバントを用いることも必要である.樹状細胞は,それ自身有用な抗原デリバリーシステムであると同時に,自然アジュバントと呼ばれ,強力な免疫増強システムともなり得ることが期待されている.

(1) ペプチドワクチン

主としてキラーT細胞の認識するメラノーマ抗原ペプチドをサイトカインやアジュバントと用いることにより,多数の症例で抗原ペプチドに対するリンパ球の特異的反応性が増強されたことや,また限られた症例で癌の縮小が認められたと報告されている.わが国においても,様々な消化器系の癌や乳癌,卵巣癌,前立腺癌等の上皮性癌を対象として,同定されたキラーT細胞抗原ペプチドによる単価性癌ワクチンの臨床試験が精力的に行われつつある.

前述のごとくキラーT細胞をより効果的に活性化するために,CD4$^+$ヘルパーT細胞の役割が重要であることが多くの実験結果より示されて来た.活性化されたヘルパーT細胞は,サイトカイン産生や樹状細胞の活性化を通じて,癌抗原特異的CD8$^+$キラーT細胞の活性化と増殖を増幅する.と共に,実験的事実は,個体内における抗原特異的なキラーT細胞の活性の維持にも重要な貢献をすることも示している.さらに,ヘルパーT細胞の存在が,キラーT細胞の腫瘍局所への集積にも重要であるという報告もある.これらを考慮して,CD8$^+$キラーT細胞の認識抗原とともにCD4$^+$ヘルパーT細胞の認識抗原を含む多価性癌ワクチンの開発が期待されて来た.しかしながらキラーT細胞の認識するMHCクラスI拘束性の抗原ペプチドの同定に比して,ヘルパーT細胞の認識するMHCクラスII拘束性抗原の同定が未だ限られていること,および癌ワクチンの対象患者におけるクラスIとクラスIIの両者の型の組み合わせが極めて多様なこと,を考慮すると,腫瘍抗原ペプチドを組み合わせて多価性癌ワクチンとして用いることは実質上不可能に近い.そのためキラーT細胞およびヘルパーT細胞の認識抗原ペプチドがポテンシャルに含まれ得る標的抗原蛋白分子,それらを支配する遺伝子,さらにそれらのmRNA等を用いることが種々工夫されている.

(2) 蛋白ワクチン

蛋白分子は古くから抗体産生のための効率良い免疫原として用いられて来た.しかしながら,個体での癌拒絶の様な主としてT細胞を中心とする細胞性免疫応答誘導においては,抗原蛋白分子は投与された個体内の樹状細胞等の抗原提示細胞に取り込まれた後,主としてエンドソームにて分解されるとともに産生されたペプチド断片はMHCクラスIIと結合して細胞表面に提示され,CD4$^+$T細胞の認識抗原として供給されること

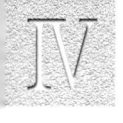

が示されて来た．その際MHCクラスIとペプチド抗原との複合体はほとんど作られず，そのためにCD8$^+$キラーT細胞の活性化効率が低いことが証明されている．これは，単純には，外来性蛋白分子がサイトゾールに入る確率が低く，そのため内在性蛋白分子のようにユビキチン-プロテオゾーム系での処理機構に入らないためと考えられる．そのため，癌ワクチンとしては，用いる蛋白分子を抗原提示細胞内でMHCクラスI結合性ペプチドの産生経路に乗せ得るようなデリバリーシステムの開発が必要となる．いくつかのデリバリーシステムが開発され，蛋白抗原によるがんワクチンの臨床試験が進められている．

(3) RNAワクチン

Gilboaらのグループは以前から腫瘍細胞または特定抗原遺伝子由来RNAを樹状細胞に導入し，ワクチンのソースとして用いる可能性について検証している．マウスの実験系で腫瘍細胞由来RNAをカチオニック脂質DOTAPにより樹状細胞に導入してワクチンとして用いると，ペプチドパルスの樹状細胞と同じように効率よく特異的キラーT細胞を誘導することが可能であった．免疫マウスは，in vivoでも抗腫瘍活性を示すとともに，肺転移の劇的な減少を示した．同様のアプローチでsurvivin RNAを導入されたヒト樹状細胞によりsurviving特異的キラーT細胞の誘導可能なことを確認した後に，survivin RNAもしくはsurvivinを発現しているマウス白血病の細胞由来RNAを導入された樹状細胞によるマウスでの免疫誘導活性を検討した．白血病細胞由来RNAまたはsurviving RNA導入樹状細胞等で免疫されたほとんどのマウスでは，その後接種された白血病が拒絶され，マウスは長期に生存した．前述のmRNA導入樹状細胞の作成手法は，当然のことながら特定遺伝子のmRNAや複数の遺伝子の組み合わせの導入と利用を可能とする．事実種々のヒト癌抗原のmRNAが樹状細胞に導入され，各々の抗原に特異的なT細胞を誘導し得ることが報告されており，mRNA導入樹状細胞は，CD8$^+$T細胞およびCD4$^+$T細胞の両者を活性化し強い抗腫瘍性免疫応答を誘導することが可能であることを示唆している．癌細胞由来RNAもしくはPSA等の特定抗原遺伝子のRNAを導入した樹状細胞による癌ワクチン臨床試験も進められており，特異的免疫応答の誘導能を中心とした効果も報告されている．

(4) DNAワクチン

多価性がんワクチンとして抗原蛋白をコードする遺伝子を用いることは以前より検討されている．その際，抗原遺伝子を様々なウイルスベクターを用いて投与する可能性とプラスミド自身を投与する両者が考えられる．前者は勿論遺伝子治療用ベクターとして開発研究されている様々なウイルスの使用が可能であり，その特性は個々のベクターにより異なってくる．後者は当初プラスミドの筋肉内投与によるワクチンとしての有効性の報告に始まり，現在プラスミドで金粒子をコートして投与する遺伝子銃やその変型等の工夫が開発研究されている．言うまでもなく，遺伝子を用いることの大きな利点は，複数の抗原蛋白の組み合わせや，サイトカイン，アクセサリー分子等を合わせて発現すること等が比較的容易に出来，様々な内容の癌ワクチンの作製が可能ということであろう．残念ながら最近のアデノウイルスベクター，レトロウイルスベクター等による有害事象の発生は，ウイルスベクター使用についてより慎重さが求められ，ウイルスを用いないプラスミドDNAワクチンに対する期待がふくらむ．

7) おわりに

現在，欧米では既に100にわたるがんワクチンの治験が進行しており，10を越す第III相試験も実施されつつある．2005年度中には前立腺がんに対する樹状細胞を用いたワクチンが世界で最初のがんワクチンとしてFDAの承認を受けると予想されている．がんワクチンは様々な形態が可能であり，また今後も多くの工夫と改変の努力が進められていくと考えられる．既に数年前より臨床的に用いられ始めた抗体と並んで，がんワクチンもまたがんの治療法の一角を担うことが期待される．

三重大学大学院　珠　玖　洋

5 遺伝子治療

1) はじめに

　遺伝子治療臨床研究としては，メラノーマに対する腫瘍浸潤リンパ球療法で遺伝子マーキングが1989年に初めて試みられ，その方法に準じた形（リンパ球を標的とする方法）で世界初（正式な手続きを経たという意味で）の遺伝子治療がアデノシンデアミナーゼ（ADA: adenosine deaminase）欠損症を対象として1990年に実施された．それから既に10数年経ち，実際に遺伝子の投与を受けた患者数は数千人を突破している．がんに対する従来の化学療法は限界があることから，未来医療のイメージの強い遺伝子治療法に対する期待が膨らみ，遺伝子治療ベンチャー企業もがんをメインターゲットとした．また，安全性の確認されていない新しい治療法を試すには，がんのような重篤な疾患は倫理的問題が比較的少なく，受け入れられやすいものであった．したがって，理論上は難しい対象疾患であるにも関わらず，遺伝子治療臨床研究の過半数ががんを対象としたものとなったのは，ある意味で当然の成り行きであった．しかし，遺伝子治療はがんを含め全体として順調に進んでいるとは言い難い．遺伝子操作の技術レベルが実用段階に充分到達していないことがその主な理由である．際だった成功例としては，フランスで実施されたX連鎖重症複合免疫不全症（X-SCID: X-linked severe combined immunodeficiency）に対する造血幹細胞遺伝子治療[1]があるが，その後，遺伝子操作自体が原因となった白血病が遺伝子治療を受けた患児で発生し，深刻な問題となっている[2]．安全性の問題が改めて重視されるようになり，遺伝子治療臨床研究全体が低迷しているのが現状である．

2) がん遺伝子治療のストラテジー：総論

　がんに対する遺伝子治療法は大きく直接法と間接法に分けられる．前者は，がん細胞自身への遺伝子導入により直接的な治療効果（がん細胞破壊作用）を得ようとするもので，1) がん抑制遺伝子を導入するもの，2) 活性化がん遺伝子の働きを抑えることを狙ったもの，3) いわゆる自殺遺伝子を利用するものなどがある．また，遺伝子治療に準ずるものとして，4) 変異ウイルスを感染させてがん細胞を破壊していく「腫瘍溶解性ウイルス（oncolytic virus）療法」も検討されている．

　このような直接的アプローチによる治療法は基本的に局所療法であり，治癒を目指すことは困難である．一時的な症状の軽減によるQOL（quality of life）の改善が主な目的となる．

　一方，間接的なアプローチは全身的な効果を期待したものである．その代表的なものが免疫遺伝子治療であり，がんに対する遺伝子治療臨床研究の大半を占めている．最近は，腫瘍血管新生やがん細胞の転移・浸潤・播種を抑制する方法の発展が期待されている．また，遺伝子治療特有のストラテジーもいろいろ検討されており，アイデア次第で新しい治療法の開発が可能になる．

　がんの遺伝子治療全般に共通していることであるが，動物実験で狙い通りの結果が得られても，臨床研究では治療効果がはっきりしない場合が多い．その理由としては，1) 担がんマウスなどのモデル系と人に自然に発症してきたがんでは，がん細胞自体の細胞生物学的振る舞いが大きく異なること，2) 人の場合には遺伝子導入効率が予想以上に低いこと，3) これまでの臨床研究では治療効果の期待しにくい進行がんを主な対象にしてきたことなどが挙げられている．

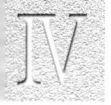

3) 遺伝子導入法の開発

一般にウイルスベクター（**表1**）が汎用されているが，リポソーム／リポフェクション法などの非ウイルス性ベクターやプラスミドDNAをそのまま注射するnaked DNA法もしばしば利用される．ウイルスを使わない方法は，遺伝子導入効率と発現の持続性といった面では劣るが，安全性の点で有利である．

また，遺伝子導入を行う場としては，体外（ex vivo）法と体内（in vivo）法に分けられる．体外法では，造血幹細胞・リンパ球・線維芽細胞・間葉系幹細胞などが代表的な標的細胞である．一方，体内法は，ベクターを直接体内に投与する方法であり，対象疾患の種類に応じて様々な手法が考えられている（**図1**）．

表1　代表的なウイルスベクターの特徴

	レトロウイルスベクター*	レンチウイルスベクター	アデノウイルスベクター	AAVベクター
野生型ウイルス：病原性	あり	あり／なし**	あり	なし
ウイルスゲノム	RNA	RNA	二本鎖DNA	一本鎖DNA
ウイルス粒子	不安定	安定	安定	非常に安定
分裂細胞への遺伝子導入	可能（適）	可能	可能（不適）	可能（不適）
非分裂細胞への遺伝子導入	不可能	可能（適）	可能（適）	可能（適）
導入効率：接着細胞	良好	良好	非常に良好	良好
浮遊細胞	良好	良好	やや不良	不良
体内法（in situ 法）	不適	適	適	適
染色体への組込み	あり	あり	稀	稀
（組込み部位）	（ランダム）	（ランダム）		
遺伝子発現	安定？	安定？	一過性	比較的安定
病原性／副作用	稀に白血病	？	細胞毒性／遺伝子導入細胞に対する免疫反応	なし

*　マウス白血病ウイルス（オンコウイルス）に由来する従来のベクターに限定．
**　病原性の有無はウイルスの種類による．

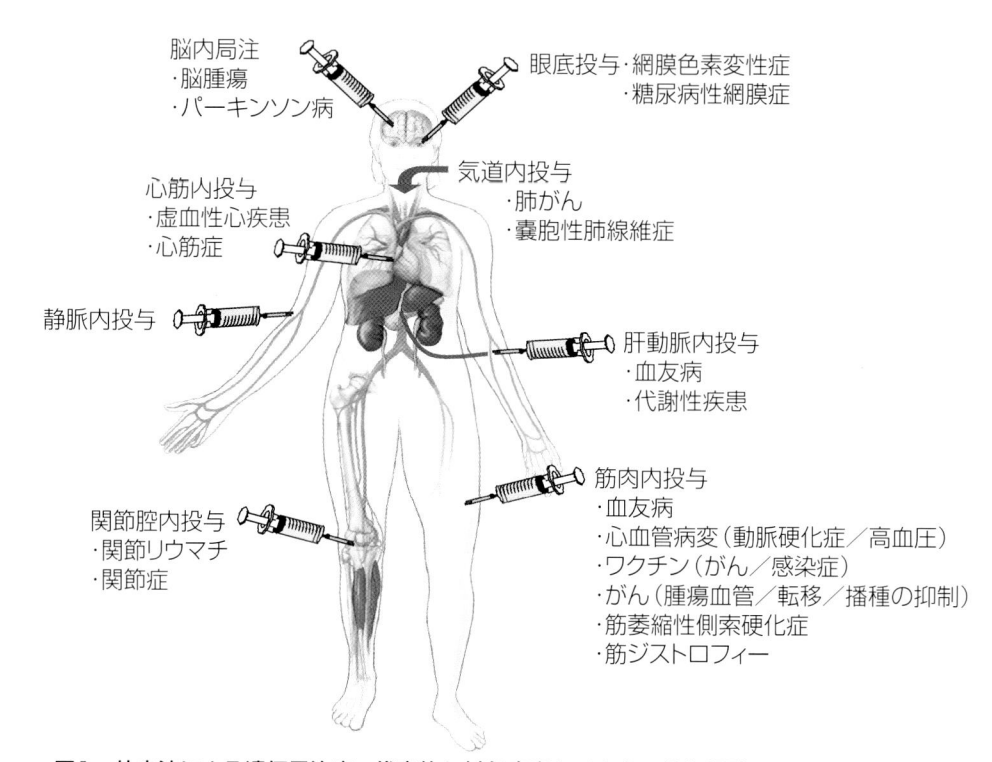

図1　体内法による遺伝子治療：代表的な対象疾患とベクター投与経路

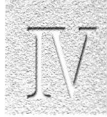

a. レトロウイルスベクター

マウス白血病ウイルス（MoMLV）の基本骨格を利用したベクターで，導入した遺伝子は染色体DNAに組み込まれることから，細胞分裂により失われることがなく，長期間安定に保たれる．なお，染色体への組込み部位がほぼランダムであることから，偶然プロトオンコジンなどの隣に入り込みそれを活性化する可能性が懸念されるが（挿入変異），レトロウイルスが体内で増殖し感染を次々と繰り返さない限り，短期間の観察では大きな問題はないと考えられていた．最近の知見によると，遺伝子組込み部位は，全くのランダムではなく，クロマチン構造などとの関連でアクティブな遺伝子の近傍に多いようである[3]．幹細胞レベルでそのような遺伝子は，細胞の増殖や分化に関わるものが多いため，予想以上にリスクが高いことを認識する必要が出てきている．実際にX-SCIDに対する造血幹細胞遺伝子治療では挿入変異が契機となって白血病が発生している[2]．

その他の問題点としては，分裂細胞にしか遺伝子導入できないこと，遺伝子発現レベルが低いこと，遺伝子発現が必ずしも長期間持続しないこと（LTR部分の塩基のメチル化などによる），ヒトの血中では補体により急速に不活化されてしまうこと，長期的な安全性が確認されていないことなどが挙げられる．

なお，様々なベクターの開発が進んだ結果，レトロウイルスベクターの利用範囲は絞られつつある．標的細胞としては造血幹細胞やリンパ球などの血球系が主なものである．

b. レンチウイルスベクター

従来のレトロウイルスベクターでは不可能であった非分裂細胞への遺伝子導入ができる．主に，HIV（ヒト免疫不全ウイルス）を基本骨格としている．標的細胞としては，筋細胞や神経細胞などの非分裂細胞や大半がG0期にある造血幹細胞が想定されている．また，通常のレトロウイルスベクターでは効率の悪いES細胞にも高効率で遺伝子導入が可能であり，再生医療への応用といった面でも注目される[4]．

c. アデノウイルスベクター

高力価のベクターが作製でき，非分裂細胞を含む広範囲の細胞（特に接着性の細胞）に非常に効率良く遺伝子導入できる．導入遺伝子は核内にエピソームとして存在し染色体に組み込まれないため，細胞が増殖していくと導入遺伝子はだんだん希釈されて失われてしまう．さらに，通常のアデノウイルスベクターはウイルス遺伝子の大半を抱え込んでおり，その発現を完全に抑えることはできないため，遺伝子導入細胞に対する毒性や免疫反応が惹起され，副作用や遺伝子発現が長続きしないことの原因となっている．対象疾患としては，一過性の遺伝子発現でも目的を達成できるような場合に適している．特にがんが主な対象となるが，遺伝子導入細胞に対する免疫反応の誘導は，腫瘍免疫の観点からむしろ好都合といえる．

d. アデノ随伴ウイルス（AAV: adeno-associated virus）ベクター

野生型AAVが非病原性ウイルスであることから，AAVベクターは安全性が高いと考えられている．標的細胞としては，筋細胞や神経細胞などの非分裂細胞が適しており，さらに，このような非分裂細胞では一回の遺伝子導入で遺伝子発現が長期間（年の単位）持続する．遺伝子組込み頻度は予想以上に低いことが判明し，例えば，骨格筋への遺伝子導入では，染色体DNAへの組込みはほとんど検出されず，AAVベクターはnon-integrating vectorとして扱われるようになってきている[5]．野生型AAVの大きな特徴である第19番染色体への部位特異的組込みという性質がAAVベクターでは失われているのは，AAVの非構造蛋白質であるRepをコードする遺伝子をベクターから取り外してあるためである．ベクターゲノムのほとんどは標的細胞の核内でエピソームとして存在している．

ここ数年，AAVベクターの血清型と組織特異性の関係が注目されている[6,7]．従来，2型AAVをベースとしたAAV2ベクターが用いられてきたが，筋肉を標的とする場合にはAAV1ベクターやAAV7ベクターの効率が良く，肝細胞への遺伝子導入にはAAV8ベクターが適している．各臓器・組織によってAAVベクターの至適血清型は異なっており，標的組織の種類に応じて使い分ける必要がある．

4）p53遺伝子を用いたがん遺伝子治療

がん抑制遺伝子のp53遺伝子を用いる方法が肺がんや食道がんなどに対して試みられている[8,9]．抗腫瘍効果の機序としては，アポトーシスの誘導といった直接的がん細胞破壊作用以外に，部分的には腫瘍免疫反応の誘導や腫瘍血管新生の抑制などの間接作用も加わっていると考えられている．欧米では，頭頸部腫瘍に対する臨床研究が進んでいる[10]．

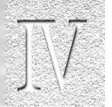

5) 自殺遺伝子を用いたがん遺伝子治療

　ヘルペスウイルスのチミジンキナーゼ遺伝子（HSV-TK遺伝子）がよく知られており，この遺伝子を導入したがん細胞は抗ウイルス剤のガンシクロビルによって破壊される．即ち，HSV-TKを発現している細胞では，ガンシクロビルがリン酸化により活性化されて細胞障害活性を発揮するようになる．興味深いことに，遺伝子導入された細胞だけでなく，周辺のがん細胞も障害を受ける現象が知られており，バイスタンダー効果と呼ばれている[11]．その機序としては，活性化したガンシクロビルがギャップ接合部を介して細胞間を移行していくことなど，様々なものが考えられている．但し，HSV-TK/ガンシクロビル法は基本的に増殖細胞を効率よく破壊するが，非分裂細胞に対する作用は弱い．dormantな状態にあるがん細胞が比較的多い実際の臨床例では，完璧な治療効果は期待しにくいと思われる．

　臨床研究では，脳腫瘍に対して，HSV-TK発現レトロウイルスベクター産生細胞自体を脳内に注入する治療法が検討された[12]．非分裂細胞の正常神経細胞へは遺伝子導入が起こらないことから，腫瘍細胞特異的遺伝子導入を狙った方法である．その他，アデノウイルスベクターを用いた自殺遺伝子療法も試みられているが[13]，いずれの場合も脳腫瘍に対する臨床的有効性は確認されていない．

6) がんに対するoncolytic virus療法

　遺伝子治療に準ずるユニークな治療法として，がん細胞内でのみウイルス複製が起こる増殖制限型変異アデノウイルス（ONYX-015など）を用いた「oncolytic virus療法」が開発されている．この変異アデノウイルスはp53あるいはその経路に異常を持つがん細胞でのみ選択的に増殖することができ，その結果，がん細胞だけを破壊していくというストラテジーである（図2）．その機序にははっきりしない点もあり，また抗がん剤との併用であるが，頭頸部腫瘍に対する臨床研究で有効性が報告されている[14]．同様に，腫瘍細胞特異的に増殖活性を示す変異HSVの開発も進められている．

7) がんに対する免疫遺伝子治療

　治療用遺伝子としては，IL-12やGM-CSF[15]などのサイトカインの遺伝子ならびにB7/B70などのco-stimulatory分子の遺伝子などが用いられている．がん細胞を取り出して遺伝子導入する体外法とがん病巣に直接ベクターを注入する体内法がある．対象としては，免疫療法が比較的奏効しやすいメラノーマや腎がん，前立腺がん[15]などが多い．技術的には比較の実施しやすいことから，免疫遺伝子治療は最もよく行われてい

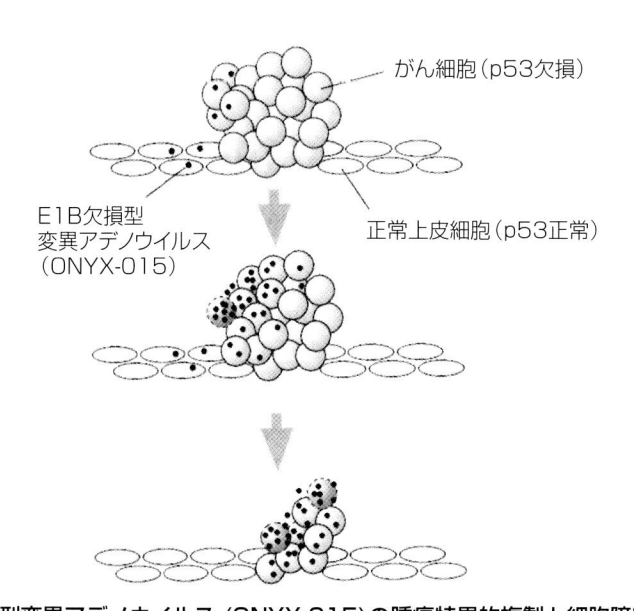

図2　E1B欠損型変異アデノウイルス（ONYX-015）の腫瘍特異的複製と細胞障害作用
この変異アデノウイルスは，p53あるいはその経路に異常を持つ癌細胞でのみ選択的に増殖することができ，その結果，正常細胞にダメージを与えることなく，癌細胞だけを破壊していく．

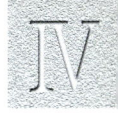

るが，このような方法で劇的な治療効果を望むのは困難である．転移や再発を防ぐのが主な目的になると思われる．

また，がんに対する樹状細胞療法を強化するため，樹状細胞に遺伝子操作を施す新しい方法も検討されている[16]．

8）腫瘍血管新生や転移・浸潤・播種の抑制を狙った遺伝子治療

がんの腫瘤増大と転移には血管新生が重要な役割を果たしており，そのような腫瘍血管をターゲットにしたがん治療（がんに対する"兵糧攻め"）が考えられている．この治療法は，抗腫瘍スペクトラムが広く，一方で，副作用が少ないという特徴がある．また，がん細胞を直接のターゲットにしていないためと思われるが，耐性化が起こりにくいことが実験的に示されている．抗腫瘍血管療法はがん細胞を破壊するのではなく，dormantな状態に抑え込む"休眠療法"であり，この抑制が解除されるとがんは再び増大傾向を示すようになると考えられている．したがって，持続的・長期的な治療法として位置付けられる．その観点から，蛋白質補充遺伝子療法の応用が威力を発揮するものと考えられ，AAVベクターがこの治療法に適している．

具体的な治療用遺伝子としては，エンドスタチンやアンジオスタチン，可溶型Flt-1(sFlt-1)，IL-10，NK4（HGFアンタゴニスト）などの遺伝子が候補となっている．また，転移・浸潤・播種に関係する生体内分子も次第に明らかにされてきており，そのような分子をターゲットにした遺伝子治療の研究が進められている．

例えば，VEGFは代表的な血管新生刺激因子であり，またVPF (vascular permeability factor)という別名があるように，血管漏出にも関係し，がん性腹水の貯留の一因となっている．そこで，卵巣がんの進展とがん性腹水を抑えるための治療戦略として，VEGFの作用を阻害する働きをするsFlt-1の利用が有効と考えられる[17]．モデル実験では，sFlt-1発現AAVベクターを筋注したヌードマウスにSHIN-3細胞株（VEGF産生卵巣がん細胞株）を皮下移植あるいは腹腔内接種したところ，対照群（コントロールベクター筋注）と比較し，皮下腫瘍形成あるいは腹膜播種／がん性腹水が有意に抑制された（Takei Y, et al: submitted）．このことは，がん病巣を手術的に摘出した後，sFlt-1発現AAVベクターを筋注すると，がんの再発防止効果が得られる可能性を示唆している．

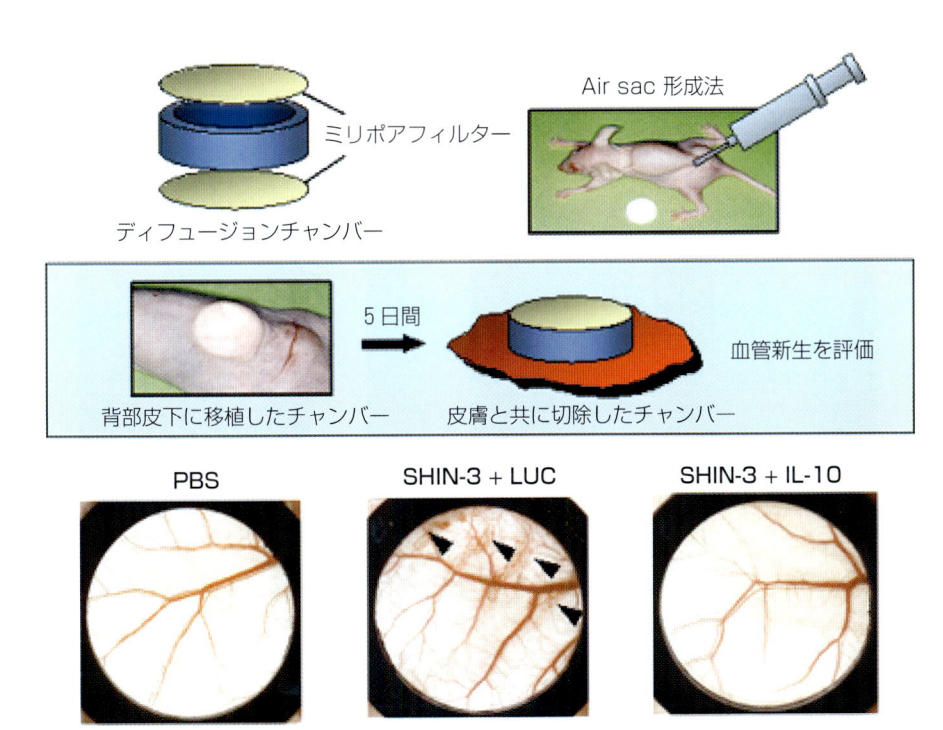

図3 VEGF産生腫瘍（SHIN-3）接種モデルにおけるIL-10による血管新生抑制効果（Dorsal Air Sac Assay）[18]
コントロールベクター（LUC）を導入したSHIN-3細胞をチャンバーに入れて皮下に埋めると，強い血管新生が認められた（PBSだけ入れたチャンバーとの比較）．一方，IL-10発現ベクターを導入したSHIN-3細胞をチャンバーに入れた場合は，血管新生が抑制された．

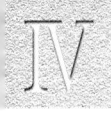

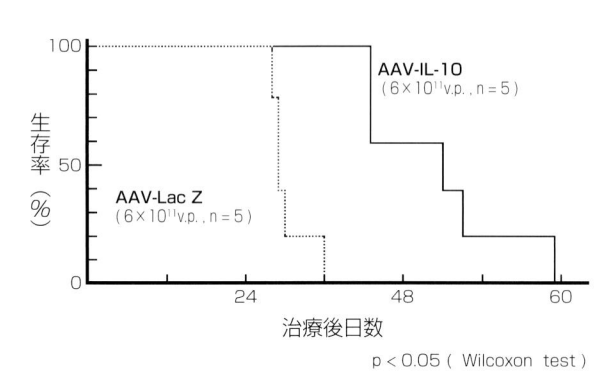

IV　がん治療の最前線と今後の展望

図4　AAV-IL-10筋注による担癌ヌードマウス（SHIN-3細胞株の腹腔内接種）の生存期間延長

また，IL-10は一般に免疫抑制性サイトカインとして知られるが，がんに対しては，腫瘍血管新生の抑制（図3）により抗腫瘍効果が認められる[18]．このIL-10の作用機序の詳細は明らかではないが，VEGFの作用を阻害する働きがある．モデル実験で，予めIL-10発現AAVベクターを筋注したヌードマウスに，VEGF産生SHIN-3細胞株を腹腔内接種したところ，コントロールベクターの場合と比較して，有意に生存期間の延長が観察された（図4）（Kohno T, et al: unpublished）．

なお，血管新生などを抑制する物質や細胞の遊走性などを抑えるような物質を全身性に長期間に亘って発現させた場合の生体機能への影響は不明であるが，今後，慎重にその辺の問題も検討していく必要がある．

9）骨髄保護療法　chemoprotection

乳がんや卵巣がんなどに対する化学療法において，骨髄抑制を軽減することでより強力な治療を行えるようにすることを目的とした骨髄保護療法が検討されている[19]．即ち，造血幹細胞にレトロウイルスベクターを用いてmdr-1遺伝子を導入し，抗がん剤に耐性にしようというアイデアである．但し，化学療法を繰り返すにしたがい，内在性のmdr-1遺伝子の発現が誘導されることや，抗がん剤のクリアランスが促進されるようになる可能性も指摘されており，結果の解釈は慎重に行う必要がある．また，このような方法では，遺伝子導入効率が余程高くないと期待される効果は得がたい．さらに，多剤耐性となった造血幹細胞ががん化した場合のことも懸念される．

10）ドナーリンパ球輸注療法への応用

造血幹細胞移植後の再発白血病に対するドナーリンパ球輸注療法への応用として，ドナーリンパ球にHSV-TK遺伝子などの自殺遺伝子を安全装置として組み込んでおく方法（重症の移植片対宿主病GVHDが出現した場合にガンシクロビルの点滴静注によりドナーリンパ球を速やかに破壊・排除する）も試みられている[20]．問題点として，導入遺伝子産物に対する免疫反応が一部の例で観察されており，その場合，輸注したリンパ球の体内半減期が短縮し，その効果が出なくなることが観察されている[21]．この点を解決するには，生体内に存在する分子を自殺遺伝子として利用する方法の開発が望まれており，FASの細胞死シグナルを利用したアポトーシス誘導遺伝子はその候補の一つである[22]．

但し，GVHDの制御に関しては遺伝子治療以外の新しい治療法の開発も進んでおり，煩雑な準備と費用のかかる遺伝子治療法の有用性には疑問点も多い．単に自殺遺伝子だけを導入するのではなく，ドナーリンパ球の攻撃力を高めるような遺伝子を組み合わせていく工夫が必要になると思われる．

関連した遺伝子治療法としては，細胞障害性リンパ球を利用するアプローチがあり，その効果を増強するため，特定のがん抗原に対するT細胞受容体の遺伝子を導入する方法などが検討されている[23]．

11）今後のがん遺伝子治療の展望

直接法の治療効果を上げるには，ベクター自体の改良により，標的のがん細胞に効率よく遺伝子導入し，導入遺伝子の発現レベルを高める工夫が重要となる．例えば，ベクターをがん病巣局所で増幅させ，遺伝子発現効率を高めると同時に，増えたベクターが周辺のがん細胞に拡がっていくことを狙ったストラテジーが有望と思われる．増殖していくがん細胞を抑え込むには，治療用ベクターの方も局所的に増幅させる必要があると考えられている．従来，遺伝子治療の安全性を考慮した場合，複製可能ウイルスが発生しないように厳重な対策が取られてきたが，がんの場合は，がん細胞内でのみベクターを複製させるような工夫を施すことにより，治療効果を上げることが可能になるものと推定される．すなわち，oncolytic virusと同様の発想で

5. 遺伝子治療

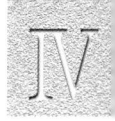

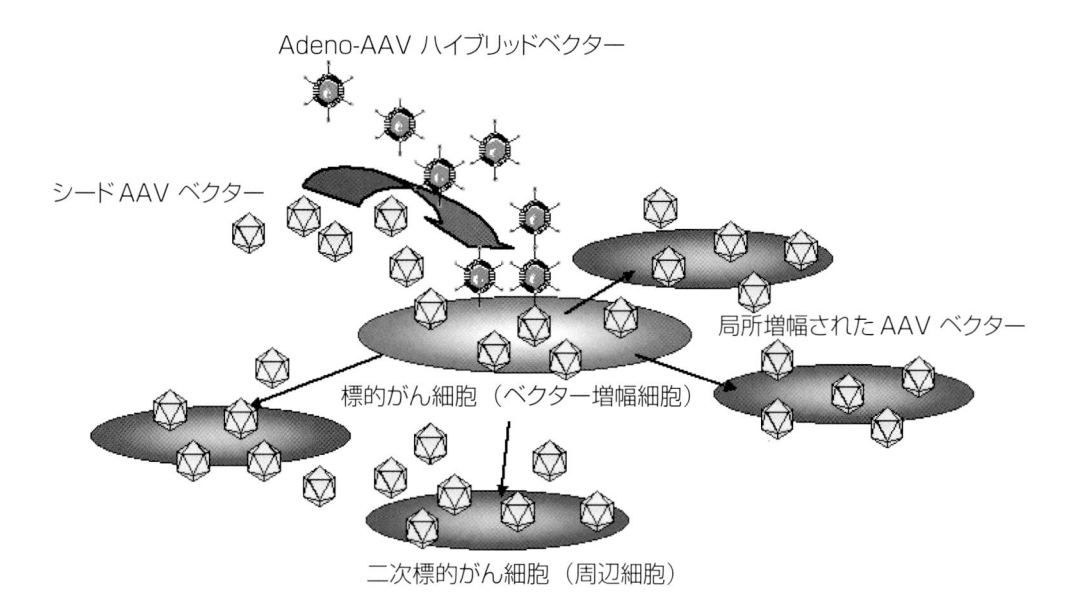

図5 ハイブリッドベクターシステムによるin situベクター増幅
種々の方法が考案されているが，この図の場合は，アデノウイルスベクターでAAV蛋白質を補充することにより，治療用遺伝子（自殺遺伝子）を搭載したAAVベクター（シードとして用いる）を一次標的がん細胞内で増幅させる．局所増幅したAAVベクターはその周辺のがん細胞も破壊する．本法により，がんに対する自殺遺伝子療法の効果を増強することができると考えられる（岡田尚巳原図）．

ある．例えば，自殺遺伝子を搭載したアデノウイルスベクターの場合であれば，腫瘍特異的プロモーターでE1遺伝子の発現を制御し，腫瘍特異的に複製できるようにしたものが開発されている．

同様に，標的としたがん細胞内でウイルスベクターを増幅させる方法として，異なった種類のウイルスベクターを組み合わせたハイブリッドベクターシステムの開発も進められている．様々な組み合わせが可能であり，アデノウイルスベクターとレトロウイルスベクターを組み合わせる方法（アデノウイルスベクターにレトロウイルスベクターを搭載する方法）[24]，アデノウイルスベクターとAAVベクターを組み合わせる方法（**図5**）などが検討されている．

その他，安全性の高いAAVベクターを利用して自殺遺伝子などをがん細胞へ導入するアプローチでは，放射線療法や化学療法と併用すると相乗効果が期待できる[25, 26]．この現象は，AAVベクターゲノム（一本鎖DNA）の二本鎖への変換が促進され，遺伝子発現効率が改善されるためと考えられている．

12）おわりに

がんの遺伝子治療は理論的にも決して簡単なものではないが，臨床研究と平行して，様々な角度からの基礎研究が地道に進められている．がんの場合に臨床的有用性が得られるようにするには，複数の治療法の組み合わせ法（集学的治療）や遺伝子治療実施のタイミングなども重要なポイントである．ゲノム医学の発展と共に，がんの分子標的もより詳細が明らかとなり，遺伝子治療のストラテジーも今後益々拡がっていくものと予想される．がんの遺伝子治療の本格的な発展はこれからである．

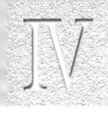

文献

1) Cavazzana-Calvo M, Hacein-Bey S, de Saint Basile G, et al: Gene therapy of human severe combined immunodeficiency (SCID)-X1 disease. Science 288: 669-672, 2000.
2) Hacein-Bey-Abina S, Von Kalle C, Schmidt M, et al: LMO2-associated clonal T cell proliferation in two patients after gene therapy for SCID-X1. Science 302: 415-419, 2003.
3) Wu X, Li Y, Crise B, et al: Transcription start regions in the human genome are favored targets for MLV integration. Science 300: 1749-1751, 2003.
4) Asano T, Hanazono Y, Ueda Y, et al: Highly efficient gene transfer into primate embryonic stem cells with a simian lentivirus vector. Mol Ther 6: 162-168, 2002.
5) Schnepp BC, Clark KR, Klemanski DL, et al: Genetic fate of recombinant adeno-associated virus vector genomes in muscle. J Virol 77: 3495-3504, 2003.
6) Chao H, Liu Y, Rabinowitz J, et al: Several log increase in therapeutic transgene delivery by distinct adeno-associated viral serotype vectors. Mol Ther 2: 619-623, 2000.
7) Gao GP, Alvira MR, Wang L, et al: Novel adeno-associated viruses from rhesus monkeys as vectors for human gene therapy. Proc Natl Acad Sci USA 99: 11854-11859, 2002.
8) Roth JA, Grammer SF, Swisher SG, et al: Gene therapy approaches for the management of non-small cell lung cancer. Semin Oncol 28 (4 Suppl 14): 50-56, 2001.
9) Oohira G, Yamada S, Ochiai T, et al: Growth suppression of esophageal squamous cell carcinoma induced by heavy carbon-ion beams combined with p53 gene transfer. Int J Oncol 25: 563-569, 2004.
10) Edelman J, Edelman J, Nemunaitis J: Adenoviral p53 gene therapy in squamous cell cancer of the head and neck region. Curr Opin Mol Ther 5: 611-617, 2003.
11) Touraine RL, Vahanian N, Ramsey WJ, et al: Enhancement of the herpes simplex virus thymidine kinase/ganciclovir bystander effect and its antitumor efficacy in vivo by pharmacologic manipulation of gap junctions. Hum Gene Ther 9: 2385-2391, 1998.
12) Rainov NG: A phase III clinical evaluation of herpes simplex virus type 1 thymidine kinase and ganciclovir gene therapy as an adjuvant to surgical resection and radiation in adults with previously untreated glioblastoma multiforme. Hum Gene Ther 11: 2389-2401, 2000.
13) Trask TW, Trask RP, Aguilar-Cordova E, et al: Phase I study of adenoviral delivery of the HSV-tk gene and ganciclovir administration in patients with current malignant brain tumors. Mol Ther 1: 195-203, 2000.
14) Khuri FR, Nemunaitis J, Ganly I, et al: A controlled trial of intratumoral ONYX-015, a selectively-replicating adenovirus, in combination with cisplatin and 5-fluorouracil in patients with recurrent head and neck cancer. Nat Med 6: 879-885, 2000.
15) Simons JW, Mikhak B, Chang JF, et al: Induction of immunity to prostate cancer antigens: results of a clinical trial of vaccination with irradiated autologous prostate tumor cells engineered to secrete granulocyte-macrophage colony stimulating factor using ex vivo gene transfer. Cancer Res 59: 5160-5168, 1999.
16) Chinnasamy N, Treisman JS, Oaks MK, et al: Ex vivo generation of genetically modified dendritic cells for immunotherapy: implications of lymphocyte contamination. Gene Ther 12: 259-271, 2005.
17) Hasumi Y, Mizukami H, Urabe M, et al: Soluble FLT-1 expression suppresses carcinomatous ascites in nude mice bearing ovarian cancer. Cancer Res 62: 2019-2023, 2002.
18) Kohno T, Mizukami H, Suzuki M, et al: Interleukin-10-mediated inhibition of angiogenesis and tumor growth in mice bearing VEGF-producing ovarian cancer. Cancer Res 63: 5091-5094, 2003.
19) Abonour R, Williams DA, Einhorn L, et al: Efficient retrovirus-mediated transfer of the multidrug resistance 1 gene into autologous human long-term repopulating hematopoietic stem cells. Nat Med 6: 652-658, 2001.
20) Bonini C, Ferrari G, Verzeletti S, et al: HSV-TK gene transfer into donor lymphocytes for control of allogeneic graft-versus-leukemia. Science 276: 1719-1724, 1997.
21) Verzeletti S, Bonini C, Marktel S, et al: Herpes simplex virus thymidine kinase gene transfer for controlled graft-versus-host disease and graft-versus-leukemia: clinical follow-up and improved new vectors. Hum Gene Ther 9: 2243-2251, 1998.
22) Kodaira H, Kume A, Ogasawara Y, et al: Fas and mutant estrogen receptor chimeric gene: a novel suicide vector for tamoxifen-inducible apoptosis. Jpn J Cancer Res 89: 741-747, 1998.
23) Parker LL, Do MT, Westwood JA, et al: Expansion and characterization of T cells transduced with a chimeric receptor against ovarian cancer. Hum Gene Ther 11: 2377-2387, 2000.
24) Okada T, Caplen NJ, Ramsey WJ, et al: In situ generation of pseudotyped retroviral progeny by adenovirus-mediated transduction of tumor cells enhances the killing effect of HSV-tk suicide gene therapy in vitro and in vivo. J Gene Med 6: 288-299, 2004.
25) Kanazawa T, Mizukami H, Okada T, et al: Suicide gene therapy using AAV-HSVtk/ganciclovir in combination with irradiation results in regression of human head and neck cancer xenografts in nude mice. Gene Ther 10: 51-58, 2003.
26) Kanazawa T, Mizukami H, Nishino H, et al: Topoisomerase inhibitors enhance the cytocidal effect of AAV-HSVtk/ganciclovir on head and neck cancer cells. Int J Oncol 25: 729-735, 2004.

The Author

自治医科大学　小澤　敬也

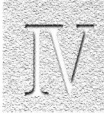

6 RNAを標的としたがん治療の可能性

核酸医薬

1) はじめに

　核酸医薬はRNAあるいはDNAを標的とし，配列特異的に標的遺伝子の発現を抑制することで，その遺伝子のつかさどる機能やシグナル伝達を阻害し，がんやウイルス性疾患，遺伝性疾患の治療に応用することを目的として開発されてきた．核酸医薬には大きく3つに分けられる．まず，核酸医薬の草分け的存在である1本鎖のantisense oligodeoxynucleotide（AS-ODN）およびAS RNA，次にRNAをself-processingするRNA分解酵素として発見されたribozyme，それに，核酸医薬開発におけるブレークスルーを起こす可能性があると最近期待されている短い2本鎖RNA（double stranded RNA：dsRNA）のsmall interfering RNA（siRNA）がある（図1）[1]．本総説ではAS ODNおよびRNA，それにribozymeについては簡単に紹介するにとどめ，siRNAに比重をおいて核酸医薬開発におけるトピックスについて概説する．

2) アンチセンス

　短い核酸のアンチセンス配列（AS-ODN）が，培養細胞で配列特異的に遺伝子の発現を抑制しウイルスの複製を阻害することは1978年にZamecnik and Stephensonによって観察された[2]．その後，AS ODNは理論的に配列特異的に，あるひとつの遺伝子の発現やシグナル伝達を阻害できることから，遺伝子の機能解析に欠かすことのできないツールとして大いに発展し，現在も基礎研究において頻用されている．この配列特異的に標的遺伝子の発現を抑制できるという特性を疾患の治療に応用することで，夢の分子標的治療薬"magical bullet"が開発できるのではないかと当初期待された．しかしながら，現時点において米国FDA（Food and Drug Administration）に認可されているのは，唯一ISIS pharmaceutical社のVitravene（Fomiviren）のみである．Vitraveneは，エイズ患者のサイトメガロウイルス（CMV）網膜炎に対して眼球内に局所注入するものであり，CMV-IE2というウイルスのゲノムRNA自体を標的にしている[3]．しかしVitraveneの場合，はじめて商品化されたアンチセンス医薬品として評価されるが，2001年の売り上げは157,000米ドルであり，対象患者数が少なくマーケットは限られている．さらに最近，米国FDAのがん関連医薬品諮問委員会（ODAC）は，Genta社とフランスAventis社が申請していた悪性黒色腫に対するBcl-2アンチセンス分子（静脈内投与）と抗がん剤ダカルバジンの併用療法に対するアンチセンス医薬"Genasense"の認可について否定的な決定をくだしており，全身投与するアンチセンス医薬品開発の困難さが浮き彫りとなっている．

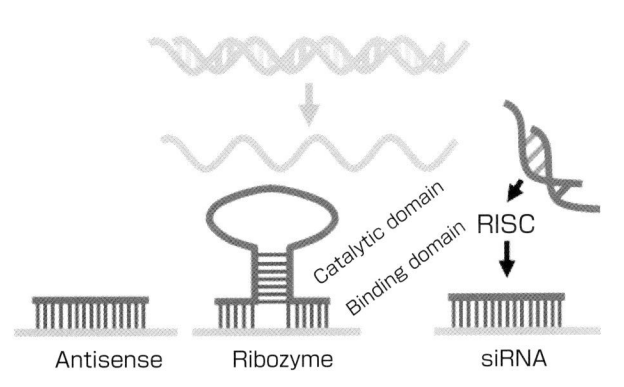

図1　RNAを標的とする核酸医薬
　RNAを標的とする核酸医薬としては1本鎖のAS-ODN，ribozymeのほかに2本鎖のsiRNAがある．これらは標的RNAに結合して，配列特異的に標的遺伝子の翻訳を阻害したり，標的遺伝子の分解を行う．Ribozymeは図のごとく標的遺伝子に結合するbinding domainと，分解を行うcatalytic domainが存在する．siRNAは細胞内でRNA-induced silencing complex（RISC）によって1本鎖となって標的RNAに結合する．

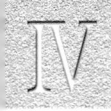

3）リボザイム

1980年CechらによってRNAのself-splicingが観察されribosomeに存在するRNA enzymeとしてリボザイム（ribozyme）と名づけられた[4]．リボザイムは標的RNAに結合するbinding domainと，分解を行うcatalytic domainより成り（図1），ウィルスやバクテリアなど主に下等生物においてさまざまな種類存在することがわかった．しかし，リボザイムも前述のAS-ODNと同様に1本鎖RNAの抱える不安定性など解決すべき問題点を有しており，医薬品の開発という観点からはFDAの認可には至っていない．

4）RNAi

RNA interference（RNAi）は，2本鎖RNA（dsRNA）によって配列特異的にmRNAが分解され，遺伝子の発現が抑制される現象である．1998年にFireらによって線虫で報告されたこの現象は[5]，その後哺乳類にもおよぶ，さまざまな生物種で保存されていることがわかった．mMオーダーで効果を発揮するAS-ODNに比較して，siRNAはnMで遺伝子発現の選択的な制御が可能であり，2～3log以上強力な効果を示すことから，発生学的な実験など基礎研究分野をはじめ，種々の方面で頻用されつつある．臨床応用を視野にいれた分野では，とくにエイズや肝炎などのウイルス性疾患や，がん，遺伝性疾患などに対して，次世代の分子標的医薬品になりうると期待されている．

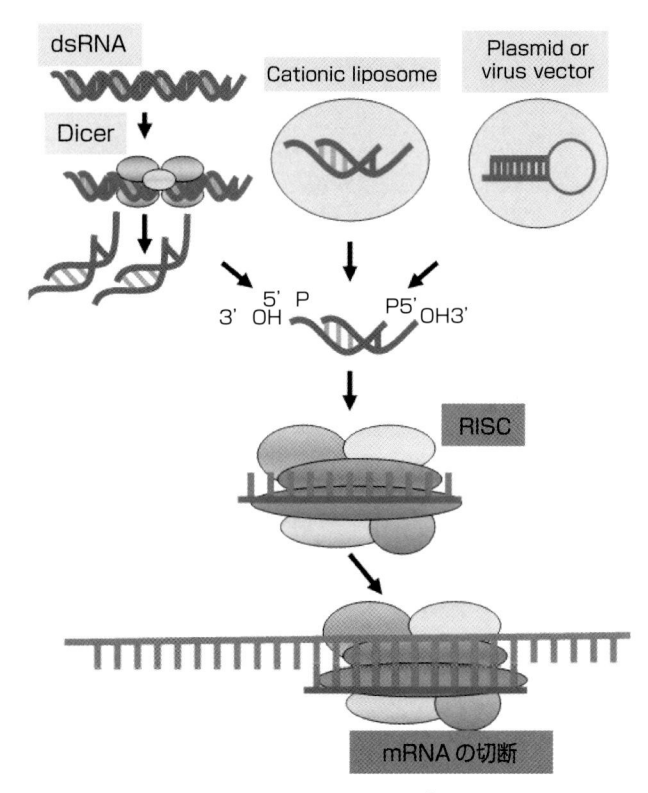

5）RNAiのメカニズム

RNAiのメカニズムはまだ正確には理解されていない．これまでに分かっていることを図2に記した．RNAiを誘導する投与経路には大きく分けて3通りある．まず，長い2重鎖RNA（dsRNA）を投与することによって，標的細胞内でDicerとよばれるRNase IIIファミリーの酵素によって，3'末端側に2塩基のオーバーハングをもった19～21塩基の短い2重鎖RNA（small interfering RNA：siRNA）にプロセッシングされる方法があるが，哺乳類細胞ではdsRNAによってインターフェロンが誘導されてしまうため，この投与は通常行われていない[6]．次に，カチオニック・リポソームなどの担体をもちいてsiRNAを細胞内に運搬する方法や，さらにプラスミドやウイルスベクターを用いて細胞内に導入させ，in vivo transcriptionにて細胞内でsiRNAを作製する方法がある．このような場合は図2のようなshort hairpin RNAが用いられることが多く，細胞内で転写，翻訳されるため効果を長く維持できる特徴がある．これらの方法によって標的細胞内への侵入に成功したsiRNAはさらにRNA-induced silencing complex（RISC）の形成を誘導し，相補的配列をもつ標的遺伝

図2 RNAiのメカニズム
siRNAの3通りの投与経路を示す．
（1）長い2重鎖RNA（dsRNA）を投与し，標的細胞内でDicerとよばれるRNase IIIファミリーの酵素によって，3'末端側に2塩基のオーバーハングをもった19～21塩基の短い2重鎖RNA（small interfering RNA：siRNA）にプロセッシングされる方法（哺乳類細胞ではdsRNAによってインターフェロンが誘導されるため，配列特異性を目的とした場合はこの投与は通常行われていない）．
（2）カチオニック・リポソームなどの担体にてsiRNAを細胞内に運搬する．
（3）プラスミドやウイルスベクターを用いて細胞内に入りこみ，in vivo transcriptionにて細胞内でつくられる方法（この場合，図のようなshort hairpin RNAが用いられることが多い）．これらの方法によって標的細胞内への侵入に成功したsiRNAはさらにRNA-induced silencing complex（RISC）の形成を誘導し，配列特異的に（つまり相補的配列をもつ）mRNAを選択的に分解する．

子のmRNAに配列特異的に結合して，これを分解する．

この配列特異的は高く，実際1塩基の違いも見分けることができることから，RNAiは医学研究で頻用されているが，その特異性ゆえ治療法として応用できると期待されている．がん細胞におけるRas遺伝子の変異はよく知られているが，BrummelkampらはK-Rasの変異のある部位に対するsiRNAを設計することによって，wild typeのK-Rasに影響をあたえることなく，変異をもつK-Rasのみの発現を阻害することで，造腫瘍や足場非依存性増殖能を失活させることに成功しており，きわめて高い配列特異性を有している[7]．しかし，現在のところin vitroにおいてその効果は明らかであるが，in vivoにおいて効果を示したという報告は少ない．この主な理由としては，AS-ODNなどと同様に標的腫瘍や臓器，さらには細胞内へ効率的に十分量のsiRNAを到達させるドラッグ・デリバリー・システム（drug delivery system：DDS）が確立されていないためと考えられる．

6）DDSの問題

薬剤を標的細胞へ運ぶいわゆるDDSに安全で効率的なものがないことが，遺伝子治療や核酸医薬品開発の最大の隘路となっている．これを克服するためさまざまな工夫がなされてきた．まずレトロウイルスベクター（RVV）をはじめとする各種ウイルスベクターが考案され実際に臨床試験がおこなわれた．しかし，2002年に複合型重症免疫不全症（severe combined immune deficiencies）患者がRVVを用いた遺伝子治療によって白血病を発症するという衝撃的なニュースが流れた[8]．これはRVVによって導入されたadenosine deaminaseが，がん遺伝子であるLMO-2遺伝子の近傍に導入されたことによって，LMO-2遺伝子がRVVのプロモーターによって過剰発現され（insertional mutagenesis），白血病を引き起こしたものと説明された．このことは媒体としてRVVにひそむ危険性を認識させるものとなった．

最近，過量のsiRNAをマウス尾静脈から急速注入を行うhydro-dynamic法によって，siRNAが肝臓やその他の臓器へ取り込まれ，標的RNAの発現を阻害できることが報告されている．Songらは劇症肝炎を発症するマウスに対してhydro-dynamic法によってFasのsiRNAを投与するとFasの発現が80％〜90％抑制され，この効果は10日間持続したことで劇症肝炎の発症を防ぐことが可能であったと報告した[9]．この方法はこのままのかたちですぐ臨床応用というわけには当然行かないが，技術的な工夫をすれば有用なin vivo transfectionのシステムとなりうる可能性を秘めていると思われる．

7）siRNAによる核酸医薬の現況と将来への研究

米国Sirna Therapeutics社はvascular endothelial growth factor（VEGF）のtype 1 receptorを標的としたsiRNAであるSirna-027を，脈絡膜の血管新生による加齢黄斑変性の治療薬として開発中である．siRNAとしては初めてのclinical trialになると期待される．前述したVitraveneと同様に眼球への局所投与によるものである．著者らは現在リポソームを媒体としたsiRNAの膀胱内注入療法に取り組んでいる（図3）[10]．Strategyとしては高濃度のsiRNAを一定期間膀胱内に貯留し，がん細胞と接触させることで増殖を阻害しアポトーシスを誘導させるもので，DDSの克服はまずは局所投与からと考えるからである．媒体にリポソームを選択したのは，ウイルスベクターなどは細胞内に取り込まれてsiRNAの転写，複製がおこなわれるため効率よく，作用が持続するという特性を有する反面，先述したがん化の可能性や，ただちに作用を中止しにくいという副作用も有するため，リポソームを用いて化学合成したsiRNAを投与するほうがON-OFFの操作がしやすく，薬剤として臨床開発できる可能性が高いと判断したためである．マウス膀胱でのがん細胞の生着や増殖などの観察を容易なものとするため，膀胱がん細胞にルシフェラーゼ遺伝子を組み込むことで非観血的に治療効果の判定を可能なものとした（図4）．このモデルを用いて膀胱内局所投与から研究を開始している．将来的には，各遠隔転移モデルを用いての全身投与の実験系を開発し，標的遺伝子の選択にも考慮しながら開発して行く予定である．

ごく最近，豪州Benitec社はCity of Hope Medical Center（米国）と共同で，エイズ患者に対する同種骨髄移植時に，造血幹細胞にHIVのtat/revおよび細胞表面のケモカイン受容体CCR5に対するRNAi遺伝子を導入する臨床試験を計画中であると発表した．移植細胞にtat/revおよびCCR5に対するRNAiを発現させることで，患者体内に存在するHIVの増殖と新たな感染を防ぐことができるというものである．

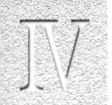

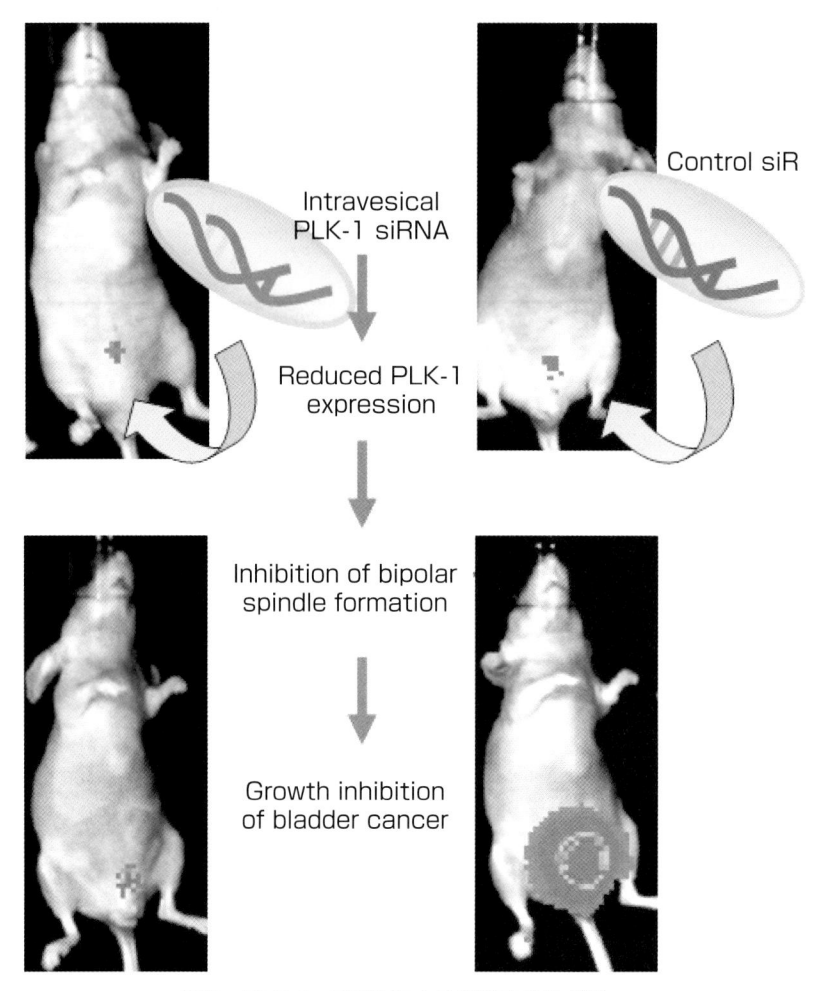

図3 PLK-1 siRNAによる膀胱内注入療法
PLK-1 siRNAによる膀胱内注入療法のストラテジーを示したものである．比較的に高濃度のPLK-1 siRNAを膀胱内に貯留させることで，siRNAとがん細胞が一定の時間接触することが可能であり，PLK-1の機能抑制，すなわち細胞分裂を阻害し，がん細胞にアポトーシスを誘導するというものである．

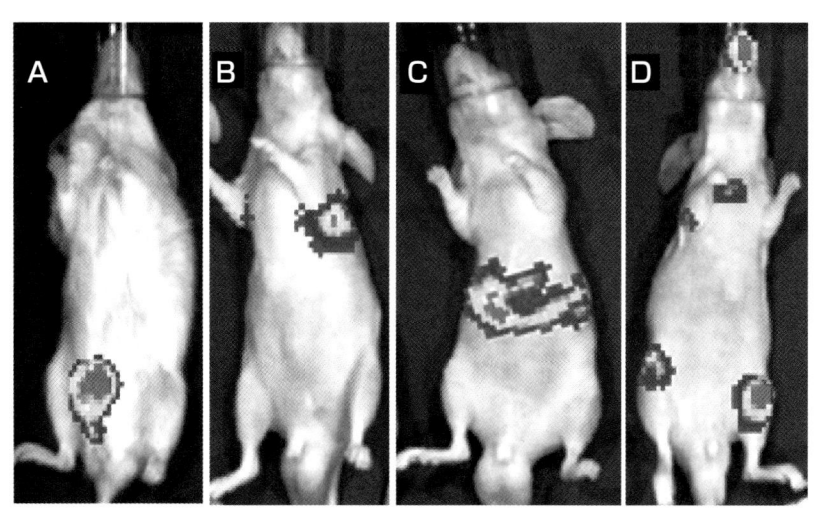

図4 膀胱がんの各種マウスモデル
膀胱がん細胞株にルシフェラーゼ遺伝子を組み込んで非観血的に可視化したマウスモデル．
A：膀胱正所性モデル，B：がん細胞を静脈内投与した肺転移モデル，C：脾臓から接種した肝転移モデル，D：左心室から投与した全身骨転移モデル．これらのマウスは基質であるルシフェリンを腹腔内投与し，in vivo imaging systemを用いることによって容易にがんの生着，成長の観察，薬剤の効果判定が可能である

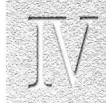

8) まとめ

RNAiの発見は核酸医薬開発に大きなパラダイムシフトをもたらした．哺乳類の細胞においてはじめてRNAiが観察されたのは2001年のことであり，2年後にはin vivoでの報告がなされ，現在，最初の医薬がclinical trialの申請をおこなっている，という急速な進捗状況である．世界中の核酸医薬研究者たちが寸暇を惜しんでしのぎを削っている．siRNAによる治療法も，従来のアンチセンスと同様，いかに効率的なDDSを構築するか，細胞内でのsiRNAの安定性をいかに保持させるかが開発の鍵となるであろう．体内に投与した場合の安全性が確立されれば，核酸医薬品あるいは遺伝子医薬品として，真の意味で"magical bullet"として脚光をあびる日も近いと考えている．

文献

1) Couzin J：Breakthrough of the year. Small RNAs make big splash. Science 298：2296-2297, 2002.
2) Zamecnik PC, Stephenson ML：Inhibition of Rous sarcoma virus replication and cell transformation by a specific oligodeoxynucleotide. Proc Natl Acad Sci U S A 75：280-284, 1978.
3) Marwick C．：First "antisense" drug will treat CMV retinitis. JAMA 280：871, 1998.
4) Cech TR, Zaug AJ, Grabowski PJ：In vitro splicing of the ribosomal RNA precursor of Tetrahymena：involvement of a guanosine nucleotide in the excision of the intervening sequence. Cell 27：487-496, 1981.
5) Fire A, Xu S, Montgomery MK, et al：Potent and specific genetic interference by double-stranded RNA in Caenorhabditis elegans. Nature 391：806-811, 1998.
6) Elbashir SM, Harborth J, Lendeckel W, et al：Duplexes of 21-nucleotide RNAs mediate RNA interference in cultured mammalian cells. Nature 411：494-498, 2001.
7) Brummelkamp TR, Bernards R, Agami R：Stable suppression of tumorigenicity by virus-mediated RNA interference. Cancer Cell 2：243-247, 2002.
8) Check E：A tragic setback. Nature 420：116-118, 2002.
9) Song E, Lee S K, Wang J, et al：RNA interference targeting Fas protects mice from fulminant hepatitis. Nat. Med 9：347-351, 2003.
10) Nogawa M, Yuasa T, Kimura S, et al：Intravesical administration of small interfering RNA targeting PLK-1 successfully prevents the growth of bladder cancer. J Clin Invest 115: 978-85, 2005.

京都大学　湯浅　健／木村晋也／前川　平

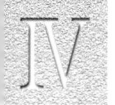

IV がん治療の最前線と今後の展望

7 テーラーメード治療

1) マイクロアレイ解析の臨床応用：診断，薬剤感受性，予後推定における研究

(1) 臨床研究におけるマイクロアレイの役割

2003年4月に「国際ヒトゲノム計画」においてヒトゲノム塩基配列の解読完了が宣言された．これを境に，ポストシークエンス（機能ゲノミクス），ポストゲノム（トランスクリプトーム，プロテオーム）時代が到来したといわれている．（オーム（-ome）とは，分子レベルでの変化を捉えて解析を行う学問のことである）がん研究領域において，このゲノム計画の成果をうけて発達したものには薬理ゲノミクス（pharmacogenomics）がある．薬理ゲノミクスとは(1)既存抗がん剤の作用・副作用に関する遺伝子群を同定し，(2)そのゲノム・蛋白機構を解明，(3)薬物応答の個体差機序を解明するのを目的とした学問であり，最終的には機序が未知の病態に有効な薬物療法を確立することにある[1]．個別化治療やゲノム創薬はがん治療の目標であるため，薬理ゲノミクスはがん治療研究において中心的な分野になりつつある．これからの臨床試験は，薬剤の作用を分子レベルで評価することが必須であり，バイオマーカーによる患者選別の実現に取り組む時代となっている．

DNAからRNAの転写レベルを調べる，いわゆる遺伝子発現解析（トランスクリプトーム）は薬理ゲノミクスの主要な柱のひとつである．マイクロアレイは少量の臨床検体から，網羅的かつ包括的に何万もの遺伝子発現解析を同時に行うことが可能なツールのため，がんの分子レベルでの分類や，抗がん剤の感受性や副作用のバイオマーカーの探索手段として急速に広まりつつある．臨床研究の場においては，現在では主に遺伝子発現解析と遺伝子変異（SNP）の検出にマイクロアレイは使われているが，この章では遺伝子発現解析に焦点をあてた解説を行いたい．

(2) マイクロアレイとは

1990年代後半から包括的遺伝子発現解析の手段としてマイクロアレイが登場し，がん治療研究に利用されるようになった．マイクロアレイはガラス，シリコン製などの小基盤上にDNA分子（プローブ）を高密度に配置（アレイ，array）したものである．DNAは，温度に応じて相補性のある塩基同士と互いに結合して二本鎖になったり，一本鎖に離れたりする．このハイブリダイゼーションという現象を利用して，目的とするDNAやRNAをDNAマイクロアレイの基板上で検出することができる．DNAマイクロアレイの表面には，配列のわかっている多種類のDNA断片（プローブ）が結合している．試料中のDNAやRNAを増幅し蛍光標識（ラベル）することによって，プローブとの結合量を測定ができ，サンプル内のDNAやRNAの発現量，塩基配列情報を得ることができる．アレイ技術の進歩に伴い，現在では少量の臨床サンプルから，数万種規模の遺伝子発現を同時に観察することができるようになっている．

マイクロアレイはその作成原理によりいろいろな種類がある．プローブの種類（cDNA，オリゴ，ゲノムDNA），基盤の種類（フィルター，ガラス，シリコン），プローブ作成法（合成後定着，in situ合成）やプローブ配置する方法（インクジェット転写法，スポット方，in situ合成法）などによりよび方もさまざまであり，新しい方式も次々に開発されつつある（**図1**）．現在では，スタンフォード方式（cDNAアレイ）とAffymetrix社方式（ジーンチップ）の2つタイプが臨床の場で用いられることが多い．古典的には，スタンフォード方式は既合成DNA分子（cDNA）をスライドガラス上に高密度にスポットしたマイクロアレイのことをさす（**図2**）．

7. テーラーメード治療

この方式では，2つのサンプルから（例：同一患者の正常組織とがん組織）からRNAを調製し，逆転写時にそれぞれ異なる蛍光色素（通常Cy3，およびCy5）により標識する．この2つラベル化したサンプルをアレイ上で競合的にハイブリダイゼーションさせ，各プローブDNA（各スポット）のシグナルを数値化し解析する．得られる数値は，2つのサンプルの相対的な発現比であるが，アレイ解析におけるコントロールの問題がクリアできる利点がある．一方，Affymetrix社方式のGene Chipは，半導体の技術を応用した光リソグラフィー法にてつくられており，基盤上で20～25mer程度のDNA分子（オリゴヌクレオチド）を合成することによりつくられる．まずサンプルから抽出したRNAを逆転写によってcDNAを合成し，これを鋳型としてin vitro transcriptionによってビオチン標識cRNAを合成する．これをアレイ基盤に合成されたオリゴヌクレオチドプローブにハイブリダイゼーションさせ，ハイブリダイズしたcRNAのビオチン量を，蛍光色素を用いて測定することで各mRNAの発現量を数値化する．一塩基ミスマッチのオリゴヌクレオチドを利用することで，非

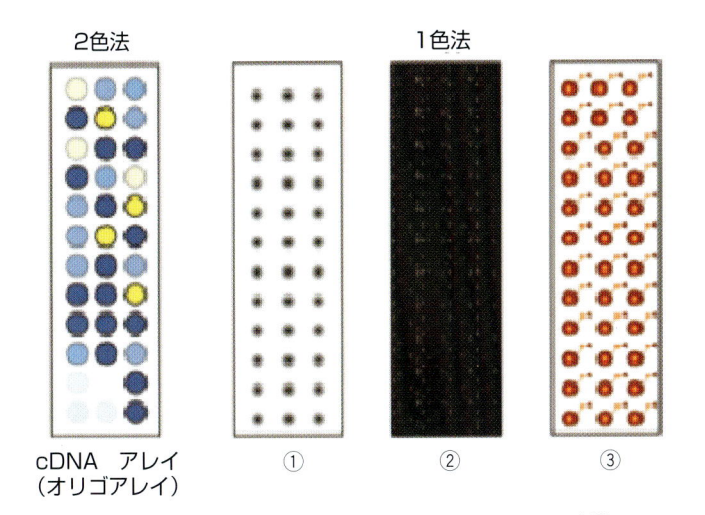

図1 マイクロアレイの種類

cDNA アレイ（オリゴアレイ）
① メンブレン方式
② Affymetrix（Gene Chip）
③ ビーズ方式（Bead Array）

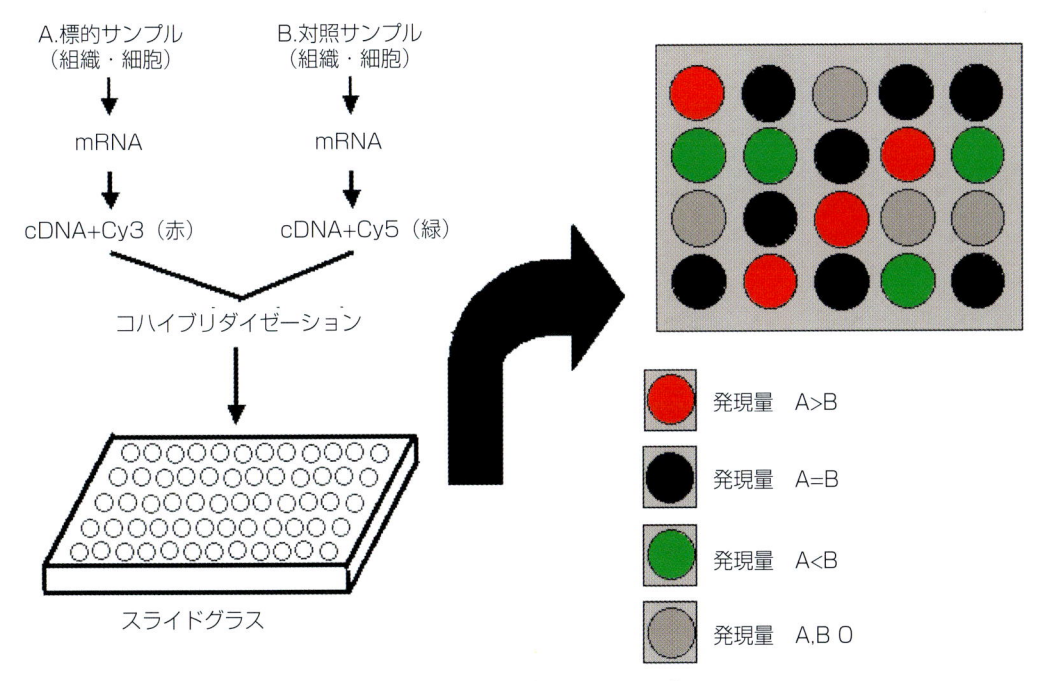

図2 2色法（cDNAアレイ）

発現量 A>B
発現量 A=B
発現量 A<B
発現量 A,B 0

123

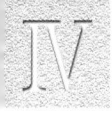

IV がん治療の最前線と今後の展望

特異的なハイブリダイゼーションを区別できる方法（PM-MM法）を利用しており，測定の質を高めている．スタンフォード型にせよAffymetrix型にせよ，それぞれに長所短所があるため，研究目的によって使い分けることが必要である．たとえば光リソグラフィー法では非常に高密度で1塩基だけ異なる種々のプローブを容易に合成できる利点があり，SNPの研究に多用されている一方，プローブの塩基長は制限され，カスタム作成には不向きである．スポット法はプローブの密度は光リソグラフィー法の約20分の1だが，プローブの長さに制限はなく，自分の思い通りのプローブを搭載することができる利点があり，遺伝子発現研究に多用されている．

（3）データ解析（data mining）

マイクロアレイより得られた情報は，1枚につき何万にも及ぶ．マイクロアレイにおいて一番やっかいなのは，この得られたデータの解析である．たとえば，複数のサンプルのアレイデータを比較する際には，共通のコントロールが存在しないという問題がある（異なるマラソンレースのタイムを単純比較できないのと一緒である．誰かが両方のレースに走れば，それを基準に比較はできそうだが，その人が同じコンディションで走るとは限らない，というよりは同じ力で走る保証はない）．よって，多くのアレイ解析においては各サンプル中のRNA量が一定であるという仮説をもとに「標準化」を行っている（Normalization）．その後には，再現性の低い遺伝子の削除や，解析目的にあった遺伝子を抽出する処理（Filtering）を行い，解析の質を保つ数学的処理が必要となる．そうした処理を経て，解析目的（組織分類，予後予測など）に応じて，統計学的手法を適応していくことになる[2]．論文などにおいては，この過程は実験プロトコールと同様に重要視されているが，アレイ解析をやったことがある人でもない限り，理解は難しいであろうし，詳細に理解する必要もないであろう．

しかしアレイ論文の結論は統計的解析にて出されるデータであるため，大まかには理解しておかないと，結論がさっぱりわからないということになってしまう．解析手法は大別すると「教師なし」分類手法（アンスーパーバイズ）と「教師つき」分類手法（スーパーバイズ）に分けられる．ここで言う「教師」とは，解析を導く分類のことである．（例：抗がん剤に感受性がある群とない群，扁平上皮がんと腺がん）アンスーパーバイズ手法とは，階層的クラスタリングや主成分解析に代表される，膨大なデータを単純化して分類する手法である．この手法においては，既存の知識や分類法（教師）に頼らず，単にデータからのみ分類を行うため，新しいパターン（新病理分類など）の発見ができる可能性がある．よって，これは探索的実験においては強力な解析法である．

しかし，既知の病理分類とか，治療の応答性を予測するする目的においては，教師つき解析とよばれるスーパーバイズ法がより効果的であるとされている．この手法では，ほとんどにおいて，「トレーニング」とよばれる，既知分類の情報からアルゴリズムに一般法則を導き出させる「学習段階」と，その法則を用いて未知の試料の分類を予測させる「テスト段階」に分けられる．このアルゴリズムにはニューラルネットワークなどの最新技術が用いられていることもあり，とても素人には手が出せない気がするが，最近では素人でも解析が容易に行えるツールをアカデミーユーザー限定ではあるが無償で手に入れることができる（Tree View，Gene Cluster，BRB-Array-Toolなど）[3][4]．とはいえ，アレイの論文発表の際は結果と同様に，統計解析の手法も詳細に記述することが求められるようになってきており，かなりの統計知識が要求されるため，解析には生物統計家の関与が望ましい．実際にアレイの研究デザインを行う際は，目的（バイオマーカーの探索，新分類の発見，予測モデルの構築）をはっきりさせ，それに応じた実験計画や（サンプル取得方法，サンプルサイズ，重複試料の有無，アレイのタイプなど），統計解析手法（発現量差の検出，時系列解析，パターン発見など）をあらかじめ決めておかないと，信頼性のあるデータは出せない．アレイ実験は臨床付随研究であることが多いため，実験中心にサンプル取得を行うのは難しいが，非常に高価な実験をする以上，信頼性の低いデータを出しても割が合わないだけである．実際，過去に行われた解析は，ただの数字遊びで信用できず，お金の無駄遣いであるという意見を主張する研究者もいることも知っておくべきであろう．

（4）臨床への応用

初期の光学顕微鏡を用いたがん細胞と良性細胞の判別は，現在は抗体などを用いた分子レベルでの判別まで技術が進歩しており，現在ではマイクロアレイの技術を用いた遺伝子レベルでの分類が研究されている．がん細胞と正常細胞に発現遺伝子の種類，発現量に違

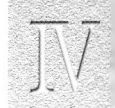

いを比較することで，細胞を遺伝子レベルで分類することが可能となれば，さまざまな種類のがん細胞に対してその起源や機能を代表する遺伝子発現パターンを知ることができる．そうすれば，複雑な組織標本の構成を解明でき，適切な治療を選択できることになる．

一方で，がんは遺伝子の変異が原因となっているにもかかわらず，探索研究においては変異に応じたプローブは用いることができない．（変異が既知であれば用いることは可能であるが，わかっている変異はいまだごく少数にすぎない）よって，がんの原因遺伝子（変異遺伝子）から生じる現象を分子レベルで観察していることになる．さらに，原因遺伝子から生じる一次的変化と二次的三次的変化は区別することはできない．そのため，分類に有用であると選ばれた遺伝子を調べても機能的な関連を見出せずに終わっている報告が多い．このような遺伝子同士の機能的かかわりを研究する学問（パスウェイ解析）も，まだ発展途上である．

既知の病理分類にあてはめるのではなく，抗がん剤の感受性の程度に応じた分類を行おうとする試みもある．病理学的に同一分類であっても，治療応答や予後が異なるケースを遺伝子発現分類によって予測できれば，がん治療に対する貢献度ははかり知れない．解析に用いられる統計手法がまだ研究途上であることや，解析に用いる検体数が少ないという問題があるため，確定的な結論はまだできていないが，アレイの臨床応用において一番期待されている分野である．

臨床検体を用いた研究としてはまだ始まったばかりであるが，原理証明研究（POP：Proof of Principle）においても，マイクロアレイは注目されている．これは，薬剤に対する生体応答を分子レベルで解析し，薬剤の作用機所を明らかにようとする試みである．薬剤投与前後のサンプルが解析には必要なため臨床での応用は難しいが，薬剤の標的因子をダイレクトに検出できる可能性があるため，既存の分類にあてはまらない新しい予後予測因子の発見ができる方法として期待される．

過去の臨床検体を用いたアレイ解析については，日々新たな発売が数多くあり，またその評価も定まっていないためこの章にて全部を紹介することはできない．詳細に勉強されたい人は，Nature Geneticsに掲載されたreviewなどを参照されたい[5]．

(5) 腫瘍分子肖像（Molecular Portraits）による腫瘍分類

個々のヒト遺伝子に特徴があるように，個々の腫瘍にもそれぞれ個性があると考えられている．乳がんの分類研究において化学療法前後や原発巣と転移巣の比較した実験において，同一患者の腫瘍同士のほうがほかの乳がん組織のものよりも類似点がかなり多いことが判明している．このことより遺伝子発現プロファイルの有用性が実証された．今までにクラスタリングなどの手法において乳がんのみならず多くのタイプの腫瘍の個性が明らかになっている．この個性は患者自身の個性（起源細胞）に加え，がん自身がもつ特徴が大きく作用していることが指摘されている．

逆に類似点に焦点をあてた研究においては，がんの類似点の多くは，起源細胞由来であると考えられている．中枢神経系の腫瘍や軟部組織腫瘍における系統樹解析においては，起源細胞が判明しているがん細胞とその起源細胞は高い相関性を示していた．また，分化における発生段階においても，共通したプロファイリングがあることが解明されており，数多くの白血病において研究されている．びまん性大細胞B細胞リンパ腫（DLBLC）においては発生段階をアレイによって3つの亜型に分類した報告があり，後期段階の細胞ほど予後が悪いことが示され，新たな予後指標を提示している．

これらの個性や類似点を臨床像と組み合わせることにより，新しい腫瘍分類をつくり出すことができる．乳管がんのクラスタリング解析では，5種類の亜型がプロファイリング上明確に認められている．この分類においては，乳管がんはエストロゲン受容体陽性・陰性に大分類され，陰性分類においては，3つの亜系（正常群，Her2陽性群，基底上皮細胞由来群）が認められ，臨床像（予後，再発）との相関も示されている．肺がんにおいても同様な研究がなされている．病理学的に肺がんは非小細胞肺がんと小細胞肺がんに分類され，非小細胞肺がんは，主に扁平上皮がん，腺がん，大細胞に分類されているが，GarberらとBhattacharjeeらの2つのグループはこの病理分類に基づく発現プロファイルにより各組織型を正確に再現するプロファイルを同定している．これらの遺伝子は異なるアレイ方式（Gene ChipとcDNAマイクロアレイ）にも共通であり，日本人症例においても追加検証がなされている．がんの転移に基づいたプロファイリングも多く検討されている．

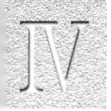

がん細胞特異的プロファイリングが確定すれば，逆に，起源不明のがんの原発巣が予測できることになる．転移腫瘍を用いたこうした試みは多くなされており，原発腫瘍と同程度の判別精度が報告されている．

異なる組織でも共通する分子プロファイリングを探す試みも行われている．増殖関連遺伝子のクラスターは増殖速度の速い細胞で共通していることが報告されており，これらの遺伝子の発現が高い腫瘍は予後が悪いことが明らかになっている．

(6) 臨床効果予測

マイクロアレイなどの解析にて一番期待されているものは，抗がん剤の効果予測といった，個別化医療を実現するバイオマーカーの探索である．アレイ統計学の進歩により，ニューラルネットワークといった学習アルゴリズムを応用した解析が可能になると，転帰や治療効果を予測する遺伝子群の同定がなされるようになった．ALL（急性リンパ芽球性白血病）におけるph（フィラデルフィア）染色体陽性細胞の治療応答を予測する遺伝子パターンの同定にマイクロアレイは用いられている．ABL1チロシンキナーゼ阻害剤であるSTI571（グリベック）はCML（慢性骨髄性白血病）に奏効することが知られているが，Ph（＋）ALLにも約半数が反応をしめす．治療前のサンプルによるアレイ解析により，この反応を予測する95の遺伝子が報告されている．

乳がんは固形がんとしてはsamplingが比較的容易であることもあり，アレイによる解析は多く行われてきている．van't Veerら[7]は手術検体のプロファイリングにより，再発予測遺伝子群70を選択している．これに基づいた予測分類と，従来のcriteriaにて分類される再発危険分類とを比較している．部分的に優れている面もあるが予後良好群において約10%の再発例があるため，実用化の粋には達していない．治療効果予測においては，Changらによるdocetaxelの効果予測を24例の生検サンプルの解析にて行っており，92個の予測関連遺伝子を同定している．

(7) アレイにおける統計学

アレイの長所は網羅的な解析ができることであり，数万もの遺伝子発現解析が一度に可能になっているが，それは一方で統計解析における大きな問題を引き起こした．数学的な観点から言えば，本来は遺伝子の数だけサンプル数が解析には必要なのである（X，Yの連立方程式を解くには，最低独立した式が2つは必要であったことを思い出していただきたい）．当然そのような規模のサンプリングは不可能なため，当初は，クラスタリングなどのアンスーパーバイズ手法が発現解析では中心的に行われてきた．クラスタリングは確かに優れた分類手法ではあるが，統計的信頼度が確立されていない欠点やバイオマーカーの探索には不向きである欠点がある．アレイ統計学の進歩により，教師つき学習アルゴリズム（スーパーバイズ）とよばれる手法が用いられるようになると，予後推定や，薬剤の感受性規定因子のバイオマーカーの探索ができるようになった．（アレイ統計学の進歩に従い，数年後にはまた位置づけが変わることが予想されるが）ここでは，簡単なアレイで用いられる統計手法の解説を行う．さらなる勉強をされたい人はSimonのreviewを参照されたい[6]．

(8) アレイ間における発現差の検出

アレイの解析における，一番簡易な発現の差を表現する方法として，比を用いる解析がよく行われている．しかし，生物学的にmRNAの発現量と蛋白質の発現量は相関しないことが示されていることや，たとえばかつてよく用いられていた「2倍以下の発現量変化は生物学的に意味がない」という解釈はおかしいことは明らかである（確かに酵母菌などのアレイ実験において，シグナル伝達に伴う遺伝子変動は大きいことは示唆されてはいるが）．よって，発現比が大きい，小さいということに生物学的意味を見いだすことはできない．多くの場合，発現差を検出する方法として，検定を用いた解析が行われるが，そこには「多重性」という問題が立ちはだかる．すなわち，これはPositive False（偽陽性）の問題であり，P＝0.05の水準でもって1万の遺伝子数で検定を行うと，500個の偽陽性の遺伝子が検出されてしまうということである．P値（いわゆるαエラー）を厳しくとれば，偽陽性の数は減るが，当然偽陰性の数が増えてしまう．今のところ，1万以上の遺伝子数の解析においては，P＝0.01～0.005が汎用されているようであるが，根拠のある数字ではない．この問題を解決するため，以前はベンジャミン手法や，FDR（False Positive Rate）を一定にする検定，検定をするうえで個々の遺伝子ごとの発現分布を考慮に入れるベイジアン法など，いろいろな検定法が用いられているが，根本的な解決にはなっていない．最近では偽陽性の問題を無理に解決するのではなく，検定にお

る上位のものから（ランキング）複数の遺伝子を選択して判別モデルを構築し，その有意性を並べかえ検定（permutation test）にてvalidationするやりかたが，予測目的においては使われている．

(9) アンスーパーバイズ手法（図3）
主成分分析（PCA）

遺伝子の数がNであれば，一枚のアレイはN次元の情報があることになる．たとえば，このNを3まで減らすことができれば，そのサンプルの情報を3次元空間に表現できることになる．この次元を減らす操作は写真を考えてみればよい（写真とは3次元の世界を2次元におとす処理である）当然，本来3次元のものを2次元におとすわけであるから，本来の情報量は減少する．（並んでいる5人を写真をとる場合，角度によって重なって4人に見えたり3人に見えたりするのは，情報の消失を意味する．）しかし，上手に写真をとれば5人の位置関係は2次元の世界においてもほぼ正確に把握することができる．この情報量の消失を最小にする撮影角度を決めるのが主成分解析である．主成分解析は次元を減らして，情報量を少なくし扱いやすくするメリットがある反面，その喪失量が多ければそのことがデメリットとなる．解析手法として用いるケースは限られているが，各サンプル間の関係を3次元，2次元の空間であらわせるメリットがあるため，データを図示化する手法としてよく使われている．

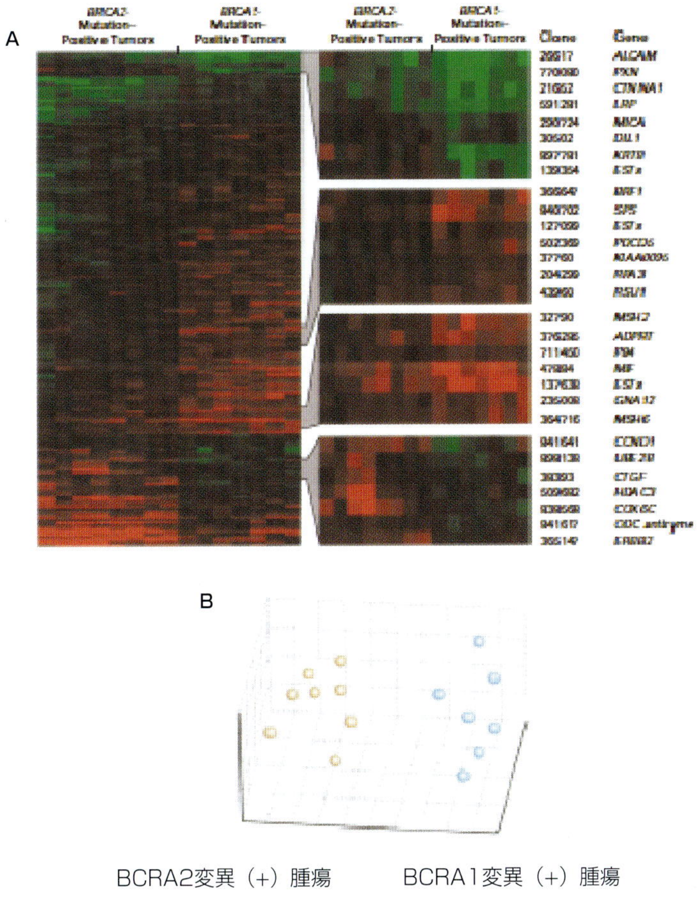

(10) クラスタリング

クラスタリングとは，アレイの遺伝子発現データのような多変量データを類似したパターンごとに，グループ分けする手法のことである．クラスタリングはアレイの遺伝子発現解析に多用されており，多数のサンプルに類似した発現パターンを示す遺伝子のクラスタから，機能が未知の遺伝子の働きを推察したり，新しい疾患分類の手がかりをつかんだりするのに用いられる．

クラスタリング手法は数多く発表されているが（階層クラスタリング，k-means法，SOM法など），どの手法が最適かは結論が出ていない．また，これらの手法による結果を，統計的に評価できないという欠点もある．すべてのデータを扱える半面，意味のある遺伝子情報も意味のない情報も同列に扱ってしまうため，探している分類にかかわる遺伝子情報がマスクされてしまうという欠点がある．

(11) スーパーバイズ手法

「コンピュータは，与えられた指示（プログラム）どおりに高速に計算を行う能力においては優れているけれど学習能力がない」といわれたのはひと昔で，最近は人間のような学習能力をもだせる理論（学習アルゴリズム）がアレイ解析に応用されている．これを利用し，治療前のサンプルから治療効果や予後を予測するモデルをつくる試みが行われている．学習アルゴリズムの目的は，あらかじめ与えられたデータ（training）を使って分類法

図3　乳がんの遺伝子発現解析
BCRA1とBCRA2の変異を有する乳がん遺伝子プロファイルの違いが，クラスタリングと3次元図によって発現されている（約5,400の遺伝子中，176の遺伝子が選ばれている）．
A：遺伝子発現プロファイルのクラスター分類
B：PCAによるサンプルの3次元の図示化
(N Engl J Med 344：539-548, 2001. より引用)

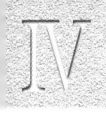

IV がん治療の最前線と今後の展望

則を導き出し，未知のデータ（test）を正しく分類させることである．スーパーバイズは"教師つき"分類法とよばれるが，教師とは分類を導く情報のことである．たとえば抗がん剤感受性を予測するモデルをつくる場合は，まずサンプルをtrainingとtestセットに分ける．そしてtrainingに分けられた個々のサンプルとその抗がん剤における効果の結果（例：効果あり，なし）をもとに，アルゴリズムの学習を行い，サンプルの遺伝子発現情報から効果を予測する法則を導き出す．最後に残りのtrainingであるサンプルを，そのアルゴリズムの法則にあてはめ，実際に予測を行う．そのアルゴリズムが，高水準で正しい予測ができれば，臨床応用ができることになる．最近ではニューラルネットワーク理論を用いたアルゴリズムも使われるようになった．

実際のところ，多くの臨床検体を用いたアレイ解析は，臨床第I, II相を中心に行われてきており，（コスト的な側面もあるが），そのサンプル数は決して多くはない．その結果，trainingとtest setに十分なサンプル数をあてがうことができないため，それを補うため，independentなtest setを用いないcross-validationによる検証が行われている．その多くはLeave-One-Out（別称Jack Neigh）というN個のサンプルに対して（N-1）のサンプル数でN組つくり，N回検定をおこなうという手法が用いられているが，統計的には一番簡易で比較的確実な手法として奨励されている．cross-validationとしてはBootstrap手法のほうが統計学的には強固な（robust）手法であるとされているが，その複雑さもあり汎用はされていない．

（12）ニューラルネットワーク

ニューラルネットワークとは，文字通り神経細胞の電気信号の伝達方式をモデルにしたアルゴリズムであり，荷重をかけた複数の入力に対して閾値を基準にON-OFFの出力を行うユニット（ニューロン）を組み合わせ，パターン認識などを行わせるアルゴリズムである．この場合における学習とは，入力データを入れて出てきた出力を教師信号（正解）と比較して，違っているときは結合と閾値変更するという作業をくり返す操作である．アレイ解析で用いられる代表的なものとして，サポートベクターマシン（Support Vector Machine：SVM）がある．サポートベクターマシンとは，1995年に，AT&TのV. Vapnikによって統計的学習理論の枠組みで提案された学習モデルのことであり，とくにパターン認識の能力において，最も優秀な学習モデルのひとつであることいわれている．学習アルゴリズムが陥りがちだった局所的最適解が複数できるということがなく，最適解が唯一に定まる利点がある．実際のデータをカーネル関数の計算に置きかえ，同一グループ（クラス）の集合境界線の部分の点（サポートベクター）だけを用いて，判別計算を簡素化している．

（13）最近の動向

最近の報告からみると，特に固形癌においては，ニューラルネットワークといった統計学的手法に頼って予後などの予測遺伝子を選択する方法には限界があるように思われる．従来のアレイ解析は，統計家にデータ解析を任せきりにしてしまったため，生物学的な観点をまったく考慮されていなかった．例えば，遺伝子の発現変化はそれぞれが影響しあう複雑なネットワークの中で起きる現象であり，統計用語でいう"独立した因子"などではない．また，患者を薬剤に感受性がある群とない群といった2つのグループに無理やり分けて解析を行うやり方は，t検定を行うのには良いのかもしれないが，遺伝子発現が決定的に異なるグループではない（薬剤に対する効果は本来2群には分けられないし，腫瘍縮小率50％を境にした分類は生物学的には意味がないのは明らかであろう）．よって今まで数多く報告されていた，患者予後や薬剤感受性を予測する遺伝子セットが，生物学的に解釈できないのは，統計手法の問題ではなく，strategyの問題である可能性が高い．実際，乳癌の予後予測としてvan't Veerら[7]に選ばれた70の遺伝子セットの再解析実験では，約100個の遺伝子が同じように予後予測を行うことが可能であることが示されており，従来行われている解析手法の限界を示している[8]．

今後，臨床レベルでの実用が可能なバイオマーカーを同定するためには，生物学的な観点から実験系（サンプリング）を作り上げ，目的遺伝子を浮き上がらせるような工夫が必要であろう．例えば，治療前後の腫瘍サンプルから解析を行う手法は，サンプリングに困難が伴うが，腫瘍細胞における薬剤応答を捕らえられる可能性がある．

（14）実験における注意
データ管理

マイクロアレイのデータにおいては，単独の研究で個人が解析可能な量以上の情報が生成される．数学的

7. テーラーメード治療

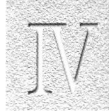

な解析技術の進歩があれば，旧来のデータを再解析しなければならないであろうし，また，異なる研究者による解析データの比較や統合も今後必要となる．よってマイクロアレイのデータベースを標準化する国際的な活動が行われている．現在，マイクロアレイ遺伝子発現データ（MGED）協会（Micro Array Expression Data society）[9]のHome Pageでは，そのための規格が提言されており，今後の共通の基準となっていく可能性がある．そのなかにおいて，MAGE-ML（icro Array Gene Expression Makeup Language）は，データの共有を実現するための共通フォーマットの作成を目指している．学術論文にアレイデータを用いる場合にはMIAME（Minimum Information About a Microarray Experiment）実験手法に準拠してデータベースに登録公開することが論文発表の条件となっている科学雑誌も多くなっている．これらが達成されれば将来的に，少数のアレイサンプルの解析においても，外部データーベースを参照して詳細な解析が行えるようになるであろうが，そのために解決すべき問題がまだ多く残っているのが実情である．

(15) 遺伝子検査

基礎研究の進歩に伴い，がんに関する遺伝子の働きが次々と明らかにされている．がん診療の場においてもトランスレーショナルリサーチとして遺伝子解析が活用されてきている．ゲノム解析によって薬剤感受性因子，発症要因，予後因子に関する遺伝子，SNPが明らかにされつつある．しかし一方では，遺伝子検査は倫理的な問題を多く含んでおり，メリットだけを念頭におく研究は許されない．2001年4月に，文部科学省，厚生労働省，経済産業省共通の「ヒトゲノム・遺伝子解析研究に関する倫理指針」が制定された[10]．がんをターゲットとした研究の場合，がん細胞の変異は体細胞の変異であり遺伝することがないため，がん細胞に対するゲノム解析は可能との解釈のもと，臨床検体におけるゲノム解析が行われている．また，予後や薬剤感受性との関連を解析しようとした場合，患者情報が必要であるが，患者個人情報を守ることは必須であり，連結可能匿名化（患者個人情報に戻れる匿名化）の扱いが重要となる．この個人情報を守る指針として，個人情報保護法が'05年4月に向けて準備されており，検体取得を行う医師はその責任を自覚しておく必要がある．

(16) おわりに

ここ数年，マイクロアレイの臨床応用は一気に広まった感がある．一方で技術や解析上の問題点も指摘されるようになり，信頼性の低い解析結果があるのも事実である．しかし，再現性の高い解析結果も報告されてきており，正しい実験計画と解析手法を用いれば，従来では得られなかった知識を得られる魅力的なツールであることは間違いない．マイクロアレイががん治療にどれだけの利益をもたらすかは今後の展開を待たねばならないが，ポストゲノム時代の柱のひとつとして，マイクロアレイを用いた研究は，今後も発展していくものと筆者は期待している．

文献

1) Watters J W, H L McLeod, Cancer pharmacogenomics : current and future applications. Biochim Biophys Acta 1603 : 99-111, 2003.
2) Quackenbush J : Microarray data normalization and transformation. Nat Genet 32 : 496-501, 2002.
3) Simon R, A P Lam : http://www.sciencedirect.com/science?_ob=RedirectURL&_method=externObjLink&_locator=url&_cdi=4886&_plusSign=%2B&_targetURL=http%253A%252F%252Flinus.nci.nih.gov%252FBRB-ArrayTools.html. (accessed Jun 1, 2004).
4) Eisen M B, et al : Cluster analysis and display of genome-wide expression patterns. Proc Natl Acad Sci U S A 95 : 14863-14868, 1998.
5) Chung C K, et al : Fluoride release and cariostatic ability of a compomer and a resin-modified glass ionomer cement used for orthodontic bonding. J Dent 26 : 533-538, 1998.
6) Simon R, et al : Pitfalls in the use of DNA microarray data for diagnostic and prognostic classification. J Natl Cancer Inst 95 : 14-18, 2003.
7) van't Veer LJ, Dai H, van de Vijver MJ, et al : Gene expression profiling predicts clinical outcome of breast cancer. Nature 425 : 530-536, 2002
8) Ein-Dor L, Kela I, Getz G, et al : Outcome signature genes in breast cancer. Is there a unique set ? Bioinformatics 15 ; 21(2) : 171-178, 20056 Jan
9) Society M G E D S -M : http://www.mged.org/.
10) http://www.mext.go.jp/a_menu/shinkou/seimei/genomeshishin.

The Authors

国立がんセンター中央病院　下山　達／西尾　和人

7 テーラーメード治療

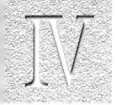

2）抗がん剤の効果・副作用に関連する薬物代謝酵素・トランスポーターの遺伝子多型

(1) はじめに

　旧来より，薬物の効果・副作用には，個人差が存在することが経験的に知られており，現在では，その要因として，薬物動態学的な要因（pharmacokinetics）と，薬動力学的な要因（pharmacodynamics）の2つに大別して考えるのが一般的である．すなわち前者は，投与薬物の循環血中ならびに標的組織中の経時的な濃度推移の個人差であり，それらは，各組織において吸収・分布・代謝・排泄を担う，代謝酵素・トランスポーターなどの機能・発現の個人差と考えることができる．

一方，後者は，同じ薬物濃度で暴露された標的細胞であるにも関わらず効果の強度にみられる個人差であり，薬物の標的レセプターやその下流にあるシグナル伝達分子や転写因子などの機能・発現変化に起因するものと考えられる（図1）．特に，抗がん剤がターゲットとする悪性腫瘍については，腫瘍内血管形成の不均一さなどにより，抗がん剤自身の暴露が腫瘍内の細胞によって異なることや，栄養分や酸素の供給など1つの腫瘍内でも個々の細胞を取り巻く環境は異なっており，それに伴い細胞により標的の関連分子の発現も異なると考えられている．また，腫瘍細胞は，宿主の遺伝的背景の個人差以外に，薬剤耐性などに関与する薬物排出トランスポーターや標的分子の遺伝子変化をしば

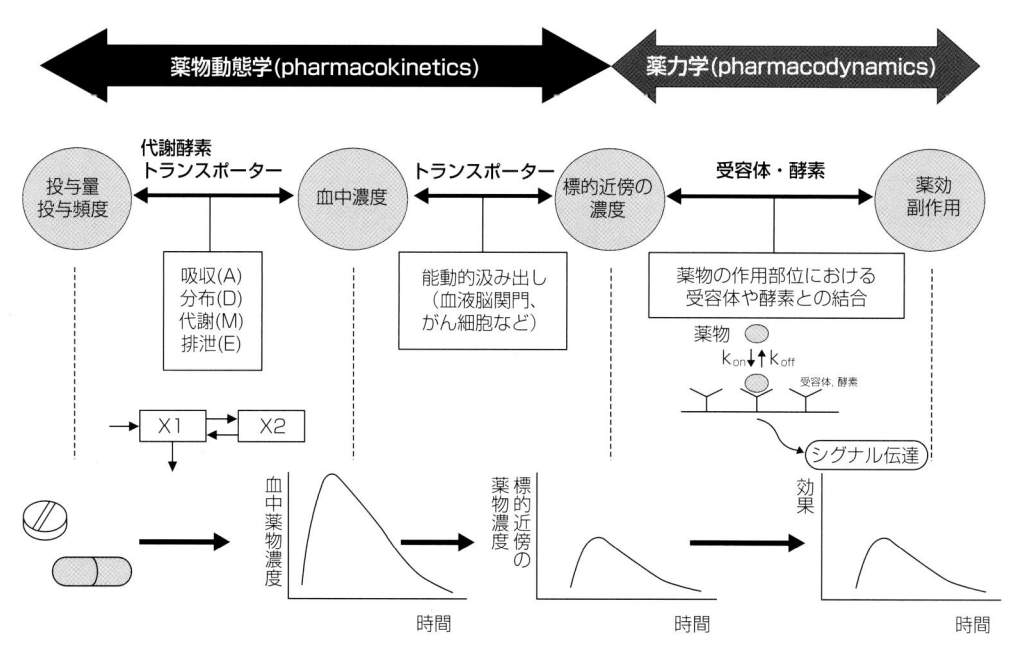

図1　薬物が投与後効果，副作用を発現するまでの過程
（佐藤　均，ファーマコキネティクス　演習による理解，杉山雄一・山下伸二・加藤基浩　編，南山堂より改変引用）

しば後天的に獲得することが知られている．したがって，腫瘍における薬物の暴露や効果を決定する遺伝子の変異は，個人差よりはむしろ腫瘍細胞ごとに異なると考えられる．

一方，薬物の全身における薬物動態を支配する分子の機能・発現は，個人の普遍的な遺伝的背景に支配されており，容易にタイピングをすることが可能なことから，薬物の効果・副作用の個人差を生む要因の一つとして早くから注目を集めてきた．薬物動態に関与する異物解毒系の代謝酵素・トランスポーター群は，いずれも基質認識性が広範であることが多く，一つの分子の機能変化が，複数の薬物の動態に影響を与えることも特徴として挙げられる．特に，抗がん剤においては，濃度—効果曲線を考えた場合，一般の薬物と比較して，治療効果の発現と副作用・毒性発現の濃度域が接近しており，安全域が狭いこと，また副作用が生命の危険を伴うような重篤なものが多いことから，投与する前にあらかじめ薬物動態に関連する分子の機能を遺伝子情報から予測して，個人の代謝・輸送能力に合わせた処方設計を行うことで，全身の薬物動態をコントロールすることは，副作用回避のために最も重要なことであるといえる．また，医薬品開発過程においても，これまでの治験では，投与量が固定されており，結果として，副作用を発現するヒトや効果の無いヒトが混在しており，集団全体としての薬効評価を難しくしていたが，例えば，あらかじめ薬物の効果に関係する遺伝子について診断を行うことで，レスポンダー・ノンレスポンダーを分類することや，代謝酵素・トランスポーターの遺伝子診断により，治療に適切な薬物濃度を確保できるような投与量を層別化して設定することで，適した患者群に対し，適切な処方を通して薬効を最大限引き出すことができると考えられる．本総説では，特に薬物動態を制御する分子群である，代謝酵素・トランスポーターの遺伝子多型と抗がん剤の効果・副作用に与える影響について例を挙げながら，個別化医療への可能性も含め解説する．

(2) thiopurine S-methyltransferase (TPMT)とプリン代謝拮抗薬

プリン代謝拮抗薬である，mercaptopurineやthioguanine, azathioprineは，それぞれ，リンパ芽球性白血病や骨髄芽球性白血病の症状の寛解に対し汎用されている．これら薬剤は全てプロドラッグであり，細胞内のhypoxanthine phosphoribosyl transferase（HPRT）によ

り一連のthioguanine nucleotidesに変換されて核酸代謝系に拮抗することで活性を示す一方，TPMTによりS-メチル化されることで，不活性化することが知られている．旧来より，患者の一部で，代謝拮抗作用の増強や，重篤な骨髄抑制により投与量の減量をせまられるケースが知られており，現在では，この主原因がTPMTの遺伝子多型による活性の個人差で説明されることが解明されている．Caucasianにおいて，赤血球中のTPMT活性の分布は3峰性を示すことが知られており，全体の約0.3%でTPMT活性がほぼ欠損し，約10%については，残り90%のヒトの半分程度のTPMT活性を示すことが示されている[1]．TPMTの遺伝子解析の進展に伴い，活性が欠損・低下する患者は，TPMT活性がほぼ無くなる遺伝子変異をホモあるいはヘテロで有する患者とほぼ対応することがわかってきた．現在までに，11種類程度のアレルがTPMTの活性低下と関連することが明らかとなってきた（図2）．とりわけ，Caucasianにおいては，*TPMT*2*（G238C; Ala→Pro），*TPMT*3A*（G640A+A719G; Ala→Thr+Tyr→Cys），*TPMT*3B*（A719G; Tyr→Cys）の3種類の変異がTPMT活性を減少させるアレルの95%を占めており，これら3種のアレルを調べることでほぼTPMT活性の遺伝子診断が可能であるといえる[2]．これら変異による活性低下の原因は，in vitro実験の結果，いずれも変異TPMTのプロテアソーム系による分解の促進が示唆されている[3][4]．また，TPMT遺伝子の変異には大きな民族差が観察されている．例えば，Caucasianにおいて

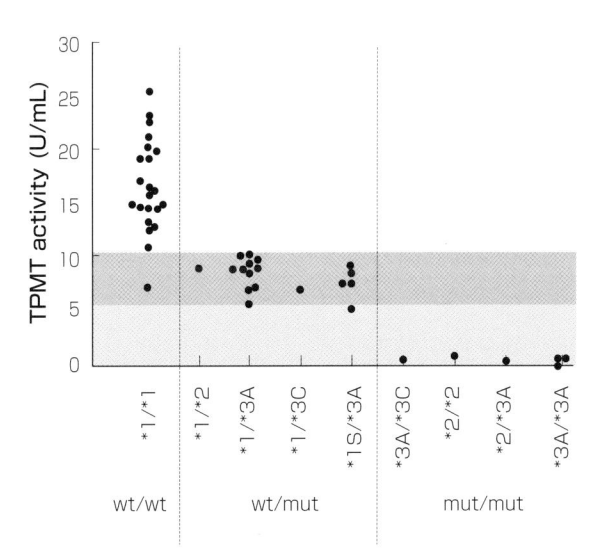

図2　TPMTの遺伝子型と，酵素活性の間の相関
*1が野生型と定義している．
（Yates CR, et al, 1997[8]より引用）

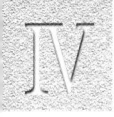

IV がん治療の最前線と今後の展望

は、*3Aが最も多く、4～6％を占めており、ついで、*2、*3Bがそれぞれ0.3～0.8％程度占めている[5,6,7,8]のに対して、Southwest Asian（Indian, Pakistani）においては、*3Aが1％見られるのみで、*2、*3Cは全く見られず[5]、またJapanese, Chineseにおいては、*3Cが0.8％、2.3％であり、*2、*3Aは見られていない[5,9]。さらに最近、野生型アレルをホモで有する患者においてもTPMT活性に数倍のばらつきが観察されており、その原因の候補として、転写開始点から36～116塩基上流にある17～18塩基単位の繰り返し配列の出現回数（4～8回）による転写能力の違いが示唆されている[10]。TPMTの活性については、赤血球における活性と白血病細胞や他の臓器の細胞における活性の間には強い相関が認められていることから、赤血球を用いたTPMT活性の予測は可能だが[11,12,13]、輸血後の患者では、ドナーの血液由来の活性と誤って判断してしまう事例が報告されており[14]、患者の遺伝子診断の方がより正確な判断が可能である。欧米ではTPMT遺伝子診断キットが販売され、実際の医療において、投薬前に診断を行い投与設計を行っている施設もある。TPMTの遺伝子多型がプリン代謝拮抗薬に与える影響に関しては、同一の臨床投与量を与えたときに、赤血球内のthioguanine nucleotidesの濃度が、野生型アレルの保有者と比較して、変異型アレルのヘテロ、ホモ保有者でそれぞれ、2倍、10倍程度に増加し、それに伴って、血液毒性の発生頻度が有意に高まることが知られている[15]。また、レトロスペクティブな解析の結果、mercaptopurine治療において標準投与量が維持された期間が、野生型TPMTをホモで持つ患者においては、治療期間の84％を占めたのに対し、変異型アレルをヘテロ、ホモで有する患者では、65％、7％と低下したこと、また、TPMT活性と血球減少の副作用により使用を中止した期間との間に負の相関が見られることが報告されている[16]。したがって、例えば、変異型アレルのホモの保有者は、通常の6～10％の投与量を用いるなど、TPMT遺伝子多型に合わせた投与量の至適化が提唱されている[15]。

(3) dihydropyrimidine dehydrogenase(DPD)とフルオロウラシル系抗がん剤

5-fluorouracil（5-FU）は、ピリミジン代謝拮抗薬であり、乳がんや直腸がんに広く用いられている。本薬物もプロドラッグであり、細胞内で5-fluoro-2-deoxyuridine monophosphate（5-FdUMP）がピリミジン合成に必須の酵素であるthymidylate synthase（TS）を阻害することや、一部の3リン酸化体が、DNA, RNAに取り込まれて伸張抑制をすることで殺細胞活性を発揮している。一方、静脈内投与された5-FUのうち約85％は、肝臓中のDPDにより不活化されている。末梢単核球のDPD活性と5-FUの全身クリアランスには正の相関が認められることから、末梢単核球を用いてDPD活性の個人差を議論することが可能であり、その活性の個人差は、約20倍程度と推定されている[17]。また、DPD活性の低い患者においては、活性体である5-FdUMP濃度の上昇とともに、致死的な消化器、血液ならびに神経毒性が発現することが知られている[18,19]。これまで、DPD活性の低い患者において、5-FU投与によるgrade 4の好中球減少のリスクが、通常より3.4倍高くなるとする報告[20]や、副作用発現開始までの期間が2倍短くなるとする報告[21]が見られる。

近年起こったsorivudineと5-FUの相互作用による死亡事故は、sorivudineの腸内細菌による代謝物であるbromovinyl uracilによる非可逆的なDPDの不活化によるものであったこと[22]、また、DPD活性がほぼ欠損している患者において、5-FUの半減期が正常患者と比較して約10倍に遅延したこと[19]を考慮すると、5-FUのクリアランスにおけるDPDの重要性は明らかである。現時点で、DPD遺伝子(*DPYD*)上の変異は、39箇所発見されており、大部分はDPD活性が欠損した患者より発見されたものであることから、機能欠損に関与する変異であるといえる。Caucasianでは、機能欠損した変異DPYDアレルをヘテロ、ホモで有する頻度は、それぞれ3～5％、0.1％程度である。中でも*DPYD*2A* (IVS14+1G>A)は、機能欠損を示すアレル中50％を占め、exon14のC末側のスプライスドナー部位のmutationによりexon14がスキップされることで活性を持たない変異たんぱく質が産生されるものである[18,23,24]。臨床においても、*DPYD*2*変異をヘテロで有する患者において、5-FUのクリアランスが通常の2.5倍低下していたとする報告[25]や、5-FU投与によりgrade 3～4の重篤な副作用が出た患者60人を対象として、末梢単核球DPD活性ならびに*DPYD*2*変異の有無を調べたところ、DPD活性では、60％の患者において、通常の70％以下に活性が低下しており、うち44％については*DPYD*2*アレルを少なくとも1本有しているという報告がある[26]。一方、DPD活性が保持されている群では、ヘテロの患者1人のみであったことから、*DPYD*2*アレルがDPD活性低下ならびに毒性発現に影響する因子であることが示されている。しかしながら、DPD活性が低下している患者中

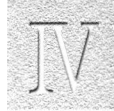

でもDPYD遺伝子中に変異が見つからないケースがあること[27]，DPYD*2の発現頻度に民族差が見られ，Caucasianでは，1～3％程度であるが，JapaneseやAfrican-Americanでは，現在までに見つかっていないことから，DPD活性を遺伝子変異からだけで説明できず[28]，今後の検討が待たれる．また，5-FUの殺細胞活性と，腫瘍のDPD活性が必ずしも相関しないことから，5-FUの治療効果については，標的酵素であるTS遺伝子上流のエンハンサー領域の28塩基の繰り返し配列の回数も関与することが報告されており，薬力学的な遺伝子多型とセットで考えることで効果の個人差を良好に説明できるとされている[29]．

(4) UDP-glucuronosyltransferase (UGT)と irinotecan hydrochloride (CPT-11)

CPT-11は，topoisomeraseⅠ阻害剤であり，進行性大腸がんに特に効果を示すことから汎用されている．CPT-11はプロドラッグであり，投与後，一部はCYP3A4により不活性代謝物であるAPC, NPCに変換される一方，carboxylesterase-2により活性代謝物であるSN-38を生成する．その後，SN-38は，UGT1A1によりグルクロン酸抱合をうけ，SN-38 glucuronide (SN-38 Glu)となって不活化される．CPT-11は，優れた抗がん活性を示す一方，しばしば患者の一部で，用量規定毒性である致死的な消化管毒性（重篤な下痢など）や白血球減少が見られることが使用を困難にしている．したがって，SN-38の不活化に関わるUGT1A1の遺伝子多型は，SN-38の暴露量，ひいては毒性発現を変化させる要因として重要であろうと考えられる．実際，患者間でSN-38のグルクロン酸抱合活性には，50倍程度の差が観察されている[30]．UGT1A1の活性の個人差を説明しうる最も重要な変異としては，軽度のビリルビン上昇を伴うGilbert's syndromeにおいて見られるUGT1A1*28変異があげられる．UGT1A1のexon1前のプロモーター領域にあるTAの反復配列の繰り返し回数は通常6回((TA)$_6$TAA)であるのに対し，*28変異では，7回((TA)$_7$TAA)になっており，発現量が低下することが知られている[31]．この配列は，TFIIDという転写因子が結合する場所であることから，*28において転写活性が低下していることが原因と考えられる．実際，UGT1A1の野生型アレルおよび*28変異アレルをそれぞれホモで持つヒトの肝ミクロソームを用いてin vitroでSN-38のグルクロン酸抱合活性を比較したところ，3.85倍の差が見られている[32]．また，臨床では，

表1 白血球減少(Grade 4)もしくは，下痢（Grade 3以上）の副作用発現

	あり (n=26)	なし (n=92)	P
UGT1A1*28			<0.001
+/+	14 (54%)	79 (86%)	
+/−	8 (31%)	10 (11%)	
−/−	4 (15%)	3 (3%)	

UGT1A1*28アレルの保持，非保持を+，−で表した．

(Ando Y, et al, 2000[33]より引用)

CPT-11投与中の患者20人中，3名に重篤な毒性が見られたが，全ての患者が*28変異アレルを少なくとも一つ保持しており[32]，また，好中球の最低数とUGT1A1の遺伝子型との間に相関が見られ，*28アレルが好中球の数を低下させる（すなわち毒性を上昇させる）ことが示唆される事例[32]や，CPT-11投与患者118人中重篤な毒性が26名に見られたが，毒性が見られた患者において，見られなかった患者と比較して，有意にUGT1A1*28アレル保持者が多かった事例が報告されている（表1）[33]．したがって，UGT1A1*28アレルは毒性発現の上昇に寄与していることが示唆される．UGT1A1*28のアレル頻度にも民族差が見られており，UGT1A1*28だけでは，すべてのSN-38の毒性発現を説明できないのが現状である．UGT1A1の他の変異として，TAの繰り返し回数が5，8回の変異も見つかっており[34]，また，遺伝子内のアミノ酸変異を伴ういくつかの変異も，Gilbert's syndromeを引き起こすことが知られており，これらもSN-38のグルクロン酸抱合活性を変えうる要因になることが今後予想される．

(5) N-acetyltransferase 2 (NAT2)とamonafide

Amonafideは，DNAのインターカレート活性とtopoisomeraseⅡ阻害剤として働き，乳がんや白血病治療薬として開発されていた．本薬物は既に開発が中止されている薬剤であるが，治験のPhaseⅠの段階で代謝酵素の遺伝子多型を考えた投与量の層別化がなされていた珍しい事例として紹介する[35]．Amonafideは，NAT2により活性を有する代謝物であるN-acetyl-amonafideとなる一方，CYP1A2により活性を持たないN'-oxide-amonafideへと変換される．NAT2の酵素活性には，抗結核薬であるisoniazideの個体差に関連することが知られており，NAT2活性の低いslow acetylatorの存在が知られていた．NAT2活性は，カフェイン摂取後の尿中のアセチル化体と非アセチル化体の比を取ることにより，fast, slow acetylatorを区別している．同一量の

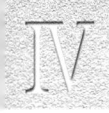

amonafideの投与で，fast acetylatorの方が，slow acetylatorと比較して，骨髄毒性の発現を示しやすいことやamonafideのAUCが大きいことから，Phase I 試験では，fast, slow acetylatorの投与量を，250, 375 mg/m²に設定して行うことで，ほぼ同じamonafideの血中AUCを得ることに成功している[35]．fast acetylatorでamonafideのクリアランスが低下する原因については，生成されたN-acetyl-amonafideが，CYP1A2による代謝経路を阻害するためであると考えられている．さらに，PDモデルの構築により，NAT2の活性に加え，白血球数と性別を考慮することでよりamonafideの個別化投与設計が可能であることが示唆されており，このように，あらかじめ特定の分子の遺伝子型や表現型（酵素活性など）に応じて層別化された臨床試験を行うことにより，できるだけ多くのヒトに対して効果を最大限発揮させ，かつ副作用の少ない投与法を実証するような試験が今後組まれることが期待される．

(6) glutathione-S-transferase (GST)

GSTは，様々な異物をグルタチオン抱合することで水溶性を上げ排出を促す酵素として機能しており，GSTA1，GSTP1，GSTM1，GSTT1，GSTZ1の5種類のサブタイプが存在している．抗がん剤の代謝との関連では，GSTP1がoxaliplatinなど白金製剤やアルキル化剤であるcyclophosphamideの活性代謝物の不活化に，また，GSTM1，GSTA1は，アルキル化剤busulfanの不活化に寄与している．GSTP1の遺伝子変異としてCaucasianで頻度の高いもの（33%）に，Ile105Valの変異があり，酵素活性が低下することがin vitro実験で実証されている[36]．240名のcyclophosphamide治療を受けている患者を対象として，前述のGSTP1の変異で層別化を試み，生存率を比較したところ，Val変異アレルをホモで保持する患者群について，Ile型アレルをホモで保持する患者と比較して，有意に死亡リスクの低下が見られた[37]．また，進行性大腸がん治療のため，5-FUとoxaliplatinの併用療法を受ける患者107名を対象として，先の変異により層別化をして，生存期間の中央値を比較したところ，Ile型アレルをホモで保持する患者では，7.9カ月であったのに対し，Val変異アレルをホモで保持する患者では，24.9カ月であることが示された[38]．これらのことは，cyclophosphamideの活性代謝物やoxaliplatinの暴露の多いほうが効果的な治療効果を生み出すことを意味しているといえる．さらに毒性との関連では，骨髄移植に伴う合併症である冠動脈閉鎖症（HVOD）は，busulfanなどの毒性により引き起こされる場合があることが知られており，114名の移植患者を対象として，HVODの発症を観察したところ，GSTM1の活性欠損を示す遺伝子型において，有意にHVODの発症率が高いという結果を得，さらにbusulfanのクリアランスが上昇していることが明らかとされている[38]．この現象は，GSTM1の活性欠損により，busulfanの代謝の主要な寄与を占めるGSTA1の発現が2〜4倍上昇することが知られており，そのためクリアランスが上昇したと考えられ，毒性発現には，おそらくbusulfanの代謝物の毒性と，機能上昇によるGSHの枯渇が原因になると推測されている[38]．

(7) CYP (cytochrome P450)

肝臓より消失する薬物の多くは，肝臓内に主に発現するCYPにより水溶性が高まる傾向の構造に変換され，排泄される．CYPの遺伝子多型については，これまで多くのin vitroおよび臨床研究が行われており，機能解析が進められてきた．一般薬では，CYP2C19の遺伝子多型とプロトンポンプ阻害剤の血中濃度，効果およびH.pylori除菌率との関連[39]や，CYP2D6の遺伝子多型と降圧薬デブリソキンの血中濃度との関連[40]など非常に数多くの事例が報告されている．抗がん剤の多くもCYPによる代謝を受け，活性化および不活化されることが知られているが，薬物の代謝経路が複数存在し，1つの酵素の機能変化が血中濃度推移全体に与える影響が観察しにくいことや，副作用が致死的であるため，遺伝子多型による層別化試験が実施しにくいことなどにより，あまり臨床における事例は報告されていないのが現状である．cyclophosphamideは，アルキル化剤として抗がん治療に用いられるが，一方で，ループス腎炎の治療においても間欠的静注療法が取られる．そこで，CYPの遺伝子多型と腎疾患への効果，副作用（早期閉経など）との関連が62名の患者を用いて調べられている．その結果，*CYP2C19*2*（G681A，スプライシング異常を引き起こす）を有する患者について，早期閉経のリスクが有意に減少，さらに*CYP2C19*2*，*CYP2B6*5*（C1459T，発現量低下を示す）をそれぞれホモで有する患者について，腎疾患の悪化が促進される傾向が示された[41]．cyclophosphamideの活性化には，CYPによる4-hydroxylationが必須で，この過程には，種々のCYPが関与することが示唆されており，今回の結果は，この活性化の減少が薬効・副作用の低下につながったものと考えられている．また，Tegafurは，

CYP2A6により活性化されて5-FUに変換され抗がん活性を示すプロドラッグである．最近，tegafurと5-chloro-2,4-dihydropyridine（DPD inhibitor）の合剤であるTS-1を服用した消化器がん患者中で有意に高い血中濃度を示した1患者について，CYP2A6*4C（全遺伝子欠損）と*11（in vitroでVmax値が野生型の半分）の変異を有していることがわかり，これらがtegafurの活性化の低下をきたしていることが明らかになった[42]．また，in vitroでの検証であるが，paclitaxelの不活性化に寄与するCYP2C8の*3多型は，Caucasianで13％のアレル頻度であり，paclitaxelの代謝活性をまったく示さないことが明らかとされており，今後臨床での意義付けがなされるものと思われる[43]．

(8) 薬物トランスポーター

近年，小腸での吸収過程，肝臓・腎臓などにおける薬物の体内からの消失過程，また，血液脳関門・血液脳脊髄液関門など，重要な組織への薬物の分布を制限する機構において，膜上に存在する種々の薬物トランスポーターによる効率よい取り込み・排泄の重要性が明らかにされてきた．特にATPの加水分解によるエネルギーを駆動力とする排出トランスポーター（ABC transporter）は，もともとがん細胞の多剤耐性獲得の分子機構として明らかにされてきたものであり，種々の抗がん剤を基質とすることが知られている．代表的なABCトランスポーターとしては，MDR1（multidrug resistance 1）や，MRP（multidrug resistance associated protein）ファミリーのトランスポーター，BCRP（breast cancer resistance protein）などがあげられる．いずれも基質認識性は広範であり，トランスポーター間でオーバーラップも見受けられる．詳細は，他の総説を参照されたい[44][45]．排出トランスポーターのがん細胞における発現は，個々のがんにより異なっており，マイクロアレイなどを用いたがんの個性診断が進められているのが現状である．また，BCRPにおいては，がん特有に見られる482位のアミノ酸変異によって薬物の種類依存的に，輸送機能・薬剤耐性に変化が見られることが知られており，adriamycin耐性はR482G or Tの変異型でしかみられないのに対し，methotrexateの輸送は，逆に野生型（R482）でしか見られず，一方，mitoxantrone耐性は，すべての型で見られるということが報告されている[46][47]．これらは，健常人のSNPsとしては見られないことから，抗がん剤の効果を考える上で，がん特有の遺伝子変化にも気を配る必要があることを示唆している．

一方，前述のとおり，全身に発現するトランスポーターは，抗がん剤の薬物動態の決定因子としても重要である．特に抗がん剤のように安全域の狭い薬物においては，小さな血中濃度の変化が，薬効や副作用に大きな影響をもたらすことが予想され，トランスポーターの遺伝子変異による機能変化は，治療効果を変える一因になりうる．最近，トランスポーターについてもSNPs解析が進められ，一部のSNPsについては，in vitroによる解析やヒト臨床研究により，機能変化が認められている．例えば，肝取り込みトランスポーターであり，広範な有機アニオン化合物を基質にするOATP（organic anion transporting polypeptide）1B1については，日本人で約15％の頻度を示す*15（Asn130Asp, Val174Ala）アレル保持者において，HMG-CoA還元酵素阻害薬であるpravastatinの血中AUCが有意に上昇することが示されており[48]，in vitroの解析からも，*15変異体発現細胞において，単位蛋白量あたりのVmax値の低下が認められている[49]．また，*15多型では，SN-38の輸送能力も低下することがin vitro実験で示されていることからも，CPT-11の効果・副作用との関連が考えられる[50]．MDR1では，アミノ酸変化を伴わない変異（C3435T）を持つ人で，digoxin経口投与後の血中濃度が高くなるという現象が見出されており[51]，その後様々な臨床研究が行われているが，機能変化について一致した見解が得られていないのが現状である[52]．また，BCRPについては，diflomotecanの血中AUCが，Gln141Lys変異を有する患者において有意に上昇することが明らかとなっている（図3）[53]．一方，in vitroの解析により，変異型蛋白のアデノウィルス発現系において，単位ウィルスあたりの発現が野生型と比べて低いが，単位蛋白あたりの活性は複数の基質で変わらないことが示されている[54]．さらに，胎盤におけるBCRPの発現を調べたところ，Gln141Lys変異型の発現は野性型と比べて有意に低下していることが明らかにされている[55]．したがって，BCRPが小腸の管腔側ならびに肝臓の胆管側に発現していることを考えると，diflomotecanの血中濃度の変化は，BCRPによる発現低下による吸収の抑制・胆汁排泄の促進効果の減少で説明可能である．トランスポーターの多くは，種々の抗がん剤を基質とすることを考えると，今後，抗がん剤の効果とトランスポーターの遺伝子変異の関係についてもさらに明らかにされることが期待される．

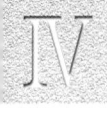

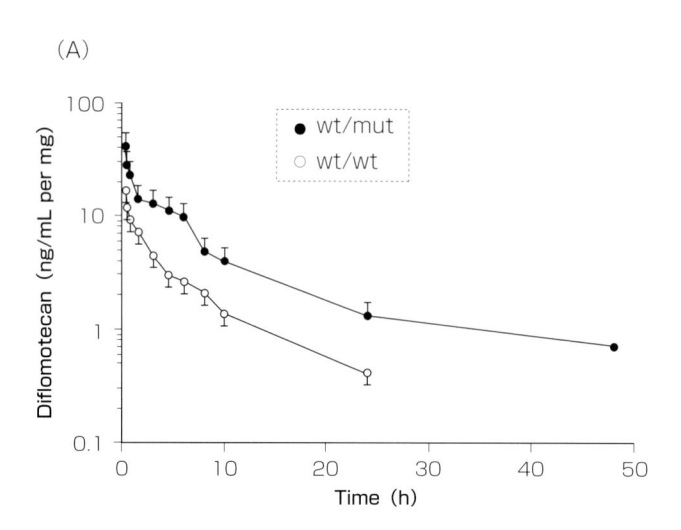

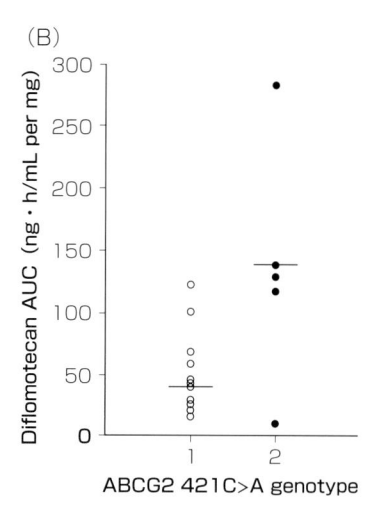

図3 BCRP(ABCG2)のC421A遺伝子変異がdiflomotecanの血中濃度に与える影響
(A) C421A保持，非保持者におけるdiflomotecan静脈内投与後の血漿中濃度推移．421位がC，Aのアレルをそれぞれ，wt，mutとあらわしている．
(B) C421A保持，非保持者におけるdiflomotecan静脈内投与後の血漿中AUC1は，wt/wt，2は，wt/mutのヒトをあらわしている．

(Sparreboom A, et al,2004[53]) より改変引用)

(9) 最後に

以上，薬物代謝酵素・トランスポーターにおける遺伝子変異が抗がん剤の薬物動態に与える影響について，現在の知見を概説した．抗がん剤の効果や副作用発現には，大きな個人差が見られるが，その原因は，全身の血中濃度を規定する因子，がん細胞や副作用臓器における薬物の集積を規定する因子ならびに薬物の標的因子のそれぞれの個人差の総体としてとらえることができる．現在では，多種類の標的SNPsを網羅的に同定可能なSNPチップの開発も進んでおり，すべての因子の代表的なSNPsを簡便に検査することができる日もそう遠くないと思われる．そのためにも，現段階では，抗がん剤の効果を規定する因子のさらなる同定と変異による機能変化の実証を進めていく必要があると思われる．そのためには，健常人での抗がん剤を用いた臨床研究が困難であることを考慮すると，各蛋白の機能を予測しうるプローブ薬の開発ならびに，変異蛋白発現細胞などin vitro実験において見られた機能変化からin vivoにおける薬物動態を予測する方法論など基盤作りも同時に行っていく必要があると思われる．

文献

1) Weinshilboum RM, Sladek SL : Mercaptopurine pharmacogenetics: monogenic inheritance of erythrocyte thiopurine methyltransferase activity. Am J Hum Genet 1980, 32, 651-62
2) Krynetski EY, Tai HL, Yates CR, et al. : Genetic polymorphism of thiopurine S-methyltransferase: clinical importance and molecular mechanisms. Pharmacogenetics 1996, 6, 279-90
3) Tai HL, Fessing MY, Bonten EJ, et al. : Enhanced proteasomal degradation of mutant human thiopurine S-methyltransferase (TPMT) in mammalian cells: mechanism for TPMT protein deficiency inherited by TPMT*2, TPMT*3A, TPMT*3B or TPMT*3C. Pharmacogenetics 1999, 9, 641-50
4) Tai HL, Krynetski EY, Schuetz EG, et al. : Enhanced proteolysis of thiopurine S-methyltransferase (TPMT) encoded by mutant alleles in humans (TPMT*3A, TPMT*2): mechanisms for the genetic polymorphism of TPMT activity. Proc Natl Acad Sci U S A 1997, 94, 6444-9
5) Collie-Duguid ES, Pritchard SC, Powrie RH, et al. : The frequency and distribution of thiopurine methyltransferase alleles in Caucasian and Asian populations. Pharmacogenetics 1999, 9, 37-42
6) McLeod HL, Pritchard SC, Githang'a J, et al. : Ethnic differences in thiopurine methyltransferase pharmacogenetics: evidence for allele specificity in Caucasian and Kenyan individuals. Pharmacogenetics 1999, 9, 773-6
7) Otterness D, Szumlanski C, Lennard L, et al. : Human thiopurine methyltransferase pharmacogenetics: gene sequence polymorphisms. Clin Pharmacol Ther 1997, 62, 60-73
8) Yates CR, Krynetski EY, Loennechen T, et al. : Molecular diagnosis of thiopurine S-methyltransferase deficiency: genetic basis for azathioprine and mercaptopurine intolerance. Ann Intern Med 1997, 126, 608-14
9) Hiratsuka M, Inoue T, Omori F, et al. : Genetic analysis of thiopurine methyltransferase polymorphism in a Japanese population. Mutat Res 2000, 448, 91-5
10) Yan L, Zhang S, Eiff B, et al. : Thiopurine methyltransferase polymorphic tandem repeat: genotype-phenotype correlation analysis. Clin Pharmacol Ther 2000, 68, 210-9
11) McLeod HL, Relling MV, Liu Q, et al. : Polymorphic thiopurine methyltransferase in erythrocytes is indicative of activity in leukemic blasts from children with acute lymphoblastic leukemia. Blood 1995, 85, 1897-902
12) Szumlanski CL, Honchel R, Scott MC, et al. : Human liver thiopurine methyltransferase pharmacogenetics: biochemical properties, liver-erythrocyte correlation and presence of isozymes. Pharmacogenetics 1992, 2, 148-59
13) Woodson LC, Dunnette JH, Weinshilboum RM : Pharmacogenetics of human thiopurine methyltransferase: kidney-erythrocyte correlation and

14) Evans WE : Pharmacogenetics of thiopurine S-methyltransferase and thiopurine therapy. Ther Drug Monit 2004, 26, 186-91
15) Evans WE : Thiopurine S-methyltransferase: a genetic polymorphism that affects a small number of drugs in a big way. Pharmacogenetics 2002, 12, 421-3
16) Relling MV, Hancock ML, Rivera GK, et al. : Mercaptopurine therapy intolerance and heterozygosity at the thiopurine S-methyltransferase gene locus. J Natl Cancer Inst 1999, 91, 2001-8
17) Fleming RA, Milano G, Thyss A, et al. : Correlation between dihydropyrimidine dehydrogenase activity in peripheral mononuclear cells and systemic clearance of fluorouracil in cancer patients. Cancer Res 1992, 52, 2899-902
18) Wei X, McLeod HL, McMurrough J, et al. : Molecular basis of the human dihydropyrimidine dehydrogenase deficiency and 5-fluorouracil toxicity. J Clin Invest 1996, 98, 610-5
19) Diasio RB, Beavers TL, Carpenter JT : Familial deficiency of dihydropyrimidine dehydrogenase. Biochemical basis for familial pyrimidinemia and severe 5-fluorouracil-induced toxicity. J Clin Invest 1988, 81, 47-51
20) Van Kuilenburg AB, Meinsma R, Zoetekouw L, et al. : Increased risk of grade IV neutropenia after administration of 5-fluorouracil due to a dihydropyrimidine dehydrogenase deficiency: high prevalence of the IVS14+1g>a mutation. Int J Cancer 2002, 101, 253-8
21) van Kuilenburg AB, Haasjes J, Richel, DJ, et al. : Clinical implications of dihydropyrimidine dehydrogenase (DPD) deficiency in patients with severe 5-fluorouracil-associated toxicity: identification of new mutations in the DPD gene. Clin Cancer Res 2000, 6, 4705-12
22) Okuda H, Ogura, K, Kato, A, et al. : A possible mechanism of eighteen patient deaths caused by interactions of sorivudine, a new antiviral drug, with oral 5-fluorouracil prodrugs. J Pharmacol Exp Ther 1998, 287, 791-9
23) Johnson MR, Hageboutros A, Wang, K, et al. : Life-threatening toxicity in a dihydropyrimidine dehydrogenase-deficient patient after treatment with topical 5-fluorouracil. Clin Cancer Res 1999, 5, 2006-11
24) van Kuilenburg, A. B., Muller, E. W., Haasjes, J., et al. Lethal outcome of a patient with a complete dihydropyrimidine dehydrogenase (DPD) deficiency after administration of 5-fluorouracil: frequency of the common IVS14+1G>A mutation causing DPD deficiency. Clin Cancer Res 2001, 7, 1149-53
25) Maring JG, van Kuilenburg AB, Haasjes ., et al. : Reduced 5-FU clearance in a patient with low DPD activity due to heterozygosity for a mutant allele of the DPYD gene. Br J Cancer 2002, 86, 1028-33
26) Van Kuilenburg AB, Meinsma R, Zoetekouw L. et al. : High prevalence of the IVS14 + 1G>A mutation in the dihydropyrimidine dehydrogenase gene of patients with severe 5-fluorouracil-associated toxicity. Pharmacogenetics 2002, 12, 555-8
27) Collie-Duguid ES, Etienne MC, Milano G, et al. : Known variant DPYD alleles do not explain DPD deficiency in cancer patients. Pharmacogenetics 2000, 10, 217-23
28) Wei X, Elizond, G, Sapone A., et al. : Characterization of the human dihydropyrimidine dehydrogenase gene. Genomics 1998, 51, 391-400
29) Relling MV, Dervieux T : Pharmacogenetics and cancer therapy. Nat Rev Cancer 2001, 1, 99-108
30) Fisher MB, Vandenbranden M, Findlay K, et al. : Tissue distribution and interindividual variation in human UDP-glucuronosyltransferase activity: relationship between UGT1A1 promoter genotype and variability in a liver bank. Pharmacogenetics 2000, 10, 727-39
31) Bosma PJ, Chowdhury JR., Bakker C, et al. : The genetic basis of the reduced expression of bilirubin UDP-glucuronosyltransferase 1 in Gilbert's syndrome. N Engl J Med 1995, 333, 1171-5
32) Iyer L, Das S, Janisch L, et al. : UGT1A1*28 polymorphism as a determinant of irinotecan disposition and toxicity. Pharmacogenomics J 2002, 2, 43-7
33) Ando Y, Saka H, Ando M, et al. : Polymorphisms of UDP-glucuronosyltransferase gene and irinotecan toxicity: a pharmacogenetic analysis. Cancer Res 2000, 60, 6921-6
34) Beutler E, Gelbart T, Demina A : Racial variability in the UDP-glucuronosyltransferase 1 (UGT1A1) promoter: a balanced polymorphism for regulation of bilirubin metabolism? Proc Natl Acad Sci U S A 1998, 95, 8170-4
35) Ratain MJ, Mic, R, Berezin F, et al. : Phase I study of amonafide dosing based on acetylator phenotype. Cancer Res 1993, 53, 2304-8
36) Watson MA, Stewart RK, Smith GB, et al. : Human glutathione S-transferase P1 polymorphisms: relationship to lung tissue enzyme activity and population frequency distribution. Carcinogenesis 1998, 19, 275-80
37) Sweeney C, McClure GY, Fares MY, et al. : Association between survival after treatment for breast cancer and glutathione S-transferase P1 Ile105Val polymorphism. Cancer Res 2000, 60, 5621-4
38) Stoehlmacher J, Park DJ, Zhang W, et al. : Association between glutathione S-transferase P1, T1, and M1 genetic polymorphism and survival of patients with metastatic colorectal cancer. J Natl Cancer Inst 2002, 94, 936-42
39) Furuta T, Takashima M, Shirai N, et al. : Cure of refractory duodenal ulcer and infection caused by Helicobacter pylori by high doses of omeprazole and amoxicillin in a homozygous CYP2C19 extensive metabolizer patient. Clin Pharmacol Ther 2000, 67, 684-9
40) Dalen P, Dahl ML, Eichelbaum M, et al. : Disposition of debrisoquine in Caucasians with different CYP2D6-genotypes including those with multiple genes. Pharmacogenetics 1999, 9, 697-706
41) Takada K, Arefayene M, Desta Z, et al. : Cytochrome P450 pharmacogenetics as a predictor of toxicity and clinical response to pulse cyclophosphamide in lupus nephritis. Arthritis Rheum 2004, 50, 2202-10
42) Daigo S, Takahashi Y, Fujieda M, et al. : A novel mutant allele of the CYP2A6 gene (CYP2A6*11) found in a cancer patient who showed poor metabolic phenotype towards tegafur. Pharmacogenetics 2002, 12, 299-306
43) Dai D, Zeldin D C, Blaisdell JA, et al. : Polymorphisms in human CYP2C8 decrease metabolism of the anticancer drug paclitaxel and arachidonic acid. Pharmacogenetics 2001, 11, 597-607
44) Doyle LA, Ross DD : Multidrug resistance mediated by the breast cancer resistance protein BCRP (ABCG2). Oncogene 2003, 22, 7340-58
45) Kruh GD, Belinsky MG : The MRP family of drug efflux pumps. Oncogene 2003, 22, 7537-52
46) Volk EL, Schneider E : Wild-type breast cancer resistance protein (BCRP/ABCG2) is a methotrexate polyglutamate transporter. Cancer Res 2003, 63, 5538-43
47) Honjo Y, Hrycyna CA, Yan QW, et al. : Acquired mutations in the MXR/BCRP/ABCP gene alter substrate specificity in MXR/BCRP/ABCP-overexpressing cells. Cancer Res 2001, 61, 6635-9
48) Nishizato Y, Ieiri I, Suzuki H, et al. : Polymorphisms of OATP-C (SLC21A6) and OAT3 (SLC22A8) genes: consequences for pravastatin pharmacokinetics. Clin Pharmacol Ther 2003, 73, 554-65
49) Iwai M, Suzuki H, Ieiri I, et al. : Functional analysis of single nucleotide polymorphisms of hepatic organic anion transporter OATP1B1 (OATP-C). Pharmacogenetics 2004, 14, 749-57
50) Nozawa T, Minami H, Sugiura S, et al. : Role of Organic Anion Transporter Oatp1b1 (Oatp-C) in Hepatic Uptake of Irinotecan and Its Active Metabolite Sn-38: In Vitro Evidence and Effect of Single Nucleotide Polymorphisms. Drug Metab Dispos 2004,
51) Hoffmeyer S, Burk O, von Richter O, et al. : Functional polymorphisms of the human multidrug-resistance gene: multiple sequence variations and correlation of one allele with P-glycoprotein expression and activity in vivo. Proc Natl Acad Sci U S A 2000, 97, 3473-8
52) Marzolini C, Paus E, Buclin T, et al. : Polymorphisms in human MDR1 (P-glycoprotein): recent advances and clinical relevance. Clin Pharmacol Ther 2004, 75, 13-33
53) Sparreboom A., Gelderblom H, Marsh S, et al. : Diflomotecan pharmacokinetics in relation to ABCG2 421C>A genotype. Clin Pharmacol Ther 2004, 76, 38-44
54) Kondo C, Suzuki H, Itoda M, et al. : Functional analysis of SNPs variants of BCRP/ABCG2. Pharm Res 2004, 21, 1895-903
55) Kobayashi D, Ieiri I, Hirota T, et al. : Functional assessment of abcg2 (bcrp) gene polymorphisms to protein expression in human placenta. Drug Metab Dispos 2005, 33, 94-101

東京大学大学院　前田　和哉／杉山　雄一

化学療法時の注意点

1 副作用：各薬剤特有の副作用とdose limiting factorについて

1) はじめに

 抗がん剤の作用はがん細胞に対してだけでなく正常細胞にも及ぶことから，結果として薬物有害反応（副作用）が高頻度に認められ，場合によっては治療関連死をも引き起こす．したがって，化学療法は慎重に行われなければならず，安全性への留意がきわめて重要である．dose limiting factorとは，薬剤の急性毒性や使用量を制限するような毒性をいい，一般的にはgrade 4以上の血液毒性あるいはgrade 3以上の非血液毒性をいう．

 ここでは，各種抗がん剤の特有の薬物有害反応とdose limiting factor（DFL）について，その要点を示すが，紙面の都合上，薬物有害反応すべてを網羅できないことから，記載されていない薬物有害反応にも十分配慮いただきたい．また実際の日常診療では抗がん剤の併用療法として行われることが多く，有害反応の原因を一剤のみに特定できないこと，そして併用によって有害反応が増強されることが多いことを考えておく必要がある．

2) アルキル化剤

 マスタード類としてcyclophsphamide, ifosfamide（IFM）, thiotepa, busulfan, melphalanなど，ニトロソウレア類としてはnimustine（ACNU）, ranimustine（MCNU）ほかにはdacarbazine, procarbazineなどがあげられる．

 アルキル化剤の主な有害反応は骨髄抑制である．アルキル化剤は骨髄抑制以外の有害反応が少ない薬剤が多いため，造血幹細胞を用いた超大量化学療法時にも用いられることが多い．つまり，アルキル化剤の主なDFLは骨髄抑制である．ACNU, MCNUらはとくに骨髄抑制が強く，一般的に6週から8週間の間隔で投与されるが，長期間投与の場合は正常閾まで回復しなくなることもあり，注意を要する．

 骨髄抑制以外の有害反応では，cyclophsphamideは大量投与で心毒性（心筋障害）をきたすことがあり，致死的となることがある．また出血性膀胱炎はcyclophsphamideとifosfamideの特有な有害反応であり，大量投与では予防としてmesunaが用いられる．

 busulfanは幹細胞移植時の大量投与でけいれん発作をきたすことがあり，予防的に抗けいれん剤が用いられる．また，長期投与での肺繊維症（busulfan lung）は不可逆であり，致死的にもなることから要注意である．ほかに間質性肺炎あるいは肺繊維症が問題となるアルキル化剤はcyclophsphamide, ACNU, MCNUがあげられる．

 melpharanでは肝障害，ifosfamideは高量投与時の中枢性神経障害（意識レベル低下，けいれん発作），腎障害，busulfanはまれに腎障害があげられる．

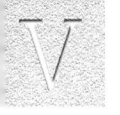

V 化学療法時の注意点

表 1

抗がん剤	骨髄抑制以外の特徴的有害反応
アルキル化剤	
cyclophsphamide	出血性膀胱炎,心筋障害
busulfan	肺繊維症,稀に腎障害
ACNU,MCNU	肺繊維症
melphalan	肝障害
ifosfamide	出血性膀胱炎,中枢神経障害,腎障害
代謝拮抗剤	
methotrexate	腎障害,肝障害,間質性肺炎,口内炎
5-fluorouracil	下痢,口内炎
carmofur	白質脳症
capecitabine	手足症候群
TS-1	下痢
cytarabine	シタラビン症候群,消化管障害,急性呼吸捉迫症候群,間質性肺炎
gemcitabine	間質性肺炎
L-asparaginase	過敏症,肝機能低下,凝固因子低下,耐糖能異常
抗がん性抗生物質,アントラサイクリン系	
doxorubicin,	心筋障害
daunorubicin,	心筋障害
epirubicin,	心筋障害
抗がん性抗生物質その他	
mitomycinC	腎障害,溶血性尿毒症症候群,微小血管症性溶血性貧血
bleomycin	肺繊維症,投与後悪寒,発熱,骨髄抑制はない
ビンカアルカロイド	
vincristine	末梢神経障害,抗利尿ホルモン不適合分泌症候群
vinblastin	末梢神経障害
タキサン	
paclitaxel	過敏反応,末梢神経障害
docetaxel	浮腫,体液貯留,末梢神経障害
白金製剤	
cisplatin	腎障害,嘔吐,末梢神経障害,難聴
トポイソメラーゼⅠ阻害薬	
irinotecan	下痢,嘔吐,間質性肺炎,イレウス
トポイソメラーゼⅡ阻害薬	
etoposide	肝障害,稀にショック
分子標的治療薬	
gefitinib	急性肺障害,間質性肺炎,肝障害,下痢
imatinib	顔面浮腫,肝障害,下痢
rituximab	インフュージョンレアクション,アナフィラキシー様症状,呼吸不全
trastuzumab	インフュージョンレアクション,心障害,肝障害

以上は特徴的なものです.記載ない有害反応があります.

3) 代謝拮抗剤

　葉酸拮抗剤としてmethotrexate (MTX) があげられる．MTXは1回の使用量が髄腔内投与などによる数mgから数十gまでの使用法があり，高用量投与時はleucovorinによるrescueが必要である．有害反応として骨髄抑制のほか，腎障害，肝機能障害，口内炎が主なものである．ほかにまれなものとしてアナフィラキシーショック，重篤な皮膚障害（Stevens-Johnson症候群，Lyell症候群）などがある．間質性肺炎（主にアレルギー反応）もまれに認めるがステロイドホルモンにて軽快することが多い．

　ピリミジン系代謝拮抗薬としては5-fluorouracil（5-FU），cytarabine，gemcitabineがあげられる．

　フッ化ピリミジン系代謝拮抗薬は5-FUを第1世代とすると，その効果増強として第2世代のtegafur, carmofur, doxifluridine，さらに第3世代のTS-1，capecitabine，tegafur/uracilがあげられる．

　5-FUの有害反応としては主たるものは骨髄抑制，下痢，口内炎，食欲不振などである．静脈投与の場合，持続投与と短時間投与では作用機序が違うとされ，有害反応の出方も異なることに注意する．すなわち持続投与では口内炎，短時間投与（bolusなど）では骨髄抑制，下痢が強くでる可能性を考えておく．骨髄抑制ではおおよその目安として，5-FU1000mg 24時間持続投与は5-FU500mg bolus投与と同等と考えるのが便利である．ほかに，皮膚紅斑，水泡，糜爛などが，また，過敏症としての発疹がDFLとなることがある．肝機能障害，白質脳症（とくにcarmofur），手足症候群（とくにcapecitabine）などについても気をつけていなければならない．

　とりわけ白質脳症は不可逆であり，外来での内服治療により精神神経症状の発見が遅れる可能性がある．初期症状としての，下肢筋力低下の訴え，歩行時のふらつき，口のもつれ，めまい，ふらつき，しびれ，もの忘れなどがみられた場合はただちに中止する．

　フッ化ピリミジン系代謝拮抗薬使用において，まれではあるがdihydropyrimidine dehydrogenase（DPD）欠損症の患者に使用した場合，重篤な骨髄抑制で死亡した報告がある．これは5-FUが代謝されずに血中に，長期に残ることによる．尿中uracil,dihydrouracilの測定により，診断は可能であるが，投与前に全例チェックするかは，ごくまれであることから，経済的な面からも

1. 副作用：各薬剤特有の副作用とdose limiting factorについて

議論されている．しかし，フッ化ピリミヂン系代謝拮抗薬を投与することにおいて，このような病態を念頭におく必要がある．

ピリミジン系代謝拮抗薬cytarabineは多くの場合，白血病の治療として大量投与の場合と少量持続投与を行う場合がある．cytarabine大量投与の場合は骨髄抑制が高度となることから，使用にあたっては，緊急医療体制の整備された，白血病の治療に十分な知識と経験をもつ医師，感染予防として無菌状態に近い状況下，治療上の有益性が危険性を上回ると判断される場合などの条件をつけている．高度の骨髄抑制のほかに，頻度は多くないがショック，アナフィラキシー様症状，シタラビン症候群（発熱，筋肉痛，骨痛，斑状丘疹性皮疹，胸痛，結膜炎および倦怠感など），成人呼吸窮迫症候群，高ビリルビン血症を伴う肝障害，完全房室ブロック，中枢神経系障害，消化性潰瘍，急性膵炎，肺浮腫，間質性肺炎などはDFLとなる

cytarabineの誘導体enocitabine（BH-AC）は，cytarabineと同様の毒性があり，ほかに本剤成分の過敏症に注意する必要がある．

gemcitabineはほかと同様に骨髄抑制がDFLである．ほかに間質性肺炎が報告されており，とくに胸部への根治放射線治療との併用により死亡例が報告されている．

L-asparaginaseは投与時，発疹，アナフィラキシーショックなどの過敏症がある．とくに投与開始時，複数回投与時に注意する．悪心，嘔吐のほかに肝機能低下，凝固因子低下，耐糖能異常などがあり，重篤となることがあるため厳重に注意が必要である．

4）抗がん性抗生物質

アントラサイクリン系のものとしてdoxorubicin, daunorubicin, epirubicin, pirarubicin, idarubicun, aclarubicine, mitoxantroneなどがあげられる．

アントラサイクリン系抗がん剤の共通の有害反応としては骨髄抑制のほかにとくに心筋障害があげられる．epirubicinのように心毒性の軽減を目的に開発された薬剤もあるが，程度の差はあっても，アントラサイクリン系抗がん剤すべて心筋障害はDFLである．doxorubicinは総投与量が500mg/m^{2}以上で要注意とされているが，高齢者ではより少ない量となる．ほかのアントラサイクリン系薬剤を使用した場合でも，程度の差はあるが心毒性は加算されるものとして考えておく必要がある．心筋障害の危険因子として高血圧を含む心血管障害，左胸部，縦隔への放射線照射，小児および高齢者などである．細胞内のフリーラジカル生成を抑制するといわれている心筋保護剤デクスラゾキサンの併用が有効である報告があるが，日本では未発売である．

ほかにアントラサイクリン系抗がん剤ではまれにショックの報告がある．

mitomycin Cは骨髄抑制がDFLであり，また腎障害は投与量が関与する．まれに溶血性尿毒症症候群，微小血管症性溶血性貧血がみられる．

actinomycin Dは骨髄抑制のほかに，まれにアナフィラクシー様反応，肝静脈閉塞症などがみられる．

bleomycinは骨髄抑制が少なく，抗がん剤としてはまれな薬剤である．間質性肺炎，肺繊維症がDFLであり，血液ガス，胸部X線写真などにより安全を確認して投与する．総投与量は300mgを限度とするが，悪性リンパ腫ではさらに少ない量で間質性肺炎を起こすことがあり，投与中は定期的な検査が必要である．一回投与量，短時間の静注などもこれに関与する．腎障害がある場合は血中濃度が高く維持されることから間質性肺炎，肺繊維症が起こりやすいことに注意する．重篤な肺機能障害のある患者，胸部へ放射線治療をうけたことのある患者などでは禁忌とされる．

投与数時間後に悪寒，発熱を認めることが多く，ショック症状をきたすこともある．

peplomicinはbleomycinよりも肺繊維症が少ないことが期待されたが，同様の有害反応を示す．まれにアナフィラキシー様反応を示すことがある．

5）ビンカアルカロイド

vincristineは骨髄抑制がDFLであるが，末梢神経障害はもっともビンカアルカロイドとして特有の顕著な有害反応である．指趾のピリピリした痺れ感から，進行すると深部腱反射消失，手足の垂下をきたす．麻痺性イレウスもきたす．投与量と投与間隔が決め手であり，症状をよく観察し，悪化では中止する．確立した対処法はなく，過量投与による死亡事故も報告されている．投与に際して多くの場合，一回投与量は1.4mg/m^{2}としながらも「2mgを超えない」と規定していることが多いのはこのことによる．

V 化学療法時の注意点

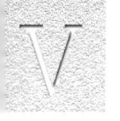

中枢神経障害としては視床下部，神経下垂体路または下垂体後葉への作用と考えられる抗利尿ホルモン不適合分泌症候群（SIADH）を引き起こすことも有名である．低Na血症の場合，本有害反応を考慮する．SIADHとは別に，うつ，錯乱，幻覚等の中枢神経障害もみられることがある．

vinblastineはvincristineに比べ，神経毒性は弱く，骨髄抑制が強い．過量投与により，vincristineと同様の神経毒性に加え骨髄抑制もみられる．

vindesineも骨髄抑制がDFLであるが，末梢神経毒性はvincristineよりも弱くvinblastineよりも強い．一回投与量よりも累積投与量に大きく依存する．

vinorelbineは骨髄抑制のほかに，間質性肺炎，麻痺性イレウス，SIADH，過敏症などが問題となる．

6）タキサン

paclitaxelは過敏反応（呼吸困難，胸痛，低血圧，頻脈，徐脈など）があるので，投与前に必ず副腎皮質ステロイド，H1拮抗，H2拮抗剤の3剤を投与することになっている．また，paclitaxelが結晶として析出することに対するメンブランフィルターを使用すること，DEHPを含むポリ塩化ビニル製の点滴セットの使用を避けるなどの注意が必要である．

DFLとして特に骨髄抑制，末梢神経障害などが問題となる．

docetaxelの過敏反応はpaclitaxelほどではなく，そのための前処置は必要としない．

骨髄抑制がDFLである．浮腫，体液貯留（胸水，心嚢水など）きたすことがあり，毛細血管透過性の亢進が原因とされる．浮腫，心嚢水などのある患者では注意が必要である．

間質性肺炎，肝障害のある患者では慎重投与が必要である．

7）白金製剤

cisplatinは適応のがん種は多く，世界でもっとも多く使われている抗がん剤の一つである．一回投与量はおおよそ50〜100mg/m²を3週に一回であるが，毒性の軽減を目的とし，あるいは外来投与の簡便さから，これを分割投与していることも多くみられる．

発売当初，腎障害による死亡例もみられたが，十分な補液と制吐剤の開発により，より安全に投与できるようになった．しかし，腎機能障害のある症例では禁忌である．常にクレアチニンクレアランスをチェックし，投与の可否を検討する．

嘔気，嘔吐の副作用は他抗がん剤に比べもっとも強い部類に入ることから，常に制吐剤の投与タイミングを考慮する．

末梢神経障害は末梢神経障害も蓄積毒性と考えられるが，一回投与量が多い例に多く，難聴もその特徴のひとつである．食欲不振もなかなか制御しがたい副作用である．骨髄抑制は強くないが，遷延することに注意する．

carboplatinは腎障害は軽度で，骨髄抑制がDLFである．ほかに全身倦怠，脱毛，肝機能障害などがみられる．

nedaplatinは悪心嘔吐，食欲不振，骨髄抑制がDLFとなる．腎障害，末梢神経障害が少ない．

8）トポイソメラーゼI阻害薬

irinotecanは肺がん，大腸がんでは標準治療に組み込まれている．主な有害反応は骨髄抑制，下痢，悪心嘔吐などであり，まれに間質性肺炎，イレウスにも注意が必要である．とくにイレウスの患者では禁忌である．

9）トポイソメラーゼII阻害薬

etoposideの有害反応は骨髄抑制，肝障害で，とくに造血幹細胞移植時の大量投与で肝静脈閉塞性疾患（veno occlusive disease）に注意が必要である．

10）分子標的治療薬

gefitinibはEGFRを選択的に阻害する内服薬で，効果はとくに女子で肺腺がんに有効である．有害反応として，急性肺障害，間質性肺炎にて急死する症例があり，これはとくに投与開始4週までに多く，発症の危険因子として男性，喫煙歴，特発性間質性肺炎，肺繊維症のある症例があげられる．最初の4週はとくに入院またはそれに準ずる管理が必要である．

ほかに肝障害，下痢，脱水，中毒性表皮壊死融解症，

1. 副作用：各薬剤特有の副作用とdose limiting factorについて

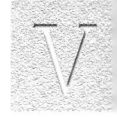

出血性膀胱炎，急性腸炎などがみられ，適切な対応が必要である．

imatinibはBCR-ABLチロジンキナーゼ活性抑制作用により，慢性骨髄性白血病，Ph染色体陽性急性リンパ性白血病に効果を示し，KITチロジンキナーゼ活性を選択的に阻害し，c-kit発現を示すGISTに対して効果を示す．

有害反応として，眼瞼浮腫，顔面浮腫，下痢，悪心，皮膚炎，肝障害，骨髄抑制などである．いずれも休薬にてコントロール可能である．

rituximabはB細胞リンパ腫に対してCHOP療法と併用することが世界の標準治療となっている．投与時，インフュージョンレアクションといわれる発熱，悪寒，頭痛，などが起こることが多く，投与前に抗ヒスタミン薬，解熱鎮痛薬を投与しておく．初回投与時はとくに点滴速度に注意する．次第に早めた投与は可能であるが，早く入り過ぎると血圧低下，気管支痙攣などの危険がある．アナフィラキシー様症状，呼吸不全，心障害などに充分気をつける．ほかにも，無力感，貧血，腎障害，肝障害，易感染状態などの報告がある．

trastuzumabはHER2が過剰に発現している乳がん患者に用いられる．インフュージョンレアクションとして，発熱，悪寒，無力感，悪心，などがあげられる．解熱鎮痛剤の前投与が必ずしも症状を抑えられるとは限らない．

心障害はとくに，アントラサイクリン系薬剤との併用で発現頻度が高くなる．心エコーなどの心機能検査を必要とする．ほかに，白血球減少，貧血，肝障害など報告あり．なお，rituximab，trastuzumabは牛の脾臓由来成分を含む培地を用いているため，使用にあたり，TSEの潜在的伝播の可能性についてインフォームドコンセントが必要である．

11) おわりに

最初に記載したことでもあるが，抗がん剤は一般薬とは異なり，有害反応がはるかに多く，しかも重篤，致死的であることを充分に認識することが大切である．紙面の都合でここに示していない有害反応はたくさんあり十分注意が必要である．

抗がん剤治療の事故をみると，1回投与量の間違い（vinblastine 10mgをvincristine 10mg投与），投与期間の間違い（cisplatin 1日のみの投与を5日間投与），投与経路の間違い（例，vincristineを間違えて髄腔内に投与した）などにより致死的となってしまった報告がある．十分に注意していただきたい．また，抗がん剤特有のDLFではないが，hepatitis B virus（HBV）陽性患者における抗がん剤治療，あるいは副腎皮質ステロイド薬使用はHBVの再活性化をきたし，劇症肝炎を引き起こす可能性があり，ラミブジン予防投与が有効である報告がある．これら患者自身の要因についても十分な注意が必要である．

なお有害反応の判定基準としてはCommon Terminology Criteria for adverse Events v 3.0(CTCAE)があり，日本語訳が使用されている．

文献

1) 日本医薬情報センター編：日本医薬品集 第27版．(株) じほう，2004．
2) 吉田清一監修：がん化学療法の有害反応対策ハンドブック 第4版．先端医学社，2004．
3) 佐々木常雄監修：癌化学療法副作用対策のベストプラクティス．照林社，2004．
4) 西條長宏監修：抗悪性腫瘍薬ハンドブック．中外医学社，2000．

The Authors

都立駒込病院　佐々木　常雄／前田　義治

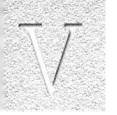

2 高齢者に対する化学療法

加齢に伴い臓器機能の低下，予備能の減少が生じる．普遍的に生じる変化に加え，それまでの生活，環境，疾病，遺伝的素因などにより程度が異なるため，個人差が大きい．一般成人と同様の治療が可能な場合もあれば，治療によりQOLの低下をきたすことや，副作用で治療死する可能性も高い．各高齢者に適した治療法を選択する必要がある．

1) インフォームドコンセント

化学療法を行う場合，インフォームドコンセントは患者の理解を得，患者および医療者が信頼しあい協力して治療していくうえで，非常に重要である．高齢患者の場合，医師も家族も患者自身に病気の内容を話すことをためらう傾向にあるが，約80％の患者は疾患名・内容を知りたいと希望している（**図1**）．しかし，約10％は知りたくない，家族に話してくれればいいと答えていることから，現在の段階では，家族と相談のうえ，患者のインフォームドコンセントを得るのが妥当と考える．家族が反対した場合には，話し合いを重ね，了解を取るように努める．インフォームドコンセントの行い方は一般成人と同一であるが，とくに高齢者に対しては，できるだけ難解な医学用語は使わず，わかりやすく，かつくり返して説明することが重要である．高齢者特有の，発熱時のせん妄・ADLの低下，入院中の筋力低下とその後の回復の遅延，ときには痴呆症状の発現・悪化などの可能性についても説明する．ときに悪性腫瘍の初期の段階であっても無治療を希望する患者がいるが，これも選択肢のひとつであり，治療をする患者と同様に診療する．理解力の低下している患者の場合には，患者同席の上家族（あるいはそれに準じる人）の了解を得るが，患者が理解せずとも拒否した場合には，原則として行わない．

2) 治療対象者の選択

(1) 年　　齢

年齢は治療対象除外の基準にならない．80歳代90歳代であっても，年齢相応の知的レベルが確保されており，重篤な合併症がない場合には治療対象となる．しかし，加齢に伴う臓器機能の低下は健常高齢者でも確実に存在する．とくに，体内薬物動態に強く関与する腎機能，肝機能の低下，および細胞回転の早い骨髄の予備能の低下は重要である．クレアチニンクリアランスは加齢による低下が顕著であり，年齢を使用した計算式が使用されている（**図2**）．これを用い単純に計算

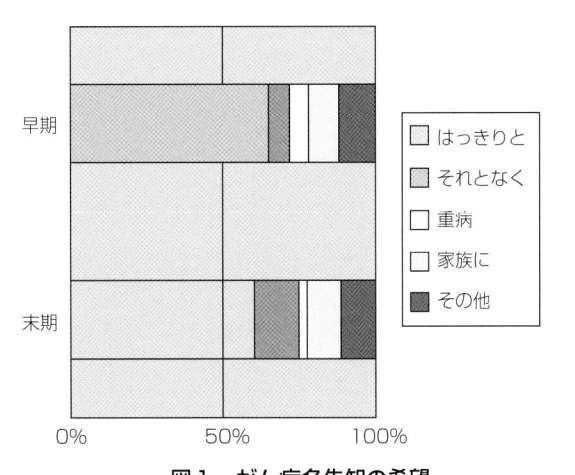

図1　がん病名告知の希望
60歳以上の外来患者562名（中央値74歳）にがん病名告知の希望を調査した．

クレアチニンクリアランス＝
（140－年齢）×体重（kg）/72×血清クレアチニン値（mg/dl）
（Cockcroft-Gault法）

図2　クレアチニンクリアランスの簡便計算式

2. 高齢者に対する化学療法

してみると，血中クレアチニン値が正常の場合，70歳のクレアチニンクリアランスは20歳時の約2/3に減少する．肝血流量も加齢とともに低下するとされている．つまり高齢者では腎機能障害や肝機能障害時の化学療法に準じた治療を行う必要があることになる．高齢者の骨髄は，造血を行っている赤色髄が減少し，脂肪髄が多くを占める．正常の血球数は高齢者も一般成人もほとんど差がないが，化学療法後の血球減少は高齢者で著しく，回復も遅延する．したがって年齢に応じて，化学療法を変更しなければならない．しかし，どのように変更すればもっとも適した治療法になるかに関しては，まだ試行錯誤の段階である．治療効果と副作用を考慮したうえで，患者のQOLを優先して治療法を決定する．

(2) 認知能低下

一見認知能が正常にみえる高齢者でも，認知能検査により低下していることが判明する例がある．認知能低下は，治療効果に影響する因子とはならないが，治療を行う過程で問題が生じることがある．ミニメンタルテスト25点（30点満点）以下では薬剤の自己管理は困難なことが多く，誤服薬の原因となる．投薬管理を行う家族などがいない場合には，経口抗がん剤や複雑な投与方法の薬剤は選択しないか，投与方法の工夫が必要である．さらに認知能が低下している場合には，点滴自己抜去の危険性，骨髄抑制期の管理などの問題があり，どの程度の治療を行うかを家族の考え方も考慮し決定する．

(3) Performance Status (PS)

PSは寛解率に関係することの多い因子である．高齢者ではちょっとした負荷が加わるとWHO分類のPS4（ベット上生活）になる．原疾患が原因のPS4は治療により改善するので，治療を断念する必要はないが，負担の少ない減量法やマイルドな治療を行い，PSが改善した後に通常の治療を行うなどの配慮が必要になることが多い．（コメント：PS4では一般に腫瘍量が多く，通常の治療によりtumor-lysis syndromeを併発する可能性が高い．補液の増量，アロプリノール投与などを行い，腎障害・DICの出現に注意を払う）

(4) 栄養低下

アルブミンやコリンエステラーゼの著明低下例は，化学療法を行っても予後がきわめて不良であり，強力な治療方法の対象とはならない．栄養補給，マイルドな化学療法などで栄養状態が改善してから，強力な治療を行う．

3) 治療方法

(1) 治療薬剤の選択

高齢者で禁忌の薬剤はほとんどない．作用機序がほぼ等しく副作用の少ないとされる薬剤が開発されてきているので，それらを試みるべきであろう（**表1**）．しかし，血液疾患に関する限り，従来の薬剤に比較し，統計上明らかに有意に治療効果が高くかつ副作用の少ない薬剤は今のところない．今後多くのprospective studyを行うことにより，こういった薬剤が見いだされることを期待する．

分子標的療法は重大な副作用も比較的少なく高齢者に適した療法といえる．しかし，これらの薬剤は開発されて間もないため，高齢者に適した治療法の研究がほとんどなく，薬剤毎に治療法を見いださなければならない．たとえば，チロシンキナーゼ阻害剤であるImatinibは400mg/日が標準投与量であるが，この量では副作用が強く長期投与可能である高齢者は少ない．効果と副作用を観察しながら減量し，投与量を決定する．病状により一時的に増量するのは当然である．一方モノクローナル抗体療法の代表であるリツキマブは80歳代でも一般成人量で問題は生じず，使用により治療成績は向上している[1]．

(2) 治療量

近年，高齢者での投与量は，一般成人と同一の治療量で問題ないという報告が多い．抗生物質の進歩やG-CSFなどの開発によりサポーティブテラピーが改善したためと考えられる．しかし，これらの報告は，60歳から75歳ないし80歳未満を対象としており，多くは年齢中央値が60歳代や70歳前半である．また，多くの治療法は数コースくり返して行うが，プロトコール通り最後まで行える例は前期高齢者でしかもPS良好例以外は少ない．randomized trialに組み込まれた例と組み込まれなかった例との比較を行った論文がある．それによると，組み込まれた例は年齢中央値が低く（**表2**），PSも良好であり，治療回数も多い．60歳以上のnon-Hodgkin's lymphomaでは，85%以上の減量が60%の患者に行われている[2]．適切な減量を考えなければなら

145

V 化学療法時の注意点

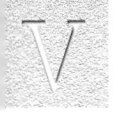

表1 臓器の加齢変化に伴い血中濃度に影響を受ける主な薬剤

加齢に伴う変化	影響を受ける薬剤
消化管の吸収低下	経口投与薬剤
体内水分量の低下	メトトレキセート ブレオマイシン シスプラチン
アルブミン濃度の変化	シスプラチン エトポシド
肝機能低下	アントラサイクリン シクロフォスファミド ダカルバジン
腎機能低下	メトトレキセート シスプラチン

表2 高齢者悪性リンパ腫において，ランダマイズトライアルに登録された例とされなかった例の比較

	登録例		非登録例
年齢	72.4歳	p=0.013	75.9歳
PS	良好	p=0.0006	PS不良
根治治療	100%	p<0.001	60%
6コース	89%	p<0.001	21%
5年生存率	44.3%	p<0.0001	10%

(Chen Cl Leuk Lymphoma 38:327-324, 2000. より引用)

ない．

どの程度減量すべきかは，年齢・疾患・使用薬剤・サポーティブテラピーにより異なる．急性骨髄性白血病（AML）を例にとり述べる．1984年に発表された論文[3]では，標準的AML治療法であるダウノマイシン・シトシンアラビノシド・6-チオグアニン（TAD）療法のダウノマイシンを標準量の45mg/m²と減量した30mg/m²にランダマイズし比較検討した結果，70歳以上の高齢者では30mgへの減量群の成績が良好で，一般成人では45mg群が良好であったとしている．しかし，1997年に発表された論文[4]では，60歳から83歳（中央値66歳）のAMLに対し，TAD療法をダウノマイシン30mg/m²投与群と60mg/m²投与群で比較し，寛解率・生存期間とも60mg/m²で良好であり減量の必要はないとしている．この二つの論文の相違は，行った年代が違い抗生物質などのサポーティブテラピーが異なること，対象年齢層が異なることである．

同一のプロトコールを数回くり返す治療法では，減量無しに何コースまで行えるかが問題となる．この代表として非ホジキン性リンパ腫を例にとり述べる．標準的治療法はCHOP（エンドキサン，アドリアマイシン，ビンクリスチン，プレドニン）療法6コースである．2000年以前の論文では65～70歳以上の高齢者では，減量無しのCHOP療法を行うと，寛解率は増加するが早期死亡率が非常に高いことから50～75%に減量して行うのが一般的であった．75%に減量しても6コース規定通り行えるのは約30%にすぎないとの報告もなされている．2000年以降，減量なしのCHOP療法を高齢者に行っても問題ないとする論文が相次いで出されているが[5]，年齢層は60歳以上で中央値は72歳前後がほとんどである．PSの良好な75歳まではさらに強力な治療法も可能であり，成績も向上するという発表[6]もなされている．一方，減量することにより，PS不良例も含めプロトコール通り6コース行え，成績も良好であるとする報告[7]もなされている．たとえ途中で減量しても，初期に強力な治療を行うのが良いのか，ある程度減量して長期に治療を持続するのが良いのかは，悪性腫瘍の種類にもよると思われるが，結論が出されていない．

これらの例で示されているように，薬剤の進歩は治療方針に大きな影響を与えている．したがって高齢者の治療方針も次第に変わると思われるが，現在のところ，60歳代は一般成人と同一プロトコールで問題なく，70歳代後半以降は減量を考慮する，PS不良例にはマイルドな治療をするなど，治療対象を層別化し，異なった治療をするべきであろうと考えられる．今後の研究結果を待たねばならない．しかし少なくとも，腎排泄の薬剤，とくに未変化体で排泄される薬剤の投与は，各人のクレアチニンクリアランスを計算し，腎障害時の投与量に従い投与しなければならない．（コメント：高齢者の化学療法に関する論文を読む場合には，対象としている年齢，PSに注意を払う．対象が異なれば治療成績もことなる．治療する場合にも，この点に注意しないと副作用などで思わぬ結果になることがある．）薬剤の蓄積による副作用のため，総投与量の目安が設定されている薬剤がある（アントラサイクリンなど）．これらの総投与量も一般成人の2/3を目安としていることが多い．

実際の治療現場では，治療効果・副作用の出現は症例により異なるので，どのような治療法であれ，1コース投与後の治療反応を詳細に観察し，次コースの治療量を決定する．

（3）投与間隔

悪性腫瘍の治療には一定期間内に実際にどれだけ薬剤が投与されたか（dose intensity）が重要である[8]．

2. 高齢者に対する化学療法

この点から考えると，投与間隔はできるだけプロトコール通り行うのが望ましい．とくに，減量している場合には，投与間隔が延長するとdose intensityは極端に低下し，治療効果も激減する．しかし，実際には化学療法後の骨髄抑制からなかなか回復せず，次コースを開始できない場合がしばしばある．高齢者では，血球の回復を待って次コースを開始することを原則とする．このような場合には，病勢と治療効果と副作用を考え併せ，主治医が投与量・間隔を設定していかなければならない．

4）サポーティングケア

高齢者においては，サポーティングケアが治療成績を左右するほど重要である．

(1) 知的・精神的状態の把握

できればミニメンタルテストなどで認知能を，モラールスケールなどでうつ指数を測定する．一見正常にみえる高齢者で，認知能がかなり低下していることがある．その程度を正確に把握しそれに応じて，医師・コメディカルがサポートしていくことにより，薬剤の管理など治療が正確に行われる．また，このような例でせん妄がおきやすい．注意深い観察により，せん妄の初期症状をとらえ，治療することができる．うつ症状が加わっているために認知能が低下しているようにみえたり，症状が改善しない場合がある．精神科医の協力を得て，うつの治療をする．薬剤による，意識障害も高齢者では出現しやすい．抗生物質，H2ブロッカー（とくに注射製剤）投与時には注意が必要である．

不眠に対して，睡眠剤を投与する機会が多いが，高齢者では，夜間の転倒，早朝のもうろう状態を引き起こす可能性がある．とくに発熱時，加療中の体力消耗時には危険度が高い．できるだけ作用時間の短い睡眠剤を使用する．

(2) 感染症対策

化学療法開始までに時間的余裕のある場合には，感染源になりうるフォーカスがないかどうか，歯科，耳鼻科を含めチェックし，必要に応じ治療しておく．無治療の結核巣にも注意を払う．化学療法開始後も口内の状態の観察は重要で，炎症を認めた場合には，細菌検査を提出したうえで，ただちに治療する．口腔内炎症の起炎菌と同一の菌が肺炎・敗血症の起炎菌になる確率が高い．高齢者では毎食後の歯磨き・義歯の清掃など口腔内清掃が十分に行われていないことがあるので，指導を行う．

顆粒球数が1,000/μl以下に減少する可能性がある場合には，一般成人同様，予防的に非吸収性の抗生物質，抗真菌剤を投与する．白血球数が2,000/μl以下に減少した場合には，G-CSFの投与を開始する．G-CSFの投与は，寛解率など治療成績には関係しないという報告が多いが，顆粒球減少期間を短縮でき，少なくとも患者のQOLを高めることができる．

感染症発症時には，一般成人同様，細菌学的検査を施行したうえで広範囲の抗菌スペクトルをカバーする薬剤を組み合わせて投与する．投与量は，加齢に伴う腎機能肝機能の低下を考慮し，過剰量を投与しない．一般的には，各薬剤の通常の用法用量通りで，有効血中濃度が長時間保たれる．平熱に戻りCRPが陰性化するまで投与する．

(3) 輸　　　血

輸血開始の目安は，症状が出ないことであり，通常一般成人と同様ヘモグロビン値（Hb）7 g/dlとするが，この値は日常生活の活発度により異なる．ベット上生活の場合には，より強い貧血であっても症状が出ない．一方，虚血性心疾患を有する場合には，Hbの低下は心筋虚血につながり胸痛などが出現するので，Hb値を8 g/dl以上に保つことが必要になる．しかも，この値は症例により異なるので，心虚血発作がおきないHb値に維持するように適宜輸血する．

貧血の患者では心臓が高回転しているので，輸血によりHbを急速に増加させると，循環血しょう量が増加し心不全を引き起こすことがある．大量の出血をしていない限り，2単位／日・1日おき以上の輸血をすべきではない．血小板輸血は一般成人と全く同一で問題ない．

文献

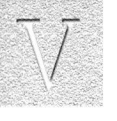

1) Coiffier B, Lepage E, Briere J, et al：CHOP chemotherapy plus retuximab compares with CHOP alone in elderly patients with diffuse large cell-B-cell lymphoma. N Engl J Med 346：235-242, 2002.
2) Lyman GH, Dale DC, Friedberg J, et al：Incidence and predictors of low chemotherapy dose-intensity in aggressive non-Hodgkin's lymphoma：a nationwide study. J Clin Oncol 22：1-10, 2004.
3) Kahn SB, Begg CB, Mazza JJ, et al：Full dose versus attenuated dose daunorubicin, cytosinearabinoside and 6-thioguanine in the treatment of acute non-lymphocytic leukemia in the elderly. J Clin Oncol 2（suppl 8）：865-870, 1984.
4) Buchner T, Hiddemann W, Wormann B, et al：Daunorubicin 60 instead of 30mg/sqm improves response and survival in elderly patients with AML. American Society of Hematology, 39th Annual Meeting, 1997.
5) Tirelli U, Erranta D, Van Glabbeke M, et al：CHOP is the standard regimen in patients＞70 years of age with intermediate-grade and high grade non-Hodgkin's lymphoma：Results of a randomized study of the European Organization for Research and Treatment of Cancer Lymphoma Cooperative Group 16：27-34, 1998.
6) Pfreudschuh M, Trumper L, Kloess M, et al：Two-weelky or 3-weekly CHOPchemotherapy with or without etoposide for the treatment of elderly patients with aggressive lymphoma：results of the NHL-B2 trial of the DSHNHL. Blood 104：634-641：2004.
7) Mori M, Niitsu N, Takagi T, et al：Reduced dose CHOP therapy for elderly patients with non-Hodgkin's lymphoma. Leuk Lymphoma 41：359-366, 2001.

The Author

東京都老人医療センター　森　眞由美

3 臓器障害時の化学療法

1) はじめに

　がん化学療法において，臓器障害は次の二点において重要である．一つは抗がん剤による骨髄抑制，腎障害などの臓器障害がDose Limiting Factorとなり，抗がん剤の用法・用量の変更を余儀なくされる点である．第二点は，多くの抗がん剤もまたほかの一般の薬剤と同様に肝代謝あるいは腎排泄により体内から消失するのであるから，肝障害や腎障害は抗がん剤の暴露量を規定する因子となる点である．Dose Limiting Factorとしての臓器障害については，別項に説明されているので，本稿では臓器障害時のとくに抗がん剤の処理臓器である肝臓および腎臓に焦点をあて，その際に投与設計をいかにすべきかについて，基本的な考え方を概説する．

　薬物の暴露量を規定する因子としては，吸収，分布，代謝，排泄があり，これらを総称して体内動態という．抗がん剤に限らず，投与設計を行ううえでは重要な概念である．一般的に薬物は消化管から吸収され，門脈を経て肝臓を通過し，全身循環に到達する．その後，種々の組織に分布し，代謝を受けて，あるいは代謝を受けずにそのまま肝臓を経由して胆汁中へ，あるいは腎臓を経由して尿中へ排泄される．薬物の暴露量（血中濃度）はこれらの総体の結果である．したがって，主に薬物の代謝および排泄を受けもつ肝臓と排泄を受けもつ腎臓は薬物の暴露量（血中濃度）を規定する重要な臓器であり，これらの臓器が障害を受けていると薬物の暴露量（血中濃度）が変動するのは当然のことである．その結果，効果や副作用が大きく変動することが予想される．また，一度用量の設定をしてしまえばあとは同じで良いというわけにはいかないのは言うまでもない．副作用出現により減量を余儀なくされたり，期待した効果が得られなかったりするために増量を行うといったケースだけでなく，施行している化学療法のために肝臓，腎臓での障害が出現し，薬物の暴露量が大きく変動するケースもあるからである．臓器障害を常に考慮しながら投与設計を行わなければならないといっても過言ではないわけである．

2) がん化学療法における投与設計

　抗がん剤は，ほとんどの場合で，がんに対して選択的に毒性を示すのみならず，正常組織に対して大きな障害をもたらす．薬物投与に伴う副作用は抗がん剤に限ったことではないが，抗がん剤ではときとして致死的，重篤な臓器障害を引き起こす．抗がん剤では用量反応曲線が有効性と副作用でしばしば逆転するからであり（図1），副作用は起こる，副作用のみで有効性に乏しい患者が存在する，という前提に立って患者個々について有効性をある程度確保しつつ副作用を最低限度に抑制することが課題となる．抗がん剤は本質的に毒物であり，用法・用量の少しの違いによって有効性・副作用が大きな影響を受けることを考慮に入れれば，暴露量に影響を与える肝障害・腎障害は危険因子であると言ってよい．

　多くの抗がん剤について適用される標準治療は経験則的におおむね決まっているが，これらは，患者の全身状態や栄養状態が良好であること，および肝臓や腎臓の状態ができる限り正常に近い状態で保たれていることを前提に設定されていることに留意する必要がある．しかしながら実際には，肝障害や腎障害を有する患者も少なからず存在し，その際，一部のプロトコールを除いては，標準治療の内容を具体的にどのように変更すべきかに関する情報がない，もしくは伝わっていないのが現状である．

　現在，日本で汎用される抗がん剤について，添付文書を参考に表1にまとめた．多くの抗がん剤において

V 化学療法時の注意点

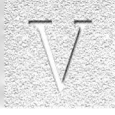

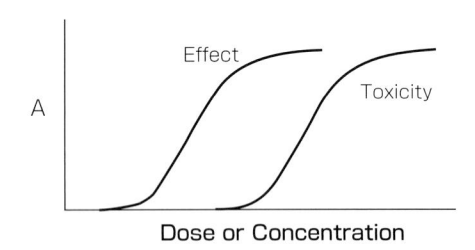

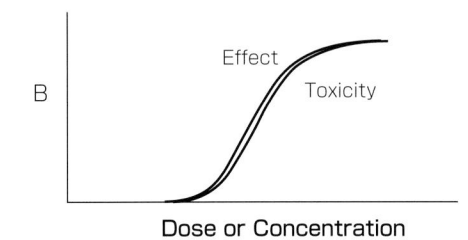

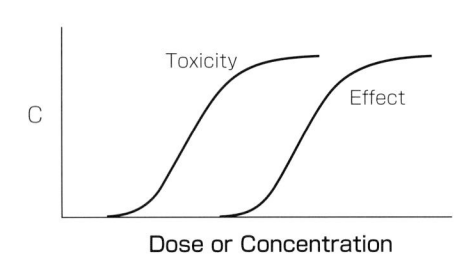

図1 典型的な用量反応曲線
A：効果が副作用を上回る場合
B：効果と副作用が拮抗する場合
C：副作用が効果を上回る場合

肝障害時，腎障害時に副作用が増強することがあり，慎重に投与する旨が記載されている．通常，薬剤が肝代謝あるいは腎排泄により体内から消失することを考えると当然のことであり，肝障害や腎障害を考慮して投与設計を行う必要があることを示している．表1にまとめたように，肝障害あるいは腎障害が副作用を引き起こす可能性について，定性的な情報を添付文書から入手することは可能である．しかし，ほとんどが症状に応じて適宜増減という表現になっており，どのように投与設計を行うかについての指針が不十分である．具体的には，血清クレアチニン値や血清ビリルビン値がいくらなら投与量を何％減量するのが適切であるか，という情報が必要であるが，定量的な議論をするには入手可能な情報が少ないのが現状である．現実にはさじ加減の感覚で変更されるものと考えられるが，診療施設個々について臨床検査値と併せて根気よく臨床データの収集を行い，得られたデータから基準を設定することができれば，最高であろう．

3）肝障害時の投与設計

肝臓は，多くの薬物を代謝し，また胆汁中へ排泄することにより処理臓器として重要である．肝障害時には，薬物の血中濃度に影響を与える生理的因子として，（1）肝血流量の低下，（2）血清タンパク量の低下および（3）代謝酵素活性の低下があげられる．

肝血流量の低下は，抗がん剤の肝への移行を低下させ処理を遅くすることにより，血液中の滞留性を上昇させるように影響する．したがって，肝血流量の低下が疑われれば投与量の減量などを考慮する必要がある．

薬剤の多くは血液中で血清アルブミンなどのタンパクと結合している．ヒトにおけるタンパク結合率を表1に示した．薬効を発揮したり，組織に移行したりするのは，タンパクと結合していない非結合体であり，肝障害時に血清タンパク量が低下することにより，非結合体率が上昇する可能性に注意を要する．したがって，もともとタンパク結合率が高い抗がん剤については，考慮する必要があろう．

肝臓に存在する主たる代謝酵素としては，チトクロームP450（cytochrome P450，CYP）酵素，グルクロン酸抱合酵素，硫酸抱合酵素，グルタチオン抱合酵素などがあげられる．したがって，肝障害時にこれらの酵素活性が低下することにより，抗がん剤の代謝が抑制され，体内からの消失の遅れ，暴露量の増大につながる．抗がん剤が肝代謝型である場合に投与量の減量を考える必要がある．

一部の薬剤については，成書[1]に指針が記載されている．ダウノルビシンでは血清ビリルビンが1.2～3.0mg/mLのとき，常用量の75％，血清ビリルビンが3.0mg/mL以上または血清クレアチニンが3.0mg/dL以上のとき常用量の50％で投与する．ドキソルビシンでは血清ビリルビン値が1.2～3.0mg/mLのとき常用量の50％，3.0mg/mL以上のとき25％で投与する．また，分子標的薬イマチニブに関しては，添付文書に用量調節法が記載されている．ビリルビン値が正常値上限の3倍あるいはAST，ALT値が正常上限値の5倍を超えた場合，ビリルビン値が1.5倍未満，AST，ALT値が2.5倍未満に低下するまで休薬後，減量して再開する．

同様に肝代謝あるいは胆汁排泄が主たる消失経路である抗がん剤についても，これらの減量法を参考にしながら，副作用を慎重にモニターしつつ用量を調節す

3. 臓器障害時の化学療法

表1 日本で汎用されている抗がん剤一覧

分類	一般名	商品名	内服	注射	消失半減期	タンパク結合率	代謝	排泄	肝・腎障害時の注意	肝・腎への影響
アルキル化剤	cyclophosphamide	エンドキサン	○	○	5.68hr	12-24%			腎障害時に副作用↑	肝障害、腎障害を悪化
	ifosfamide	イホマイド		○	41min				腎障害時、腎障害時に副作用↑	肝障害、腎障害を悪化
	melphalan	アルケラン	○	○		55-76%			肝障害時、腎障害時に副作用↑	
	thiotepa	テスパミン		○					肝障害時、腎障害時に副作用↑	
	busulfan	マブリン	○							肝障害を悪化
	carboquone	エスキノン		○	15min					肝障害を悪化
	dacarbazine	ダカルバジン		○	41.4min	20%		尿中排泄率：22.2-23.0%	肝障害時、腎障害時に副作用↑	肝障害、腎障害を悪化
	nimustine hydrochloride	ニドラン		○	35min				肝障害時、腎障害時に副作用↑	肝障害、腎障害を悪化
	ranimustine	サイメリン		○	41min			主な消失経路は尿中排泄である		
代謝拮抗剤	methotrexate	メソトレキセート	○	○		50%		速やかに尿中排泄される		
	6-mercaptopurine	ロイケリン	○						肝障害時、腎障害時に副作用↑	
	5-fluorouracil	5-フルオロウラシル	○	○	10-20min	7.5-10.3%			肝障害時、腎障害時に副作用↑	肝障害を悪化
	tegafur	フトラフール	○	○					肝障害時に副作用↑	
	tegafur/uracil	ユーエフティー	○						腎障害時に副作用↑	肝障害を悪化
	tegafur/gimeracil/oteracil potassium	ティーエスワン	○						肝障害時、腎障害時に副作用↑	
	carmofur	ミフロール	○						肝障害時、腎障害時に副作用↑	
	doxifluridine	フルツロン	○			14.6-40.8%			肝障害時、腎障害時に副作用↑	
	cytarabine	キロサイド、サイトサール		○	2-3hr		主な消失経路は肝代謝である		肝障害時、腎障害時に副作用↑	肝障害を悪化
	cytarabine ocfosfate	スタラシド	○							
	enocitabine	サンラビン		○	5.3hr				肝障害時、腎障害時に副作用↑	
	hydroxycarbamide	ハイドレア	○		18.9min	10%			肝障害時、腎障害時に副作用↑	
	gemcitabine hydrochloride	ジェムザール		○		53-55%			腎障害時、腎障害時に副作用↑	
	capecitabine	ゼローダ	○		0.42hr					
アルカロイド系	paclitaxel	タキソール		○	9.9-16.0hr	84-90%		尿中排泄率：6.2-12.2%	肝障害時、腎障害時に副作用↑	
	docetaxel hydrate	タキソテール		○	18.8hr	>90%			肝障害時、腎障害時に副作用↑	腎障害を悪化
	vincristine sulfate	オンコビン		○	85.0hr				肝障害時に副作用↑	
	vinblastine sulfate	エクザール、ビンブラスチン		○	24.8hr				腎障害時に副作用↑	
	vindesine sulfate	フィルデシン		○	22-29hr	90%			肝障害時、腎障害時に副作用↑	腎障害を悪化
	etoposide	ベプシド、ラステット	○	○	3.33-4.85hr	30-40%[2]		尿中排泄率：16.3-21.1%	肝障害時、腎障害時に副作用↑	
	irinotecan hydrochloride	カンプト、トポテシン		○	3.75-8.hr[1]	88-89%		尿中排泄率：5.8-12.4%	肝障害時、腎障害時に副作用↑	
	vinorelbine ditartrate	ナベルビン		○	22-32hr	83-84%			肝障害時、腎障害時に副作用↑	
抗生物質	doxorubicin hydrochloride	アドリアシン		○	25.8hr				肝障害時、腎障害時に副作用↑	
	epirubicin hydrochloride	ファルモルビシン		○	36.5hr	19-76.2%			肝障害時、腎障害時に副作用↑	
	pirarubicin hydrochloride	テラルビシン、ピノルビン		○	14.2hr				肝障害時、腎障害時に副作用↑	
	daunorubicin hydrochloride	ダウノマイシン		○	15.8hr			尿中排泄率：6.3%	肝障害時、腎障害時に副作用↑	
	idarubicin hydrochloride	イダマイシン		○	6.40-9.85hr			尿中排泄率：2%	肝障害時、腎障害時に副作用↑	
	aclarubicin hydrochloride	アクラシノン		○				尿中排泄率：0.2-5.6%	肝障害時、腎障害時に副作用↑	
	mitomycin C	マイトマイシン		○		8.4-12.8%		尿中排泄率：4.3-8.8%	肝障害時、腎障害時に副作用↑	
	actinomycin D	コスメゲン		○	36.0hr				肝障害時、腎障害時に副作用↑	
	bleomycin	ブレオ		○	242min		主な消失経路は尿中排泄である		肝障害時、腎障害時に副作用↑	
	pepiomycin sulfate	ペプレオ		○	ブレオマイシンと同程度	10%	主な消失経路は尿中排泄である		肝障害時、腎障害時に副作用↑	
	amrubicin hydrochloride	カルセド		○	1.76-2.3hr	97%		尿中排泄率：0.22-1.71%	肝障害時、腎障害時に副作用↑	
	cytarabine	キロサイド		○	2-3hr			尿中排泄率：7.1-7.8%	肝障害時、腎障害時に副作用↑	
ホルモン製剤	tamoxifen citrate	ノルバデックス	○		20.6-33.8hr	>99%			肝障害時、腎障害時に副作用↑	
	medroxyprogesterone acetate	ヒスロンH	○		50-60hr	92-93%			肝障害時に副作用↑	
分子標的薬	gefitinib	イレッサ	○		30.1-37.8hr	90%	大部分が肝代謝を受ける		大部分が肝代謝を受ける	肝障害を誘発
	imatinib mesilate	グリベック	○		10.5hr	95%	大部分が肝代謝を受ける		腎障害時に用量を調節	
	rituximab	リツキサン		○	76.6-174hr			尿中排泄率：5.4%		肝障害を誘発
白金製剤	cisplatin	ブリプラチン、ランダ		○	100hr	90%		尿中排泄率：57-82%	腎障害時に副作用↑	肝障害、腎障害を悪化
	carboplatin	パラプラチン		○	22hr	>95%		尿中排泄率：40-69%	腎障害時、腎障害時に副作用↑	肝障害、腎障害を誘発
	nedaplatin	アクプラ		○	2-13hr	0%			腎障害時は用量調節の必要なし	
その他の抗がん剤	anastrozole	アリミデックス	○		52.5-56.3hr	40%			肝障害時は用量調節	
	tretinoine	ベサノイド	○		1.25-1.55hr	>95%			腎障害時、腎障害時に投与禁忌	肝障害、腎障害を誘発
	mitoxantrone hydrochloride	ノバントロン		○	83hr	78.30%		尿中排泄率：5.17%	腎障害時に用量調節	
	procarbazine hydrochloride	ナツラン	○					尿中排泄率：72-85%	腎障害時に用量調節	肝障害、腎障害を誘発
	pentostatin	コホリン		○	3-4hr					
	L-asparaginase	ロイナーゼ		○						

化学療法時の注意点

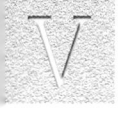

る必要がある．また，肝障害に伴う用量の調節に関してはSachsらの報告が参考になるであろう[2]．今後新しく開発される抗がん剤については，このような指針も併せて提供されることが期待される．

4）腎障害時の投与設計

腎臓は，薬物を尿中に排泄することにより，体内からの消失の役割を担っている．腎障害時には，腎血流量の低下やろ過機能の障害で種々の物質の腎からの消失が低下する場合がある．したがって，腎からの排泄が主な消失経路である抗がん剤については，その投与量の減量を考える必要がある．表1には抗がん剤が代謝されずに尿中に排泄される割合を示した．この尿中排泄率が高い抗がん剤についてはとくに注意が必要である．実際に用量調節を行う指針について，一部の薬剤では紹介されている．成書[1]においてブレオマイシンでは血清クレアチニンが2.5〜4.0，4.0〜6.0，6.0〜10.0のとき，常用量の25，20，10％で投与するよう記載されている．また，ペントスタチンに関しては，添付文書に用量調節法が記載されている．通常，4〜5 mg/m²のところ，クレアチニンクリアランスが59〜40mL/minのときには2〜4 mg/m²に，39〜25mL/minのときには1〜3 mg/m²に，それ以下では投与禁忌となっている．それ以外の抗がん剤については具体的な指針は見あたらないが，これらを参考にするとよいであろう．

また重症の腎障害時に血清タンパク量の低下も起こる．したがって，腎臓が主たる消失経路でない場合も，血清タンパク量の低下により，薬物の血中タンパク結合率が低下し，思わぬ副作用を引き起こす可能性もあるので注意を要する．

5）その他

その他の病態あるいは特殊な状態によって，生理学的因子の変動により抗がん剤の暴露量が変動する可能性があることにも留意する必要がある．たとえば心不全時には心拍出量が低下するが，筋肉，消化管，腎臓，皮膚などの血流量が大きく低下する．甲状腺機能亢進時には若干の肝血流量，腎血流量の増大，糸球体ろ過能の増大が起こる．反対に甲状腺機能低下時には肝血流量，腎血流量，糸球体ろ過能が大きく低下する．肥満では腎血流量が増大している．表2には病態あるいは特殊な状態によって薬物の暴露量に与える可能性のある生理学的因子についてまとめた．このように，薬物の処理臓器である肝臓，腎臓以外の臓器障害においても，薬物のタンパク結合を変動させたり，間接的に肝臓，腎臓に影響を与えたりすることにより，抗がん剤の暴露量を変動させることがあるので，慎重に観察しながら投与量の増減を行う必要がある．

6）おわりに

すでに述べたように，抗がん剤はほかの薬剤と異なり，有効性が乏しく，副作用が重篤なものが少なくない．また同じ抗がん剤であっても劇的に奏効する患者と副作用しか出現しない患者が存在する場合が多々ある．同じ患者であっても少しの暴露量の違いで効果や副作用の出現が大きく異なることも多く経験する．したがって，ほかの薬剤以上に慎重に投与設計を行う必要がある．

がん治療はチーム医療である．日本看護協会ではがん化学療法看護に関する認定看護師制度を運営してい

表2 病態等と薬物の暴露量に影響を与える可能性のある生理学的因子の変動

病態等	生理学的因子の変動
肝障害	肝血流量の低下，血清タンパク量の低下，薬物代謝の低下
腎障害	腎血流量の低下，血清タンパク量の低下，薬物代謝の変化
心不全	心拍出量，筋肉，皮膚，消化管，腎臓の血流量低下
甲状腺機能亢進	肝血流量，腎血流量，糸球体ろ過能の増加
甲状腺機能低下	肝血流量，腎血流量，糸球体ろ過能の低下
糖尿病	血清タンパク量の低下，遊離脂肪酸の増加，血清タンパクのグリコシル化
肥満	腎血流量，血管外脂肪，遊離脂肪酸の増加，一部の代謝酵素活性の低下

る．また，日本病院薬剤師会ががん専門薬剤師認定制度を立ちあげようとしている．そのようななか，薬の専門家である薬剤師の力を借りながら，より有効で安全な化学療法が行われていくことを期待する．

文　献

1) 癌化学療法ハンドブック第4版（古江尚ほか訳），メディカル・サイエンス・インターナショナル，2003.
2) Sachs B, Haider S, Balaraman R, et al：Hepatotoxicity of chemotherapy. Expert. Opin Drug Saf 1：339-353, 2002.

神戸大学大学院　　　　　岡村　　昇
神戸大学医学部附属病院　栄田　敏之／奥村　勝彦

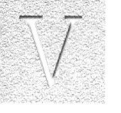

4 支持療法の実際

抗がん剤治療自体の進歩とその支持療法の進歩により，悪性リンパ腫や白血病など一部の造血器腫瘍では治癒が可能となり，その他の固形腫瘍でも生存期間の延長が可能となってきた．この項ではガイドラインを中心に支持療法について解説する．

1) 感染の予防と治療

抗がん剤の種類や投与スケジュールにより異なるが，おおむね治療を開始して1週から3週間で白血球・好中球の減少が顕著となる．著しい好中球減少が長期間持続することが予想される場合はとくに感染の予防とその治療が重要である．

感染症の予防には医療従事者・本人・面会者のアルコールベースの消毒液を用いた手洗い消毒，食事制限，口腔ケア，肛門周囲の清潔維持，ラミナエアフローの使用，非吸収性抗生剤による腸管内殺菌などがある．リンパ系腫瘍などで副腎皮質ステロイド薬を投与する場合はST合剤によるカリニ肺炎の予防も必要である．同種造血幹細胞移植では，フルコナゾールによる真菌感染症の予防とアシクロビルによるヘルペス感染症の予防が有効である．しかしながら，抗がん剤治療後の好中球減少時にはこのような感染に対する予防を行っていても致命的となる感染症を発症することは少なくない．したがって，好中球減少時の発熱には経験的に予想される病原体を対象とした広域スペクトラムの抗菌療法をすみやかに開始しなくてはならない（empiric therapy）．ここでは2002年Infectious Disease Society of America (IDSA) のガイドライン[1]にそって解説する．発熱は口腔内体温が38.3℃以上あるいは38.0℃以上が1時間以上持続する場合と定義され，また，好中球減少は好中球数500/μl未満あるいは今後500/μlになると予想される1000/μl未満の状態と定義されている．これらの定義において発熱性好中球減少症（febrile neutropenia：FN）が発症した場合には，理学所見，画像所見，各種培養などで感染巣と起因菌の同定を進めるとともに，**表1**のスコアリングシステムを用いて危険度を判定する．低リスク群の場合には抗菌薬の投与法を経口にするか静注にするかを決定する．一般に経口投与を選択する場合は細菌感染の明らかな感染巣がなく，発熱以外に全身症状のない場合と考えられている．使用する抗菌薬はキノロン系とペニシリン系の併用が勧められている．高リスク群の場合は，初期治療にバンコマイシンが必要かどうかを判断する．初期治療にバンコマイシンが適応となる場合はカテーテル関連感染症，ペニシリン・セファロスポリン系耐性の肺炎球菌あるいはメチシリン耐性黄色ブドウ球菌（MRSA）の保菌，血液培養でグラム陽性球菌が陽性だが菌種や感受性が同定されていない状態，低血圧あるいはその他の循環器系の障害を伴うものに限定されている．その際はバンコマイシンとセフェピム，セフタジジム，カルバペネムのいずれかと併用する．初期治療にバンコマイシンが適応とならない場合はセフェピム，セフタジジム，カルバペネムのいずれかによる単剤治療，あるいはアミノ配糖体と抗緑膿菌効果を有するペニシリン製剤，セフェピム，セフタジジム，カル

表1 好中球減少中の危険度を評価するスコアリングシステム

症状		
	無症状	5
	軽い症状	5
	中等度の症状	3
	血圧低下がない	5
	慢性閉塞性肺疾患の合併がない	4
	固形癌患者である，あるいは真菌感染症がない	4
	脱水がない	3
	発熱時外来患者であること	3
	60歳未満であること	2

合計すると最高26点となるが，21点以上の場合を低危険度とする．
(Hughes WT, et al, 2002[1])

4. 支持療法の実際

バペネムのいずれかによる併用療法を開始する(**図1**). 3〜5日以内に解熱がみられた場合,起因菌が同定されていればその感受性に合わせて抗菌薬を変更するが,同定されていない場合は初期治療を継続する. 好中球数500/μl以上に回復し,明確な感染巣がなく,培養が陰性となれば抗菌薬を中止する. また,好中球減少が持続していても,患者が低リスク群で,合併症がなく,5〜7日間解熱していれば抗菌薬を中止してよい. 初期治療開始後3〜5日間発熱が持続している場合には病状を再評価する. 増悪がなければ初期治療を継続するが,バンコマイシンを投与している場合はバンコマイシンを中止する. 病状が増悪していれば抗菌剤の変更が必要である. 5日以上発熱が持続している場合には抗真菌薬(アムホテリシンB)の投与を検討する.

抗がん剤治療後の感染症は致命的になるおそれがあるので,MRSAや多剤耐性緑膿菌などの薬剤耐性菌については監視培養を行って施設内の発症状況を把握しておく必要があると思われる.

2) サイトカイン

(1) 顆粒球コロニー刺激因子(G-CSF)

米国臨床腫瘍学会(American Society of Clinical Oncology:ASCO)により発表された2000年改訂のガイドライン[2]を**表2**にまとめた. このガイドラインでは治癒可能な腫瘍(例えば胚細胞腫瘍)以外は二次的予防投与の前に抗がん剤の減量を考慮すべきであることや臨床試験以外にdose-intensityを高める目的でG-CSFを投与

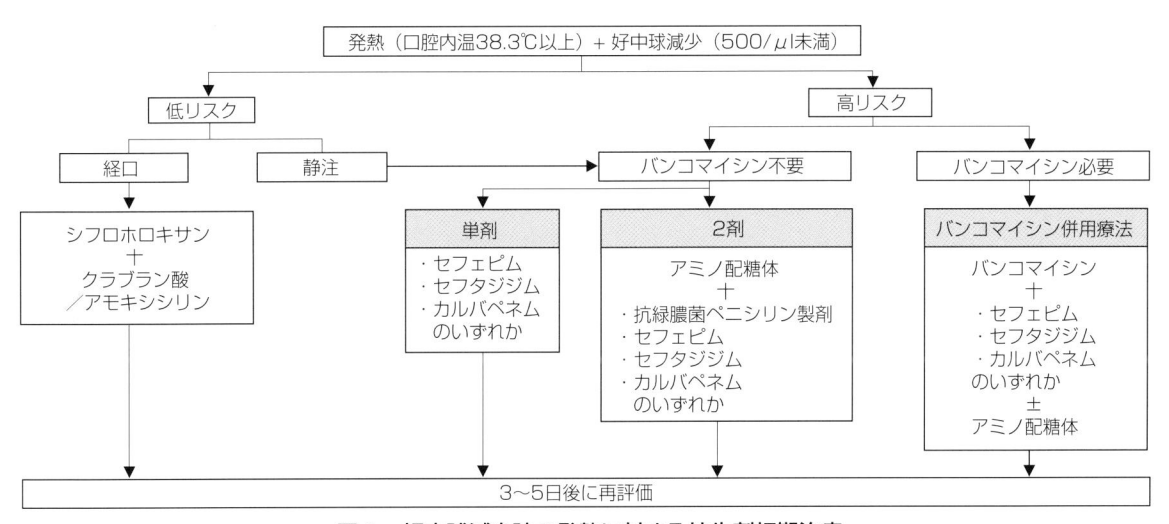

図1 好中球減少時の発熱に対する抗生剤初期治療
(Hughes WT, et al, 2002[1] より引用)

表2 造血因子製剤の使用に関するガイドライン

	推奨する	考慮してよい	その他
一次的予防投与	40%以上の確率でFNが予想される化学療法	1) 疾患そのものにより好中球減少が存在している 2) 過去に強力な抗がん剤治療を受けてる 3) 過去に広範囲の骨髄領域を含む放射線治療を受けている 4) 過去の抗がん剤治療でFNを反復している 5) 重症感染のリスクがある(全身状態が不良・進行がんの存在・免疫能の低下・開放創の存在・活動性の感染症の存在)	ルーチンの投与は勧めない
二次的予防投与			1) ルーチンの投与は勧めない 2) 治癒可能な腫瘍(例えば胚細胞腫瘍)以外は化学療法を減量する
治療的投与		好中球<100/μl,コントロールされていない悪性腫瘍,肺炎,低血圧,多臓器不全,敗血症・真菌感染,65歳以上,リンパ球減少症	無熱の患者,発熱期間が10日以内,肺炎,蜂窩織炎,膿瘍,低血圧,多臓器不全,真菌感染等の確証がないもの,コントロールされている悪性腫瘍

(Ozer H, et al, 2000[2])

V 化学療法時の注意点

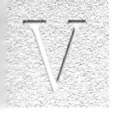

すべきでないと明記されている．

　このガイドラインは米国における投与量やコストを基にしているため，わが国の診療にそのままあてはめることはできないが，G-CSFを使用する際には参考になるガイドラインである．またわが国ではフィルグラスチム，レノグラスチム，ナルトグラスチムでは適応疾患，投与量が異なるので投与する製剤にも注意しなくてはいけない．

(2) マクロファージコロニー刺激因子（M-CSF）

　M-CSF（ミリモスチム）は日本のみで市販されている．日本でおこなった臨床研究[3]でM-CSFにはG-CSFほどではないが好中球増加作用があり，G-CSFにはない血小板増加作用とマクロファージの活性化による抗感染力の増強効果が確認された．ただし，適応疾患が限られているので実際の使用にあたっては注意が必要である．

(3) エリスロポエチン（EPO）

　抗がん剤使用後の貧血の改善にEPOの有用性が報告されている．ASCOと米国血液学会（American Society of Hematology：ASH）は合同で，悪性腫瘍患者に対するEPO使用のガイドラインを発表した[4]．わが国でも，現在，臨床試験が進められており保険適応になることが期待される．

3）輸　血

　赤血球輸血，血小板輸血とも抗HLA同種抗体出現の予防に白血球除去フィルターを使用し，輸血後移植片対宿主病（Graft-versus-host disease：GVHD）の予防に放射線照射した血液製剤を用いる．それぞれの適応については以下に解説する．

(1) 赤血球輸血

　欧米では前に記したように抗がん剤治療後の貧血にはEPOを用いる場合もあるが，わが国では保険適応がないために抗がん剤使用後の貧血には赤血球輸血が必要となる．旧厚生省より示されている血液製剤の使用指針[5]によると内科的疾患の慢性貧血ではヘモグロビン7 g/dlを目安に赤血球輸血を行うとあるが，個々の症例の症状，合併症などにあわせて輸血を検討する必要がある．また，日本で急性白血病の治療に頻用されているエノシタビンは赤血球膜に結合してから徐々に血中に放出されるのでエノシタビンを使用する場合は赤血球数を300万/μl以上に保つ必要があるといわれている．

　赤血球の寿命は約120日と長いため，骨髄抑制による貧血が出現するには1～2カ月の期間がかかる．したがって，治療後早期に出現した貧血は出血や溶血の可能性もあるため出血源の検索や破砕赤血球の有無，ハプトグロビン値の低下などを確認する必要がある．

(2) 血小板輸血

　抗がん剤投与後の血小板減少は骨髄抑制によるもののほかに，出血，汎発性血管内凝固症候群（DIC），血栓性血小板減少性紫斑病などの可能性もあるので注意を要する．旧厚生省の血小板製剤の使用基準[6]では血小板数20,000/μl以下で出血症状がある場合としている．出血の予防的投与には10,000/μl，DICを合併している場合には50,000/μlが目安となる[6,7]．2001年にASCOから血小板輸血に関してのガイドライン[8]が発表された．EBMに基づいた内容で，わが国の診療においても参考になるガイドラインである．

4）制　吐　剤

　抗がん剤治療を受ける患者にとって苦痛を伴う薬物有害反応のひとつに悪心・嘔吐があり，その程度によっては闘病意欲やquality of life（QOL）の低下，ときとして抗がん剤治療が継続できなくなることもある．1999年ASCOより制吐剤使用に関するガイドライン[9]が発表された．このガイドラインも米国におけるコストを考慮していることや投与量がわが国の保険承認のものとは異なっている．しかし，数多くの論文を検討して作成され，わが国の実地診療においてもほぼ応用のできる内容である．

(1) 急性悪心・嘔吐

　抗がん剤投与から24時間以内に生じる嘔吐である．抗がん剤が延髄に存在するchemoreceptor trigger zone（CTZ）の5-HT3受容体を直接刺激したり，あるいは抗がん剤投与により回腸から遊離されたセロトニン（5-HT）が上部消化管壁に分布する5-HT3受容体と結合して求心性線維を経て嘔吐中枢を刺激すると考えられている．使用する薬剤の嘔吐リスクが高リスク群なら5-

4. 支持療法の実際

HT3受容体拮抗薬に副腎皮質ステロイド薬（デキサメタゾン20mgまたはメチルプレドニゾロン40～125mg）を併用，中リスク群なら副腎皮質ステロイド薬（デキサメタゾン4～8mg），低リスク群なら一般に制吐剤は不要である（**表3**）．

(2) 遅延性悪心・嘔吐

抗がん剤投与から24時間以降に出現し，2～3日目がもっとも強く，1週間程度持続する．発症機序は不明であるが，セロトニンの関与は急性嘔吐に比べ少ないとされ，胃や腸管の運動低下，腸管上皮障害，腸管内の細胞分解産物の血中への移行などが原因と考えられている．使用する薬剤の嘔吐リスクが高リスク群なら副腎皮質ステロイド薬とメトクロプラミドまたは副腎皮質ステロイド薬と5-HT3受容体拮抗薬を併用する．中・低リスク群なら一般に制吐剤は不要である（**表3**）．

(3) 予測性悪心・嘔吐

以前に施行した抗がん剤治療における急性もしくは遅延性悪心・嘔吐のコントロールが不良であった患者

表3　抗がん剤の急性嘔吐と遅延性嘔吐に対するガイドライン[9]

急性嘔吐の分類	抗がん剤	急性嘔吐のガイドライン	遅延性嘔吐のガイドライン	エビデンス（レベルと推奨グレード）急性嘔吐	遅延性嘔吐
高リスク：（99％の患者に嘔吐が起きる）	シスプラチン	セロトニン拮抗薬と副腎皮質ステロイド薬との併用	経口副腎皮質ステロイド薬と経口メトクロプラミド，もしくはセロトニン拮抗薬の併用	I, A	I, A
高リスク：シスプラチン以外（30～90％の患者に嘔吐が起きる）	ダカルバジン アクチノマイシンD メクロレタミン ストレプトゾトシン ヘキサメチルメラミン カルボプラチン シクロフォスファミド ロムスチン ダウノルビシン ドキソルビシン エピルビシン イダルビシン シタラビン イフォマイド	セロトニン拮抗薬と副腎皮質ステロイド薬との併用	デキサメサゾン8mgを1日に3～4回に加えてメトクロプラミド30～40mgを1日に2～4回を2～4日間，もしくはセロトニン拮抗薬を2～3日間	II-III, A-B（抗がん剤によって違う）	III-V, B-D（抗がん剤によって違う）
中リスク：（10～30％の患者に嘔吐が起きる）	イリノテカン ミトキサントロン パクリタキセル ドセタキセル マイトマイシン トポテカン ゲムシタビン エトポシド テニポシド	経口副腎皮質ステロイド薬(デキサメサゾン4～8mgを化学療法前に経口投与)	一般に制吐剤は不要	III-IV, B-D（抗がん剤によって違う）	V, D（抗がん剤によって違う）
低リスク：（10％以下の患者に嘔吐が起きる）	ビノレルビン フルオロウラシル メソトレキセート チオグアニン メルカプトプリン ブレオマイシン l-アスパラギナーゼ ビンデシン ビンクリスチン ブスルファン クロラムブシル 2-クロロデオキシアデノシン タモキシフェン	一般に制吐剤は不要	一般に制吐剤は不要	V, D	V, D

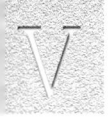

に多い．嘔吐した経験などの不安・恐怖の情動が大脳や前庭を通って嘔吐中枢を刺激すると考えられている．したがって，急性，遅延性悪心・嘔吐に対してもっとも効果のある制吐治療が大切である．予測性悪心・嘔吐が生じたら系統的な減感作療法と行動療法が提案されている．

文献

1) Hughes WT, et al：2002 guidelines for the use of antimicrobial agents in neutropenic patients with cancer. Clin Infect Dis 34：730-751, 2002.
2) Ozer H, et al：2000 update of recommendations for the use of hematopoietic colony-stimulating factors：Evidence-based, clinical practice guidelines. J Clin Oncol 18：3558-3585, 2000.
3) Ohno R, et al：Human urinary macrophage colony-stimulating factor reduces the incidence and duration of febrile neutropenia and shortens the period required to finish three courses of intensive consolidation therapy in acute myeloid leukemia：a double-blind controlled study. J Clin Oncol 15：2954-2965, 1997.
4) Rizzo J D, et al：Use of epoetin in patients with cancer：evidence-based clinical practice guidelines of the American Society of Clinical Oncology and the American Society of Hematology. Blood 100：2303-2320, 2002.
5) 厚生省:血液製剤の使用指針．厚生省医薬安全局長通知，医薬発第715号，2000.
6) 厚生省薬務局:血小板製剤の適正使用について．1994.
7) 半田誠.血小板製剤．日内会誌 93：1308-1314, 2004.
8) Schiffer CA, et al：Platelet transfusion for patients with cancer：clinical practice guidelines of the American Society of Clinical Oncology. J Clin Oncol 19：1519-1538, 2001.
9) Gralla RJ, et al：Recommendations for the use of antiemetics: evidence-based, clinical practice guidelines. American Society of Clinical Oncology. J Clin Oncol 17：2971-2994, 1999.

The Authors

埼玉医科大学　　吉田　勝彦／別所　正美

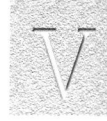

5 治療関連二次発がんの危険性

1) はじめに

がん治療後数カ月から数年で発症する有害事象である晩期障害は，心，肺，甲状腺などの慢性の臓器障害と二次がん（治療の対象となったがん[一次がん]とは異なったがん）とに大別され，後者を治療関連二次がんとよぶ．がんの治療成績の向上に伴い治癒を含めた長期生存例も増加し，一方で二次がんの発症が無視できない重大な問題として認識されてきている．Stanford大学のグループからの報告によると，長期生存可能ながんの代表的な疾患であるホジキンリンパ腫（2,498例）患者の死亡原因について長期間追跡した結果，治療後約16年まではホジキンリンパ腫の再発による死亡が第一位であるが，その後は再発以外の死因（二次がんと晩期障害を含む）が第一位となり，およそ30年後には2倍以上にまで上昇することが明らかにされた[1]．二次がんは治療抵抗性で予後不良のことが多く，今後，さらなるがんの治療成績向上には治療関連二次がんは避けて通れない問題であり，がんの治療に携わる医療者がこの二次発がんの危険性を認識することはきわめて大切なことである．

2) 二次がん

ホジキンリンパ腫は欧米で発生頻度が高く早い時期から治療法が確立されており長期生存者も多く，したがって二次がんについての研究報告も多い．二次がんとしては種々の悪性腫瘍が報告されているが，大別すると固形がんと白血病に分けられる．後者は骨髄異形成症候群（MDS）の先行が少なからずみられ，治療関連白血病／MDSというひとつの疾患概念としてとらえられている[2]．ホジキンリンパ腫の場合，固形がんは放射線治療に，白血病は抗がん化学療法に関連してそれぞれ発生することが多い[3]．

ホジキンリンパ腫における二次がんの発生頻度（actuarial risk）は，治療後5年で3～6％，10年で4～11％，15年で8～22％，20年で18～26％と生存期間が長くなればなるほどその危険性は増してくる[3,4]．白血病のリスクは治療後3年ごろから上昇し10年ではほぼプラトーに達するのに対し，固形がんは10年過ぎても漸次増加し，15年後には白血病のリスクの4～5倍にまで達し[5]，二次がん発生の危険性は数十年間持続すると考えられる．

(1) 固形がん

ホジキンリンパ腫に対する放射線照射野ないしそのすぐ近傍に発生する固形がんは，非ホジキンリンパ腫，肉腫，頭頸部がん，メラノーマ，肺がん，乳がん，大腸がん，子宮がん，卵巣がんなどである[3]．喫煙者の肺がんおよび乳がんの頻度が高く（二次がん中の発生頻度はおのおの10～30％），胸部X線撮影，マモグラフィーなどのスクリーニング検査を長期間継続し早期発見に努めることが大切である．乳がんの発症は30歳未満のホジキンリンパ腫の患者での発生危険率が無治療例に比し数倍から数十倍にまで上昇する（30歳以上ではまったく上昇を認めない）という報告もみられ[6]若い女性に対する乳房への照射は極力避けるべきである．

放射線療法と抗がん化学療法との併用は頻繁に行われているが，二次発がんの面からみると，それぞれの単独療法の場合より固形がんばかりでなく白血病のリスクも上げるとされており[3,7]，両者を併用する場合にはこのことを念頭においておく必要がある．

V 化学療法時の注意点

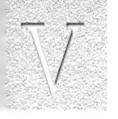

(2) 治療関連白血病／MDS

a. 治療関連白血病／MDSの分類

　治療関連白血病はその原因薬剤により，5番，7番染色体の欠失・部分欠失（-5/5q-，-7/7q-などのunbalanced chromosome aberration）を伴うアルキル化剤誘発型と，11q23（MLL遺伝子）異常や21q22（AML1遺伝子）転座（balanced chromosome aberration）を呈するtopoⅡ阻害剤（エトポシドやアントラサイクリン系抗腫瘍剤）誘発型に大別される．前者は一次がんからの潜伏期間が5～7年でMDSが先行することが多く，治療反応性は低いこと（放射線治療後に発症する治療関連白血病／MDSのこのタイプに属する），後者は潜伏期間が1～3年と短く多くはFAB分類のM4・M5として発症し，寛解率は比較的高いものの長期予後はやはり不良であることなどの臨床的特徴がある[8)9)]．

b. 九州がんセンターおける治療関連白血病／MDS

i) 治療関連白血病／MDSの発症様式と診断

　1984年から2004年4月までに九州がんセンター造血器科では49例の治療関連白血病を経験した．同期間の白血病／MDS症例の16％（白血病5％；MDS27％）を占め本邦の単一施設としては高頻度であるが，米国で報告されている頻度（10～15％）[10)11)]と同等である．発症年齢中央値は64歳（20～84歳）で男女差はなかった．白血病14例のうちほとんどが急性骨髄性白血病（AML）であったが2例に急性リンパ性白血病（ALL；1例はph1陽性ALL）が存在した．FAB分類ではM0 2，M1 1，M2 4，M3 2，M4 1，M5 1，M6 1，L2 2例であった．MDSは35例でFAB分類で，RA16，RAEB 9，RAEBt 3，CMMoL 7例であった．

　一次がんは血液疾患が23例（47％），固形がんが26例（53％）と血液疾患と固形がんがおのおのおよそ半数ずつを占めた．血液疾患では悪性リンパ腫が35％（非ホジキンリンパ腫22％，ホジキン病13％）ともっとも多く，次いで多発性骨髄腫，AML，真性多血症，マクログロブリン血症の順であった．固形がんでは乳がん27％，胃がん・大腸がんなどの消化器がんが23％，婦人科がん15％，次いで肺がん，喉頭がんなどであったが，3例に多重がんも存在した（図1）．

　一次がんから治療関連白血病発症までの潜伏期間は平均6.5年（6～331カ月）で，初発症状としては約3/4の症例で汎血球減少ないし二系統以上の血球減少（貧血＋血小板減少がもっとも多い）を認めた．一次がん発症から数カ月以降に原因不明の貧血と血小板減少が持続するときはすみやかに染色体検査を含めた骨髄穿刺を施行することが治療関連白血病の早期診断の第一歩であろう．

　骨髄染色体異常を呈した症例のうち49％ともっとも多くの症例が-5/5q-ないし-7/7q-を伴っており，過半数

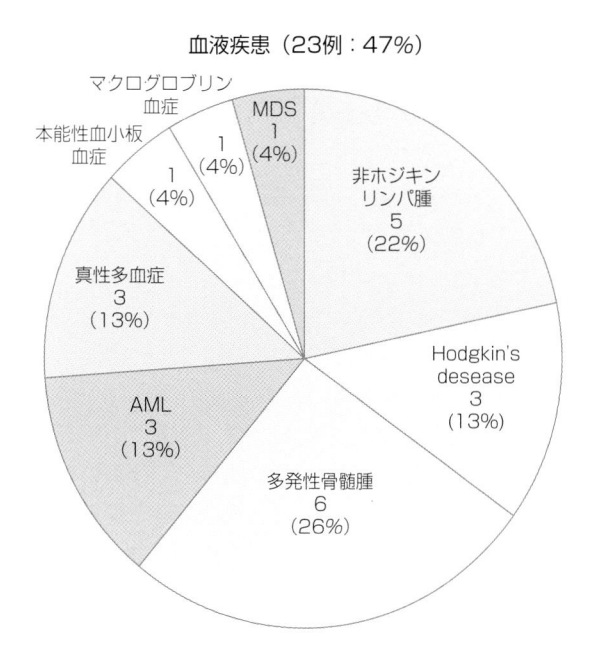

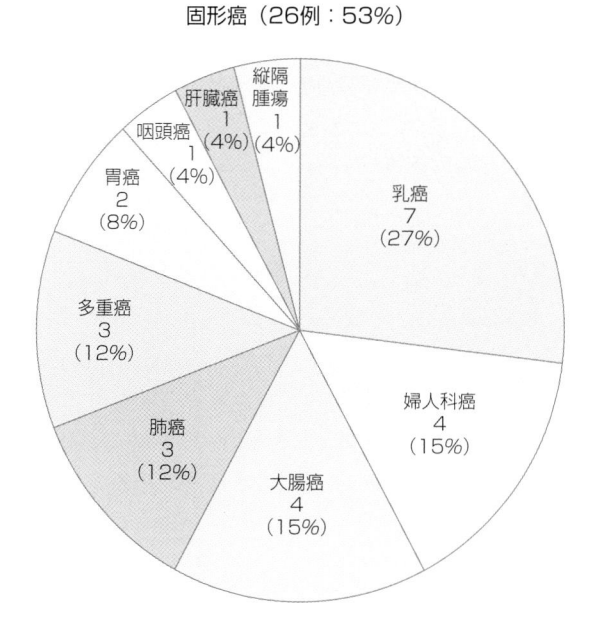

図1　一次がんの種類と頻度

5. 治療関連二次発がんの危険性

の症例にアルキル化剤の投与歴があった．その他11q23異常が3例に，t(15;17)が2例に認められたが，正常核型の症例も6例存在した．また，通常あまりleukemogenicでないとされているフルオロウラシル系抗がん剤投与ののちに発症した症例が3例あり注意を要する．MLL遺伝子再構成は自験例49例中3例（6.1%）に認めた．うち1例は肺小細胞がんでVP-16を長期間大量投与（総投与量16,150mg）後29カ月後にt(11;19)(q23;p13.3)（MLL遺伝子の相互転座）を伴う治療関連白血病を発症した典型例であった．ほかの2例中1例がMLL遺伝子のtandem duplicationを伴う新しいタイプの治療関連白血病であった（後述）．

ii) 治療関連白血病／MDSの治療と予後

治療関連白血病／MDSに対して29症例に何らかの化学療法を施行したが，完全寛解に到達し得たのは10例（寛解率34.5%）であった．1年以上の長期寛解期間は，オールトランスレチノイン酸（ATRA）を投与したM3の2例（16カ月，52カ月），同種骨髄移植を施行した1例（15カ月）および多剤併用化学療法（ダウノルビシン，キロサイド，6MP）を施行した1例（77カ月）にみられるのみで，ほかの7例の寛解期間は平均2カ月ときわめて短かった．全症例の生存曲線（overall survival）を図2に示す．50%生存期間は8カ月，3年生存率は11%と予後不良である．

49症例中，現在生存しているのは2例のみで47例はすでに死亡している．死亡例の直接死因をみると，一次がん自体によるものはわずか8%に過ぎず，治療関連白血病／MDSに関連したもの（治療関連白血病自体およびその治療に関連した出血，感染症を含む）が77%と大多数を占め，治療関連白血病がいったん発症すると一次がんの状態にかかわらず，多くの症例で生命予後がそれによって規定されてしまうことがわかる（表1）．

3) 二次がんの治療

一般に，固形がんはおのおのの病理組織診断に基づいて治療を行うことでde novoのがんにほぼ匹敵する成績が得られると考えられるが，治療関連白血病／MDSについてはde novoのものと比較して明らかに治療成績は悪い．本邦での256症例を集めた大規模臨床試験において，184例の治療関連白血病／MDSに対しておもにIdarubicin＋cytarabineを用いた多剤併用化学療法を行った結果，46%の症例が完全寛解に入ったが，そのうち55%の症例が再発したこと（平均追跡期間；16.2カ月），全症例の平均生存期間は9.7カ月と短かったこと（平均追跡期間；16.7カ月），長期生存例は10%程度であったことが報告されている[12]．

同種造血幹細胞移植は1990年ごろより行われていたが，最近フランスのグループから70例の治療関連白血病／MDS（平均年齢；37歳）に関する成績が報告された[13]．2年生存期間（平均追跡期間；7.9年）は30%と化学療法に比し良好であったものの，治療関連死が49%にもみられた．イスラエルのSlavinらのReduced-intensity stem cell transplant（RIST）をsecond transplant

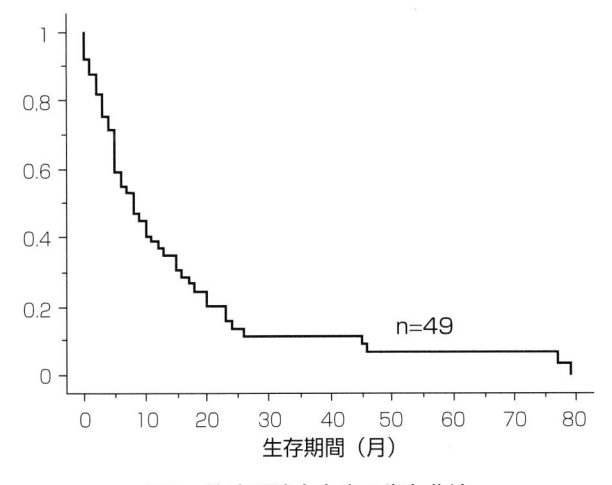

図2 治療関連白血病の生存曲線

表1 治療関連白血病/MDS発症時の一次癌の状態と死因

	一次癌の状態		合計
	寛解(安定期)	非寛解(再発)	
症例数	33	16	49
死亡例数	32	15	47
直接死因			
一次癌	2	2	4 (8%)
治療関連白血病/MDS	15	6	21 (45%)
感染症	9	3	12 (26%)
出血	1	1	2 (4%)
多臓器不全	0	1	1 (2%)
不明	5	2	7 (15%)

V 化学療法時の注意点

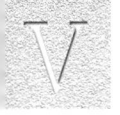

として用いた報告[14]のなかに4例の治療関連白血病／MDSが含まれており，うち3例が14～34カ月間生存しているとの記載がみられる．治療関連白血病／MDSが高齢者に多く抗がん剤による毒性や臓器障害が発生しやすいことを考慮すれば，通常の骨髄破壊的造血幹細胞移植よりもRISTのほうがより良い成績が期待できる可能性があると思われる．

4) 二次発がんの最近の知見

(1) プリンアナログによる二次発がん

プリンアナログのなかで本邦において使用可能な薬剤はフルダラビン，クラドリビン，ペントスタチンの3剤であり，主に低悪性度Bリンパ系腫瘍に抗腫瘍活性をもつ．慢性リンパ性白血病（CLL）やヘアリーセル白血病（HCL）が多発する欧米で高頻度に用いられ，その二次発がんについては米国のNational Cancer Institute（NCI）からの2,014例を対象とした大規模な報告がある[8]．1988年10月から1993年3月の間に再発ないしアルキル化剤抵抗性のCLLに対してフルダラビンを（25mg/m^{2}を連続5日間月1回静脈内投与），HCLに対してペントスタチンまたはクラドリビンを（ペントスタチン；4mg/m^{2}を2週間に1回静脈内投与，クラドリビン；0.1mg/kgを7日間持続点滴）投与した症例を対象に二次がんの発生を5.1年～7.4年間にわたって調査したものである．その期間に111例の二次発がんが観察されたが，固形がんが大多数を占め（腎がんなどの泌尿器系のがん26例，悪性リンパ腫25例，消化器がん16例，肺がん15例，乳がん6例など），白血病・骨髄異形成症候群（MDS）などの血液疾患はごく少数であった．二次がんの発生率は，NCIのSurveillance and Epidemiology End-results（SEER）rateに基づく健康正常人との比較においてはO/E比がペントスタチンが1.43（95％信頼区間［CI］，0.93～2.10），フルダラビンが1.65（CI，1.04～2.47），クラドリビンが1.50（CI，1.14～1.93）と後2者にわずかな有意差（p=0.05）をもつ上昇がみられたものの，その原因はプリンアナログの投与よりもCLLやHCLの疾患自体に伴う免疫異常によるものが主であると考えられると結論づけられている．

一方，プリンアナログ投与後に合併する治療関連MDS/AMLについては少し異なった結果が報告されている．Cancer and Leukemia Group B（CALGB）9011プロトコールで治療を受けた521人のCLL患者に発症した（平均追跡期間17.5カ月）治療関連NDS/AML 6例（1.2％）について，その発生率と受けた治療のmodalityについて解析したところ，フルダラビン単独投与群（F群；フルダラビン25mg/m^{2}静脈内投与×5日／4週），クロランブチル単独投与群（C群；クロランブチル40mg/m^{2}経口投与／4週），フルダラビン＋クロランブチル併用群（F+C群；フルダラビン20mg/m^2＋クロランブチル20mg/m^2）の3群において，C群で0％（0/191），F群で0.5％（1/188）であったのに対しF+C群では3.5％（5/142）と前2群に比し明らかな発生率の上昇を認め，プリンアナログ（フルダラビン）はアルキル化剤（クロランブチル）との併用によって治療関連MDS/AMLの発症を増すのではないかと結論している[9]．さらに，非ホジキンリンパ腫でフルダラビンとリツキサン投与後（アルキル化剤は投与されていない）1年でモノソミー7を伴うAMLが発症し"Fludarabine-related myeloid leukemia"として報告されている[15]．クラドリビン投与例においても，アルキル化剤との併用例のみならず単独投与例にも治療関連白血病／MDSが報告されており[16]，プリンアナログによる二次発がんにおいてはとくに白血病／MDSに注意をはらう必要があろう．

(2) 自家造血幹細胞移植後の二次発がん

寛解導入療法に引き続き，大量の抗がん剤で自家末梢血幹細胞を採取し，さらに前処置として抗がん剤や全身照射を行う自家造血幹細胞移植は，二次発がんの発生が懸念される．1990年代半ばからとくに悪性リンパ腫に対する自家造血幹細胞移植後に発症する治療関連白血病／MDSに関する報告が相次いでいる．発症率が高いこと（通常の化学療法よりも高く，actuarial riskで高いものは24.3％／43カ月[17]，36.5％／10年[18]）に及ぶ），移植からの潜伏期間が2～3年と比較的短いこと，アルキル化剤型とトポII阻害型の両方のタイプが発症しうること，予後がきわめて不良であることが特徴である．発症の原因として移植までのアルキル化剤を含む濃厚な抗がん化学療法や放射線療法（自家末梢血幹細胞採取時に骨髄細胞にすでに細胞遺伝学的異常がみられることが多い）に加え，末梢血幹細胞採取の前処置に用いるエトポシド（4g/m^{2}以上の投与でリスクが高くなる）などの大量の抗がん剤，移植前処置の種々の抗がん剤ないし全身放射線照射が考えられる．

自家末梢血幹細胞移植後の二次発がんの発症を予防するには，第1寛解期での移植を考慮すること，全身

5. 治療関連二次発がんの危険性

照射を含む放射線療法をできる限り避けること，末梢血幹細胞動員や移植前処置に際しアルキル化剤・topoⅡ阻害剤（とくにエトポシド）の使用を可能な限り減量する（総投与量を検討する）などの工夫が重要である．

(3) MLL遺伝子tandem duplicationを伴う治療関連白血病／MDS

前述のMLL遺伝子のtandem duplicationを伴う新しいタイプの治療関連白血病／MDSの自験例を以下に紹介する．

【症例】69歳女性．再発乳がんに対してtopoⅡ阻害剤（doxorubicin 570mg）を含む種々の抗がん化学療法の後11年でMLL遺伝子exon2〜8のtandem duplication（図3；MLL遺伝子exon3, 5, 6のsequenceをprimerとしたnested PCRで460bpのproductが証明され，そのdirect sequenceによりexon2〜8のin-frame fusion [exon8 Glutamin-exon2 Aspartate] が判明した）を伴うMDS（RAEB）発症．その時点で染色体核型は正常（46，XX）であったが，その13カ月後12番染色体短腕欠失（46，XX，del（12）(p12p13)）出現と同時にAML（M4）に進展した．

MLL遺伝子のtandem duplicationは正常核型およびtrisomy 11（＋11）を伴うAMLのおのおの10%，70%にみられる遺伝子異常であるが[19)20)]，治療関連白血病／MDSとしての報告はまれである．本例は11年と長い潜伏期間後のMDSという発症様式は通常のMLL遺伝子相互転座をもつ治療関連白血病のそれと明らかに異なっていることは興味深く，また正常核型の治療関連白血病／MDSにおいてもMLL遺伝子異常の関与を調べるべくMLL遺伝子再構成の検索が不可欠であることを示唆する貴重な症例である．

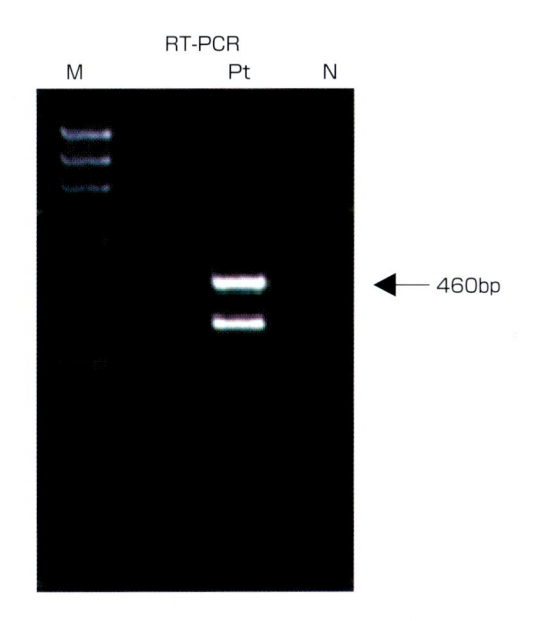

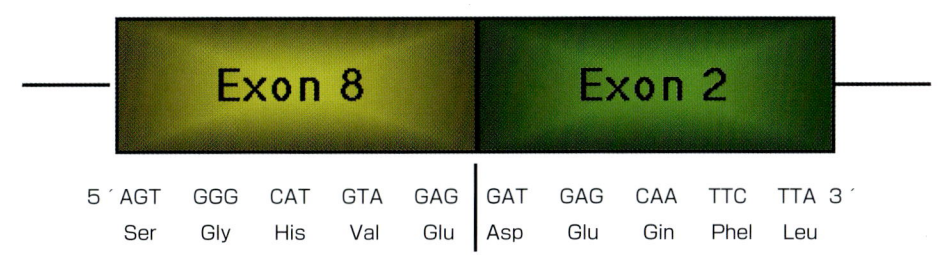

図3　MLL tandem duplication

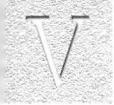

5) おわりに

　二次発がんは，がんの治療法の進歩と治療成績の向上に伴いその発生が増すというパラドックスをはらんでおり，とくに治療関連白血病／MDSはその不良な予後のためがんに携わる医療者の最大のジレンマである．二次発がんを完全になくすことは不可能である以上，二次がんの予防，早期発見，治療法の改善による危険性の回避が重要になってくる．早期診断・早期治療のためには寛解後の患者フォローアップにおいて再発のチェックばかりでなく治療のモダリテイーに応じた種々の二次がん発生の可能性を常に念頭におくことが肝要であり，しかもそれを10年以上の長期間にわたって継続させる熱意が必要である．さらに万一二次がんを発症した場合その時点での最良の治療法を選択しそれを実行するには，一次がんの治療開始時から，患者自身の自分の疾患とその治療への理解を求める力（二次がんの危険性を含んだインフォームドコンセントを取得できる力）や長期間におよぶ医師・患者の良好な人間関係を維持できる力が必要であろう．がんの治療を専門とする「臨床腫瘍医」にはそういう容易でない課題を克服する力が求められる．この点を「臨床腫瘍内科学入門」の「治療関連二次発がんの危険性」の章のなかでとくに強調しておきたい．

文　　献

1) Hoppe R：Hodgkin's disease：complications of therapy and excess mortality. Ann Oncol 8（suppl 1）：115-118，1997.
2) Brunning RD, et al：Acute myeloid leukemias and myelodysplastic syndromes, therapy related（Jaffe ES, et al. ed），World health organization classification of tumors. Pathology and genetics, Tumor of Haematopoietic and lymphoid tissues. pp89-91, Lyon, IARC press, 2001.
3) Rosenberg SA：The treatment of Hodgkin's disease. Ann Oncol 5（suppl 2）：17-21，1994.
4) Sears JD, et al：Definitive irradiation in the treatment of Hodgkin's disease：analysis of outcome, prognostic factors, and long term complications. Cancer 79：145-151，1997.
5) Swerdlow AJ, et al：Risk of second primary cancers after Hodgkin's disease by type of treatment：analysis of 2826 patients in the British National Lymphoma Investigation. Br Med J 304：1137-1143，1992.
6) Hancock SL, et al：Breast cancer after treatment of Hogkin's disease. J Natl Cancer Inst 85：25-31，1993.
7) Horning SJ, et al：Effect of treatment for Hodgkin's disease on pulmonary function: results of prospective study. J Clin Oncol 12：297-305，1994.
8) Cheson BD, et al：Second malignancies as a consequence of nucleoside analog therapy for chronic lymphoid leukemias. J Clin Oncol 17：2454，1999.
9) Vicki AM, et al：Therapy-related myeloid leukemias are observed in patients with chronic lymphocytic leukemia after treatment with Fludarabine and Chlorambucil：results of an intergroup study, Cancer and leukemia group B 9011. J Clin Oncol 20：3878-3884，2002.
10) Kantarjian HM, et al：Therapy-related leukemia and myelodysplastic syndrome. Semin Oncol 14：435-443，1987.
11) Kantarjian HM, et al：Treatment of therapy-related leukemia and myelodysplastic syndrome. Hematol Oncol Clin North Am 7：81-107，1993.
12) Takeyama K, et al：Therapy-related leukemia and myelodysplastic syndrome；a large-scale Japanese study of clinical and cytogenetic features as well as prognostic factors. Int J Hematol 71：144-152，2000.
13) I Yakoub-Agha, et al：Allogenic bone marrw treasplantation for therapy-related myelodysplastic syndrome and acute myeloid leukemia：a long-term study of 70 patients：report of the French society of bone marrow transplantation. J Clin Oncol 18：963-971，2000.
14) Nagler A, et al：Second allogeneic stem cell transplantation using nonmyeloablative conditioning for patients who relapsed or developed secondary malignancies following autologous transplantation. Exp Hematol 28：1096-1104，2000.
15) Alan BA, et al：Fludarabine-related myeloid leukemia. JCO 2003.99.XXX
16) 鵜池直邦：Nucleoside analog投与例における二次がんの発生．血液・腫瘍科 41：347-353，2000.
17) Pedersen-Bjergaard J, et al：High risk of therapy-related leukemia after BEAM chemotherapy and autologous stem cell transplantation for previously treated lymphomas is mainly related to primary chemotherapy and not to the BEAM-transplantation procedure. Leukemia 11：1654-1660，1997.
18) Micallef INM, et al：Therapy-related myelodysplasia and secondary acute myelogenous leukemia after high-dose therapy with autologous hematopoietic progenitor-cell support for lymphoid malignancies. J Clin Oncol 18：947-955，2000.
19) Caligiuri MA, et al：Rearrangement of ALL1（MLL）in acute myeloid leukemia with normal cytogenetics. Cancer Res 58：55-59，1998.
20) Caligiuri MA, et al：Partial tandem duplication of ALL1 as a recurrent molecular defect in acute myeloid leukemia with trisomy 11. Cancer Res 56：1418-1425，1996.

The Author

独立行政法人国立病院機構九州がんセンター　　鵜池　直邦

VI がん患者のQOL向上のために

1 インフォームドコンセント：病名の告知と予後の告知

1) はじめに

　日本においても，がんは告げるべきであると考えている医師は年々増えているし，告げてほしいと望む一般の人も増えている．がんセンターや各地の基幹病院においては，がん告知がかなり進んできているが，実際の臨床の場においては，がん告知はまだまだ一般化していない．予後の告知はもっと一般化していない．病院によってかなりの差が出てきたというのが，現在の日本の特徴といえる．ここではがん告知，予後の告知，コミュニケーション，インフォームド・コンセントをめぐる問題について述べてみたい．さらに最近注目されている緩和医療についても言及したい．

2) インフォームド・コンセントとコミュニケーション

　現在の日本の医療界においてこのICという言葉が内容を伴うことなく一人歩きしている．手術の前に十分に説明を聞き，納得して手術を受けるほうがよいのは当然である．ICの重要性がさけばれるようになってから，以前に比べてよく説明する医師が増えたことはとても良いことである．しかし日本の医療のなかで決定的に欠けている二つのことがICという概念とドッキングしなければICはただ単に立派な考え方にとどまり，患者の真の利益にはならないであろう．その二つのこととというのはCommunicationとSharingである．ICの概念が日本の医療のなかに定着するためには，IとCとの間にもう一つCommunicationのCを入れて「ICC」とする必要があるように思う．さらにICがより望ましい形になっていくためには，情報を一方的に与えるのではなくて，分かちもつ，すなわちSharingが必要であり，IとCとのあいだにSを入れた「ISC」という概念が必要になる．ICCとISCについて以下に述べる．

(1) ICC

　ICCとはInform, Communication, Consentのことである．すなわち，InformとConsentとの間にCommunicationが入る必要があるということである．
　Communication不足はターミナルケアの場のみならず日本の医療のすべての場においていえることである．医学教育の中でCommunicationについての教育があまりにもおろそかにされている．たとえば人の話をよく聞く技術（Listening skill）を身につけていない医師があまりにも多すぎる．ICという考え方はよいのであるが，それを支えるCommunicationがしっかりなされなければ絵に描いた餅になってしまう．すなわち，Informし，十分に時間をとって質問に答え，患者の話もよく聞くようなCommunicationをとり，患者が十分納得してConsentをする（ICC）ということが大切なのである．

(2) ISC

　Giving information（情報を提供すること）とSharing

165

VI. がん患者のQOL向上のために

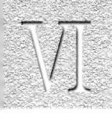

information（情報を分かちもつこと）とは違う．前者は一方的であり，後者は相互的である．ICという言葉には何か一方的な感じがつきまとう．情報（information）を一方的に提供（give）し，同意（consent）を取りつけるというような感じである．IとCとの間に情報をshareするという意味でのSが入り「ISC」となったときに情報は一方的に与えられるものではなく，分かちもたれるものになるのである．

情報をshareすることは常に大切であるが，つらい情報，悪い情報（bad news）の場合はとくに重要である．がんを告げる場合などはとくにこの「ISC」という概念が大切になる．またターミナルケアの場において，患者の死が近いとき，家族にそれを伝え，蘇生術を施さないことに同意をしてもらうような場合には，このshareが重要である．たとえば「とてもつらいことなのですが，時間の問題になりつつあります．患者さんに負担をかけることはしたくないので，心臓マッサージや人工呼吸などは控えたいのですがそれでいいでしょうか」と情を込めて言うことがshareなのである．

時間に追われて仕事をしている医師は，よほど意識しないと，患者や家族が必要としている「感情の共有」ができない．しかし，「つらいですね」，「それは悲しいですね」という医師の一言で，患者がどれほど慰められるかを，医師はもっと知るべきである．

3）末期状態の告知

治すことができるがんを告げることは難しくないが，治る見込みがない末期がんの場合は告げにくい．しかし世論調査によると，たとえ治らないがんであってもそのことを知りたいという人が年々増えている．医師のなかにも，たとえ治らないがんであっても告げるべきだと考える人が増えており，実際に日常の臨床の場で，治らないがんの病名告知をしている医師も次第に増えている．

4）予後の告知

末期状態の告知は結局予後の告知につながる．病名の告知はできても予後の告知は非常に難しい．がん告知に関する調査は多くあるが予後告知に関する調査は非常に少ない．

日常の臨床においても，予後を告知すべきかどうかはその判断が非常に難しい場合が多い．ホスピスの現場においてはしばしば生命予後に関する質問を患者から受けることがある．患者によって尋ね方はまちまちであるが，「先生，あとどのぐらいですか？」と尋ねる患者が比較的多い．そのときどのように答えるのがもっとも良いであろうか．大切なことは患者がどのような気持ちで質問をしているかを洞察することである．不安が強く，少し疑心暗鬼の状態にある患者がこのように尋ねる場合は，正直に答えると患者に強いショックを与えてしまうことがある．しかし病状をしっかりと認識し，やがて死が訪れるということを覚悟している患者の場合は，慎重に言葉を選び，表現方法を工夫しながら真実に近い説明をするのがよいと考えている．多くの場合患者は実際の生命予後よりも長生きできると思っている．そのことを説明のときに考慮しておくことが必要である．私はまず患者がどのように感じているのかを知る努力をする．具体的には次のように言う．「人にはそれぞれ寿命というものがあって，それを医学的に正確に判断するのはとても難しいことなのです．医学的にはあとこのぐらいかなぁと思っていても，その人に寿命があればもっと長生きできるし，寿命がなければ短くなります．医学的な判断よりも患者さん自身が何となく感じていることのほうが正確な場合もあるのです．そこでお尋ねするのですが，あなたはあとどのぐらい頑張れそうに感じておられますか？」このように尋ねると多くの患者は実際よりも長い生命予後を期待していることがわかる．医学的に考えるとあと2～3カ月かと思える場合に，患者自身は「2～3年大丈夫と思っているのです」と答えることがある．患者があと2～3年と考えているときにそれを一気に2～3カ月に縮めることは非常に難しい．

5）予後告知の仕方

さまざまな理由から，かなり正確に生命予後を伝える必要がある場合，次のように説明するのは良いだろうと思っている．「医学的に考えて2～3年というのは"大奇跡が起これば"という前提で言えることでしょうね．私のこれまでの経験では，つらいことですが2～3年というのはかなり難しいと思います．医学的な常識ではやはり月単位と考えておいたほうがいいと思います」．

1. インフォームドコンセント：病名の告知と予後の告知

この説明に対して患者がどのように反応するかを観察し，それを実際にはどのように受けとったかを知っておくことが必要である．ホスピスでは医師がそのように説明したあと，できるだけ看護師が患者の受け取り方について確認することにしている．具体的には看護師が患者に「先生の説明を聞かれてどんな具合ですか？」と尋ねる．大きなショックを受ける患者もあれば，ああやはりそうだったのかと案外落ち着いて受け取る患者もある．

6）予後告知後のケア

末期がん告知後の患者へのケアは身体的ケアと精神的ケアに分けられる．末期患者は体の痛みを初めとして，全身倦怠感，食欲不振，咳，呼吸困難，不眠，口渇，悪心，嘔吐など，不快な身体症状に悩む．これらをうまくコントロールすることが，身体的ケアの基本である．ここでは，精神的ケアを中心に述べる．

(1) ベッドのそばに座り込む

一般に医者も看護師も患者のベッドのそばに立って話をしたり聞いたりする．立っていると視線が上から下へ，声も上から下へとなり，患者は圧迫感を感じる．患者は弱者であり，医療従事者は強者である．ベッドサイドに立つということはこの上下関係を強化することになる．ターミナルケアにおいては，とくに平等意識が大切である．看取るものも看取られるものも限界をもつ人間として平等である．座ることによって視線が並行になる．座るという行為は上下関係ではなく，平等な関係であることの象徴なのである．

座ることのもう一つの意味は，時間の保証である．そばに座るということは「わたしは一定の時間あなたのそばに居るつもりです」という覚悟を伝える行為なのである．立っていると，いつ立ち去るかわからない．したがって大切な話はしにくいのである．座ってもらって初めて時間が保証されて大事な会話が成立するのである．

(2) 感情に焦点をあてる

コミュニケーションには言語的コミュニケーションと非言語的コミュニケーションとがある．前者は言葉を媒介にしたコミュニケーションであり，後者は表情や体の動きなど言葉以外の手段によるコミュニケーションである．ターミナルケアにおいては，前者が主になるが，衰弱が進んで言葉が不自由になれば後者も重要になる．

患者とスタッフとの言語的コミュニケーション，すなわち会話は「内容」と「感情」から成立している．日常の人と人との会話は多くの場合，内容と内容の会話であるが，その内容の裏に大切な感情が隠れていることも少なくない．とくに注意しなければならないのは，陰性の感情が会話の内容の裏に隠れる場合である．「うれしい」，「楽しい」などの陽性感情は隠れることは少ないが，「つらい」，「苦しい」などの陰性感情は隠れやすい．患者が望むのは陰性感情に気づき，それに対して手当てがなされることである．

(3) 安易な励ましを避ける

末期の患者に対して全体的にどのような態度で接するのが良いのであろうか．感情に焦点をあてることの重要性についてはすでに述べたが，もう一つ大切なことがある．それは患者の心，気持ちを理解することである．この，ごく当然のことが日常の臨床の場においてなされていないのである．

たとえば，末期の患者が「わたし，もうダメなのではないでしょうか」と言ったとき，もっとも多い対応は，医者も看護師も「そんな弱音をはかないで，頑張りましょう」と励ますことである．患者は「ハア」と言って会話は途切れる．そして患者の心には，気持ちがわかってもらえなかったというやるせなさが残る．体の衰弱を自分の体で感じ，頑張ろうと思いながら頑張れない状態にある患者を安易に励ますのは良くない．「安易な励まし」は役に立たないだけではなく，害になる場合も多い．では医者はなぜ安易に励ましてしまうのであろうか．一つには，患者を励ますのは「医者の務め」というパターン化の結果である．回復可能な病気で励ましを必要としている患者は多い．「頑張りましょう」という医者の励ましが患者のニードと一致すると大きな効果を生む．しかしこの励ましは，末期の患者には通用しない場合がある．

「安易な励まし」をしてしまうもう一つの理由は医者の不安である．「もうダメなのではないでしょうか」と問いかけられると，どのように対応したらいいのか戸惑う．会話が持続することに不安を覚える医者は無意識に会話を終わらせたいと思う．そのもっとも良い方法は励ますことである．励ますことによって，面倒な会話につき合わずにすみ，患者を励ますという医

167

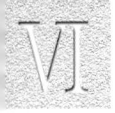

VI がん患者のQOL向上のために

者として当然のことをしたという気持ちになれる．ここで大きな問題は，医者が悪いことをしたという自覚をもたないということである．

（4）理解的態度

末期患者が医療従事者に望む態度は理解的態度である．これは「あなたの言葉を私はこのように理解するのですが，私の理解で正しいでしょうか」と患者に返すような態度である．前述の「もうダメなのではないでしょうか」という問いかけに対しては，「もうダメかもしれない…と，そんな気がするのですね」と返すのが理解的態度なのである．

「先生，私もう治らないのではないでしょうか」と言われたとき，もっとも多い反応は「そんなことないですよ．弱音をはかずに頑張りましょうよ」の類いのものである．弱音をはきたい患者に対して弱音ははくなというのであるから，患者は「ハア」と言って会話は遮断してしまう．これが前述した「安易な励まし」である．治らないのではないかとの問いかけに対して，「治らないのではないか…と，そんな気がするのですね」と返すにはかなりの勇気がいる．患者の言葉をそのまま返すことは，会話が持続することを覚悟するということを意味する．

末期患者は理解的態度を求めている．医療スタッフは「安易な励まし」で会話を遮断せず，「理解的態度」で会話を持続させる勇気をぜひもちたいものである．

（5）歴史をもった患者の人間理解

精神的に支えるためには，その患者がどのような人であるかをまず理解しなければならない．そのためにはその人の生活歴を詳しく知る必要がある．学歴，職歴はもちろんのこと，どのような親子関係のなかで育ち，どのような結婚をしたかを知り，患者のほかの人々との人間関係のもち方の特徴を知る必要がある．さらに，困難な事態をどのように乗り越えてきたか，肉親や知人の死をどのようにとらえたかなどについての情報も重要である．家族が患者の性格特徴をどうみているかも知っておく必要がある．さらに，家族のなかにおいて患者がどのような位置にあるのかを洞察しておくことも重要である．

ひとりひとりの患者はそれぞれの歴史を背負っている．そしてその歴史のなかで起こったことはその患者の責任外で起こったことも存在する．対応がむずかしく，いわゆるやりにくい患者に出会うとき，その患者の歴史を知ることにより，患者の責任外で起こったことが現在の患者の特徴を形成しているということに理解が及ぶと，患者を受け入れることができるようになることがある．このような意味でもその患者の歴史を知り，それをふまえて人間理解をすることが大切になる．

7）がん告知と緩和医療

不治のがんであれば，副作用を伴う積極的治療や延命医療よりも，症状のコントロールや精神的なケアを重視する緩和医療を選びたいという人が増えている．緩和医療を受けるという選択をするためには，患者が病名，病状，予後などについて，知っている必要がある．

8）ホスピスと緩和医療

ホスピスケアと緩和医療学の背景と歴史を探ってみると，両方とも治療と延命を目指してきた現代医療に対する反省から生まれ，QOLを重視するという共通点がある．まずホスピスの歴史をみてみると，近代的な意味でのホスピスは1967年にロンドン郊外に設立されたセント・クリストファ・ホスピスに始まる．主にがんの末期患者の全人的な苦痛を，チームを組んでケアしようという試みであった．死を否定的にとらえてきたこれまでの医学の流れに対して，死はどうしても避けられない人生の自然な出来事であるととらえ，不自然な延命よりは，苦痛を緩和して，人間らしい生をまっとうするのを援助するという基本姿勢に立つものであった．ホスピスはその後，Hospice Movement（ホスピス運動）とよばれる一種の医療革命，社会運動の形をとって，全世界に広がった．

ホスピスの多くの働きのなかで，症状のコントロールは非常に重要な位置を占める．とくに痛みのコントロールに関してホスピスの果たした役割は大きい．多くの論文がホスピスから出され，それが世界的に広がった．しかし，ホスピスの最重要課題は研究ではなく，質の高いケアの提供である．このような流れのなかで，苦痛の緩和に関して，とくに医学的なアプローチを中心にした緩和医療（Palliative Medicine）の必要性が出てきた．そして，イギリスをはじめとするヨーロッパ

1. インフォームドコンセント：病名の告知と予後の告知

諸国，オーストラリアなどで，緩和医療学会が設立されるようになった．

9) 緩和医療の定義

WHOのPalliative Careの定義によると，「Palliative Careとは治癒を目的にした治療に反応しなくなった患者に対する積極的で全人的なケアであり，痛みやほかの症状のコントロール，精神的，社会的，霊的な問題のケアを優先する．Palliative Careの目標は患者と家族のQOLを高めることである．Palliative Careは疾患の初期段階においても，がん治療の過程においても適用される」とある．要約すると，がん医療のあらゆる過程に適用される積極的な（active），全人的な（total），QOLを重視した，患者と家族に対するケアということになる．またがん治療の過程における適用という点からすると，単に末期患者だけをその対象とするのではない．ホスピスやターミナルケアに従事してきたものと，がん治療に従事してきたものとが協力できる場が緩和医療であるといえる．

10) 緩和医療の歴史

緩和医療（Palliative Medicine）という分野の歴史をみると，WHOの働きが大きい．世界の動きをみてみると，WHOがQOLの概念を軸としたこの領域の医療の在り方を普及させてきた．イギリスにおいては緩和医療が医学の一分野として認められており，大学の医学部では内科や外科と同じように，緩和医療（Palliative Medicine）が一つの講座になっている．学生は卒業してその講座に入り，緩和医療の専門家になるのである．オーストラリアにおいても同じように，すでに大学の医学部において緩和医療を担当する教授が5人誕生している．

日本においては，1970年前後より世界に拡大したホスピス運動が移入され，1973年，淀川キリスト教病院において，日本で初めてのホスピスケアがスタートした．施設としての初めてのものは聖隷ホスピス（1981年）で，第二号が淀川キリスト教病院ホスピス（1984年）である．

1990年，厚生省が，一定の基準を充たした施設には定額の緩和ケア病棟入院料を支給するようになった．この制度により，ホスピスの運営が比較的しやすくなり，さらに認定が厚生省から，地方自治体に移ったこともあり，ここ数年の間に緩和ケア病棟はかなり増えた．1991年日本のホスピスの資質の向上に向けて，全国ホスピス・緩和ケア病棟連絡協議会が設立され，2004年には日本ホスピス緩和ケア協会になった．公的なホスピス，緩和ケア病棟は2004年10月現在，138を数える．

11) まとめ

がん告知は今後ますます進み，緩和医療を望む人も増加するであろう．「緩和」という日本語は何か消極的な感じがするが，「Palliative Medicine」は積極的なケアを目指す医学の一専門分野である．重要なのはその積極性の方向である．それが治療，延命に向かうのではなくて，苦痛の緩和に向かうのが「Palliative Medicine」なのである．

緩和医療は世界的にも，日本の国内的にも今後ますますその重要性を増すであろう．緩和医療学会が誕生したが，次のステップは医学部に緩和医療の講座が誕生することである．そこでは，緩和医療の臨床，教育，研究がなされる．医学部を卒業したもののなかで初めから緩和医療を自分の専門にする医師が誕生するようになるであろう．今後さまざまな困難は予想されるが，緩和医療が日本に根づき，発展していくことを心から願っている．

文　献

1) 柏木哲夫：死にゆく患者の心に聴く．末期医療と人間理解．中山書店，1996．
2) 柏木哲夫：死を看取る医学．NHK出版，1997．
3) 柏木哲夫：ターミナルケアとホスピス．大阪大学出版会，2001．
4) 柏木哲夫：癒しのターミナルケア．最新医学社，2002．

The Author

金城学院大学　柏　木　哲　夫

2 精神面のケア

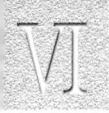

1) はじめに

がん患者に対する精神面のケアが必要なことは臨床に携わるすべての者がわかっていたことである．ところが「精神面がどうであろうが，とにかくがんに対する効果があればよい」，「がんにかかったらうつになるのは当然であり，そんな状況で起こるうつの治療は難しいはずだ」などの声や，告知するかどうかで状況が大きく異なるため学問としてとりあげにくいなどという事情があった．さらに「精神療法でがんも良くなることがある」などという極端な話もマイナスに作用したのであろうか，「がん患者における精神面のケア」は体系化された学問として発展してこなかった．

しかし近年，告知が当然のこととなり，治療でQOLが重視されるにともなって，この領域は医療スタッフの精神面のケアまで含めてサイコオンコロジーとしてとりあげられるようになった．本稿ではサイコオンコロジーの考え方を概説し，がん患者の診療において求められる精神面への対応について述べる．

2) サイコオンコロジーとは

サイコオンコロジーとは，がんと心の関係を明らかにすることを目的とした学問であり，がんの診断開示が一般的となった70年代の欧米において始まった．医師（腫瘍を専門とする内科医や外科医，麻酔科医，精神科医など）と看護師，臨床心理士，ソーシャルワーカーらによって取り組まれており，現在では腫瘍学の一分野として認知されてきた．わが国では総合病院やがん専門病院におけるリエゾン精神医学の一部として徐々に充実してきている．

サイコオンコロジーでは，1) がんが患者の心や行動に与える影響とそれへの対応，2) 患者の心や行動ががんの発症や予後に与える影響，という二つの大きな側面を明らかにすることを目的としているが，さらに，3) がん患者の家族や医療スタッフの心理的負担，4) 緩和医療に関連して起こる問題（安楽死など），5) 遺伝子検査やそれに伴う倫理的問題，6) がんの医療の進歩（移植など）とともに現れる新たな精神面の問題などが研究対象にふくまれている．

3) がんがこころと行動に与える影響

(1) がんへの精神面の適応

生命に脅威を及ぼすがんという疾患への罹患により，患者には大きな精神的負担がもたらされる．がんの疑診の時点から精密検査，確定診断，治療，社会復帰あるいは緩和医療にいたるまで，がん患者は様々なストレス要因にさらされる．例えば，病名の開示や治療が無効であるなどの「悪い知らせ」がもたらす精神的衝撃，治療に対する不安，がんへの罹患に伴う生活や家族の役割の変化，そして金銭的負担の発生など様々な要因がストレスになり，時には医療スタッフの説明不足や不注意な言動などもストレスとなる場合がある．

これらストレスに対する人の一般的な情緒的反応とそれへの適応過程を図に示す（図1）．がんの診断開示などのがんに関連するストレス要因に引き続いて，多くの患者ではまず非常に強い衝撃を受け，頭が真っ白になった感じや絶望感を感じる（第1相）．その後，抑うつ，不安，不眠などといった情緒的反応が起こり，時に日常生活に支障をきたすが（第2相），しだいに現実的な適応の努力が始まり，患者なりの様々な対処方法を用いることでおおむね2から3週間程度でこのような症状もおさまっていく（第3相）．多くの患者ががんになった現実に適応していく一方で，一部の患

2. 精神面のケア

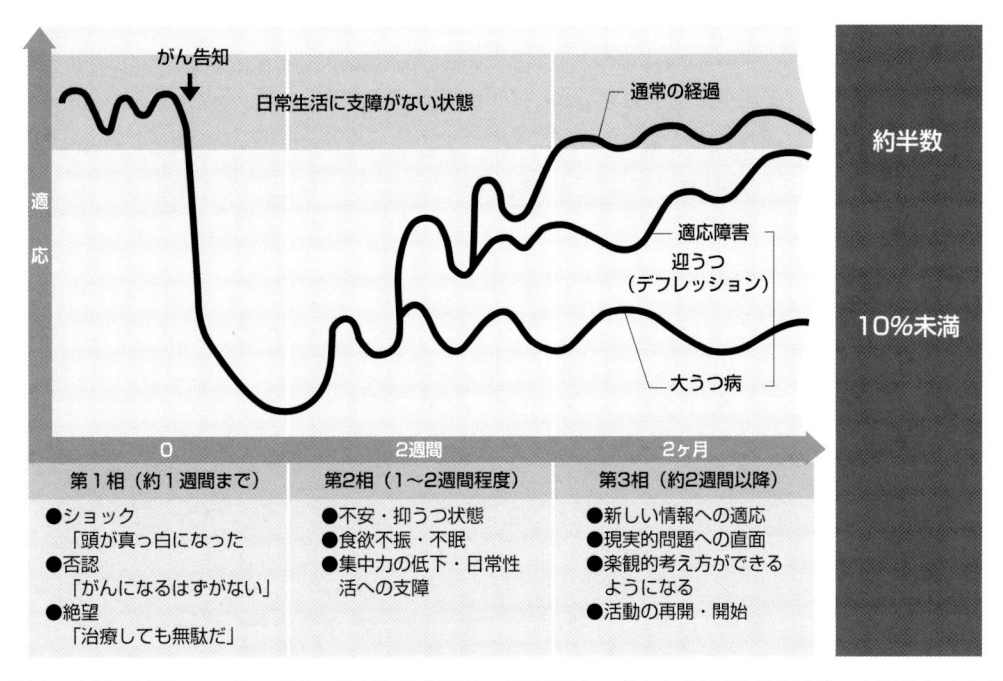

図1 がん患者にこころの変化（「内富庸介監修：見過ごされがちながん患者の抑うつと不安」より）

者では，適応に向かわず医学的対応が必要となる精神症状（多くはうつ状態）へと発展する．

(2) がん患者に発現する精神症状

これまでの報告をまとめると，がん患者においておおむね10～40％の割合でうつ病や適応障害などの精神疾患が認められている．Derogatisらが精神疾患の有病率を調査した報告では，がんに罹患したこと，あるいはそれに伴って生じた変化を十分に受け入れることができなかったと考えられる適応障害が最も多く32％，ついでうつ病が6％であった．

日本の国立がんセンターの調査でもうつ病，適応障害の合併が多いことが報告されている．また，うつ病の症状でもある希死念慮についても，終末期がん患者の30％以上が抱いていると報告されている．

うつ状態によってがん患者が受ける影響として，1）自殺，2）QOLの全般的低下，3）家族の精神的負担増大，4）治療コンプライアンスの低下，5）入院期間の延長，などが報告されている．

(3) がん患者におけるうつ病診断

がん患者においてうつ状態を見出し，うつ病と診断するには注意が必要である．食欲低下や体重減少，倦怠感や不眠などはうつ病で見られやすい症状であるが，これらはがんによる身体症状としてすでに存在していることが多い．そのため，がん患者の場合には抑うつ気分や興味の喪失（好きなことへの関心も失われる），思考制止（考えが前に進まなくなること），希死念慮などに注目し，それらを重視して診断すべきであるとされている．一方，食欲低下や体重減少など，うつ病によるのか，がんに起因するのかわからない症状まで，いったんはうつ病の症状であるとみなして診断した方がよいという考え方もある．多少偽陽性が増えるとしても，うつ病の見落としを可能な限り少なくするためである．

(4) がん患者におけるうつ状態の治療

かつて「がんになればうつになるのは当然である」と考えて，精神症状に対して積極的な治療を行わない時期があった．しかし現在では不安感やゆううつ感に対しても可能な限りの治療を行うことが求められる．

第一に，がん患者はがんへの罹患，それにともなう家庭や職場環境の変化などに対して気持ちを整理しようと努めている．それに少しでも助けになるような関与が求められる．話し合いの中では，患者が病気を受け入れていく過程を援助する．そのためには患者にとっての病気の意味を理解することが必要である．がんになったこととその影響について患者の感じている気

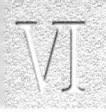

持ちと感情の表出をうながし，それらを支持，共感し，現実的な範囲で保証を与えていくことが中心となる．また，誤った情報や情報不足が原因の不安感や絶望感を減らすために，適切な医学情報や心理的ストレスの対処法についての情報の提供も行っていく．患者が経済的問題など現実的な問題を抱えていることもまれではないため，必要に応じてソーシャルワーカーに協力を依頼することもある．

第二は薬物療法である．向精神薬である抗不安薬，抗うつ薬，睡眠薬などを症状に応じて用いる．薬剤の選択は，1）向精神薬の副作用，2）向精神薬の心，循環器系，肝臓，腎臓などへの影響，3）向精神薬と現在用いている薬剤との相互作用などを考慮して選択する．「選択的セロトニン再取り込み阻害薬（SSRI）は副作用が少ないので用いやすい」などと総括的に述べる医師に出会ったことがあるが好ましくない．個々の状況に応じて慎重に薬剤を選ぶことが重要である．

身体疾患患者に向精神薬を用いる場合，常に注意すべきであるが，薬剤は少量から初め，効果と副作用をみながら増量する．一方，抗うつ薬は十分量用いないと効果が出ないことが多いため，慎重に十分量まで増量することも不可欠である．

「これだけストレスがかかってうつになっているのだから薬なんて効くはずがない」と考えている医師に出会ったことがある．抗うつ薬が最も効くのは，夕方より朝強いゆううつ感，早朝に目覚めやすい不眠，食欲低下，体重減少，興味の喪失などの症状を有するうつ状態であるが，原因を問わずどのようなうつ状態でも多少は有効であると考えた方がよい．効果と副作用を勘案することが不可欠であるが，ゆううつ感が強ければ抗うつ薬を積極的に用いることが推奨される．

（5）身体疾患の脳への侵襲によって生じる精神症状

がん患者に著しい精神症状が発現した場合，がんに関連する心理的ストレスやその受け止め方が原因とみなされやすいが，実際にはそれ以外の要因で起こる場合も多い．抗がん剤や鎮痛剤などの治療薬や低酸素血症，脳転移などといった身体的要因が脳に及ぼす影響によって起こるせん妄（身体因性精神障害）は頻度が高い．せん妄では軽い意識障害を背景に幻覚妄想や著しい興奮を認め，身体疾患の軽快や原因薬物の減量によって軽快するが，身体疾患が増悪すれば明らかな意識障害に至る．せん妄を含む意識障害に至るまでの時期に，不安感やゆううつ感の強い時期を認めることがある．不安感やゆううつ感は面接や薬剤で対応すると同時に，脳に対する身体疾患や薬剤の侵襲の初期症状である可能性を考えながら対応する必要がある．

せん妄の治療薬としては古くからハロペリドールが頻用されているが，保険適応となっていない．最近新しい抗精神病薬であるリスペリドン（リスパダール®）やクエチアピン（セロクエル®）を用いている場面に出会うことがある．新しい抗精神病薬は発売後，糖尿病や高齢患者における死亡について警告が続いており十分な知識と情報の下で用いる必要がある．

（6）その他の問題

がん医療において，精神的問題は家族や医療スタッフにも存在することが知られている．家族の経験する精神的苦痛に関する多くの研究では，患者と同等あるいは患者より強い苦痛を抱えていることが報告されている．がん患者の家族は，ケアを提供する一員であるが，同時に二番目の患者として認識される必要がある．

がん医療に携わる医療スタッフはいわゆる燃え尽き症候群とでも呼ぶべき状態に陥りやすい．ここに至ると，冷たくあまり人間的でない対応をもたらしたり，医療からの離職率があがったりする可能性がある．

安楽死，遺伝子検査などの倫理的問題や医師の治療方針に対する治療拒否や退院要求なども精神科コンサルテーションでとりあげられることがある．そのような場合，意思決定能力（competency）を含めて精神面を慎重に評価しなくてはならない．

4）こころと行動ががんに及ぼす影響

（1）精神免疫学との接点

精神状態や様々な心理社会的因子が免疫系に影響を及ぼす可能性は，「病は気から」「心身相関」などという言葉が表すように，古くから信じられてきた．近年は精神医学と免疫学とを相互に関連づける研究がなされるようになり，精神神経免疫学（psycho-neuroimmunology）と呼ばれるようになった．精神状態やストレスが生物学的なメカニズムを通してがんの発生や進行に関与しうるという仮説は興味深いものの，実際のがん患者を対象とした研究は非常に少ない．しかし今後，がん患者の精神面のケアとがん自体の進行に関して新たな研究結果が呈示される可能性はあろう．

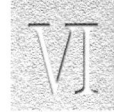

(2) がんの罹患率と生存率に影響する心理・社会・行動学的因子

発がんや生存に影響を与える心理社会的行動学的要因のなかで，喫煙は唯一単独で4倍ものリスクをもつ要因である．しかしながら，その他の要因について科学的な結論は出ていない．これまでの報告をまとめ解析した結果からは，ストレスとでも呼ぶべき負担となる環境要因については多くの研究が発がんと関連のないことを示している．うつ状態や性格と発ガンに関しても一定の結果が得られていない．

(3) 対処行動，社会的要因，心理社会的介入が生存期間に及ぼす影響

Greerらのグループが早期乳がん患者において前向きな態度（fighting spirit）とがんを否認する傾向などの対処行動をとった患者群がより長期に生存するという結果を報告したが，その後行われた追試で対処行動と生存期間との関連は否定された．その他の多くの研究でも結果は様々で一致していない．現時点でこのような研究の多くは方法論的な問題を多く有していることが指摘されている．しばしば「がんに前向きに取り組む」という対処様式が好ましいかのように言われるが，生存率という観点からみれば患者に強いる必要性はないであろう．

複数のがん患者に対して集団精神療法を実施し，生存期間への影響を評価した研究報告がある．転移性乳がん患者に対する集団精神療法が生存期間を延長させたというSpiegelらの報告は，心理社会的な介入ががんの進行に影響を与える可能性を示唆し，世間の関心が集まった．しかしながら，彼らの研究はもともとQOLに対する効果を検討するのが目的であり，生存期間に対する効果は副次的に得られたものであったこと，さらにがんに対する治療要因を十分に検討していないなどいくつかの研究上の問題点が指摘された．これ以後，精神療法の延命効果に関する数々の研究が試みられたが結果は様々である．2001年に報告されたカナダのグループによる追試研究では，集団精神療法は転移性乳がんの心理的苦痛の軽減や軽度の痛みの改善には有用であるが，生存期間には影響を与えなかったとされている．現時点では，こころががんに与える影響に関する明快な結論は得られておらず，それらについての医療者の言動はきわめて慎重でなければならない．

5) おわりに

がん患者における精神面のケアとその背景にある理論について概説した．サイコオンコロジーという領域は，医療が身体病変の改善や生存期間の延長のみでなく，患者のQOLや満足度を転帰の指標にする方向に変わりつつある時期に生まれており，がん患者の精神面への対応に重要な知見を呈示する可能性がある．

本論文の一部は，鈴木志麻子，宮岡等：がん医療における心のケア―サイコオンコロジーの現状と展望―．北里医学33:369-373, 2003を改変したものである．

文献

A. 文献

1) 内富庸介：第9回がんについての市民公開講演会記録「がんとストレス」，がん医療の現在，医事出版社，東京，pp5-18, 2001

B. 本領域の全般を理解するために有用な文献

1) 山脇成人監修，内富庸介編集：サイコオンオンコロジー　がん医療における心の医学．診療新社．1997
2) 明智龍男：がんとこころのケア．NHKブックス．2003

The Authors

北里大学医学部精神科　宮岡　等
桜ヶ丘記念病院　鈴木志麻子
北里大学大学院医療系研究科　岩満優美

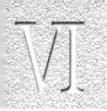

3 がん疼痛コントロール

1) はじめに

　がん治療の現場においてもオピオイド鎮痛薬の使用頻度は増加していると考えられるが，オピオイド鎮痛薬の処方がすなわち十分な鎮痛を意味するわけでなく，個々の患者にとって満足できる鎮痛が得られているかを定期的に検討する必要がある．患者にとって痛みはその強弱が問題であるが，同時に痛みによって生活上の障害がどれくらい生じているかも重要な問題である．がん疼痛治療は，痛みのために生じた日常生活上の具体的な制限や障害がどの程度十分に改善されているかを基準に行われるべきものであり，そのことが疼痛治療が十分かどうかの指標にもなる．

　わが国のがん疼痛の徐痛率はきわめて低く，主にがん疼痛に使用されているオピオイド鎮痛薬の人口あたりの消費量の比較でも先進国の1/10未満とかけ離れて少ないのが実情である．「それほど痛くないのでは」という医師の過小評価が事態の改善を阻んでいることを念頭において治療にあたることが求められている．

　現場においては，がん治療医の一部には，化学療法剤の効果によって得られる鎮痛効果を期待する意見もあるが，苦痛緩和は短時間のうちに求められるものである．効果が得られるまで日にちあるいは週の単位を苦痛緩和が不十分な状況で待たせるべきではなく，短期間であってもすみやかな鎮痛が得られる方法を優先すべきである．がん治療の効果が現れ，疼痛の軽減が得られれば，その時点から鎮痛薬の減量や中止を行うことも可能である．

2) がん疼痛とは

　がん性疼痛とは，広義にはがん患者に生じた疼痛のすべてを指し，がん自体（腫瘍の浸潤や増大，転移）が原因となった痛みと，がんに関連した痛み（筋のれん縮，リンパ浮腫，便秘，褥瘡などによる痛み），がん治療に起因する痛み（手術瘢痕の慢性的な痛み，化学療法に起因した口内炎による痛みなど），がん患者に併発したがん以外の疾患による痛み（変形性脊椎症，骨関節炎などの痛み）の4種類に分類される．日常の臨床では，がん自体により引き起こされた疼痛のみを指すこともあるが，腫瘍以外の疼痛も治療の対象として認識されるべきである．原因によって治療法は異なるが，腫瘍自体による痛み（狭義のがん性疼痛）はWHO方式がん疼痛治療法に従った薬物療法が基本となる．

　がん疼痛は，がんの診断時に20～50％の患者に存在し[1]，進行がん患者全体では75％にのぼる[2]．痛みがあるがん患者の8割は，身体の2カ所以上に痛みがあり，6割の患者の痛みの原因は複数である[3]．また1カ所に複数の性質の痛みを訴える場合がある[4]．これらの状況は病状の進行によって変化していくため，くり返し評価を継続していく必要がある．

3) WHO方式がん疼痛治療法

　WHO方式がん疼痛治療法ではその運用にあたり5項目の要点があげられている（表1）．鎮痛薬は疼痛の程度や治療効果に応じてWHO 3段階除痛ラダーに従って段階的に選択する（図1）．第1段階では非ステロイド性消炎鎮痛薬（NSAIDs）かアセトアミノフェンのいずれかが用いられる．非オピオイド鎮痛薬が無効あるい

3. がん疼痛コントロール

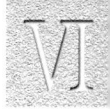

は効果が不十分な場合には第2段階へと進み，軽度から中等度の痛みの用いられるオピオイドを併用する．第2段階での鎮痛効果が不十分な場合には第3段階としてオピオイドの種類を中等度から高度の痛みに用いられるオピオイドに変更する．わが国で用いられる各段階の薬剤は**表2**から選択するが，同じ段階の薬剤を組み合わせて使うべきではない．

鎮痛補助薬はいずれの時期にも用いられるが，モルヒネなどのオピオイドの投与を避けるための薬剤ではなく，非ステロイド性消炎鎮痛薬やオピオイドに反応しない疼痛が適応となる．

WHO方式がん疼痛治療法は，どの専門領域の医師でも実施できる方法であるが，エンドポイントは患者自身が自覚できる良好な鎮痛である．痛みの原因や治療評価をくり返し行い，患者自身の評価が十分でなければくり返し評価を継続して十分な鎮痛維持を目標にする（**図2**）．

(1) がん疼痛治療と非ステロイド性消炎鎮痛薬（NSAIDs）の選択

NSAIDsはWHOがん疼痛治療法の第1段階から第3段階を通じて継続的に使用される．したがって長期投与による胃腸障害や腎機能障害を生じる可能性についても十分に配慮した薬剤や剤型選択が重要である[5]．

患者の多くは，化学療法の影響や病状の進行，衰弱などのさまざまな原因によって腎機能が低下している場合が少なくない．また，NSAIDs以外にも多種多様の薬剤が投与されており，胃腸障害や腎機能障害が修飾されやすいことに注意しながらNSAIDsを選択する必要がある．

(2) 軽度から中等度の強さの痛みに用いられるオピオイド

代表薬はリン酸コデインであり，代替薬であるリン酸ジヒドロコデインとはほぼ同じ鎮痛効果である．疼痛が比較的強いと判断される場合には，この段階を省略して第3段階に進むこともできる．コデインは1割が体内でモルヒネに変化して鎮痛効果を発揮するため，コデインによる鎮痛開始は，少量のモルヒネによる鎮痛と考えることができる．

(3) 中等度から高度の強さの痛みに用いられるオピオイド

この段階の鎮痛薬は強オピオイド鎮痛薬とよばれ，

表1　WHO 3段階除痛ラダーの5原則

1. **経口的に**
   患者にとって簡単で維持・管理がしやすい投与経路として経口投与を優先的に選択．漫然と注射剤や坐薬を使用するべきではない．一方，嘔気・嘔吐のある患者では経口投与を選択しない．

2. **時刻を決めて規則正しく**
   薬剤の作用時間が途切れない，つまり疼痛が出現しないように一定の間隔で鎮痛薬を投与する．とくにオピオイドでは毎食後という指示はすべきでない．均等な時間間隔で指示することが重要．

3. **除痛ラダーにそって効力の順に**
   患者にとって鎮痛が不十分な場合には3段階のラダーに従って段階的に治療のレベルを上げていく．麻薬を避けて第1段階を引き延ばさない．

4. **患者ごとの個別的な量で**
   麻薬による鎮痛では，患者ごとに必要量が大きく異なる．病状の進み方によって増量のペースも大きく異なることを理解する．

5. **そのうえで細かい配慮を**
   副作用が新たな苦痛とならないよう注意し予防に努める．治療への不安や疑問，病状の変化による投与経路の変更の必要性などに注意を傾ける．

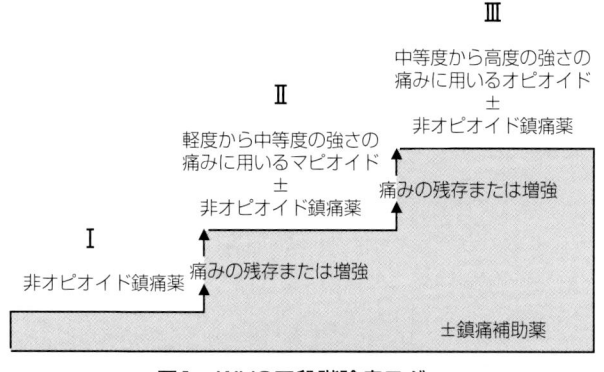

図1　WHO三段階除痛ラダー

Ⅰ 非オピオイド鎮痛薬 → 痛みの残存または増強
Ⅱ 軽度から中等度の強さの痛みに用いるオピオイド ± 非オピオイド鎮痛薬 → 痛みの残存または増強
Ⅲ 中等度から高度の強さの痛みに用いるオピオイド ± 非オピオイド鎮痛薬
±鎮痛補助薬

表2　がん患者の痛みに用いる薬剤のリスト

群	薬剤	剤形
非オピオイド	アセトアミノフェン	経口・坐剤
	NSAIDs	経口・注射剤・坐剤
軽度から中等度の強さの痛みに用いられるオピオイド	リン酸コデイン	経口
	リン酸ジヒドロコデイン	経口
	塩酸トラマドール	注射剤
中等度から高度の強さの痛みに用いられるオピオイド	モルヒネ	経口・注射剤・坐剤
	オキシコドン	経口・注射剤
	フェンタニル	経皮吸収剤・注射剤
	ブプレノルフィン	注射剤・坐剤

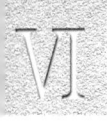

VI がん患者のQOL向上のために

現在わが国で使用できるものは，モルヒネ，オキシコドン，フェンタニルの医療用麻薬とブプレノルフィン，ペンタゾシン，エプタゾシンなどの拮抗性鎮痛薬である．ペンタゾシンは長期投与によって精神症状を生じやすく，WHO方式がん疼痛治療法では推奨されていない．以前は鎮痛に用いることができる医療用麻薬はモルヒネ製剤に限定されていたため，モルヒネの代替薬は拮抗性鎮痛薬に限られていたが，近年，経皮吸収型のフェンタニルパッチや，オキシコドン徐放錠が使用可能になり，剤形や鎮痛効果に限界のある拮抗性鎮痛薬をあえて選択する必要性は少なくなっている．

モルヒネなどのオピオイドによる鎮痛を成功させるためには十分な副作用対策を行うことが不可欠である（表3）．投与初期の嘔気・嘔吐と慢性的に続く便秘は頻度が高い．オピオイドの副作用は，便秘や嘔気・嘔吐を含めて中枢性に生じるが，経口オピオイド（モル

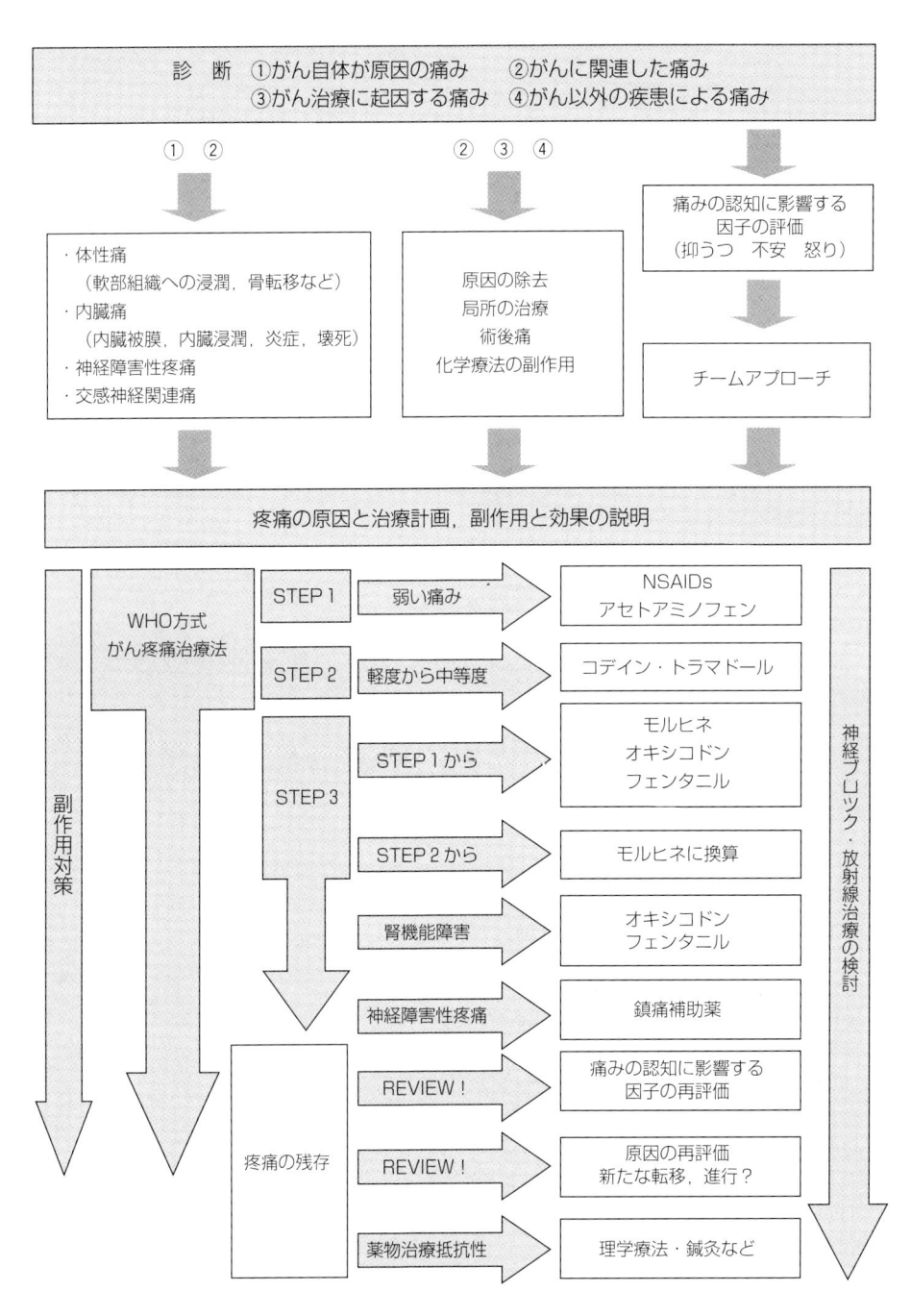

図2 がん性疼痛治療の流れ

ヒネ・オキシコドン製剤）では，腸管壁内のオピオイド濃度も高くなり，腸管壁内の神経に直接作用するため，便秘は注射などの投与経路に比べて高度になる[6]．したがってもっとも基本的な投与経路である経口投与では，便秘への対策はもっとも重要な副作用対策と言うことができる．

オピオイド鎮痛薬，ことに医療用麻薬の投与による耐性や精神依存の形成は，疼痛下では著しく抑制されることが明らかにされており，がん性疼痛治療のための麻薬の開始や増量に躊躇する意味はない．

a. モルヒネ

モルヒネは第3段階の中心的な薬剤であると同時に，オキシコドン製剤やフェンタニル製剤による鎮痛維持に際しても，疼痛時の臨時薬（レスキュー・ドーズ）として用いられる．

モルヒネの開始は，痛みの軽減にモルヒネが必要な時期であって，がんの進行度や生命予後とは一切関係ない．早期から投与を開始することによって耐性が形成されたり，麻薬中毒（精神依存）になることはなく適切な鎮痛のために必要かどうかが判断の基準である．モルヒネを長期間投与していても治療などで疼痛が軽減した場合には，週単位で減量し中止することも可能である．

モルヒネの投与量は，腫瘍の大きさや転移部位，あるいは進行期などによって量を決めることはできない．1日20mgで十分なものから数百ミリグラム以上が必要なものまで症例ごとの差が大きい[6)7]．多くの患者では，1日180mg以下で鎮痛できるが[8]，それ以上の大量投与になる症例もしばしばみられる．

モルヒネは肝でMorphine 3 glucuronide（M3G）とMorphine 6 glucuronide（M6G）に代謝され，大部分が尿中に排泄される．このうち，M6Gは鎮痛作用や鎮静作用などの活性を持つとされている．したがって，腎機能が著しく低下した症例ではモルヒネの代謝物であるM6Gが蓄積し，傾眠傾向などの副作用が生じ易くなる．

b. オキシコドン

オキシコドンはモルヒネやフェンタニルと同様にμオピオイド受容体の作動薬と考えられている．受容体の結合力はモルヒネの1/10～1/40で，わずかながらκ受容体にも作用すると考えられている[9]．わが国ではオキシコドン徐放錠（オキシコンチン®）と復方オキシコドン注射液（パビナール®）が使用可能である．オキシコドンの鎮痛効果は投与経路によって異なり，

表3 オピオイド開始時の嘔気・嘔吐の予防と治療法

	薬剤名	商品名	剤形	1回投与量	投与方法	コメント
嘔気・嘔吐	プロクロルペラジン	ノバミン	錠・散	5～10mg	8時間	第一選択薬
			注		持続	用法上は筋注薬
	メトクロプラミド	プリンペラン	錠・細粒・シロップ	5～10mg	8～12時間	効果が弱い（中枢移行が少ない）
			注		持続	
	ドンペリドン	ナウゼリン	錠・細粒・DS	5～10mg	8～12時間	効果が弱い（中枢移行が少ない）
			坐剤	60mg		
	クロルプロマジン	コントミン	錠・散	5～12.5mg	8～24時間	鎮静に注意する
			注	10～50mg	持続	
	ハロペリドール	セレネース	錠・細粒	0.75mg	12～24時間	アカシジアなどの副作用あり
			注	2.5～5mg	持続	
	ジフェンヒドラミン・ジプロフィリン	トラベルミン	錠	1錠	8時間	めまい，体動時の嘔気・嘔吐
			注	1A	頓用	
	ジメンヒドリナート	ドラマミン	錠	50mg	6～8時間	
便秘	酸化マグネシウム	カマ/カマグ	塩類下剤	0.5～2g	分2～3回	硬さの調節
		マグラックス		500～1,980mg	分2～3回	
	水酸化マグネシウム	ミルマグ		1,050～2,100mg	分2～3回	
	クエン酸マグネシウム	マグコロール		50g	頓用	
	カルメロースナトリウム	バルコーゼ（顆粒）	膨張性下剤	1.5～6g	分2～3回	
	ラクツロース	モニラック	糖類	10～30ml	分2～3回	
	センナエキス	アローゼン	大腸刺激性下剤	1回0.5～1g	1日1～3回	大腸の蠕動刺激
	センノシド	プルセニド		1～4錠	眠前	
	大黄末	大黄末		0.3～0.5g/回	1日1～3回	
	ピコスルファートナトリウム	ラキソベロン液／錠		5～30滴/2～6錠		
	テレミンソフト（坐剤）	ビサコジル	大腸刺激性下剤	1日1～2回	頓用	排便刺激
		新レシカルボン	複合剤	1回1～2個	頓用	
	ヒマシ油	ヒマシ油	小腸刺激性下剤	1回15～60ml	頓用	小腸の蠕動刺激
	モサプリド	ガスモチン	セロトニン受容体刺激薬	15～30mg	分2～4回	消化管全体の蠕動刺激

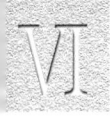

静注ではモルヒネの0.75倍程度であるが，経口投与ではモルヒネの1.5倍程度の鎮痛効果と考えられている．オキシコドンが経口投与された場合の生体内利用率が60～80％ときわめて高いため経口投与では静脈内投与の場合と鎮痛効果の強さに逆転が起こる．投与量と鎮痛効果の関係では，モルヒネと同様に有効限界はない．また副作用についてもほぼモルヒネと同程度に嘔気，便秘，鎮静，呼吸抑制を生じる．オキシコドンは肝で代謝され，おもにオキシモルフォンとノルオキシコドンに代謝される．ノルオキシコドンはオキシコドンの14倍の鎮痛効果をもつ活性代謝物であるが[10]，その血中濃度はきわめて低く，さらに不活性代謝物となるため，腎機能障害患者での有用性は高いと考えられている．

c．フェンタニル

フェンタニルは強力な鎮痛効果をもつ合成オピオイドで，とくにμ1受容体に対する親和性が高い．一方，μ2受容体への親和性が低いため，モルヒネに比べて便秘や嘔気・嘔吐を生じにくい．フェンタニルの代謝物には活性がなく，また代謝産物に活性がないことから腎機能障害の著しい場合なども優れた代替薬となる．フェンタニル製剤には経皮吸収型の貼付剤と注射剤がある．経皮吸収剤は経口投与が困難な場合にも鎮痛維持が可能な剤形であり，在宅などでの有用性が高い．しかし，薬剤の吸収から鎮痛効果の出現までには長時間を要することから，至適量までの調節には一定の期間が必要である場合が多い．

d．オピオイド鎮痛薬が効きにくい痛み

オピオイド鎮痛薬の投与開始後，痛みはほとんど軽減せず，眠気ばかりが強くなる場合，モルヒネが無効である可能性が高い[11][12]．モルヒネ開始後，痛みが残存し，増量したところ眠気が強くなり，痛みの程度はあまり変わらないような場合には，モルヒネが有効な痛みと，無効な痛みが混在している可能性が高い．モルヒネが効きにくい痛みの代表的なものは神経因性疼痛とよばれ，脊椎転移による圧迫骨折や骨盤内神経叢が腫瘍にとって圧迫破壊を受けた場合などにみられる．

オピオイド鎮痛薬による鎮痛が困難な疼痛では，鎮痛補助薬（**表4**）を用いて治療を行う．

表4 鎮痛補助薬の作用と投与法

	適応	開始量	増量（1日量）	増量間隔	維持量	投与法
抗けいれん薬						
カルバマゼピン	神経障害性疼痛 電気が走るような 刺すような	100～200mg	100～200mg	2～3日	～600mg（1,200mg）	2分割／眠前1回
クロナゼパム		0.5mg	0.5mg	4～6日	～1.5mg	眠前1回
フェニトイン		100mg	100mg	5～7日	～400mg	2分割／眠前1回
バルプロ酸ナトリウム		200～400mg	200mg	2～3日	～1,200mg	2分割
抗うつ薬						
アミトリプチリン	神経障害性疼痛 しびれたような 締めつけられるような つっぱるような	10 or 25mg	10 or 25mg	1～7日	40～100mg	眠前1回
ノルトリプチリン						
クロミプラミン						
イミプラミン						
抗不安薬						
ジアゼパム	筋れん縮による疼痛	2～5mg	2～5mg	2～3日	2～20mg	分2～6回／眠前1回
抗不整脈薬						
リドカイン	神経障害性疼痛 しびれたような 締めつけられるような つっぱるような			2～3日	0.5～1.0mg/kg/hr	持続皮下／持続静注
メキシレチン		150～300mg	100～150mg		150～450mg	分3回
NMDA受容体拮抗薬						
塩酸ケタミン	神経障害性疼痛	50～150mg	50～100mg	2～3日	50～200mg/day 10mg/hr/回を疼痛時	持続静注 レスキューとして
イフェンプロジル		60～180mg	60mg	1～7日	60～300mg	分3回
コルチコステロイド						
プレドニゾロン	神経圧迫による痛み	5～20mg	5～20mg	2～3日	10～100mg	朝1回／分2～3回
デキサメタゾン		1～2mg	1～2mg	同上	1～20mg	
ベタメタゾン		同上	同上	同上	同上	

※いずれの薬剤もモルヒネとの併用は可能であるが，抗けいれん薬，抗うつ薬，抗不安薬，塩酸ケタミンでは傾眠に注意．
※抗精神病薬の鎮静によって，自主的な痛みの訴えが減少することがある．適切な鎮痛が得られているかの注意がとくに必要になる．

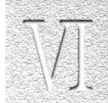

4）おわりに

がん疼痛の治療について解説した．わが国のがん疼痛治療のレベルは相変わらず先進国中では最悪である．「がんは痛いもの」「これくらいはしょうがない」「それほどでもなさそう」などの過小評価がどれほどがん患者のQOLを下げてきたことか．医師の前で「少しずつ良くなりました」と答えてくれる患者達は本当に十分な鎮痛が得られているのだろうか．まずは，痛みについて患者と向き合って話す時間をもつことが，患者の痛みを知り，治療を始める第一歩である．

文　献

1) Clinical Practice Guideline No. 9；Management of Cancer Pain，U．S．Department of Health and Human Services 14：1994.
2) Bonica JJ：Cancer Pain；Current Status and Future Needs（in Bonica JJ, ed）．The Management of Pain, 2nd edition. pp400-455, Philadelphis, Lea & Febiger, 1990.
3) Twycross RG, Lack SA：Symptom Control in Far Advanced Cancer：Pain Relief. pp117-148, Pitman, 1983.
4) Matoba M, Goto F：Therapeutic Effects of Antidepressants and Anticonvulsants for Neuropathic Pain in Cancer Patients. Pain Research 9：31-39, 1994.
5) 的場元弘：がん性疼痛に対するNSAIDsの効果を十分に引き出すための理解．ターミナルケア 6：5-10, 1996.
6) Manara L, Bianchi G, et al：Inhibition of gastrointestineal transit by morphine in rats results primarily from direct action on gut opioid sites. J Pharmacol Exp Ther 237：945-949, 1986.
7) Twycross RG：Pain Relief in Advanced Cancer. pp307-331, Churchill Livingstone, 1994.
8) Twycross RG, LackS A：Symptom Control in Far Advanced Cancer：Pain Relief. pp167-189, Pitman, 1983.
9) Chen ZR, Irvine RJ, Somogyi AA, et al：Mu receptor binding of some commonly used opioids and their matabolites. Life Sci 48：2165-2171, 1991.
10) Heiskanen T, Olkkola KT, Kalso E：Effects of blocing CYP2D6 on the pharmacokinetics and pharmacodynamics of oxycodone. Clin Pharmacol Ther 64：603-611, 1998.
11) 的場元弘：抗痙攣薬，抗うつ薬，ステロイドの癌疼痛に対する適応．ペインクリニック 19：687-694, 1998.
12) 的場元弘：鎮痛補助薬の使い方．緩和医療 1：56-64, 2000；ペインクリニック 21：824-830, 2000.

The Author

北里大学　的場 元弘

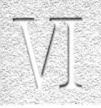

4 在宅治療および在宅フォロー

1) 外来治療の条件

(1) はじめに

　新しい抗がん剤や併用レジメンの開発，制吐剤，造血因子製剤など支持療法の進歩により，がん化学療法の治療成績はわずかずつではあるが向上してきた．しかしなお化学療法により治癒の望めるがん腫はごく限られている．表1は化学療法剤の有効性により各種悪性腫瘍を分類したものであるが，B群およびC群に属する悪性腫瘍における化学療法の意義は生存期間の延長と症状の緩和である．C群に属する非小細胞肺がんの進行期を例にとると，併用化学療法を施行することにより生存期間中央値が延長することが示されているが，その差はわずか3～6カ月程度であり[1)2)]，これらの悪性腫瘍群においては，とくに患者のQOLに配慮した治療の実施が望まれ，患者からのニーズも増えている．

　一方，がん化学療法の1カ月あたり医療費は入院では外来の3倍以上となっており，近年の医療情勢の変化のもとでコスト削減が求められている．在院日数の短縮，在院から外来への治療のシフトが進められるなかで，悪性腫瘍に対する外来化学療法の重要性が増している[3)]．

　本稿では外来治療を実施するうえで求められる条件につき述べる．

(2) 外来化学療法を選択する条件

　外来化学療法治療を行うにあたっては，目標と見通しを明確にし，医療者と患者がその認識を共有する必要がある．治療の目標設定はもっとも重要な作業である．治癒をめざすのか，あるいは患者の日常生活をできるだけ維持しながら延命や症状緩和をめざすのかという認識を患者と共有するためには外来での短時間の説明のみでは不十分である．短期間であっても入院のうえ，十分時間をとったうえで患者に対して診断と治療に関する説明を行い，患者の生活設計に沿った治療計画を立てるのが望ましい．

　また，抗がん剤治療においてはいずれのレジメンにおいても重大な副作用を呈する危険があり，外来治療

表1　各種悪性腫瘍に対するがん化学療法の有効性

A群：治癒が期待できる	B群：延命が期待できる
化学療法単独で治癒が期待でき，がん化学療法が絶対適応となる．急性骨髄性白血病，急性リンパ性白血病，ホジキン病，非ホジキンリンパ腫（中・高悪性度），胚細胞腫瘍，絨毛がん	化学療法単独での治癒は難しいが大半の症例で延命が十分に期待できる　再発予防目的の術後療法や集学的治療も行われる．乳がん，卵巣がん，小細胞肺がん，多発性骨髄腫，非ホジキンリンパ腫（低悪性度），慢性骨髄性白血病，骨肉腫，前立腺がん，大腸がん

C群　症状の緩和が期待できる	D群　効果の期待が少ない
化学療法単独で治癒は得られない　延命効果は得られるがその割合はB群に比べると少なくなり，症状緩和，QOL改善も治療目標となりうる．軟部組織腫瘍，頭頚部がん，食道がん，子宮がん，非小細胞肺がん，胃がん，膀胱がん	化学療法の有効性は低く，延命効果も不十分である．化学療法剤の適応は慎重に検討する必要があり，臨床試験における実施が望ましい．悪性黒色腫，膵がん，肝がん，脳腫瘍，腎がん，甲状腺がん

4. 在宅治療および在宅フォロー

を念頭においたうえで，入院管理下に初回治療を行うことにより，個々の患者の副作用の詳細なプロファイルが判明し，医療者も患者も治療の見通しをより立てやすくなるメリットは大きい．

その他，外来化学療法を行ううえで，患者側と医療者側それぞれに必要な条件を以下にあげる．

(3) 患者側の条件（表2）

a. 全身状態など

外来化学療法の適応となる患者が満たすべきもっとも重要な条件は良好な全身状態を有すことである．化学療法の臨床試験は一般的に75歳未満で，PS（ECOG performance status）0～2の患者を対象に行われているが，対象患者を高齢者と若年者と分けた検討で両者の間には効果の差がない一方，PSに関しては0～1に比べて2の群で，重篤な副作用の発現率が高く，予後も不良であった[4]～[6]．臓器機能に問題がない場合は高齢者も外来化学療法の適応となるが，PSは2を適応とならず除いた0～1が外来化学療法の適応と考えられる．

またPS以外の指標としては，良い栄養状態とコントロール困難な合併症がないことが望ましい[7]．低アルブミン血症では血中蛋白非結合型抗悪性腫瘍薬の割合が高くなり，胸水や腹水を有する患者では，薬剤の排泄遅延により薬物有害反応の遷延化をまねきやすい[8]．このような患者では，外来治療中に強い副作用が出現する可能性が高く，コントロール状態の良くない慢性呼吸器疾患や糖尿病などの基礎疾患は，感染や腎障害などのリスクを高める危険がある．

b. 治療への理解

患者が化学療法の内容と起こりうる副作用につき十分に理解でき，対処する能力を有することが必要である．

がん化学療法においては多様な副作用の発生が避けられないことから，患者は十分な説明を受け理解しておくことが必要である．通院日以外に発生した多くの症状に対し患者と家族が急な対応を迫られることがある．経過観察でよいのか，電話連絡や緊急受診をすべきかといった判断を適切に行うために治療の時期に応じた状況の理解や対応する能力を有することは不可欠な条件である．

c. 居住地

外来化学療法を受ける患者は，緊急時に受診できる距離（救急搬送可能な範囲）に居住しているか，もしくは緊急対応可能な近隣の病院を確保している必要がある．化学療法の副作用のほか，がんの進行により胸水や腹水，無気肺，DIC，骨痛などさまざまな症状が出現する可能性があり，適切な対応が迅速になされなければ，QOLを維持しながら行う治療としての目的にそぐわない．対応病院の確保にあたっては，病院間で必要な連絡を取り合い，変化する病状に対応した患者情報を交換して適切な対処を行うことが望まれる．

d. 家族などの協力

日常生活を自宅でおくりながらの通院治療では，家族やときに地域社会の協力が不可欠となる．化学療法を受けたあとは倦怠感を伴いやすく，通院に付添いが必要となることが少なくない．また，がんの症状が強い場合や高齢者の場合，通院そのもののほか，日常生活の自立も困難となる可能性がある．家族の負担も大きく，福祉サービスを受けることができる可能性がある．病院のソーシャルワーカーや地元自治体の福祉担当者への相談しておく方法もある．

(4) 医療側の条件（表3）

a. 適切な化学療法

外来化学療法は日帰りでの通院のうえに成り立つ治療であることから，治療は経口薬または点滴に長時間を要しない注射薬剤のレジメンでなければ実施できない．新しい化学療法剤や支持療法の開発により，さまざまな分野で外来化学療法が可能となっている．**表4**に国立がんセンター中央病院通院治療センターで実施されることの多い主な治療レジメンをまとめた．

表2 外来化学療法実施のための患者側条件

① 全身状態が保たれておりPS 0－1が望ましい（栄養状態がよく，基礎疾患のコントロールがおこなわれている）
② 化学療法の内容と薬物有害反応を理解できる
③ 緊急時に受診できるかかりつけ病院がある
④ 家族や社会の協力が得られる

表3 外来化学療法実施のための医療者側条件

① 適切な化学療法を行うことができる
② 適切な支持療法を行える
③ 外来スタッフの充実
④ 外来設備の充実
⑤ 緊急時の対応が行える

b. 適切な支持療法

　現在使用されている抗がん剤は殺細胞性薬剤が主力であり，自覚される副作用のうち，もっとも頻繁に出現する症状は消化器症状であり，その他薬剤ごとに特徴的な症状が出現することがある．また，血液毒性も程度の差はあるもののほとんどの外来治療レジメンで必発であり，支持療法によるこれら副作用のコントロールが外来化学治療の成否に大きくかかわる[9]．

　i) 消化器毒性

　消化器毒性のなかでは，口内炎（約40％），悪心・嘔吐（70〜80％），下痢，便秘などが頻度も高く，患者に肉体的にも精神的にも苦痛を与え，QOLを大きく損う．

　口内炎は化学療法による粘膜再生障害に白血球減少による局所感染が加わって発症する[10]．あらかじめ歯科治療を行い感染巣をコントロールしておく必要がある．5-FUなど粘膜障害の強い薬剤を使用する際には，化学療法時に口腔内冷却することで口内炎予防に有効である[11]．また感染予防のためうがいを励行する．

　悪心・嘔吐は延髄にある嘔吐中枢が，消化器・前庭器・大脳皮質・心臓などから求心的に刺激されるか，同じ延髄にあるchemoreceptor trigger zone（CTZ）により刺激され惹起される[12]．発症時期により急性悪心・嘔吐，遅発性悪心・嘔吐と予測性悪心・嘔吐の3つに分類されている．コントロールには米国臨床腫瘍学会（American Society of Clinical Oncology：ASCO）ガイドライン[13]に準拠して5-HT3受容体拮抗剤とステロイドの併用やドーパミン拮抗薬が用いられており，とくに急性悪心には良好な成績をあげている．

　下痢は，比較的早期に多い抗悪性腫瘍薬投与による抗コリン性下痢と，遷延化する腸粘膜障害による下痢に分けられる[14]．対処療法が基本であるが，抗コリン剤の使用が有用な場合もある．

　ii) 血液毒性

　白血球・好中球の減少時には感染・発熱のリスクが高くなる[15]が，G-CSF（glanulocyte-colony stimulating factor）製剤の使用はエビデンスに基づくASCOガイドライン[16]に沿った製剤の使用が望まれる．

　貧血・血小板減少に対する輸血は，既知感染症のスクリーニングを行い感染の危険は低下したが，ウィンドウピリオドの存在や未知の感染症の可能性があり，十分なインフォームドコンセントを要する．

c. スタッフ

　外来化学療法当日は，受付・診察・検査・検査結果確認・抗がん剤指示・調剤・実施・会計といった非常に煩雑な流れを，多くの患者に対して間違いなく行う必要がある．患者取り違えといったミスをなくすために二重・三重のチェックが必要であるが，医師・看護師はもちろんのこと，直接患者に接する機会の少ない，検査部門や事務職員も含めたすべてのスタッフが各自の業務内容を熟知し，さらに円滑なコミュニケーションを行うことが不可欠である．問題点を解決するため職種を越えた定期的なミーティングを行うことが望ましい．

d. 治療設備

　長時間の点滴が必要となることもあり，快適な空間で治療を受けられるような設備が望ましい．状況により個室の使用や，ベッドやリクライニングシートの周囲にしきりを設置し，患者がプライバシーを保てる環

表4　国立がんセンター中央病院通院治療センターで施行される主な治療レジメン

胃癌	MTX・5-FU時間差療法　（MTX/5-FU/LV） CPT-11/CDDP
大腸癌	5-FU/l-LV CPT-11
乳癌	AC療法　（DTX/CPM） trastuzumab/PTX DTX
卵巣癌	TJ療法　（CBDCA/PTX） CBDCA/DTX CPT-11
ホジキン病	ABVD療法　（DTX/BLM/VLB/DTIC）
非ホジキンリンパ腫	CHOP療法　（CPM/ADR/VCR/PSL）
非小細胞肺癌	DTX GEM DOC/CDDP(weekly)
膵癌	GEM

ADR:doxorubicin
BLM:bleomycin
CBDCA:carboplatin
CDDP:cisplatin
CPM:cyclophosphamide
CPT-11:irinotecan
DTIC:dacarbazine
DTX:docetaxel
GEM:gemcitabine
l-LV:levofolinate carcium
MTX:methotrexate
PSL:prednisolone
PTX:paclitaxel
VCR:vincristine

境でリラックスして治療に専念できる環境整備が望まれる．トイレへの移動時に長い距離を歩かないですむような工夫も大事である．吐気などの副作用がある患者では，匂いに敏感であることも多く，空気清浄機も有用である．

e．緊急時対応

化学療法の副作用やがんの進行による症状により，外来通院が困難となり，入院への切りかえが必要となることは少なくない．また化学療法中の緊急対応が必要な症状の出現の可能性もあり，外来化学療法を行う際には，患者に対して事前に十分な情報の提供を行っておくことで，症状が出現した際の不安を軽減させることができる．また，24時間体制で担当医または代行医に連絡がとれるような体制づくりが必要である．遠方からの通院患者には，緊急時対応可能な近隣の病院を事前に準備してから化学療法を開始するべきである．

(5) おわりに

外来化学療法を実施するうえで必要な条件を，患者側と医療者側の要因を中心に概説した．

治癒困難ながん腫に対する化学療法を行ううえで外来治療のウェイトは急速に増大しており，医療経済的優位性のみでなく，がん患者のQOLを重視した治療として，安全で有効な外来化学療法が行われることを期待したい．

文　献

1) 山本信之，福岡正博：進行肺がん化学療法のガイドライン．がんと化学療法 29：985-1007，2002．
2) Non-small Cell Lung Cancer Collaborative Group：Chemotherapy in non-small cell lung cancer：a meta-analysis using updated date on individual patients from 52 randomised clinical trials. BMJ 311：899-909，1995．
3) 岡崎美樹，梅田文一：進行肺がん症例に対する外来化学療法．がんと化学療法 10：1391-1395，2001．
4) Oshita F, Kurata T, Kasai T, et al：Prospective evaluation of the feasibility of cisplatin based chemotherapy for eldely lung cancer patients with normal organ functions. Jpn J Cancer Res 86：1198-1202，1995．
5) Schiller JH, Harrington D, Belani CP, et al：Comparison of four chemotherapy regimens for advanced non-small cell lung cancer. N England J Med 346：92-98，2002．
6) Sweeney CJ, Zhu J, Sandler AB, et al：Outcome of patients with a performans status of 2 in Eastan Cooperative Oncology Group study E1594. A phase II trial in patients with metastatic nonsmall cell lung carcinoma. Cancer 92：2639-2647，2001．
7) 山本　昇：化学療法薬物有害反応の対策，Third Edition．臨床腫瘍内科学：1136-1150，2004．
8) Coates A, Abraham S, Kayae SB, et al：On the receiving end-patients perception of the side-effects of cancer chemotherapy. Eur J cancer Clin Oncology 19：202-208，1983．
9) 有吉　寛：がん化学療法における副作用とその対策．エビデンスに基づいたがん化学療法ハンドブック：326-333，2004．
10) Douglas EP：Oral toxicity of chemotherapeutic agents. Semin Oncol 19：478-491，1992．
11) Berger AM, et al：Adverse effects of treatment. In Devita VT, et al：Cancer, principles and practice of oncology. 6th ed. Lippincott-Raven, 2869-2893，2001．
12) Andrews PL and Hawthron J：The neurophysiology of vomiting. Clin Gastroenterol 2：141，1988．
13) Gralla RJ, Osoba D, Kris MG, et al：Recimmendations for the use of antiemetics：Evidence-based, clinical practice guidelines. J clin Oncol 17：488，1994．
14) Ohe Y, Sasaki Y, Shinkai T, et al：Phase I study and pharmacokinetics of CPT-11 with 5-day continuous infusion. J Natl Cancer Inst 84：972-974，1992．
15) Bodey GP, Buckley M, Sathe YS, et al：Quantitative relationships between circulating leukocytes and infection in patients with acute leukemia. Ann Intern Med 64：328-340，1966．
16) Ozer H, Armitage JO, Benett CL, et al：2000 Update of Recommendations for the use of hematopoietic colony-stimulating factors：evidence-based, clinical practice gidelines. J Clin Oncol 18：3558-3585，2000．

The Authors

国立がんセンター中央病院　　中尾　栄男／加藤　晃史／大江　裕一郎

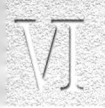

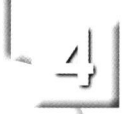

4 在宅治療および在宅フォロー

2) 外来化学療法の留意点

(1) 外来化学療法の普及度

がんに対する化学療法の進歩により，入院治療と同等な治療効果が，外来治療でも得られるようになり，がん患者のQOLの向上を配慮した外来化学療法が急速に普及している．**図1**は2002年に全国の若手大腸外科医147名に外来化学療法に対する関心度をアンケート調査したものであるが，外来化学療法に対する関心の高さと期待の大きさがよくわかる．

外来治療という特殊性から外来化学療法の実施上留意すべき点がある．そこで本稿では外来化学療法実施上の留意点について述べる．

(2) 外来化学療法実施上の留意点

外来という特殊な環境で化学療法を行わなければならないことを考慮し，**表1**に外来化学療法実施上の留意点を列挙した．

表1 外来化学療法実施上の留意点

1. 副作用の少ない化学療法の選択
2. 注射漏れ等の実施上のミスの撲滅
3. オーダーどおりの確実な治療の実施
4. 副作用出現時の24時間の監視体制の確立
5. 治療ベッドの効率的な活用
6. 治療に対する患者教育
7. 精神的な不安に対するサポート

問 将来外来・在宅化学療法が化学療法の形態の一つになると思いますか？

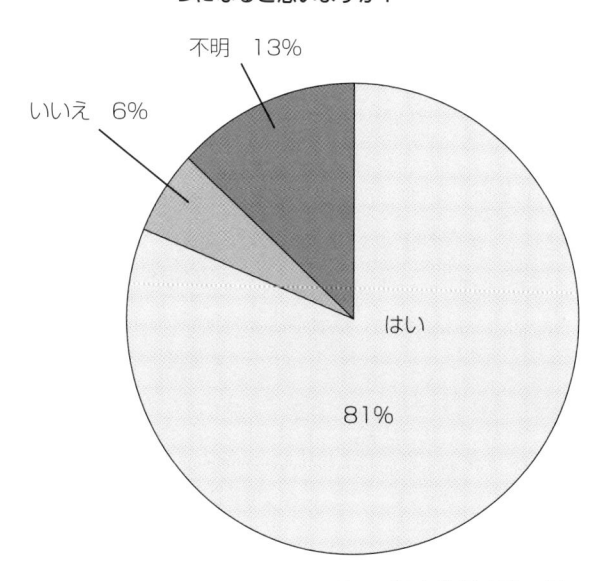

- はい 81%
- 不明 13%
- いいえ 6%

問 外来で静注および動注化学療法を行っていますか？

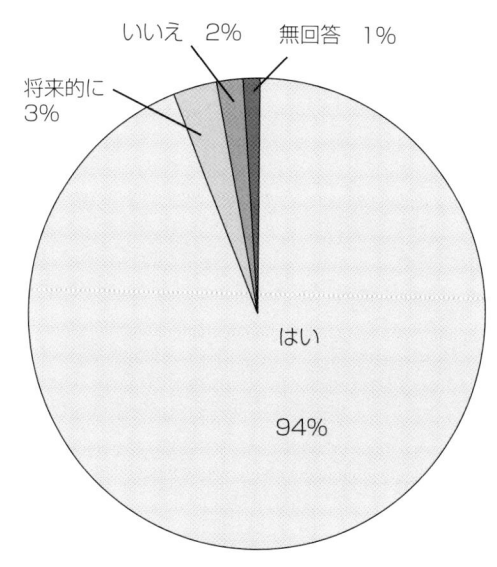

- はい 94%
- 将来的に 3%
- いいえ 2%
- 無回答 1%

図1 外来化学療法に対する大腸外科医のアンケート調査結果
2002年に，全国の大腸外科医147名に対して，アンケート調査を実施した．外来化学療法に強い関心がすでにあったことが興味深い．

4. 在宅治療および在宅フォロー

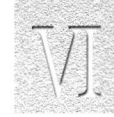

a. 副作用の少ない化学療法の選択
抗がん剤投与の副作用で、帰宅不可能にならないような薬剤選択および反復投与に伴う骨髄抑制や重篤な下痢および肝障害、腎障害が出現する危険性が少ないが治療効果のある治療を工夫する必要がある[1]。

b. 注射漏れの撲滅
末梢から投与する場合の点滴漏れにより、抗がん剤が皮下に漏れることがあり、注意を要する。IVHポートを用いることで回避することができる。

c. オーダーどおりの確実な治療の実施
外来化学療法においては、入院治療よりも繁忙度が高い状況で治療を行うことになるが、薬物の投与順序、投与量、投与速度はオーダーに忠実に実施しなければならないと考える。

d. 副作用出現時の24時間監視体制の確立
外来化学療法の最大の欠点は、治療実施後の患者の状態観察ができないことである。そのため、治療後に異常がある場合、24時間いつでも連絡でき、そのときの治療の対応ができる体制を確立してから実施すべきである[1]。

e. 治療ベッドの効率的な活用
外来治療室で治療を行うことが望ましい。治療患者の増加に伴い、治療ベッドの確保は大きな問題で、図2のようにリクライニングシートを導入して治療スペースを有効利用する工夫が必要である。

f. 治療に対する患者教育
病状を伝え、治療の必要性、治療の内容、治療後の起こりうる副作用について、わかりやすく説明をし、異常がある場合には、ただちに連絡をするような教育も重要である。とくにポートによる治療や携帯用ポンプを用いた治療では、パンフレットを使用して、説明をする必要がある[1]。

g. 精神的な不安に対するサポート
患者は、治療や病状に対する不安があり、不安が持続すれば、治療の継続の障害となる。医師には相談できない、または相談しにくい場合も多く、看護師に励まされ、看護師に相談することで不安が解消されることも多い。治療を円滑に遂行するうえで精神的な支えとなることも多く、看護師の役割はきわめて大きい。

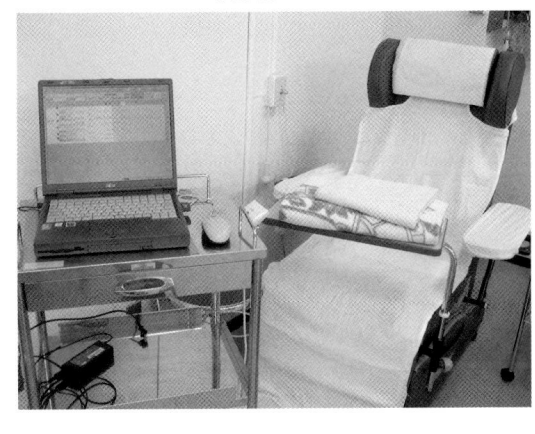

a. 治療用ベッド

b. 治療用リクライニングシート

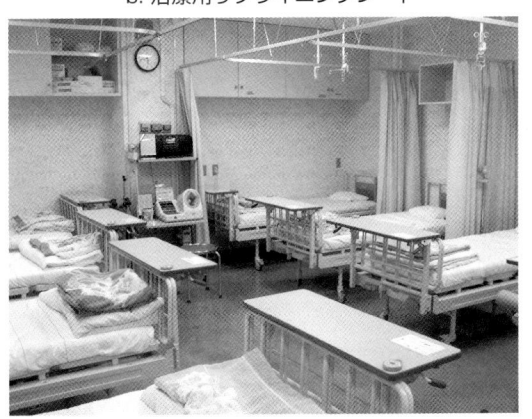

c. 患者確認用ネームプレート

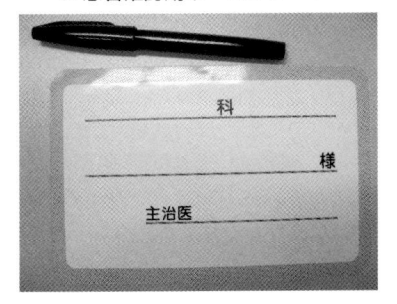

図2 外来治療室の実際

外来化学療法実施においては、治療室を設置することが望ましい。
理想的には個室化するのがよいが、現実には個室化は難しい。
ベッドおよびリクライニングシートを治療時間および患者の病状にあわせて、選択する。
患者を識別できるように、治療ベッドのテーブルにネームプレートを置くと、間違いが少ない。

VI. がん患者のQOL向上のために

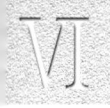

(3) 外来化学療法の実施上の工夫

外来化学療法を行う場合の入院治療と異なる工夫のポイントは，次の2つである．

　i) ポートを使用する．
　ii) 携帯用ポンプを使用する．

a. ポート選択上の留意点[2]

注射用のポートを用いることにより，薬液が血管外に漏出することを回避でき，また必要ないときは抜針すれば，自由に入浴もできる利点があり，管理は容易である．末梢による薬液の投与では，少なからず薬液の血管外漏出の危険があり，とくに外来化学療法を実施する患者が増えた場合，ポートを用いた化学療法の安全性と利点を実感するものである．また，携帯用ポンプに1週間投与量の薬液を詰めて持続投与すれば，1週間の総投与量としては大量の抗がん剤を投与することができる．

われわれは，動注用ポートを経腹的に挿入する場合は，Cook社のvital port®を使用している．また血管造影下に挿入する場合は東レメディカルのアンスロンPUカテーテル®およびセルサイトポート®を使用している．経腹的にカテーテルを挿入する場合，分岐した動脈の末梢から中枢側の分岐部に向かい挿入するが，このときカテーテルの先端が硬いとカテーテルの先端で動脈の内膜損傷を起こして，仮性動脈瘤を形成する危険性がある．シリコンカテーテルは柔らかいため，その危険性は少ないと考え使用している．一方血管造影下に挿入する場合は，左胸肩峰動脈からカテーテルを挿入することが多い．この場合，ポートは左前胸壁皮下に埋め込む．ただし，内腸骨動脈領域にカテーテルを挿入する場合や血管の分岐が複雑で，血流改変操作が困難な場合は，総大腿動脈から挿入することもある．この場合，ポートは右下腹壁の皮下に挿入することが多い．腹壁は皮下脂肪が多いため，深く埋め込みすぎると，ポートのセプタムを触知することが困難となり，しばしば動注実施のための穿刺に苦労することとなり，埋め込むポートの深さを慎重に決めて留置すべきである．

b. 携帯用ポンプ選択上の留意点[2]

携帯用ポンプは，近年，バルーン式のポンプの性能が向上し，使いやすくなった．図3-a，bに示すようにわれわれはニプロ社のシュアフューザー®（50ml，5日間用）を用いている．携帯用ポンプ選択の条件は，

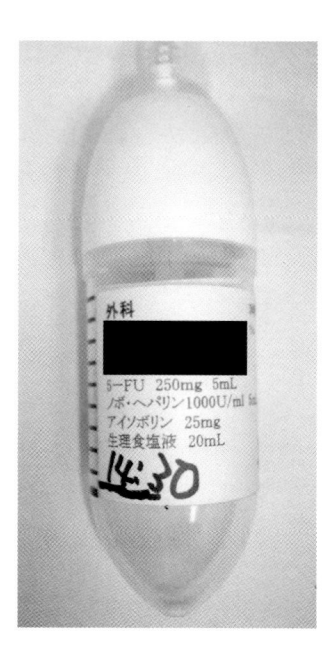

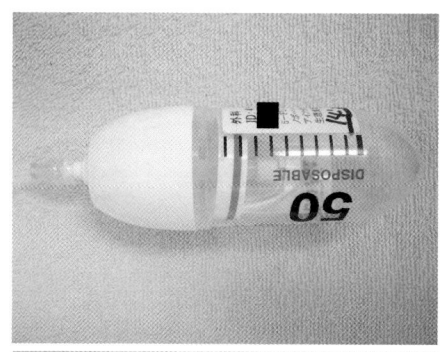

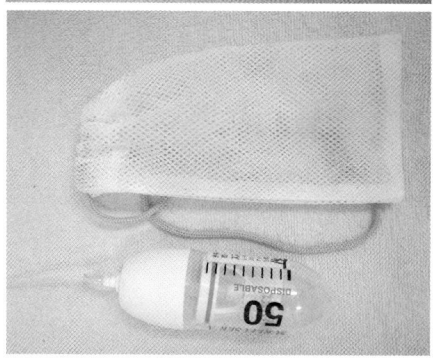

図3-a　シュアフューザー（ニプロ社製）
小型で，軽量である．目盛りも見やすい．

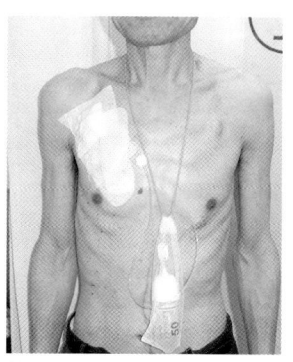

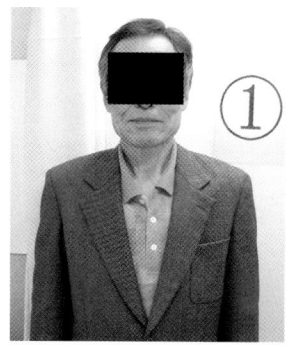

図3-b　シュアフューザーを装着したところ
ワイシャツのポケットに入るサイズであり，上着を着れば，外見上治療をしているのがわからない．

4. 在宅治療および在宅フォロー

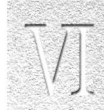

i) 小型であること
ii) 残量確認の目盛りが明瞭であること

である．小型で，邪魔にならないということ，外部から治療をしていることを気づかれないようにすることおよび患者に目盛りの位置を確認することで確実に薬液が注入されていることを確認できるという配慮は，治療を受ける患者にとって大変重要なことである．

図4はわれわれが大腸癌切除不能多発性肝転移に対して施行している7日間持続肝動注療法のプロトコールである[3]．5-FU 2,000mgに生食16mlおよびヘパリンナトリウム2,000単位（1,000単位/ml）を混ぜて，前述のシュアフューザーで7日間で持続肝動注療法を行う．5日間用のポンプを用いているが，5-FUに粘性があり，ほぼ7日間で注入を終了することができる．また患者の希望により，5-FU 1,500mgを5時間かけて2週ごとに行うweekly high doseの肝動注療法（WHA）を行うこともある．肝動注療法を1週おきに実施するが，肝動注の休薬期間中に，肝外再発予防を目的として，CPT-11＋5-FU＋l-LVの全身化学療法を外来で実施する．

(4) 外来化学療法の安全管理の実際

外来化学療法においてもっとも重要な点のひとつは，安全に，確実に化学療法が実施されることである．安全管理上外来化学療法は，入院による化学療法とは異なる留意点がいくつかある．

外来化学療法センターがあり，専任の外来化学療法をする医師，薬剤師，看護師が常駐していればよいが，現実には薬剤の調剤から実施まで看護師と医師だけで行う施設も多い．このような場合，通常の外来業務に加えて，化学療法も行わなければならないため，看護師に対する負担が大きくなり，患者数が増えた場合に投薬実施ミスにつながる危険性が高くなる．当院では外来治療室はあるが，専任の医師や看護師を確保できていない．以前は薬剤の調剤は看護師が行っていたが，現在は薬剤の調剤は薬剤師が行っているが，その結果，看護師は実施上の安全管理に専念でき，1日20～30名程度の外来化学療法を大きなミスなく実施できている．**図5，6**にわれわれが行っている外来化学療法におけるオーダリングシステムの流れを示した．現在，電子カルテを導入しているが，まだ薬剤使用の監視機構

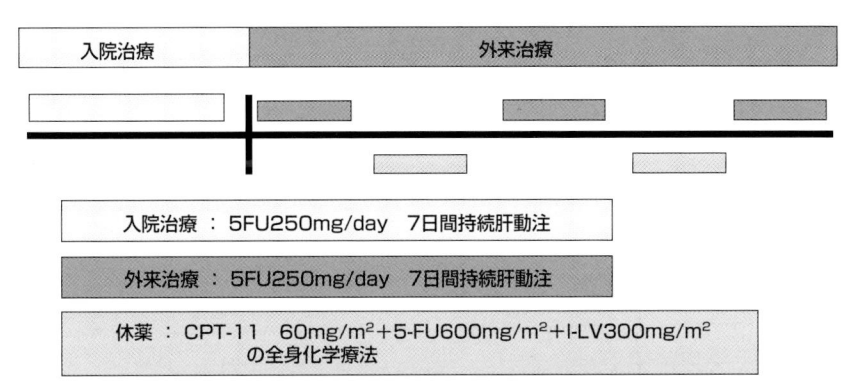

図4 大腸癌切除不能肝転移例に対する持続肝動注療法
入院・外来ともに肝動注は5-FU250mg/日で7日間持続投与として，1週おきに実施する．
休薬中は，肝外再発予防目的でCPT-11＋5-FU＋l-LVの全身化学療法を2～3時間で外来で実施する．

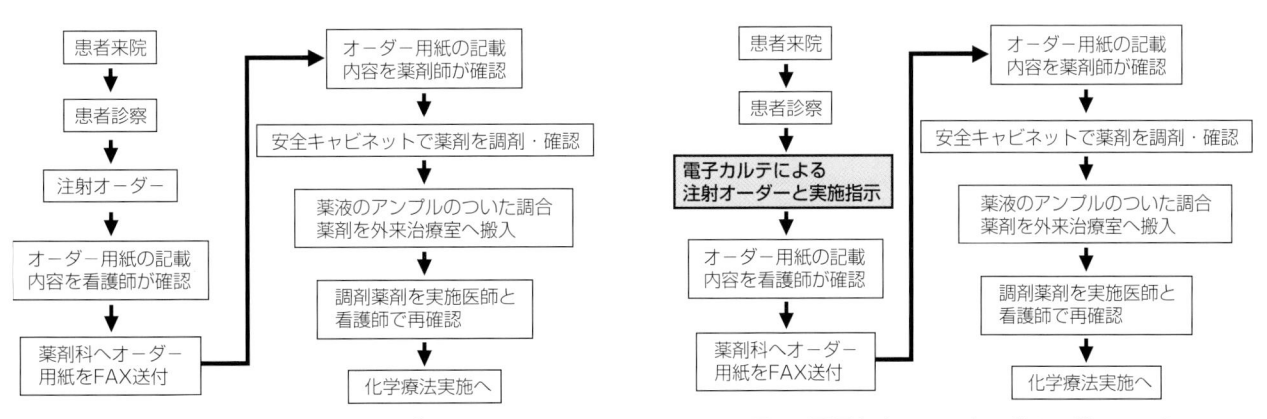

図5 紙ベースでのオーダリングシステム

図6 電子カルテでのオーダリングシステム

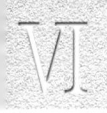

VI. がん患者のQOL向上のために

のついたレジメン機能を電子カルテ上で導入できておらず，電子カルテ導入後も治療のオーダーだけを電子カルテ上で実施しているに過ぎないが，患者個々にリストバンドの着用を義務づけたため，個人識別の精度が高くなった．

さらに，図7に示すように，専用の調剤室で，薬剤師により調剤されるようになり，効率的に調剤でき，しかも看護師が薬剤の実施確認に専念できるようになったことで，安全性は向上した．

もし薬剤の投与メニューに訂正が生じた場合は，口頭の連絡だけでなく治療室内と調剤室にFAXを置いて，文書によるやりとりを行うことは重要な安全管理である．

また化学療法実施においても，薬剤の取り違えがないように，われわれは図8に示すように，調剤された薬剤と空のアンプルの確認を治療室の医師と看護師で確認する．通常，患者の目の前でそのチェックを行っているが，投与薬品，投与順序が正しいことを患者みずからもチェックに参加することになり，事前に投薬ミスを防止できるだけでなく，患者に安心感を与える効果もある．このように面倒と思われるチェックを忠実に行うことで，患者に正確に治療が実施されることになり，外来化学療法の実施に際して大変重要なことであると考えている．今後は治療方法や投与量に監視機構をもたせ，認証された化学療法だけをオーダーできるレジメン機能をもったオーダリングシステムを電子カルテで実施する外来化学療法の方向に進むと思われる．

外来化学療法実施中または実施後副作用が出現したときに対する24時間の監視体制の確立も重要な要素のひとつである．治療後の副作用の出現に対しては，迅速に対応できる体制が重要である．嘔気嘔吐に対して

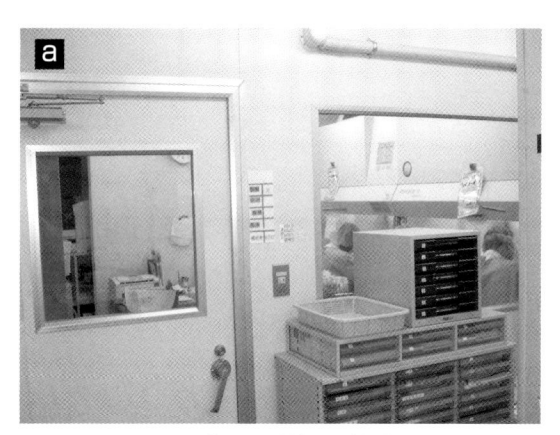

a 扉のついた専用の調剤室で調剤を行う．

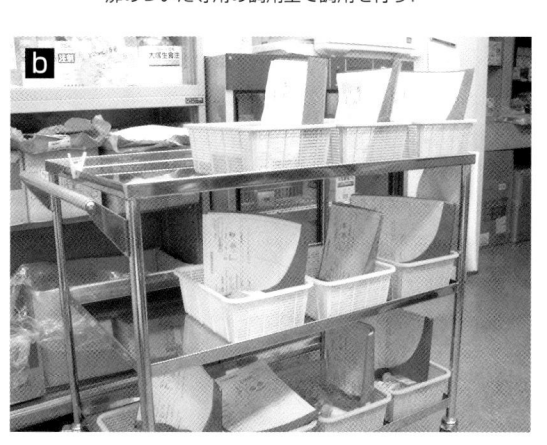

b 先付け予約された薬剤のセッティング．オーダーされた時点で調剤することで，調剤時間の短縮を行なっている．

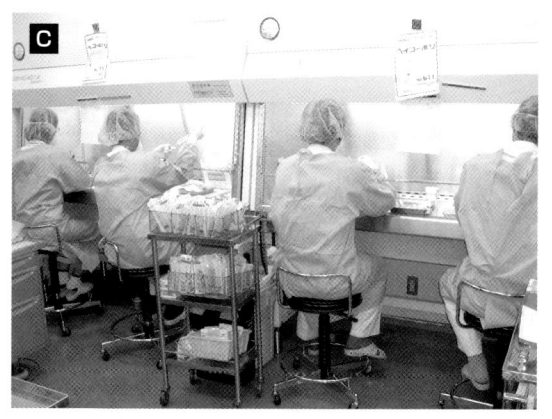

c 安全キャビネットで二人ペアで調剤を行う．

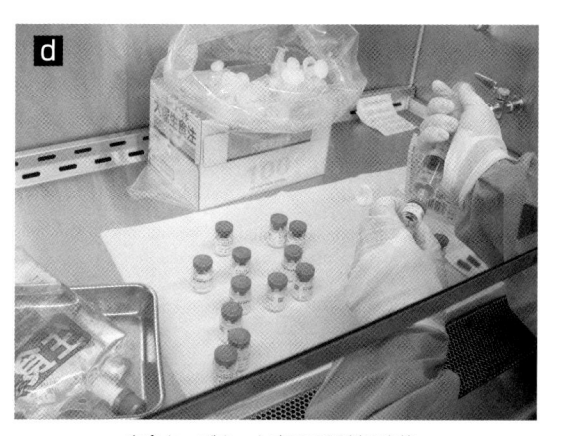

d 安全キャビネット内での調剤の実施．

図7　薬剤の調剤の実際

4. 在宅治療および在宅フォロー

は，制吐剤の投与で対処すればよいが，38℃以上の発熱は顆粒球減少症の危険があり，また10回／日以上の下痢は脱水の危険があり，ときに生命に危険を及ぼすこともあり，緊急に治療を要する副作用である[4]．患者が病状をいつでも病院に連絡できる体制や，その重症度を医師が確認できる体制をとるようにする．携帯用のポンプを自宅に持ち帰る場合もあり，患者に図9のようなパンフレットを用いて説明をし，注入不良や腹痛などの症状が出現したときは異常であることを患者に理解させ，24時間いつでも病院に連絡をし，ただちに治療を中止できるような教育を患者および医療関係者に行うことも必要である．

患者の治療や病気そのものに対する不安を解消することも，外来化学療法を実施していくうえで重要である．多数の外来化学療法患者をみていると，毎週あるいは2週間に1回程度外来に来院されることは決して苦痛ではなく，外来通院することを目標にして，闘病生活を送っている患者も多く，むしろ頻回に外来通院することで，安心感が得られ，治療を担当する医師・看護師が患者の精神的な支えになっていることも多い．病状や不安とうまくつき合いながら外来化学療法を継続するうえで看護師の役割は大きい．化学療法を十分に理解した「オンコロジーナース」の育成は，外来化学療法実施において急務の事項である．

化学療法を実施する専門の腫瘍内科医の数が不足しており，その育成が急務であるということをしばしば耳にする．しかし，日本の医療の現状を考えると，がん治療の専門性をもった腫瘍外科医が外科治療だけでなく化学療法も実施する体制は日本人に受け入れやすい体制であり，外来化学療法に対しても，外科医が腫瘍外科医としての技量を向上させ，積極的に参加していくべきであると考える．

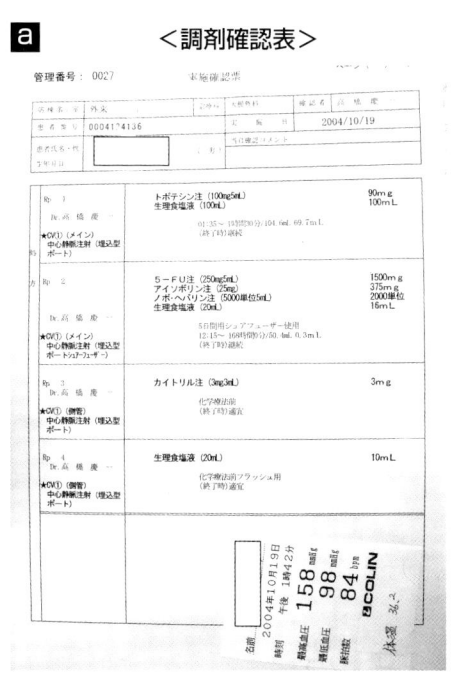

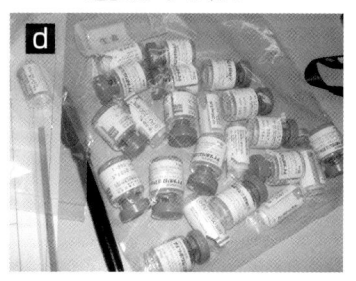

図8 調剤の確認の実際

調剤された薬剤を薬剤確認表と実際に患者のベッドサイドで，看護師と実施医師の二人で確認することで実施ミスを減らすことができる．

a ＜調剤確認表＞ 調剤された薬剤の一覧が表示されている．

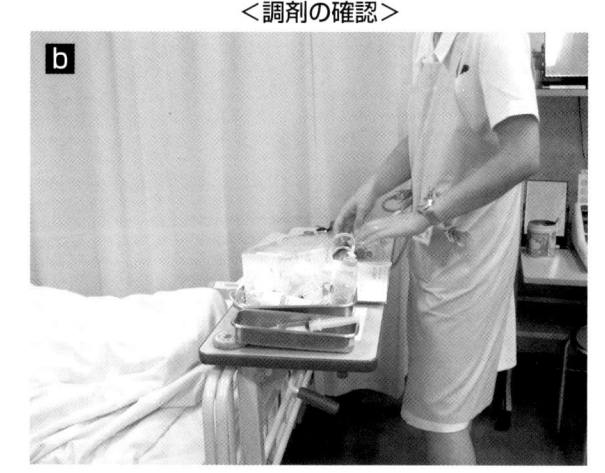

b ＜調剤の確認＞ 調剤された薬剤を看護師とあ実施医師の二人でベッドサイドで行う．

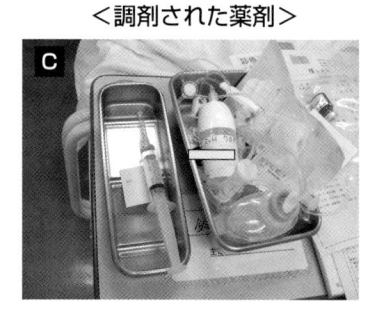

c ＜調剤された薬剤＞

d ＜空のアンプル＞

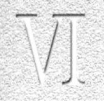

VI. がん患者のQOL向上のために

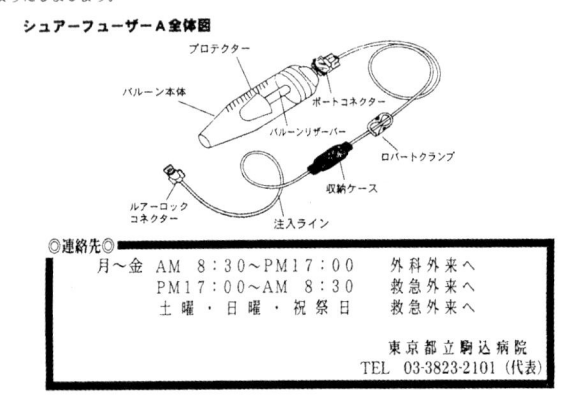

<説明書作成上の必須事項>

1. ポンプの仕組みの説明
2. 日常生活での注意点
3. 目盛りの確認
4. 緊急時の連絡体制の明示

図9 肝動注療法のおける説明書
　ポンプの仕組みや緊急時の連絡方法を明示したパンフレットは，外来化学療法実施上の安全管理としては不可欠である．

(5) おわりに

　外来化学療法が安全に実施される体制が確立し，普及すれば，がん治療を受ける患者のQOLは非常に向上し，今後さらにがんの在宅療法へと発展すると思われる．画一的でなく，個々の患者の意思を尊重した医療はがん治療においてもっとも重要なことであり，外来化学療法の留意点を遵守すれば，新たな医療の形態となると思われる．

文献

1) 高橋慶一，森武生，山口達郎，ほか：特集：癌治療における有害反応対策；在宅医療と有害反応対策．日本臨牀 61：929-936, 2003.
2) 高橋慶一：特集：最新ハイテク在宅医療機器材料ガイド；在宅悪性腫瘍化学療法におけるハイテク医療機器の使用経験．JJPEN 24：464-466, 2002.
3) 高橋慶一，森武生，山口達郎，ほか：大腸癌肝転移に対する在宅持続肝動注療法の留意点．癌と化学療法 29 (Suppl III)：480-483, 2002.
4) 高橋慶一，森武生，大植雅之，ほか：在宅化学療法における薬物有害反応対策．癌と化学療法 29：1311-1318, 2002.

The Author

東京都立駒込病院　　高橋　慶一

4 在宅治療および在宅フォロー

3）末期がん患者の在宅ケア（在宅ホスピスケア）

(1) はじめに

現在，わが国において癌は死因のトップを占め，死亡者の約3人に1人は癌で死んでいることになる．癌患者はその症状コントロールが困難なことから，非癌患者と比較すると一般病院の一般病棟で死亡する比率が多い．1999年の癌死者は施設内93.3％，自宅6.5％，施設ホスピス1.9％となっている．

しかし，患者の中には「家で死にたい」と希望することがあり，その家族も「家で患者を看取りたい」と，在宅での患者管理を希望するケースも増えてきている．わが国では在宅ホスピス協会によって，1998年に在宅ホスピスケアの基準（表1）が作成された[1]．在宅ホスピスケアは，患者とその家族を一つの単位として彼らの希望に沿って在宅でホスピスケアしていくため，その在宅死した患者やその家族の満足度は一般には大きいといわれている[2]．このような状況で最近，在宅ホスピスケアを行う医師も増え，末期癌患者の在宅ホスピスケアが充実しつつある．

われわれが呼吸器外科再発患者の在宅ホスピスケアを始めたのは，まだ世の中の体制が整う前で，今では問題とならないようなことでずいぶん苦労した．われわれの経験もふまえながら，在宅ホスピスケアについてまとめてみた．

(2) 在宅ホスピスケアの目標

末期癌患者の在宅ホスピスケアは，患者が末期癌と診断されてから死亡するまでの間で，患者とその家族が安心してできるだけ長く在宅で過ごせるようにすることが目標である．そのためには患者の痛みやその他の不快な身体症状を緩和すると共に，患者や家族の心理的，社会的苦痛を十分に軽減する必要がある．患者を在宅で看取ることが在宅ホスピスの大事な目標ではなく，在宅死はあくまで在宅ホスピスの結果の一つにすぎない．

(3) 在宅ホスピスケアの成立するための条件

患者・家族が在宅ホスピスケアを強く希望することが最も大事な条件であるが，それだけでは在宅ホスピスケアは成立しない．患者・家族の希望することと医療サイドが提供できることに食い違いがあると，在宅ホスピスケアは決してうまくいかない．在宅ホスピスケアを在宅ケアという面とホスピスケアという両面から考え，導入前に十分に医療サイド，患者サイドの条件を検討する必要がある．

a．医療サイドの条件

病院の主治医が在宅ホスピスケアに理解を持っていることが必要である．そして患者の家の近くに，在宅ホスピスに精通している医師や看護師がいなくてはならない．

①医師，看護師，ボランティアらがチームの形でケアを行えること，24時間，往診や訪問診療などのケアの体制が整っていること

②患者とその家族の希望をふまえたきめ細かなケアを準備すること

③緊急時の入院先がはっきりしていること

b．患者サイド

患者と家族が末期癌であることをしっかり認識していることが大前提である．もし患者もしくは家族が積極的な延命を希望する場合は，在宅での管理が難しくなることがある．

①患者自身に「家で過ごしたい」という強い希望があること

②家族に「家で患者と一緒に過ごしたい，看取りたい」という強い希望があること

③ケアをする家族（マンパワー）がいること

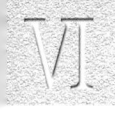

④症状コントロールが容易で，症状がコントロールされていること

(4) 在宅ケアの流れ
a. 導 入 期

患者・家族から在宅ホスピスケアの依頼が出た時にわれわれが行っていることを図1に示した．まず，患者・家族から在宅療養への希望が出た場合，患者を在宅管理（在宅ケア＋ホスピスケア）するための問題点を多面的に検討しなければならない．検討の結果，在宅ホスピスが可能であると判断した場合，MSW（medical social worker）と訪問看護室で患者と家族に，在宅ホスピスケアの実際について，具体的な説明を行う．たとえば，必要となる医療技術の習得，病気の進行に伴う症状悪化への対処法，家族の身体的負担や経済的負担，協力体制の必要性，在宅ホスピスケアの導入・維持を容易にするための社会資源の活用方法などである．実際にこれから直面するだろう問題点とその解決法について，知識があるのとないのでは導入前後の流れが全く違ってくる．そうやって「患者・家族サイドの心の準備がしっかりできた上で，最終的に退院調整カンファレンスにおいて，在宅ホスピスケアに関与するメンバー全部門で具体的な方法を決定する．患者・家族に今後起こるべき状態へのすべての不安を解消してやることが，導入開始をスムーズする．従って，われわれは退院調整カンファレンスまでに問題点を解消するために何度も調整を行ったり，退院調整カンファレンス時に再調整が必要になってくることはまれではない．

b. 安 定 期

導入後，医師・訪問看護師などの初回往診が行われ，その後訪問診療が定期的に行われていくとともに患者や家族は少しずつ在宅ホスピスケアというものに慣れていく．慣れることで安定期とは，症状がコントロー

表1 在宅ホスピスケアの基準（在宅ホスピス協会，1997）

Ⅰ．基本理念
 1）患者や家族の生命・生活の質（いわゆるクオリティ・オブ・ライフ）を最優先し，患者と家族が安心して家で過ごせるケアを実施する．
 2）人が生きることを尊重し，人それぞれの死への過程に敬意をはらう．死を早めることも死を遅らせることもしない．
 3）患者の痛みやその他の不快な身体症状を緩和するとともに，心理的・社会的苦痛の解決を支援し，霊的痛みに共感し，生きることに意味を見いだせるようにケアする．
 4）患者の自己決定，家族の意思を最大限尊重する．

Ⅱ．実施基準
 1．対象者
  (1) 余命が限られた不治の患者（主として不治のがん患者）とその家族
  (2) 家でのホスピスケアを希望する患者と家族
  (3) 患者自身が病名，病状を正しく理解していることが望ましい．しかし，そのことは在宅ホスピスケアを受けるための必須条件ではない．
 2．提供されるケア
  (1) 医師の訪問診察，看護婦の訪問看護．必要に応じたその他の職種の訪問サービス
  (2) 患者の家を中心にした24時間，週7日間対応のケア
  (3) 主に患者の苦痛を対象とした緩和医療
  (4) 遺族を対象とした死別後の計画的なケア
  (5) 患者と家族をひとつの単位とみなしたケア
  (6) インフォームド・コンセントに基づいたケア
  (7) 病院や施設ホスピスと連携したケア
 3．患者，家族を対象とした死の教育
  (1) 医療者に依存した受動的な"いのち"ではなく，死までの時を能動的に生き抜くことができるよう，患者と家族を支援する．
  (2) 家族に対して日常的なケアに関する教育をする．
  (3) 患者と家族が安心できるように病状の説明を充分行い，起こりうる病状変化に対処する方法を指導する．
  (4) 家族を対象として死のプロセスの理解，看取りの心得などの教育を行う．
 4．チームアプローチ
  (1) ホスピスケアの提供はチームを組んで行い，チームの中心となる者を決めておく．在宅ホスピスケアにおけるチームの基本単位は医師，看護婦，介護者である．家族はケアの対象であるとともにケアの重要な担い手ともなる．
  (2) 必要に応じてヘルパー，薬剤師，ボランティア，医療器具や介護用品の提供者，また心理的・霊的ケアのための専門職などの参加を得る．
  (3) チーム内の連絡を密にとり情報を共有する．またチーム内が24時間連絡可能な体制とする．
  (4) 定期的なチームミーティングを行う．

4. 在宅治療および在宅フォロー

ル良好で，患者が肉体的にも精神的にも不安が無い状態で安定して過ごせる期間である．しかし，この安定期の持続期間や安定程度は，患者・家族の希望に対しどれだけのことがやれるか，またどのような体制がとれるか医療サイドの総合的な力に左右される．

c．終末期

患者の死がいよいよ差し迫ってきた時である．家で患者を看取るのであれば，導入期，安定期に医療側・家族側のしっかりした体制の確立や，患者を看取る家族側の理解を十分に得ておくことが重要である．十分に理解を得ているつもりであっても，実際には，患者が死ぬ直前になって家族が慌ててしまい救急車を呼んでしまう場合もある．患者家族に対し，患者の死がどのようなもので，どのような経過をたどるのか，看取る際に慌てないように対応を十分指導，説明しておくべきである．

(5) ケアの内容

末期癌患者が受ける在宅ホスピスケアは患者の状態や患者・患者家族の希望することなどが異なることから，同一な内容でないことは当然である．残された限りある時間を可能な限り，苦痛を伴わず住み慣れた家で過ごすかを考えたホスピスケアを行うことが原則である．そのためには訪問医や看護師が，患者の訴えや病状のわずかの変化にも対応し症状のコントロールに心掛けることが最も重要な課題となる．ただし患者の

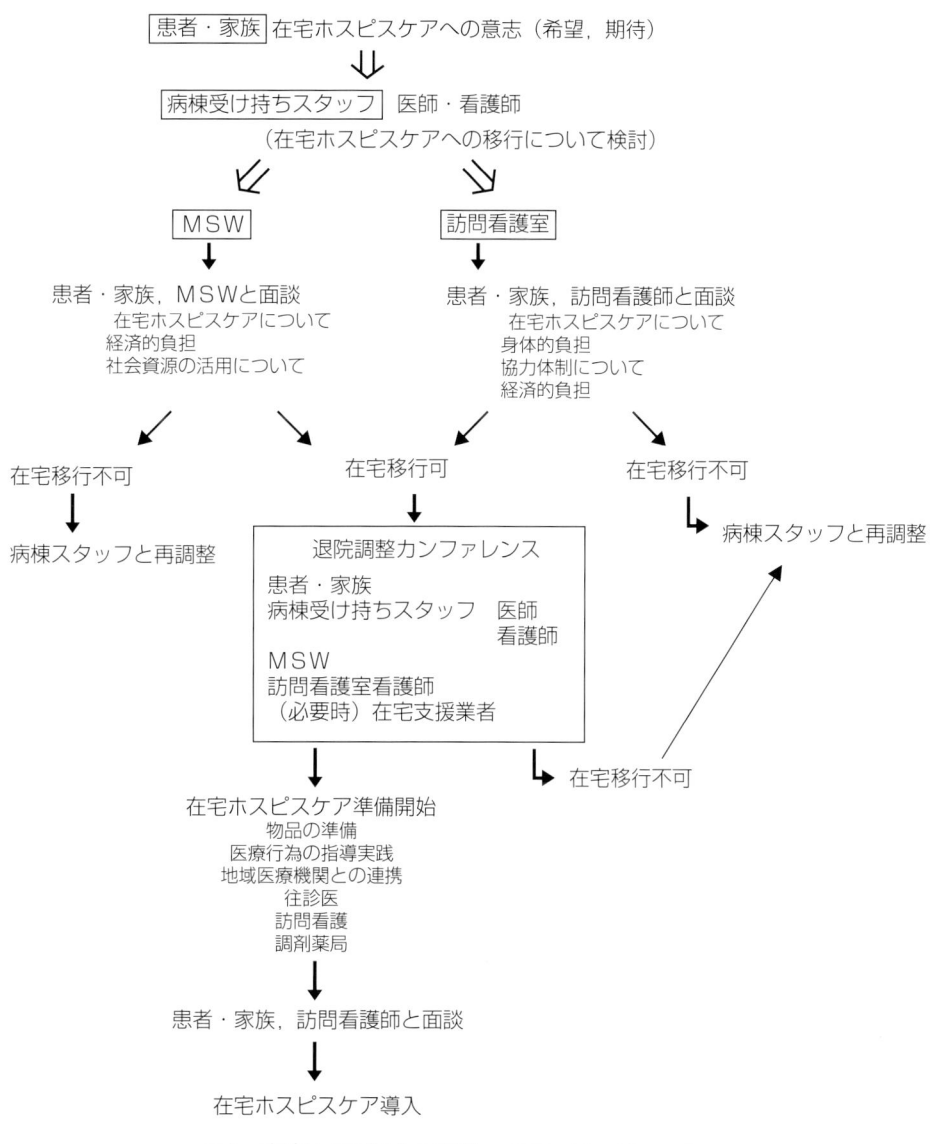

図1 在宅ホスピスケア導入へのフォローチャート

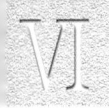

VI. がん患者のQOL向上のために

症状の急変により在宅ホスピスケアを中止せざるをえなくなる場合がある[3]．

a．痛みの緩和

末期癌患者の約7割が疼痛を訴えると報告されている[4]．癌自体による痛みの他に，衰弱に伴う痛み，癌とは無関係な痛みなどが癌患者には出現する．従って癌性疼痛のコントロールはホスピスケアの中核をなし，それについては一定の指針が得られている[5]．疼痛コントロールのためには鎮痛薬，特にモルヒネの使用法に習熟しておく必要がある．

痛みを身体的な因子だけでなく，精神的，社会的，心理的な因子が複雑に絡み合って作られる全人的な痛み（トータルペイン）[6]として捕らえる必要もある．たとえば痛みを増悪する因子は不眠，不安，疲労，恐怖，悲しみ，抑うつ，孤独感などがある．痛みを軽減する因子には睡眠，休息，共感，安心，人とのふれあいなどがある．患者の訴えに，よく耳を傾け，頭痛の増悪因子にも配慮すべきである．

b．栄養管理

栄養摂取が不良であると消耗していく．食事摂取不能な患者ができるだけ長く自宅で過ごすには，栄養補給を考慮しなくてはならない．その場合，経管栄養，中心静脈栄養などが用いられているが，その管理には家族がその管理に習熟しておく必要がある．必要な薬剤は調剤薬局などから宅急便などで配達されるので，家族の負担は軽減している．

c．精神的な安定

患者は自分に死が近づいていることを感じ，うつ状態になったり，不安になったり，孤独感・絶望感などを感じたりするようになることがある．このような状態には抗うつ剤投与が有用な場合もあるが，人間対人間の人格的な心の交わりや信仰心なしでは癒されるものではないとされている．

d．在宅酸素療法

低酸素血症に対する治療としてかなり一般化しているので，導入は比較的容易である．また酸素吸入の管理も容易であるため，家族にとって在宅酸素療法はあまり負担にはならない．

e．入院体制

自宅でコントロールできないような症状や苦痛（出血，腸閉塞，呼吸困難など）の出現した場合の対処の仕方を決めておくことも重要である．どんな状態になったら入院するのかを決めておくと，家族は慌てなくてすむ．入院する場合の入院先を予め決めておくこと，入院先のスタッフとの連携がしっかりできている必要がある．

f．患者が死亡した後の遺族のケア

患者が死亡した後，遺族を対象とした悲嘆のケア（グリーフワーク，ビリーブメントケア）が必要である．葉書などを出して遺族の状態を把握しておくべきである．返信の内容により訪問ケアを行うことも必要であろう．返信のない患者家族においては，在宅ホスピスケア中のいろいろな思いがあり返信できない場合もあるが，患者の死を受け入れずにいる場合もあり，細心の注意を必要とする．

(6) われわれの経験

東京都立駒込病院呼吸器外科で手術を行い，癌の再発を起こし在宅管理を行った45症例について紹介する．これらの症例は昭和61年〜平成10年頃で，まだ末期癌の患者に対する在宅ホスピスケアの体制が確立しつつある時であった．

a．対象患者

当科に入院し，肺悪性腫瘍，悪性縦隔腫瘍などで根治的な治療を行えず，対症療法のみが残された患者45例である．疾患の内訳は肺癌術後再発40例，転移性肺腫瘍4例，胸腺癌1例で，年齢は50〜93歳にわたり平均62歳であった．

b．在宅医療が開始されるまで

入院中に患者が在宅での治療を希望した時点より，図1のフローチャートに従い体制をとった．最近は在宅医療を行う開業医が増えてきているが，当時はまだなかなか連携を組む開業医が少なかった．またその開業医とチームをくむ看護師やボランティアなども少なかった．従って病院の主治医と訪問看護室の看護師とが中心となって動くことが多かった．

c．在宅ホスピスケアの形

患者の家の近くで在宅ホスピスケアを行える開業医，看護師とチームを組んで，役割の分担を決めた．

d．在宅ホスピスケアの内容

在宅ホスピスケアとして行った内容を表2に示した．対象が呼吸器外科患者であったことから，在宅酸素療法39例（86.7％）が最も多かった．中心静脈栄養による栄養管理9例（20％），モルヒネによる癌性疼痛コントロール7例（15.6％），ミニトラックIIからの喀痰吸引4例（8.9％），うつに対する抗うつ剤によるコントロール2例（4.4％）であった．45例中6例（13.3％）に4つ以上のケアが行われていた．

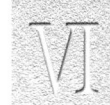

e. 在宅医療の結果

在宅ホスピスケアを施行した45例はすべて死亡しており，在宅管理を開始してから死亡するまでの期間は4〜180日で平均生存期間は59日であった．患者の死亡場所は，当科に再入院して死亡したものが21例（うち4例は着院時には既に死亡），自宅の近くの病院で死亡したものが8例，自宅で死亡したものが16例であった

自宅で死亡した16例の内訳は男11例，女5例，平均年齢は平均73歳（52〜93歳）であっ．在宅死亡した患者の在宅期間は1ヵ月未満（4〜16日）が7例，1ヵ月以上（36〜135日）が9例であった．

f. 今後の課題

末期癌患者のケアに関して，一般病院，施設ホスピスと在宅ホスピスとの存在の意味や目的，役割分担などが医療サイド，患者サイドにしっかりと理解されることが重要である．わが国では，**表1**のように在宅ホスピス協会により在宅ホスピスケアの基準が作成されている．しかし，末期癌患者の在宅ホスピスケアというものが医療サイドや患者サイドに十分浸透していない．もっと医師・看護教育の中で在宅ホスピスケアについて触れるチャンスを増やし，医療サイドが正しく認識すること必要がある．最近は末期癌患者の在宅ホスピスケアを支える医療機関のデータベースが作られ，ホームページの形で一般に公開され，その情報を自由に閲覧できるようになった．患者サイドが情報を得易い状況となっている．

最近は，われわれが末期癌患者の在宅ホスピスケアを始めた頃に比べ，在宅ホスピスケアを行う医療機関が増えており，またそのケアの内容も充実してきたと思う．私は患者サイドが在宅ホスピスケアに関して正確に理解すること，医療側での連携がスムーズになっていくことにより，在宅ホスピスケアはますます充実していくと考えている．

表2　在宅ホスピスケア45例のケア内容（重複あり）

●再発に伴う呼吸不全に対する在宅酸素療法	39例（86.7%）
●食事摂取困難に対する在宅中心静脈栄養	9例（20.0%）
●癌性疼痛に対する疼痛コントロール	7例（15.6%）
●ミニトラックIIからの喀痰管理	4例（8.9%）
●鬱病のコントロール	2例（4.4%）

文　献

1) 川越博美，水田哲明：「在宅ホスピスケアの基準」についての解説．臨床看護,24:1125-1129,1998
2) 田中菜奈子：がん患者の看取りに対する介護者の気持ち．家庭で看取るがん患者：在宅ホスピス入門．川越厚・編メヂカルフレンド社，東京，1991，pp17-19
3) 川越　厚，辻　彼南雄，佐藤　智：在宅ホスピスにおける症状コントロール．日癌治27:1993-2000,1992
4) Bonica, J. J.:Treatment of cancer pain: Current status and future needs. In Advances in Pain Reseach and Therapy, Fields, H. L., Dubner, R. and Cervero, F.(eds.), Raven Press. New York, 1985, Vol. 9, pp589-616
5) World Health Orgnization: Cancer Pain Relief, WHO, Geneve, 1986.世界保健機関編，がんの痛みからの解放，武田文和訳，金原出版，東京，1987
6) Sauders, C.M.: The management of terminal illness, Hospital Medicine Publications, London, 1967

国立病院機構茨城東病院　　西村　嘉裕

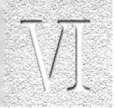

VI. がん患者のQOL向上のために

5 出産への配慮

1) はじめに

近年のがん治療成績の向上は著しい．また，生存期間の延長は治療による副作用も多様化させ，生存率一辺倒だった臨床家の興味を，患者Quality of Life（QOL）改善へと向けさせた．なかでも，若年がん患者における妊孕性温存は重要な問題である．一方，ここ20年でヒト生殖医療技術に多くの革命が起こった．すなわち，（1）体外受精・胚移植による出産が可能になった[1]．（2）卵細胞質内精子注入法（intracytoplasmic sperm injection：ICSI）で，精子1個での妊娠が可能[2]になった．（3）配偶子の凍結と解凍法の確立[3]〜[6]とその成熟培養技術が発展した[7]．（4）がん治療後に卵巣機能が廃絶した患者に治療前の凍結卵巣組織を移植し，初の出産例が2004年に報告[8]された．ここでは，がん治療が妊孕能に及ぼす影響とその対策法，現時点の患者説明の要点を述べる．

2) がん治療が妊孕能におよぼす影響

妊孕能を構成する臓器は性腺・内性器・外性器の3つである．性腺は，配偶子の増殖と成熟を担う．内性器は，外性器と性腺を連絡する管状構造物である．男性では精巣上体や輸精管，女性では卵管・子宮・腟がそれに相当する．両性の橋渡しをする器官が，外性器である．このように，妊孕性とは，性腺機能だけでなく，内・外性器機能も含む．

放射線療法や化学療法が引き起こす妊孕性障害のなかで，もっとも大きな問題は性腺への影響である．がん治療は一過性あるいは永久的性腺機能低下をきたすが，その程度は，治療前の性腺機能，抗がん剤の種類，総投与量あるいは総照射線量，がんの種類，治療プロトコール，治療時年齢，治療回数などにより左右される．

(1) 全身化学療法

卵巣機能のうち，もっとも抗がん剤に感受性が高い組織は卵子である[9]．卵子ばかりでなく，性ホルモンを分泌する顆粒膜細胞や莢膜細胞も障害される．その結果，早発卵巣不全による閉経や不妊を起こす．精巣では，抗がん剤がある一定量を超えれば，長期間性腺機能障害になる[10]．また，胚細胞性精巣がん患者の半数以上が治療前に精子形成障害が存在するとの報告[11]があるように，がんの種類による患者背景の違いも把握しておかねばならない．

a．性腺機能に影響する因子
i) 薬剤の種類

抗がん剤には代謝拮抗剤・アルキル化剤・抗生物質など4種類あるが，アルキル化剤による胚細胞障害がもっとも強い．Sonmezer M[12]は，胚細胞障害の程度に応じて表1のように分類している．

表1　抗がん剤の種類と胚細胞障害
-Sonmezer M et al., 2004 -

high risk	Cyclophosphamide Cholarambucil Busulfan Melphalan Nitrogen mustard Procarbazine
intermediate risk	Cisplatin Adriamycin
low/no risk	Methotrexate 5-Fluorouracil Vincristine Bleomycin Actinomycin D

5. 出産への配慮

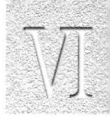

ii) 年齢

患者年齢も重要な因子である．成人精巣の胚細胞は，学童前期の精巣より，障害を受けやすい[11]．女性では35～40歳以上の患者卵巣は化学療法に対する感受性がきわめて高く[11]，若年女性では比較的高用量でも耐容性を示す．しかし，化学療法実施後の卵巣機能経過に差があり，患者個々の転帰を予測するのは困難[13]である．

b．内性器・外性器機能に影響する因子

男性の場合，化学療法が永続的勃起不能に導く報告はない．性欲喪失や勃起不全などは骨髄移植術施行後に多くみられる[14]．きわめてまれではあるが，神経毒性を示す化学療法がオルガスムス時の射精を障害することが報告されている[15]．

女性では，化学療法の直接作用と性腺機能低下による間接作用で腟乾燥症・性交疼痛症などを起こす[16]．これら低エストロゲン症状は，エストロゲン補充療法で解消できる．

(2) 放射線療法

a．性腺機能に影響する因子

電離放射線は，線量依存性に配偶子を障害しその数を減少させる[16]．卵細胞がもっとも放射線感受性が高く，照射野外でも散乱放射線の影響を受け，注意が必要である．精巣・卵巣とも照射線量が6Gy未満になるよう工夫が必要である．

i) 照射線量と胚細胞障害

電離放射線では，精巣・卵巣に対する線量が6Gyを超えると非可逆的なダメージを与える[11,13]．精巣が6Gy未満の電離放射線に暴露されると，精子形成が障害されて精母細胞の機能が低下し，照射量によりその回復期間に差が認められる[13]．胚細胞性精巣がん患者の場合，現在の照射技術（傍大動脈への照射線量<30Gy）および精巣への散乱放射線（<30Gy）を用いて線量を抑えれば，放射線療法による精子形成障害発生率がきわめて低くなる[18]．卵巣では，高用量の腹部あるいは骨盤内放射線照射による早発卵巣不全のリスクが高い[19]．このように，照射野・直接的放射線量のみでなく散乱放射線線量も考慮に入れ，性腺への総線量が6Gyを超えない工夫が必要である．

ii) 年齢と放射線治療

成人で両側卵巣が照射野内の場合は68％，照射野境界の場合は14％が卵巣機能不全になる[20]．一方，片側あるいは両側卵巣が照射野外にあった122例の小児に対する腹部放射線照射後では卵巣機能不全を認めず，小児期治療では卵巣機能障害が少ないと報告している[20]．Wallaceら[19]は，腹部腫瘍に対して20～30Gy照射した小児28例中27例に思春期が発来しないか早発卵巣不全を呈したと報告し，小児でも照射線量がある一定量以上になると卵巣機能に影響が出る．

iii) 妊娠予後と放射線治療

妊娠しても，子宮発育不全や血流障害による初期流産・切迫早産・低出生体重児などの異常が放射線治療後患者に多い[21-23]．

b．内性器・外性器機能に影響する因子

放射線療法は，消化器に作用し悪心嘔吐・下痢などの排便異常・全身倦怠感などを引き起こし，間接的に性欲を低下させる．女性では，放射線照射による腟上皮障害で，腟狭窄が引き起こされる[22]．その結果，一時的あるいは永続的性交障害をきたす[24]．男性では，骨盤照射による勃起障害が報告[25]されている．しばしば，性欲変化は潜行性で，放射線治療後6カ月から1年にわたって変化をきたす[26]．

(3) 妊孕性温存の対象疾患とその妊孕性

a．小児がん

とくに，小児期急性リンパ性白血病やホジキン病などの治療成績が著しく向上した[27-30]．その他，ホジキンリンパ腫・神経芽細胞腫・非ホジキン性リンパ腫・ウィルムス腫瘍・ユーイング肉腫・骨盤の骨肉腫・外陰部横紋筋肉腫などの治療成績も向上したが，以上の疾患は治療後性腺機能障害のリスクが高い．

b．乳がん

補助化学療法としてタモキシフェンやアロマターゼインヒビターが用いられる．しかし，cyclophosphamideをベースとした化学療法[31]を選択する症例では妊孕能温存対策が必要である．

c．子宮頸がん

子宮頸がんの治療法として放射線療法を行う場合に，卵巣機能温存のために照射野外への卵巣移動手術を行う．

d．腹部固型がん

肉腫・骨肉腫など局所的腫瘍増殖をコントロールする目的で骨盤内放射線治療がしばしば行われる．このような症例すべてに性腺機能温存が必要である．

e．卵巣がん・精巣がん

卵巣がんはタキサン系抗がん剤とシスプラチン系薬剤の併用が一般的[32]である．

f．胚細胞性腫瘍（卵巣・精巣）

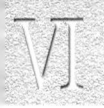

一般的化学療法はBEP療法である．シスプラチンを使用するため将来の妊孕性を危惧されたが，80%以上は卵巣機能が回復することが確認されてきた[33]．

g．予防的卵巣摘出

BRCA-I・BRCA-IIの遺伝子異常で卵巣がんや乳がんが発生しやすいことが明らかになってきた[34)35)]．遺伝性卵巣がんのハイリスク群を対象に，がん発症以前に予防的卵巣摘出を行う試みがなされている[36]．がん発生前に卵巣凍結を行い妊孕性温存が可能である．

h．膠原病SLEなど

ステロイドで治療不可能な膠原病にcyclophosphamideなどのアルキル化剤を使用する症例があり[37]，性腺機能低下をまねくリスクがある．

i．血液疾患・骨髄移植

白血病などの根本的治療は骨髄移植である．血液幹細胞を移植する前に，強力な化学療法や放射線療法で既存の骨髄機能を根絶させるため[38]，小児でも80%以上の症例で早発卵巣機能不全を引き起こす[39]．

3）妊孕能温存療法

(1) 妊孕性の予防的戦略

a．薬物療法

化学療法にGn-RHアナログを併用すると胚細胞の消失を予防できたとの報告[40]もあったが，反論[41]もある．

b．手術療法

前述した放射線照射野外に卵巣を移動させ，妊孕性を温存する方法がある．

(2) 生殖補助医療

a．精液凍結法・精子凍結法

原精液か精子のみを耐凍剤と混ぜ，液体窒素に保存する．解凍後の精子運動率は凍結前の70%に落ちるが，その成績は施設間で差がなく確立されている．治療開始までの期間が短いほど保存精子数に制限が出てくるが，精液採取直後に化学療法を開始できる利点もある．

b．TESE法 (testicular excision sperm extraction 睾丸内精子回収法) と精子凍結法

精液中に精子を認めない無精子症患者でも精巣生検で成熟精子を認めることはまれではない．生検精巣から精子を回収し，凍結保存する．麻酔下精巣生検による患者侵襲と生検後の回復時間の問題がある．

c．人工授精

精液から精漿を培養液洗浄で取り除き，濃縮した精子懸濁液を調製する．排卵日に精子懸濁液を子宮内に注入し，妊娠を期待する．女性に外科的侵襲が少ない利点があるが，射精1回あたり原則として1回の治療しかできず，妊娠率が5～20%程度と低い欠点がある．精子提供者により以下のように分類される．

  i) 配偶者間人工授精（AIH：artificial insemination with husband sperm）

婚姻関係にある夫の精子を子宮内に注入する．回数に制限あり．

  ii) 非配偶者間人工授精（AID：artificial insemination with donor sperm）

第3者から提供された精子を妻の子宮内に注入する．回数に制限なし．

d．体外受精・顕微授精および胚移植

月経開始前から早発排卵予防のためGn-RHアナログやGn-RHアンタゴニストを投与する．月経が開始してから，hMG（排卵誘発剤）を1～2週間毎日注射する．hCG投与翌日に，経腟的に卵胞を穿刺し，卵子を採取する．採卵後，運動精子が豊富にあれば自然受精，精子が少ない場合には顕微授精で受精させる．1～6日後に受精卵（前核期胚～胚盤胞）を子宮内に移植し，妊娠を期待する．妊娠率は約20%[42]．利点は人工授精に比較して妊娠率がやや高い点である．欠点は，i) 日本では体外受精の対象は婚姻関係にある男女に限られており，未婚患者には適応できない，ii) 治療開始から受精卵凍結までに1カ月以上かかり，コストも高い，iii) 女性に卵巣過剰刺激症候群（OHSS）や採卵による腹腔内出血や感染，妊娠後には5%の子宮外妊娠率・多胎による周産期合併症などのリスクがあり，女性への侵襲が大きい，などである．

e．受精卵凍結法

耐凍剤の改善により，受精卵（前核期胚から胚盤胞）の凍結が可能になり，解凍して胚移植した結果の妊娠例も数多く報告されている．婚姻関係にある男女しか適応されないので，小児期や未婚女性には応用できない．

f．未受精卵凍結法（未成熟卵子・成熟卵子）

小児期や未婚女性がよい対象となる．

  i) 成熟卵子凍結法

未受精卵（成熟卵子：第二減数分裂中期の卵子）の凍結→凍解→体外受精→胚移植という手順が必要である．ごく一部の施設でしか実施できず，いまだ一般臨

5. 出産への配慮

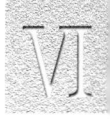

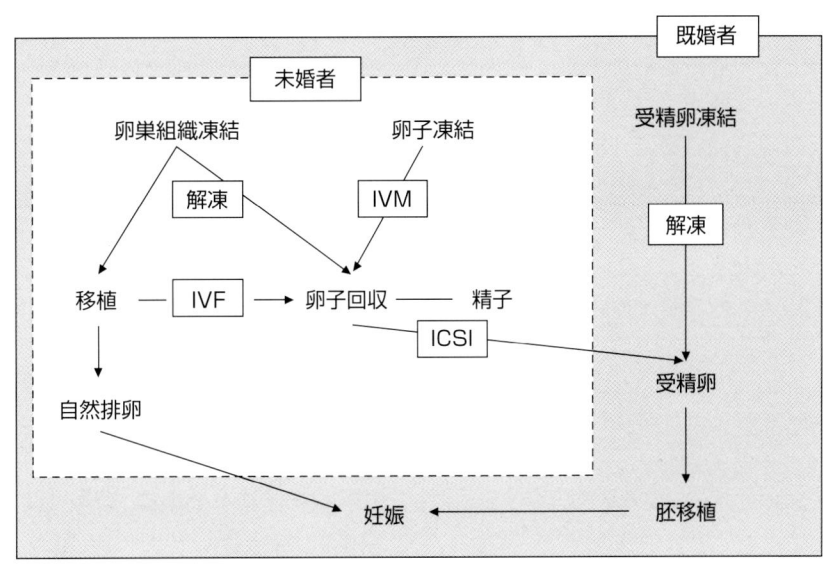

図1　がん治療における妊孕性温存（女性）

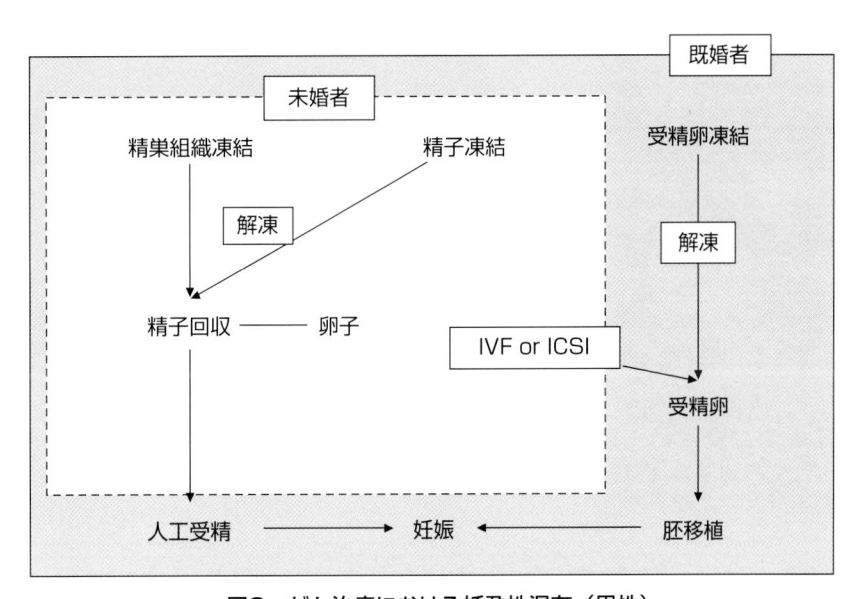

図2　がん治療における妊孕性温存（男性）

床応用の段階ではない．ガラス化凍結法を応用すると，解凍後の成熟卵子平均生存率68.4％，受精率48.5％，解凍した卵1個あたりの妊娠率は1.7％と改善したといわれる[43]が，通常の体外受精成績より低い．

ii) 未成熟卵子凍結法・解凍法および卵子成熟培養

未成熟卵（未熟卵子：第一減数分裂中期までの卵子）の凍結には，以下に示す高度な技術が必要となる．未成熟卵の採卵（採卵法は確立）→未成熟卵の凍結と解凍（研究段階）→未成熟卵の成熟培養（IVM：in-Vitro Maturation研究段階）→成熟卵子と成熟精子の顕微授精→assist hatching（透明帯を薄くする技術で一般化）

→胚移植．その結果，妊娠率は一般に低い．実際，世界での妊娠例もいまだ少ない[44][45]．

g. 卵巣組織凍結

ヒトでの卵巣凍結例が2000年に報告され，2004年に初の出産例が報告された[8]．卵巣組織の採取→卵巣組織の凍結→卵巣組織の解凍に高度な技術が必要だが，解凍後から妊娠するまで3通りある．

i) 未成熟卵子成熟培養：妊娠例なし

未熟卵の回収と凍結→未成熟卵の解凍と成熟培養→成熟卵子と成熟精子の顕微授精（ICSI）→assist hatching（透明帯を薄くする技術）→胚移植

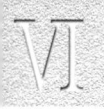

ii) 卵巣の自家移植：妊娠1例のみ

がん治療後に，解凍した卵巣組織を前腕部（異所性移植）や卵巣のあった部位に移植（正所性移植）し生着させる方法である．世界初の出産例は正所性に移植した卵巣組織が生着し，自然排卵で生児をえたものであった[8]．しかし，卵巣移植により自然排卵が回復する症例は少なく[46)47)]，移植後数年で卵巣機能が消失する症例もあり[48)]，現在のところ満足する成績といえない．

もうひとつの大きな問題は，採取した卵巣皮質に転移性あるいは原発性がん細胞が潜んでいた場合に，自家移植により医源性再発を引き起こすリスクが存在することである．卵巣への転移リスクの表2[12)]を示した．

iii) 卵巣の異種動物間移植：実験段階

新鮮あるいは凍結したヒト卵巣組織をヌードマウス（SCID）などに移植し，異種動物生体内でヒト卵巣を温存する方法である．性腺にがん病変が存在し，患者自身に性腺を移植できない症例が適応となる．必要時に，hMG投与で卵胞を発育させ，マウスより成熟卵子を採取する．ヒト女性への侵襲は少なくなり移植による再発もないが，技術的問題・動物間のレトロウイルス感染や倫理的問題など未解決の問題が山積している．

h. 精子・卵子提供

精子あるいは卵子を第3者から提供してもらう選択肢もある．男性の場合は，前述したAIDは実施されているが，卵子提供は日本では認められていない．厚生労働省は第3者からの体外受精を目的とした卵子提供を認める方針で法整備がなされつつある．したがって，近い将来，卵子あるいは受精卵の提供が日本でも可能になる．

4）患者への説明内容
（アメリカ不妊学会患者説明文書2004抜粋）

がん治療と妊孕性温存法に関する患者説明の要点は，基礎疾患・治療法が妊孕性に及ぼす影響，妊孕性温存法に関する方法・成績および副作用である．

(1) 男性患者への説明のポイント

現在の医療技術水準では，化学療法や放射線治療前に精液を採取して半永久的に凍結保存が可能である．治療前に，妊孕性温存法として精子凍結法が存在する情報を提供する．治療後の妊孕性障害に関する説明ばかりでなく，がん治療前の精液所見についても十分に説明する．とくに，精子濃度が低い場合は，生児を得るために精巣生検や体外受精・顕微授精などの治療が将来必要になり，また，治療回数にも制限が出てくることを説明する．

日本不妊学会のホームページに，がん治療により造精機能低下をきたす可能性のある場合の精子凍結保存に関する同意説明文書の要点が示されている（日本不妊学会2003年9月30日現在）．以下の技術は一般的生殖医療技術で確立されており，詳しく説明する．

a. 精液凍結法
b. 精子回収法（精巣上体精子回収法・TESE法）と精子凍結法に関して
c. 人工授精・体外受精・顕微授精の方法と成績，費用，副作用
d. 精子提供によるAID
e. 養子縁組

(2) 女性患者への説明のポイント

女性の場合，日本不妊学会が提唱するガイドラインはない．現在の医療水準では，夫婦間の体外受精で得られた受精卵凍結保存が可能である．妊娠率は母体年齢に依存し，35歳までは30％程度であるが，36歳以上とくに40歳以上では妊娠率は10％以下と極端に低くなる．母体年齢，がん治療開始を遅らせるなどの時間的な余裕，精液所見，入籍の有無，費用などの条件より，受精卵凍結保存が可能あるいは不可能なケースがある

表2 転移性卵巣癌のリスク
-Sonmezer M et al.,2004 -

Low risk cancer
- Wilm's tumor
- Ewing sarcoma
- Breast cancer~stage III
- Non-Hodgkin's lymphoma
- Hodgkin's lymphoma
- Osteogenic sarcoma
- Squamous cell carcinoma of the cervix

Moderate risk group
- Adenocarcinoma of the cervix
- Colon cancer
- Breast cancer stage IV

High risk group
- Leukaemia
- Neuroblastoma
- Burkitt Lymphoma

ことを述べる．研究途上の未受精卵凍結や実験的段階にある卵巣組織保存と移植の技術にもふれ，将来の医療水準が変わる可能性も説明する．放射線治療の場合は，照射野外に卵巣を手術的に移動させる方法の説明が必要な場合がある．以下，説明の要点を述べる．

a．確立された生殖医療技術：受精卵凍結

体外受精・顕微授精によって得られた受精卵を凍結する．通常，凍結には最低1～2カ月の時間が必要で，日本では法律的婚姻関係にある男女にしか適応できない．

b．確立されつつある技術：未受精卵（成熟卵子）凍結

妊娠例が少なく，ごく一部の施設しか成功していない．

c．実験的技術：未受精卵（未成熟卵子）と卵巣組織凍結

　i）未成熟卵の凍結・解凍：妊娠例はかなり少ない

　ii）卵巣組織の凍結と解凍：2004年10月現在，妊娠は1例のみ

d．体外受精・顕微授精の方法と成績，費用，副作用
e．卵子や受精卵提供による妊娠

現在日本では受け入れられていないが，将来は認められる可能性がある．

f．養子縁組

以上，がん治療における妊孕性温存について述べた．生殖医療技術は日進月歩であり，3年後に本稿の内容は変わる可能性がある．

文献

1) Steptoe PC, Edwards RG：Birth after the reimplantation of a human embryo. Lancet 2：366, 1978.
2) Palermo G, Joris H, Devroey P, et al：Pregnancies after intracytoplasmic injection of single spermatozoon into an oocyte. Lancet 340：17-18, 1992.
3) Trounson A, Mohr L：Human pregnancy following cryopreservation, thawing and transfer of an eight-cell embryo. Nature 305：707-709, 1983.
4) Chen C：Pregnancy after human oocyte cryopreservation. Lancet 1：884-886, 1986.
5) Fischer R, Baukloh V, Naether OG, et al：Pregnancy after intracytoplasmic sperm injection of spermatozoa extracted from frozen-thawed testicular biopsy. Hum Reprod 11：2197-2199, 1996.
6) Hovatta O, Silye R, Krausz T, et al：Cryopreservation of human ovarian tissue using dimethylsulphoxide and propanediol-sucrose as cryoprotectants. Hum Reprod 11：1268-1272, 1996.
7) Smitz J, Cortvrindt R：Follicle culture after ovarian cryostorage. Maturitas 30：171-179, 1998.
8) Donnez J, Dolmans MM, Demylle D, et al：Livebirth after orthotopic transplantation of cryopreserved ovarian tissue. Lancet 364：1405-1410, 2004.
9) Oktay K：Ovarian tissue cryopreservation and transplantation：preliminary findings and implications for cancer patients. Hum Reprod Update 7：526-534, 2001.
10) Howell S, Shalet S：Gonadal damage from chemotherapy and radiotherapy. Endocrinol Metab Clin North Am 27：927-943, 1998.
11) DeSantis M, Albrecht W, Holtl W, et al：Impact of cytotoxic treatment on long-term fertility in patients with germ-cell cancer. Int J Cancer 83：864-865, 1999.
12) Sonmezer M, Oktay K：Fertility preservation in female patients. Hum Reprod Update 10：251-266, 2004.
13) Yarbro CH, Perry MC：The effect of cancer therapy on gonadal function. Semin Oncol Nurs 1：3-8, 1985.
14) Baruch J, Benjamin S, Treleaven J, et al：Male sexual function following bone marrow transplantation. Bone Marrow Transplant 7（Suppl 2）：52, 1991.
15) Nijman JM, Schraffordt Koops H, Oldhoff J, et al：Sexual function after surgery and combination chemotherapy in men with disseminated nonseminomatous testicular cancer. J Surg Oncol 38：182-186, 1988.
16) Broeckel JA, Thors CL, Jacobsen PB, et al：Sexual functioning in long-term breast cancer survivors treated with adjuvant chemotherapy. Breast Cancer Res Treat 75：241-248, 2002.
17) Gosden RG, Wade JC, Fraser HM, et al：Impact of congenital or experimental hypogonadotrophism on the radiation sensitivity of the mouse ovary. Hum Reprod 12：2483-2488, 1997.
18) Schover LR：Sexuality and Fertility After Cancer. New York, NY：John Wiley and Sons, 1997.
19) Wallace WH, Shalet SM, Crowne EC, et al：Ovarian failure following abdominal irradiation in childhood：natural history and prognosis. Clin Oncol（R Coll Radiol）. 1：75-79, 1989.
20) Stillman RJ, Schinfeld JS, Schiff I, et al：Ovarian failure in long-term survivors of childhood malignancy. Am J Obstet Gynecol 139：62-66, 1981.
21) Critchley HO, Bath LE, Wallace WH：Radiation damage to the uterus-review of the effects of treatment of childhood cancer. Hum Fertil（Camb）. 5：61-66, 2002.
22) Green DM, Whitton JA, Stovall M, et al：Pregnancy outcome of female survivors of childhood cancer：a report from the Childhood Cancer Survivor Study. Am J Obstet Gynecol 187：1070-1080, 2002.
23) Green DM, Peabody EM, Nan B, et al：Pregnancy outcome after treatment for Wilms tumor：a report from the National Wilms Tumor Study Group. J Clin Oncol 20：2506-2513, 2002.
24) Lamb MA, Woods NF：Sexuality and the cancer patient. Cancer Nurs 4：137-144, 1981.
25) Chorost MI, Weber TK, Lee RJ, et al：Sexual dysfunction, informed consent and multimodality therapy for rectal cancer. Am J Surg 179：271-274, 2000.
26) Merrick GS, Butler WM, Galbreath RW, et al：Erectile function after permanent prostate brachytherapy. Int J Radiat Oncol Biol Phys 52：893-902, 2002.
27) Brenner H, Kaatsch P, Burkhardt-Hammer T, et al：Long-term survival of children with leukemia achieved by the end of the second millennium. Cancer 92：1977-1983, 2001.
28) Jemal A, Murray T, Samuels A, et al：Cancer statistics, 2003. CA Cancer J Clin 53：5-26, 2003.
29) Pui CH, Cheng C, Leung W, et al：Extended follow-up of long-term survivors of childhood acute lymphoblastic leukemia. N Engl J Med 349：640-649, 2003. Erratum in：N Engl J Med 349：1299, 2003.
30) Robison LL, Bhatia S：Late-effects among survivors of leukaemia and lymphoma during childhood and adolescence. Br J Haematol 122：345-359, 2003.

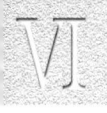

31) Overgaard M, Hansen PS, Overgaard J, et al : Postoperative radiotherapy in high-risk premenopausal women with breast cancer who receive adjuvant chemotherapy. Danish Breast Cancer Cooperative Group 82b Trial. N Engl J Med 337 : 949-955, 1997.
32) Colombo N, Parma G, Bocciolone L, et al : Medical therapy of advanced malignant epithelial tumours of the ovary. Forum (Genova) 10 : 323-332, 2000.
33) Boran N, Tulunay G, Caliskan E, et al : Pregnancy outcomes and menstrual function after fertility sparing surgery for pure ovarian dysgerminomas. Arch Gynecol Obstet, 2004.
34) Struewing JP, Hartge P, Wacholder S, et al : The risk of cancer associated with specific mutations of BRCA1 and BRCA2 among Ashkenazi Jews. N Engl J Med 336 : 1401-1408, 1997.
35) Liede A, Narod SA : Hereditary breast and ovarian cancer in Asia : genetic epidemiology of BRCA1 and BRCA2. Hum Mutat 20 : 413-424, 2002.
36) Struewing JP, Watson P, Easton DF, et al : Prophylactic oophorectomy in inherited breast/ovarian cancer families. J Natl Cancer Inst Monogr : 33-35, 1995.
37) Gladstone DE, Prestrud AA, Pradhan A, et al : High-dose cyclophosphamide for severe systemic lupus erythematosus. Lupus 11 : 405-410, 2002.
38) Dillman RO, Davis RB, Green MR, et al : A comparative study of two different doses of cytarabine for acute myeloid leukemia : a phase III trial of Cancer and Leukemia Group B. Blood 78 : 2520-2526, 1991.
39) Thibaud E, Rodriguez-Macias K, Trivin C, et al : Ovarian function after bone marrow transplantation during childhood. Bone Marrow Transplant 21 : 287-290, 1998.
40) Blumenfeld Z, Avivi I, Linn S, et al : Prevention of irreversible chemotherapy-induced ovarian damage in young women with lymphoma by a gonadotrophin-releasing hormone agonist in parallel to chemotherapy. Hum Reprod 11 : 1620-1626, 1996.
41) Waxman JH, Ahmed R, Smith D, et al : Failure to preserve fertility in patients with Hodgkin's disease. Cancer Chemother Pharmacol 19 : 159-162, 1987.
42) 久保春海, 平成13・14年度倫理委員会・登録・調査小委員会：平成13・14年度倫理委員会・登録・調査小委員会報告. 平成12・13年分の体外受精・胚移植等の臨床実施成績及び平成15年3月における登録施設名：日本産科婦人科学会雑誌 (0300-9165) 55巻10号：1272-1306, 2003.
43) Katayama KP, Stehlik J, Kuwayama M, et al : High survival rate of vitrified human oocytes results in clinical pregnancy. Fertil Steril 80 : 223-224, 2003.
44) Tucker MJ, Wright G, Morton PC, et al : Birth after cryopreservation of immature oocytes with subsequent in vitro maturation. Fertil Steril 70 : 578-579, 1998.
45) Wu J, Zhang L, Wang X : In vitro maturation, fertilization and embryo development after ultrarapid freezing of immature human oocytes. Reproduction 121 : 389-393, 2001.
46) Oktay K, Aydin BA, Karlikaya G : A technique for laparoscopic transplantation of frozen-banked ovarian tissue. Fertil Steril 75 : 1212-1216, 2001.
47) Oktay K, Economos K, Kan M, et al : Endocrine function and oocyte retrieval after autologous transplantation of ovarian cortical strips to the forearm. JAMA 286 : 1490-1493.
48) Radford JA, Lieberman BA, Brison DR, et al : Orthotopic reimplantation of cryopreserved ovarian cortical strips after high-dose chemotherapy for Hodgkin's lymphoma. Lancet 357 : 1172-1175, 2001.

The Authors

鹿児島大学病院女性診療センター　沖　利通／堂地　勉／永田　行博

VII がんの予防と早期発見

1 がん予防の展望——予防にまさる治療はない

一昔前まではがんの予防は不可能，あるいは眉唾と受けとめられていた．少なくとも自然科学としてのがん予防が語られることはなかった．しかし，いまやがんの予防がサイエンスのベースのうえに堂々と論じられる時代になってきた．

1) はじめに ——がんは治るようになった，なぜ？

現在わが国のがん死亡者数はおよそ年間31万人である．がんの罹患者数はいま約62万人と推定されるので，がんの死亡はがん患者のおよそ半分である．言葉をかえれば，がん患者の半数は治るようになった．このこと自体，昔のがんが「死に至る病」であったのに比べまさしく隔世の感がある．

がんが治るようになった大きな理由は外科手術，放射線治療，化学療法の進歩にあることは当然であるが，ただそれだけとは言えない．むしろがんが早期に発見されるようになり，治しやすい早期のがんが多く見つかるようになったからではないのだろうか？

この考えを推し進めていくと，がんの治療成績を更に向上させるためには，もっと発生初期のがんをより早期に見つけることがもっとも大切なことであり，早期発見・早期治療のコンセプトは昔も今も変わらないどころか益々重要になってきた．

ところが，がんは近年非常に良く治るようになったといわれながら，がんで亡くなる人は減るどころか今後も増えつづけると考えられている．がんは治るのにがん死は増えるという，この矛盾した現象をどのように説明したらよいか？

これは言うまでもないことだが，がんになる人，あるいはその予備軍ともいえる人々がんの死亡者数をはるかに上回る勢いで増え続けているからである．その原因を一語にして言えば，人間の「高齢化」である．高齢化は医学医療の進歩によってもたらされたものであるが，この高齢化が逆にがんなどの生活習慣病の増加を引き起こすという皮肉な現象を招いている．

2) 一次予防と二次予防 [1)～12)]

予防には一次予防と二次予防がある．がんの一次予防はがんにならない，つまりがんに罹患しないための努力であり，二次予防はがんになったものを早くに見つける，いわゆる早期発見である．

がんの予防は一次も二次もともに大事であるが，わが国では戦前の結核検診の影響もあってか，いくつかの臓器のがんの集団検診（二次予防）が少なくとも行政面における対がん活動の主なものであった．事実，がんの一次予防といっても，その効果については説得力のある論拠もデータも乏しく，全体に雲をつかむような話でもあったため，がん対策は早期発見（二次予防）が至上のものと考えられてきたのである．

しかし近年になって検診の限界も指摘されるようになってきた．その有効性そのものの議論のほかに，検

VII. がんの予防と早期発見

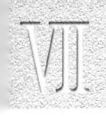

診率の伸び悩みや検診の精度の問題などであり，またそれに要する費用自体とその費用対効果の問題である．そこで注目されてきたのは，がんにならないための一次予防である．研究や調査が進んで個々人の日常の生活習慣の改善などががん予防に及ぼす効果が意外と大きいということがわかってきたからである．

一次予防と二次予防のいずれを優先すべきであろうか？ 検診でがんから救われた人は二次予防の大切さとその具体的効果を身をもって知ることになるのだが，一般的にはもはや二次予防だけに依存する時代ではないという意見も強くなってきているのも事実である．

ただ，ここで注意しておきたいのは，一次予防が重視されてきたといってもそれは二次予防と対立したり，一次と二次の二者択一が迫られたりという関係にはないということである．だから現状では二次予防を評価しながらも，同時にがんにならないような一次予防にも相当の比重をかけていくべきではないかというのは筆者の考えである．

もっと率直に言えば，全国的にいま一次予防に1の費用を使うとして二次予防にはその50倍の費用が使われている．つまり一次予防は二次予防の50分の1の費用しか使われていないのが現状であり，これが果たして適切かどうかを議論しなおすことである．二次予防重視の社会的基盤を変えることは至難なことであるとしても，一次予防にも相当の評価を期待していく必要があるのではないかということである．国際的にも「一次予防が先，二次予防はそのあと」という理解である．

3) 一次予防の必要性

一次予防が病気の克服に大きな成果をあげた例は昔からいくつもある．その多くは生活環境が絡んでいる．一次予防の隠れた効果を医学の歴史から少し拾ってみよう．

まず日本の国民病ともいわれた結核が戦後減少したのはなぜであっただろうか？ 結核検診の成果もあったであろうし，特効薬のストレプトマイシンの登場によっても治療成績は急速に改善し，その結果2次感染の機会が少なくなった．しかしストレプトマイシンそのものが結核の発病を予防したのではない．戦後の食事をはじめとする生活環境の改善による身体の抵抗力増強が結核菌を封じ込めた結果，結核の発病自体が減

ったためとするのが妥当な考えであろう．

胃がんも同じである．胃がんの集団検診はわが国ではそれなりの成果があったと思われるし，外科，化学療法などの進歩も十分に評価に値するものである．しかし思い返すとアメリカでも1930年頃までは胃がんが全てのがん死のなかのトップであった．それが冷蔵庫が普及し始め，食品の貯蔵が塩蔵から冷蔵に切り替わっただけで胃がんは「消えつつある病気」disappearing diseaseといわれるまでになった．当時は米国に胃がん検診はなかったし，また現在のような治療法もなかった時代の事である．食事を含む生活環境がいかに大切であるか，今でいう一次予防がカギを握っていることがよくわかる．

減少しつつあるがんがあれば逆に増えつつあるがんもある．肺がん，乳がん，膵がんは生活習慣との関係で増えてきている．その原因を探ると戦後の喫煙率の上昇が肺がん死の増加を起こしているし，高脂肪，高カロリー食が恐らく乳がん，膵がん死の増加の一因になっているのであろう．各々のがんの盛衰というか，がんの増加とか減少とかはいずれも生活環境の影響によるものであり，このことはがんの一次予防の必要性を支持肯定する根拠となっている．

それでは一次予防の具体的手立てはいつから実行したらよいのだろうか？ 早ければ早いに越したことはないが，いまからでも遅くはない．図1で示すようにローマへの道が遠いように，カロチノーマ（がん）への道も遠く，がん化の過程は想像以上に長い．直径1mmのがんに成長するまでにも細胞は凡そ20回の世代交代を繰り返し，また直径1cmのがんに成長するのに凡そ30回の世代交代が必要である．その間の数年から十数年，あるいはそれ以上の時間が経っている．この長いすべての生活時間ががん予防の対象となるわけである（図1）．附言すれば，がんが出来るのを抑えるのが予防で，出来たがんを抑えるのが治療になるのだが，予防と治療のボーダーラインを決めるのは実際のところかなり難しい，というより不可能に近い．

4) 米国のがん罹患率の低下から学ぶ [13]〜[15]

最近，心強いデータが米国から寄せられている．全てのがんの年齢調整死亡率（単に死亡率ということにする）が米国では既に低下の傾向があったのだが，1993年から年齢調節罹患率（単に罹患率と呼ぶ）の低

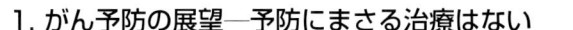

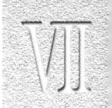

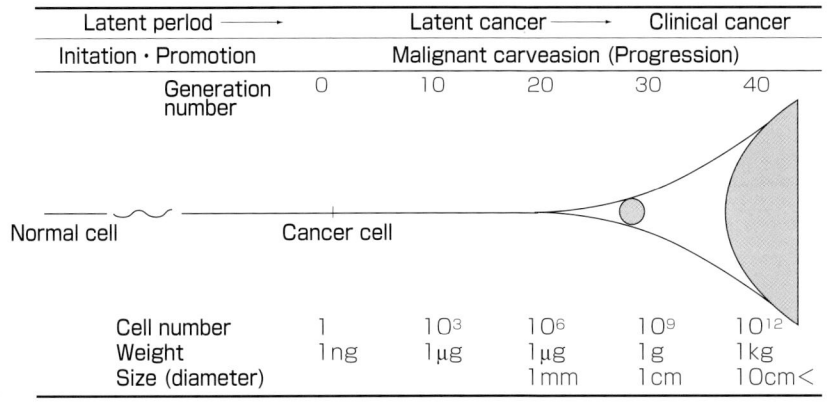

1. がん予防の展望——予防にまさる治療はない

図1 Growth & Proloferation of Cancer Cells

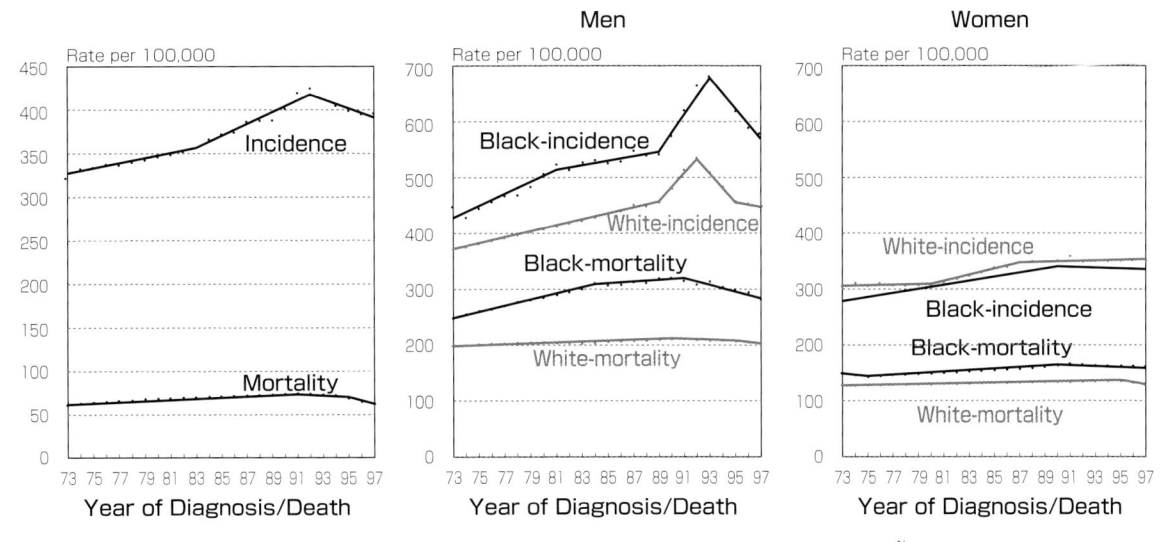

図2 All Cancer in the U.S. by sex nd race (Ries LAG, et, al, 2001[4])より引用）

下も見られるようになったのである（図2）．この死亡率と罹患率の減少傾向は一時的なことではなく，今後も続くと予想されている．このことは私ども長くがんに関わってきたものとしては俄かに信じ難いほどの大きな驚きであった．しかもその成果が難しい学理の探求の結果ではなく，身近な生活環境の改善によってもたらされたということでその驚きは余計に大きかったのである．

死因トップの肺がんについて個別に詳しくみてみよう．米国の肺がんの死亡率は近年男性では白人も黒人も減っていたのであるが，死亡率だけでなく罹患率も減少してきたのである．その傾向は男性に目立ってはいるが，女性にも減少傾向はすでに始まったようである（図3）．実はこの肺がんが全がん死のトップである

だけに，肺がん罹患率の低下が全がんの罹患率の低下に大きく貢献することになる．組織像別にみると男性で腺がんを除くすべての組織型で減少しているのだが，肺がんのなかでも最も多いタイプの腺がんがこれからどのような動きをするかが注目される．

なお，米国におけるがん罹患率の減少は生活習慣病の中でも心筋梗塞，脳卒中の罹患率減少に比べ遅れて現われてきた．これはがん罹患率の減少は生活習慣の改善による効果の現われるまでの時間がかかり，またがんは生活習慣以外の影響もあってその効果が早期に出にくいからではなかろうか．しかもその減少率も心・脳のそれに比べるとまだ顕著ではない．しかしいずれ心・脳の減少にならっていくものと思われる．

205

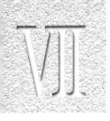

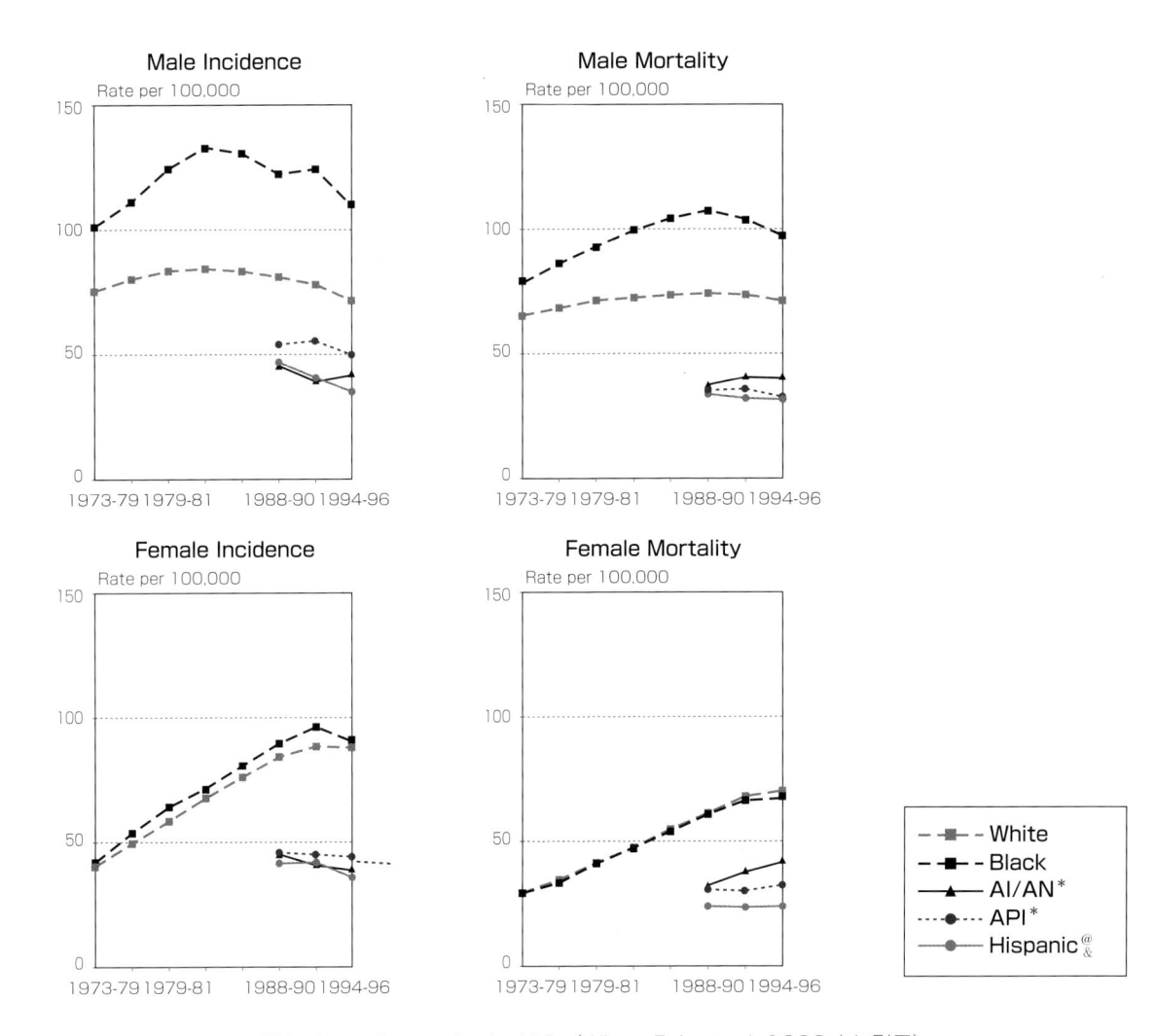

図3 Lung Cancer in the U.S. (Wingo P.A. et. al. 1999 より引用)

5) とくに禁煙の効果 16)〜22)

　肺がん罹患率の低下はなぜ起きてきたのであろうか？　これは米国における喫煙率の低下によると結論づけてよいことは専門家の一致した見解である．ちなみに肺がんの検診は米国では行なわれていないから，肺がんの罹患と死亡率の減少が少なくとも検診の成果であるとは言えない．参考までに書き添えれば，肺がんの検診を行っているのは実はいま日本だけである．
　生活環境の中で発がん性の強く疑われるものはタバコ，食生活，感染症の3つであって，これら3つが肺がんに限らず全てのがんに対する発がん因子の4分の3を占めている．単品として最も大きな発がん因子はタバコであり，タバコは肺がんのほかに口腔，喉頭，食道，膵臓，膀胱がんなどの大きな原因になっている．タバコの害はいくら言っても言い尽くせるものではない[16]〜[19]．
　タバコは止めるに越したことはないし，止めたら止めたなりの発がん予防効果が期待でき，その効果はいかなる治療法にも勝るほどの大きなものがある．例えば禁煙開始10年で肺がんのリスクは30〜50％減少すると推測されている（**表1**）．米国における実際の肺がん罹患率低下はこの禁煙の効果によることが確認されたことになる．
　しかしこうした事実はよく知られていながら，また関係者の熱心なアピールがあるにも拘わらず，わが国のタバコ対策はまだ全体的には極めて低調である．日本の喫煙率がG7の先進国の中では最も高いという事実を我々はもっと深刻に受けとめるべきだと考える．

表1　Preventive effects against cancer by organs after quitting smoking

Organ	Risk reduction	years after quitting
Lung	30～50%	10
Esophagus	50%	5
Bladder	50%	2
Pancreas	≒1%	10
Total	30～50%	10

A report of the Surgeon General : The Health Benefits of Smoking Cessation (1990)

6）一次・二次予防再考

検診がなくとも減少傾向に転じたがんがある一方で，検診が大きな効果を上げているがんがあることも知る必要がある．それは乳がんである．乳がんの死亡率は欧米先進国のマンモグラフィによる検診受診率の高い国で減少しているのである．残念ながらわが国の乳がんの検診率は低く，50歳以上の女性の凡そ2%に過ぎないといわれ，米国における2年以内の検診率が70%であるのに比べかなり低い．

こう見てくると，わが国には検診しなくともすむかも知れないがん，例えば肺がんを熱心に検診する一方で，検診しなければならぬがん，例えば乳がんの検診が思うように進んでいないチグハグな現象が起きているように思われてならない．

いずれにしても，一次予防と二次予防のいずれを重視するか，各臓器別の違いを踏まえ，その有効性の根拠を検証しながらEvidence based Cancer Preventionの政策づくりとその実行が望まれている．

7）食生活の改善による予防 Behavioral Prevention [23)～30)]

タバコに次ぐ発がん因子は我々の毎日の食生活の中にある．だが，食生活は嗜好に関することであり学問的にも詰めきれない多くの問題がある．とくにこれに遺伝的個人差がからんでいるので，実際のがん予防は複雑で難しい．

ただ，1997年に世界がん研究財団World Cancer Research Fundと米国がん研究財団American Institute for Cancer Researchの協同でなされた5000以上の論文のまとめが一応のガイドラインとして示されている（**図4**）．そのなかで発がん促進に働くアルコールをはじめ肉とか脂肪など食品別に，またこれをがんの臓器別に，発がんへの関与の強さの度合いを上向きの矢印の数で示している．

参考までに，タバコは食品ではないが，10種の臓器に対する発がん性が食品との対比で示されている．肥満も数種のがんの原因になる．いずれにしても以上の

	アルコール	塩・塩蔵食品	肉	卵	菓子	総脂肪・動物脂肪	コレステロール	ミルク・乳製品	砂糖	熱いもの	コーヒー	カビなど	肥満	体格・早熟など	タバコ
口腔・咽頭	↑↑↑							↑							↑↑↑
鼻咽頭		↑↑↑													↑↑
喉頭	↑↑↑														↑↑↑
食道	↑↑↑							↑							↑↑↑
肺	↑					↑	↑								↑↑↑
胃		↑↑			↑										
膵			↑				↑								↑↑↑
胆嚢													↑		
肝	↑↑↑											↑↑			
大腸・直腸	↑↑		↑↑	↑	↑	↑		↑					↑	↑	↑
乳腺	↑↑		↑			↑							↑↑	↑↑↑	
卵巣															
内膜						↑							↑↑↑		
子宮															
前立腺			↑			↑									↑↑
甲状腺															↑↑
腎			↑										↑↑		
膀胱											↑				

図4　がん予防のための栄養—リスクを高めるもの

	野菜	果物	カルチノイド	ビタミンC	ミネラル	穀物	でんぷん	線維	茶	肉体運動	冷蔵庫
口腔・咽頭	↓↓↓	↓↓↓									
鼻咽頭	↓↓										
喉頭		↓↓									
食道	↓↓	↓↓↓				↓					
肺	↓↓↓	↓↓↓	↓↓	↓	↓					↓	
胃	↓↓↓	↓↓	↓	↓↓		↓	↑		↓		↓↓↓
膵	↓↓↓			↓↓↓				↓↓↓			
胆嚢	↓↓										
肝											
大腸・直腸	↓		↓				↓	↓		↓↓↓	
乳腺	↓↓↓	↓↓	↓					↓		↓	
卵巣	↓↓	↓									
内膜	↓	↓									
子宮	↓	↓	↓	↓							
前立腺	↓										
甲状腺	↓	↓			↑						
腎	↓										
膀胱											

図5　がん予防のための栄養—リスクを減らすもの

VII がんの予防と早期発見

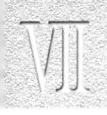

データはわれわれの日常生活のうえで何を注意すべきかにつき大きな示唆を与えてくれている．

最近の関心は「あれが悪い，これが悪い」というよりも，「あれがいい，これがいい」という考えに変わってきたようである．その度合いはガイドラインでは下向きの矢印の数で示してある．それによると野菜，果物，さらにカロテノイド，ビタミンCなどががんの予防に大いに役立つことは確かで，このことは多くの研究者の一致した見解である（図5）．とくに野菜と果物のがん抑制効果は，他のいかなる食品よりも目立っている．食品ではないが肉体運動physical activityにも大腸がんなどの予防効果があることが示されているし，また冷蔵庫の使用による胃がん減少も見逃せない．いずれにしても，がんのリスクを減らすもっとも手っ取り早い予防法は野菜，果物を多くとることのようである．

こうした食事，栄養の改善によるBehavioral Preventionの侮り難い効果は早くにDoll, Petoらによって報告されていた．いろいろのがんが抑制されるなかでも，とくに大腸がんの罹患を明快に予防するようである（表2）．

事実，最近欧米の親しい友人達と付き合って気づくのは，彼らがタバコは吸わないし，脂肪分を制限し，また前ほど肉も食べなくなった．朝のミーティングでもオートミールに果物と野菜といった健康な食生活に変わりつつある．身体運動を日課に組み入れ肥満を予防したり，また精神的ストレスの解消にも意欲的である．このような傾向はがんに限らず生活習慣病（心筋梗塞，脳血管障害，糖尿病など）全般の罹患率の低下や発病年齢の遅延に大きく貢献するものと予想される．

表2 Cancer Deaths Avoidable by Dietary Changes

Cancer	"Guesstimated" % Avoidability
Lung	20%
Colon/Rectum	90%
Breast	50%
Pancreas	50%
Stomach	35%
Endometrium	50%
Gall bladder	50%
Larynx, Bladder, Cervix　Mouth, Pharynx, Esophagus	20%
Other Types	10%
	35%

(Doll and Peto, 1981)

8) がんの化学予防 Chemoprevention [31]〜[34]

生活環境などとは別の次元のがん予防について触れてみたい．がんの化学予防とはがんを薬で予防することで，近年一次予防のなかでも期待されるものの一つである．

化学予防を日常的ながん予防に馴染まないものとする考えもあるのだが，違和感を除く意味でもがんの化学予防というものをがんの化学療法の1つと考えた方が受け入れられ易いかも知れない．つまりがんの化学療法は進行がんに対するだけでなく，早期がんに対する化学療法，更には「前がん病変に対する化学療法」へと，がん化の過程のより早い時期に対しても行なわれるように発展してきた，それが化学予防と考えればよいのである．

がんの化学予防が注目されるようになったのは，乳がんに対する治療薬としてのタモキシフェンが乳がん患者の他側乳腺に発生し易い2次原発乳がんに対する予防効果ありということからであった．その後米国のFDAでCOX-2阻害剤が認可されたのをはじめ，いま世界で新しいがん予防薬の開発が懸命にすすめられている．

ただ化学予防の多くは一つの薬がすべての臓器がんを予防するのではなく，タモキシフェンが乳がん，COX-2阻害剤が大腸がんに対するように，各臓器の特性を踏まえ，それぞれの臓器別の化学予防薬の開発が主流になっている．特定の臓器を問わず一般的ながん予防を狙いとする化学予防薬は主に抗酸化作用と免疫賦活作用によるものが多いが，これらはいずれも長期投与による副作用のないことが大前提であることは言うまでもない．いまわが国で行なわれつつある化学予防の代表的なものをいくつか挙げてみた（図6）．このような研究は今後もどんどん進められていくものと思われる．

ただ，ここでひとつ注意したいのは化学予防は決して万能ではないということである．例えば健康な一般市民のがん予防は市販のビタミン剤などを摂ることは許されるとしても，原則として食事を中心とした生活環境の改善，つまりbehavioral preventionによってなされるべきであって，はじめから化学予防薬にすべて依存するというのはいかがなものであろうか．

結論的に言えば，化学予防薬はがん化過程のある程度進行した状態，例えばがんのハイリスクの状態から前がん病変に至るまでの，がん化のごく初期の状態に

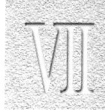

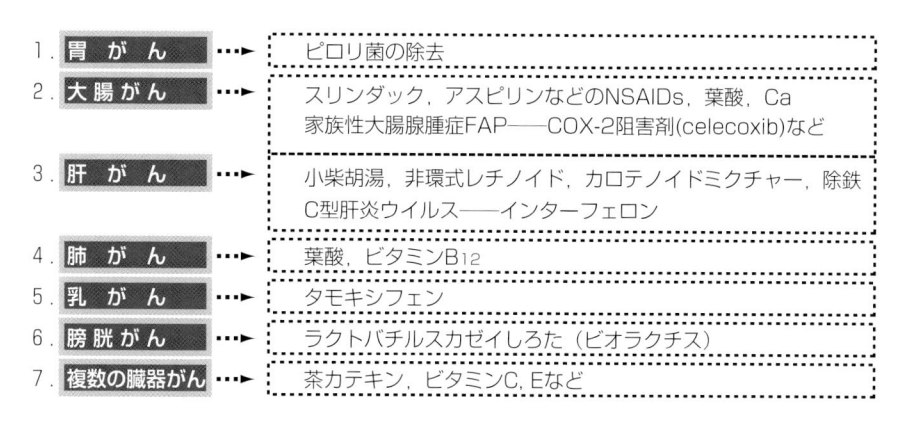

1. がん予防の展望——予防にまさる治療はない

1. 胃がん	…▶	ピロリ菌の除去
2. 大腸がん	…▶	スリンダック，アスピリンなどのNSAIDs，葉酸，Ca 家族性大腸腺腫症FAP——COX-2阻害剤(celecoxib)など
3. 肝がん	…▶	小柴胡湯，非環式レチノイド，カロテノイドミクチャー，除鉄 C型肝炎ウイルス——インターフェロン
4. 肺がん	…▶	葉酸，ビタミンB12
5. 乳がん	…▶	タモキシフェン
6. 膀胱がん	…▶	ラクトバチルスカゼイしろた（ビオラクチス）
7. 複数の臓器がん	…▶	茶カテキン，ビタミンC，Eなど

図6　がんの臨床的化学予防の主な試み

限って使うことが望ましいのではないか．つまり化学予防薬の使用にあたっては，その適応のtarget populationを事前に十分検討したほうがよい．

といいながら夢の化学予防薬の登場に期待したい心情もごく自然のものである．道はまだまだ遠いが，新しく開発されつつある予防薬とは別に，既存の抗がん剤のなかにも優れたがん予防薬として使えるものがいくつもあると考えられる．その1つはPSKである．PSKはカワラタケから抽出の免疫賦活剤であるが，経口投与可能でしかも副作用の心配も少ないこと，また抗酸化作用をはじめとする多面的な作用機序をもつことから，もしこれを化学予防薬として臨床的に使うことが許されるとすれば，数種類のがんに対する優れた予防効果が期待できよう．

9) がんの悪性化の予防 [35]〜[39]

がん予防を考えるに際して病理学的にはがんの悪性度の問題を論じないわけにはいかない．がんの悪性化の予防は本来一次予防の範疇であるが，その重要性の故をもって独立して考えてみたい．

がんのなかには転移しやすい悪性のがんと，いくら大きくなっても転移しにくい比較的良性のがんがある．大部分のがんはその中間として時間の経過とともに次第に悪性化が進行し，転移のポテンシャルを獲得していくものである（図7）．ちなみに「がんは早いうちに取り除いた方がいい」と言われるのは，一般的に早いうちのがんは小さいから外科的にも摘出しやすいこともあるが，もっと大事なことは小さながんはまだ十分悪性化していない（ことが多い）からなのである．

注意すべきは，同じ臓器のがんであっても個人差があることである．ある人のがんは初めから悪性化の早いタイプのがんであったり，あるいはその逆にいつまでたっても悪性化の兆候の見られないがん（いわゆるがんもどき）であったりする．その違いは何故だろうか？　恐らく生活環境中に含まれる発がん物質によって受ける細胞内遺伝子の損傷の局在とかその蓄積量，あるいは生体の環境要因に対する遺伝子損傷の感受性如何によるものではないかと思われるが，その実態はまだよくわかっていない．

実験データの1つをお見せしよう．ピロリ菌は胃がんなどの原因因子の1つと言われているが，これがなぜがん化を起こすのであろうか？　簡単に言えばピロリ菌そのものががんを誘発するのではなく，ピロリ菌が産出するIL8に対して好中球が多数あらわれてきて，この好中球が産出する活性酸素が細胞の遺伝子を傷つけがん化させる[35]．つまり炎症ががん化とその悪性化を促進するわけで，その程度が強ければ強いほどより悪性のがんに進展すると考えられる．従ってもし好中球

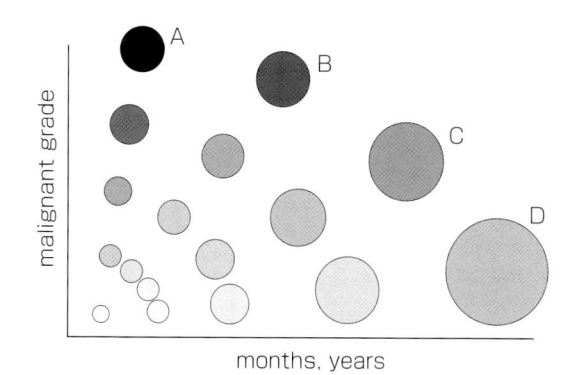

図7　Size of tumors and malignant grades

VII. がんの予防と早期発見

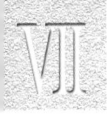

の炎症局所への浸出を抑えるような抗体を投与すれば炎症はおさまり，がん化の進展あるいはがんの悪性化は阻止されるのである[36]．

同じようにいろいろの抗酸化酵素誘導物質，あるいは抗酸化物質を投与して，活性酸化窒素の働きを消去することによっても悪性化は抑制される[37], [38]．ということで，第一義的に大事なことはまず炎症を抑え込むことである．これに加え抗炎症，抗酸化作用を加えることはがんの予防，ないし悪性化の予防に中心的な役割を果たすようである．

いずれにしてもがんを論ずる場合，われわれはとかく全てのがんを1つの決まった生物学的尺度で理解しがちであるが，大事なことは転移の起こさないがんは恐れるに足らずで，外科手術とか放射線で取ってしまえば大方済んでしまうということをよく認識する必要がある．従って仮にがんの発生自体が止むを得ないとしても，転移を起こさないがんであってほしいし，またそのようながんにするにはどうしたらよいかを考えるべきである．つまり今後がん予防の努力は，がんそのものの発生の予防だけでなく，むしろがんの転移・浸潤の予防（あるいは悪性化の予防）にこそ目を向けていく必要があると考えられるのである．

10）これからの一次予防
—スリランカをモデルに [40]〜[46]

一次予防は大切だと言われながら実際行動するにあたっての難しさがある．がん予防は一般市民にとってはまだ遠い未来のことであり，政治家にとっては票にならないし医薬品業界にとっては金にもならない．学者にはがん予防は泥臭い，つまらないテーマとして関心を持っていただけない．しかしアメリカのがん罹患率の低下で示されたように，がん予防で治療にまさる大きな成果を期待できるのである．何が本当のがん対策なのかをいま冷静に，また謙虚に考えなければならないと思う．筆者は一次予防のモデルを何かと難しい日本ではなく，敢えてスリランカに求めてみた．

スリランカはインドの南にある島国で北海道と九州の中間ぐらいの大きさである（図8）．そこに人口1900万人が住んでおり，その75%が仏教徒である．幸い識字率はかなり高い．残念ながら同国の1人当り国内総生産GDPは日本に比べ極端に低い．

ところが彼地の関係者は最新の診断機器の購入を希望し，がんの早期発見によるがん対策，つまり二次予防を展開したいようであった．それはそれなりに結構な考えであるので，私どもはボランティアで胃の内視鏡などを現地に持参したこともある．

しかしスリランカのような開発途上国が果して日本のやってきたような最新の診断機器を数多く揃えて検診を進めていくだけの経済的余裕があるかという問題がある．スリランカのような教育の行き届いた国では二次予防に依存するのではなく，むしろ一次予防を中心に進めた方が何かと得策ではないかと考えられるのである．

スリランカにはいろいろのがんがあるなかで「噛みタバコ」の習慣による「口腔がん」の罹患と死亡率が

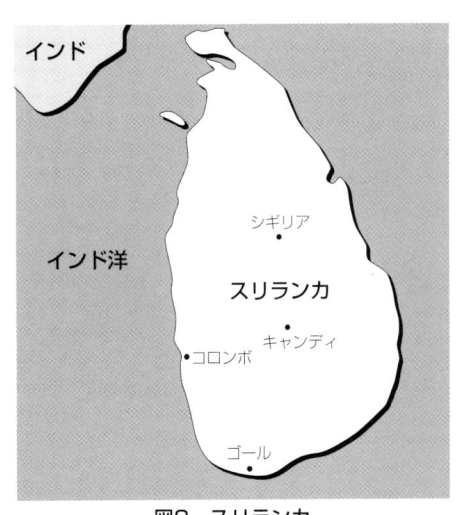

図8　スリランカ

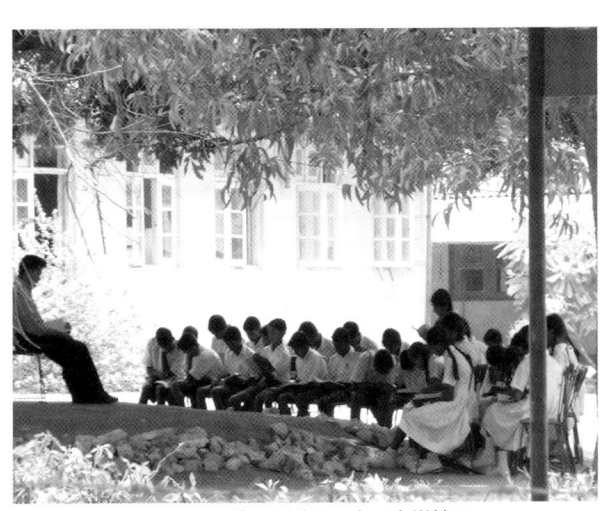

図9　シギリヤ近くの小・中学校．木陰で授業を受けている

1. がん予防の展望—予防にまさる治療はない

非常に高い．この口腔がんの早期発見のための検診もわが国からの援助もあって一定の成果がみられてはいるが，患者は一向に減る傾向にはない．このがんの原因が噛みタバコの常習によるということははっきりしているので，要はこの習慣をストップさせればよいのであって，そのための努力もいろいろされてきた．ところが大人にいくら言って聞かせても期待されるほどの成果はなかなか見えてこない．むしろ厳しい見通しも予測され，同国のがん予防プロジェクトに微力ながら関与してきた筆者自身この6年間その成果の限界を思い知らされてきたのである．

そこで「急がば回れ」で，噛みタバコの常習は悪習であることを幼少時からの学校教育の現場で熟知させることが，将来もっとも効率のよいがん予防効果を期待出来るのではないかと考えたのである（図9）．厳密には「コホート研究」をきちっととり入れたいところだが，客観的にはそれを許す状況にはない．ほかにも小中学校教育の現場やコミュニティのなかに入り込む難しさもあるが，よくトレーニングされた現地スタッフの理解と協力に助けられているところである．

このような計画はスリランカの口腔がんに限らず，肺がん，胃がん，乳がんなど主な臓器のがん予防にも向けられていくであろう．またがん予防は生活習慣病予防の一つの導入点であって，生活習慣改善の狙いはがんにとどまることなく，心・脳血管障害など生活習慣病全般の予防にも向けられていく筈のものである．この成果はスリランカの新しい国づくりの一助にもなることを念願し，いま同国政府の保健省，教育省，ならびにNPO組織との間で鋭意問題を詰め作業を進めているところである．その成果は10年，20年後に必ずや見えてくると期待したいのである．

11）がん予防の対象年齢
—予防は胎児期から [47]〜[50]

がん予防はどの年齢層の人達を対象にすべきであろうか？　超高齢の人達に行なうがん予防はその成果が時間的に見えにくいかも知れない．もちろん超高齢者，また寝たきりの高齢者に対するがん対策も大切ではあるのだが，出来ればみんなから惜しまれる若い年齢層の人達を対象とし，その罹患年齢，死亡年齢をもっと後の方に延長させることを願う声の強いことも当然であろう．この意味でこれからのがん対策は幼児，あるいは若年者，あるいは働き盛りの人達のがんに対してこそ力を入れるべきなのであろう．

この問題と関連してがん予防の1つの新しい視点を紹介しよう．現代医療の進歩によって，われわれ成育した生体内のことは分子レベルに至るまで色々のことがわかってきた．ところが，生まれる前の母親の体内にある胎児のことは殆どわかっていないし，胎児学embryologyそのものへの関心も低いのが現状である．

ただ，がん予防に関して気になっていることは，生まれたときの赤ん坊の生下時体重が重いoverweightだと，その後，乳がんや白血病のリスクが高まってくることである．とくに生下時体重4kg以上の巨大児は将来白血病になり易く，そのO/E比は6.67倍という成績もある[43]．これが遺伝的なものか胎児の環境的なものかを含め，それが何故おこるのかよくわかっていないが，がん予防の観点から無視できない問題のようである．

実験的に，生まれてすぐの新生児ラットに免疫賦活剤であるPSK，食品由来の機能性物質のラクトフェリン，あるいはNSAIDのスリンダックとか，カレー食品のもとのクルクミンをいずれもごく少量を1回投与しておくと，それだけでそのラットが成育してからの発がん，例えばagoxymethane(AOM)投与による大腸がんの発生，とくにそのbiomarkerとしてのACF数が抑えられる．この生下時投与によるACF抑制率は決して強いものではないが，少なくとも生育してからの投与の抑制率よりははっきりとみられる．さらに生下時投与のあと生育期投与を追加すると抑制率はより顕著になる（表3）．

この抑制効果の機序はまだよくわかっていない．恐らく生まれてすぐの新生児期に，ある種の化学予防物質を取り入れたことによる細胞内遺伝子調節の変化によっておきたのではないかと考えられている．データとしては，胸腺に関連する免疫機能の亢進，あるいはグルタチオンSトランスフェラーゼ活性の増強がいまわかっているだけである．しかもこれが1代one generationだけの変化のようなので恐らくepigeneticなものと想像されるが，このモデルが将来新しい予防法につながる可能性を夢見るものである．

いずれにしてもがん予防は，大人になってから考えるのではなく，胎児期のうちから，遅くとも赤ん坊のときから始めることが望ましいという時代がくるのではないかと考えている．

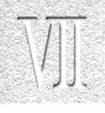

表3 各種物質の生下時ラット投与によるAOM大腸がんマーカー(ACF)の抑制[48]〜[50]

投与物質		ACF数 生育期投与のとき	ACF数 生下時投与のとき	生下時投与のあと生育期投与
PSK		162±13	82±14	
	対照	168±13	176±18	
	抑制率	3.6%	53.4%	
ラクトフェリン		200±31	139±72	
	対照	218±68	196±72	
	抑制率	8.3%	29.1%	
スリンダック		90±47	72±42	49±73
	対照	193±96	193±96	193±796
	抑制率	53.4%	62.7%	74.6%
クルクミン		156±72	101±22	102±38
	対照	193±96	193±96	196±96
	抑制率	19.2%	47.7%	47.2%
〃		193±48	130±23	
	対照	218±68	196±72	
	抑制率	11.5%	33.7%	

12) まとめ ―健康寿命の延長を求めて [51] [52]

　最後のまとめに，がん予防の目標，あるいはその狙いは何に求むべきかを考えてみたい．昔から「がんの撲滅」とか「がんの征圧」というスローガンを耳にするが，これはがんによる死亡率がゼロになる日を願っているということであろう．しかしそんな日がいつか実際にやって来るであろうか？

　物事は考えようで，病気はがんだけではないし，がん以外にも心・脳の血管障害や糖尿病など深刻なものもある．しかも病気がなくても老衰で人間はいずれ必ず死ぬ．従ってがんの治療効果も死亡率だけで評価することの限界があるように思えてくる．

　同じようにがんの予防効果も現在，それを死亡率とか5年生存率で評価されることが多いのであるが，「がん予防の対象年齢」のところで述べたように，これはむしろがんの罹患年齢，あるいは死亡年齢を出来るだけ遅らせることに注目すべきである．つまり予防効果は罹患や死亡の遅延で見るほうが自然でありまた現実的ではなかろうか？　つまり治療効果は死亡率，あるいは5年生存率でみるとしても，少なくとも予防効果は各臓器別に罹患年齢の遅延ができたかどうかで計るべきではないか．さらに予防効果を治療との複合効果として見るのであれば，これは死亡年齢の遅延でみればよいのである．

　結論として，「予防にまさる治療はない」の格言を謙虚に受け止め，出来るだけ健康に長生きするいわゆる「健康寿命の延長」こそががん予防の最大の狙いと考えたい．そのためには

① まず，がんにならないようにすること（一次予防），とくに悪性度の高いがんにはならないこと，

② またがんになるとしてもその罹患時の年齢を極力遅らせること，

③ さらにがんの早期発見（二次予防）と適切な治療によって，患者ががんで死なないようにすること，

④ それが仮にかなわないときでも，健康寿命の延長，つまり健康な状態のままの死亡までの年齢を出来るだけ遅らせること，を最大の目標とすべきではないか．

　以上に英知の全てをつくし，最後は天命に従い尊厳をもって死につけるようにしたいものである．

文　献

がんの一次，二次予防の全般に関するもの
1) 小林　博，がんの予防　新版，岩波書店，1999.
2) 小林　博，がんに挑む　がんに学ぶ，岩波書店，2000.
3) 大野秀樹・及川恒之・石川直方編，Q&A運動と遺伝，大修館書店，2001.
4) 垣添忠生，がんの最新医療，岩波書店，2004.
5) 小林　博・近藤喜代太郎，がんの健康科学，(財)放送大学教育振興会，2004.

6) 富永祐民，がん検診の到達目標，BIO Clinica 19(11) 41-45, 2004.
7) Tajima K., Kuroishi T., Oshima A., Cancer Mortality and Morbidity Statistics, Japan Scientific Societies Press, 2004.
8) Tominaga S., Cancer Control Strategy and Perspectives: Experience in Japan, Proceeding of the 54th Annual Meeting of the Korean Association of Preventive Medicine Special lecture, Seoul, 2004.
9) Isabel dos Santos Silva, Cancer Epidemiology: Principles and Methods, International Agency for Research on Cancer, 1999.

1. がん予防の展望─予防にまさる治療はない

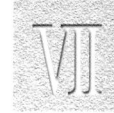

10) 津金昌一郎, がんになる人 ならない人 科学的根拠に基づくがん予防, ブルーバックス講談社, 2004.
11) 津金昌一郎, 疫学研究と予防研究, 日本がん予防研究会News Letter No.42, 2004.
12) Prentice R.L. et al, Nutrition and Physical Activity and Chronic Diseases Prevention: Research Strategies and Recommendations, J Nat Cancer Int 96: 1276-1287, 2004.

米国のがんの罹患率に関するもの
13) Wingo P.A. et al : Cancer Incidence and Mortality, 1973〜1995, A Report Card for the U. S., Cancer 82: 1197-1270, 1998.
14) Ries L.A.G et al : Annual Report to the Nation on the Status of Cancer, 1973-1997, with a Special Section on Colorectal Cancer, Cancer 88: 2398-2424, 2000.
15) Wingo P.A. et al : Annual Report to the Nation on the Status of Cancer, 1973〜1996, with a Special Section on Lung Cancer and Tobacco Smoking, J. Nat Cancer Inst 91: Special Article 675-690, 1999.

喫煙などと健康に関するもの
16) 大島 明, 喫煙をめぐる日本と世界の動向,「呼吸器科」第6巻6号特集, 喫煙と呼吸器疾患, 印刷中
17) Doll R., Peto R., Boreham J., Sutherland I., Moritality in relation to smoking: 50 years' observations on male British doctors, BMJ, doi:10.1136/bmj.38142.554479.AE 1-9, 2004.
18) 福田勝洋, 日本公衆衛生学会による"「たばこのない社会」の実現に向けて"宣言までの経緯, 日本公衛誌；48：425-428, 2001.
19) 厚生省編, 喫煙と健康, (財)健康・体力づくり事業財団, 1993.
20) 藤枝正輝・山崎浩史・鎌滝哲也, 喫煙による発癌リスクと薬物代謝酵素遺伝子多型Molecular Medicine39 臨時増刊がんゲノム学266〜272, 2002.
21) 山崎浩史・千葉逸朗・Topen Zeki・藤枝正輝・柴田敏之・有吉範高・小林 博・鎌滝哲也, CPY2A6遺伝子欠損と発がんリスク：噛みタバコと口腔がん, 日本癌学会総会記録P48, 2002.
22) 浜島信之, 遺伝子多型とがん発生リスク, 癌と化学療法 31: 853-857, 2004.

がんと食生活に関するもの
23) 国立がんセンター監修, がんを防ぐための12ヵ条, (財)がん研究振興財団
24) Hakama M., Beral V., Cullen J.W., Parkin D.M., Evaluating effectiveness of primary prevention of cancer, International Agency for Research on Cancer, 1990.
25) World Cancer Research Fund, Food, Nutrition and the Prevention of Cancer: a global perspective, American Institute for Cancer Research, 1997.
26) 大澤俊彦・大東 肇・吉川敏一監修, がんの予防食品, シーエムシー, 1999.
27) 森 秀樹,「病理」からみた「ガン予防」, ガン予防食品フードファクターの予防医学への応用, 大沢俊彦, 大東 肇, 吉田俊一監修, シーエムシー 99-106, 1999.
28) 日本がん疫学研究会がん予防指針検討委員会編著：生活習慣と主要部位のがん, 九州大学出版会, 1998.
29) 前田 浩, 野菜はガン予防に有効か：酸素ラジカルを巡る諸問題, 菜根出版, 1995.
30) Cheng J.L., Ogawa K., Kuriki K., Yokoyama Y., Kamiya T., Seno K., Okuyama H., Wang J.W., Luo C.H., Fujii T., Ichikawa H., Shirai T., and Tokudome S. Increased intake of n-3 polyunsaturated fatty acids elevates the level of apoptosis in the normal sigmoid colon of patients polypectomized for adenomas/tumors. Cancer Lett. 193: 17-24, 2003.

がんの化学予防に関するもの
31) 西野輔翼編集, 週刊医学のあゆみ「癌の化学予防最前線」, 医歯薬出版, 2003.
32) 津田洋幸・関根一則・飯郷正明, ラクトフェリンによる発がん予防とその機序の解析, Foods & Food Ingredients J of Japan No200-別冊, 2002.
33) Wakabayashi K, NSAIDs as Cancer Preventive Agents, Asian Pacific Cancer Prevention 1: 97-113, 2000.
34) Ishikawa H., Chemoprevention of carcinogenesis in familial tumors, Jap. J. Clrin Oncology, 印刷中

がんの悪性化の予防に関するもの
35) Harris PR, Mobley HL, Perez-Perez GI, Blaser MJ, Smith PD.: Helicobacter pylori urease is a potent stimulus of mononuclear phagocyte activation and inflammatory cytokine production. Gastroenterology, 111(2): 419-425, 1996.
36) Tazawa H., Okada F., Kobayashi T., Tada M., Mori Y., Une Y., Sendo F., Kobayashi M. and Hosokawa M.: Infiltration of neutrophils is required for acquisition of metastatic phenotype of benign murine fibrosarcoma cells: Implication of inflammation-associated carcinogenesis and tumor progression. Am J Pathol., 163 (6): 2221-2232, 2003.
37) Okada F.: Inflammation and free radicals in tumor development and progression. Redox Report, 7: 357-368, 2002.
38) Habelhah H., Okada F., Nakai K., Choi S.K., Hamada J-I., Kobayashi M. and Hosokawa M.: Polysaccharide K induces Mn superoxide dismutase (Mn-SOD) in tumor tissues and inhibits malignant progression of QR-32 tumor cells: possible roles of interferon alpha, tumor necrosis factor alpha and transforming growth factor beta in Mn-SOD induction by polysaccharide K. Cancer Immunol Immunother, 46: 338-344, 1998
39) 細川真澄男, 癌細胞の悪性化のBRMによる予防, Biotherapy 10; 1231-1237, 1996.

がんの健康教育推進とスリランカに関するもの
40) James F. Mckenzie Jan L. Jurs, Planning, Implementing, and Evaluating Health Promotion Programs, Macmillan Publishing Company, 1993.
41) Hugh Hawes, Health Promotion in our Schools, Child-to-Child Trust, 1997.
42) 新井宏朋・丸地信弘・山根洋右・島内 節・岩永俊博編集, 健康の政策科学, 医学書院, 1997.
43) Geoffrey Rose 水嶋春週ほか訳, 予防医学のストラテジー, 医学書院, 1998.
44) World Health Organization, Local Action Creating Health Promotion Schools, World Health Organization, 2000.
45) Chiba I. Prevention of betel quid chewers' oral cancer in the Asian-Pacific area, Asian Pacific J. cancer Prev., 2: 263-269, 2001.
46) Topcu Z, Chiba I, Fujieda M, Shibata T, Ariyoshi N, Yamazaki H, Sevgican F, Muthumala M, Kobayashi H, Kamataki T., CYP2A6 gene deletion reduces oral cancer risk in betel quid chewers in Sri Lanka., Carcinogenesis, Apr; 23(4): 595-8, 2002.

胎児期からの予防に関するもの
47) 北海道白血病登録委員会, 小児白血病に生下時巨大児が多い？, 医学のあゆみ79：364-354, 1971.
48) Matsunaga K, Iijima H, Kobayashi H, Neonatal inoculation with a protein-bound polysaccharide PSK increases resistance of adult animals to challenge with syngeneic tumor cells and reduces azoxymethane-induced precancerous lesions in the colon., J. Cancer Epidemiology, Biomarkers and Prevention 9, 1313-1322, 2000.
49) Kobayashi H, Iijima H, Matsunaga K, Inhibition of AOM colon carcinogenesis by neonatal inoculation of sulindac, and its augmentation by combined use of oral sulindac in adult period, Proceeding of 93th Annual Meeting of American Association for Cancer Research, p.124, 2002.
50) 飯島弘子・松永謙一・小林 博, 食品由来機能性物質ウシラクトフェリンおよび担子菌マツタケ由来糖蛋白質の新生児期処置によるAOM誘発ラット大腸前がん病変の抑制について, 日本癌学会総会記事, 第64回総会, 2004.

健康寿命に関するもの
51) 辻 一郎, 健康寿命, 春秋社, 1998.
52) 辻 一郎, のばそう健康寿命, 岩波アクティブ, 2004.

その他
日本には日本がん予防学会がある.
事務局は〒060-0042 札幌市中央区大通西6丁目 北海道医師会館6階,
　　　TEL：011-222-1506, FAX：011-222-1526である.
同会発行のニュースレターは年4回発行され, がん予防各分野のトピックスが紹介されている. 入会申し込みは上記事務局に.

The Author

(財)札幌がんセミナー　小　林　　博

VII がんの予防と早期発見

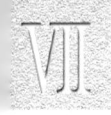

2 がん検診の意義と問題点

1) はじめに

　がん検診の目的は「定期的にがん検診を受診して，がんを早期に発見し，根治療法を受けて，がん死亡を回避（2次予防）すること」である．そのためには，精度（とくに発見感度）が高く，簡便で，苦痛が少なく，安価ながん検診法を開発する必要がある．また，がん検診の効率を高めるためには比較的頻度の高い，早期発見が容易ながんを対象とする必要がある．

　わが国では，古くから全国的にがん検診が行われてきているが，がん検診の受診率は全国平均でみると10〜20％程度にとどまっている．がん検診事業の救命効果を高めるには，まずがん検診の受診率を飛躍的に向上させなければならない．さらに，がん検診の精度，効率，救命効果などを評価する必要がある．

2) がん検診の効果評価基準

　がん検診の救命効果の評価手順は図1に示す通りである．受診率を正確に把握するためには，まずがん検診の対象者を正確に把握しておく必要がある．市町村が地域住民を対象としてがん検診を行う場合には事業所などでがん検診を受ける機会がある勤務者を対象者から除外している場合が多い．

　通常，どの検診機関や市町村・事業所においても図1の第5段階（受診率→要精検率→精検受診率→がん発見率）までは把握しうると思われる．しかし，これだけではがん検診の効果は評価できない．がん検診の目的は早期発見・早期治療によるがん死亡の回避であるから，がん検診により発見されたがんの進行度の分布（早期がんの割合）も明らかにし，実際に治療を受けたかどうかも調べておく必要がある．さらに，長期間追跡して5年生存率（乳がんなどでは10年生存率）を計算して，がん検診の救命効果を調べる必要がある．がん死亡率の低下効果は，単に100％から5年生存率を引いた累積死亡率で評価するのではなく，別の方法（患者－対照研究法，または無作為比較試験など）で評価する必要がある．

段階	"がん検診の効果評価手順"
1	検診対象の把握
2	受診率
3	要精検率
4	精検受診率
5	がん発見率
6	早期がん発見割合
7	根治療法受療率
8	5年生存率
9	がん死亡率低下効果

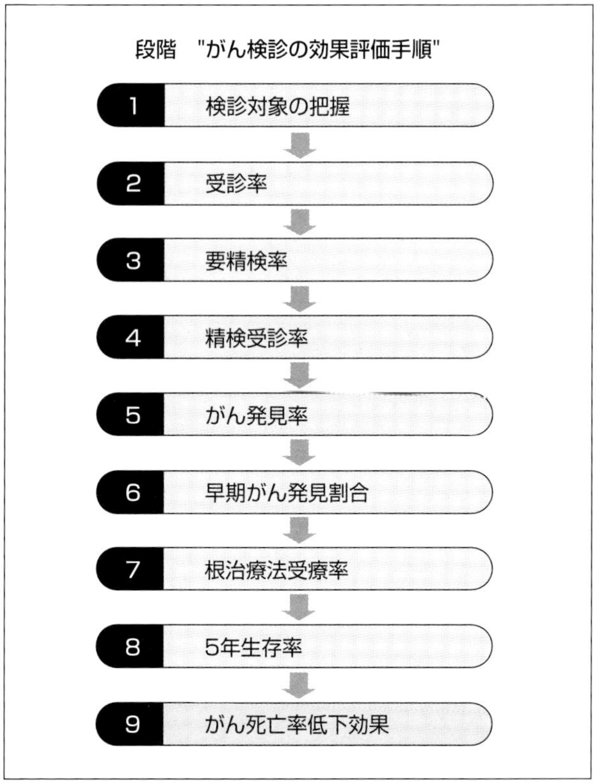

図1　がん検診の効果評価手順
　がん検診の効果の評価は早期がんの割合や5年生存率のみでは不十分で，がん死亡率の低下効果まで評価する必要がある．

3) がん検診の精度管理指標

がん検診の主な精度管理の指標としては，表1に示すように，発見感度，偽陰性率，偽陽性率，陽性予知率がある．発見感度は2種類あり，一つは中間期がんを考慮しないもの，ほかの一つは中間期がんも見逃しがんとして，全がんの分母に含めるものである．中間期がんを，分母に含めるとがんの発見感度は当然低くなる．発見感度を報告するときは中間期がんを含めたか，含めなかったかを記載しておく必要がある．ここで，"中間期がん"とは「検診受診時には異常なしと判定され，その後次回の定期検診受診時（通常1年後，乳がんと子宮頸がんでは2年後）までに診断されたがん」を指し，がん検診時の見逃し例と真の中間期発生がんからなっている．実際に中間期がんを把握するのは容易ではなく，がん検診受診者のうち，異常なしと診断された者全員を追跡してその後のがんの罹患の有無を調べるか，地域がん登録のデータベースと検診受診者のデータベースの記録照合により把握する必要がある．

「疑陽性率」は発見がん数が小さいため，要精検率にほぼ等しい．がん検診においては，見逃し例を少なくしつつ，要精検率を低く抑えることが望ましい．がんの見逃しをおそれるあまり要精検を多くすると，不必要な精密検査と医療費が増え，検診受診者にも不必要に不安をまねくおそれがある．

「陽性予知率」はがん検診の効率を示す重要な指標である．これは要精検と判定されたもののうち，がんが何％含まれていたかを示す指標（濃縮指標）であり，この値が大きいほどがん検診の効率がよいといえる．がん検診の種類によっても異なるが，陽性予知率は通常数％程度である．

4) がん検診の方法別にみた死亡率低下効果

がん検診により早期がんが発見され，治療により助かったというだけではがん検診の死亡率低下効果があったとはいえない．なぜなら，がん検診にはいろいろなバイアスがかかり，見かけ上生存率が高くなることもあるからである．がん検診にかかわる重要なバイアスとして，選択バイアス，リードタイムバイアス，レングスバイアスなどがある．「選択バイアス」は，がん検診受診者では健康意識が高く，早期受診に心がけ，生活習慣も健康的なものが多く，死亡率，罹患率がともに低くなる傾向がある．「リードタイムバイアス」は，がん検診では無症状期に先取りして発見されるので，同じ時期に死亡しても見かけ上，生存期間が長くみえることを指す．「レングスバイアス」は，がん検診では比較的ゆっくり成長する，予後の良好ながんを発見しやすいことを指している．さらに，神経芽細胞腫などでは放置しておいても致命的にならないがんを検診で発見し，手術を行うなど，過剰診断・過剰治療の可能性もある．

がん検診にかかわるバイアスの影響を除いてがん検診の死亡率低下効果を正確に評価するためのもっとも優れた方法は無作為比較試験であるが，わが国では実行は困難であり，ほとんど行われていない．そのため，わが国では次善の策として，疫学的研究で使用する患者-対照研究の手法がもっともよく使われている．この方法では特定部位のがんの死亡者と性・年齢などをマッチした健康人（または非がん死亡者）の過去の検診受診歴を調べて，がん検診を受診した場合の死亡率低下度（オッズ比：相対危険度の近似値）を計算するものである．

厚生労働省の「新たながん検診手法の有効性の評価」に関する研究班（平成13年3月，主任研究者：久道茂）では試験的に行われているさまざまながん検診も含めて，死亡率低下効果を系統的に評価している[1]．上記の報告から各種のがん検診の死亡率低下効果に関する総合評価判定を抜粋して表2に示す．この総合評価から，子宮頸がんと大腸がん検診ならびに50歳以上の女性に対する視触診とマンモグラフィを用いた乳がん検診では，「死亡率低下効果があるとする，十分な根拠がある」と判定されており，X線検査による胃がん検診，40歳代の女性に対する視触診とマンモグラフィを用いた乳がん検診，胸部X線検査と喀痰細胞診を併用

表1　がん検診の精度管理指標

精度管理の指標	定義
発見感度（中間期がん非考慮）	検診発見がん数/全がん数×100（全がんに中間期がんを含まず）
発見感度（中間期がん考慮）	検診発見がん数/全がん数×100（全がんに中間期がんを含む）
偽陰性率	100-発見感度
偽陽性率	（要精検数-発見がん数）/受診者数×100
陽性予知率	検診発見がん数/要精検数×100

VII. がんの予防と早期発見

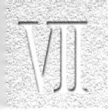

表2 がん検診の方法と死亡率低下効果の総合評価

がんの部位	検査法	総合評価判定
胃	胃X線検査	検診による死亡率低下効果があるとする、相応の根拠がある
	血清ペプシノゲン検査	研究や研究報告がない（または研究中）
	ヘリコバクター・ピロリ菌抗体測定	検診による死亡率低下効果がないとする、相応の根拠がある
子宮頸部	頸部擦過細胞診	検診による死亡率低下効果があるとする、十分な根拠がある
	ヒトパピローマウイルス感染検査	研究や研究報告がない（または研究中）
子宮体部	体部細胞診	研究や研究報告がない（または研究中）
	超音波断層法（経腟法）	研究や研究報告がない（または研究中）
卵巣	超音波断層単独法	研究や研究報告がない（または研究中）
	腫瘍マーカー＋超音波断層法	研究や研究報告がない（または研究中）
乳房	視触診単独法（全年齢）	検診による死亡率低下効果がないとする、相応の根拠がある
	視触診＋マンモグラフィ（50歳以上）	検診による死亡率低下効果があるとする、十分な根拠がある
	視触診＋マンモグラフィ（40歳代）	検診による死亡率低下効果があるとする、相応の根拠がある
	視触診＋超音波検査	研究や研究報告がない（または研究中）
肺	胸部X線＋喀痰検査（日本）	検診による死亡率低下効果があるとする、相応の根拠がある
	胸部X線＋喀痰検査（欧米）	検診による死亡率低下効果がないとする、相応の根拠がある
	らせんCT＋喀痰細胞診	研究や研究報告がない（または研究中）
大腸	便潜血検査	検診による死亡率低下効果があるとする、十分な根拠がある
肝	超音波検査	研究や研究報告がない（または研究中）
	肝炎ウイルスキャリア検査	検診による死亡率低下効果があるとする、相応の根拠がある
前立腺	前立腺特異抗原（PSA）検査	研究や研究報告がない（または研究中）
	直腸診	検診による死亡率低下効果がないとする、相応の根拠がある

資料：「新たながん検診手法の有効性の評価」（平成13年3月、主任研究者：久道茂）から抜粋

した肺がん検診，肝炎ウイルスキャリア検査による肝がん検診などでは，「死亡率低下効果があるとする，相応の根拠がある」と判定されている．その他の種々のがん検診は死亡率低下効果がないと判定されているか（視触診単独法による乳がん検診など），まだ死亡率低下効果に関する報告がなく評価できない（PSA検査による前立腺がん検診など）と判定されている．

5）厚生労働省による「がん予防重点健康教育およびがん検診実施のための指針」の一部改正

厚生労働省においては平成16年4月に「がん予防重点健康教育およびがん検診実施のための指針」の一部改正を行った．厚生労働省老人保健局老人保健課長通知（老老発第0427001）の抜粋を表3に示す[2]．重要な改正点としては，視触診単独の乳がん検診が廃止され，40歳以上の女性に対して，視触診とマンモグラフィの併用方式で，2年に1回のペースで乳がん検診を行うこと，子宮頸がん検診の対象年齢が20歳以上にまで引き下げられ，2年に1回のペースで行うようになったことなどである．その他，1次予防のための健康教育，生活習慣の指導を行うことを推奨している．

6）がん検診によるがん死亡の予防可能性の推計

老人保健法事業として推進されている胃がん検診，大腸がん検診，子宮がん検診，肺がん検診，乳がん検診の受診率は全国平均でみると10～20％程度であるが，がん検診の普及によりすべてのがん検診の受診率が全国平均で30％に達すると，どの程度のがん死亡の予防が可能であろうか？これまでに行われた疫学的研究から推計されたがん検診を受診した場合の死亡リスクの低下度に基づいて計算すると，全がん死亡の約9％，受診率がさらに向上して50％に達すると，全がん死亡の約15％の予防が可能であると推計された（表4）[3]．

コンピューターを使って統計学的にがん検診によるがん死亡の予防割合を推計することは容易なことであるが，実際に受診率を向上させることは容易なことではない．市町村のがん検診に対する予算確保（補助金），がん検診の利便性の向上，がんに関する健康教育の普及，人々のがん検診受診の必要性の自覚など，包括的に取り組む必要がある．

2. がん検診の意義と問題点

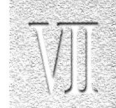

表3 「がん予防重点健康教育及びがん検診実施のための指針」の一部改正について
(老老発第0427001号) 平成16年4月27日付け厚生労働省老健局老人保健課長通知 (抜粋)

第1 目的
がん予防重点健康教育及びがん検診を実施し、がん死亡を減少させること

第2 がん予防重点健康教育
(1) 子宮がん予防健康教育 ：子宮がんに関する正しい知識及び活発な性行動と子宮頸部がんの関係の理解等
(2) 肺がん予防健康教育 ：肺がんに関する正しい知識及び喫煙と肺がんとの関係の理解等
(3) 乳がん予防健康教育 ：乳がんに関する正しい知識及び乳がんの自己触診の方法等
(4) 大腸がん予防健康教育：大腸がんに関する正しい知識及び食生活等と大腸がんの関係の理解等

第3 がん検診
1 総論（対象年齢と実施回数）
　　胃がん検診：40歳以上、年1回　　子宮がん検診：20歳以上、2年に1回　　肺がん検診：40歳以上、年1回
　　乳がん検診：40歳以上、2年に1回　大腸がん検診：40歳以上、年1回　　総合がん検診：40歳及び50歳

2 胃がん検診
　　問診＋胃部X線検査（間接撮影は7x7cm以上のフィルムで最低7枚、二重読影）

3 子宮がん検診
　　問診＋視診＋子宮頸部の細胞診＋内診＋必要に応じてコルポスコープ検査
　　問診の結果子宮体部がんの有症状者*またはハイリスク者→医療機関受診を勧奨（ただし、本人が同意すれば子宮頸部がん検診に引き続き子宮体部細胞診を行うことができる）
　　*不正性器出血、閉経後出血、不規則月経、下着の赤色スポッティング、褐色帯下など

4 肺がん検診
　　問診＋胸部X線検査＋喀痰細胞診（問診の結果医師が必要と認めた者*、3日法）
　　*50歳以上で喫煙指数（1日の本数×喫煙年数）が600以上、または6ヶ月以内に血痰があった者
　　胸部X線検査：間接撮影の場合は100ミリミラーカメラ
　　胸部X線フィルムの読影は2名以上の医師で行う
　　喫煙者に対しては個別健康教育を実施、禁煙についての教育・指導を推進する

5 乳がん検診
　　問診＋マンモグラフィ＋視触診（マンモグラフィ読影と同時に行う）
　　マンモグラフィは40歳代の女性に対しては2方向撮影内外斜位方向撮影＋頭尾方向撮影）
　　乳房X線写真の読影は二重読影
　　乳がん検診受診時に乳がんの自己触診の必要性と方法についての教育を行う

6 大腸がん検診
　　問診＋免疫便潜血検査（2日法）
　　精密検査の実施体制の整備：大腸内視鏡検査又はS状結腸内視鏡検査及び注腸X線検査（二重読影）

7 総合がん検診（節目検診）
　　2から6までの検査＋直腸検査（原則として直腸鏡検査）

表4 わが国におけるがん検診によるがん死亡予防割合の推計(2001)

がんの部位	A がん死亡数 -1999	B 全がんに占める割合(%)	C がん検診受診者OR	D =(1-C)% 予防可能割合(%)	E =A x D 予防可能数(100%)	予防可能割合(%) 受診率 30%	50%
胃がん	50,676	17.4%	0.4	60%	30,406		
大腸がん	35,363	12.2%	0.4	60%	21,218		
子宮がん	5,142	1.8%	0.2	80%	4,114		
肺がん	52,177	18.0%	0.5	50%	26,089		
乳がん	8,949	3.1%	0.6	40%	3,580		
小 計	152,307	52.4%	0.4	56%	85,405	8.8%	14.7%
その他のがん	138,249	47.6%			29.40%		
合 計	290,556	100.0%					

資料： 富永(2001)

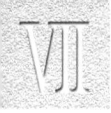

文　　献

1) 久道茂：がん検診の適正化に関する調査研究事業「新たながん検診手法の有効性の評価」報告書．日本公衆衛生協会，2001．
2) 厚生労働省老健局老人保健課長通知（老老発第0427001号）：「がん予防重点健康教育及びがん検診実施のための指針」の一部改正について，2004．
3) Tominaga S：An estimate of the potential for cancer prevention in Japan. Asia Pcific J Cancer Prev 2：287-292，2001．

The Author

(財) 愛知県健康づくり振興事業団　健康科学総合センター　　富 永　祐 民

VIII. 化学療法の実際

1 成人白血病

1) はじめに

　白血病の治療は，経過観察が最初の治療になるものから，すみやかな治療開始が不可欠なもの，治癒可能な標準的治療法の有るものから，造血細胞移植などの強力な集学的治療法が必要なものまでさまざまである．また，成人と小児では白血病の発生頻度と治療成績に大きな差が認められるので，本稿では成人白血病に限定し，小児白血病に関しては別項を参照されたい．また，紙面の関係から急性白血病は急性骨髄性白血病，急性前骨髄球性白血病および急性リンパ性白血病について，慢性白血病は慢性骨髄性白血病とB型慢性リンパ性白血病を中心に話を進める．

2) 急性骨髄性白血病（AML）

　AMLの化学療法は，寛解導入療法に引き続き地固め療法という治療戦略が標準的治療法として確立している．また，その治療はtotal cell killの治療理念に基づいて，きわめて強力な化学療法が施行されるため，造血器腫瘍の治療を専門とする施設で，造血器腫瘍内科医により行われるべきである．わが国ではJapan Adult Leukemia Study Group（JALSG）が全国規模の前向き試験を行っており，これらの報告からは寛解率はおおよそ80％，4〜6年での生存率は30〜35％である[1)〜3)]．

　現在，寛解導入療法の基本は，アンソラサイクリン系薬剤＋シタラビン（Ara-C）である．アンソラサイクリン系薬剤のなかでも欧米およびわが国でもっとも広汎に用いられているのはイダルビシンである．これまで施行されたイダルビシンとダウノルビシンの比較試験でイダルビシンの優位性を示す報告が多い[4)]．しかし，これらの試験では対照薬剤とのintensityがかならずしも同等ではなく，わが国では改めて両薬剤による比較試験を施行中である（**表1**）．オーストラリアと米国でシタラビン大量療法と標準的寛解導入方法の比較試験が行われ，シタラビン大量療法は寛解率の向上には必ずしも寄与しないが，寛解例での無病生存率の向上が認められている[5)6)]．抗CD33ヒト型抗体（IgG4，κ）にカレキアマイシンという抗腫瘍抗生物質を結合させて作成した注射用抗がん剤が近々わが国でも使用可能になる．この薬剤はすでに欧米で有効性が確認されており，新たな抗がん剤として期待されている．寛解導入療法におけるシタラビンの投与量は$100mg/m^2$の持続点滴が標準で，2回の静注より成績は優れていた[7)8)]．また$200mg/m^2$に増量しても寛解率は向上しなかった．

　寛解導入療法だけで治療を終了した場合と寛解後療法を施行した場合を比較すると，明らかに前者は予後不良である[9)]．AMLに対しては寛解導入療法に引き続き地固め療法を行う治療戦略がとられている．シタラビンの投与量については，シタラビン単独の場合は，成績は投与量に依存し[11)]，米国ではシタラビン大量療法が寛解後療法の標準となっている．また，シタラビン大量療法を地固め療法に使用することで，維持・強

VIII. 化学療法の実際

表1 JALSG AML201プロトコール

寛解導入療法：IDRとDNR（増量）の比較試験

群	薬剤	用量	投与法	day 1	2	3	4	5	6	7
A群	IDR	12mg/m²	30分点滴	↓	↓	↓				
	Ara-C	100mg/m²	持続点滴	↓	↓	↓	↓	↓	↓	↓
vs										
B群	DNR	50mg/m²	30分点滴	↓	↓	↓	↓	↓		
	Ara-C	100mg/m²	持続点滴	↓	↓	↓	↓	↓	↓	↓

寛解後療法：HD-ACとHLA一致同胞間造血幹細胞移植の評価

群	薬剤	用量	投与法	day 1	2	3	4	5
C群	HD-AC：3コース行う Ara-C	2.0g/m²	3時間点滴 12時間ごと	↓↓	↓↓	↓↓	↓↓	↓↓
vs								
D群	強力寛解後療法：各コースを順次行う							
	MIT	7mg/m²	30分点滴	↓	↓	↓		
	Ara-C	200mg/m²	持続点滴	↓	↓	↓	↓	↓
	DNR	50mg/m²	30分点滴	↓	↓	↓		
	Ara-C	200mg/m²	持続点滴	↓	↓	↓	↓	↓
	ACR	20mg/m²	30分点滴	↓	↓	↓		
	Ara-C	200mg/m²	持続点滴	↓	↓	↓	↓	↓
	Ara-C	200mg/m²	持続点滴	↓	↓	↓	↓	↓
	VP-16	100mg/m²	60分点滴	↓	↓	↓	↓	↓
	VCR	0.8mg/m²	静注					on day 8
	VDS	2mg/m²	静注					on day 10

vs

E群　造血幹細胞移植（できるだけ早期に）
　　50歳以下でHLA一致同胞がいる場合（染色体核型favorableを除く）

A群対B群，C群対D群は無作為化割りつけを行う．
E群は50歳以下でHLA一致同胞を有する場合に割りつけ
IDR：イダルビシン，Ara-C：シタラビン，DNR：ダウノルビシン，
HD-AC：Ara-C 大量療法，MIT：ミトキサントロン，ACR：アクラルビシン，
VP-16：エトポシド，VCR：ビンクリスチン，VDS：ビンデシン

化療法なしで良好な成績が報告されている．2000年4月までわが国ではシタラビン大量療法が保険適用できなかったため，これにかわる治療法が工夫されてきた．現在JALSGでアンソラサイクリン系抗ガン剤を含めた地固め療法とシタラビン大量療法との無作為化比較試験が行われている（表1）．

またAMLは一様な疾患ではなく，t（8；21），inv（16），および次の項で述べるt（15；17）の染色体異常をもつAMLの予後は良好であるが，FAB分類のM0，M6，M7の症例や染色体異常（複雑核型，-5/5q，-7，3q異常）を有する症例は予後不良である．予後因子としては，これら以外に年齢，初診時の白血球数，芽球のペルオキシダーゼ陽性率，初診時のPS，1コースの治療で寛解したかどうかなどがあり，これらの因子は患者の層別化に有用である[11]．予後良好群に対しては，第一寛解期に移植は行われないが，中間群および不良群に対しては同種造血細胞移植が考慮される[12]．とくに，予後不良群に対しては，非血縁移植も積極的に考慮すべきである．

再発例に対する治療：再発AML患者の化学療法だけでの予後は，第一寛解期間が長い場合は比較的良好とされている．とくに再寛解が得られた場合には，長期生存も望みうるが，可能な限り同種移植を含めた強力な地固め療法が勧められる．

高齢者白血病：高齢者AMLは，t（8；21），inv（16），t（15；17）などの予後良好な染色体異常の比率が低く，-7，+8や複雑な染色体異常などの予後不良な染色体異常が若年AMLより高く，ヒト多剤耐性遺伝子（MDR1）が高率に検出されるなど，予後不良な因子が多い．さらに，化学療法は完全寛解率が低く，寛解導入療法後の死亡率も高いため，強力な治療が長期生存をもたらすとは限らない．

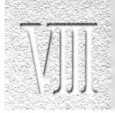

3) 急性前骨髄球性白血病（APL）

1988年Huangらのall-trans retinoic acid（ATRA）による分化誘導療法の報告以来，APLの治療は大きく進歩した[13]．ATRAはAPL細胞を分化誘導する活性型ビタミンA誘導体であり，化学療法との併用で治療成績が大幅に改善している[14]．t（15；17）（q22；q21）またはPML/RARα陽性のAPL症例に対する寛解導入療法にはATRAに化学療法を加えることがレチノイン酸症候群を予防する意味からも有用であるが，ATRAの投与後に白血球数増加があれば化学療法を加える群と，最初から化学療法を併用する群では，寛解率や無イベント生存率および全生存率に差は認められていない[15]．ATRAを用いたJALSG AML92でのtrialでは，寛解率88％，4年無病生存率は62％と良好な成績が報告されている[16]．

Second line chemotherapyとしてのATRAの誘導体であるAM80[17]や亜砒酸[18]の有効性が明らかにされている．

寛解後療法は，ほかのタイプのAMLと同様に必須である．APL細胞はアンソラサイクリン系抗がん剤に感受性が高いが，アンソラサイクリンを主体とした治療法が良いのか，ほかのAMLのようにシタラビン大量療法を主体とした治療法が良いのかは明らかではない．維持療法としてのATRAの有用性が証明されている[14]．また，地固め療法が終了してからの微小残存病変（MRD）検出の再発予知での有用性も示されている．しかし，どの程度の頻度でモニターするのが最適かはこれからの検討課題である．

4) 急性リンパ性白血病（ALL）

小児ALLでは約8割の患者に長期生存が得られるようになっているのに対して，成人ALLの場合，寛解率は70～90％であるものの，長期無再発生存率は20～40％と満足できるものではない[19)～24)]．成人ALLの予後が小児ALLに比べて悪い理由として，白血病細胞の生物学的特性の違いや，患者の年齢差に基因する治療に対するトレランスの違いなどが考えられている．生物学的特性の違いとして，Philadelphia（Ph）染色体／BCR-ABL融合遺伝子陽性ALLはもっとも予後不良なタイプであるが，小児では数％しかないのに対して成人ALLでは約3割にこの予後不良な染色体異常が見つかり，予後良好といわれるTEL-AML1遺伝子やhyper-diploidyは圧倒的に小児に多い．しかし，同じ病型でも成人と小児では治療成績に歴然とした差があり，それは患者のトレランスが関係し，治療のintensityの差と考えられている．実際，思春期・若年成人のALL患者を小児プロトコルと成人プロトコルとで治療した報告では，小児プロトコルで治療したほうが明らかに成績は良好であった[25]．このようなことをふまえ，成人ALLでの治療は強化される傾向にある．図1にJALSG ALL202のプロトコルの概要を示す．寛解導入療法として，シクロフォスファミド，ダウノルビシン，ビンクリスチン，プレドニン，L-アスパラギナーゼが投与され，この組み合わせは成人ALLに標準的に用いられているものであるが，ダウノルビシンが増量されるなどのintensityが強化されている．また，このプロトコルでは15歳以上25歳未満の思春期・若年成人ALL症例は，小児白血病研究会（JACLS）のプロトコルで治療を行い，小児に対する治療が治療成績向上に寄与するかの検証を行っている．MD Anderson Cancer CenterのHyper-CVAD regimenも寛解率が91％と良好であり[22]，成人ALLに対して治療法の工夫により成績の向上の余地があると考えられる．予後不良のPh1陽性ALLに対しては，慢性骨髄性白血病（CML）に対して認可されているBCR-ABLチロシンキナーゼ阻害薬のイマチニブが有効で[26]，寛解率を大幅に改善する可能性があるが，まだ保険使用は認可されていない．イマチニブが使用できるようになれば，イマチニブと従来の化学療法を組み合わせた治療を行い，さらに同種造血細胞移植が可能な場合は，積極的にそれを勧めるということになろう．

地固め療法では，シタラビン，メソトレキセートの

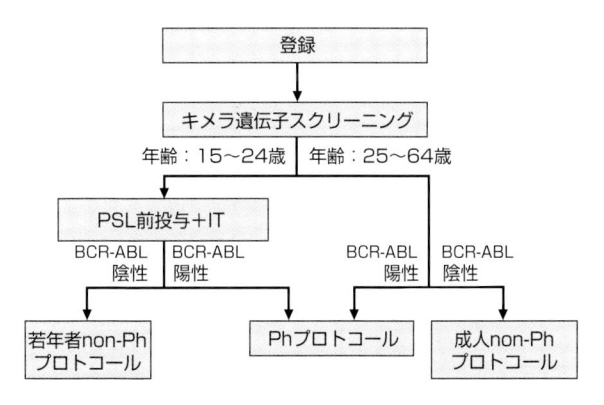

図1　JALSG ALL202試験デザイン
IT：髄注（抗がん剤髄腔内投与）

VIII 化学療法の実際

代謝拮抗薬が用いられるが，それらの大量療法も行われる．メソトレキセートの増量の有用性は小児では報告されているが，成人では明らかではない．また，シタラビン大量療法の有効性も比較試験では証明されてはいない．

中枢神経系白血病の予防は必須であり，メソトレキセートやシタラビンおよびステロイド剤の髄注，メソトレキセートやシタラビンの大量静脈投与，および放射線頭蓋照射などがある．

細胞表面免疫グロブリン陽性のB-ALL（Burkitt leukemia）はALLの2～4％と占める割合は少ないながら，予後不良ALLの代表であった．しかし，メソトレキセート大量とシクロフォスファミド分割投与を組み合わせた短期強力療法により，50％を超える長期寛解維持の成績が報告されている[27]．

成人ALLでは，（1）予後不良の染色体異常（Ph染色体，4；11転座など），（2）初診時白血球数高値，（3）未分化型（pro-B），（4）寛解導入までに2回以上の導入療法や長い期間を要した場合などの予後不良因子がある例には，第1寛解期での同種造血細胞移植が勧められる[28]．

今後，ALLの治療は染色体・遺伝子などによる病型分類および治療反応性に基づき治療法が層別化されることになる．

再発後の治療：再発，初回非寛解例の予後は不良であり，化学療法での長期生存は期待できない．薬物療法としては，シタラビン大量療法を主体としたものになるが，早期に非血縁移植を含む同種造血細胞移植を考慮すべきである．

5) 慢性骨髄性白血病（CML）

(1) 慢性期CML

チロシンキナーゼ阻害薬のイマチニブは，それまで標準的薬物療法であったインターフェロンとの比較試験の結果，30カ月の時点で明らかな差があり，しかも経口剤であり，重篤な副作用は少なく，効果がすみやかであることから，瞬く間にCMLの化学療法の第一選択となった[29]．しかしながら，イマチニブの長期成績および，安全性については未確立であり，イマチニブの治療をいつまで継続すべきかも明らかになっていない．BCR-ABLのmRNAを指標とした微小残存病変（MRD）の解析では，MRD陰性となったのはイマチニブにより完全細胞遺伝学的効果が得られた患者の4％であり[30]，イマチニブ単剤で白血病細胞を絶滅させることは難しいのかもしれない．またイマチニブ抵抗性の白血病細胞の出現も問題となっている．

イマチニブ登場以前は，同種造血幹細胞移植は治療関連死亡のリスクや移植後のQOLの問題はあるものの，治癒を目指せる治療であることより，50歳以下の患者には診断後早期の時点から勧められてきた．イマチニブの優れた細胞遺伝学的効果と，その一方で長期予後についてはエビデンスがないことより，同種造血細胞移植の適応の判断は容易ではない．現時点では，個々の例においてイマチニブの治療反応と同種造血細胞移植のリスクを勘案して治療法を決定することになる．

(2) 移行期，急性期CML

従来，CMLの移行期・急性期に対しては，急性白血病に準じた治療を行ってきたがその成績は不良であった．以前にイマチニブが投与されていない場合，移行期・急性期症例にもイマチニブの効果が期待できる[26][31][32]．移行期の場合，早期に細胞遺伝学的効果が得られればその予後は良好であり，治療3カ月の時点でmajor cytogenetical responseが得られた症例では慢性期の症例に匹敵する成績が報告されている[31]．急性期の場合，イマチニブの効果は一過性であり，数カ月で薬剤抵抗性となる[26][32]．現在，イマチニブがCMLの薬剤治療の第1選択薬となったことから，今後は慢性期を経た移行期・急性期の症例は，ほとんどがイマチニブ無効になっていると思われ，新たな治療戦略が求められている．Dual SRC/ABLキナーゼ阻害剤やBCR-ABL選択的阻害剤など，新規の分子標的薬が開発されていて，その臨床効果が期待される．

6) B細胞慢性リンパ性白血病（B-CLL）

慢性リンパ性白血病（CLL）は成熟リンパ球の単クローン性増殖性疾患であり，欧米ではB細胞CLL（B-CLL）が全白血病の約30％を占めているが，わが国では全白血病の3％と欧米の1/10の発生率である．現在，B-CLL患者に治癒をもたらす化学療法はない．さらにはこの疾患は経過が緩徐であり，高齢者に好発することから，治療の目標は，症状・QOLの改善と生存期間の延長が主眼となる．予後良好なLow risk群（Rai分類[33]

のstage 0，Binet分類[34]のstage A）では原則治療の必要はない．NCI-Working Groupのガイドラインによると，体重減少，易疲労感，発熱，盗汗などの症状，骨髄機能の低下，ステロイドに反応不良の自己免疫性の貧血や血小板減少，明らかなリンパ節腫脹や脾腫の出現などの症状悪化を認めた時点で治療を開始すべきとしている[35]．

進行期B-CLLにはアルキル化剤のクロラムブチルが標準的とされてきた．しかし，日本ではこの薬は未発売であり，エンドキサン50または100mg連日経口，あるいは3〜4週ごとに1回500mg程度の点滴投与が用いられてきた．最近ではわが国でもリン酸フルダラビンが第一選択になりつつある．

欧米では，フルダラビンに加えて，抗CD20抗体（リツキサン）や，抗CD52抗体（Campath-1H）などが用いられるが，これらの抗体はわが国では現在保険適応はない．

文　献

1) Ohno R, et al：Randomized study of individualized induction therapy with or without vincristine, and of maintenance-intensification therapy between 4 or 12 courses in adult acute myeloid leukemia. AML-87 Study of the Japan Adult Leukemia Study Group. Cancer 71：3888-3895, 1993.
2) Kobayashi T, et al：Randomized trials between behenoyl cytarabine and cytarabine in combination induction and consolidation therapy, and with or without ubenimex after maintenance/intensification therapy in adult acute myeloid leukemia. The Japan Leukemia Study Group. J Clin Oncol 14：204-213, 1996.
3) Miyawaki S, et al：No beneficial effect from addition of etoposide to daunorubicin, cytarabine, and 6-mercaptopurine in individualized induction therapy of adult acute myeloid leukemia：the JALSG-AML92 study. Japan Adult Leukemia Study Group. Int J Hematol 70：97-104, 1999.
4) A systematic collaborative overview of randomized trials comparing idarubicin with daunorubicin (or other anthracyclines) as induction therapy for acute myeloid leukaemia. AML Collaborative Group. Br J Haematol 103：100-109, 1998.
5) Bishop J F, et al：A randomized study of high-dose cytarabine in induction in acute myeloid leukemia. Blood 87：1710-1717, 1996.
6) Weick J K, et al：A randomized investigation of high-dose versus standard-dose cytosine arabinoside with daunorubicin in patients with previously untreated acute myeloid leukemia：a Southwest Oncology Group study. Blood 88：2841-2851, 1996.
7) Rai K R, et al：Treatment of acute myelocytic leukemia：a study by cancer and leukemia group B. Blood 58：1203-1212, 1981.
8) Stein R S：Advances in the therapy of acute nonlymphocytic leukemia. Am J Med Sci 297：26-34, 1989.
9) Cassileth P A, et al：Maintenance chemotherapy prolongs remission duration in adult acute nonlymphocytic leukemia. J Clin Oncol 6：583-587, 1988.
10) Mayer R J, et al：Intensive postremission chemotherapy in adults with acute myeloid leukemia. Cancer and Leukemia Group B. N Engl J Med 331：896-903, 1994.
11) Miyawaki S, et al：Postremission Therapy in Adult Acute Myeloid Leukemia (AML)：A Randomized Comparison of Intensified Consolidation Therapy without Maintenance Therapy Against Conventional Consolidation with Maintenance Therapy -JALSG AML-97 Trial. Blood 104：248a, 2004.
12) Sakamaki H, et al：Postremission Treatment with Chemotherapy or Allogeneic Stem Cell Transplantation (Allo-SCT) in Adults with Acute Myeloid Leukemia (AML) -JALSG AML-97 Trial., Blood 104：632a, 2004.
13) Huang M E, et al：Use of all-trans retinoic acid in the treatment of acute promyelocytic leukemia. Blood 72：567-572, 1988.
14) Tallman M S, et al：All-trans retinoic acid in acute promyelocytic leukemia：long-term outcome and prognostic factor analysis from the North American Intergroup protocol. Blood 100：4298-4302, 2002.
15) Fenaux P, et al：A randomized comparison of all transretinoic acid (ATRA) followed by chemotherapy and ATRA plus chemotherapy and the role of maintenance therapy in newly diagnosed acute promyelocytic leukemia. The European APL Group. Blood 94：1192-1200, 1999.
16) Asou N, et al：All-trans retinoic acid therapy for newly diagnosed acute promyelocytic leukemia：comparison with intensive chemotherapy. The Japan Adult Leukemia Study Group (JALSG). Cancer Chemother Pharmacol 40 Suppl：S30-35, 1997.
17) Tobita T, et al：Treatment with a new synthetic retinoid, Am80, of acute promyelocytic leukemia relapsed from complete remission induced by all-trans retinoic acid. Blood 90：967-973, 1997.
18) Soignet S L, et al：United States multicenter study of arsenic trioxide in relapsed acute promyelocytic leukemia. J Clin Oncol 19：3852-3860, 2001.
19) Hoelzer D, et al：Prognostic factors in a multicenter study for treatment of acute lymphoblastic leukemia in adults. Blood 71：123-131, 1988.
20) Larson R A, et al：A five-drug remission induction regimen with intensive consolidation for adults with acute lymphoblastic leukemia：cancer and leukemia group B study 8811. Blood 85：2025-2037, 1995.
21) Durrant I J, et al：Intensification of treatment for adults with acute lymphoblastic leukaemia：results of U K Medical Research Council randomized trial UKALL XA. Medical Research Council Working Party on Leukaemia in Adults. Br J Haematol 99：84-92, 1997.
22) Kantarjian H M, et al：Results of treatment with hyper-CVAD, a dose-intensive regimen, in adult acute lymphocytic leukemia. J Clin Oncol 18：547-561, 2000.
23) Annino L, et al：Treatment of adult acute lymphoblastic leukemia (ALL)：long-term follow-up of the GIMEMA ALL 0288 randomized study. Blood 99：863-871, 2002.
24) Takeuchi J, et al：Induction therapy by frequent administration of doxorubicin with four other drugs, followed by intensive consolidation and maintenance therapy for adult acute lymphoblastic leukemia：the JALSG-ALL93 study. Leukemia 16：1259-1266, 2002.
25) Boissel N, et al：Should adolescents with acute lymphoblastic leukemia be treated as old children or young adults? Comparison of the French FRALLE-93 and LALA-94 trials. J Clin Oncol 21：774-780, 2003.
26) Druker B J, et al：Activity of a specific inhibitor of the BCR-ABL tyrosine kinase in the blast crisis of chronic myeloid leukemia and acute lymphoblastic leukemia with the Philadelphia chromosome. N Engl J Med 344：1038-1042, 2001.
27) Hoelzer D, et al：Improved outcome in adult B-cell acute lymphoblastic leukemia. Blood 87：495-508, 1996.
28) Thiebaut A, et al：Adult acute lymphocytic leukemia study testing chemotherapy and autologous and allogeneic transplantation. A follow-up report of the French protocol LALA 87. Hematol Oncol Clin North Am 14：1353-1366, 2000.

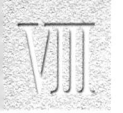

29) O'Brien S G, et al : Imatinib compared with interferon and low-dose cytarabine for newly diagnosed chronic-phase chronic myeloid leukemia. N Engl J Med 348 : 994-1004, 2003.
30) Hughes T P, et al : Frequency of major molecular responses to imatinib or interferon alfa plus cytarabine in newly diagnosed chronic myeloid leukemia. N Engl J Med 349 : 1423-1432, 2003.
31) Talpaz M, et al : Imatinib induces durable hematologic and cytogenetic responses in patients with accelerated phase chronic myeloid leukemia : results of a phase 2 study. Blood 99 : 1928-1937, 2002.
32) Sawyers C L, et al : Imatinib induces hematologic and cytogenetic responses in patients with chronic myelogenous leukemia in myeloid blast crisis : results of a phase II study. Blood 99 : 3530-3539, 2002.
33) Rai K R, et al : Clinical staging of chronic lymphocytic leukemia. Blood 46 : 219-234, 1975.
34) Chronic lymphocytic leukaemia : proposals for a revised prognostic staging system. Report from the International Workshop on CLL. Br J Haematol 48 : 365-367, 1981.
35) Cheson B D, et al : National Cancer Institute-sponsored Working Group guidelines for chronic lymphocytic leukemia : revised guidelines for diagnosis and treatment. Blood 87 : 4990-4997, 1996.

The Author

都立駒込病院　坂 巻　壽

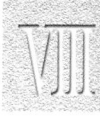

2 悪性リンパ腫

1) 悪性リンパ腫化学療法の実際

悪性リンパ腫はリンパ節のみならず，ほとんどすべての臓器に出現する可能性があり，発熱，体重減少などの全身症状や，発症部位，大きさによってもさまざまな局所症状が出現する．これら症状をコントロールしつつ，臨床病期，組織型から治療方針を立て治療を進めることが大切である．

2) 悪性リンパ腫の分類

悪性リンパ腫はリンパ節の構成細胞に由来する悪性腫瘍である．病型により臨床像，治療方針，予後が異なる．悪性リンパ腫の分類はWorking Formulation（国際分類），LSG（Lymphoma study group）分類，REAL（Revised European-American Classification of Lymphoid Neoplasms）分類など変遷を経て，現在は，免疫組織化学，分子生物学的検索による腫瘍細胞の組織発生，細胞起源を基にしたWHO分類が用いられている[1]（表1）．悪性リンパ腫はホジキンリンパ腫，非ホジキンリンパ腫の2つに大きく分けられる．ホジキンリンパ腫は，病理診断上，ホジキン細胞とReed-Sternberg細胞の出現が特徴的であり，古典的ホジキンリンパ腫に加え，結節性リンパ球優位性ホジキンリンパ腫に分類される．非ホジキンリンパ腫は多くの組織型があるが，まずB細胞，T細胞，NK/T細胞に分類され，さらにそれぞれを，前駆細胞性と末梢ないし成熟細胞性に分けている．

3) ホジキンリンパ腫

(1) 症状

初発症状は頸部をはじめとする表在リンパ節腫大であり，非ホジキンリンパ腫と異なり，隣接に拡大していくのが特徴的である．また，縦隔腫瘤として受診する場合もある．ホジキン病の全身症状のひとつである発熱は周期的に高熱期と無熱期をくり返すことがあり，Pel-Ebstein型発熱とよばれている．

(2) 治療方針と治療法

放射線治療と化学療法が有効であるホジキンリンパ腫は，病期によって治療が異なるため，治療方針を立てるうえで病期分類を正確に行うことが大切である．Cotswoldsの分類（図1）が使用されており，I期からIV期まで分類されている．全身症状として1カ月以内の38度以上の発熱，盗汗，6カ月間に10%以上の体重減少をB症状と記載する．ホジキンリンパ腫の予後不良因子は性別（男性）組織型（混合細胞型，リンパ球減少型）赤沈亢進，巨大腫瘤，B症状であり，完全寛解後1年以内の再発症例も予後不良である．

a. 早期ホジキンリンパ腫
（I A期，II A期，巨大腫瘤なし，B症状なし）

かつては病期診断に基づく広範囲放射線照射が標準的治療とされたが，その後，化学療法と併用し照射野を縮小した放射線治療，あるいは化学療法単独治療法など，多くの臨床試験が行われた．あとに述べる進行期ホジキンリンパ腫では比較試験の結果，ABVD（Doxorubicine, Bleomycin, Vinblastine, Dacarbazine）療法が標準的治療となった．したがって，早期ホジキンリンパ腫ではABVD療法4～6コースに局所放射線治療を加えた併用療法が標準治療と考えられている．

表1　WHO分類（悪性リンパ腫）

B-cell neoplasms	B細胞腫瘍
precursor B-cell lymphoblastic leukemia/lymphoma	前駆B細胞性リンパ芽球性白血病／リンパ腫
mature B-cell neoplasms	成熟B細胞腫瘍
B-cell chronic lymphocytic leukemia/ small lymphocytic lymphoma	B細胞性慢性リンパ性白血病 小リンパ球性リンパ腫
B-cell prolymphocytic leukemia	B細胞性前リンパ球性白血病
lymphoplasmacytic lymphoma	リンパ形質細胞性リンパ腫
mantle cell lymphoma	マントル細胞リンパ腫
follicular lymphoma	濾胞性リンパ腫
cutaneous follicle center lymphoma	皮膚濾胞中心リンパ腫
marginal zone B-cell lymphoma of mucosa-associated lymphoid tissue type	粘膜随伴リンパ組織型濾胞辺縁帯B細胞性リンパ腫（MALTリンパ腫）
nodal marginal zone lymphoma+/−monocytold B-cells	リンパ節性濾胞辺縁帯リンパ腫
splenic marginal zone B-cell lymphoma	脾濾胞辺縁帯B細胞性リンパ腫
hairy cell leukemia	ヘアリー細胞白血病
diffuse large B-cell lymphoma	びまん性大細胞型B細胞性リンパ腫
mediastinal（thymic）	縦隔（胸腺）
intravascular	血管内
primary effusion lymphoma	原発性滲出液リンパ腫
Burkltt's lymphoma	バーキットリンパ腫
plasmacytoma	形質細胞腫
plasma cell myeloma	形質細胞性骨髄腫
T-cell neoplasms	**T細胞腫瘍**
precursor T-cell lymphoblastic leukemia/lymphoma	前駆T細胞性リンパ芽球性白血病／リンパ腫
mature T-cell and naturel killer cell neoplasms	成熟T細胞ならびにNK細胞腫瘍
T-cell prolymphocytic leukemia	T細胞性前リンパ球性白血病
T-cell large granular lymphocytic leukemia	T細胞性大顆粒リンパ球性白血病
natural killer cell leukemia	NK細胞性白血病
T/ natural killer cell lymphoma	T/NK細胞リンパ腫
mycosis fungoides	菌状息肉腫
Sezary syndrome	セザリー症候群
angioimmunoblastic T-cell lymphoma	血管免疫芽球型T細胞性リンパ腫
peripheral T-cell lymphoma（unspecified）	末梢T細胞性リンパ腫，非特定
adult T-cell leukemia（HTLV 1+）	成人T細胞白血病／リンパ腫
anaplastic large-cell lymphoma（T-and null-cell types）	未分化大細胞リンパ腫（Tならびにnull細胞性）
primary cutaneous CD-30 positive T-cell lymphoproliferative disorders	原発性皮膚CD30陽性T細胞性リンパ増殖性疾患
subcutaneous panniculitis-like T-cell lymphoma	皮下脂肪組織炎様T細胞リンパ腫
enteropathy-type intestinal T-cell lymphoma	腸症型腸管T細胞性リンパ腫
hepatosplenic T-cell lymphoma	肝脾T細胞リンパ腫
Hodgkin's lymphoma	**ホジキンリンパ腫**
nodular lymphocyte-predominant Hodgkin's lymphoma	結節性リンパ球優性型ホジキンリンパ腫
classical Hodgkin's lymphoma	古典型ホジキンリンパ腫
Hodgkin's lymphoma, nodular sclerosis	ホジキンリンパ腫，結節硬化型
classical Hodgkin's lymphoma, lymphocyte-rich	古典型ホジキンリンパ腫，リンパ球豊富型
Hodgkin's lymphoma, mixed cellularity	ホジキンリンパ腫，混合細胞型
Hodgkin's lymphoma, lymphocytic depletion	ホジキンリンパ腫，リンパ球減少型

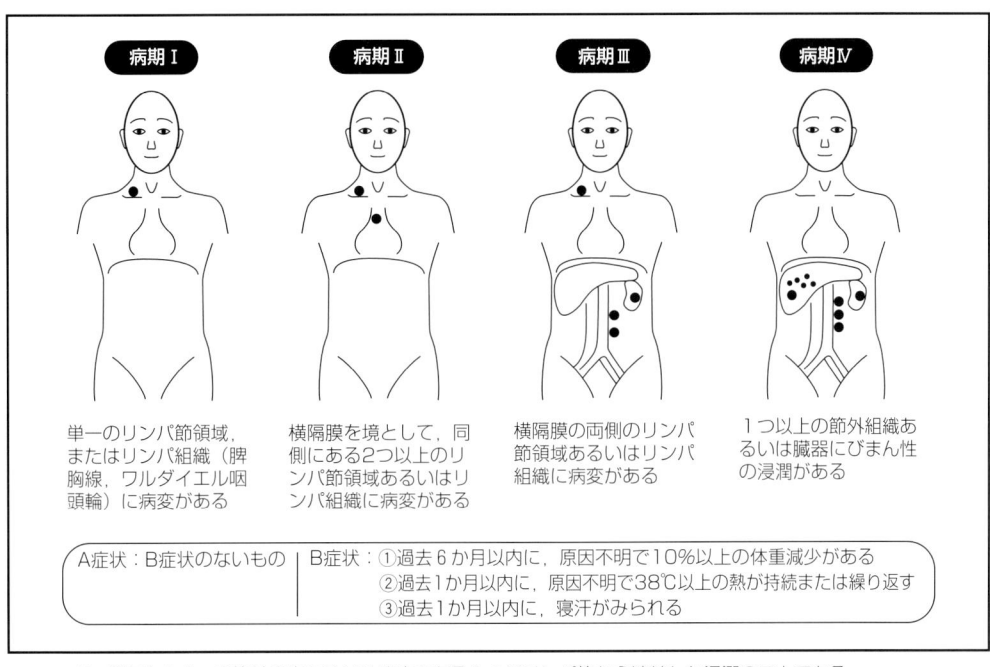

2. 悪性リンパ腫

図1 ホジキン病の病期分類（Cotswoldsの分類）
＊非ホジキンリンパ腫でも用いられる

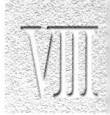

病期Ⅰ：単一のリンパ節領域，またはリンパ組織（脾，胸腺，ワルダイエル咽頭輪）に病変がある

病期Ⅱ：横隔膜を境として，同側にある2つ以上のリンパ節領域あるいはリンパ組織に病変がある

病期Ⅲ：横隔膜の両側のリンパ節領域あるいはリンパ組織に病変がある

病期Ⅳ：1つ以上の節外組織あるいは臓器にびまん性の浸潤がある

A症状：B症状のないもの
B症状：①過去6か月以内に，原因不明で10％以上の体重減少がある
②過去1か月以内に，原因不明で38℃以上の熱が持続または繰り返す
③過去1か月以内に，寝汗がみられる

E：限局した1つの節外病変あるいは病変のある1つのリンパ節から連続した浸潤のことである．多数の節外病変のある場合はEとはしない．1つの節外病変しかない場合はIEとする．
M：骨髄，H：肝，L：肺，O：胃，P：胸膜，D：皮膚
X：巨大腫瘤のこと：①1つのリンパ節あるいは1つのリンパ節塊の最長径が10cm以上の場合，②縦隔腫瘤は胸椎5/6の部で胸郭内径の1/3以上の場合
CS（clinical stage）：臨床病期
PS（pathological stage）：病理病期．骨，骨髄，肺，肝，皮膚などの病変が組織学的に確認された場合

b．進行期ホジキンリンパ腫
（B症状や巨大腫瘤を伴うⅠ期，Ⅱ期とⅢ期，Ⅳ期）

MOPP（Mechlovethamide, Vincristine, Procarbazine, Prednizone）療法，ABVD（Doxorubicine, Bleomycin, Vinblastine, Dacarbazine）療法，MOPP療法/ABVD交替療法の3者比較試験の結果，現在，ABVD療法6～8コースが標準治療とされている[2]．またABVd療法はDTICを250mg/m^{2}に減量してJCOG-LSG (Japan Clinical Oncology Group-Lymphoma Study Group) が実施した臨床第Ⅱ相試験であり，ABVDと同等の治療成績が得られた．

(3) 治療成績と予後

ホジキンリンパ腫は化学療法と放射線治療を組み合わせることで75％以上の患者が治癒を得られる．最初の15年の主な死因は原病であるホジキンリンパ腫であるが，長期生存に伴い，治療後15～20年以降は白血病，乳癌，肺がんなどの二次性悪性腫瘍が増加してくる．

また，生殖器，心，肺などの晩期毒性にも気をつけなければならない．

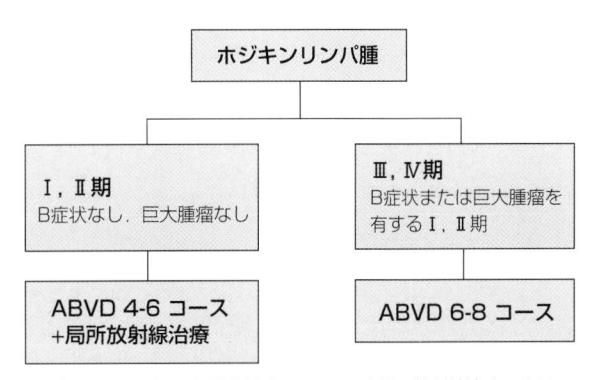

図2 ホジキンリンパ腫の標準的治療

ホジキンリンパ腫
├ Ⅰ,Ⅱ期 B症状なし，巨大腫瘤なし → ABVD 4-6コース＋局所放射線治療
└ Ⅲ,Ⅳ期 B症状または巨大腫瘤を有するⅠ,Ⅱ期 → ABVD 6-8コース

ホジキンリンパ腫の標準的治療はABVD療法±放射線治療である．進行期では完全寛解後に2コースを追加する．

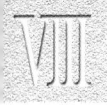

4) 非ホジキンリンパ腫

(1) 症状

リンパ節腫大はホジキンリンパ腫と異なり非連続性に進展し，多くの節外臓器（皮膚，脳，副鼻腔，甲状腺，乳腺，肺，胸膜，消化管，肝，脾臓，精巣，骨，骨髄など）に発生する．

(2) 治療方針と治療法

予後予測や治療選択にはWFの組織分類（表2）と中高悪性度リンパ腫の国際予後因子指標（International prognostic index：IPI）が用いられている．中高悪性度リンパ腫症例を多変量解析し，有意な予後因子5つ（年齢，臨床病期，節外病変数，PS，LDH）を組み合わせ，4つの危険群に分類したのが，IPIである[3]（表3）．IPIは治療選択指針や臨床試験における対象患者の設定やランダム化比較試験における割りつけ調整因子としても有効である．

a. 低悪性度B細胞型リンパ腫

i) Ⅰ期Ⅱ期：局所放射線治療が一般的な治療法であり，約50％の症例に10年無病生存が期待できる．

ii) Ⅲ期，Ⅳ期：無治療経過観察（watchful wait），CHOP療法をはじめとする併用化学療法，造血幹細胞移植（自家，同種）を併用した大量化学療法などの臨床試験が施行されてきたが，標準的化学療法は確立されていない．抗CD20モノクローナル抗体であるリツキシマブは再燃，再発低悪性度B細胞リンパ腫に対して奏効率は50％を超え，CHOP（cyclophosphamide, doxorubicin, vincristine, predonisone）療法，FND（fludarabine mitoxantrone dexamethasone）療法などの化学療法と併用し，高い治療成績が得られている．放射性同位元素標識抗体を用いた放射性免疫療法も検討されており，今後，低悪性度B細胞型リンパ腫の治療は大きく進展すると思われる．

iii) 治療成績と予後

進行期低悪性度B細胞型リンパ腫は進行が年単位であり，生存期間中央値が7～10年と長期にわたるが，組織学的悪化を含め，治癒に至らず死亡する患者が多い．

b. 中高悪性度リンパ腫

i) 限局期（Ⅰ期および連続進展Ⅱ期）

化学療法CHOP療法と局所放射線療法の併用が標準治療である．SWOGはCHOP療法8コースとCHOP療法3コースに局所放射線療法を併用した第Ⅲ相無作為化比較試験を行い，放射線治療併用群の治療成績が

表2　組織型分類からの予後予測

WF分類で非ホジキンリンパ腫を細胞の大きさ，形，リンパろ胞形成などで分類したものであり，臨床予後により低，中，高悪性度に分類される．

悪性度（無治療での生存期間）
　主な組織型

低悪性度（年単位）
　ろ胞型リンパ腫，MALTリンパ腫，小細胞リンパ腫など

中悪性度（月単位）
　びまん型リンパ腫，マントル細胞リンパ腫，末梢性T細胞リンパ腫など

高悪性度（週単位）
　前駆B細胞性リンパ芽球性白血病／リンパ腫，バーキットリンパ腫，T-リンパ芽球性リンパ腫，成人T細胞リンパ腫／白血病など

表3　国際予後因子指標 International Prognostic Index

予後因子＜Prognostic Factor＞
1. 年齢（＞60歳）
2. 血清LDH（＞1×正常値）
3. performance Status（PS）（2～4）
4. Stage ⅢまたはⅣ
5. 節外病変の数（≧2個）

＜Prognostic Index＞
1～5の項目のいくつ当てはまるかを検討し，以下の4つのグループに分類する
　低危険群（Low Risk：L）　　　　　　　　：0～1
　低中危険群（Low Intermediate Risk：L-1）：2
　高中危険群（High Intermediate Risk：H-1）：3
　高危険群（High Risk：H）　　　　　　　　：4～5

60歳以下では1と5を除き2～4の項目で判定する．
（Age-adjusted International Index）

　低危険群（Low Risk：L）　　　　　　　　：0
　低中危険群（Low Intermediate Risk：L-1）：1
　高中危険群（High Intermediate Risk：H-1）：2
　高危険群（High Risk：H）　　　　　　　　：3

5つの予後因子（60歳以下では3つの予後因子）をもとに4つの危険群に分ける．これら危険群は予後を反映している．

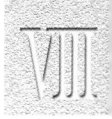

CHOP8コースを有為に上まわった[4]. びまん性大細胞型B細胞性悪性リンパ腫 (diffuse large B cell lymphoma: DLBCL) をはじめとするB細胞型リンパ腫の場合, リツキシマブを併用したR-CHOP療法が標準治療といえよう.

ii) 進行期 (連続進展ではないⅡ期, Ⅲ期, Ⅳ期)

第1世代のCHOP療法, 第2世代の多剤併用療法, より投与量を増強した第3世代の無作為化第Ⅲ相試験が行われ, CHOP療法が有害反応も軽く, 治療効果もほかの治療法と遜色のない治療成績が得られた[5]. 未治療高齢DLBCL症例に対してR-CHOP療法がCHOP法より有効であることが証明された[6].

iii) 治療成績と予後

IPIで層別化された危険群で比較すると低危険群, 低中危険群, 高中危険群, 高危険群で完全寛解率は87%, 67%, 55%, 44%, 5年無再発生存は, 70%, 50%, 49%, 40%, である[3].

c. 非ホジキンリンパ腫に対する救援化学療法

DLBCLを代表とする中高悪性度リンパ腫, 低悪性度B細胞型リンパ腫が再発, 再燃した場合は救援化学療法を施行する.

現在, DHAP (dexamethasone, cisplatin, cytarabine) 療法[7], EPOCH (etoposide, prednisone, vincristine, cyclophosphamide, doxorubicin) 療法[8][9] などが施行されている. リツキシマブを併用した療法が一般的であり, 初回標準治療であるCHOP療法と交叉耐性をもたない薬剤, あるいは少量持続投与にて耐性の克服をはかっている. また, Quality of life (QOL) を重視しetoposide内服治療を選択する場合もある.

d. 造血幹細胞移植を併用した大量化学療法

再発後DHAP療法にて奏効した中高悪性度リンパ腫に対して, 自家造血幹細胞移植を併用した大量化学療法 (ASCT) とDHAP療法継続群で第Ⅲ相比較試験を施行した結果, 生存期間, 無病生存期間ともに大量化学療法群が優れていた[10]. またHI症例では[11], 初回治療のASCTが有効であった. 一方, 同種造血幹細胞移植は難治性リンパ腫の治療のひとつとして注目されているが, 治療関連死が高いことと, 移植片対宿主病のようなQOLの低下の問題があり, 一部のリンパ腫を除き, 臨床試験にて検討されるべき治療法であろう[12].

e. 特殊な非ホジキンリンパ腫

i) リンパ芽球性リンパ腫
　　(lymphoblastic lymphoma)

若年成年に多い. 骨髄, 神経浸潤をきたしやすいため, 急性リンパ性白血病の治療に準じた, 中枢神経浸潤に対する予防治療を含む強力な治療が選択される.

ii) 成人T細胞白血病/リンパ腫
　　(ATLL: adult T-cell leukemia/lymphoma)

HTLV-1 (human T cell leukemia virus type 1) 感染により起こる病態であり4型に分類される. 化学療法の対象は, 進行の早いリンパ腫型と急性型である. 日本で施行された臨床試験JCOG9303が奏効率81%との結果を得たが, 2年生存率は31%に留まっている[13]. より高い治療効果を目指し, 同種幹細胞移植を併用した大量化学療法などが検討されている.

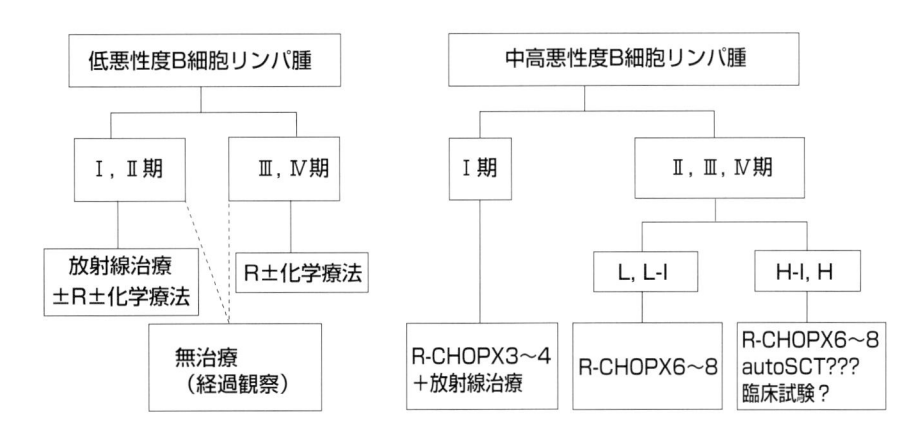

低悪性リンパ腫は抗体療法が出現し標準的治療がかわりつつある.
中高悪性リンパ腫の治療選択にはIPIが重要な役割をしている.
L: 低危険群　L-I: 低中危険群　H-I: 高中危険群　H: 高危険群　R: Rituximab

図3　非ホジキンリンパ腫 (B細胞リンパ腫) の治療方針

VIII 化学療法の実際

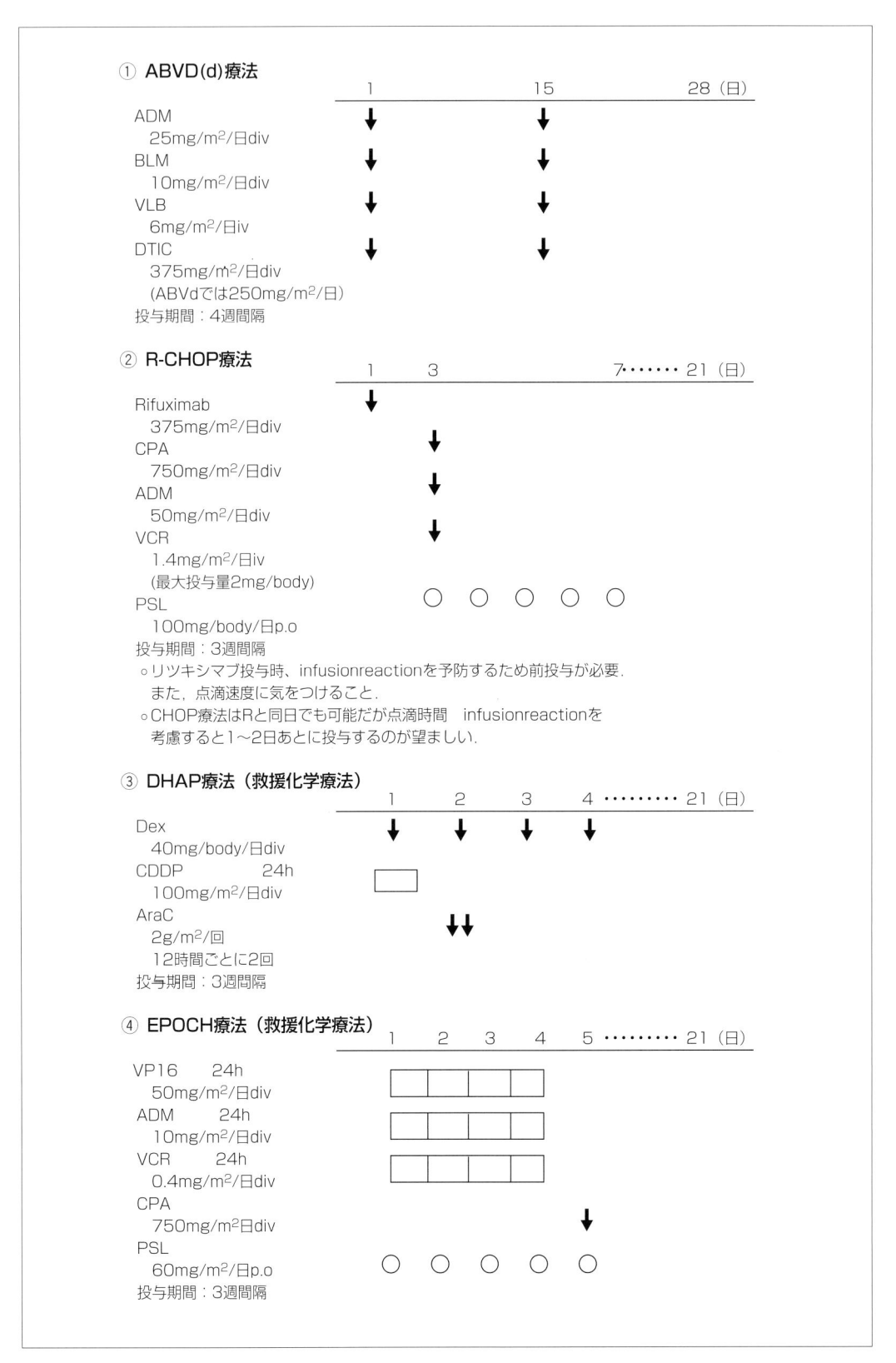

① ABVD(d)療法

投与スケジュール：1日目、15日目（28日周期）

- ADM 25mg/m²/日 div
- BLM 10mg/m²/日 div
- VLB 6mg/m²/日 iv
- DTIC 375mg/m²/日 div
  （ABVdでは250mg/m²/日）

投与期間：4週間隔

② R-CHOP療法

投与スケジュール：1日目〜21日（日）

- Rifuximab 375mg/m²/日 div（1日目）
- CPA 750mg/m²/日 div（3日目）
- ADM 50mg/m²/日 div（3日目）
- VCR 1.4mg/m²/日 iv（3日目）
  （最大投与量2mg/body）
- PSL 100mg/body/日 p.o（3〜7日目）

投与期間：3週間隔

- リツキシマブ投与時、infusion reactionを予防するため前投与が必要．また，点滴速度に気をつけること．
- CHOP療法はRと同日でも可能だが点滴時間　infusion reactionを考慮すると1〜2日あとに投与するのが望ましい．

③ DHAP療法（救援化学療法）

投与スケジュール：1〜4日目（21日周期）

- Dex 40mg/body/日 div（1〜4日目）
- CDDP 24h 100mg/m²/日 div（1日目）
- AraC 2g/m²/回 12時間ごとに2回（2日目）

投与期間：3週間隔

④ EPOCH療法（救援化学療法）

投与スケジュール：1〜5日目（21日周期）

- VP16 24h 50mg/m²/日 div（1〜4日目）
- ADM 24h 10mg/m²/日 div（1〜4日目）
- VCR 24h 0.4mg/m²/日 div（1〜4日目）
- CPA 750mg/m²日 div（5日目）
- PSL 60mg/m²/日 p.o（1〜5日目）

投与期間：3週間隔

図4　悪性リンパ腫プロトコール

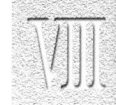

iii）マントル細胞リンパ腫（mantle cell lymphoma）

進行期で診断されることが多く，初回寛解導入ではHyper-CVAD/MTX＋AraC 交代療法[14]で高い治療効果が得られており，抗体治療薬リツキシマブを併用すべきである．

iv）胃限局MALTリンパ腫
（extranodal marginal zone B-cell lymphoma of mucosa associated lymphoid tissue）

Helicobacter pylori感染による慢性炎症が発生原因と考えられており，胃に限局していれば，除菌療法が標準的治療[15]となる．しかし，他組織型悪性リンパ腫を合併することもあり，注意深い経過観察が必要である．無効例は放射線治療や化学療法（R-CHOP）を施行する．

文 献

1) Jaffe ES, et al：Pathlogy and genetics of tumours of haematopoietic and lymphoid tissues IARC. Lyon, 2001.
2) Canellos GP, et al：Chemotherapy of advanced Hodgkin's disease with MOPP, ABVD, or MOPP alternating with ABVD. N Engl J Med 327：1478-1484, 1992.
3) A predictive model for aggressive non-Hodgkin's lymphoma. The International Non-Hodgkin's Lymphoma Prognostic Factors Project. N Engl J Med 329：987-994, 1993.
4) Miller TP, at al：Chemotherapy alone compared with chemotherapy plus radiotherapy for localized intermediate-and high grade non- Hodgkin's lymphoma. N Engl J Med 339：21-26, 1998.
5) Fisher RI, et al：Comparison of a Standard Regimen（CHOP）with Three Intensive Chemotherapy Regimens for Advanced non-Hodgkin's lymphoma. N Eng J Med 328：1002-1006, 1993.
6) Coffier B, et al：CHOP chemotherapy plus rituximab compared with CHOP alone in elderly patients with diffuse large-B-cell lymphoma. N Eng J Med 346：235-242, 2002.
7) Velasques WS, et al：Effective salvage therapy for lymphoma with cisplatin in combination with high-dose ara-C and dexamethasone（DHAP）, Blood 71：117-122, 1988.
8) Wilson WH, et al：EPOCH chemotherapy：toxicity and efficacy I relapsed and refractory non-Hodgkin's lymphoma. J Clin Oncol 11：1573-1582, 1993.
9) Jermann M, et al：Rituximab-EPOCH, an effective salvage therapy for relapsed, refractory or transformed B-cell lymphomas：results of a phase II study. Ann Oncol 15：511-516, 2004.
10) Philip T, et al：Autologous bone marrow transplantation as compared with salvage chemotherapy in relapses of chemotherapy-sensitive non-Hodgkin's lymphoma. N Eng J Med 333：1540-1545, 1995.
11) Milpied N, et al：Initial Treatment of Aggressive Lymphoma with High-Dose Chemotherapy and Autologous Stem Cell Support. N Engl J Med 350：1287-1295, 2004.
12) Shipp MA, et al：International consensus conference on high dose therapy with hematopoietic stem cell transplantation in aggressive non-Hodgkin's lymphomas. Report of the July. J Clin Oncol 17：423-429, 1999.
13) Yamada Y, et al：A new G-CSF-supported combination chemotherapy, LSG 15, for adult T-cell leukemia-lymphoma：Japan Clinical Oncology Group Study 9303. Br J Hematol 113：375-382, 2001.
14) Khouri IF, et al：Hyper-CVAD and high-dose methotrexate/cytarabine followed by stem-cell transplantation：an active regimen for aggressive mantle-cell lymphoma. J Clin Oncol 16：3803-3809, 1998.
15) Neubauer A, et al：Cure of Helicobacter pylori infection and duration of remission of low-grade gastric mucosa-associated lymphoid tissue lymphoma. J Natl Cancer Inst 17：89(18)：1350-1355, 1997.

東京都立駒込病院　岡元 るみ子

3 肺がん

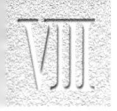

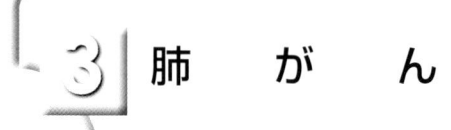

　本邦での死因の第1位は悪性新生物（がん）である．2001年における肺がん死亡数は55,034人（男性39,904人，女性15,130人）と実測されており，男性では第1位，女性では胃がん，大腸がんについで3番目である．また1998年における肺がん罹患数は61,618人（男性43,895人，女性17,723人）と推定されている[1,2]．肺がんは化学療法や放射線治療が中心となる小細胞肺がんと，肺がんの約85％を占め進行がんが多い非小細胞肺がんに分けられる．それぞれについて実際に行われる化学療法について述べる．

1) 肺がん領域の主な抗がん剤の特徴

(1) プラチナ製薬

　シスプラチンは固形がんに対する中心的薬剤であり，悪心と嘔吐が比較的強く腎毒性があるため大量の輸液が必要である．カルボプラチンは非血液毒性を少なくしたシスプラチンの誘導体であり，大量輸液の必要もなく外来治療に適している．その副作用は血小板減少が特徴である．この2剤は小細胞肺がんと非小細胞肺がんともに用いられる．

(2) 新規抗がん薬

　塩酸イリノテカン（カンプト，トポテシン）は日本で開発されたトポイソメラーゼI阻害剤で，副作用は骨髄毒性と下痢を認める．パクリタキセル（タキソール）とドセタキセル（タキソテール）は微小管安定化剤で，骨髄毒性のほかに前者はアナフィラキシーショックと末梢神経障害，後者は大量投与で浮腫を認める．ビノレルビン（ナベルビン）は微小管阻害剤で，骨髄抑制と血管炎を認める．ゲムシタビン（ジェムザール）は骨髄毒性と血小板減少を認める．この5剤のうち小細胞肺がんでイリノテカンが，非小細胞肺がんで5剤いずれもが用いられる．

(3) 分子標的治療薬

　前述の薬剤はいずれも骨髄抑制があり，殺細胞性抗がん薬（cytotoxic agent）とよばれる．これに対しゲフィチニブ（イレッサ）は上皮成長因子受容体（EGFR）チロシンキナーゼ阻害剤であり，分子標的治療薬とよばれ骨髄抑制をほとんど認めない．内服薬であり皮疹と下痢を認める．とくに間質性肺炎に注意が必要である．女性，非喫煙者，腺がん，とくに肺胞上皮がん（BAC），EGFR遺伝子変異がんに有効である．

2) 小細胞肺がん

　小細胞肺がんは，本邦では肺がんの約15％を占めている．非小細胞肺がんに比べて増殖スピードが速く，早期より多臓器に転移をきたす反面，抗がん薬や放射線療法に対して高い感受性を有しており，抗がん化学療法が治療の中心となる．近年の化学療法を中心とした治療法の著しい進歩により，小細胞肺がんの治療成績は向上し，治療による明らかな延命効果が期待され，少数ではあるが治癒する症例も認められる．発生は肺門部に多く気管支粘膜下を浸潤増殖し，肺門や縦隔リンパ節腫脹と一塊になって全周性に気管支を狭窄または圧排する．小細胞がんは，扁平上皮がんとともに喫煙と強い関連があり，非喫煙者に比べて喫煙者におけるリスクは10～20倍に増加する[3]．

(1) 病期分類

　悪性腫瘍の病期分類には，TNM分類が用いられることが一般的であり，肺がんに対しても日本肺癌学会編「肺癌取扱い規約」に記載されたTNM分類が広く用いられている[4]．しかし，小細胞肺がんに対しては限局

型（LD：limited disease），および進展型（ED：extensive disease）の分類が中心になり，早期の症例に対して外科切除を考慮する際などではTNM分類が重要である[5]．LDは病巣の広がりが一側胸郭内で，縦隔および両側鎖骨上窩リンパ節まで根治照射が可能と考えられる範囲に腫瘍が限局し，放射線化学療法が治療の中心となる．EDはLDの範囲を超えて腫瘍が進展している症例で化学療法が治療の中心となる．病期決定には病歴，身体所見，胸部X線，胸部CT，腹部エコーまたはCT，骨シンチグラム，頭部MRIまたはCT，骨髄穿刺を行う．重要な予後因子は病期，PS，体重減少などである．小細胞肺がんに対する治療例を表1に示す．

(2) LD例

a. stage I

stage I期には手術を行い，術前または術後に化学療法を施行する．化学療法はEDに準じて，PE療法（シスプラチン＋エトポシド）またはIP療法（イリノテカン＋シスプラチン）などを4コース施行する．化学療法の時期として，術前が良いのか術後が良いのかはわかっていない[6]．

b. stage I 以外のLD

化学療法に胸部放射線療法を加えることにより生存率が有意に上昇することが，meta-analysisにより示されており[7,8]，LD例に対する標準的な治療法は，PE療法などの化学療法と胸部放射線療法の併用と考えられている．化学療法と放射線療法の併用時期に関しては，早期に放射線療法を開始したほうが良い．化学療法と胸部放射線治療を同時に行うconcurrent法と化学療法後に胸部放射線治療を行うsequential法では，副作用が増強する可能性があるものの，concurrent法の治療効果がsequential法より優れている[9,10]．

(3) ED例

ED例には，シスプラチンとエトポシドによる併用化学療法（PE療法），イリノテカンとシスプラチンによる併用化学療法（IP療法），サイクロフォスファミド，アドリアマイシン，ビンクリスチンによるCAV療法とPE療法による交替療法（CAV/PE交替療法）が標準的である．PE療法とIP療法の比較試験において，奏効率，生存率ともにIP療法群が有為に優れていることが本邦において示されたが[11]，米国で施行されたシスプラチンを分割するIP療法とPE療法の比較では差が認められなかった[12]．カルボプラチンはシスプラチンに比べ非血液毒性が低く簡便な薬剤であり，シスプラチンのかわりに使用されるが，シスプラチンに比べ同等かやや劣る成績が報告されている．

(4) 高齢者への治療

高齢者の増加とともに高齢者治療の重要性が増している．高齢者でも臓器機能低下のないPS良好例はシスプラチンを含んだ標準治療を施行しても構わないが，プラチナ製剤では一般にカルボプラチンが使用される．腎機能低下症例や心疾患など合併症により大量補液が困難な症例に対してもカルボプラチンを投与する．具体的にはEC療法（エトポシドday 1, 2, 3 100mg/m^2，カルボプラチンday 1 AUC＝4～5）やIC療法（イリノテカンday 1, 8, 15 50mg/m^2，カルボプラチン day 1 AUC＝4～5）を行う．カルボプラチンの投与方法は非小細胞がんの項で後述する．

(5) 脳転移への治療

症状のある脳転移症例に対してはまず30～40Gyの全脳照射を行う．初回治療であれば，全身化学療法との併用も考慮する．症状がない場合は全身化学療法を優先してもよい．副腎皮質ステロイドやグリセオールは，一時的ではあるが症状の緩和をもたらす．

表1 小細胞肺癌に対する治療例

```
I期
  手術と化学療法の併用（化学療法はEDレジメンに準じる）
Limited Disease（LD, I期以外について）
化学療法と放射線療法の併用
  PE療法（下記）
  胸部照射　PE療法の1コースめday 2から1.5Gy×2回/日
           合計45Gy
Extensive Disease（ED）．以下のいずれかを4コース施行
  PE療法（3～4週間隔）
    cisplatin    : 80mg/m²  day 1
    etoposide    : 100mg/m² day 1, 2, 3
  IP療法（4週間隔）
    irinotecan   : 60mg/m²  day 1, 8, 15
    cisplatin    : 60mg/m²  day 1
  IC療法（4週間隔）
    irinotecan   : 50mg/m²  day 1, 8, 15
    carboplatin  : AUC=5    day 1
```

VIII. 化学療法の実際

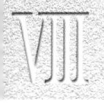

(6) CR例への治療

治療により完全奏効（CR）が得られた場合には予防的全脳照射（PCI：prophylactic cranial irradiation）を行う．中枢神経系は，小細胞肺がんが高頻度に転移する部位のひとつであり，血液脳関門により抗がん薬が到達しにくい部位でもある．以前よりPCIにより脳転移が減少するはわかっていたが，メタアナリシスの結果で，CRとなった症例に対してPCIを加えることにより，死亡のリスクが有意（relative risk 0.84：0.73～0.97, p=0.01）に減少し，3年生存率が5.4%（15.3%から20.7%）上昇することが示されている[13]．照射線量は1回2.5Gy，総照射量25Gyまたは1回2Gy，総照射量30Gy等が行われている．

(7) 再発時の治療

初回再発後の治療は，腫瘍細胞が耐性を獲得していることが多く，困難である．再発までの期間が初回治療から6カ月以上の場合には初回治療と同じ化学療法を，それ以上の場合には初回と異なる化学療法を行う．

再発部位が脳のみの場合であれば1回3Gy，総照射量30Gyまたは1回2Gy，総照射量40Gy程度の全脳照射を行う．

(8) 治療成績向上への取り組み

a. 放射線化学療法

イリノテカンを組みこんだ放射線化学療法が，LD例の治療成績を向上させることが期待されている．イリノテカンのような第3世代の新規抗がん薬を使うとfull doseでは放射線と同時併用ができないため，減量や休止期間をとって同時併用したり，PE療法で放射線化学療法後にIP療法の化学療法のみを施行したりという取り組みが行われている．

b. 外科療法

II期，III期でも外科療法について取り組みが行われている．その場合にも単独ではなく，必ず化学療法も行われる．現時点では実地臨床ではI期のみが外科療法の対象であり，その他に行う時は臨床試験として行う．

c. Dose Intensity

単位時間あたりの薬剤投与量がDose Intensity（DI）であり，基本的にはDIをあげることが治療には必要である．G-CSFを用いてDIをさらに高め，より治療効果をあげようとする試みがなされていたが，強い毒性が出たり費用がかかるわりに生存期間延長に結びつかなかった．

d. PBSCTを併用した大量化学療法

小細胞肺がんに対しても，骨髄移植（BMT：bone marrow transplantation）や末梢血幹細胞移植（PBSCT：peripheral blood stem cell transplantation）を併用した大量化学療法を行う治療が行われ，よい成績と否定的な成績が報告されている．実地医療とではなく臨床試験としてのみ行える．

e. 維持療法

通常の化学療法後に維持化学療法を施行した群と，再発後にのみ化学療法を施行した群の比較で生存期間の差は認められていないため，現在は通常4コース（PE/CAV交替療法は6コース）が標準的な治療期間である．

f. 新規抗がん薬

すでに小細胞肺がんで効果の証明されているイリノテカン，アムルビシン，トポテカンを含んだ併用化学療法，タキソールなど非小細胞肺がんで使用される薬剤の小細胞肺がんへの導入が取り組まれている．また小細胞肺がんに対して有用性が証明された分子標的治療薬はまだないが，近く登場するものと予想される．

3) 非小細胞肺がん

肺がんの基本的な組織型は，小細胞がん，腺がん，扁平上皮がん，大細胞がんからなる．このうち生物学的および臨床的に性質がほかの組織型と大きく異なる小細胞がんを除くと，予後や治療方針に大きな差異がなく非小細胞肺がんと一括される．非小細胞肺がんは全肺がんのうち約85%を占め，小細胞がんに比べると進行が遅く，ときに外科的切除の対象となるが，近年集学的治療が行われるようになった．組織型別にみると，とくに喫煙歴と強い関係があるとされる扁平上皮がんは男性に多く，また女性や若年者には腺がんが多い．

(1) 病期分類

TNM分類が用いられる．病期病理と生存率との間には強い相関が認められ，おおよそ5年生存率でIA期80%，IB期60%，IIA期50%，IIB期40%，IIIA期20%，IIIB期5～10%，IV期0～5%となっている．T因子診断に胸部単純X線，CT，気管支鏡検査，N因子に造影胸部CT，縦隔鏡，positron emission tomography（PET），M因子に肺CT，骨シンチ，腹部CTまたは超音

3. 肺がん

波，頭部MRIまたはCTなどが施行される．非小細胞肺がんに対する治療例を**表2**に示す．

(2) Ⅰ，Ⅱ期

外科的切除（肺葉切除と肺門および縦隔リンパ節郭清）をまず行い，その後IB期以上には術後化学療法が推奨される．胸腔鏡補助下の肺葉切除も技術的に可能だが，リンパ節郭清は標準開胸術に比べ不十分の可能性がある．術後化学療法はⅣ期に準じた化学療法またはUFT治療を行う[14)15)]．ただし，UFTは日本からの報告だけであり，まだ世界的な標準治療とはいえない．術後放射線療法の有用性は証明されていない．肺尖部に発生し胸壁に浸潤するいわゆるsuperior sulcus tumorに対しては，放射線化学療法後に手術が行われる．

(3) ⅢA期

T3N1M0症例は手術＋術後化学療法を行う．T1-3N2M0症例についてはできるだけ縦隔鏡での確定診断を行う．胸部単純写真で明らかに縦隔の腫大がみられたり，気管支鏡検査で気管分岐部が開大するbulky N2に対してはN3同様に放射線化学療法を行う．それ以外のN2には化学療法＋手術，化学療法＋放射線療法，または化学療法＋放射線療法＋手術のいずれかの合併療法を行う．化学療法と放射線療法を組み合わせる場合，できるだけ放射線を早期に化学療法と同時に照射するほうが治療効果が高い．

(4) ⅢB期

胸膜播種や悪性胸水以外のⅢB期には化学療法＋放射線療法を行う．胸膜播種やがん性胸膜炎例はⅣ期に準じた化学療法を行う．治療前に胸水ドレナージを行う場合は，排液後再貯留防止のため薬剤注入による胸膜癒着術を行う．注入薬としては，OK432 10KE，テトラサイクリン100〜300mgなどを用いる．

(5) Ⅳ期

プラチナ製剤（シスプラチンまたはカルボプラチン）と第3世代の新規抗がん剤であるイリノテカン，パクリタキセル，ゲムシタビン，ドセタキセル，ビノレルビンのいずれかひとつの2剤を使用した併用化学療法を行う[16)17)]．3〜4週間隔でまず2コース行い，効果を認めればさらにくり返す．非プラチナ製剤である新規抗がん剤2剤を併用する化学療法は上記のプラチナ製剤＋新規抗がん剤とほぼ同等と考えられている．これら標準治療に対する分子標的治療薬の上乗せ効果を証明する報告もでてきている[18)]．初回治療の効果が認められなければセカンドライン治療を検討する．脳転移を有する症例では，頭部放射線療法が行われる．多発性脳転移では全脳照射が行われる．1回線量3Gyで総照射量30Gy，または1回線量2Gyで総照射量40Gyが一般的である．

(6) 高齢者への治療

高齢者に対してはビノレルビン，ゲムシタビン，ドセタキセルなど新規抗がん剤単剤化学療法を行う[19)20)]．高齢者のなかでも十分な臓器機能があり，PSもよい場合には一般の化学療法に準じて2剤併用療法も選択される．

表2　非小細胞肺癌に対する治療例

```
ⅠA期
  手術（肺葉切除術）

ⅠB期，Ⅱ期
  手術（肺葉切除術）＋術後化学療法（以下のいずれかひとつ）
  (1) UFT       250mg/m²    2年間毎日内服
  (2) VP療法（3週間隔×4コース）
      vinorelbin   25mg/m²          day 1, 8
      cisplatin    80mg/m²          day 1
  (3) TC療法（3週間隔×4コース）
      paclitaxel   180-210mg/m²  3h投与  day 1
      carboplatin  AUC=5            day 1

Ⅲ期
  (1) 化学療法と放射線療法の併用
  (2) 術前化学療法＋手術

Ⅲ期（照射不能例），Ⅳ期
  （以下のいずれかひとつ）
  (1) IP療法（4週間隔）
      irinotecan   60mg/m²          day 1, 8, 15
      cisplatin    80mg/m²          day 1
  (2) TC療法（3週間隔）
      paclitaxel   180-210mg/m²     day 1
      carboplatin  AUC=5            day 1
  (3) GP療法（3週間隔）
      gemcitabine  1g/m²            day 1, 8
      cisplatin    80mg/m²          day 1
  (4) DP療法（3週間隔）
      docetaxel    60mg/m²          day 1
      cisplatin    80mg/m²          day 1
  (5) NP療法（3週間隔）
      vinorelbine  25mg/m²          day 1, 8
      cisplatin    80mg/m²          day 1
```

(7) セカンドライン治療

初回化学療法が失敗に終わった場合のセカンドライン化学療法は、ドセタキセル（60mg/m², 3週ごと）やゲムシタビン（1,000mg/m², day 1, 8, 15 4週ごと）など第3世代新規抗がん剤の単剤、またはゲフィチニブ（イレッサ）などの初回治療で使用されていない薬剤を投与する[21)～23)]。外科的切除のあとに再発したがんについては、多くの場合は初回IV期に準じた化学療法を行う。

(8) カルボプラチン投与法

カルボプラチンの代謝は糸球体濾過率（GFR）と相関し、投与量は目標薬物血中濃度時間曲線下面積（AUC：area under the concentration-time curve）であらわされる。カルボプラチン投与量（mg/body）はカルボプラチン・クリアランス（CL）と目標AUCの積で求める。CLの予測は、Calvert式[24)]が簡便で一般的でありGFR（ml/min）+25であらわされる。一般臨床において正確なGFRの測定は困難なので24時間クレアチニン・クリアランス（24h CCr ml/min）で代用するが、ばらつくため2～3回測定した平均値を採用する。CLの予測にChatelut式[25)]を用いると入院して24h CCr測定の必要もなく年齢も考慮されるため、超高齢者でも適量の投与が可能である。筆者らは国内の血清クレアチニン測定法（酵素法）を考慮し

CL＝0.134×体重＋[218×体重×（1－0.00457×年齢）×（1－0.314×性）]×113×1.03×10-4/（血清クレアチニン＋0.276）

ただし性は男＝0、女＝1を用いている[26)]。

(9) 治療成績向上への取り組み

a. 合併療法

IIIA期とIIIB期症例に対する化学療法または化学放射線療法による導入療法（induction therapy）のあとに、切除を試みる治療法も検討されている[27)]。放射線化学療法に対しては第3世代新規抗がん剤を取り入れた同時併用法が用いられる[28) 29)]。前述のようにI、II期の標準治療が外科療法単独から手術＋術後化学療法になった。現在は術後化学療法が注目をあびているが、化学療法は術前が良いのか、術後が良いのかはいまだわかっていない。今後の比較試験に期待したい。

b. 新 薬

従来の細胞毒性のある抗がん剤（cytotoxic agent）による治療成績向上は限界に達しつつあり、今後の治療成績向上には分子標的治療薬が期待される。ゲフィチニブ（イレッサ）は肺胞上皮がん（BAC）、腺がん、女性、非喫煙者に加え、EGFR（上皮細胞成長因子受容体）遺伝子変異のあるがんで効果が高いことがわかった[30) 31)]。エロチニブ（タルセバ、OSI774）も既治療非小細胞肺がんに対して奏効率12.3％、生存期間中央値8.4カ月とよい成績をあげている[32)]。ペメトレキシド（アリムタ）はセカンドライン治療においてドセタキセルと同等の効果で副作用が少ないことが証明され[30)]、将来的には初回治療薬としても期待される。ベバシズマブ（アバスチン）は標準治療の一つであるTC療法への上乗せ効果が分子標的薬として初めて証明された。またcytotoxic agentで経口フッ化ピリミジン系抗がん剤TS-1は未治療非小細胞肺がんに対する単剤治療で奏効率22.0％、生存期間中央値10.2カ月と優れた抗腫瘍効果を示し、まもなく適応承認される予定である[33)]。

4) おわりに

I、II期の非小細胞肺がんにおいて術後化学療法の有用性が証明された。すべての病期に化学療法が必要になり、化学療法の役割はますます重要になっている。そのなかで分子標的治療薬は、次々に重要な新薬が登場しておりもっとも注目される。手術、放射線、化学療法による合併療法ではよりよい組み合わせが検討されていくだろう。

本邦における肺がん化学療法の治療成績は確実に向上している。しかし、実地医療では高齢化の進んだ本邦において、肺がん以外に複数の病気を合併している患者が大半を占めている。したがって多くを占めるこれらの患者にも役に立つ治療法を開発し、エビデンスをつくっていく必要がある。

3. 肺 が ん

文 献

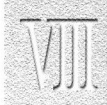

1) 厚生労働省大臣官房統計情報部（編）．平成13年人口動態統計．東京，厚生労働省大臣官房統計情報部，2003．
2) The Research Group for Population-based Cancer Registration in Japan. Cancer incidence and incidence rates in Japan in 1998：estimates based on data from 12 population-based cancer registries. Jpn J Clin Oncol 33：241-245, 2003.
3) Sobue T, et al：Cigarette smoking and subsequent risk of lung cancer by histologic type in middle-aged Japanese men and women：the JPHC study. Int J Cancer 99：245-251, 2002.
4) 日本肺癌学会（編）：肺癌取扱い規約 改訂第6版．東京，金原出版，2003．
5) Shepherd FA, et al：Importance of clinical staging in limited small-cell lung cancer：a valuable system to separate prognostic subgroups. J Clin Oncol 11：1592-1597, 1993.
6) Evidence-based Medicine（EBM）の手法による肺癌の診療ガイドライン策定に関する研究班：EBMの手法による肺癌診療ガイドライン．金原出版，2003．
7) Pignon JP, et al：A meta-analysis of thoracic radiotherapy for small-cell lung cancer. N Engl J Med 327：1618-1624, 1992.
8) Warde P, Payne D：Does thoracic irradiation improve survival and local control in limited-stage small-cell carcinoma of the lung? A meta-analysis. J Clin Oncol 10：890-895, 1992.
9) Takada M, et al：Phase III study of concurrent versus sequential thoracic radiotherapy in combination with cisplatin and etoposide for limited-stage small-cell lung cancer：results of the Japan Clinical Oncology Group Study 9104. J Clin Oncol 20：3054-3060, 2002.
10) Murray N, et al：Importance of timing for thoracic irradiation in the combined modality treatment of limited-stage small-cell lung cancer. The National Cancer Institute of Canada Clinical Trials Group. J Clin Oncol 11：336-344, 1993.
11) Noda K, et al：Irinotecan plus cisplatin compared with etoposide plus cisplatin for extensive small-cell lung cancer. N Engl J Med 346：85-91, 2002.
12) Hanna NH, et al：Randomized, phase III trial comparing irinotecan/ciplatin (IP) with etoposide/ciplatin (EP) in patients (pts) with previously untreated, extensive-stage (ES) small cell lung cancer (SCLC). Proc Am Soc Clin Oncol 23：622s (#LBA7004), 2005.
13) Arriagada R, et al：Prophylactic cranial irradiation for patients with small-cell lung cancer in complete remission. N Engl J Med 341：476-484, 1999.
14) Arriagada R, et al：Cisplatin-based adjuvant chemotherapy in patients with completely resected non-small-cell lung cancer. N Engl J Med 350：351-360, 2004.
15) Kato H, et al：Japan Lung Cancer Research Group on Postsurgical Adjuvant Chemotherapy. N Engl J Med 350：1713-1721, 2004.
16) Schiller JH, et al：Comparison of four chemotherapy regimens for advanced non-small-cell lung cancer. N Engl J Med 346：92-98, 2002.
17) Kubota K, et al：The four-arm cooperative study（FACS）for advanced non-small-cell lung cancer（NSCLC）．Proc Am Soc Clin Oncol 23：616（#7006），2004．
18) Sandler AB, et al：Randomized, phase II/III trial of panclitaxel (P) plus carboplatin (C) with or without bevacizumab (NSC #704865) in patients with advanced non-squamous non-small cell lung cancer (NSCLC),：An Eastern Cooperative Oncology Group (ECOG) Trial-E4599. Proc Am Soc Clin Oncol 23：1090s (#4), 2005.
19) Gridelli C, et al：Chemotherapy for elderly patients with advanced non-small-cell lung cancer：the Multicenter Italian Lung Cancer in the Elderly Study（MILES）phase III randomized trial. J Natl Cancer Inst 95：362-372, 2003.
20) Takeda K, et al：Randomized phase III study of docetaxel (D) versus vinorelbine (V) for elderly patients (pts) with advanced non-small cell lung cancer (NSCLC)；Resultes of a West Japan Thoracic Oncology Group trial (WJTOG 9904). Proc Am Soc Clin Oncol 23：623s (#7009), 2005.
21) Fossella FV, et al：Randomized phase III trial of docetaxel versus vinorelbine or ifosfamide in patients with advanced non-small-cell lung cancer previously treated with platinum-containing chemotherapy regimens. The TAX 320 Non-Small Cell Lung Cancer Study Group. J Clin Oncol 18：2354-2362, 2000.
22) Crino L, et al：Gemcitabine as second-line treatment for advanced non-small-cell lung cancer：A phase II trial J Clin Oncol 17：2081-2085, 1999.
23) Fukuoka M, et al：Multi-institutional randomized phase II trial of gefitinib for previously treated patients with advanced non-small-cell lung cancer. J Clin Oncol 21：2237-2246, 2003.
24) Calvert AH, et al：Carboplatin dosage：prospective evaluation of a simple formula based on renal function. J Clin Oncol 7：1748-1756, 1989.
25) Chatelut E, et al：Prediction of carboplatin clearance from standard morphological and biological patient characteristics. J Natl Cancer Inst 87：573-580, 1995.
26) Fukuda M, et al：Phase II Study of Irinotecan Combined with Carboplatin in Previously Untreated Non-Small Cell Lung Cancer. Cancer Chemotherapy and Pharmacology 54：573-577, 2004.
27) Katayama H, et al：Preoperative concurrent chemoradiotherapy with cisplatin and docetaxel in patients with locally advanced non-small-cell lung cancer. Br J Cancer 90：979-984, 2004.
28) Oka M, et al：Phase I study of irinotecan and cisplatin with concurrent split-course radiotherapy in unresectable and locally advanced non-small cell lung cancer. Eur J Cancer 37：1359-1365, 2001.
29) Kiura K, et al：Phase I/II study of docetaxel and cisplatin with concurrent thoracic radiation therapy for locally advanced non-small-cell lung cancer. Br J Cancer 89：795-802, 2003.
30) Lynch TJ, et al：Activating mutations in the epidermal growth factor receptor underlying responsiveness of non-small-cell lung cancer to gefitinib. N Engl J Med 350：2129-2139, 2004.
31) Paez JG, et al：EGFR mutations in lung cancer：correlation with clinical response to gefitinib therapy. Science 304：1497-1500, 2004.
32) Perez-Soler R, et al：Determinants of tumor response and survival with erlotinib in patients with non--small-cell lung cancer. J Clin Oncol 22：3238-3247, 2004.
33) Hanna N, et al：Randomized phase III trial of pemetrexed versus docetaxel in patients with non-small-cell lung cancer previously treated with chemotherapy. J Clin Oncol 22：1589-1597, 2004.
34) Kawahara M, et al：Phase II study of S-1, a novel oral fluorouracil, in advanced non-small-cell lung cancer. Br J Cancer 85：939-943, 2001.

川崎医科大学　福田　実／岡　三喜男
長崎大学　早田　宏

4 食道がん

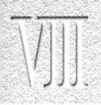

　食道がんの治療は，早期がんに対する内視鏡的治療の開発と普及，外科手術における三領域郭清の確立と周術期管理の改善，とくに最近では放射線の工夫や化学療法への積極的取り組みとその併用により大きく変貌してきた．わが国ではこれまで標準治療とされてきた外科治療も単独ではこれ以上の遠隔成績の改善も望めず集学的治療が求められてきた．また放射線化学療法の治療効果が高いことが報告されるようになり，治療後のQOLの低下が著しい外科治療に変わる可能性のある治療として注目されるようになってきている．こうした食道がんへの治療体系のなかでの化学療法の位置づけとして，化学療法単独（＋姑息的放射線照射），化学放射線療法，手術補助化学療法が考えられる．

1) 化学療法単独

　化学療法単独の適応は遠隔転移を有する症例，あるいは遠隔転移を含む術後再発症例に限られ，基本的には姑息的な効果以上の成績は得られていないのが現状である．

(1) 単剤での治療効果

　食道扁平上皮がんはほかの消化器がんに比べて化学療法の感受性が比較的良好とされており，多数の薬剤でその有効性が確認されているものの単剤での奏効率は概して低い．単剤でのCR例の報告は少なく生存の延長を認める薬剤の報告はない[1)2)]．現在食道がんに組まれる化学療法のプロトコールをみると，もっとも汎用されている薬剤はcisplatin（CDDP）と5-fluorouracil（5-FU）の2剤と考えられる．cisplatinは食道がんに対する単剤での報告が多数存在するが[3)]その奏効率はおよそ25％であり，腎毒性に対する配慮は必要なものの以前に使用されたmitomycin C（MMC）などに比べて骨髄毒性は少ない．広く消化管がんに使われている5-FUであるが，単剤での食道がんに対する報告は意外と少なく，500mg/m^2 iv 5日間で奏効率15％を得たEastern Cooperative Oncology Group（ECOG）からの報告がみられる[4)]．ほかの薬剤としてMMC, bleomycin（BLM），vindesine（VDS），adriamycin（DXR）などで有効性が証明されている．しかし，MMCはとくに血小板減少を伴う骨髄抑制のため，BLMは蓄積性の肺毒性のため，現在は初期治療として用いられることはなくなってきている．これらに変わり最近では新しい薬剤paclitaxel, docetaxel, nedaplatin, vinorelvineの効果も確認されてきている．Paclitaxelは扁平上皮がんに対し28％，欧米で増加傾向にある腺がんに対しても34％と比較的高い奏効率を示し注目をあびている[5)]．docetaxelは単剤での第II相試験で20％の奏効率を示し，本邦で食道がんに対する保険適応を得ているtaxane系薬剤であり併用療法の検討が試みられている[6)]．Nedaplatinは本邦で開発された新しいプラチナ誘導体であり52％と高い奏効率を示しており[7)]，やはり食道がんに保険適応となっている．Irinotecan（CPT-11）にも食道腺がんに対しての奏効率が15％ほどあることが証明されており[8)]，他剤との併用やradiosensitizerとして放射線治療との併用が検討されている．

　しかし，先にも書いたとおり，化学療法単剤での腫瘍制御能には限りがあり食道がんに対する化学治療は多剤併用療法が通常行われる．

(2) 多剤併用による治療効果

　cisplatinが食道がんの治療に用いられるようになり，その効果と毒性の少なさより治療のkey drugとして多くの多剤併用のプロトコールが試行されてきた．Coonlyら[9)]によるCDDP/BLM, Kelsenら[10)]によるCDDP/BLM/VDSの多剤併用が試みられそれぞれ奏効率が17％，32％と報告されている．これら対して

4. 食道がん

CDDPに5-FUを併用して用いるレジメンにより，さらに50%を超える良好な奏効率が報告されるようになり[11)12)]，またそれらの毒性は他剤を用いたときより少ないものであった．CDDP/5-FUとCDDP単剤を比較するランダム化第II相試験の結果，併用療法の成績が単剤より良好であることが証明され標準的治療と認められるようになった[13)]．また，薬理学的研究より両薬剤の相乗効果や，放射線に対する増感作用が証明されたことも，食道がん治療においてこの2剤の併用を広く普及させた[14)15)]．CDDP/5-FUの併用のプロトコールは，CDDPの通常量を一度の投与する方法（Standard FP）が行われているが，これに対し少量のCDDPを分割して毎日投与することにより毒性の軽減やmodulatorとして5-FUの殺細胞活性の増強を目的とする方法（low dose FP）も行われている．本邦でのstandard FPはCDDP 80mg/m² day 1 の投与と5-FU 800mg/m² day 1～5の持続静注が用いられることが多く（欧米ではCDDP 100mg/m²，5-FU 1,000mg/m²の投与量であることが多いが，本邦で同容量を用いると体質の違いから毒性が強いために減量されている），その奏効率は局所進行がんで50%，遠隔転移陽性例で35%と比較的良好なものであり現在の標準治療となっている[16)17)]．Low dose FPはCDDP 2～10mg/m² day 1～5の投与と5-Fu 200～600mg/m² day 1～5の持続静注で行われているが，standard FPにくらべlow dose FPの優位性を証明した報告はない．

こうして現時点での標準治療であるCDDP/5-FUに，さらにpaclitaxelやirinotecanなど他剤を併用する治療が試みられているが，従来の成績を明らかに上回る報告はみられていない．Ilson[18)]が報告するpaclitaxelとの3剤併用では10%程度のCR症例がみられ奏効率も45%と良好なものであるが，standard FPに加えTaxol 175mg/m²を使用するため，毒性もきわめて強くこの投与量のまま追試するには問題があると思われる．

CDDPはこれまで述べてきたように食道がん化学療法におけるkey drugであり，5-FUとのかわりに他剤を用いるCDDPとの2剤併用のレジメンも積極的に試行されている．Paclitaxel/CDDPの併用はKelsenら[19)]により，paclitaxel 200mg/m² (24 h i.v.)，CDDP 75mg/m²の第II相試験が行われ，奏効率49%と報告されている．irinotecanとの併用ではIlsonらによりirinotecan 65mg/m²，CDDP 30mg/m²のweekly投与での第II相試験が行われており，これも奏効率57%と良好な成績が報告されている．これらのレジメンが今後標準となるかは第III相試験による検証が待たれる．

残念ながら本邦ではまだpaclitaxelやirinotecanなどの薬剤は保険適応が得られていない．最近nedaplatinやdocetaxelなどの適応が認可されたため，nedaplatin/5-FUやdocetaxel/CDDP/FUなどこれら薬剤を用いた併用療法が本邦では検討され始めている．

しかし，以上の多剤併用による化学療法でもまだCDDP/5-FU成績を上回るレジメンは認められておらず，現在のところ化学療法単独では根治性を期待できるような治療効果は得られていない．

2) 放射線化学療法

食道がんはほかの消化器固形がんに比べて放射線に対する感受性が高く，これまでにも放射線治療は単独，あるいは集学的治療のひとつのmodalityとして広く用いられてきた．根治目的とした放射線単独での治療成績も多数報告されているが，その五年生存率は10%程度と十分なものではなかった．1980年代より放射線による局所治療とともに化学療法による全身治療を行う放射線化学療法の有効性を示す報告がされてきた．その後，根治目的の放射線化学療法と放射線単独治療の食道がんに対する治療効果の無作為化比較試験がいくつか行われた．Araujo[20)]らは生存期間や生存率に有意差はなかったが，局所再発率（46.5% VS 74%），遠隔臓器再発率（9% vs 22%）ともに放射線化学療法群で低値であったと報告した．また米国のRadiation Therapy Oncology Groupからの第III相試験（RTOG8501）の結果より，生存期間中央値は放射線単独群で9.3カ月，放射線化学療法群では14.1カ月と有意な延長が得られ，3年生存率でも放射線単独群では0%に対し放射線化学療法群は30%と明らかな差が報告された[21)]．以上の結果より，現時点では放射線化学療法の効果が放射線単独による治療効果を上回ることについてはコンセンサスが得られている．

放射線化学療法に使用される抗がん剤は，化学療法の標準であるCDDPおよび5-FUが用いられていることが多い．CDDP/5-FUの放射線照射との併用に関しては基礎的研究も多くCDDP/5-FUによる放射線増感作用も証明されている．放射線化学療法の有用性を証明してきた研究でのCDDP/5-FU投与スケジュールとしては，化学併用療法で記載したCDDPを一括投与するstandard FPが用いられている．これに対し，本邦での実臨床で

VIII. 化学療法の実際

はCDDPを少量連日投与するlow dose FPも広く用いられるようになってきている．Sakaiら[22]はlow dose FPと放射線の併用療法による高い奏効率報告し，この論理的背景として，有害事象の面から5-FUの投与法は低用量長時間の持続静注が至適であり，抗腫瘍効果のほかにradiosensitizerとしての作用があるとしている．しかし，放射線化学療法においてもstandard FPに対するLow dose FPの優位性を示した臨床試験の報告はなく，米国からもPoplinら[23]によるlow dose FPの第Ⅱ相試験の報告がなされているが従来の成績を超える結果は得られていない．Low dose FPの有効性に対して確固たるエビデンスを得ないままlow dose FPが本邦での食道がん治療に浸透していることに対する批判もある．放射線の総照射線量は根治的に行われる場合は50～60Gyで行われることが多く，これに対して術前治療として放射線治療が行われる場合は手術への影響を考慮して30～40Gyとされていることが多い．

放射線化学療法が食道がん治療の標準的治療となりうるかは無作為化比較試験を経なければ結論はでないが，本邦からもそれを考えるうえで重要な報告がされており，臨床病期（stage）別にそれらを紹介する．

他臓器浸潤を有する（T4）ないし所属リンパ節以外のリンパ節転移（M1 LYM）を有するstage IV症例において，Ohtsuら[24]はCR率33%，3年生存率23%（not T4：38%，T4：14%），生存期間中央値9カ月と良好な成績を報告した．ただし，54例中4例（7%）の治療関連死亡と4例の瘻孔形成が問題とされてはいる．

一般的に放射線化学療法の腫瘍制御力も壁進達度が浅いほど良好であることが証明されているが，stage IVとは反対の腫瘍深達度の浅い症例でも良好な成績が示されている．進達度が粘膜下層までにとどまり（T1），リンパ節転移（N），遠隔転移（M）のない症例で内視鏡切除の適応とならない症例を対象とした第Ⅱ相試験の結果として，Uraら[25]はCR率91%，1年生存率95%，3年生存率79%と良好な成績を報告している．ただし，CR症例の67例中21例（31%）に再発が認められ，そのうち13例（19%）が食道の局所再発であったことは，stage Iに対する局所制御はほぼ完全に行える手術治療との比較を考えるうえで注目される．今後この良好な成績を受けて内視鏡的粘膜切除不可能と思われるT1N0M0症例に対する放射線化学療法と手術治療の無作為化比較試験がJapan Clinical Oncology Groupにより予定されている．

現在，放射線化学療法の適応がもっとも問題になっているのは，根治的外科的切除が可能であるstage Ⅱ/Ⅲの症例に対してであると思われるが，このstageに対しても本邦よりの良好な成績の報告がある．Hironakaら[26]は無作為比較試験ではないものの，stage Ⅱ/Ⅲの症例に対しての放射線化学療法のCR率70%，5年生存率が46%と手術治療の5年生存率51%と差が認められなかったことを報告した．

今後，放射線化学療法が食道がん治療のなかでどのような症例に対して標準治療となるかは今後のさらなる検討が必要であるが，その方向性の指標となる根治的放射線化学療法と術前放射線化学療法＋手術治療の第Ⅲ相試験が報告されるようになってきた．Bedenneら[27]はT3-4N1M0の切除可能病変に対し，術前線量（30～45Gy）で放射線とCDDP/5-FUの化学療法をまず455名に行い，そのうち縮小効果の得られた259人につき手術治療（CRTx＋ope）と根治的放射線化学療法（CRTx）の無作為化比較試験を展開したところ，CRTx＋Ope vs. CRTxでは生存期間中央値が17.7 vs. 19.3，二年生存率は34% vs 40%と差がみられないことを報告した．また，Wilkeら[28]は同様にT3-4N1M0の切除可能病変に対し，まず化学療法（induction CTx）を行ったあとにCRTx＋OpeとCRTxの無作為化割つけをする試験を行っている．その結果，局所再発の状況より手術による局所制御は有効であるものの，induction CTxで縮小効果が得られた症例の3年生存率はCRTx＋Ope 45%，CRTx 44%と差がなかった．それに対しinduction CTxで治療効果の得られなかった症例での三年生存率はCRTx＋Ope 18%，CRTx 11%であり，とくに根治的切除ができた症例では3年生存率が35%であったことを報告している．以上の二つの報告から，放射線化学療法に反応する症例では外科手術による局所制御は不必要な可能性が高く，今後放射線化学療法の対象とすべき有効例の選択が問題となることが示唆される．

放射線化学療法の治療効果の判定については，CTやMRIなどの画像診断では限界があり，内視鏡的生検による診断も遺残がん細胞は粘膜面ではなく筋層に残りやすいために不十分である．最近PETが放射線化学療法の診断に有効であるという報告もみられるが[29)30]，組織学的CRの判定までは難しい．また，最近の分子生物学的な検討から治療前生検からの感受性診断の試みが始められており今後の発展が望まれる．また，docetaxel, irinotecanなどの導入や投与スケジュールが積極的に検討されており，より強い局所制御力をもつ

4. 食道がん

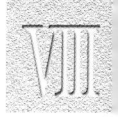

新たな放射線化学療法のレジメンの開発が期待される.

3) 手術補助療法

食道がんは発見時に進行がんであることも多く，難治がんであることから集学的治療による多面的なアプローチが必要と考えられてきた．これまで食道がん治療が比較的外科主体で行われてきた本邦に対し，medical oncologistの関与が大きな欧米とは治療体系における手術の位置づけは若干異なるものになっており，そのため手術を補助する治療も内外では多少異なった方向性で行われてきた．本邦では1980年後半から三領域郭清が急速に普及し外科的な根治性の追求が行われてきたため，まず外科的切除が行われたのちにそれを補う方法で化学療法（それ以前は放射線治療）が行われてきた．これに対して欧米では，食道がんは全身病であるとの認識から，まず化学（放射線）療法が行われ，その治療効果を判定したうえで手術治療による局所コントロールの適応を含め治療方針が決めるneoadjuvant therapyが早くから採用されてきた．

本邦ではJCOG食道がんグループによる手術補助療法の無作為化比較試験が行われてきており，その第五次研究としてCDDP/5-FUの術後補助化学療法群と手術単独群との比較が施行された．その結果，5年無再発生存率は58％ vs 48％と術後化学療法による有為な延長を認めものの，endpointが無再発生存であったためover allの生存率ではその差が明らかになるには至らなかった．とくに前層別したリンパ節転移の有無でみると，リンパ節の転移陽性例では無再発生存率が術後化学療法群で53％，手術単独群が35％であり術後化学療法群が有為に良好であったのに対し，リンパ節転移陰性群では両群間に差はなく術後化学療法による再発予防効果は認められなかったと報告された[31]．次に補助治療が手術に対して行われる時期の違いによる影響を検討するため，同一レジメンで術前化学療法，術後化学療法を比較する臨床試験が現在行われている．

次に欧米での術前化学療法と手術，術前放射線化学療法と手術を比較した試験の結果を表に示す（表1，2）．いずれも質の高い無作為試験の結果であるがその結果は一定ではなく，術前治療が有効であるか無効であるかの結論はつけがたいのが現状である．また，これら欧米からの報告を検討するうえでの本邦の臨床の現状との違いに注意する必要がある．第1点は手術におけるリンパ節郭清の考え方や術式の違い，手術死亡率の高さ，手術単独群の治療成績が本邦に比較して悪いことがあげられる．第2点は術前の進行度診断の問題で，食道がんの予後因子としてもっとも重要とされるリンパ節転移診断が正確にされているかどうかが不明な検討もあり，対象症例の割つけが進行度別にみて不均等になっている可能性があること．第3点としては治療対象となる食道がんの組織型が欧米では腺がんが過半数であり，手術補助治療に対する感受性が異なっている可能性があることなどがあげられる．十分な検討のうえでこれらの報告を参考とし，さらに有効な手術補助療法が明らかになるように本邦での大規模な臨床試験が望まれる．

表1　術前化学療法＋手術と手術単独との第Ⅲ相比較試験の結果

報告者	化学療法	症例数	手術切除率	手術死亡率	path CR	生存期間中央値（月）	2年生存率	文献
Roth (1988)	CDDP/BLM/VDS	17	35%	12%	6%	9	25% (5y)	32
	Surgery alone	19	21%	0%		9	5%	
Schlag (1991)	5-Fu/CDDP	24	79%	19%	5%	8	−	33
	Surgery alone	24	70%	10%		6	−	
Kok (1997)	CDDP/VP-16	73	92%	−	36%	18.5	−	34
	Surgery alone	74	85%	−		11	−	
Kelsen (1998)	CDDP/5-Fu	213	76%	6%	−	14.9	35%	35
	Surgery alone	227	89%	6%		16.1	37%	
Clark (2001)	5-Fu/CDDP	400	78%	10%	−	17.2	43%	36
	Surgery alone	402	70%	11%		13.3	34%	

path CR：pathologic complete response, 5-Fu：5-fluorouracil, BLM：bleomycin, CDDP：cisplatin, VDS：vindesine, VP-16：etoposide

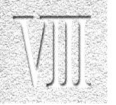

表2　術前放射線化学療法＋手術と手術単独との第Ⅲ相比較試験の結果

報告者	化学療法	放射線	症例数	手術切除率	手術死亡率	path CR	生存期間中央値（月）	3年生存率	文献
Nygaard（1992）	CDDP/BLM	35 Gy	53	88.7%	23.5%	NS	9	17%	37
	Surgery alone		50	82.0%	13.2%		8.4	9%	
Le Prise（1994）	5-Fu/CDDP	20 Gy	41	85.0%	8.5%	10%	NS	19.2%	38
	Surgery alone		45	93.0%	7.0%		NS	13.8%	
Walsh（1996）	5-Fu/CDDP	40 Gy	58	100%	6.9%	25%	16*	32%*	39
	Surgery alone		55	100%	3.6%		11	6%	
Bosset（1997）	CDDP	37 Gy	143	96.5%	12.3%	26%	18.6	37%	40
	Surgery alone		139	98.6%	3.6%		18.6	35%	
Urba（2001）	5-Fu/VBL/CDDP	45 Gy	50	94.0%	2.0%	28%	16.9	30%	41
	Surgery alone		50	100%	4.0%		17.6	16%	

path CR：pathologic complete response, 5-Fu：5-fluorouracil, BLM：bleomycin, CDDP：cisplatin, VBL：vinblastine, NS：not stated
＊：p=0.01 vs surgery alone

文　　献

1) Shrump DS, Altorki NS, Forastiere AA：Cancer；principles and practice of oncology（In：Devita VT, ed）. Cancer of the esophagus. pp1051-1091, Philadelphia, Lippincott-Rava, 2000.
2) Ajani JA：Contributions of chemotherapy in the treatment of carcinoma of the esophagus：results and commentary. Semin Oncol 21：474-482, 1994.
3) Engstrom PF, Lavin PT, Klaassen DJ：Phase Ⅱ evaluation of mitomycin and cisplatin in advanced esophageal carcinoma. Cancer Treat Rep 67：713-715, 1983.
4) Ezdinli EZ, Gelber R, Desai DV, et al：Chemotherapy of advanced esophageal carcinoma：Eastern Cooperative Oncology Group experience. Cancer 46：2149-2153, 1980.
5) Ajani JA, Ilson DH, Daugherty K, et al：Activity of taxol in patients with squamous cell carcinoma and adenocarcinoma of the esophagus. J Natl Cancer Inst 86：1086-1091, 1994.
6) Muro K, Hamaguchi T, Ohtsu A, et al：A phase Ⅱ study of single-agent docetaxel in patients with metastatic esophageal cancer. Ann Oncol 15：955-959, 2004.
7) 田口鐵男, 涌井昭, 鍋谷欣一, ほか：254-S（Cis-diammine glycolate platinum）の消化器癌に対する第Ⅱ相臨床試験. 癌と化学療法 19：483-488, 1992.
8) Enzinger P, Kulke M, Clark J, et al：Phase Ⅱ Trial of CPT-11 in Previously Untreated Patients with Advanced Adenocarcinoma of the Esophagus and Stomach. Proc ASCO 19：315a, 2000.
9) Coonley CJ, Bains M, Hilaris B, et al：Cisplatin and bleomycin in the treatment of esophageal carcinoma. A final report. Cancer 54：2351-2355, 1984.
10) Kelsen D, Hilaris B, Coonley C, et al：Cisplatin, vindesine, and bleomycin chemotherapy of local-regional and advanced esophageal carcinoma. Am J Med 75：645-652, 1983.
11) Hilgenberg AD, Carey RW, Wilkins EW Jr, et al：Preoperative chemotherapy, surgical resection, and selective postoperative therapy for squamous cell carcinoma of the esophagus. Ann Thorac Surg 45：357-363, 1988.
12) Ajani JA, Ryan B, Rich TA, et al：Prolonged chemotherapy for localised squamous carcinoma of the oesophagus. Eur J Cancer 28A：880-884, 1992.
13) Bleiberg H, Conroy T, Paillot B, et al：Randomised phase Ⅱ study of cisplatin and 5-fluorouracil（5-FU）versus cisplatin alone in advanced squamous cell oesophageal cancer. Eur J Cancer 33：1216-1220, 1997.
14) Scanlon KJ, Newman EM, Lu Y, et al：Biochemical basis for cisplatin and 5-fluorouracil synergism in human ovarian carcinoma cells. Proc Natl Acad Sci U S A 83：8923-8925, 1986.
15) Douple EB, Richmond RC：A view of interactions between platinum coodination complexes and ionizing radiation：implication for cancer therapy（In：Prestayko AW, Crooke ST, Karter SK, eds）. In Cisplation：current status and new developments. Orland：FL Academic 125-147, 1980.
16) Ilson DH, Kelsen DP：Combined modality therapy in the treatment of esophageal cancer. Semin Oncol 21：493-507, 1994.
17) Iizuka T, Kakegawa T, Ide H, et al：Phase Ⅱ evaluation of cisplatin and 5-fluorouracil in advanced squamous cell carcinoma of the esophagus：a Japanese Esophageal Oncology Group Trial. Jpn J Clin Oncol 22：172-176, 1992.
18) Ilson DH, Ajani J, Bhalla K, et al：Phase Ⅱ trial of paclitaxel, fluorouracil, and cisplatin in patients with advanced carcinoma of the esophagus. J Clin Oncol 16：1826-1834, 1998.
19) Kelsen D, Ginsberg R, Bains M, et al：A phase Ⅱ trial of paclitaxel and cisplatin in patients with locally advanced metastatic esophageal cancer：a preliminary report. Semin Oncol 24：S19-77-S19-81, 1997.
20) Araujo CM, Souhami L, Gil RA, et al：A randomized trial comparing radiation therapy versus concomitant radiation therapy and chemotherapy in carcinoma of the thoracic esophagus. Cancer 67：2258-2261, 1991.
21) al-Sarraf M, Martz K, Herskovic A, et al：Progress report of combined chemoradiotherapy versus radiotherapy alone in patients with esophageal cancer：an intergroup study. J Clin Oncol 15：277-284, 1997.
22) Sakai K, Inakoshi H, Sueyama H, et al：Concurrent radiotherapy and chemotherapy with protracted continuous infusion of 5-fluorouracil in inoperable esophageal squamous cell carcinoma. Int J Radiat Oncol Biol Phys 31：921-927, 1995.
23) Poplin EA, Jacobson J, Herskovic A, et al：Evaluation of multimodality treatment of locoregional esophageal carcinoma by Southwest Oncology Group 9060Phase Ⅰ trial of Adozelesin using the treatment schedule of daily x5 every 3 weeksA pilot trial of continuous infusion 5-fluorouracil with levamisole for adjuvant therapy of colon cancer. Cancer 78：1851-1856, 1996.
24) Ohtsu A, Boku N, Muro K, et al：Definitive chemoradiotherapy for T4 and/or M1 lymph node squamous cell carcinoma of the esophagus. J Clin Oncol 17：2915-2921, 1999.
25) Ura T, Muro K, Shimada K, et al：Definitive chemoradiotherapy may be standard treatment options in clinical stage Ⅰ esophageal cancer. Proc ASCO 23：316, 2004.
26) Hironaka S, Ohtsu A, Boku N, et al：Nonrandomized comparison between definitive chemoradiotherapy and radical surgery in patients with T（2-3）N（any）M（0）squamous cell carcinoma of the esophagus. Int J Radiat Oncol Biol Phys 57：425-433, 2003.

27) Bedenne P, Michel O, Bouche JP, et al：Randomized phase III trial in locally advanced esophageal cancer. radiochemotherapy followed by surgery versus radiochemotherapy alone（FFCD 9102）. Proc ASCO 21：519, 2002.
28) Wilke MK, Walz S, Seeber B, et al：Randomized phase III trial in locally advanced squamous cell carcinoma（SCC）of the esophagus：Chemoradiation with and without surgery. Proc ASCO 22：1001, 2003.
29) Flamen P, Van Cutsem E, Lerut A, et al：Positron emission tomography for assessment of the response to induction radiochemotherapy in locally advanced oesophageal cancer. Ann Oncol 13：361-368, 2002.
30) Kato H, Kuwano H, Nakajima M, et al：Usefulness of positron emission tomography for assessing the response of neoadjuvant chemoradiotherapy in patients with esophageal cancer. Am J Surg 184：279-283, 2002.
31) Ando N, Iizuka T, Ide H, et al：Surgery plus chemotherapy compared with surgery alone for localized squamous cell carcinoma of the thoracic esophagus：a Japan Clinical Oncology Group Study--JCOG9204. J Clin Oncol 21：4592-4596, 2003.
32) Roth JA, Pass HI, Flanagan MM, et al：Randomized clinical trial of preoperative and postoperative adjuvant chemotherapy with cisplatin, vindesine, and bleomycin for carcinoma of the esophagus. J Thorac Cardiovasc Surg 96：242-248, 1988.
33) Schulag P：Preoperative chemotherapy in locarized squamous cell carcinoma of the esophagus：results of a prospective randomized trial. Eur J Cancer 27：s76, 1991.
34) Kok TC, Lanschot JV, Siersema PD：Rotterdam Esopahgeal Tumor Study Group：Neoadjuvant chemotherapy in operable esophageal squamous cell cancer：final report of a phase III multicenter randomized controlled trial. Proc ASCO 16：277a, 1997.
35) Kelsen DP, Ginsberg R, Pajak TF, et al：Chemotherapy followed by surgery compared with surgery alone for localized esophageal cancer. N Engl J Med 339：1979-1984, 1998.
36) Clark P：Surgical Resection With Or Without Pre-operative Chemotherapy In Oesophageal Cancer：An Updated Analysis Of A Randomised Controlled Trial Conducted By The Uk Medical Research Council Upper Gi Tract Cancer Group. Proc ASCO 20：126a, 2001.
37) Nygaard K, Hagen S, Hansen HS, et al：Pre-operative radiotherapy prolongs survival in operable esophageal carcinoma：a randomized, multicenter study of pre-operative radiotherapy and chemotherapy. The second Scandinavian trial in esophageal cancer. World J Surg 16：1104-1109；discussion 1110, 1992.
38) Le Prise E, Etienne PL, Meunier B, et al：A randomized study of chemotherapy, radiation therapy, and surgery versus surgery for localized squamous cell carcinoma of the esophagus. Cancer 73：1779-1784, 1994.
39) Walsh TN, Noonan N, Hollywood D, et al：A comparison of multimodal therapy and surgery for esophageal adenocarcinoma. N Engl J Med 335：462-467, 1996.
40) Bosset JF, Gignoux M, Triboulet JP, et al：Chemoradiotherapy followed by surgery compared with surgery alone in squamous-cell cancer of the esophagus. N Engl J Med 337：161-167, 1997.
41) Urba SG, Orringer MB, Turrisi A, et al：Randomized trial of preoperative chemoradiation versus surgery alone in patients with locoregional esophageal carcinoma. J Clin Oncol 19：305-313, 2001.

The Authors

名古屋大学　小池 聖彦／秋山 清次

VIII 化学療法の実際

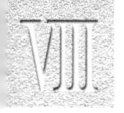

5 胃がん

1) はじめに

　胃がんに行われる化学療法には、進行再発胃がんに対する化学療法および術前化学療法、術後補助化学療法がある。進行再発胃がんに関しては、生存期間を延長するエビデンスはあるが、現時点で標準治療法とよべる化学療法のレジメンは確立されているとはいえない。これまで5-FUを中心薬剤とした治療が行われてきたが、最近では胃がんに有効なTS-1やCPT-11, Taxan系薬剤などを用いた新しい治療法が可能となり、多くの臨床試験が行われている。術後補助化学療法は、主に進行がんの治癒切除後の治療成績の向上を目的とするもので、本邦では長い間一般的に行われてきたが、生存期間を延長するエビデンスは少なく、現在標準治療としては認められていない。

2) 進行再発胃がんに対する化学療法

(1) 進行再発胃がんに対する化学療法の歴史と諸外国の考え方

　胃がんに対する化学療法は、以前より5-FUを中心とした治療法が主に行われてきた。単剤では、MMC, ADM, CDDPなどが用いられることもあったが、効果は高くなく併用療法が中心であった。1980年代にはFAMが標準治療として多用されたが、1990年代に入り、その他の併用療法による第Ⅲ相比較試験の結果が多数報告された[1)～8)]（表1）。ヨーロッパでは1991年にEORTCからの報告でFAMTXがFAMに比較し、奏効率41% vs 9%, MSTでも10.5 vs 7.2カ月と有意に良好であることが示された[1)]。このため、欧米においては、その後FAMTXが標準治療のひとつとして使われてき

表1　進行胃癌に対する臨床試験の成績

文献	治療法	奏効率(%)	MST(月)	症例数	p値	発表年
1	FAM	9	7.2	101	p=0.004	1991
	FAMTX	41	10.5	105		
2	FAMTX	33	7.3	30	NS	1992
	EAP	20	6.1	30		
3	5-FU alone	26	7.7	94	NS	1993
	FAM	25	7.3	98		
	FP	51	9.2	103		
4	5-FU alone	-	6.1	69	NS	1994
	FAP	-	-	51		
	FAMe	-	6.1	53		
	FAMe+TZT	-	7.7	79		
5	FAM	15	5.6	52	NS	1994
	PELF	43	8.1	85		
6	FAMTX	21	5.7	130	p=0.0009	1999
	ECF	45	8.9	126		
7	FAMTX	30	7	45	NS	2000
	EFL	31	8	42		
	FP	27	8	44		
8	5-FU alone	10	7.2	106	NS	2003
	UFT+MMC	9	6	70		
	FP	34	7.2	104		

FAM : 5-FU+Adriamycin+Methotrexate
FAMTX : 5-FU+Adriamycin+Methotrexate
EAP : Etoposide+Adriamycin+Cisplatin
FAP : 5-FU+Adriamycin+Cisplatin
TZT : triazinate
FAMe : 5-FU+doxorubicin+methyl lomustine
PELF : Cisplatin+Epirubicin+Leucovorin+5-FU
ECF : Epirubicin+Cisplatin+5-FU
EFL : Etoposide+5-FU+Leucovorin
FP : 5-FU+Cisplatin

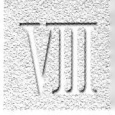

た．1999年には英国からECF（Epirubicin，CDDP，5-FU）とFAMTXとの比較試験の最終報告がなされ，奏効率46% vs 21%，MSTでも8.7 vs 6.1カ月とECFが有意に良好であることが示され[6]，ECFは英国やカナダでは現在でも標準治療として用いられている．2000年にはFAMTX，ELF，FPの比較試験でも奏効率，MSTともに3群間で差がないことが示され，FAMTXの優位性は否定されている[7]．一方，日本では5-FU単剤とcombination chemotherapyを比較したPhase III研究の結果，5-FU単剤が現時点でのreference armと考えられている[8]．

(2) 本邦で行われる主な化学療法の実際

a．5-FU持続静注療法

5-FUを持続的にポンプなどで投与することにより血中濃度を保ち，効果を発揮させる方法．通常800mg/m^{2}程度の容量を1カ月のうち5日間連続投与する．日本国内では，JCOG92051として，5-FU持続静注療法，UFT＋MMC，5-FU/CDDPの3群間での比較試験が行われている[8]．UFTMは中間解析の結果，登録中止となり，5-FU/CDDPが5-FU単剤に比較し奏効率，無増悪生存期間ともに優れていたが，全生存期間には有意差を認めず，今のところ5-FU持続静注療法に比較し生存期間を有意に延長する治療法があるとは言いがたい．現在，この5-FU持続静注療法とTS-1単独およびCPT-11/CDDP，の三者の比較試験がJCOG9912で進行中である．

b．CDDP/5-FU（FP）療法

当初はCDDPが容量依存性の薬剤であると考えられていたため，中〜大量（50〜100mg/body）単回投与が主であり，CDDPによる副作用が大きかった．しかし，CDDPは時間依存性の性質も有することが明らかになり，CDDP少量連日投与と5-FU持続投与を併用したlow dose FP療法が一時国内で広く行われた．その理論的背景は，CDDPの投与により，腫瘍細胞内へのメチオニン供給が阻害されると同時にその合成が誘導されるため，葉酸の代謝系が活性化されるとされている．5-FUを併用すると葉酸，FdUMP，TSとのternary complexの形成率の増加と安定化が生じ，TS阻害によるDNA合成障害が増強すると考えられている．FP療法は標準治療のひとつとして海外では広く汎用されているレジメであるが，いずれもCDDPの大量投与法であり，少量投与法の優位性を示すためには比較試験が必要である．

c．MTX/5-FU交代療法

MTXは5-FUのTS活性阻害を増強しDNA合成阻害効果が強まる．一方，MTXは5-FUのFUTPへの変換も促進するので，RNA障害も増強する．奏効率は25〜40%であるとされる．MTXの投与量には大量（600〜1,500mg/m^2），中等量（100〜200mg/m^2），少量投与法（30〜40mg/m^2）などがあるが，わが国では胃がんに対して中等量投与法と少量投与法が保険適応として認められている．この投与法はMTXを5-FU投与1〜3時間前に先行投与することにより5-FUの効果を増強するので逆順の投与では増強作用はないとされる．副作用防止のため，ダイアモックスなどによる尿のアルカリ化やleucovorinの投与が行われる．この療法は未分化がんにおいて奏効率が高いとされ，骨髄がん症や，スキルス胃がんの腹水や腸管狭窄にも効果があるとされている．

d．leucovorin（LV）/5-FU療法

Biochemical modulationの理論を応用した化学療法である．LVはd体とl体とのdiastereomerであるがLVの生物活性はl体のみにある．アイソボリンはl体のみを抽出したものである．5-FUの代謝物であるFdUMPとTSが結合し，TSの活性がなくなるが，その結合は弱い非共有結合で離れやすい．しかしFdUMPにCH2FH4が結合した場合，FdUMP，TS，CH2FH4の三者は協力に結合し，TS活性の阻害が強化される．このCH2FH4を供給するためにLVが投与される．LV/5FU療法はLVとして250mg/m^{2}を2時間かけて点滴静注する．LVの静注後1時間後に5-FUを600mg/m^{2}数分で静注する．1週間ごと6回くり返し，これを1クールとする．主な副作用は白血球減少，下痢，食欲不振，悪心，嘔吐などである．分化型に比べて，低分化型の方に奏効度が高い傾向にあるとされる．

(3) 胃がんの治療に用いられる新しい抗がん剤

胃がん用いられる新しい化学療法剤が，1995年頃より続々と認可され（図1），日本および世界中でこれら薬剤を用いた臨床試験が進行中である．

a．CPT-11

1995年に胃がんに対する適応を取得した薬剤であるが，本剤は中国産喜樹に含まれるcamptothecan（CPT）の半合成誘導体でる．後期第II相試験（A法：100mg/m^2，1回/週，3〜4回投与し2週休薬，B法：150mg/m^2 2週ごと2〜3回投与し3週休薬）ではA，B法とも38例計76例が登録され，A，B法ともに7例の

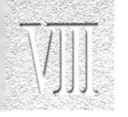

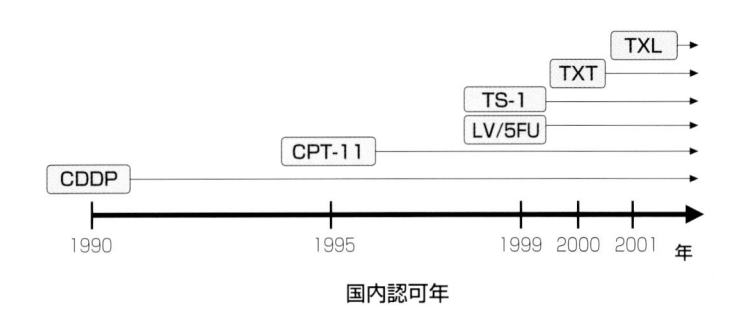

figure 1 新規薬剤による胃がん化学療法の新展開

PRが得られ奏効率は各25%, 21.9%であった. 単剤はもちろん, 併用療法でも白血球減少が主な血液毒性である. 下痢が多いのも特徴で, コリン作働作用による早期の下痢と代謝産物による遅発性の下痢がある. ほかの抗がん剤異なる作用機序をもつため, CDDPをはじめ他剤併用療法に関しても現在多くの臨床試験がなされている. CPT-11とCDDPの併用療法の成績も報告されており, 奏効率は48%〜59%であり, MSTは9カ月〜11カ月と良好である.

b. TS-1

TS-1はTegafurにDPD阻害剤としてCDHPを含み, また消化管でのリン酸化を抑制するオキソン酸を配合することにより, 抗腫瘍効果の増強と消化管毒性の軽減を可能にした経口5-FU系抗がん剤である. 特徴として, 分化型より未分化型に対して, 抗腫瘍効果が高く, 肝転移や腹膜播種症例に対してもその効果が期待できる (表2)[9]. TS-1は現在進行再発胃がんに対する第一選択薬剤として国内で広く用いられているが, 単剤のみならず, 併用療法に関しても臨床試験が行われている (図2). TS-1とほかの抗がん剤との併用意義は, 作用機序, 作用部位が違うものを併用することにより抗腫瘍効果を増加させることにあると考えられる. 現在, それぞれ図2のような組み合わせの臨床試験が進行中である. TS-1＋CDDPの併用の場合, 奏効率は66.7%, Grade 3以上の血色素減少を16.6%に認めた. 1年生存率は58.3%であった[10]. また, TS-1＋CPT-11, TS-1＋Docetaxel, TS-1＋Paclitaxel併用のPhase II studyが全国的に行われている. さらに, TS-1 vs 5-FU vs CDDP＋CPT-11, TS-1 vs TS-1＋CDDP, TS-1 vs LV/5-FUの3つのPhase III studyが行われており, 胃がんに対するTS-1の位置づけが今後さらに明確にされるであろう.

c. Paclitaxel (TXL)

Taxus blevifolia (イチイ科, 米国西部産) の樹皮から抽出された物質で, 本邦では210mg/m²の3時間静注法 (3週ごと) による早期第II相試験において奏効率20%が得られ, 後期第II相試験60例での奏効率は23%, 生存期間中央値は11カ月と単剤としては比較的良好な結果であった. また, 奏効率は初回化学療法例29例で20%, 非初回例31例でも26%と差がなく, 他薬剤との交差耐性がないと考えられる. 最近weekly, biweeklyで投与されることも多く, その場合の投与量は70〜80mg/m²が用いられる. Paclitaxelの副作用は好中球減

表2 TS-1の部位別奏効率

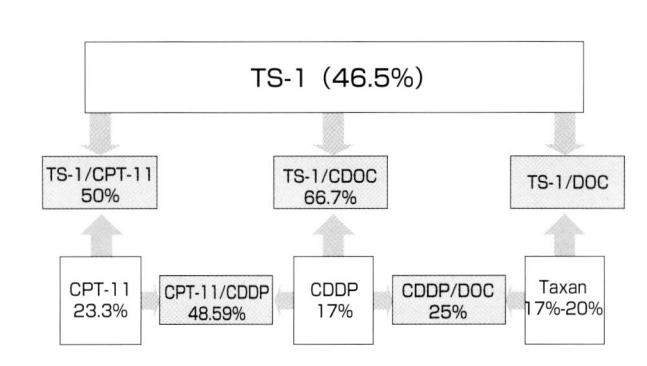

部位	PR	NC	PD	奏効率(%)	
原発層	5	3	3	45.4	(5/11)
リンパ節	9	5	2	56.3	(9/16)
局所	1			100	(1/1)
肝	3	2	4	33.3	(3/9)
肺			1	0	(0/1)
全体	11	4	8	47.8	(11/23)

図2 胃がんに対する新規抗がん剤の単独および組み合わせによる奏効率

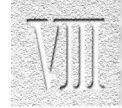

少，脱毛，食欲不振や末梢神経障害，筋肉痛である．本薬剤は他剤との交差耐性がなく，ほかの抗がん剤や放射線との相乗効果が考えられ臨床試験が行われている．

d. Docetaxel（TXT）

TXLの類縁化合物でフランスにおいて開発された．わが国においては1990年から第I相試験が行われ，推奨用量が60mg/m^{2}で3～4週ごとの投与方法が妥当とされ，2000年に胃がんに対し認可された．最近は副作用軽減の目的で，weeklyあるいはbiweekly投与が試みられており，その場合1回投与量は30～40mg/m^{2}が多い．主な副作用は好中球減少，脱毛，食欲不振などがある．また，可逆的に手掌や足底に限局性の紅斑が約30％に出現したり，体腔液の貯留，末梢性浮腫が起こることがある．他剤との併用療法に関しては，CDDPとの併用（TC療法）のphase I/II studyにおいて奏効率が28％～59％と報告されている．2004年のASCOで，international studyとして行われたDOC＋CDDP＋5-FU（DCF）とCDDP＋5-FU（CF）の第III相比較試験の中間解析の結果が報告された．本研究は2つの研究からなり，最初のステップは第II相試験でDCFとDCの比較試験であり，次のステップがDCFとCFの第III相の比較試験である．その結果，奏効率はDCF，DCおのおの43％と26％であり，TTPは10.5カ月と9.6カ月であった．DCFとCFの比較試験の奏効率は38.7％と23.2％であり，PFSでも前者が有意に良好であることから，AjaniらはDCFを進行胃がんに対する，first line chemotherapyとして推奨している．

3）術後補助化学療法

(1) 胃がんに対する術後補助化学療法の考え方

わが国では胃がんに対して積極的に術後補助化学療法が行われてきた．これは，治癒切除例であっても，進行がんにおいては約半数の症例で再発が認められること．手術操作によって数多くのがん細胞が血中や腹腔内に散布されること．原発巣を外科的に切除することで微小転移巣が急激に増大することがあること．一般に腫瘍が小さいほど腫瘍内の耐性細胞は少なく，また薬剤到達性が良好であるため抗腫瘍効果が高いと考えられること．などの考え方が背景にあった．

欧米においては，日本とは少し状況が異なる．最大の理由は標準術式の違いである．日本ではリンパ節を2群まで郭清することが標準であるのに対して，欧米では1群もしくは郭清をまったくしないこともありうる．このため，局所にがんの残存があると考えるのが一般的である．そこで，補助化学療法だけでなく局所への放射線治療なども考慮される．これまでに，5-FU＋MTX（methotrexate），5-FU＋MeCCNU（methylcyclohexychloroethyl nitrosurea），FAM（fluorouracil, doxorubicin, mitomycin）など5-FUを中心としたregimenの延命効果が検討されてきたが，最近，米国で5-FU/LV（leucovorin）および45Gyの照射によるchemoradiationによる術後補助療法の有効性が示され，術後補助療法の標準治療と位置づけされた[11]．

(2) 日本における胃がんの術後補助化学療法

a. 日本における現状

日本国内では1970年代以降，MMC＋5-FUが標準的な化学療法と考えられ，MMC単独あるいは多剤併用療法をactive controlとしたregimenが用いられ，多くの化学療法同士の比較がなされた．いくつかの研究ではその有用性を指摘しているものの，ほとんどの臨床試験ではその有意な効果は示されていない．しかもそれぞれそれぞれの研究の方法論や統計学的手法にさまざまな問題を抱えていることが指摘されていた．その後，JCOG（Japan Clinical Oncology Group）8801による検討でN（＋）の漿膜浸潤陰性胃がんを対象としてMMC/5-FU＋UFT投与と手術単独群との比較を行い，深達度がT1～T2症例では生存率の差は認められず，N（＋）でも比較的早期の症例では術後補助化学療法は不要であると結論づけられた[12]．JCOG9206-1でも，漿膜浸潤陰性胃がん治癒切除例に対し，手術単独をコントロールとし，治療群としてはMMC＋5FU＋Ara Cが投与され，5年生存率は91.2％と，コントロール群の86.1％に比較し良好なものの，有意差を認めていない．

b. メタアナリシス（meta analysis）

meta analysisによる多数例の解析では，いずれも胃がんに対する術後補助化学療法の有効性が示されている．1993年Hermansら[13]が，補助化学療法の有用性を否定する報告を行った．当初は，11trial（n＝2,096例）の解析で術後補助療法は予後と関係しない結果であったが，その後2 trialを追加し，13trial（n＝2,414）で再解析した結果，odds ratio（OR）：0.82（95％CI：0.68～0.98）となり，補助化学療法の有用性が示唆された．そのほかにも複数の欧米からのmeta analysisで術後補助化学療法の予後改善効果が示されている．

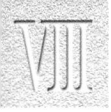

c．最近の話題

　TS-1は前述のように，外来投与可能な経口薬であり，補助化学療法の治療薬としても効果が期待できる薬剤である．現在，このTS-1を用いて胃がん治癒切除症例（stageⅡ，ⅢA，ⅢB，根治度A，B）を対象に生存率をエンドポイントとして手術単独群とTS-1投与群の比較試験による検証的臨床試験（Adjuvant Chemotherapy Trial of TS-1 for Gastric Cancer：ACTS-GC）が進行中である．ACTS-GCは全国約100の施設で2年間で1,000例を目標として開始された大規模比較試験であり，平成16年10月で予定症例の登録が終了した．本試験の結果は今後のわが国における胃がんに対する術後補助化学療法の方向性を決めるものとして，その結果が大いに注目される．

4）術前化学療法

　術前化学療法の目的は，画像診断では明らかではないような微小転移を治療し転移再発率を減少させることと，もしくは，術前にできるだけ原発巣を小さくし治癒切除率を向上させることにある．全身投与のみでなく，動注，腹腔内投与など投与方法も工夫されている．最近米国で行われた多施設共同試験ではT2～3ないしT1N1と診断された症例を対象として5-FU/CDDPおよび45Gyの術前化学放射線治療を行い，その有効性が報告されている[14]．

5）おわりに

　新しい抗がん剤の登場で胃がんの化学療法も大きく様変わりしている．これからも分子標的薬などを中心として新しい薬剤が次々と登場すると予想される．今後は，First line，Second line治療へと抗がん剤を選択して進めていく総合的な治療法の確立や，感受性を予知する新しい分子マーカーの開発などが必要である．そのような努力によってさらに胃がんの予後が改善していくものと考えている．

5. 胃 が ん

文　献

1) Wils J, Klein HO, Wagener DJ, et al：Sequential high-dose methotrexate and fluorouracil combined with doxorubicin：A trial of the European Organization for Research and Treatment of Cancer, Gastrointestinal Tract Cooperative Group. J Clin Oncol 9：827-831, 1991.
2) Kelsen D, Atiq O, Saltz L, et al：FAMTX versus etopside, doxorubicin, and cisplatin：a random assignment trial in gastric cancer. J Clin Oncol 10：541-548, 1992.
3) Kim NK, Park YS, Heo DS, et al：A phase III randomized study of 5-fluorouracil and cisplatin versus 5-fluorouracil, doxorubicin and mitomycin C versus 5-fluorouracil alone in the treatment of advanced gastric cancer. Cancer 71：3813-3818, 1993.
4) Cullinan SA, Moertel CG, Fleming TR, et al：Controlled evaluation of three drug combination regimens versus fluorouracil alone for the therapy of advanced gastric cancer. NCCTG. J Clin Oncol 12：412-416, 1994.
5) Cocconi G, Bella M, Ziromi S, et al：Fluorouracil, doxorubicin and mitomycin combination versus PFLP chemotherapy in advanced gastric cancer：a prospective randomized trial of the Italian oncology group for clinical research. J Clin Oncol 12：2687-2693, 1994.
6) Waters JS, Norman A, Cunningham D, et al：Long-term survival after epirubicin, cisplatin and fluorouracil for gastric cancer：results of a randomized trial. Br J Cancer 80：269-272, 1999.
7) Vanhoefer U, Rougler P, Wilke H, et al：Final results of randomized phase III trial of sequential high-dose methotrexate, fluorouracil, and doxorubicin versus etoposide, leucovorin, and fluorouracil versus infusional fluorouracil and cisplatin in advanced gastric cancer：A trial of the European Organization for Research and Treatment of Cancer Gastrointestinal Tract Cancer Cooperative Group. J Clin Oncol 18：2648-2657, 2000.
8) Ohtsu A, Shimada Y, Shirao K, et al：Randomized phase III trial of fluorouracil alone versus fluorouracil plus cisplatin versus uracil and tegafur plus mitomycin in patients with unresctable, advanced gastric cancer：The Japan Clinical Oncology Group Study（JCOG9205）. J Clin Oncol 21：54-59, 2003.
9) Takahashi I, Kakeji Y, Emi Y, et al：S-1 in the treatment of advanced and recurrent gastric cancer 6：28-33, 2003.
10) Baba H, Yamamoto M, Endo K, et al：Clinical efficacy of S-1 combined with cisplatin for advanced gastric cancer. Gastric Cancer 6：45-49, 2003.
11) Macdonald JS, Smalley SR, Benedetti J, et al：Chemoradiotherapy after surgery compared with surgery alone for adenocarcinoma of the stomach or gastroesophageal junction. N Engl J Med 345：725-730, 2001.
12) Nakajima T, Nashimoto A, Kitamura M, et al：Adjuvant mitomycin and fluorouracil followed by oral uracil plus tegafur in serosa-negative gastric cancer：a randomized trial. Lancet 354：273-277, 1999.
13) Hermans J, Bonenkamp JJ, Boon MC, et al：Adjuvant therapy after curative resection for gastric cancer：meta-analysis of randomized trials. J Clin Oncol 11：1441-1447, 1993.
14) Ajani JA, Mansfield PF, Janjan N, et al：Multi-institutional trial of preoperative chemoradiotherapy in patients with potentially resectable gastric carcinoma. J Clin Oncol 22：2774-2780, 2004.

The Authors

九州大学　沖　英次／馬場　秀夫／前原　喜彦

6 結腸・直腸がん

1) はじめに

　結腸直腸がんに対する化学療法は，ほかのがん種と比較しても，この5年でもっとも変化のあった分野と言っても過言ではない．1957年に臨床導入された5FUは，葉酸製剤との併用や，投与法の多様化はあったものの，長きにわたり「主役」であった．しかし裏を返せばそれはほかに有効な抗がん剤がなかったことを意味していた．1990年代になり，CPT-11，オキサリプラチンなどの臨床導入が始まり，また1990年代後半になると，従来の抗がん剤とは作用機序を異にした，いわゆる分子標的治療薬の登場により進行結腸直腸がん化学療法は新たな局面を迎えようとしている．21世紀に入り，海外からこれら新しい抗がん剤の併用療法のランダム化試験の結果が次々に報告され，毎年のように新たな治療法が学会をにぎわせており，多くの研究者の注目を集めている．一方で，海外で標準的に使用されている薬剤あるいは投与方法が，本邦ではいまだに保険適応となっていないという事実は，多くの臨床家，そして患者に，少なからぬ失望感を与えている．

　しかし，数年後にはわれわれは進行大腸がんの化学療法を行うにあたって数多くの選択肢を手に入れることになると推測される．それぞれのメリット・デメリットをふまえたうえで，患者の状況に応じた化学療法を行うことが，臨床腫瘍医に求められているスキルである．本稿では，現時点での進行直腸結腸がんに対する化学療法のエビデンスと，それを実際の臨床の現場に生かすためにはどのような配慮が必要であるかということについて述べたいと思う．

2) 切除不能進行大腸がんの化学療法の適応

　大腸がんは，進行・再発がんであっても，治癒切除可能であれば比較的長期の生存が得られることがあり，肝，肺への転移や術後局所再発も切除可能ならば（通常単独臓器への転移の場合が切除の適応）切除術が施行される．よって全身化学療法の適応となるのは，切除不能な進行・再発大腸がんである．

　1990年代に行われた，7つのランダム化試験のメタアナリシスにより，進行直腸結腸がん患者に化学療法を行うことで，BSC（best supportive care）の患者と比較して生存期間中央値を3.7カ月延長し，1年生存率を16％改善すると報告された[1]．これらの臨床試験の多くは75歳未満のPS（performance status-ECOG）0，1，2の患者を対象としており，同様の条件を満たす患者における化学療法の有用性が確認されたことになる．これが今日，大腸がん患者に化学療法を行うことの根拠となっており，これらの基準に入らない，高齢者やPS 3，4のような状態が不良な患者に対する化学療法については慎重を要する．

3) 全身化学療法〜単剤

(1) 5FU/Leucovorin (LV)

　5FUは，新規抗がん剤が導入された今でも直腸結腸がんの化学療法において主要薬剤のひとつである．作用機序としては，i) 5FUの代謝産物であるFdUMPが，還元型葉酸とDNA合成酵素であるTSと複合体を形成し，DNA合成を阻害する．ii) 5FUを取りこんだ核酸F-DNA，F-RNAが機能障害を起こすことである．当初は5FU単独の急速静注あるいは持続静注という使い方のみであったが，還元型葉酸との併用により，5FUのTS

6. 結腸・直腸がん

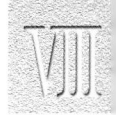

阻害が安定化し，抗腫瘍効果の増強が認められたため，5FUと還元型葉酸製剤であるLVとの併用が主流となった．5FU単独療法と5FU/LV併用療法とのランダム化試験の最近のメタアナリシスでは，奏効率で約2倍（11% vs 21%），生存期間中央値も5FU/LVが有意に延長する（10.5m vs 11.7m）との結果が報告されている[2]．

5FU/LVレジメについては，5FUの急速静注を毎週1回行うRPMI（Roswell Park Memorial Institute）レジメ[3]，急速静注を5日間連続で行うMayoレジメ[4]，LVを投与後に5FUの急速静注と持続静注を行うde Gramontレジメ[5]やAIOレジメ[6]がある（図1）．5FU急速静注投与と5FU持続静注投与の比較試験6つのメタアナリシスでは，奏効率（14% vs 22%），生存期間中央値（11.3m vs 12.1m p=0.04）といずれも持続投与が優れていた[7]．Grade 3/4の好中球減少は前者で有意に多く，Hand-Foot症候群は持続投与で有意に頻度が高かった．ただし，この解析は5FU/LV療法に限定せず5FUの投与法の違いによる効果・毒性の差をみたものであり，解釈には注意が必要である．現時点では，投与方法の利便性などを考慮して使用されているのが現状である．

現在日本で最も多く使用されている投与方法（RPMIレジメ）での主な副作用は，食欲不振（15.2%），下痢・軟便（12.3%），全身倦怠感（8.9%），悪心・嘔吐（8.2%），白血球減少（7.9%）などである．毎週の白血球数と排便回数のチェックが必要である．白血球3,000/μl以下の場合は休薬し，ASCOのガイドライン[8]に準じた処置を講じるべきである．支持療法の詳細は他項

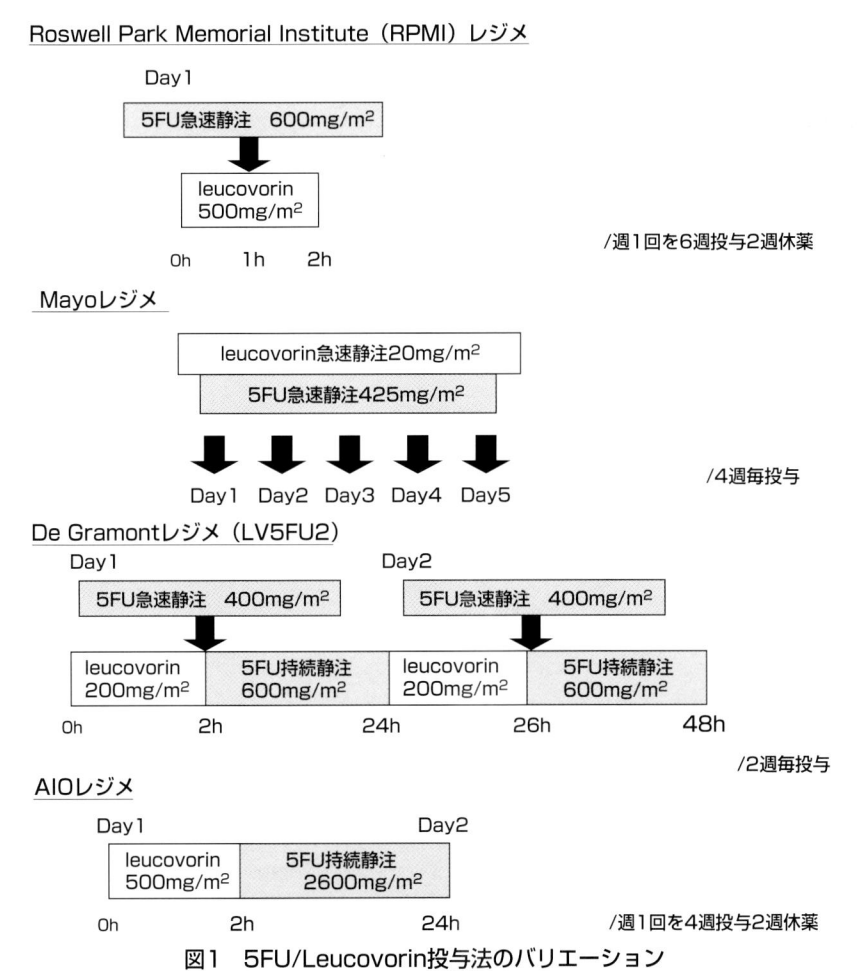

図1　5FU/Leucovorin投与法のバリエーション
（注意：本邦で採用されているl-Leucovorin（アイソボリン®）はLeucovorinの活性型のみを抽出したもので，10mgのl-Leucovorinは20mgのLeucovorinと同等である）

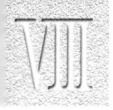

に譲るが，うがい，手洗いなどで経過観察を行い，発熱が認められれば抗生剤（経口剤または静注）の投与を行うというものである．また，下痢をきたした場合にもすみやかに休薬し，ロペラミドなどの止痢剤を用い，必要であれば補液などを行うことが重要である．

当院でのレトロスペクティブな検討[9]では，5FU 600mg/m^2，アイソボリン250mg/m^2（6週投薬2週休薬）で投与した98例において，白血球減少は41%（Grade 3/4は2%），下痢は49%（Grade 3/4は14%）に認められ，なんらかの原因で休薬が必要であった症例は85%にのぼった．患者の状態や白血球数を考慮したうえでの休薬や副作用のマネジメントが重要である．奏効率は前治療ありを含めて30%であった．

(2) CPT-11

CPT-11は日本で開発されたトポイソメラーゼI阻害剤であり，肝臓で代謝され，活性型のSN38となり抗腫瘍効果を発揮する．その後SN38は肝臓でグルクロン酸抱合されたのち胆汁中へ排泄される．5FUと交差耐性を示さないことから，まず5FU不応大腸がんに対して臨床応用された．5FU不応となった大腸がん患者を対象にCPT-11投与群と，BSC群を比較したところ，生存期間中央値の延長（9.2m vs 6.5m），と1年生存率の増加（36.2% vs 13.8%）をみたと報告している[10]．また，5FU不応となった大腸がん患者を対象に，CPT-11投与群と投与法を変更して5FUを継続した群を比較した試験では，CPT-11投与群での生存期間の延長（10.8m vs 8.5m），1年生存率の増加（45% vs 38%）が報告されている[11]．

CPT-11の主な副作用として，悪心嘔吐，下痢，白血球減少がある．ASCOのガイドライン[12]では，急性悪心嘔吐に対しては5-HT3受容体拮抗剤とコルチコステロイドの併用，遅発性の悪心嘔吐に対しては，コルチコステロイドの使用を推奨している．われわれはCPT-11を含む化学療法を行った患者を対象に，day 2～4にデキサメサゾン8mg静注を行った群と，プラセボ群との比較試験（両群ともday 1に5-HT3受容体拮抗剤とデキサメサゾンを投与）を行い，デキサメサゾン8mg群が遅発性の悪心嘔吐，疲労，食欲不振を抑制する傾向にあることを報告した[13]．

CPT-11による下痢には投与中あるいは投与後早期に起こる早期性下痢と，投与数日後に起こる遅発性下痢がある．前者はコリン作動性によるものと考えられ，抗コリン薬が有効である．遅発性下痢は，グルクロン酸抱合され胆汁から腸管へ排泄されたSN38が，腸管中で再び活性化型となり腸管粘膜を障害するためと考えられている．下痢に対しては，安静，補液などの一般的な処置のほかに，タンニン酸アルブミン，ロペラマイド，オクトレチド（本邦では未承認）などが用いられる．障害された腸管粘膜より細菌の侵入を予防するために，とくに白血球減少時には抗生剤の投与を検討すべきである．フランスで行われたCPT-11の第I相試験において（CPT-11 100～750mg/m^{2}を3週ごとに投与），下痢症状の発現とともにロペラマイド1capを2時間ごとに内服し，症状軽快後も12時間後まで内服するロペラマイド大量療法を検討したところ，ほとんどの症例で下痢のコントロールが可能であったとしている[14]．

(3) オキサリプラチン

オキサリプラチンは1976年に日本で最初に合成された，第3世代の白金製剤である[15]．作用機序はほかの白金製剤と同様にDNAへの結合によるDNA障害であるが，in vitroではシスプラチン，カルボプラチンと非交差耐性を示すとされている．シスプラチンよりも腎毒性は低く，カルボプラチンよりも血液毒性は低いため，高齢者でも耐容可能である．一方で寒冷刺激により惹起される，末梢の感覚障害を85～95%の高率にきたすことが特徴である[16]．治療開始当初は持続時間が短く一過性であるが，治療をくり返すにつれて用量依存性に症状の持続が認められ，総投与量が850mg/m^{2}では，約10%に機能障害を伴ってくる．多くは可逆的であるが，1/4の症例では回復しないため，くり返し投与する場合には，患者のQOLを考慮して休薬などの判断を行う必要がある．オキサリプラチンを含むレジメを受けた161名の患者をレトロスペクティブに解析し，オキサリプラチンの投与前後にカルシウム／マグネシウムの点滴を受けた96名と，受けなかった65名を比較したところ，神経障害の発生頻度（3% vs 31%）と有意に前者で低く，抗腫瘍効果は同等であったとの報告がある[17]．

切除不能進行再発大腸がんに対するオキサリプラチン単剤での治療成績は，初回治療として12～24%[18]，5FU不応例に対して10～11%[19]の奏効率であるが，de Gramontレジメとの併用（FOLFOX）あるいはAIOレジメとの併用（FUFOX）にて高い奏効率と生存期間の延長効果を示しており，大腸がん化学療法のkey drugとしての位置を確実なものとしている．オキサリプラチンは本邦では平成17年3月に承認された．

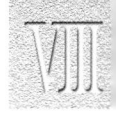

4) 全身化学療法〜多剤併用療法

(1) 5FU/LV+CPT-11

いくつかの5FU/LVレジメにCPT-11を併用することで，それまでの標準治療である5FU/LVレジメよりも奏効率，生存期間，無増悪生存期間の延長を認めるという報告が，欧米で相次いでなされた．欧州型のde GramontレジメやAIOレジメにCPT-11を加えた治療法は，一次治療としての比較試験で，CPT-11を加えない群と比較して，有意に奏効率（49% vs 31%）に優れ，生存期間（17.4m vs 14.1m），無増悪生存期間（6.7m vs 4.4m）を延長した[20]．また，米国を中心としたグループでも5FU/LV（RPMI）にCPT-11を加えたIFL療法（図2）が，5FU/LV（Mayo）との比較試験で有意に奏効率（39% vs 21%）に優れ，生存期間（14.8m vs 12.6m），無増悪生存期間（7.0m vs 4.3m）の延長を認めたことを報告している[21]．これらにより，進行再発大腸がんの一次治療としての，5FU/LV/CPT-11併用療法の有用性が確立された．

一方で，IFL療法については，二つの臨床第Ⅲ相試験の中間解析において，IFL療法の早期死亡率の高さ（NCCTC-9741 4.8%，CALGB-89803 2.2%）が問題となりIndependent Panel[22]により投与に関する注意事項が示され，投与スケジュールの変更案が示された．これを受けて日本で検討されたいくつかのIFL療法はSaltz

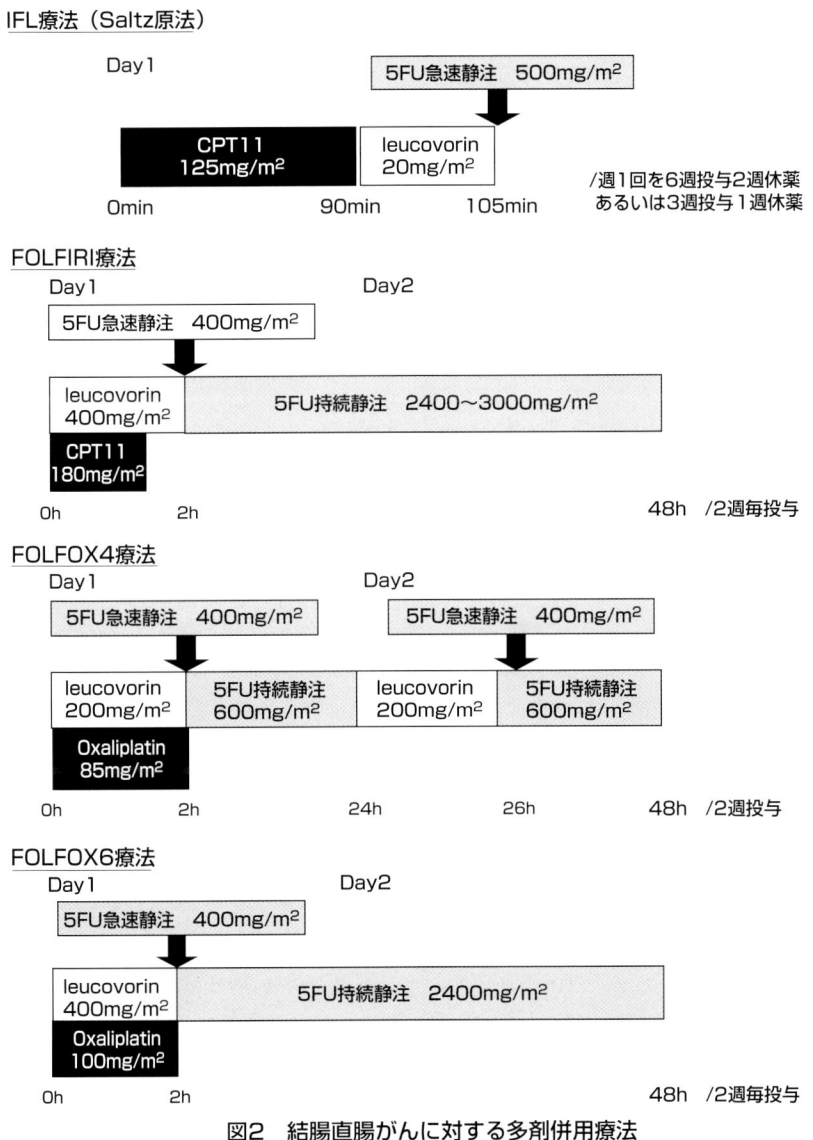

図2　結腸直腸がんに対する多剤併用療法
（それぞれの治療の前投薬としてガイドラインに沿った制吐剤が投与されている）

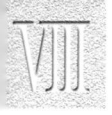

らの原法（5FU 500mg/m² iv，LV 20mg/m² iv，125mg/m² 90min div，4週投与2週休薬）に変更を加えたものとなっている．われわれは臨床第I/II相試験を行い，日本人における推奨投与法および用量（5FU 500mg/m²，l-LV 10mg/m²，CPT-11 100mg/m²以上をday 1とday 8に投与，day15を休薬とする2週投与1週休薬法）を報告した[23]．その後，同レジメにて投与された30例（前治療あり／なし＝7／23）についてレトロスペクティブな検討を行い，Grade 3／4の有害事象として，好中球減少を12例（40％）に，腸閉塞，頭痛，便秘を各1例に認めた．これら30例中，毒性により減量した症例は53％であり，6コースまでのDose Intensityは85％であったが，奏効率は40％（前治療歴ありを23％含む）であり，有害事象により減量を行いながら治療を継続することで，安全に有効な治療が行えることを示した．また，藤島らは臨床第I相試験の結果，5FU 500mg/m²，l-LV 25mg/body，CPT-11 100mg/m²の3週投与1週休薬を推奨用法・用量と報告した[24]．同レジメにて投与した25例中（前治療あり／なし＝10／15），Grade 3／4の好中球減少は52％で，Grade 3／4の非血液毒性としては下痢を1例に認めたのみであった．なお，11例は1コース目の投与のday15を白血球減少のためスキップしているが，奏効率は40％と高く，適切な減量が有効性と安全性を両立させるために重要であると考えられる．

FOLFIRI療法（図2）は，5FU/LVの急速静注＋持続静注にCPT-11を加えたものである．de GramontレジメではLV 200mg/m²の2時間静注後5FU 400mg/m²を急速静注し，その後5FU 600mg/m²を22時間持続静注し，これを2日間行うスケジュールであったが，FOLFIRIは，これを簡略化し，CPT-11 180mg/m²を90分持続点滴，同時にLV 400mg/m²を2時間持続点滴し，5FU 400mg/m²の急速静注を行ったあとに5FU 2,400mg〜3,000mg/m²の持続静注を46時間行うというものである[25]．これを2週間ごとにくり返す．IFLと比して毒性が軽微であり，安全に行えるとされている．われわれは進行再発大腸がん患者を対象にFOLFIRI第I相試験[26]を行い，欧米人とほぼ同等であるl-Leucovorin（アイソボリン®）200mg/m²，CPT-11 180mg/m²，5FU急速静注400mg/m²，5FU 46時間持続静注2,400mg/m²が日本人における推奨投与量であることを報告した．注意すべき有害事象は好中球減少，食欲不振，全身倦怠感であった．奏効率は既治療例を含め40％であり，日本でも欧米での投与量で安全かつ有効な治療が行えると考えられる．外来で行う場合には，CVポート（皮下埋め込み）からリザーバーを用いて持続静注を行うことになるが，自宅での患者本人による抜針の指導などが必要となる．

（2）5FU/LV＋オキサリプラチン

オキサリプラチンは，5FU/LV，とくにde Gramontレジメとの併用による臨床開発が行われた．いわゆるFOLFOX療法であるが，これには1から7まであり，それぞれ若干のスケジュールならびに用量に違いがある．それぞれの優劣を比較試験で決定したわけではないので，どれが良いということは言えないが，現在標準的とされているものは，5FU 400mg/m²急速静注＋600mg/m²持続静注22時間を2日間行うde Gramontレジメにそのまま第一日目にオキサリプラチン85mg/m²を2時間点滴するFOLFOX4[27]である（図2）．オキサリプラチンはそれまで大腸がんに対して用いられていた抗がん剤と交差耐性をもたないことから，当初2次治療として検討された．5FU不応性の大腸がん患者を対象にFOLFIRI群とFOLFOX4群とオキサリプラチンとCPT-11の併用群（IROX）に分けて行われた臨床第III相試験[28]において，奏効率（11.4％ vs 21.2％ vs 15.2％），生存期間（12.2m vs 11.5m vs 11.0m）とFOLFOX4はFOLFIRI，IROXと同様に良好な抗腫瘍効果を認めている．IFL耐性の大腸がん患者に対して行われたEFC4584試験[29]では，infusional 5FU群と，オキサリプラチン単剤群と，FOLFOX4群が比較され，奏効率（0％ vs 1.3％ vs 9.9％），無増悪生存期間（2.7m vs 1.6m vs 5.6m）とFOLFOX4の優位性が証明され，既治療例に対する標準的な治療法のひとつとなった．初回治療例を対象としたN9741試験[30]では，IFL群と，FOLFOX4群と，IROX群の3群で比較され，奏効率（31％ vs 45％ vs 35％），無増悪生存期間（6.9m vs 8.7n vs 6.5m），生存期間（15.0m vs 19.5m vs 17.4m）と，すべてFOLFOX4がそれまで北米での標準とされていたIFLよりも優れているとの結論が出された．こうして初回治療例，既治療例ともにFOLFOX4の標準的治療法としての地位が確立された．

5FU投与部分を簡便化した，FOLFOX6[31]（図2），FOLFOX7[32]も行われているが，使い分けに関する確固とした基準は存在しない．本邦ではこれからFOLFOX療法に関する検討が行われる段階であるが，海外でのデータをふまえたうえで，適切な投与法の検討が必要である．

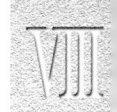

5）経口抗がん剤（フッ化ピリミジン製剤）

経口フッ化ピリミジン製剤は主に国内において明らかなエビデンスのないまま，その利便性により頻用されてきた歴史をもつ．しかし，5FU/LV静注療法（Mayo）群を対照群としてUFT/LV群との比較試験[33]では奏効率（14.5％ vs 11.7％），生存期間（13.4m vs 12.4m）でUFT/LV群の非劣性が示され，安全性と利便性でUFT/LVは優れているとされている．無増悪生存期間では（3.8m vs 3.5m）と5FU/LV群が優れているとの判定であったが，もう一つの同様の比較試験[34]では，奏効率，生存期間，無増悪生存期間においてUFT/LV群の非劣性が示された．これらは欧米人を対象に行った試験であったため，われわれは日本人および米国人を対象にbridging studyを行い，UFT/LVの有効性および安全性のデータが日本人にも外挿可能であることを示した[35]．Capecitabineも5FU/LV静注療法（Mayo）群に対して奏効率（18.9％ vs 15.0％），無増悪生存期間（5.2m vs 4.7m）で良好な成績が示され，生存期間（13.2m vs 12.1m）に関しては非劣性が示された[36]～[38]（本邦では未承認）．

国内においてはTS-1が比較的高い奏効率（37％）[39]を示したことより，実践治療で頻用される傾向にあるが，比較試験は行われておらず，大腸がんの領域では標準治療とは言えない．今後，大規模比較試験でその有用性を検討する必要がある．

経口剤といえども，有害事象のモニタリングは怠るべきではなく，UFT/LVでは下痢，CapecitabineであればHand-Foot症候群などの出現に注意し，必要があれば減量や休薬を行う．

今後，これらの経口フッ化ピリミジン製剤を5FU/LV静注療法に置きかえることが期待されており，FOLFOXの5FU/LVをCapecitabineへ置換したXELOX（CapOx）[40][41]や，FOLFIRIの5FU/LVをCapecitabineへ置換したXELIRI（CapIri）[42]などの治療法の検討が行われている．

6）分子標的治療薬

乳がんに対するTrastuzumab，肺がんに対するgefitinib，慢性骨髄性白血病とGISTに対するimatinibと同様に，分子標的治療薬の大腸がんに対するインパクトは大きい．ヒト化抗血管内皮増殖因子（VEGF）-A抗体であるBevacizumab（BV）は，3種類あるVEGF受容体（VEGFR）のうち，VEGFR-1とVEGFR-2を介した経路を阻害するといわれている[43]．初回治療例に対するIFL＋placebo群とIFL＋BV群との比較試験[44]では奏効率（35％ vs 45％），生存期間中央値（15.6m vs 20.3m），無増悪生存期間（6.4m vs 10.6m）といずれもBV併用群が優っていたが，消化管穿孔，高血圧，出血などのリスクが上昇するとされている．また，既治療例に対するFOLFOX4群とFOLFOX4＋BV群の比較であるECOG3200試験では，生存期間中央値において10.8m vs 12.9mとこちらもBV併用群の優位性が示された[45]．これにより分子標的薬を併用することが標準的とされたため，分子標的薬を併用しない群をコントロールアームとした．SWOG 0303，CALGB 80203などの試験が中止となった．

キメラ型抗上皮成長因子受容体（EGFR）抗体であるCetuximab（C225）は，EGFRに結合することで，その下流のシグナル伝達を阻害する[46]．CPT-11不応性の大腸がん患者に対してC225単剤と，C225＋CPT-11群による比較において，奏効率（10.8％ vs 22.9％），無増悪生存期間（1.5m vs 4.1m）において併用群が優れていた[47]．現在mFOLFOX6 or FOLFIRIに（＋BV）vs（＋C225）vs（＋BV＋C255）の3群を併用する比較試験（SWOG/CALGB 80405）が計画中である．

一方で治療開始2カ月間の薬剤費用が，Bevacizumab併用で2万ドル，Cetuximab併用で3万ドルといった事実は，医療経済学という観点から米国で問題となっており[48]，保険制度の異なる日本においても社会全体の問題として考えてゆく必要がある．

7）高齢者の大腸がん患者に対する治療

米国でがんに罹患する患者の61％が65歳以上であるのに対し，多くの臨床第Ⅱ相，第Ⅲ相試験にエントリーされる患者のうち65歳以上の割合は32％であるという報告がある[49]．すなわち臨床試験の結果が，われわれの診療対象である進行再発大腸がん患者全体に対する結果となりうるかということである．欧州で行われた22の臨床試験にエントリーされ，5FUベースレジメにて治療された3825例についてのレトロスペクティブな解析では，70歳以上と未満の症例について奏効率，生存期間に差を認めず，無増悪生存期間ではむしろ70

VIII. 化学療法の実際

歳以上のほうが若干上回るとの結果が報告された[50]. 5FU不応な例を対象とし, CPT-11単剤治療を70歳以上と未満の患者で比較した試験では, 両者に奏効率, 生存期間中央値に差はなく, 高齢者というだけで減量すべきでないと結論づけている[51].

これらの試験の結果からわかることは, 高齢者であっても, 臨床試験の基準をみたすような比較的状態のよい高齢者であれば, 5FU/LVや, CPT-11単剤のような治療は減量せずに開始すべきであるということである. 基準を満たさない患者についてはどうするべきか, 多剤併用療法に対してはどうなのかなどについては, 今後の問題である.

8) おわりに

進行再発大腸がんの化学療法は新たな局面を迎えている. 単に有効な治療法が増えただけでなく, それらの副作用をコントロールしながら, いかに長く治療を継続できるかということが重要となっている. いくつかの第III相試験を解析した結果, 一次治療が何であれ, 治療経過中に5FU, CPT-11, オキサリプラチンの3剤が投与されている患者の割合が高いほど, 生存期間も延長するという報告[52]があり, 二次三次治療を念頭においた戦略が求められる. 今までの治療が, 一番力のある投手を先発させ, それが打たれた場合控えの投手のレベルが極端にさがるような高校野球型の治療だったとすると, これからの治療は, 先発, 中継ぎ, 抑えにそれぞれ力のある投手を配し, それぞれが重要と考えられているメジャーリーグ型の治療といえよう. オキサリプラチンの神経毒性軽減を目的としたOPTI-MOX試験[53]や, 5FUとCPT-11, またはオキサリプラチンを最初から併用するのか, それとも5FU不応になったあとに使用するのか（その際単剤か併用か）を比較したFOCUS試験[54]など, ユニークな試験が目白押しである. これに経口薬, そして分子標的治療薬がからむため, さらなる変化が予測される. これら海外からのデータを早期に国内に導入するための組織基盤づくりが今後の課題といえよう.

文献

1) Simmonds PC: Colorectal cancer collaborative group: Palliative chemotherapy for advanced colorectal cancer: systematic review and meta-analysis. BMJ 321: 531-535, 2000.
2) Thirion P, et al: Modulation of fluorouracil by leucovorin in patients with advanced colorectal cancer: an updated meta-analysis. J Clin Oncol 22: 3766-3775, 2004.
3) Petrelli N, et al: The modulation of fluorouracil with leucovorin in metastatic colorectal carcinoma: a prospective randomized phase III trial. Gastrointestinal tumor study group. J Clin Oncol 7: 1419-1426, 1989.
4) Poon MA, et al: Biochemical modulation of fluorouracil: evidence of significant improvement of survival and quality of life in patients with advanced carcinoma. J Clin Oncol 7: 1407-1418, 1989.
5) De Gramont A, et al: Randomized trial comparing monthly low-dose leucovorin and fluorouracil bolus with bimonthly high-dose leucovorin and fluorouracil bolus plus continuous infusion for advanced colorectal cancer: a French intergroup study. J Clin Oncol 15: 808-815, 1997.
6) Kohne CH, et al: Randmized phase III study of high-dose fluorouracil given as a weekly 24-hour infusion with or without leucovorin versus bolus fluorouracil plus leucovorin in advanced colorectal cancer: European organization of research and treatment of cancer gastrointestinal group study 40952. J Clin Oncol 20: 3721-3728, 2003.
7) Toxicity of fluorouracil in patients with advanced colorectal cancer: effect of administration schedule and prognostic factors. Meta-Analysis Group In Cancer. J Clin Oncol 16: 3537-3541, 1998.
8) Ozer H, et al: 2000 update of recommendations for the use of hematopoietic colony-stimulating factors: evidence-based, clinical practice guidelines. American Society of Clinical Oncology Growth Factors Expert Panel. J Clin Oncol 18: 3558-3585, 2000.
9) 宇良 敬: 転移性再発大腸癌150例に対する5FU+l-LV療法の治療成績: 第40回日本癌治療学会抄録集. PS49-1, 2002.
10) Cunningham D, et al: Randomised trial of irinotecan plus supportive care versus supportive care alone after fluorouracil failure for patients with metastatic colorectal cancer. Lancet 352: 1413-1418, 1998.
11) Rougier P, et al: Randomised trial of irinotecan versus fluorouracil by continuous infusion after fluorouracil failure in patients with metastatic colorectal cancer. Lancet 352: 1407-1412, 1998.
12) Mertens WC, et al: Improving the care of patients with regard to chemotherapy-induced nausea and emesis: the effect of feedback to clinicians on adherence to antiemetic prescribing guidelines. J Clin Oncol 21: 1373-1378, 2003.
13) Inouc A, et al: Randomized study of dexamethasone treatment for delayed emesis, anorexia and fatigue induced by irinotecan. Support Care Cancer 11: 528-532, 2003.
14) Abigerges D, et al: Irinotecan (CPT-11) high-dose escalation using intensive high-dose loperamide to control diarrhea. J Natl Cancer Inst 86: 446-449, 1994.
15) Kidani Y, et al: Antitumor activity of platinum (II) complexes of 1, 2-diamino-cyclohexane isomers. Gann 71: 637-643, 1980.
16) Extra JM, et al: Phase I study of oxaliplatin in patients with advanced cancer. Cancer Chemother Pharmacol 25: 299-293, 1990.
17) Gamelin L, et al: Prevention of oxaliplatin-related neurotoxicity by calcium and magnesium infusions: a retrospective study of 161 patients receiving oxaliplatin combined with 5-Fluorouracil and leucovorin for advanced colorectal cancer. Clin Cancer Res 10 (12 Pt 1): 4055-4061, 2004.
18) Becouarn Y, et al: Phase II trial of oxaliplatin as first-line chemotherapy in metastatic colorectal cancer patients. Digestive Group of French Federation of Cancer Centers. J Clin Oncol 16: 2739-2744, 1998.
19) Machover D, et al: Two consecutive phase II studies of oxaliplatin (L-OHP) for treatment of patients with advanced colorectal carcinoma who were resistant to previous treatment with fluoropyrimidines. Ann Oncol 7: 95-98, 1996.
20) Douillard JY, et al: Irinotecan combined with fluorouracil compared with fluorouracil alone as first-line treatment for metastatic colorectal cancer: a multicentre randomised trial. Lancet 355: 1041-1047, 2000.

6. 結腸・直腸がん

21) Saltz LB, et al : Irinotecan plus fluorouracil and leucovorin for metastatic colorectal cancer. Irinotecan Study Group. N Engl J Med 343 : 905-914, 2000.
22) Rothenberg ML, et al : Mortality associated with irinotecan plus bolus fluorouracil/leucovorin: summary findings of an independent panel. J Clin Oncol 19 : 3801-, 2001.
23) Goto A, et al : Phase I/II study of irinotecan, 5-fluorouracil, and l-leucovorin combination therapy (modified Saltz regimen) in patients with metastatic colorectal cancer. Int J Clin Oncol 9 : 364-368, 2004.
24) Fujishima H, et al : Phase I study of CPT-11 and bolus 5-FU/ l-leucovorin in patients with metastatic colorectal cancer. Int J Clin Oncol 9 : 92-97, 2004.
25) Andre T, et al : CPT-11 (irinotecan) addition to bimonthly, high-dose leucovorin and bolus and continuous-infusion 5-fluorouracil (FOLFIRI) for pretreated metastatic colorectal cancer. GERCOR. Eur J Cancer 35 : 1343-1347, 1999.
26) 宇良敬ほか転移性大腸癌に対する持続静注型5FU/l-leucovorin+CPT-11併用療法（FOLFIRI療法）の第1相試験：第42回日本癌治療学会抄録集. S20-2, 2004.
27) Andre T, et al : Multicenter phase II study of bimonthly high-dose leucovorin, fluorouracil infusion, and oxaliplatin for metastatic colorectal cancer resistant to the same leucovorin and fluorouracil regimen. J Clin Oncol 17 : 3560-3568, 1999.
28) Rougier P, et al : Antitumour activity of three second-line treatment combinations in patients with metastatic colorectal cancer after optimal 5-FU regimen failure : a randomised, multicentre phase II study. Ann Oncol 13 : 1558-1567, 2002.
29) Rothenberg ML, et al : Superiority of oxaliplatin and fluorouracil-leucovorin compared with either therapy alone in patients with progressive colorectal cancer after irinotecan and fluorouracil-leucovorin : interim results of a phase III trial. J Clin Oncol 21 : 2059-2069, 2003.
30) Goldberg RM, et al : A randomized controlled trial of fluorouracil plus leucovorin, irinotecan, and oxaliplatin combinations in patients with previously untreated metastatic colorectal cancer. J Clin Oncol 22 : 23-30, 2004.
31) Maindrault-Goebel F, et al : Oxaliplatin added to the simplified bimonthly leucovorin and 5-fluorouracil regimen as second-line therapy for metastatic colorectal cancer (FOLFOX6). GERCOR. Eur J Cancer 35 : 1338-1342, 1999.
32) Maindrault-Goebel F, et al : High-dose intensity oxaliplatin added to the simplified bimonthly leucovorin and 5-fluorouracil regimen as second-line therapy for metastatic colorectal cancer (FOLFOX 7). Eur J Cancer 37 : 1000-1005, 2001.
33) Douillard JY, et al : Multicenter phase III study of uracil/tegafur and oral leucovorin versus fluorouracil and leucovorin in patients with previously untreated metastatic colorectal cancer. J Clin Oncol 20 : 3605-3616, 2002.
34) Carmichael J, et al : Randomized comparative study of tegafur/uracil and oral leucovorin versus parenteral fluorouracil and leucovorin in patients with previously untreated metastatic colorectal cancer. J Clin Oncol 20 : 3617-3627, 2002.
35) Shirao K, et al : Comparison of the efficacy, toxicity, and pharmacokinetics of a uracil/tegafur (UFT) plus oral leucovorin (LV) regimen between Japanese and American patients with advanced colorectal cancer : joint United States and Japan study of UFT/LV. J Clin Oncol 22 : 3466-3474, 2004.
36) Van Cutsem E, et al : Oral capecitabine compared with intravenous fluorouracil plus leucovorin in patients with metastatic colorectal cancer : results of a large phase III study. J Clin Oncol 19 : 4097-4106, 2001.
37) Van Cutsem E, et al : Oral capecitabine vs intravenous 5-fluorouracil and leucovorin : integrated efficacy data and novel analyses from two large, randomised, phase III trials. Br J Cancer 90 : 1190-1197, 2004.
38) Hoff PM, et al : Comparison of oral capecitabine versus intravenous fluorouracil plus leucovorin as first-line treatment in 605 patients with metastatic colorectal cancer : results of a randomized phase III study. J Clin Oncol 19 : 2282-2292, 2001.
39) Shirao K, et al : Phase II study of oral S-1 for treatment of metastatic colorectal carcinoma. Cancer 100 : 2355-2361, 2004.
40) Cassidy J, et al : XELOX (capecitabine plus oxaliplatin) : active first-line therapy for patients with metastatic colorectal cancer. J Clin Oncol 22 : 2084-2091, 2004.
41) Shields AF, et al : Treatment of advanced colorectal carcinoma with oxaliplatin and capecitabine : a phase II trial. Cancer 100 : 531-537, 2004.
42) Bajetta E, et al : Randomized multicenter Phase II trial of two different schedules of irinotecan combined with capecitabine as first-line treatment in metastatic colorectal carcinoma. Cancer 100 : 279-287, 2004.
43) Ferrara N, et al : Discovery and development of bevacizumab, an anti-VEGF antibody for treating cancer. Nat Rev Drug Discov 3 : 391-400, 2004.
44) Hurwitz H, et al : Bevacizumab plus irinotecan, fluorouracil, and leucovorin for metastatic colorectal cancer. N Engl J Med 350 : 2335-2342, 2004.
45) Giantonio BJ, et al : High-dose bevacizumab improves survival when combined with FOLFOX4 in previously treated advanced colorectal cancer ; Results from the Eastern Cooperative Oncology Group (ECOG) Study E3200. 2005-ASCO Annual Meeting Abstruct No. 2, 2005.
46) Ciardiello F, et al : Antitumor activity of sequential treatment with topotecan and anti-epidermal growth factor receptor monoclonal antibody C225. Clin Cancer Res 5 : 909-916, 1999.
47) Saltz LB, et al : Phase II trial of cetuximab in patients with refractory colorectal cancer that expresses the epidermal growth factor receptor. J Clin Oncol 22 : 120, 2004.
48) Schrag D : The Price Tag on progress-Chemotherapy for colorectal cancer. N Engl J Med 351 : 317-319, 2004.
49) Lewis JH, et al : Participation of patients 65 years of age or older in cancer clinical trials. J Clin Oncol 21 : 1383-1389, 2003.
50) Folprecht G, et al : Efficacy of 5-fluorouracil-based chemotherapy in elderly patients with metastatic colorectal cancer : a pooled analysis of clinical trials. Ann Oncol 15 : 1330-1338, 2004.
51) Chau I, et al : Elderly patients with fluoropyrimidine and thymidylate synthase inhibitor-resistant advanced colorectal cancer derive similar benefit without excessive toxicity when treated with irinotecan monotherapy. Br J Cancer 91 : 1453-1458, 2004.
52) Grothey A, et al : Survival of patients with advanced colorectal cancer improves with the availability of fluorouracil-leucovorin, irinotecan, and oxaliplatin in the course of treatment. J Clin Oncol 22 : 1209-1214, 2004.
53) Maindrault-Goebel F, et al : Oxaliplatin reintroduction in patients previously treated with leucovorin, fluorouracil and oxaliplatin for metastatic colorectal cancer. Ann Oncol 15 : 1210-1214, 2004.
54) J W Adlard : Assessment of multiple markers for association with response rate (RR) and failure-free survival (FFS) in patients with advanced colorectal cancer (CRC) treated with chemotherapy in the MRC CR08 (FOCUS) randomized trial. 2004 ASCO Annual Meeting Abstract No : 9506, 2004.

The Authors

国立がんセンター中央病院　加藤　健／白尾　国昭

7 肝がん

1) はじめに

　肝細胞がん（以下肝がん）に対する化学療法の適応としては，進行肝がんが対象となる．進行肝がんの明確な定義はないが，第4版原発性肝癌取扱い規約[1]での早期肝細胞がん以外の肝がんとも解釈される．肝がんの治療は，近年ラジオ波凝固療法の登場により，以前よりも大きな肝がんに対しても治療が行われており，治療法の選択に関して議論の余地はあるが，本稿では外科的および内科的な局所療法の適応外とされる進行肝がんに対する化学療法の現状について述べる．

　肝がんの化学療法としては，(1) 油性造影剤の一種であるリピオドールと抗がん剤を含有させ乳濁液（エマルジョン）あるいは懸濁液（サスペンション）を作成し，注入後にゼラチンスポンジ細片で塞栓する肝動脈塞栓療法（tanscatheter arterial embolization：TAE）[2,3]やゼラチンスポンジ細片での塞栓を行なわないtranscatheter arterial chemoembolization：TACE[4]，(2) リザーバーカテーテル留置による動注化学療法，(3) 全身化学療法の三通りに分けられる．今回それぞれについて解説を加える．

2) TAEおよびTACE

　TAEの基本原理は，肝臓は25％の動脈と75％の門脈の二重支配のため，腫瘍を栄養する動脈を塞栓することで壊死効果を期待するものである[2]．その後リピオドールを併用したTAEがスタンダードとなり，現在に至っている．TACEの治療コンセプトは，TAEに準ずるが，TAEほど肝臓に対する阻血壊死効果の影響が少ないということがある．

　適応としては，多血性の肝がんが適応であり，とくに結節型で被膜がある腫瘍は有効である．われわれは腫瘍が広範囲の場合は，固有肝動脈や左右肝動脈からの塞栓を行うこともあるが，多発であっても極力，マイクロカテーテルで，区域または亜区域レベルから塞栓するようにしている．最近では，肝動脈CTを用いることより，腫瘍の区域を正確に把握でき，治療効果の向上がはかれる[5]．また，肝がんの場合，背景肝の肝予備能も問題となり，総ビリルビン値が3.0mg/dl以上では基本的には適応はない[6]．

　用いられている抗がん剤としては，adriamycin，epirubicin，mitomycin C（MMC），cisplatin（CDDP），zinostatin stimalamer（SMANCS）などがあり，リピオドール量としては，腫瘍径や肝障害の程度により異なるが，多くは3～10ml程度で5ml前後が多い．

　治療成績に関して代表的な成績を**表1**に示す[5,7〜14]．しかしTAEおよびTACEの効果に関しては，塞栓物質による阻血壊死効果の影響があるため，抗がん剤自体の有効性については不明であり，抗がん剤の違いでの検討した報告は少ない．TAEでは，cisplatin（CDDP）とdoxorubicin（ADM）で比較しており，奏効率に有意差はないものの，生存率では，CDDP群が有意に良好であったとの報告がある[15]．TACEでは，ADM/MMC，CDDP/ADM/MMC，CDDP/pirarubicin（THP）との3群で比較しているが，奏効率ではCDDP/pirarubicin（THP）が一番良好であったが，生存率では3群間に有意差はなかったとの報告がある[13]．また，TAEとTACEとの比較では，奏効率ではTAE群で有意に良好であったが，生存率には有意差は認めていないと報告されている[14]．

　1990年代に行われた海外のプロスペクティブ無作為化比較試験（RCT）ではTAEは，生存率の改善効果がないと報告されていたが[16,17]，最近ではTAEは生存率の改善に有効であると報告されている[18,19]．

　また新たな抗がん剤SM-11355（lipiodolとのエマルジ

7. 肝がん

表1 肝がんに対するTAEおよびTACEの成績

報告者, Refs	年度	症例数	対象	薬剤	生存率 1-year/3-year/5-year
TAE					
Ikeda et al [7]	1991	158	平均4.55 cm, 単発42%	Doxorubicin, Mitomycin	76.9/ 41.1/ 22.5
Matsui et al [8]	1993	82	4cm以下, 2個以下	Doxorubicin, Mitomycin	100/ 78/ -
Nishimine et al [9]	1994	98	平均3.8 cm, 単発79%	Adriamycin	89/ 59 / 30
Savastano et al [10]	1999	182	平均5 cm, 単発44%	Epirubicin	83/ 40/ 16
Takayasu et al [5]	2001	54	5cm以下, 2個以下	Adriamycin or SMANCS	93/ 77/ -
Okusaka et al [11]	2002	50	Tumor size<25% 88%, 単発22%	SMANCS	90/ 55/ 19
O'Suilleabhain, et al [12]	2003	320	平均9 cm, 単発49%	Cisplatin	31/ 11/ 8
TACE					
Ueno et al [13]	2000	152	平均5.9 cm, 単発47 %	Doxorubicin, mitomycin, Cisplatin, pirarubicin hydrochlorideの組み合わせ	68.8/ 21.6/ 10.1
Ikeda et al [14]	2004	94	Tumor size<10% 82%, 多発56%	Cisplatin	81.6/ 39.8/ 18.3

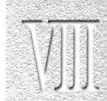

ョン）も開発され，現在治験進行中であるが，phase ⅡのTACEでの成績では16例中9例（56%）がCRであったと報告されており[20]，今後有望な抗がん剤となりうるかもしれない．

3) リザーバーカテーテル留置による動注化学療法

リザーバーカテーテル留置による動注化学療法は，通常上記のTAEおよびTACEにて効果が望めない高度進行肝がんを適応とする施設が多い．われわれの施設では，脈管侵襲を伴う進行肝がんおよびTAE/TACE不応の肝両葉の多発肝がんを対象としている．

リザーバー留置のアプローチとしては，大腿動脈，鎖骨下動脈および上腕動脈があり，われわれの施設では，大腿動脈からのアプローチを主に行っている．胃十二指腸動脈や右胃動脈はコイルにて血流改変術が必要である．その後にリザーバーカテーテルを留置し，下腹部の皮下にポートを埋め込み終了とする．その後，ポート部を介して抗がん剤を反復動注している．

動注化学療法のレジメンに関してはさまざまな報告があるが，それぞれの施設での工夫で有用性が報告されているのが現状である．最近の動注化学療法の成績について表2に示す[21]～[27]．CDDPと5-FU主体の化学療法が多く，それにIFN-αを併用した報告も見受けられる．なかでも最近報告されたSakonら[25]の5-FUとIFN-αとのシンプルなレジメンでの報告は注目に値する．症例は8例と少ないものの，全例Vp3（第3版原発性肝癌取扱い規約による．すなわち第4版であれば，Vp3ないしはVp4に相当する）合併の高度進行肝がんであり，それに対してCR2例，PR5例，奏効率63%と報告している．また合併症も白血球減少を1例に認めたのみで，非常に合併症が少ない．IFN-αには5-FUの効果を増強させることや直接の抗腫瘍効果などさまざまであるが，なかでも腫瘍血管新生を抑制させる働きは重要と報告している．また，肝がん組織のIFNレセプターの有無による治療効果の差も認めており[28]，今後さらなる検討が望まれる．われわれも5-FUのBiochemical modulatorであるleucovorinないしはisovorinを併用したlow dose FP（5-FU＋cisplatin）の動注化学療法の有用性を報告してきたが（図1）[29][30]，同レジメンにIFN-α併用を検討しており，現時点では7例中4例がPRであったことより，さらなる効果が期待できると考える．図2はそのなかの1例である．

また，最近high doseの動注用Cisplatinも肝細胞がんに保険適応となり[31]，後期第Ⅱ相試験では95例中31例（32.6%）の奏効率と報告されており，今後多数例での検討および多剤との併用などについての検討が望まれる．

表2 肝がんに対する動注化学療法の成績

報告者, Refs	レジメン	奏効率	生存率
Toyoda et al 21)	CDDP 5-10 mg/day ia, 5-FU 500mg/day ia	3PR/21(14%)	61.1%(1-year)
Urabe et al 22)	5-FU 750mg/m^2 ia, CDDP 75mg/m^2 ia, MTX 30mg/m^2 ia, leucovorin 30mg/m^2 iv, IFN-α 3MU, im(週3回)	1CR+6PR/15 (47%)	26.7%(2-year)
Okuda et al 23)	CDDP 10mg/day ia, 5-FU 250mg/day ia	9CR+13PR/31(71%)	45.7%(5-year)
Chung et al 24)	CDDP 2mg/kg ia, IFN-α 3MU/m^2,im(週3回)	6PR/18 (33%)	27%(1-year)
Sakon et al 25)	5-FU 450-500 mg/day ia, IFN-α 5MU, im (週3回)	2CR+5PR/8 (63%)	記載なし。
Ando et al 26)	CDDP 7 mg/m^2 ia, 5-FU 170 mg/m^2 ia	4CR+19PR/48 (48%)	45%(1-year), 25%(3-year), 11%(5-year)
Yamasaki et al 27)	CDDP 10mg/day ia, leucovorin 12mg/day or isovorin 12.5 mg/day or isovorin 6.25 mg/day ia, 5 FU 250 mg/day ia	4 CR+10PR/29 (48%)	48%(1-year), 15%(3-year)

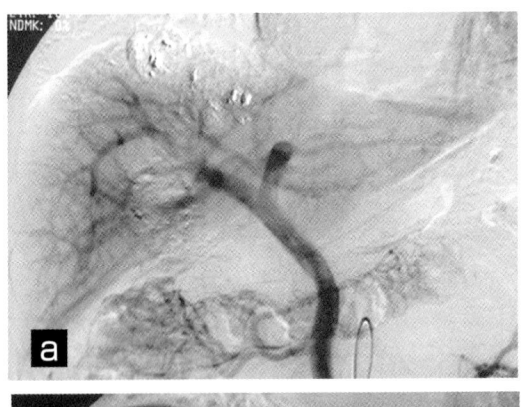

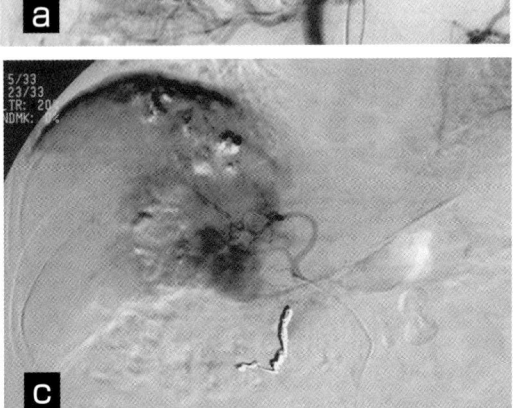

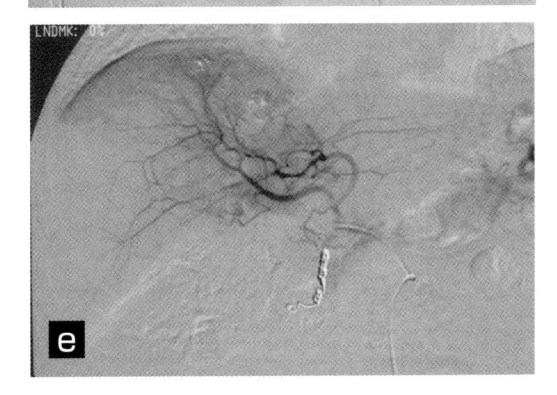

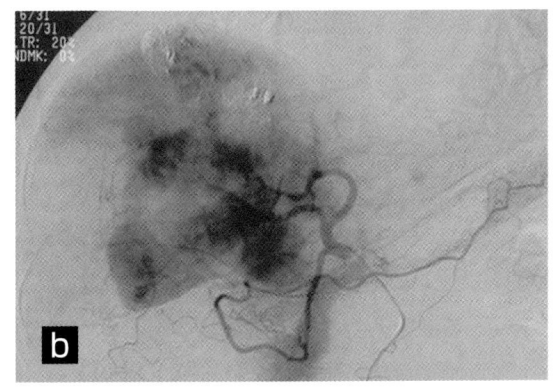

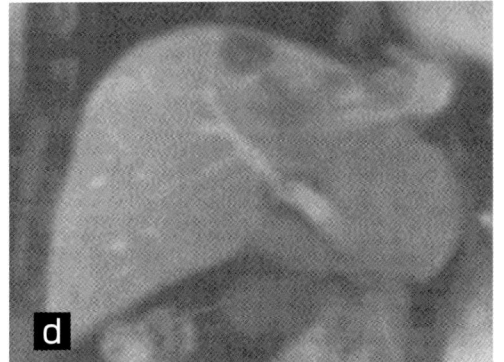

CDDP:cisplatin; 5-FU: 5-fluorouracil; MTX: methotrexate; IFN: interferon

図1 low dose FP+leucovorin動注化学療法にてPRとなった症例

a, b：門脈前区域枝の浸潤像を認めるVp2（矢印）．主腫瘍径8cm大の多発性肝がんに対して動注化学療法を施行．
c：1クール施行後のDSA像．腫瘍の縮小を認め，PRと判定した．
d, e：3クール施行後，門脈の再疎通とさらに腫瘍の縮小を認めた．70.1カ月（2004.8月末現在）生存中である．

7. 肝がん

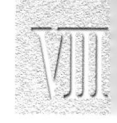

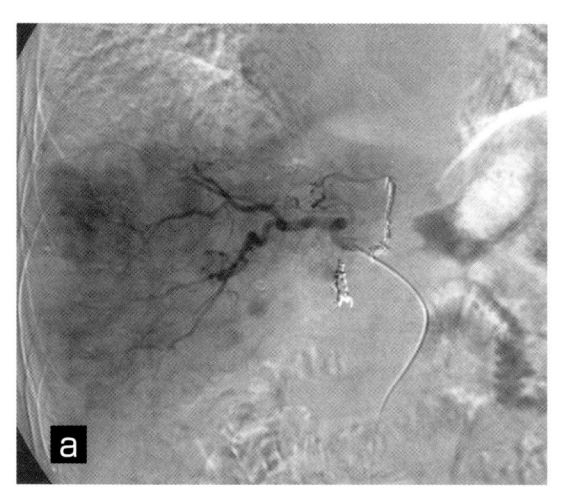

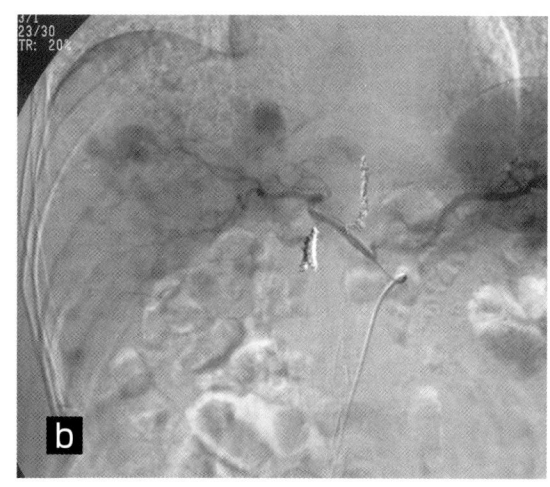

図2 low dose FP＋isovorin動注化学療法およびIFN-α併用にてPRとなった症例．
　　Vp1，最大腫瘍径59mm多発性肝がんに対して同療法を施行．
a：治療前のDSA．
b：治療後のDSA．治療前AFP6385.5ng/ml，AFPL3 44.3％，PIVKA-II 143,600mAU/mlであった腫瘍マーカーが，
　　それぞれ52.3ng/ml，0.5％，41mAU/mlまで低下した．14.3ヵ月（2004.8月末現在）生存中である．

4）全身化学療法

　全身化学療法の適応としては，動注化学療法からもはずれた症例，すなわち肝外転移例が主となると考えられる．全身化学療法の成績を表3に示す[32]〜[35]．しかし，動注化学療法と比較すると，全身化学療法の有効性は限界があるのが現状である[32]．われわれも少数例ではあるが，上記の動注化学療法のレジメンに準じて，CDDP 10mg/1時間，leucovorin 24mg/10分，5-FU250mg/5時間の20回投与で検討し，5例中1例のみに効果（PR）を認めたのみであり[34]，容量の変更を含めたさらなる検討が必要であろう．効果予測としては，血清総ビリルビン値2.0mg/dl以上，腹水，performance status（PS）2・3，門脈本幹の腫瘍栓のいずれか一つでも満たす例では1例も奏効が得られていないとのNagahamaらの報告があり[36]，また同じ施設のOkadaらは，PS2・3，門脈本幹の腫瘍栓，年齢60歳以上の三つが有意な予後不良因子であったとしている[37]．

5）おわりに

　進行肝がんに対する化学療法について概説した．肝がんの化学療法に関しては，パイロットスタディ的な報告が多く，なかなかエビデンスとしての論文は少ないのが現状である．こと肝がん治療は本邦で開発された治療法が多いにもかかわらず，コントロールスタディがほとんどなく国際的な評価を受けていない．今後の化学療法の展望としては，全国規模でのコントロールスタディによる多数例の検討で世界へエビデンスレベルの高い成績を発信していく必要がある．

VIII 化学療法の実際

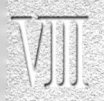

表3 肝癌に対する全身化学療法の成績

化学療法	奏効率	報告者	報告年
5-FU	0/6 (0%)	上野	2002
Tegafur	0/14 (0%)	上野	2002
UFT	1/15 (7%)	上野	2002
Adriamycin	1/15 (0%)	上野	2002
Epirubicin	0/4 (0%)	上野	2002
Mitoxantrone	1/19 (5%)	上野	2002
Etoposide	1/11 (9%)	上野	2002
IFN-γ	0/14 (0%)	上野	2002
Cisplatin	4/43 (9%)	上野	2002
FMP*	9/30 (30%)	上野	2002
5-FU/leucovorin	3/29 (10%)	Eeden	1992
5-FU/IFN-α	0/10 (0%)	Stuart	1996
UFT/leucovorin	0/14 (0%)	Mani	1999
Gemcitabine	5/28 (18%)	Yang	2000
Doxorubicine/IFN-α	1/31 (3%)	Kardinal	1993
Epirubicin/IFN-α	1/30 (3%)	Bokemeyer	1994
Vindesine	0/14 (0%)	Falkson	1995
Etoposide	0/15 (0%)	Wierzbicki	1994
Ifosfamide	0/15 (0%)	Lin	1993
Paclitaxel	0/20 (0%)	Chao	1998
Topotecan	5/36 (14%)	Wall	1997
Tomudex	2/26 (8%)	Rougier	1997
PIAF** 33)	25/149 (16.8%)	Leung	2002
CDDP/5-FU/leucovorin 34)	1/5 (20%)	筆者ら	2003
FMP*35)	15/63 (23.8%)	Yang	2004

*5-FU, mitoxantrone, cisplatinの併用
**cisplatin, α-IFN, adriamycin, 5-FUの併用
文献32)を一部改変

文　献

1) 日本肝癌研究会編：臨床・病理原発性肝癌取扱い規約，第4版．東京，金原出版，2001．
2) Yamada R, Sato M, Kawabata M, et al：Hepatic artery embolization in 120 patients with unresectable hepatoma. Radiology 148：397-401, 1983.
3) Matsui O, Kadoya M, Yoshikawa J, et al：Small hepatocellular carcinoma：treatment with subsegmental transcatheter arterial embolization. Radiology 188：79-83, 1993.
4) Konno T, Maeda H, Iwai K, et al：Effect of arterial administration of high molecular weight anticancer agent SMANCS with lipid lymphographic agent on hepatoma：A preliminary report. Eur J Cancer Clin Oncol 19：1053, 1983.
5) Takayasu K, Muramatsu Y, Maeda T, et al：Targeted transarterial oily chemoembolization for small foci of hepatocellular carcinoma using a unified helical CT and angiography system：analysis of factors affecting local recurrence and survival rates. AJR 176：681-688, 2001.
6) 岡崎正敏, 東原秀行, 小金丸史隆, ほか：肝細胞癌に対する肝動脈塞栓術-切除不能例を中心に. 臨放36：529-534, 1991.
7) Ikeda K, Kumada H, Saitoh S, et al：Effect of repeated transcatheter arterial embolization on the survival time in patients with hepatocellular carcinoma. An analysis by the cox proportional hazard model. Cancer 68：2150-2154, 1991.
8) Matsui O, Kodoya M, Yoshikawa J, et al：Small hepatocellular carcinoma：treatment with subsegmental transcatheter arterial embolization. Radiology 188：79-83, 1993.
9) Nishimine K, Uchida H, Matsuo N, et al：Segmental transarterial chemoembolization with lipiodol mixed with anticancer drugs for nonresectable hepatocellular carcinoma：follow-up CT and therapeutic results. Cancer Chemother Pharmacol 33：60-68, 1994.
10) Savastano S, Miotto D, Casarrubea G, et al：Transcatheter arterial chemoembolization for hepatocellular carcinoma in patients with Child's grade A or B cirrhosis：a multivariate analysis of prognostic factors. J Clin Gastroenterol 28：334-340, 1999.
11) Okusaka T, Okada S, Ueno H, et al：; Transcatheter arterial embolization with zinostatin stimalamer for hepatocellular carcinoma. Oncology 62：228-233, 2002.
12) O⊃Suilleabhain CB, Poon RT, Yong JL, et al：Factors predictive of 5-year survival after transarterial chemoembolization for inoperable hepatocellular carcinoma. Br J Surg 90：325-331, 2003.
13) Ueno K, Miyazono N, Inoue H, et al：Transcatheter arterial chemoembolization therapy using iodized oil for patients with unresectable hepatocellular carcinoma：Evaluation of three kinds of regimens and analysis of prognostic factors. Cancer 88：1574-1581, 2000.

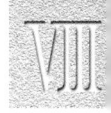

14) Ikeda M, Maeda S, Shibata J, et al: Transcatheter arterial chemotherapy with and without embolization in patients with hepatocellular carcinoma. Oncology 66: 24-31, 2004.
15) Ono Y, Yoshimasu T, Ashikaga R, et al: Long-term results of lipiodol-transcatheter arterial embolization with cisplatin or doxorubicin for unresectable hepatocellular carcinoma. Am J Clin Oncol 23: 564-568, 2000.
16) Bruix J, Llovet JM, Castells A, et al: Transarterial embolization versus symptomatic treatment in patients with advanced hepatocelllular carcinoma: results of a randomized, controlled trial in a single institution. Hepatology 27: 1578-1583, 1998.
17) Pelletier G, Ducreux M, Gay F, et al: Treatment of unresectable hepatocellular carcinoma with lipiodol chemoembolization: a multicenter randomized trial. J Hepatol 29: 129-134, 1998.
18) Llovet JM, Real MI, Montana X, et al: Arterial embolization or chemoembolization versus systemic treatment in patients with unresectable hepatocellular carcinoma: a randomized control trial. Lancet 359: 1734-1739, 2002.
19) Lo CM, Ngan H, Tso WK, et al: Randomized controlled trial of transarterial lipiodol chemoembolization for unresectable hepatocellular carcinoma. Hepatology 35: 1164-1171, 2002.
20) Okusaka T, Okada S, Nakanishi T, et al: Phase II trial of intra-arterial chemotherapy using a novel lipophilic platinum derivative (SM-11355) in patients with hepatocellular carcinoma. Investigational New Drugs 22: 169-176, 2004.
21) Toyoda H, Nakano S, Kumada T, et al: The efficacy of continuous local arterial infusion of 5-fluorouracil and cisplatin through an implanted reservoir for severe advanced hepatocellular carcinoma. Oncology 52: 295-299, 1995.
22) Urabe T, Kaneko S, Matsushita E, et al: Clinical pilot study of intrahepatic arterial chemotherapy with methotrexate, 5-fluorouracil, cisplatin and subcutaneous interferon-alpha-2b for patients with locally advanced hepatocellular carcinoma. Oncology 55: 39-47, 1998.
23) Okuda K, Tanaka M, Shibata J, et al: Hepatic arterial infusion chemotherapy with continuous low dose administration of cisplatin and 5-fluorouracil for multiple recurrence of hepatocellular carcinoma after surgical treatment. Oncol Rep 6: 587-591, 1999.
24) Chung YH, Song IH, Song BC, et al: Combined therapy consisting of intraarterial cisplatin infusion and systemic interferon-_ for hepatocellular carcinoma patients with major portal vein thrombosis or distant metastasis. Cancer 88: 1986-1991, 2000.
25) Sakon M, Nagano H, Nakamori S, et al: Combined intraarterial 5-fluorouracil and subcutaneous interferon-α therapy for advanced hepatocellular carcinoma with tumor thrombi in the major portal branches. Cancer 94: 435-442, 2002.
26) Ando E, Tanaka M, Yamashita F, et al: Hepatic arterial infusion chemotherapy for advanced hepatocellular carcinoma with portal vein tumor thrombosis analysis of 48 cases. Cancer 295: 588-595, 2002.
27) Yamasaki T, Kimura T, Kurokawa F, et al: Prognostic Factors in patients with advanced hepatocellular carcinoma receiving hepatic arterial infusion chemotherapy. J Gastroenterol 40: 171-178, 2005.
28) Eguchi H, Nagano H, Yamamoto H, et al: Augmentation of antitumor activity of 5-fluorouracil by interferon alpha is associated with up-regulation of p27Kip1 in human hepatocellular carcinoma cells. Clin Cancer Res 6: 2881-2890, 2000.
29) Yamasaki T, Kurokawa F, Shirahashi H, et al: Novel arterial infusion chemotherapy using cisplatin, 5-Fluorouracil, and leucovorin for patients with advanced hepatocellular carcinoma. Hepatol Res 23: 7-17, 2002.
30) Yamasaki T, Kurokawa F, Takami T, et al: Arterial infusion chemotherapy using cisplatin, 5-fluorouracil, and isovorin for patients with advanced hepatocellular carcinoma, pilot study: Is a high dose of the biochemical modulator effective? Hepatol Res 27: 36-44, 2003.
31) 古江 尚: シスプラチン肝動注製剤-DDP-H-. 日本臨床 59: 670-673, 2001.
32) 上野秀樹, 奥坂拓志, 岡田周市: 肝癌への化学療法は予後改善にどの程度寄与しているか？ 臨床消化器内科 17: 1361-1367, 2002.
33) Leung TW, Tang AM, Zee B, et al: Factors predicting response and survival in 149 patients with unresectable hepatocellular carcinoma treated by combination cisplatin, interferon-alpha, doxorubicin and 5-fluorouracil chemotherapy. Cancer 94: 421-427, 2002.
34) 山崎隆弘, 木村輝昭, 高見太郎, ほか: 肝癌―進行肝癌に対する持続動注化学療法を中心に. 臨床と研究 80: 1227-1233, 2003.
35) Yang TS, Chang HK, Chen JS, et al: Chemotherapy using 5-fluorouracil, mitoxantrone, and cisplatin for patients with advanced hepatocellular carcinoma: an analysis of 63 cases. J Gastroenterol 39: 362-369, 2004.
36) Nagahama H, Okada S, Okusaka T, et al: Predictive factors for tumor response to systemic chemotherapy in patients with hepatocellular carcinoma. Jpn J Clin Oncol 27: 321-324, 1997.
37) Okada S, Okazaki N, Nose H, et al: Prognostic factors in patients with hepatocelluar carcinoma receiving systemic chemotherapy. Hepatology 16: 112-117, 1992.

The Authors

山口大学　山崎隆弘／沖田　極

8 膵臓がん

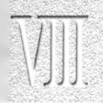

1) はじめに

膵管がん（以下，膵がんとする）は消化器がんのなかでもっとも予後不良な難治がんである．その原因として，診断時すでに高度な局所脈管浸潤や肝を中心とした遠隔転移を認め，切除不能（非適格）である患者が多い（約70％）ことがあげられる．また，切除術後の再発も術後2年以内の比較的早期に認められる．切除不能患者および切除術後の再発に対する治療法の中心は，放射線あるいは抗がん剤による化学療法であるが，最近まで膵がんに対する化学療法の治療成績はきわめて不良であった．

2001年4月から本邦で使用が開始された塩酸ゲムシタビンは，生存期間の延長，疼痛緩和効果において，従来の5-FUを含めた抗がん剤に比べ明らかに有効であり，現時点での膵がん化学療法における中心的な役割を担いつつある．ここでは，塩酸ゲムシタビンを用いた膵がんに対する化学療法施行時の留意点およびその治療成績を中心に述べる．

2) 化学療法が適応となる患者

膵がんにおいて化学療法の適応となる患者は，その病態に応じて以下のように分けられる．

(1) 膵切除不能（非適格）患者
ⅰ) 遠隔転移（肝，腹膜播種，肺など）を有する患者に対する全身化学療法（メモ1）
ⅱ) 局所進行膵がんのうち放射線療法適応患者に対する同時化学放射線療法（メモ2）

(2) 膵切除施行患者
ⅰ) 膵切除術後に局所あるいは遠隔転移再発をきたした症例に対する全身化学療法
ⅱ) 膵切除術後の再発予防を目的として行う全身化学療法

これらの病態に対する薬剤の投与方法は全身投与が基本となるが，肝転移の予防あるいは治療を目的として選択的に肝動脈内注入，門脈内持続注入も本邦を中心として行われている（メモ3）．

> **メモ1**：遠隔転移臓器への転移があるかどうかの全身検索のための検査としては，FDG-PETが有用である．また，膵がんの遠隔転移としてもっとも多い肝転移の検索には，thin sliceによるMultidetector CT（MDCT）とFeの造影剤を使用したSPIO-MRIがその描出に優れている．
>
> **メモ2**：局所進行膵がんとは，高度な門脈浸潤あるいは腹腔動脈，総肝動脈，上腸間膜動脈などへの動脈浸潤を有する病態を指すが，そのうち化学放射線療法（抗がん剤を放射線の増感剤として併用する治療）の適応となる病態は，傍大動脈リンパ節転移が存在しない患者である．傍大動脈リンパ節に転移が存在する場合は，照射野が10cmを超えてしまい，正常組織に対する障害を考慮すると化学放射線療法の適応とはならず，全身化学療法の適応となる．また，膵癌取り扱い規約（第5版）上，傍大動脈リンパ節転移は遠隔転移（M1）と定義され，病期としてはStage IVbとなりきわめて予後不良である．
>
> **メモ3**：1カ所でも遠隔転移を有する膵がん患者は，流血中を含めてすでに全身にがん細胞が撒布されていると考えられており，局所に対する抗がん剤投与が予後延長効果をもたらすという考え方には欧米を中心として懐疑的な意見が多い．

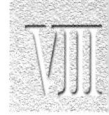

3) 化学療法施行前の留意点

(1) 病状説明

化学療法を施行する前に，まず，患者および家族にきちんとした病状説明を行うことが大切である．治療法としてなぜ化学療法が適応となるのかを説明し，薬剤の投与方法，投与スケジュールおよび副作用についても十分説明しておく．

(2) performance status (PS) の改善

化学療法の有効性は，それぞれの薬剤に対するがん細胞の感受性によるところが大きいが，より重要な点は，いかに化学療法を継続して行うことができるかである．化学療法が適応となる進行膵がん患者は，診断時に閉塞性黄疸，高度な疼痛，糖尿病，低栄養といった症状によるPSの低下を伴うことが多く，化学療法開始までにこれらの症状をすみやかに軽減することが重要である．

a. 減黄処置

膵頭部がんの患者は，閉塞性黄疸にて発症することも多い．内視鏡的逆行性胆道ドレナージ（ERBD），あるいは十二指腸浸潤による狭窄のため内視鏡的アプローチが困難な場合は，経皮経肝的胆道ドレナージ（PTCD）により減黄を行う．化学療法開始時に総ビリルビン値3.0mg/dl以下，GOT，GPT値は正常上限の3倍以下とすることが望ましい．

b. 疼痛緩和

経口モルヒネ製剤，経口摂取不良の場合はモルヒネパッチを積極的に使用し，疼痛緩和を行う．

c. 糖尿病コントロール

著しい高血糖は脱水を引き起こし，脳梗塞，心筋梗塞などの合併症を併発する可能性がある．進行膵がんの予後を考慮するとあまり細かい血糖管理は必要ないが，経口血糖降下剤，インスリン投与にてコントロールするのが好ましい．

4) 化学療法剤と治療プロトコール

(1) 塩酸ゲムシタビン
（ジェムザール®，日本イーライリリー）

a. 投与方法

塩酸ゲムシタビン（GEM）は，現時点での膵がん化学療法における第一選択となる薬剤である．GEMによるもっとも標準的な経静脈的全身化学療法の治療プロトコールを図1-①に示す．輸液メニューとしては，まず制吐剤として5HT3拮抗剤を投与し，引き続いてジェムザールを800mg/m^2/回の量で投与する．欧米の文献では投与量として1,000mg/m^2/回が推奨されているが，副作用としての骨髄抑制（白血球減少，血小板減少）の面からこの投与量で3投1休を継続することはきわめて困難である（メモ4）．したがって，1クール目の投与量は800mg/m^2/回から開始するのが望ましい．さらに，最近，高橋らは患者個々における毒性と効果の相違に着目し，治療継続が最大の効果を生み出すという観点から「個別化最大継続可能量」という概念を提唱しており[1]，われわれも，70歳以上の高齢者やPS2以上の患者では，600mg/m^2/回の投与量で開始し，治療を継続することがもっとも高い治療効果を生み出すと考えている．

> メモ4：GEM投与に伴いもっとも留意すべき副作用は骨髄抑制である．投与前日または当日に採血をおこない，白血球（好中球）数，血小板数，赤血球数を必ずチェックする．一般的には，白血球（好中球）数2,000（1,000）以下，血小板数7万以下，Hb 8.0以下のいずれかが認められるときは延期する．また，高度な白血球（好中球）減少1,000（500）/mm^{3}以下を認めた場合は，G-CSF投与（ノイトロジン100μg皮下注）を行う．

一方，放射線との併用による化学放射線療法においては，放射線との併用による重篤な副作用を考慮し，われわれの施設ではGEM投与量を250mg/m^2/回とし，6週間（照射期間中），週1回投与している（図1-②）．照射終了後，最低3週間あけてから外来で化学療法単独プロトコールと同様に補助化学療法を継続する．この際，化学放射線療法後の患者は，GEM投与に伴う骨髄抑制の程度が重篤になりやすく，3投1休を継続す

VIII 化学療法の実際

① GEMによる全身化学療法

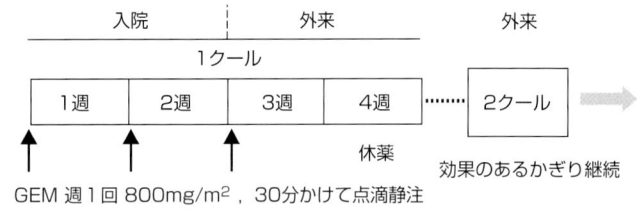

```
        入院          外来              外来
      ┌─────1クール─────┐
      │1週│2週│3週│4週│ …… 2クール
                    休薬
      ↑   ↑   ↑           効果のあるかぎり継続
   GEM 週1回 800mg/m², 30分かけて点滴静注
```

（輸液メニュー、末梢静脈より投与）
① ゾフラン（4mg）1A（5HT₃拮抗剤）を生理食塩水100mlに溶解し、30分で点滴静注
引き続き、
② ジェムザール 800mg/m²を5%糖液100mlに溶解し30分で点滴静注（メモ5）

メモ5：初回投与後、嘔気、嘔吐の副作用がなければ、次回投与からは5HT₃拮抗剤の投与は不要．
また、ジェムザールの溶解は生理食塩水でもよいが、5%糖液を用いたほうが血管痛が少ない．

② GEM併用放射線療法

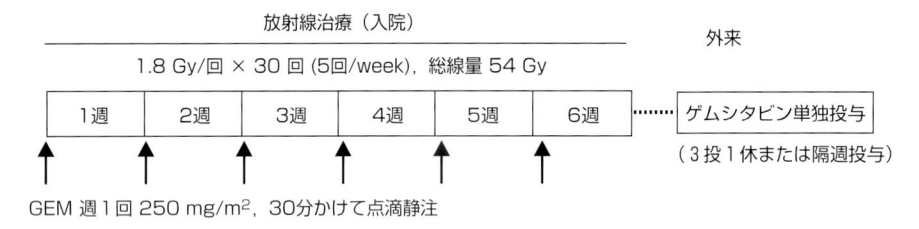

```
         放射線治療（入院）                    外来
   1.8 Gy/回 × 30回（5回/week）、総線量 54 Gy
   │1週│2週│3週│4週│5週│6週│ …… ゲムシタビン単独投与
   ↑   ↑   ↑   ↑   ↑   ↑      （3投1休または隔週投与）
   GEM 週1回 250 mg/m², 30分かけて点滴静注
```

図1 塩酸ゲムシタビン投与方法

ることが困難であり，隔週投与になるケースも多い．

また，肉眼的治癒切除術後の遠隔転移再発患者の治療としてジェムザールを用いる場合も，**図1-①**のプロトコールに準じて投与する．留意点として化学放射線療法後の患者に投与する場合と同様，骨髄抑制が重篤であり[2]，やはり1回投与量の減量，隔週投与といった工夫が必要となる．

b. 治療効果判定

化学療法の治療効果判定は，腫瘍マーカーの推移およびCT，MRIあるいはFDG-PET検査による画像診断にて行う．化学療法が適応となる進行膵がんにおいては約80%の患者で，CA19-9値が上昇している（**メモ5**）．化学療法開始後，1カ月ごとに腫瘍マーカーを測定し治療効果判定を行う．CTあるいはMRI検査は，いずれかを治療開始後2カ月後（2クール終了時）に検査し，腫瘍縮小効果を評価する．一般的には，画像による腫瘍サイズ，個数の変化より，腫瘍マーカーの変化が先行するため，その後の画像検査の日程は，腫瘍マーカーの推移をみながら決定する．

> **メモ5**：CEA，Dupan-2，Span-1なども膵がん患者において上昇することがあり，CA19-9が上昇していない患者においては，これらのマーカーが病勢の指標になるかどうかを評価しておくことも必要である．いずれの腫瘍マーカーも上昇していないときは，画像検査により治療効果判定を行う．

c. 治療成績

1997年に米国から報告された進行膵がん患者に対するGEMと5-FUとのRandomized controlled trial（RCT）において，生存期間中央値（MST）が5-FU（n=63）の4.4カ月に対してGEM（n=63）では5.7カ月と有意な生存期間の延長効果を示した．さらに，がん性疼痛の軽減を含めたClinical Benefit Response（CBR）においても，5-FUの4.8%に対してGEMは23.8%と良好な結果であった[3]．また，本邦における遠隔転移を有する進行膵がんを対象にした第I相臨床試験でも，奏効率18%，MST 6.3カ月という良好な結果が得られている[4]．当科でも本邦での認可と同時に2001年4月からGEMの使用を開始した．遠隔転移を有する患者の予後をGEM導入前後で比較してみると，**図2**に示すようにGEM導入後のMSTは有意に延長しており，現時点での進行膵がんに対する第一選択薬と考えている．さらに，骨髄抑制がGEMのもっとも頻度の高い副作用であるが，この点に注意すれば，GEMの使用開始以前に行われていた多剤併用療法に比べ，悪心，嘔吐などの消化器症状は少なく，外来ベースでの治療が可能である点はQOLを保つという観点から特筆すべきである．

8. 膵臓がん

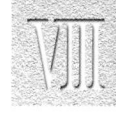

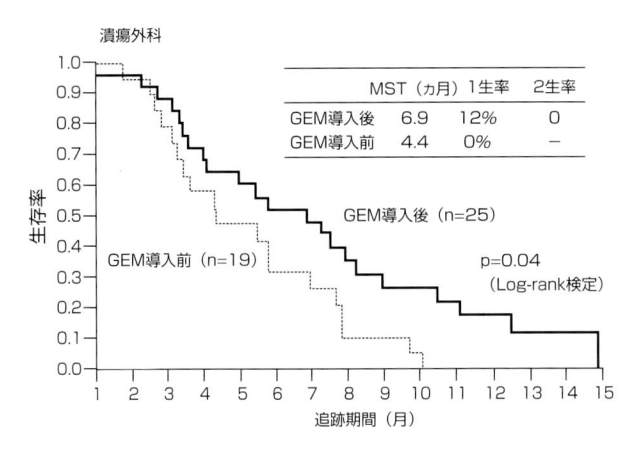

図2 遠隔転移を有する膵がん患者の生存期間
（1999年1月～2002年12月，京都大学腫瘍外科）

	MST（ヵ月）	1生率	2生率
GEM導入後	6.9	12%	0
GEM導入前	4.4	0%	―

p=0.04（Log-rank検定）

（2）塩酸ゲムシタビンを中心とした多剤併用療法（Gemzar-based combination therapy）

GEMは進行膵がんに対する第1選択薬ではあるが，その奏効率は10％前後であり，さらなる治療成績の向上が必要である．現在，GEMを中心とした多剤併用療法の試みが精力的に行われており，表1に現在までに発表された主な第Ⅲ相臨床比較試験の結果を示す．併用薬剤としては5-FU，CDDP，Irinotecan，Exatecan，Oxaliplatinである．これらの薬剤とGEMの併用療法による治療成績としては，奏効率，進行までの期間においては良好な結果が得られたが，表1に示すようにいずれのプロトコールも平均生存期間での有意差は認められていない．残念ながら，現在までのところ，GEMとの併用により明らかに生存期間を延長させる薬剤はないのが実情である．

（3）塩酸ゲムシタビン定速投与法

併用療法とは別にGEMの投与法に着目した検討も行われている．GEM 1,500mg/m^{2}を10mg/m^2/minの速度で行う定速点滴静注により，DNA合成阻害に必要とされるGEMの代謝産物であるdFdCTPの細胞内濃度を長時間にわたり高濃度に保つことが可能であることが示された[5]．この理論に基づいて，Temperoらは，2,200mg/m^{2}のGEMを30分で投与する従来法と前記の定速投与法との第Ⅱ相比較試験を行い，MSTにおいて従来法の5ヵ月に比べ，定速投与法では8ヵ月と有意に良好な結果を得ており[6]，現在，Eastern Oncology Groupによる第Ⅲ相臨床試験が進行中である．保険で承認されている膵がん化学療法に有効な薬剤がGEMだけである本邦においては，GEMを30分で投与する通常の方法で治療効果が乏しい場合，薬剤はGEMのままとし，定速投与法に投与方法を変更してみるのもひとつの選択である．

（4）5-FU（フルオロウラシル®，協和発酵）

5-FUはGEM導入以前において膵がんに対してもっとも多用されてきた抗がん剤であるが，単剤での奏効率は低く，主に，GEM導入以前における放射線増感剤として使用されてきた．他剤との併用による効果については，CDDPとの併用において，奏効率20％という比較的良好な結果が示されたが，その後の5-FU単剤とのRCTにおいて生存期間の延長効果は得られなかった[7]．最近，5-FU，CDDP，Epirubicin，GEM（CDDP，Epirubicinは膵がんに対して未承認）の4剤併用療法が

表1 進行膵癌に対するGEMを中心とした第Ⅲ相臨床試験

薬剤	患者数	MST（ヵ月）	p値	報告年	報告者
<化学療法剤>					
GEM vs 5-FU	126人	5.7 vs 4.4	p=0.0025	1997年	Burris
5-FU+GEM vs GEM	322人	6.7 vs 5.4	ns (p=0.11)	2002年	Berlin
CDDP+GEM vs GEM	192人	7.6 vs 6.0	ns (p=0.12)	2003年	Heinemann
Irinotecan+GEM vs GEM	342人	6.3 vs 6.6	ns (p=0.79)	2004年（JCO）	Rocha Lima
Exatecan +GEM vs GEM	349人	6.7 vs 6.2	ns (p=0.52)	2004年（ASCO）	Heinemann
Oxaliplatin+GEM vs GEM	326人	9.0 vs 7.1	ns (p=0.13)	2004年（ASCO）	Louvet C
<分子標的薬剤>					
Bay12-9566 vs GEM	277人	3.7 vs 6.7	p=0.0001	2000年	Moore
Marimastat vs GEM	205人	4.2 vs 5.6	ns	2001年	Bramhall
R115777+GEM vs GEM	688人	3.2 vs 3.0	ns (p=0.75)	2002年	Van Cutsem
ISIS2503+GEM	48人	6.6	―	2003年	Alberts

注：GEM，5-FU以外の薬剤は膵癌に対して未承認（2004年11月現在）

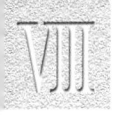

GEM単独投与群よりも有意に1年および2年生存率を改善したと報告された[8]．しかしながら，grade 3以上の骨髄抑制の発現はGEM単独投与群よりも有意に多かった．遠隔転移を有する患者では，黄疸，がん性腹水，栄養状態不良を伴うことも多く，毒性発現の強い多剤併用療法は，現時点において膵がんに対する標準治療として確立されるには至っていない．

(5) TS-1（ティーエスワン，大鵬薬品，膵がんに対して未承認）

TS-1は，5-FUのプロドラッグであるテガフールにギメラシルとオテラシルカリウムを配合した抗がん剤であり，主に胃がん，大腸がんの化学療法に用いられている（2004年11月現在）．TS-1の進行膵がんに対する効果は，国内前期第Ⅱ相臨床試験において奏効率21%と良好な成績を示し，現在，後期第Ⅱ相臨床試験が本邦において進行中である[9]．さらに，国内において行われたTS-1とGEMの併用化学療法による第Ⅰ/Ⅱ相臨床試験の結果では，重篤な副作用はなく，47%と高い奏効率が認められた[10]．その投与プロトコールを図3に示す．今後，第Ⅲ相臨床試験を行い，その結果を慎重に評価する必要があるが，TS-1/GEM併用療法は，膵がん化学療法におけるfirst lineあるいはsecond lineになる可能性があると思われる．

(6) 5-FU/葉酸併用療法（ESPAC-1：European Study Group for Pancreatic Cancer）

これまで膵がん切除後の補助化学療法の有用性が示された報告はほとんどなかった．最近，ヨーロッパで膵がん切除術後における化学療法および化学放射線療法それぞれの有用性に関する大規模な第Ⅲ相臨床比較試験が行われた（ESPAC-1）[11]．対象は，肉眼的治癒切除後の患者550人であり，化学療法では，6カ月間，毎月5日間，5-FU 425mg/m^{2}と葉酸20mg/m^2（葉酸は膵がんに対して未承認）の併用化学療法を行う治療群と無治療群との比較が行われ，化学放射線療法では，増感剤として5-FUを併用し（週1回投与），40Gyを照射した治療群と無治療群との比較が行われた．結果は非常に興味深いものであり，化学放射線療法では，治療群のMST 15.5カ月と無治療群のMST 16.1カ月との間に有意な差を認めなかったが，化学療法では，治療群のMSTは19.7カ月と無治療群の14.0カ月に比べ有意な生存期間の延長を認め，術後単独化学療法施行の有用性が示された（図4）．この結果を受けて，現在，GEM単剤と5-FU/葉酸における第Ⅲ相臨床比較試験がESPAC-3として進行中である．

また，本邦においても，膵がん切除例に対するGEMを用いた術後補助化学療法の評価を目的として，GEM投与による治療群と無治療群における第Ⅲ相臨床比較試験が進行中である．

5) 分子標的薬剤

膵がんの発がんあるいは浸潤・転移に関与する分子が解明されるに伴い，いくつかの分子標的薬剤による進行膵がん治療の可能性も模索されている（表1）．

(1) Matrix metalloproteinase（MMP）阻害薬

膵がん細胞が細胞外基質分解酵素であるMMP-2, 9を産生し，浸潤・転移に関与していることが報告されており，その阻害薬であるBAY12-9566とmarimastatの有効性の検討がGEM単剤との比較において行われたが，残念ながらいずれの試験においてもGEM単独投与群の成績が有意に良好であるとの結果が示された[12]．

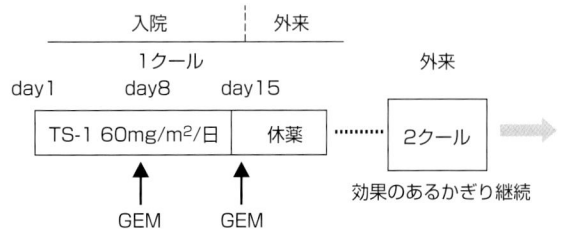

図3 TS-1＋GEM投与方法
注：TS-1は膵がんに対して未承認（2004年11月現在）

葉酸 20mg/m^{2}を静脈内急速注射，続いて5-FU 425mg/m^{2}を静脈内急速注射（メモ7）これを連続5日間投与し，28日毎に6サイクル，計24週間おこなう．

（メモ7） 寒冷療法：5-FU投与5分前から，口内に氷片を最低10分間保持することにより，口内炎の程度を軽減できる．

図4 5-FU＋葉酸投与方法（ESPAC-1）

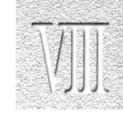

(2) Farnesyltransferase (Ftase) 阻害薬

Farnesyltransferaseはras蛋白の機能発現に必須とされる酵素である．膵がんにおいては約90％においてK-rasの変異が認められることから，FTase阻害薬のひとつであるR115777の有効性についての第Ⅲ相臨床試験が行われた．GEM＋R11577併用群とGEM＋Placebo群の比較試験の結果，両群間でMSTに差は認められなかった．また，Albertsらは，K-rasの変異に伴いH-rasの増強が認められることに着目し，H-rasのアンチセンス剤，ISIS-2503とGEMの併用による第Ⅱ相臨床試験の結果を発表した．奏効率10％，MST6.6カ月でGEM単独のそれぞれ5％，5.7カ月を上回る結果であり，大規模試験の開始が予定されている．

(3) Epidermal Growth Factor (EGF) 阻害薬

膵がんにおいてはEGFRの過剰発現がみられ，これが増殖に関与している可能性が示唆されてきた．Abbruzzeseらは，EGFRに対するモノクローナル抗体であるIMC-C225を用いたGEMとの併用による第Ⅱ相臨床試験を行い，PR12％，SD39％と良好な腫瘍制御率が得られたことを示した[13]．

6) おわりに

塩酸ゲムシタビンの登場以前，膵がん患者の約70％を占める進行膵がん患者に対する有効な治療法は皆無に近く，治療の中心は，疼痛緩和を中心としたBest Supportive Careであった．しかしながら，近年，塩酸ゲムシタビンによる化学療法が，明らかに延命効果をもたらすこと，さらに疼痛緩和にも有用であることが示され，切除不能膵がんの治療に一縷の望みが出てきたように思われる．現在，塩酸ゲムシタビンとほかの抗がん剤あるいは分子標的薬剤の併用に関する臨床試験が世界中で精力的に行われている．近い将来，胃がん，大腸がんなどほかの消化器がんの治療成績に近づくような有効な膵がん化学療法の確立が期待される．

文献

1) 高橋豊, 山下要, 北方秀一, ほか：Tumor dormancy therapyに基づく新しい抗癌剤の投与量設定法. 医学のあゆみ 203：159-160, 2002.
2) Onoue M, Terada T, Okuda M, et al：Surgical resection deteriorates gemcitabine-induced leukopenia in pancreatic cancer. Int J Clin Oncol 19：174-178, 2004.
3) Burris HA 3rd, Moore MJ, Andersen J, et al：Improvement in survival and clinical benefit with gemcitabine as first-line therapy for patients with advanced pancreas cancer：a randomized trial. J Clin Oncol 15：2403-2413, 1997.
4) Okada S, Ueno H, Okusaka T, et al：Phase I trial of gemcitabine in patients with advanced pancreatic cancer. Jpn J Clin Oncol 31：7-12, 2001.
5) Grunewald R, Kantarjian H, Du M, et al：Gemcitabine in leukemia；A phase I clinical, plasma, and cellular pharmacology study. J Clin Oncol 10：406-413, 1992.
6) Tempero M, Plunkett W, Van Haperen VR, et al：Randomized Phase II Comparison of Dose-Intense Gemcitabine：Thirty-Minute Infusion and Fixed Dose Rate Infusion in Patients With Pancreatic Adenocarcinoma. J Clin Oncol Jul 28, 2003.
7) Ducreux M, Rougier P, Pignon JP, et al：A randomized trial comparing 5-FU with 5-FU plus cisplatin in advanced pancreatic carcinoma. Ann Oncol 13：1185-1191, 2002.
8) Reni M, Cordio S, Passardi A, et al：Final results of a phase III trial of gemcitabine (G) versus PEFG regimen in stage IVA or metastatic pancreatic adenocarcinoma (PA). ASCO：Abstract#4010, 2004.
9) Okada S, Okusaka T, Ueno H, et al：A phase II and pharmacokinetic trial of S-1 in patients with advanced pancreatic cancer. ASCO：Abstract#682, 2002.
10) Nakamura K, Yamaguchi T, Ishihara T, et al：A phase I/II study of gemcitabine (GEM) with oral S-1 in metastatic pancreatic carcinoma. ASCO：Abstract#4134, 2004.
11) Neoptolemos JP, Dunn JA, Stocken DD, et al：Ajuvant chemoradiotherapy and chemotherapy in resectable pancreatic cancer：a randomised controlled trial. Lancet 358：1565-1566, 2001.
12) Bloomston M, Zervos EE, Rosemurgy AS 2nd, et al：Matrix metalloproteinases and their role in pancreatic cancer：a review of preclinical studies and clinical trials. Ann Surg Oncol 9：668-674, 2002.
13) Xiong HQ, Abbruzzese JL：Epidermal growth factor receptor-targeted therapy for pancreatic cancer. Semin Oncol 29：31-37, 2002.

The Authors

京都大学大学院　　藤本　康二／土井　隆一郎
大阪府済生会野江病院　　今村　正之

VII 化学療法の実際

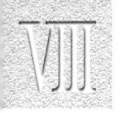

9 乳がん

1) はじめに

　乳がんに対するアンソラサイクリン系，タキサン系をはじめとする細胞毒性抗がん剤の奏功率は，固形がんに対する化学療法のなかで最も高いもののひとつである．そこで短絡的に，乳がんには化学療法を行えばよいと考えるのは誤りである．乳がん治療には大きく，初期治療と転移・再発後治療とがあり，それぞれにおいて外科手術や放射線照射，薬物治療などが複雑に絡み合った治療複合体が形成されている．薬物治療だけでもホルモン療法，モノクロナール抗体療法，化学療法などを使い分ける必要がある複雑な治療体系をよく理解したうえでの適切な化学療法の使用が求められるのである．

2) 初期治療 (Primary Treatment Complex) とは

　局所治療としての外科手術と放射線照射，全身治療としての化学療法とホルモン療法，これらすべてを包括して乳がんの完全治癒を目的に行う治療を初期治療 (Primary Treatment Complex) とよぶ．19世紀の終わりから1980年代前半まで，乳がんは局所疾患 (local disease) であると考えられていた．局所疾患説のもとでの乳がん治療は外科手術が中心で，その他の治療は術後あるいは術前に行われる補助的なものにすぎないと考えられてきた．しかし1980年代後半には，それまでに蓄積された臨床試験成績に基づき，"乳がんは早い時期から微小遠隔転移を伴い，全身に広がっている可能性がある"という乳がん全身疾患説が，乳がん治療を考える際の基本的な考え方として受け入れられるようになってきた．この全身疾患説に基づき，外科手術，放射線照射による局所治療に加え，全身治療である化学療法とホルモン療法が重視されるようになってきた．これらの薬物治療の目的は，臨床的にその存在をとらえることのできない，いわゆる微小転移を制御することにより，将来起こりうる転移，再発を阻止することにある．

3) 転移・再発後治療とは

　初期治療を実施したにもかかわらず，10年以内に転移，再発を来す症例が約3割存在する．また初診時にすでに遠隔転移を伴う症例が，約5％程度存在する．これらに対しての治療の目的は症状の緩和とQOLを維持したうえでの延命となる．転移，再発は早い時期から全身に広がっていた微小転移病巣が，初期治療を施行したにもかかわらず残存し，年月とともに増殖をくり返し，画像あるいは臨床的に目に見える形となってあらわれてきたものである．このような転移性乳がんとよばれる段階はまさに全身病であり，外科手術あるいはQOLを明らかに損なうような化学療法をもってしても治癒を得られるわけではない．副作用の軽度なホルモン療法やモノクロナール抗体療法（ハーセプチン®），副作用を最大限考慮した化学療法などの全身治療と，外科手術，放射線照射による局所治療を駆使して，あくまで症状の緩和とQOLの維持を第一義的に考えた治療戦略を立てていく必要がある．

4) どちらの治療を行うか？

　乳がんの確定診断がなされると同時に，臨床医がまず判断しなければならないことは，治癒を目的とした治療を行っていくべき乳がん (early stage breast cancer) であるのか，治癒の可能性が低い乳がん (locally advanced and inflammatory breast cancer）であるのか，治癒の可能性の乏しい乳がん（metastatic breast cancer）であるのかの見極めである．TNM-UICC分類第6版の臨床病期（2002）（**表1**）では，ⅢB期が治癒の可能性が低い乳がん（locally advanced and inflammatory breast cancer）に相当すると考えてよい．early stage breast cancerに対しては初期治療を，metastatic breast cancerには転移・再発後治療を，locally advanced and inflammatory breast cancerに対しては，転移・再発後治療への移行を十分考慮に入れたうえで治癒を目指す，induction（neoadjuvant）chemotherapyを行っていくことになる．

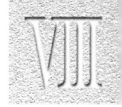

5）初期治療の選択

初期治療には，外科手術，放射線照射，化学療法，ホルモン療法の4つの選択肢がある．外科手術には大きく，乳房温存術と乳房切除術とがあり，また腋窩リンパ節郭清を施行する場合と省略する場合の，それぞれ2つのオプションが存在する．乳房温存術やセンチネルリンパ節（SLN）生検による腋窩リンパ節郭清の省略は，ともに十分な精度管理がなされた施設でのみ施行されるべき手技である．放射線照射は乳房温存術後の乳房に対し，局所再発を制御する目的で施行される．化学療法はその施行時期により，術前化学療法と術後化学療法に大きく分けられる．ホルモン療法は，ホルモン受容体陽性（ERまたはPR陽性）乳がんのみに選択可能な治療である．

6）外科手術の選択

(1) 温存可能症例

臨床病期Ⅰ期（腫瘍径が2cm以下で腋窩リンパ節転移が触知できない）およびⅡA期（腫瘍径2～5cmで腋窩リンパ節転移を触知しない，または腫瘍径2cm以下で，腋窩リンパ節を触知，だだし可動性）のうち，腫瘍径3cm未満あるいは，MRIなどによる広がり診断の結果，温存可能と判断された症例では乳房温存手術を行う．SLN生検により転移が認められない場合には腋窩郭清は行わず，腋窩リンパ節転移陰性として扱う．SLN生検で転移が認められた場合には腋窩郭清を行う．

(2) 温存不能症例

臨床病期ⅡA期のうち腫瘍径が3cmを超える症例や，臨床病期ⅡB，ⅢA，ⅢB期では乳房温存手術の適応はないが，術前化学療法により，70～90%の患者では臨床的な完全寛解（complete remission：CR）または部分寛解（partial remission：PR）が得られ，30～80%の患者では乳房温存手術が可能となる[1]．したがって，乳房温存を希望する患者では，術前化学療法は有用な治療方法である．術前化学療法についての詳細は後述する．

表1 TNM-UICC分類第6版 乳がん臨床病期（2002）

1. 原発腫瘍（T）

- TX 原発腫瘍を評価できない（摘出後など）
- T0 原発腫瘍を認めない
- Tis 非浸潤癌
    （非浸潤性乳管癌(DCIS)，非浸潤性小葉癌(LCIS)，腫瘍を認めないPaget病）
- T1 腫瘍最大径2cm以下
- T2 腫瘍最大径が2cmを超えて5cm以下
- T3 腫瘍最大径が5cmを超える
- T4 腫瘍の大きさによらず，胸壁または皮膚に浸潤する
    - T4a 胸壁（胸筋は含まない）に浸潤
    - T4b 乳房の皮膚の浮腫（Peau d'orangeを含む），潰瘍または患側乳房に限局した皮膚衛星結節
    - T4c T4aとT4bの両方
    - T4d 炎症性乳癌

2. 領域リンパ節（N）

- NX 領域リンパ節を評価できない（摘出後など）
- N0 領域リンパ節転移なし
- N1 可動性のある同側腋窩リンパ節転移
- N2 可動性のない，または相互に癒着した同側腋窩リンパ節転移．または明らかな腋窩リンパ節転移を認めないが，同側内胸リンパ節転移を認める
- N3a 同側鎖骨下リンパ節転移
- N3b 同側内胸リンパ節＋腋窩リンパ節転移
- N3c 同側鎖骨上リンパ節転移

3. 遠隔転移（M）

- MX 遠隔転移を評価できない
- M0 遠隔転移なし
- M1 遠隔転移を認める

		Tis	T0	T1	T2	T3	T4
N0	M0	0		Ⅰ	ⅡA	ⅡB	ⅢB
N1	M0		ⅡA	ⅡB			
N2	M0		ⅢA				
N3		ⅢC					
M1		Ⅳ					

（がん診療レジデントマニュアル第3版，医学書院より引用）

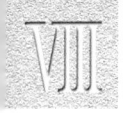

7) ベースラインリスク・リスク抑制・ハーム

術後の薬物治療を選択する際に考慮すべき問題としてベースラインリスクとリスク抑制，およびハームの3つが重要である．ベースラインリスクとは，手術と放射線照射による局所治療のみを実施した場合の再発リスクをいう．ベースラインリスクは，乳がんの予後因子である腫瘍浸潤径（切除標本における最大径），腋窩リンパ節転移の有無および個数，病理学的悪性度（グレード），ホルモン受容体，年齢などからはじき出すことが可能である．

そのベースラインリスクが全身的薬物治療によりどれぐらい低下するか，これがリスク抑制である．

ハームとは，薬物治療を実施することに付随する害悪のことである．ハームとしては，副作用を最も留意すべきであるが，そのほかに治療費，通院あるいは入院に伴う不便などが含まれる．

8) AOR (Annual Odds of Recurrence)

ベースラインリスクをあらわす方法としてAOR（Annual Odds of Recurrence）が用いられる．AORとは，「手術後の任意の時点で，再発していない症例のうち，その後1年間に再発する患者の割合」と定義され，1年あたりの再発率は常に一定であるという考え方に立脚したものである．たとえば，AORが15%の症例群では，n年後の無再発率は$(1-0.15)^n$で算出される（図1）．

一方，治療効果すなわちリスク抑制をあらわす手段として，AORが治療によりどの程度減少したかを評価するreduction of AOR：rAORが有用である．たとえば，AORが15%の症例群にAORを1/2に減少させる治療を行った場合（Raor＝0.5），n年後の無再発率は$[1-(0.15×0.5)]^n$となる．このように，術後薬物治療を行った場合の治療効果は，非治療群とのリスク比をとって，reduction of AORであらわすことができる（図2）．

個々の症例の再発，死亡のリスク，および薬物治療により得られるベネフィットを示してくれるツールとして，National Cancer Instituteのデータをもとに作成されたAdjuvantOnline.com（http://www.adjuvantonline.com/）などがある．

9) 術後薬物治療の選択

術後薬物治療の選択にあたっては，9th International Conference on Primary Therapy of Early Breast Cancer（2005 St. Gallen/Switzerland）において採択されたrecommendationを参照するとよい（表2，3）．このrecommendationは，術後の乳がん患者をlow, intermediate, highの3つのリスクカテゴリーに分け，それぞれのホルモン依存性，閉経状況に応じた推奨治療を提示している．現時点におけるup to dateな標準治療としてとらえ，個々の患者に情報提供を行い，患者との間での十分な意志疎通と同意のうえで，選択した治療に移っていくのが理想的な姿であると考える．

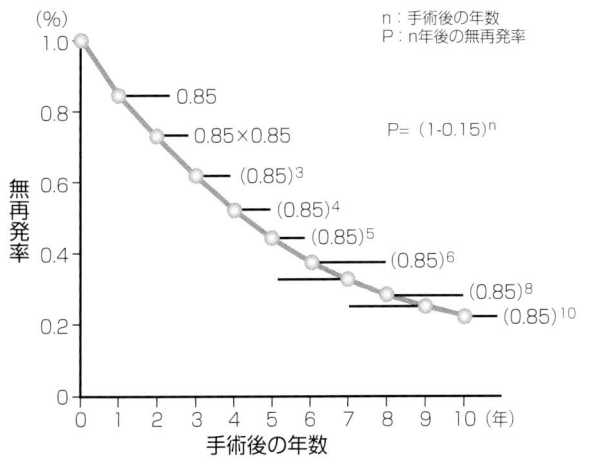

図1　Annual Odds of Recurrence is 15%

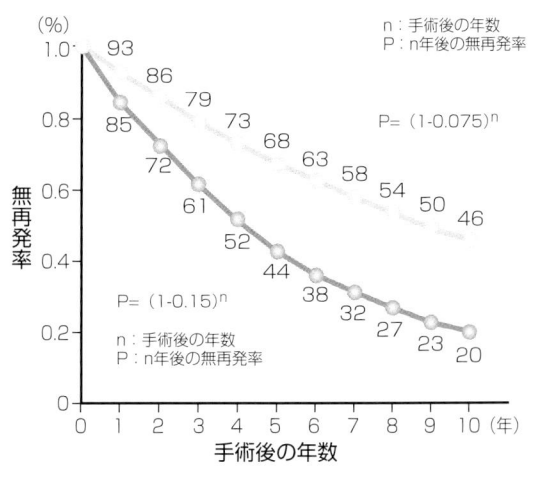

図2　Reduction of AOR：50%

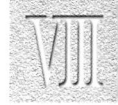

表2 9th International Conference on Primary Therapy of Early Breast Cancer (2005 St. Gallen/Switzerland) による乳がん術後リスクカテゴリー分類

Risk Category	endocrine-responsive	endocrine-nonresponsive
low	node negative, ER and/or PR expressed and <u>all</u> of the following features: ● pathological tumor size≤2cm ● grade1 ● age≥35 ● vascular invasion (−) ● HER2/neu overexpression or amplification (−)	not applicable
Intermediate	node negative, ER and/or PR expressed and <u>at least one of</u> the following features: ● pathological tumor size＞2cm ● grade2,3 ● age＜35 ● vascular invasion (+) ● HER2/neu overexpression or amplification (+) or 1〜3 positive lymph nodes, ER and/or PR expressed and all of the following features: ● vascular invasion (−) ● HER2/neu overexpression or amplification (−)	ER and PR absent and same other features as
high	4 or more positive lymph nodes, and ER and/or PR expressed or Any positive lymph nodes, ER and/or PR expressed and at least one of the following features: ● vascular invasion (+) ● HER2/neu overexpression or amplification (+)	the left ER and PR absent and same other features as the left

表3 9th International Conference on Primary Therapy of Early Breast Cancer (2005 St. Gallen/Switzerland) による術後の推奨治療

Risk Category	endocrine-responsive premenopausal	endocrine-responsive postmenopausal	uncertain endocrine responsiveness premenopausal	uncertain endocrine responsiveness postmenopausal	endocrine-nonresponsive
low	TAM or none	TAM, AI or none	TAM or none	TAM, AI or none	AC, CEF or FEC
Intermediate	ET (TAM±OFS, OFS) CT→TAM (±OFS) AI+OFS	TAM, AI CT→TAM CT→AI	CT→TAM (±OFS) CT→AI+OFS CT	CT→TAM CT→AI	AC, CEF or FEC (+taxanes)
high	CT→TAM (±OFS) CT→AI+OFS	CT→TAM CT→AI	CT→TAM (±OFS) CT→AI+OFS	CT→TAM CT→AI	AC, CEF or FEC +taxanes

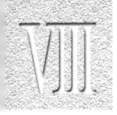

10) 術後化学療法のレジメン

現時点において術後化学療法としての有用性が証明されているレジメンを**表4**に示す.

United States National Institutes of Health (NIH) は2000年,術後化学療法のレジメンに関し,次のようなConclusionとrecommendationを出している.(1) アンソラサイクリンを含むレジメンは,これを含まないものに比較して,わずかではあるが有意な無病生存,全生存率の改善効果を示す.(2) AC (60/600)×4サイクルは術前,術後のどちらに施行しても同等の効果があり,クラシカルCMF×6サイクルと同等の効果を示す.(3) CAFとCEFは,クラシカルCMF×6サイクルに優る効果を示すが,AC (60/600)×4サイクルとの比較に関しては,データがなく何ともいえないところである.

アンソラサイクリンを含むレジメンに,アンソラサイクリンと交差耐性のないタキサン系薬剤を追加する意義が,CALGB (Cancer and Leukemia Group B) 9344や

表4 主な化学療法の内容

治療法	投与量 (mg/m^2)	投与方法	投与日	治療間隔	術後療法サイクル数
クラシカルCMF				4週毎	6
シクロフォスファミド	100	内服	d1〜14		
メトトレキサート	40	静注 (30分)	d1, d8		
フルオロウラシル	600	静注 (5分)	d1, d8		
AC				3週毎	4
ドキソルビシン	60	静注 (5〜30分)	d1		
シクロフォスファミド	600	静注 (60分)	d1		
CAF (またはFAC)				3週毎	6
フルオロウラシル	500	静注 (5分)	d1		
ドキソルビシン	50	静注 (5〜30分)	d1		
シクロフォスファミド	500	静注 (60分)	d1		
CAF (分割)				4週毎	6
シクロフォスファミド	100	内服	d1〜14		
ドキソルビシン	30	静注 (5〜30分)	d1, 8		
フルオロウラシル	500	静注 (5分)	d1, 8		
FEC				3週毎	6
フルオロウラシル	500	静注 (5分)	d1		
エピルビシン	60〜100	静注 (5〜30分)	d1		
シクロフォスファミド	500	静注 (60分)	d1		
CEF (Canada NCI)				4週毎	6
シクロフォスファミド	75	内服	d1〜14		
エピルビシン	60	静注 (5〜30分)	d1, 8		
フルオロウラシル	500	静注 (5分)	d1, 8		
3週毎ドセタキセル	60〜75	静注 (60分)	d1	3週毎	未定*
3週毎パクリタキセル	175 (〜210)	静注 (3時間)	d1	3週毎	4**
Weeklyパクリタキセル	80 (〜100)	静注 (60分)	d1	毎週	未定*
トラスツズマブ	初回4mg/kg 2回目以降2mg/kg	静注 (90分)	d1	毎週	適応なし
カペシタビン	2,400mg/body (体表面積1.31〜1.64m^2) または1,800mg/body (体表面積1.31m^{2}未満) または3,000mg/body (体表面積1.64m^{2}以上)	内服	d1〜21	4週毎	適応なし

注) * 3週毎パクリタキセルの有用性が証明されているので,これらが有用である可能性が高いが,まだ十分な研究結果が出ていない.
** AC4サイクルのあとに行う.

(科学的根拠に基づく乳癌診療ガイドライン1薬物療法.2004年版,日本乳癌学会編より)

NSABP（National Surgical Adjuvant of Breast and Bowel Project）B-28などの大規模臨床試験により検討され，タキサン系薬剤の追加に意義があるという結論が導かれている．現在，その至適症例，至適レジメンの検討がなされつつある段階である．

11）術前化学療法

術前化学療法は，乳がんに対し高い奏功率を示すアンソラサイクリン系，タキサン系の二本柱が出そろったことによりはじめて施行可能となった治療形態である．

術前化学療法（neoadjuvant chemotherapy）には，locally advanced and inflammatory breast cancerに対しinduction chemotherapyとして施行されるものと，腫瘍径が3cmを超えるⅡA期症例や，ⅡB，ⅢA期などの乳房温存手術の適応がないearly stage breast cancerの初期治療として，乳房温存の可能性を求め施行されるものの大きく2つがあり，これらの意味あいを混同しないようにすべきである．

NSABP B-18やNSABP B-27などの臨床試験の結果，early stage breast cancerに対する術前化学療法は，術後化学療法と比較して再発率，生存率に差がなく，乳房温存率の向上が得られる治療であるとの見解がなされている．患者が乳房温存を求める場合や，術後に化学療法が必須と考えられる腋窩リンパ節転移陽性例などでは標準治療のひとつとして位置づけられるようになっている．

乳がんの術前化学療法には，生体内での薬剤感受性評価が可能であるという絶対的な長所がある．これまで再発率，生存率のような長期経過観察のうえに成り立ってきた化学療法の効果比較が，術前化学療法の登場により短期間，少数例において可能となっていることは，今後の腫瘍学に関連したあらゆる分野の発展に大きく寄与するものと考える．

12）転移性乳がんの治療

転移性乳がん治療の原則は，症状緩和，QOL改善であり，治癒を目指すものではない．したがって，可能な限り穏やかな治療，副作用の少ない治療方法から選択する．腫瘍マーカー値の上昇のみが認められた場合や，症状のない場合には，必ずしも副作用の強い細胞毒性抗がん剤を使用する必要はない．実地臨床における転移性乳がん治療の基本は，慢性疾患に対処するように，効果とQOLを確認しながら，治療を1種類ずつ選択し，組み立てていくことであるので，内服薬といえども抗がん剤とホルモン剤の同時併用は行わないのが原則である．治療方法選択のフローチャート（**図3**）のように，ホルモン受容体陽性の場合にはホルモン剤

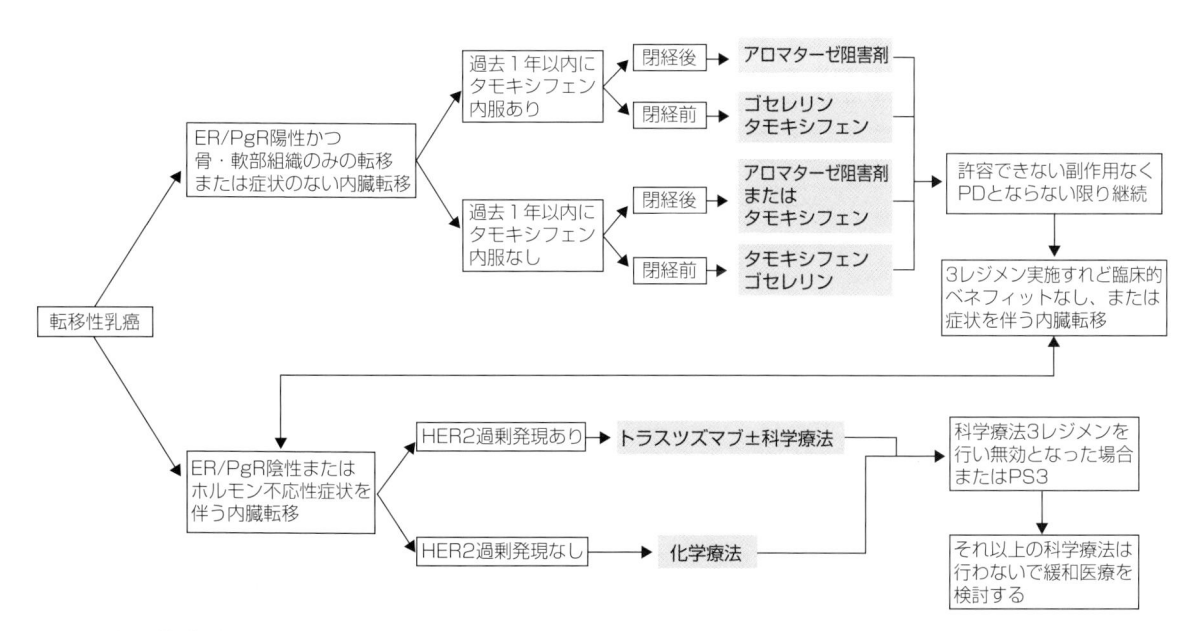

図3　転移性乳がんの治療フローチャート（渡辺　亨（訳）：National Comprehensive Cancer Networkより改変引用）

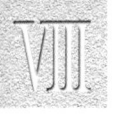

を使用する．ホルモン剤が奏功したのちに増悪した場合は，次のホルモン剤を選択する．ホルモン受容体陽性でも，ホルモン剤治療がまったく奏功しない場合には深追いせず，抗がん剤治療に移行する．この際，HER2過剰発現・増幅陽性の場合にはハーセプチン®を基軸に考え，ハーセプチン®単独，あるいはほかの抗がん剤との併用療法を選択する．

13) おわりに

乳がんに対する化学療法の基本的な考え方を中心に述べた．日本人における乳がんは増加の一途をたどり，治療後の経過も長く，10年以上のフォローアップが必要となる．したがって腫瘍内科外来での乳がん化学療法などの薬物療法の占める割合は必然的に大きくなりつつある．

乳がんの治療方法は上述のようにきわめて多種多様である．これらを患者ごとにもっとも効果的に適応させるためには，最近のエビデンスの的確な把握（best research evidence）と，ある程度の臨床経験（clinical expertise）が求められる．また，選択肢も多様であるがゆえに，患者の意向（patient's preference）を尊重する姿勢も大切である．

乳がんの薬物療法は，エビデンスに支えられた原則が確立しており，原則をきちんと見すえて実施すれば十分なベネフィットを患者にもたらすことができるのである．

文　献

1) Fisher B, et al：Effect of preoperative chemotherapy on the outcome of women with operable breast cancer. J Clin Oncol 16：2672-2685, 1998.

The Authors

山王メディカルプラザ　　猿丸 修平／渡辺　亨

10 皮膚悪性腫瘍

皮膚悪性腫瘍は，上皮系悪性腫瘍（有棘細胞がん，基底細胞がん，付属器がん，Paget病），悪性黒色腫，間葉系悪性腫瘍（血管肉腫，その他の肉腫），皮膚悪性リンパ腫などを含む．このなかから，ほかの項との関係を考慮して，ここでは，悪性黒色腫，有棘細胞がんを中心に述べ，基底細胞がん，付属器がん，乳房外Paget病，血管肉腫についても言及する．

なお，ここでは，いわゆる抗がん剤のみならず，インターフェロン（IFN）やインターロイキン2（IL-2）などの治療も含めて記載する．

1）悪性黒色腫

悪性黒色腫は，リンパ行性のみならず血行性転移も早期に生じやすいきわめて悪性度の高い腫瘍である．しかし，化学療法に対しては低感受性の悪性腫瘍であり，進行期悪性黒色腫において，生存期間を明らかに延長するというエビデンスを有する化学療法は確立されていない．現在，悪性黒色腫に化学療法を使用する根拠は，（1）進行期においてはほかの有効な治療法がなく，かつ腫瘍縮小率の面からは一定以上の奏効率が得られること，および（2）術後補助療法としての使用による生存期間延長の可能性があること，である．

（1）基本的事項
a．治療の基本方針（表1）[1]
ⅰ）所属リンパ節転移までの病期（〜病期Ⅲ）では手術療法が第一選択である．その際，化学療法は術後補助療法として行われる
ⅱ）遠隔転移例（進行期，病期Ⅳ）においては，化学療法が第一選択の治療として行われる．

表1に示すように化学療法の適応になるのは病期Ⅱ以上である．

b．標準的薬剤
DTIC（ダカルバジン®）が標準的薬剤であるが，単剤での効果は不十分なため，通常は各論で述べるような多剤併用療法を行う．

c．術後補助療法
DAVFeron療法（DTIC＋ACNU＋VCR＋IFNβ）が本邦では標準的治療法である．しかし，術後補助療法は，病期Ⅲであっても，年齢，合併症の有無を総合的に判断して，フェロン単独療法または無治療を選択することもある．

d．進行期化学療法
DAV，DAVFeron，CDV（CDDP＋DTIC＋VDS），DAC-Tam（DTIC＋ACNU＋CDDP＋TAM）のいずれを選択するかの明確な基準はない．術後補助療法でDAVFeron療法を行った例で転移を生じてきた場合は，CDVまたはDAC-Tam療法を用いる．

e．化学療法が奏功しやすい臓器
皮膚，皮下組織，リンパ節，肺は比較的奏功しやすく，その他の臓器の転移巣には効きにくいことも治療選択の際に考慮する．

表1　悪性黒色腫の病期別化学療法指針

病期Ⅰ
（－）

病期Ⅱ
（－）〜（＋）
術後補助療法としてDAVFeronあるいはフェロン局注を2〜3クール．高齢者などでは無施行のこともある．

病期Ⅲ
（＋）
術後補助療法としてDAVFeronを5-6クール．
高齢者などでは減量あるいはフェロン局注のみのこともある．

病期Ⅳ
（＋）
DAVFeron既投与例ではDAC-TamやCDVなどを選択．

(2) 各論

a. DTIC（ダカルバジン®）単独療法

単剤としては最も有効な薬剤である．欧米における一般的投与法は，i）1回投与法（850～1,000mg/m²），ii）5日間投与法（250mg/m²/日），iii）10日間投与法（4.5mg/kg/日）であり，3～4週ごとにくり返す．本邦では，100mg～200mg/bodyを5日間投与し，4週ごとにくり返す方法が用いられた．病期Ⅳにおける奏効率は15～20％（CR5％以下）である[2)3)]．DTICと無治療を比較したランダム化比較試験は実施されていない[4)]．

b. DAV療法

本邦における代表的治療法である．DTIC（ダカルバジン®，80～140mg/m²/日，第1～5日），ACNU（ニドラン®，50～80mg/m²/日，第1日），VCR（オンコビン®，0.5～0.8mg/m²/日，第1日）の3剤を併用．4週間ごとにくり返す．病期Ⅳで奏効率26％（CR1例/62例中）の報告がある[5)]．

c. DAVFeron療法（表2）

上記のDAVに加えてIFNβ（フェロン®，300万単位/日，手術創部周囲に皮内注，第1～5日）を併用する．本邦において最も頻用される治療法である．術後補助療法としての使用が多く，病期Ⅲにおいて，DAV療法に比べて，historicalに5年生存率の有意な向上（65％対46％）が認められている[6)]．ただし，ランダム化比較試験は施行されておらず，現時点では国際的に認知された高いエビデンスがあるとはいえない．しかし，IFNβが主としてリンパ行性に所属リンパ節に移行することから，in transit転移や所属リンパ節転移抑制に役立っている可能性は十分にある[7)]．

（使用上の注意）

各薬剤の副作用の特徴として，DTICの強い催吐作用，ACNUの血小板減少，VCRの末梢神経障害，フェロンの注射痛・発熱がある．フェロン局注時には，フェロンを塩酸プロカインで溶解することにより疼痛の緩和をはかり，注射前にNSAIDを服用することで発熱を軽減する．

d. CDV療法（表3）

CDDP（ランダ®，60～80mg/m²/日，第1日），DTIC（ダカルバジン®，80～140mg/m²/日，第2～6日），VDS（フィルデシン®，2mg/m²/日，第2日）の3剤併用療法．4～6週ごとにくり返す．主として，進行期黒色腫に対して用いられる．病期Ⅳで33％の奏効率（21例中CR1例，PR6例）が報告されている[8)]．

e. DAC-Tam療法（表4a, b）

BCNU，CDDP，DTIC，TAMの併用化学療法であるBCDT（Dartmouth regimen）が原法である[9)]．当初，奏効率55％，CR率20％，その後の報告でも奏効率44％，CR率14％と高い効果が得られている[10)]．ただし，ランダム化比較試験（DTIC単剤との比較試験）の結果から効果を疑問視する報告もある[11)]．

本邦ではBCNUが使用できないため，ACNUに変更したDAC-Tam療法，すなわち，DTIC（ダカルバジン®），ACNU（ニドラン®），CDDP（ランダ®），TAM（ノルバデックス®）の併用療法として用いられる．CDDP1回投与法（表4a）と3回分割投与法（表4b）がある．

表2　DAVFeron療法

		1 2 3 4 5 （日）
DTIC（ダカルバジン®）	80～140mg/m² （点滴静注）	▼ ▼ ▼ ▼ ▼
ACNU（ニドラン®）	50～80mg/m² （側管静注）	▼
VCR（オンコビン®）	0.5～0.8mg/m² （側管静注）	▼
IFNβ（フェロン®）	300万単位 （手術創部に分割皮内注）	▼ ▼ ▼ ▼ ▼

以上を1クールとして，4-6週毎に繰り返す．（病期Ⅲの場合は，5-6クール．病期Ⅱの場合は，1）DAVFeron 2-3クール，2）フェロン単独療法，3）術後化学療法なし，のいずれかを選択する．）

表3　CDV療法

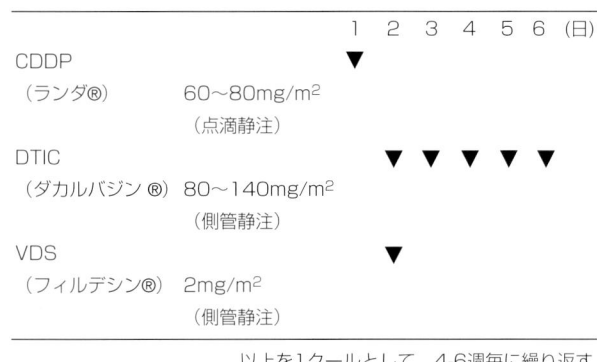

		1 2 3 4 5 6 （日）
CDDP（ランダ®）	60～80mg/m² （点滴静注）	▼
DTIC（ダカルバジン®）	80～140mg/m² （側管静注）	▼ ▼ ▼ ▼ ▼
VDS（フィルデシン®）	2mg/m² （側管静注）	▼

以上を1クールとして，4-6週毎に繰り返す．

10. 皮膚悪性腫瘍

表4a DAC-Tam療法（CDDP1回投与法）

		1 2 3 4 5 6 ...... 28（日）
DTIC（ダカルバジン®）	160mg/m² （側管静注）	▼ ▼ ▼ ▼ ▼
ACNU（ニドラン®）	60mg/m² （側管静注）	▼
CDDP（ランダ®）	85mg/m² （点滴静注）	▼
TAM（ノルバデックス®）	20mg （連日内服）	▼ ▼ ▼ ▼ ▼ ▼ .... ▼

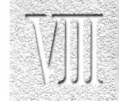

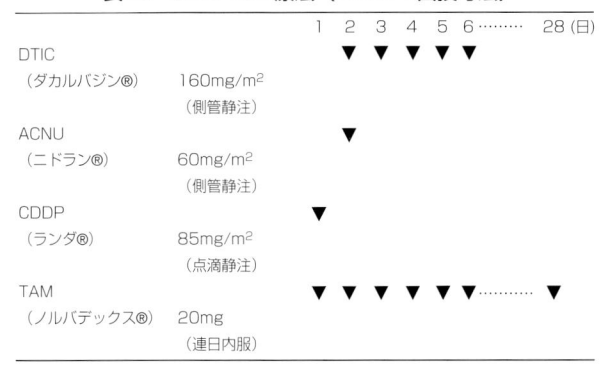

表4b DAC-Tam療法（CDDP3回投与法）

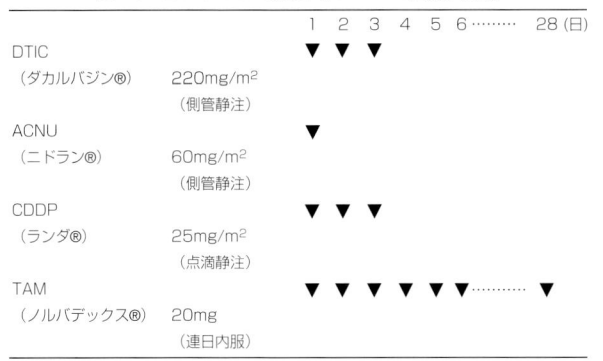

		1 2 3 4 5 6 ...... 28（日）
DTIC（ダカルバジン®）	220mg/m² （側管静注）	▼ ▼ ▼
ACNU（ニドラン®）	60mg/m² （側管静注）	▼
CDDP（ランダ®）	25mg/m² （点滴静注）	▼ ▼ ▼
TAM（ノルバデックス®）	20mg （連日内服）	▼ ▼ ▼ ▼ ▼ ▼ .... ▼

以上を1クールとして，4-6週毎に繰り返す．

病期Ⅳにおいて，CDDP1回投与法で奏効率29％（21例中PR6例）[12]，3回分割投与法で奏効率27％（34例中PR8例，CR1例）[13]が報告されている．ただし，本治療前6カ月以内に既化学療法が施行されていない例に限れば，奏効率46％（6/13）が得られている．本邦において，現時点では，進行期黒色腫に対して最も推奨されている治療法である．

また，CDDPの腎毒性軽減のために，CDDPにかえてCBDCA（パラプラチン®）200～400mg/m²を用いることがある．

（使用上の注意）

DAC-Tam療法の副作用としては，とくに血小板減少，腎障害が問題となる．DAV-Tam，CDVなどCDDPを含む療法では，腎障害予防のために十分な補液（2,000～3,000ml/日）を行う．

f. フェロン単独療法

IFNβ（フェロン®，300万単位/日，手術創部周囲に皮内注，第1～5日）単独の治療法．以上を1クールとして4～6週ごとに2～3クールくり返す．病期Ⅱまたは病期Ⅲの術後補助療法として行う．術後補助療法終了後も，維持療法としてフェロン単独療法を2～4週おきに少なくとも2～3年続けることが経験的に推奨されてきた[14]．現在，非治療群との比較試験において有意差の検討がなされている．

g. sequential biochemotherapy

CDDPを中心とする化学療法にひき続いて，IFN-αとIL-2を投与するレジメンで，高い奏効率（40～60％）とCR率（10～30％）が得られている[15][16]．しかし，生存期間の有意な延長は証明されていない．なお，IL-2の投与量がきわめて多量で，また保険適応の問題もあるため，本邦において同様のレジメンは実施困難である．

h. IL-2大量療法

IL-2大量静注投与の奏効率は15～20％と高くないが，6～10％のCR例があり，奏効例中の30～40％の患者で5年以上の長期生存が得られている[17]．ほかの化学療法による長期生存例の少なさを考えると注目に値する数字である．しかし，本邦ではやはりIL-2の量および保険適応の問題から実施困難な状況である．

i. そ の 他

ⅰ）temozolomide（TMZ）：DTICの活性型薬剤で経口薬である．TMZの奏効率はDTICと同程度であるが，DTICより脳転移の発生率が低く，QOLも優れる[18]．現在，本邦では使用できない．

ⅱ）fotemustine（FOM）：ニトロソウレア系抗がん剤で，病期Ⅳの153例において奏効率24％（CR3例）の報告がある[19]．現在，本邦では使用できない．

ⅲ）IFNα長期大量療法：術後補助療法としてのIFNα長期大量療法は再発防止と生存期間の延長に役立つ[20]．本邦では保険適応の問題から使用は困難である．

ⅳ）CDDPまたはFOMの肝動注療法：悪性黒色腫の転移が肝臓に限局している場合は，CDDPあるいはFOMの肝動注療法にて高い奏効率，生存期間の延長，およびQOLの改善が期待できる[21][22]．ただし，FOMは，現在，本邦では使用できない．

2）有棘細胞がん

有棘細胞がんは悪性黒色腫に比べ，化学療法に対する感受性は一般的に良好（中等度感受性）であるが，大規模試験のデータは少ない．有棘細胞がんに対する化学療法の奏効率は，進行原発巣で30～80％（CRは数％～30％），所属リンパ節転移で25～60％（CRは

数％以下），肺転移で30〜50％（CRは0％）と報告されている[23]〜[26].

(1) 基本的事項
a．治療の基本方針
ⅰ) 所属リンパ節転移にとどまる病期Ⅲまでは手術療法が第一選択の治療法である．化学療法は術前および術後補助療法として用いられることがある．

術前化学療法：根治術不能あるいは手術のみでは術後に高度の機能的，整容的障害を残す可能性がある進行原発巣は，腫瘍縮小を目的にした術前化学療法の適応になる．ただし，その場合，動注化学療法や放射線療法など全身的副作用が少ない治療法の選択が可能の場合はそれをまず考慮する．

ⅱ) 遠隔転移をきたした病期Ⅳにおいては，化学療法が治療の主体となる．

b．標準的薬剤
PEP（ペプレオ®）またはCA（CDDP＋ADM）が基本的な治療薬である．PEPは単独またはPM療法（PEP＋MMC）として用いる．ただし，肺機能が低下している症例ではCA療法を用いる．

(2) 各　　論
a．PEP（ペプレオ®）単独療法
最も基本的な薬剤であるが，呼吸機能異常がある例では使用できない．ⅰ) 第1日〜6日にPEP 5 mg筋注（朝夕2.5mgずつ），1日の休薬日をおいて4〜5回くり返す，ⅱ) 1週間に2〜3回PEP10mg筋注，計120〜150mg，のいずれかの方法で行う．最大投与量はいずれも150mgを超えないようにする．

PEP単独で，T3（径5cm以上）で68％，T4（深部組織浸潤）で61％，所属リンパ節転移で25％の奏効率が報告されている[23].

b．PM療法
PEPとMMC（マイトマイシン®）との併用療法．PEP 5 mg筋注（朝夕2.5mgずつ）を第1〜6日，MMC 10mg静注を第7日目に施行する．これを1クールとして3〜4クール施行する．少数例での報告であるが，奏効率56％の報告がある[23].

c．CA療法
CDDP（ランダ®，60〜90mg/m^2，第1日点滴静注）とADM（アドリアシン®，20〜40mg/m^2，第2日静注）の併用療法．これを1クールとして，3週ごとにくり返す．PEPと異なり，呼吸器障害の危険性がないため，高齢者が多い本症では使用しやすい．PEPとならぶ第一選択の治療法である．奏効率は58％との報告がある[24].

本療法における心毒性軽減のために，ADMをEPI（ファルモルビシン®）30〜60mg/m^{2}に，また腎毒性軽減のためにCDDPをCBDCA（パラプラチン®）300〜400mg/m^{2}に変更した，C'A'療法という変法もある．63％の奏効率が得られている[26]

d．CPT-11（カンプト®）単独療法
植物アルカロイドの一種で，DNAトポイソメラーゼⅠ活性阻害により核酸合成を阻害する．進行・再発例の再治療において考慮する．本邦における後期第Ⅱ相試験で39％の奏効率が得られている[25]．副作用として高度の下痢が問題となる．

3) 基底細胞がん

基底細胞がんが化学療法の適応になることは少ない．筋肉・骨への浸潤が著しい例や鼻腔・副鼻腔・眼窩内への浸潤例など，局所浸潤が高度で一期的手術が困難な例で，術前・術後の補助療法としてCA療法が適応になることがある[24][26].

4) 付属器がん

汗腺がん，毛包がん，脂腺がんなどが含まれる．いずれも有棘細胞がんの基本方針に準じる．

5) 乳房外Paget病

確実な効果が期待できる標準的化学療法は確立されていない．いくつかのレジメンの有効例報告も症例報告にとどまる．そのなかで，近年，タキソイド系抗がん剤であるPTX（タキソール®）およびTXT（タキソテール®）が有効との報告が相次いでいることは注目に価する[27].

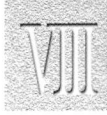

6) 血管肉腫

従来は，IL-2局注・動注以外に有効な免疫・化学療法はなく，そのIL-2投与も腫瘍形成後は効果的ではなかった．近年，やはりタキソイド系抗がん剤であるPTX（タキソール®）およびTXT（タキソテール®）の有効例が相次いで報告されている．PTXが頭部血管肉腫89％に有効であったとの報告がある[28]．

文　献

1) 斎田俊明ほか：皮膚悪性腫瘍取扱い規約．pp16-37，東京，金原出版，2002.
2) Anderson C, et al：Oncology 9：1149-1158, 1995.
3) Hill GJ, et al：Cancer 53：1299-1305, 1984.
4) Crosby T, et al：Cochrane Database Syst Rev, 2003.
5) 石原和之：現代医療19：783-785, 1987.
6) Yamamoto A, et al：Int J Immunotherapy 12：73-78, 1996.
7) 山本明史ほか：Skin Cancer 1：47-53, 1986.
8) 山崎直也ほか：日皮会誌105：1439-1444, 1995.
9) Del Prete SA, et al：Cancer Treat Rep 68：1403-1405, 1984.
10) McClay EF, et al：Semin Oncol 23：744-753, 1996.
11) Chapman PB, et al：J Clin Oncol 17：2745-2751, 1999.
12) 宇原　久ほか：日皮会誌110：979-982, 2000.
13) 厚生労働省がん助成金，山本班．
14) 山本明史：悪性黒色腫の診断・治療指針．pp108-117，東京，金原出版，2001.
15) Khayat D, et al：J Clin Oncol 11：2173-2180, 1993.
16) Richard JM, et al：J Clin Oncol 17：651-657, 1999.
17) Rosenberg SA, et al：JAMA 27：907-913, 1994.
18) Middleton MR, et al：J Clin Oncol 18：158-166, 2000.
19) Jacquillat C, et al：Cancer 63：1873-1878, 1990.
20) Kirkwood JM, et al：J Clin Oncol 14：7-17, 1996.
21) 藤沢康弘ほか：日皮会誌113：399-404, 2003.
22) Leyvraz S, et al：ASCO2002：Abstract No.1360.
23) Ikeda S, et al：Drug Exp Clin Res 12：247-255, 1986.
24) Guthrie TH, et al：J Clin Oncol 8：342-346, 1990.
25) 池田重雄ほか：Skin Cancer 8：503-513, 1993.
26) 鈴木正ほか：癌と化学療法24：16-22, 1997.
27) Oguchi S, et al：J Dermatol 29：33-37, 2002.
28) Fata F, et al：Cancer 86：2034-2037, 1999.

The Author

埼玉医科大学皮膚科　　土田 哲也

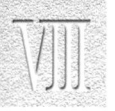

11 小児の白血病と悪性リンパ腫

1）白血病

わが国での小児の白血病の発症は年間10万人に3～4人で，ピークは3～5歳にある．このうち慢性型は5％にすぎず，急性白血病の約80％は急性リンパ性白血病（ALL）である．近年の治療法の進歩によりALLでは60～70％[1,2]が，急性骨髄性白血病（AML）では30～50％が長期生存，治癒するようになってきた．ALLでは，長年にわたる全世界のグループ研究によって得られたデータに基づき，予後因子の有無によって患者を層別化して治療プログラムが選択されている[1,2]．AMLにおいてもいくつかの予後因子が明らかにされてきた[3]．白血病の治療にはチームによる集学的治療が大切である．小児の血液，悪性腫瘍を専門とする小児内科医を中心に小児外科医，放射線医，リハビリテーション，ソーシャルワーカーなどがそろっているのが理想的である．そして，患児はよく組織された研究グループの，良いデザインの治療プロトコールに登録されたより新しい，有効な治療が受けられることが望ましい．

(1) 急性リンパ性白血病（ALL）
a．診断，免疫学的細胞形質と染色体

形態による診断は成人と同様French-American British（FAB）分類により，L1，L2，L3に分類され，さらに免疫学的な細胞表面抗原により分類される．ALLでは70～90％に染色体異常がみられ（**図1**），これらの異常は病型に特異的であり，免疫学的細胞形質や予後と相関する（**表1**）．

b．予後因子

小児ALLの予後因子は，30年以上にわたり全世界の

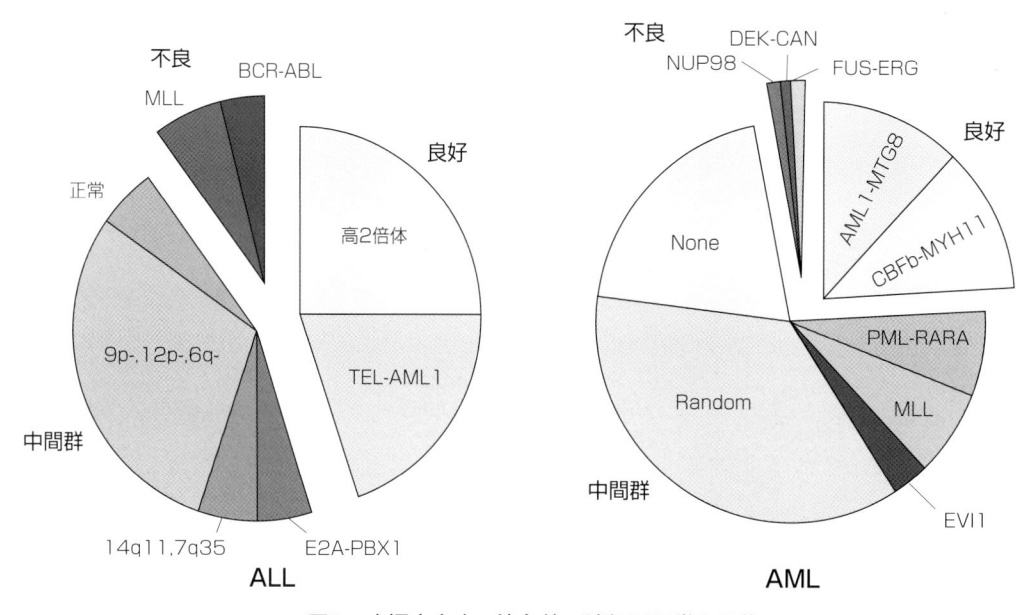

図1 小児白血病の染色体／遺伝子異常と予後

11. 小児の白血病と悪性リンパ腫

表1 小児白血病でみられる染色体異常と臨床像

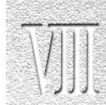

染色体転座	頻度(%)	融合遺伝子	臨床病像
急性リンパ性白血病			
<B-細胞系>			
t(12;21)(p13;q22)	15-20	TEL-AML1	B前駆細胞型, 予後良好
t(1;19)(q23;p13.3)	5	E2A-PBX1	Pre-B細胞型, 白血球増多, CNS浸潤
t(9;22)(q34;q11)	3	BCR-ABL	B前駆細胞型(時にmixed-leneage), 年長児, 白血球増多, 予後不良
t(4;11)(q21;q23)	2	MLL-AF4	CD10陰性B前駆細胞型, 乳児, 白血球増多, 予後不良
t(8;14)(q24;q32.3)	1	IGH-MYC	B細胞型, L3, 髄外腫瘤, 短期強力療法により予後改善
<T-細胞系>			
t(11;14)(p13;q11)	1	TCRD-TTG2	T細胞型, 縦隔腫瘍, 白血球増多
高2倍体	20-25		B前駆細胞型, 予後良好
急性骨髄性白血病			
t(8;21)(q22;q22)	10	AML1-MTG8	M2, Auer小体, 腫瘤形成, 予後良好
inv(16)(p13q22)	10	CBFβ-MYH11	好酸球増多, M4 EO, CNS浸潤, 予後良好
t(9;11)(p22;q23)	7-9	MLL-AF9	M4またはM5, 乳児, CNS浸潤, 凝固異常
t(15;17)(q22;q21)	5	PML-RARA	M3, Auer小体, 年長児, 白血球減少, ATRAで分化誘導
t(7;11)(p15;p15)	<1	NUP98-HOXA9	MDS, M1, M2, M4, 予後不良
t(2;11)(q31;p15)	<1	NUP98-HOXD13	M1, M2, M5
t(1;22)(p13;q13)	2	OTT-MAL	M7, 乳児, 予後不良
t(6;9)(p23;q34)	<1	DEK-CAN	M1, M2, M4, 好塩基球増多, 予後不良
7q-/-7	5		MDS, M1, M2, M4, 予後不良

グループ研究により検討され[1)2)], 初発時のhostの特性 (年齢, 性, 免疫能など), 白血病細胞の特性 (染色体, 遺伝子, 免疫学的表面形質など)[2)], 白血病の量 (白血球数) と組織浸潤能 (臓器腫大, 中枢神経浸潤) が重要とされた[1)]. さらに, 治療プロトコールは予後に大きく影響し, また化学療法への反応も予後因子としての意味をもつ. 実際に予後の指標となるのは以下のものである. なお世界的には, 発症時年齢10歳未満かつ白血球数5万/μl未満を標準リスク群, 10歳以上あるいは白血球数5万/μl以上を高リスク群とするNCI (National Cancer Institute) 基準を用いるところが多くなっている.

i) 白血球数, 年齢と免疫学的表面形質

どの研究グループでも初診時白血球数10万/μl以上と発症時年齢1歳未満および10歳以上の患児の予後は不良であり, 免疫学的表面形質は予後因子ではなくなってきた. 通常B細胞型は別のプロトコールで治療される. B前駆型のなかではPre-B細胞型が予後が悪い傾向がある. 従来は男児は女児に比べ予後不良であったが, 近年の強力な治療により, その差は消失してきている. 肝脾腫, リンパ節腫大やその他の臓器腫大は予後不良因子と考えられる.

ii) 細胞生物学的性状

染色体異常 (**表1**) のなかで, ALLではt(9;22), t(4;11)は予後不良で, 染色体数50以上の高2倍体 (hyperdiploidy) とt(12;21)(TEL-AML1)は予後良好であり, 染色体異常は予後と相関し, 強力な化学療法や骨髄移植の適応のための重要な指標と考えられている. これらの融合遺伝子を用いた微少残存病変 (MRD) の追跡が予後の予測に用いられている.

c. 治療に対する反応性

寛解導入療法に対する反応は予後に大きく影響する. 治療法はALLの予後を左右する重要な要因で, 治療法によって予後因子は変動する.

d. ALLの実際の治療 (図2)

i) ALLの治療相

1. 寛解導入療法, 2. 聖域療法, 3. 強化療法あるいは地固め療法, 4. 維持療法の4相に大別される.

VIII. 化学療法の実際

30年以上にわたる全世界のグループ研究により[1)2)], 治療期間は1～3年, 早期再発の多いB細胞型などは, 早期よりきわめて強力な治療を短期間に集中的に行い, 1年くらいで治療を終える. 一方晩期再発の多い標準危険群のB前駆型ALLでは, むしろ緩和な治療を長期（2～3年以上）続けることが標準的な治療である.

ii) 寛解導入療法

寛解導入療法の基本骨格は, 副腎皮質ホルモン（Prednisolon：PRD）40～60mg/m^{2}連日内服4週間と, ビンクリスチン（VCR）1.5～2.0mg/m^2（最大量2.0mg）の週1回静注4～5回による4～5週間の治療が標準である. この2剤のみで標準危険群例の90％は4～5週間後には寛解に入る. 副腎皮質ホルモンでは, PRDとdexamethasone（DX）のどちらを選択すべきかの議論があり, DXは中枢神経系への移行が優れ, 中枢神経再発が減少したと報告されている. しかし抑うつなどの精神症状を引き起こす欠点があり, その優劣につき

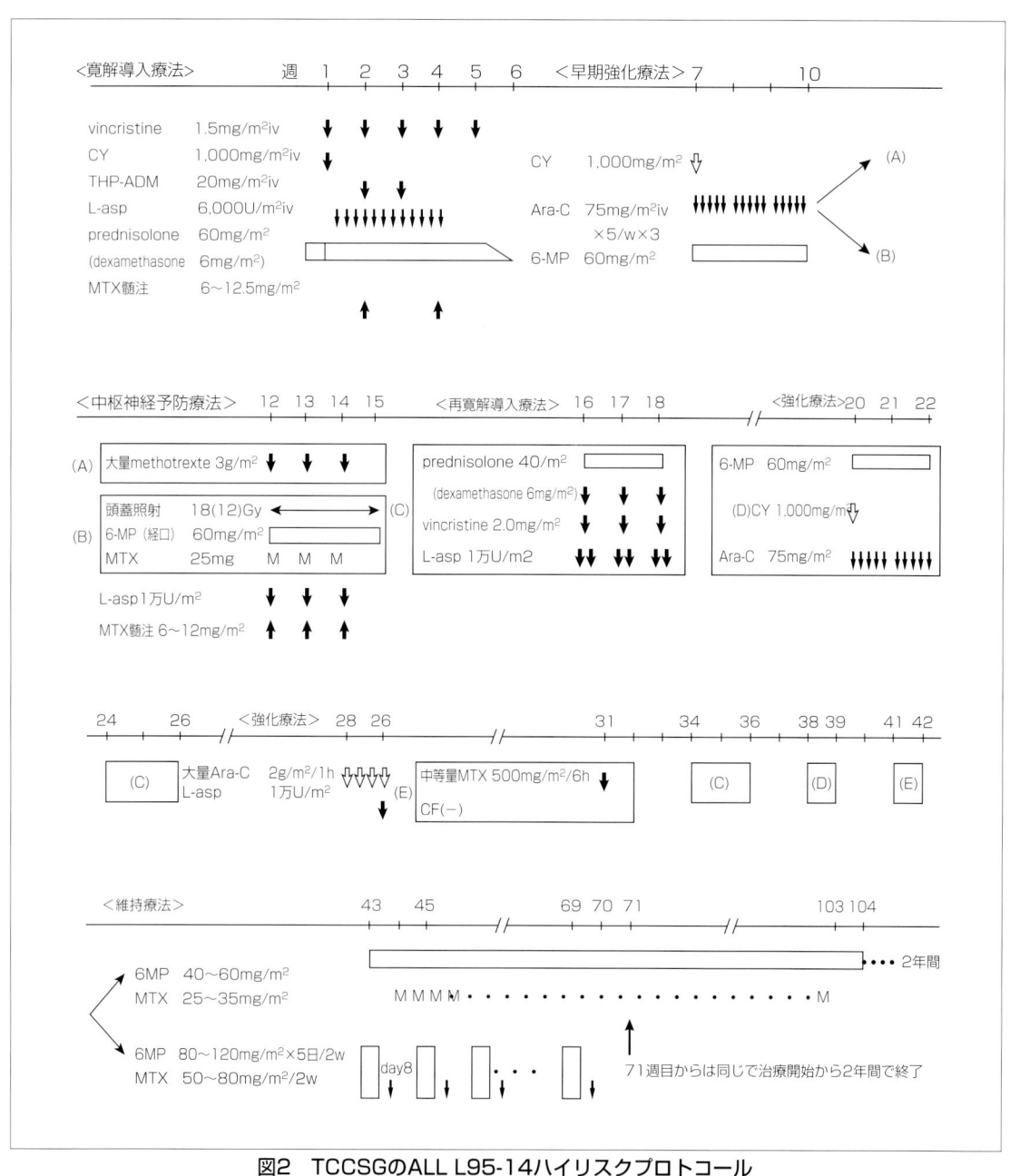

図2　TCCSGのALL L95-14ハイリスクプロトコール
CY：cyclophosphamide, ADM：adriamycin, MTX：methotrexate, 6-MP：6-mercaptopurine

比較試験が行われている．近年，PRDの有効性をみるための治療期間を設ける方法もドイツのBFMグループを中心によく用いられるようになった[4]．早期により大量の芽球を死滅させるため，anthracyclin系のAdriamycin（ADR）30mg/m²の1～4回あるいは第1週にcyclophosphamide（Cy）1,200mg/m²静注，L-asparaginase（L-asp）10,000U/m²皮下あるいは静注を第1週より毎週2～3回投与，あるいは寛解導入療法4～5週目に週5日連日投与2週間を行うなどの変法がある．8週間にわたる寛解導入と，強化療法の合体させた治療もよく用いられる．

iii）聖域療法

聖域療法は中枢神経白血病予防が主目的で，予防的頭蓋放射線照射の導入によりALLの中枢神経再発率は著明に減少したが，近年照射による内分泌障害，二次がんや知能への影響などが問題になっている．また頻回の髄注，methotrexate（MTX）大量療法による中枢神経予防法の進歩がみられたことから，頭蓋照射の線量は初期の24Gyから18Gyに減量され，頭蓋照射18GyとMTX髄注3～5回が標準的である．照射野が不十分な場合，再発する原因となる．最近12Gyへの減量が試みられ，適応の範囲も縮小され，現在では初発時に中枢神経浸潤を有する例と高危険群に限定されるようになった．精巣などのほかの聖域の予防治療になるようなMTX大量療法も意義がある．最近は標準危険群例の放射線照射療法の代替として，MTXの大量静注と，MTX髄注の併用を10～14日ごとに2～4回行い，さらに全身的な化学療法を強化することで良好な治療成績をあげている[5]．また，治療経過中にほかの大量療法（大量Cyや大量cytosine arabinoside（Ara-C）静注など）を加えることも聖域療法となると考えられ，比較検討されている．髄注はMTX 12.5mg/m²＋hydrocortisone 25mgを，寛解導入療法中の早期より行う．初期の1年間の髄注は，中枢神経再発のみならず骨髄再発の予防にも効果があるとする研究が報告されている[4]．

iv）強化療法

標準危険群例では不要かもしれないが，高危険群以上の症例では必須の治療相である．寛解導入療法で用いられていない薬剤を組み合わせることで，残存した白血病細胞を死滅させ，同時に白血病細胞が薬剤耐性を獲得することを防ぐことを目的とする．Cy，Ara C，etoposide（VP-16），MTXなどが用いられる．MTX大量療法は十分な検討が行われてその有効性が確立しているが，Ara-C大量療法は悪性リンパ腫，AML，再発ALLで効果が確認されているが，ALLのfirst lineの治療としての意義は十分に検討されていない．標準危険群に対してはanthracycline系の薬剤は省略されることが多い．治療研究グループにより種々の方式があり，標準的なものを示すのは難しい．著者の属する東京小児がん研究グループ（TCCSG）-L95-14を参考のために示す（図2）．この強化療法は，わが国でも完全寛解達成後に行われ，治療成績の向上がみられている[6]．

v）維持療法

長期間継続して白血病細胞全滅をめざす治療相である．標準危険例では6-MP（40～60mg/m²）連日内服とMTX（20～30mg/m²）週1回内服1～2年間が基本である．定期的にVCR/PRDなどの強化療法を加えることが低危険群の予後を改善したと報告されている．高危険群以上の症例ではさらに強化療法を6-MP/MTX療法の間に頻回に行うか，間歇的な強化療法のくり返しを維持療法として1～2年行う．治療期間に関しては世界各国の治療成績を比較した検討結果が報告され，3年間と2年間の総治療期間の比較ではevent-free survival（EFS）では3年間が優るものの，再発しても多くの例がその後の治療で寛解となり，最終的な生存率に影響を与えた因子は再導入相の有無のみであった．わが国のTCCSGではすべての危険群に対して，総治療期間1年という試みを行い，高危険群では明らかな再発率の上昇はみられなかったが，標準危険群においては有意に再発率が上昇した[7]．したがって，現時点では総治療期間は2年が標準と考えられるが，BFMグループでは男児には3年の治療期間を試みている．

vi）超高危険群と再発例の治療

超高危険群として乳児MLL陽性ALL，Ph1陽性ALL，これに白血球数10万以上の年長児（10歳以上），ステロイド初期反応不良T-ALLなどが分類されることが多く，幹細胞移植を含んだそれぞれの治療プロトコールが必要である．再発例では早期再発例（治療中～終了後6カ月以内など）は超高危険群例と考え，幹細胞移植を含んだプロトコールが行われる．しかし，最近Ph1陽性ALLで初発時の末梢血白血球数が低値であるもの，あるいはステロイドへの初期反応性がよいもの[8][9]は予後が良好と報告され，今後検討を要する．

（2）急性骨髄性白血病（AML）

15歳以下の小児10万人あたり年間1人の頻度で，各年齢層に比較的均等に分布しており，性差は1.5：1と男児に多い．

VIII. 化学療法の実際

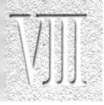

a. 形態学的分類と免疫学的表面形質と染色体異常

形態よりFAB分類のM0〜M7に分類される．M0, M6, M7の診断にはモノクローナル抗体も役立つ．CD41a (gpⅡa/Ⅲb)，CD42b (gpⅠb)，CD61 (gpⅢa) はM7に，CD36 (抗glycophorin A) はM6の診断に有用である．AMLの染色体異常，融合遺伝子と臨床像を表1に示した．

b. 小児AMLのこれまでの治療と予後因子

小児AMLの治療成績はALLに比べると悪く，寛解導入率は70〜90％，5年無病生存率は30〜50％と満足すべきものではなく，同胞にHLA一致ドナーがいれば同種骨髄移植が第一選択と考えられてきた．しかし，1991年から行われたわが国の厚生省研究班統一プロトコールでは，寛解導入率が90％を超え，また化学療法のみの長期無病生存率が50％を超え，7年無病生存率は同種移植群67％，自家移植および化学療法群60％で有意差はみられなかった[11]．FAB-M3ではall-trans retinoic acid (ATRA) の登場により，飛躍的に治療成績は向上した．1999年から開始された新プロトコールでは前回の治療研究から得られた予後因子に基づく層別化を行い，低危険群では造血幹細胞移植を行わない治療戦略が試みられた．また，わが国と欧米で差のある自家骨髄移植についても無作為比較試験でその有用性が検討されている．前回の治療研究ではHLA一致同胞ドナーの有無によって治療法が選択され比較が行われた．厳密な無作為比較試験ではないが，化学療法群および自家骨髄移植群で従来の報告を上回る成績が得られ，この結果に基づいて，新しい治療が立案されている．

AMLでは確定的な予後因子は明らかにされていない．予後不良因子として，白血球数増多（10万/μl以上），染色体異常（monosomy 7, 9；22転座），2次性AMLおよびMDSよりの移行例などがある．近年，FLT3遺伝子の変異と予後との相関が報告された．一方，t (8;21)，t (9;11) およびinv(16) などの染色体異常を有する場合は寛解率が高い．予後不良であったt (15;17)を有するM3はATRAによる分化誘導療法が導入され，DICを引き起こすことなく寛解導入が可能となったため，予後不良ではなくなった．近年t (6;9)，t (16;21)，t (7；11) などが予後不良であることが明らかになってきた[10]．

c. AMLの実際の治療

i) 寛解導入療法

抗白血病剤の種々の組み合わせの寛解導入療法が行われているが，一般にAra-Cとanthracyclinが中心である．さらに，副腎皮質ホルモンなどを加えた併用療法が用いられる．これまでVAPA療法，ドイツのBFMグループの療法，アメリカのSt Jude研究病院や小児癌研究グループ（CCG）療法などの結果では，寛解率は70〜80％で著明な差はみられていない[12)13)]．近年，Etoposide, Azacytidineなどの薬剤が加わったが，寛解率の著明な上昇はない．本邦ではAML治療委員会による全国プロトコールが行われ（図3, 4），欧米に比べても遜色ない良好な成績が得られている[11]．

ii) 寛解後の治療

寛解後の治療には維持療法，地固め療法および強化療法があるが，三者の間に明確な区別はなく，これらを組み合わせた治療が行われる．寛解後の治療期間は一定していないが，一般に6カ月〜18カ月行われている．

中枢神経白血病の予防治療はALLでは必須であるが，AMLでは発症頻度が低く，再発はほとんどが骨髄再発であるので治療法は一致していない．M4, M5では中枢神経再発が高いので，中枢神経の予防治療が勧められ，頭蓋放射線の予防照射よりも抗白血病剤（Ara-C, MTX）の髄注が行われることが多い．

AMLの第一寛解期に骨髄移植も行われ，化学療法群と骨髄移植群に分けた治療研究が行われているが，AMLでは両者に差がない報告が多く，その優劣の結論は出ていない[14)15)]．AMLの予後因子を明確にし，それによる層別化が必要である．一方，M3ではATRAによる分化誘導療法が著効することが判明した．とくに凝固異常がすぐ正常化し，出血死の危険が著しく低下し，著明な成績の向上がみられている．

(3) その他の白血病

a. 乳児白血病

乳児白血病は小児白血病の5〜10％を占め，ALLの2.5〜5％，AMLの5〜15％を占める．乳児白血病はALLではCD10陰性のB前駆型が多く，AMLではFAB分類のM4, M5型が多い．11q23転座とMLL遺伝子再構成が高頻度にみられ，これらのALLは予後不良である．近年の強力な治療にもかかわらず，MLL再構成例，とりわけt (4;11) -ALLは化学療法のみでは予後不良で，幹細胞移植により治療成績の向上がみられており，世界的に新しい治療法を模索しているところである．本邦でも乳児白血病共同治療研究会ができて統一プロトコールを施行し，良好な成績が得られている[11)16)]．これに対してAMLでは近年の強力な化学療法により全体的

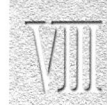

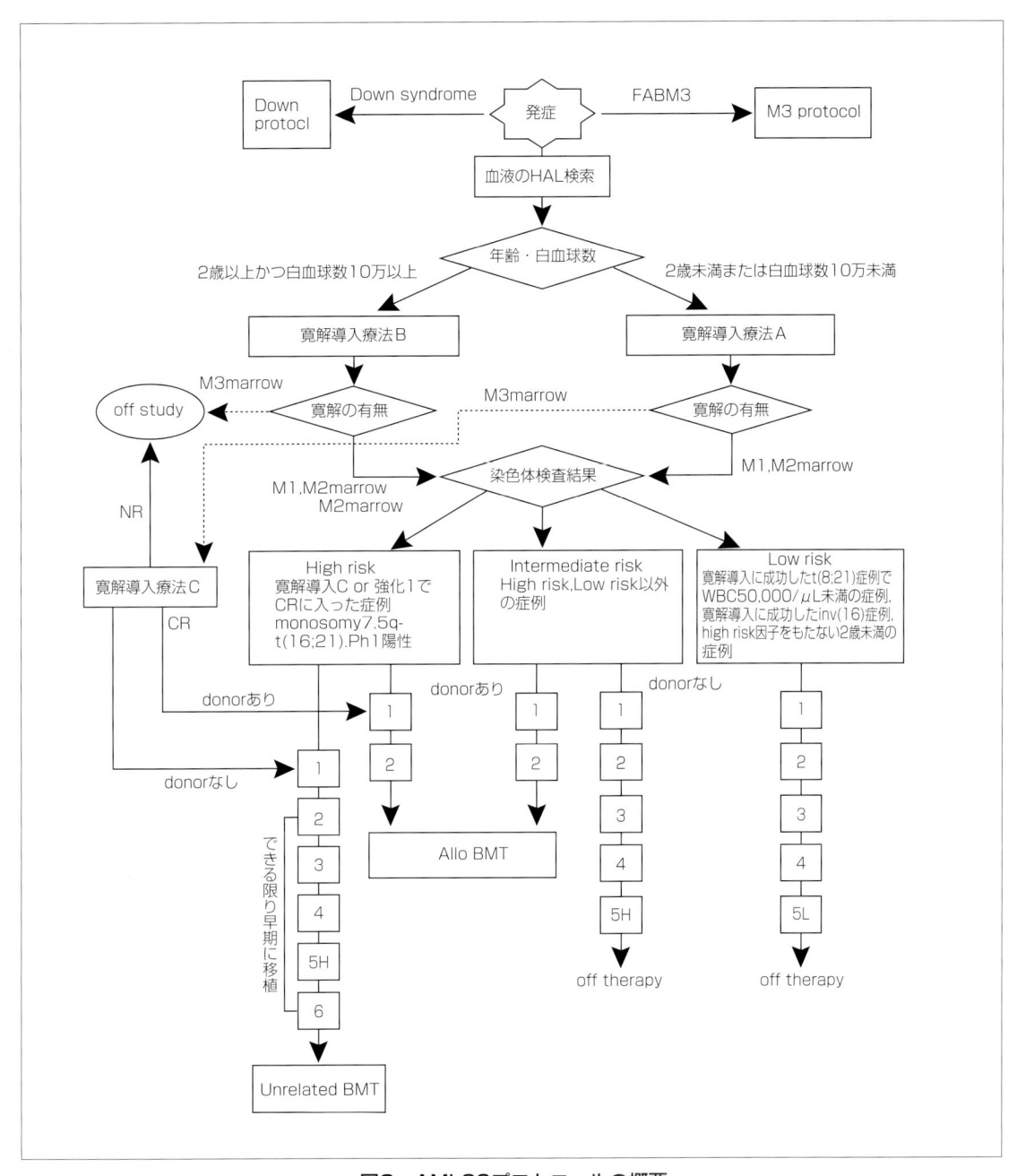

11. 小児の白血病と悪性リンパ腫

図3 AML99プロトコールの概要

　AML（M3）症例はM3プロトコールを，Down合併例はDownプロトコールを用いる．年齢と白血球数を参考に寛解導入療法A，Bの選択を行う．M1 marrowが得られればもとのriskに基づいた治療を，M2 marrowであれば強化第1コースを行い，M1 marrowであればhigh riskの治療を強化第2コースから行う．M3 marrowであれば寛解導入療法Cを行う．寛解導入療法と染色体検査の結果をもとに，層別化による治療法を選択する．high risk群では造血幹細胞移植を，intermediate risk群でHLA一致donorがいない場合には自家骨髄移植と化学療法の無作為割付を行う．low risk群では化学療法のみを行う．

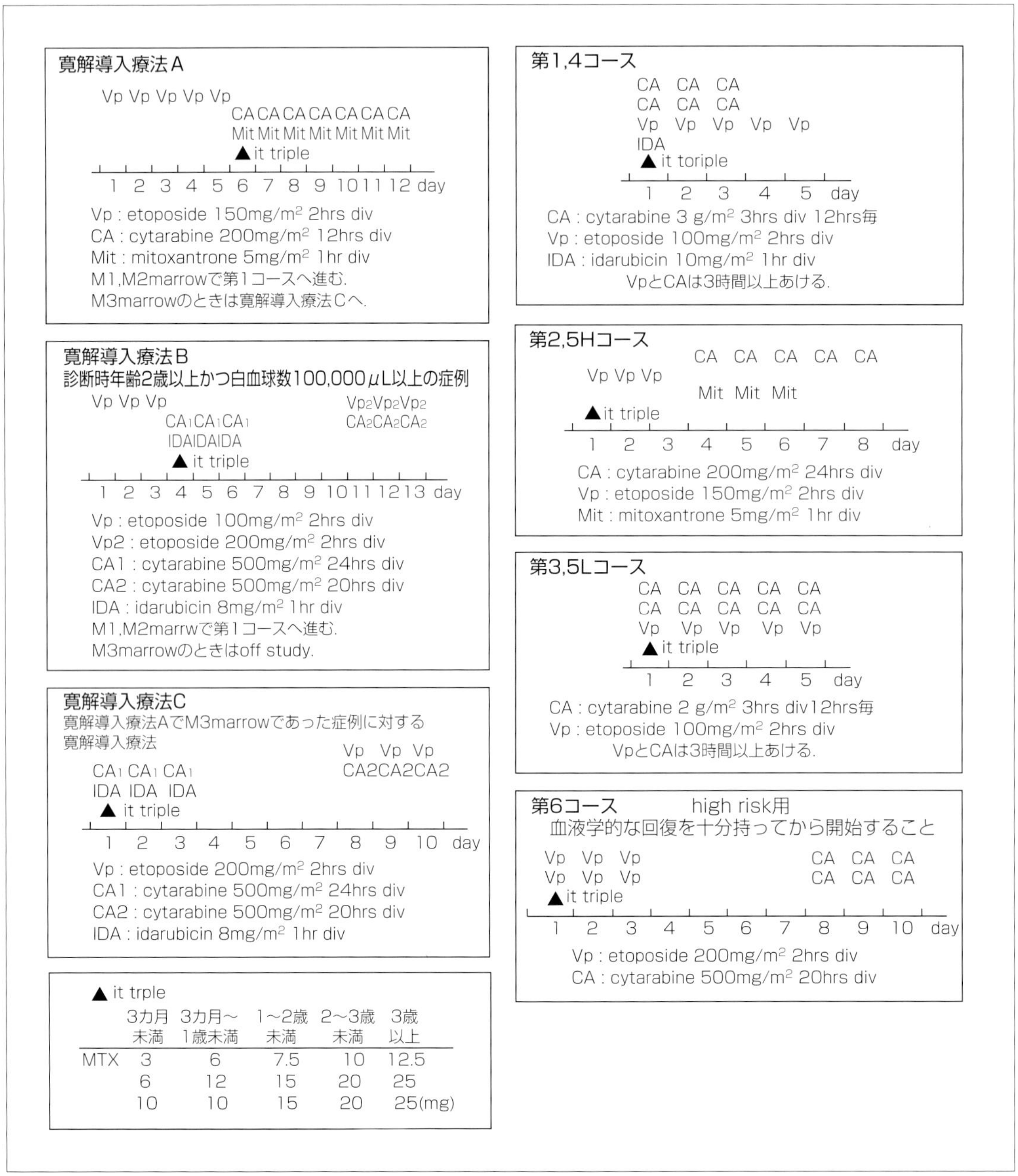

VIII. 化学療法の実際

寛解導入療法A

```
    Vp Vp Vp Vp Vp
            CA CA CA CA CA CA CA
            Mit Mit Mit Mit Mit Mit
            ▲ it triple
    1 2 3 4 5 6 7 8 9 10 11 12 day
```

Vp : etoposide 150mg/m² 2hrs div
CA : cytarabine 200mg/m² 12hrs div
Mit : mitoxantrone 5mg/m² 1hr div
M1, M2 marrowで第1コースへ進む．
M3 marrowのときは寛解導入療法Cへ．

寛解導入療法B
診断時年齢2歳以上かつ白血球数100,000μL以上の症例

```
    Vp Vp Vp                Vp₂Vp₂Vp₂
       CA₁CA₁CA₁              CA₂CA₂CA₂
       IDA IDA IDA
       ▲ it triple
    1 2 3 4 5 6 7 8 9 10 11 12 13 day
```

Vp : etoposide 100mg/m² 2hrs div
Vp2 : etoposide 200mg/m² 2hrs div
CA1 : cytarabine 500mg/m² 24hrs div
CA2 : cytarabine 500mg/m² 20hrs div
IDA : idarubicin 8mg/m² 1hr div
M1, M2 marrwで第1コースへ進む．
M3 marrowのときはoff study．

寛解導入療法C
寛解導入療法AでM3 marrowであった症例に対する寛解導入療法

```
                          Vp Vp Vp
       CA₁ CA₁ CA₁         CA₂CA₂CA₂
       IDA IDA IDA
       ▲ it triple
    1 2 3 4 5 6 7 8 9 10 day
```

Vp : etoposide 200mg/m² 2hrs div
CA1 : cytarabine 500mg/m² 24hrs div
CA2 : cytarabine 500mg/m² 20hrs div
IDA : idarubicin 8mg/m² 1hr div

第1, 4コース

```
       CA CA CA
       CA CA CA
       Vp Vp Vp Vp Vp
       IDA
       ▲ it toriple
    1 2 3 4 5 day
```

CA : cytarabine 3 g/m² 3hrs div 12hrs毎
Vp : etoposide 100mg/m² 2hrs div
IDA : idarubicin 10mg/m² 1hr div
VpとCAは3時間以上あける．

第2, 5Hコース

```
           CA CA CA CA CA
    Vp Vp Vp
           Mit Mit Mit
    ▲ it triple
    1 2 3 4 5 6 7 8 day
```

CA : cytarabine 200mg/m² 24hrs div
Vp : etoposide 150mg/m² 2hrs div
Mit : mitoxantrone 5mg/m² 1hr div

第3, 5Lコース

```
       CA CA CA CA CA
       CA CA CA CA CA
       Vp Vp Vp Vp Vp
       ▲ it triple
    1 2 3 4 5 day
```

CA : cytarabine 2 g/m² 3hrs div 12hrs毎
Vp : etoposide 100mg/m² 2hrs div
VpとCAは3時間以上あける．

第6コース　high risk用
血液学的な回復を十分持ってから開始すること

```
    Vp Vp Vp              CA CA CA
    Vp Vp Vp              CA CA CA
    ▲ it triple
    1 2 3 4 5 6 7 8 9 10 day
```

Vp : etoposide 200mg/m² 2hrs div
CA : cytarabine 500mg/m² 20hrs div

▲ it trple

	3カ月未満	3カ月〜1歳未満	1〜2歳未満	2〜3歳未満	3歳以上
MTX	3	6	7.5	10	12.5
	6	12	15	20	25
	10	10	15	20	25 (mg)

図4　AML99治療プロトコール

寛解導入療法は初診時年齢と白血球数でAとBを使用する．寛解導入療法AでM3 marrowの場合はCを用いる．High risk群では寛解導入療法後は強化療法第1から5H，6コースを行うが，できるだけ早期に造血幹細胞移植を行う．Intermediate risk群でHLA一致donorがいない場合には，化学療法群は強化第5Hコースまで行う．Low risk群は強化療法のみを第5Lコースまで行う．各強化療法ごとに髄注を行う．

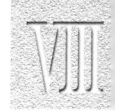

に5年生存率は50％と向上し、とくにt(9；11)-AMLが約60％であり、むしろ予後良好な傾向にあり、ほかのAMLと有意差がみられない．

b. 骨髄異形成症候群（myelodysplastic syndrome：MDS）

本邦の小児血液学会MDS委員会の検討では、異常核型を有する症例は有意に予後不良であったが、このなかで+8の症例は予後良好であった．化学療法と造血幹細胞移植のどちらがいいかという研究が行われているが、病型により異なり、若年型骨髄単球性白血病は予後は不良で造血幹細胞移植の適応と考えられる．

2）悪性リンパ腫

小児の悪性リンパ腫の発生頻度はわが国では10万人あたり1.0～1.5人くらいで、男女比はおよそ3：1で圧倒的に男児に多く、年齢は10歳代に多く、3歳以下には少ない．

(1) 非ホジキンリンパ腫（NHL）

小児のNHLは成人と異なり、びまん性で悪性度の高い組織型が多く、TまたはB細胞の幼若型が多い．またリンパ節外原発が多くて腫瘍の増大とともに骨髄や中枢神経への浸潤がみられる．これらのことより従来はきわめて予後不良であったが、最近の10年間の化学療法の強化により、進展例でも70～80％に治癒が期待されるようになった[17)18)]．組織分類では、濾胞性（follicullar type）は非常にまれで、ほとんどすべてがびまん性（diffuse type）であり、悪性度が高いこと、胸部と腹部原発が多いこと、そしてリンパ節外原発が多いことが特徴である[17)]．小児NHLの細胞はa）リンパ芽球性リンパ腫（lymphoblastic lymphoma：LBL）、b）small noncleaved cell lymphoma（SNCC）、c）大細胞リンパ腫（large cell lymphoma：LCL）の3種に大きく分類され、さらにそれぞれが組織型や免疫学的細胞表面形質によって、亜型に細分類される[17)]．Murphyの病期分類では限局性か胸隔内または腹腔内浸潤を認める（Ⅲ期）かで大別する．消化管原発でほかの浸潤がなく、完全摘出できた場合はⅡ期とし、予後は非常によい．骨髄やCNS浸潤は予後がもっとも悪く、Ⅳ期とされている．

(2) 治療

近年、小児のNHLの生存率が非常に良くなってきた．これは、従来からの薬剤と新しく開発された薬剤を種々に併用するプロトコールが試みられてきたからである．小児NHL患者は、すべて比較対照試験などの臨床研究に組み入れられるべきで、小児悪性腫瘍の治療に習熟した専門医を中心とした集学的治療が必要である．わが国にもいくつかの研究グループがあり、そこで組織的な治療を実施するのが望ましい．本邦では、平成16年にNHLの全国統一プロトコールができ、それに基づいて治療されている[11)]．

小児NHLの2つの重要な臨床症状は、LBLにしばしば合併する縦隔腫瘍による気道閉塞と上大静脈症候群とSNCCによくみられる腫瘍崩壊症候群（tumor lysis syndrome）である．大きな縦隔腫瘍があるときには、全身麻痺や強い鎮静剤を使用した場合に心、呼吸停止に陥ることがあり、挿管、抜管時に注意が必要である．腫瘍崩壊症候群では急激な細胞の崩壊により、高尿酸血症が生じるので、予防として大量の補液と尿のアルカリ化、アロプリノール投与を行う．高尿酸血症から尿路閉塞、腎不全となることがあるので、それに対処できる施設で治療が行われなければならない．消化管の出血、閉塞、まれに穿孔がみられる．

限局性のNHLでも放射線照射療法のみより化学療法のほうが有効で、しかも放射線照射療法は治療効果よりもあとになっての副作用が、重篤な問題であることが指摘されている．Ⅲ/Ⅳ期のNHLでは放射線照射療法は補助的な効果しかないが、神経系浸潤、精巣浸潤、上大静脈症候群や気道閉塞に対する緊急照射が有効である場合がある．近年ルーチンな放射線照射は適応なしと考えられている．

(3) ホジキン病（HD）

HDは病理学的にはReed-Sternberg（RS）細胞を特徴とする肉芽腫様の増殖で、悪性腫瘍と考えられている[19)]．現在、Rye分類が多く用いられ、リンパ球優勢型（lymphocyte predominance：LP）、結節性硬化型（Nodular sclerosis：NS）、混合細胞型（mixed cellularity：MC）、リンパ球減少型（Lymphocyte depletion：LD）の4型に分けられる．

従来からAnn Arborの病期分類が用いられていたが、CTやMRIなどの画像診断もとり入れられたCotswoldsの修正病期分類がよく用いられている．わが国では米国に比べてHDの発症頻度が低い．

VIII. 化学療法の実際

　放射線照射，化学療法単独あるいは両者が併用される．外科的療法は本疾患の病態から考えると，生検およびstaging目的に限られる．欧米においては化学療法と放射線照射の併用により治療成績は飛躍的に向上している．化学療法としてはMOPPが有名であるが，わが国ではnitrogen mustardが認可されておらず，エンドキサンに変更したCOPPが用いられている．二次がんは7～10％にみられる．HDの予後は急速に改善され，早期例では92～100％，進展例でも78～100％の生存率が得られている．現在，まだわが国では全国的な統一治療プロトコールは確立していない．

文献

1) Pui CH, Evans WE, Gilbert JR : Meeting report : International Childhood ALL Work-shop : Memphis, TN, 3-4 December 1997. Leukemia 12 : 1313-1318, 1998.
2) Kersey JH : Fifty years of studies of the biology and therapy of childhood leukemia. Blood 90 : 4243-4251, 1997.
3) Hayashi Y : Molecular genetics of recurring chromosome abnormalities in acute myeloid leukemia. Semin Hematol 37 : 368-380, 2000.
4) Reiter A, Schrappe M, Ludwig W, et al : Chemotherapy in 998 unselected childhood acute lymphoblastic leukemia patients. Results and conclusions of the multicenter trial ALL-BFM-86. Blood 84 : 3122, 1994.
5) Kamps WA, Bokkerink JP, Hahlen K, et al : Intensive treatment of children with acute lymphoblastic leukemia according to ALL-BFM-86 without cranial radiotherapy : results of Dutch Childhood Leukemia Study Group Protocol ALL-7 (1988-1991). Blood 94 : 1226-1236, 1999.
6) Tsuchida M, Ikuta K, Hanada R, et al : Long-term follow-up of childhood acute lymphoblastic leukemia in Tokyo Children's Cancer Study Group 1981 1995, Leukemia 14 : 2295-2306, 2000.
7) Toyoda Y, Manabe A, Tsuchida M, et al : Six months of maintenance chemotherapy after intensified treatment for acute lymphoblastic leukemia of childhood. J Clin Oncol 18 : 1508-1516, 2000.
8) Ribeiro RC, Broniscer A, Rivera GK, et al : Philadelphia chromosome positive acute lymphoblastic leukemia in children : durable responses to chemotherapy associated with low initial white blood cell counts. Leukemia 11 : 1493-1496, 1997.
9) Schrappe M, Arico M, Harbott J, et al : Philadelphia chromosome-positive (Ph-) childhood acute lymphoblastic leukemia : good initial steroid response allows early prediction of a favorable treatment outcome. Blood 92 : 2730-2741, 1998.
10) Kong X-T, Ida K, Ichikawa H, et al : Consistent detection of TLS/FUS-ERG chimeric transcripts in acute myeloid leukemia with t(16;21)(p11;q22) and identification of a novel transcript. Blood 90 : 1192-1199, 1997.
11) 月本一郎，編：小児血液・腫瘍疾患治療プロトコール集．東京，医薬ジャーナル社，2003.
12) Creutzig U, Ritter J, Schellong G : Identification of two risk groups in childhood acute myelogenous leukemia after therapy intensification in study AML-BFM-83 as compared with study AML-BFM-78. Blood 75 : 1932-1940, 1990.
13) Woods WG, Kobrinsky N, Buckley JD, et al : Timed-sequential iduction therapy improves postremission outcome in acute myeloid leukemia : a report from the Children's Cancer Group. Blood 87 : 4979-4989, 1996.
14) Michel G, Leverger G, Leblane T, et al : Allogeneic bone marrow transplantation vs aggressive post-remission chemotherapy for children with acute myeloid leukemia in first complete remission. A proepective study from the French Society of Pediatric Hematology and Immunology (SHIP). Bone Marrow Transplant 17 : 191-196, 1995.
15) Ravindranath Y, Yeager AM, Chang MN, et al : Autologous bone marrow transplatation versus intensive consolidation chemotherapy for acute myeloid leukemia in childhood. N Engl J Med 334 : 1428-1434, 1996.
16) Kosaka Y, Koh K, Kinukawa N, et al : Infant acute lymphoblastic leukemia with MLL gene rearrangements : outcome following intensive chemotherapy and hematopoietic stem cell transplantation. Blood 104 : 3527-3534, 2004.
17) Murphy SB, Fairclough DL, Hutchison RE, et al : Non-Hodgkin's lymphomas of childhood : an analysis of the histology, staging, and response to treatment of 338 cases at a single institution. J Clin Oncol 7 : 186-193, 1989.
18) Magrath I, Adde M, Shad A, et al : Adults and children with small non cleaved-cell lymphoma have a similar excellent outcome when treated with the same chemotherapy regimen. J Clin Oncol 14 : 925-934, 1996.
19) Hudson MM, Donaldson SS : Hodgkin's Disease (In Pizza PA, Poplack DG eds). Principles and practice of pediatric Oncology 3d ed. pp523-543, New york, Raven, 1997.

The Author

群馬県立小児医療センター　　林　泰秀

12 悪性骨軟部腫瘍

1）悪性骨軟部腫瘍における化学療法の対象と目的

　悪性骨軟部腫瘍における化学療法の効果は組織型に応じて大きく異なるが，一般に化学療法のみによる治癒は期待できない．治癒を目指した治療には手術による腫瘍切除が不可欠である．化学療法の目的は，手術，放射線との併用によるadjuvant chemotherapyが主体となる．

　Adjuvant chemotherapyは手術を支援し，その効果を維持するための化学療法である．標的となるのは，肺を主体とした微小転移巣，原発腫瘍周囲の微小娘病巣である．Adjuvant chemotherapyの実施には，手術のみでは転移の危険性が高いこと，化学療法に感受性のあることの二つの条件が必要である．

　骨肉腫，ユーイング肉腫では，初診時にすでに肺を主体して存在すると考えられる微小転移巣に対する有効性が期待でき，Adjuvant chemotherapyが必須の治療手段である．その一方，軟骨肉腫，脊索腫では，一般に化学療法が無効とされておりAdjuvant chemotherapyの適応はない．骨悪性線維性組織球腫においては，転移の頻度が骨肉腫等ほど高くないこと，感受性も確かでないことからAdjuvant chemotherapyの有効性は確定していない．軟部腫瘍のうち主に小児にみられる横紋筋肉腫などの円形細胞肉腫ではadjuvant chemotherapyの有効性が確立されている．成人で一般的な非円形細胞肉腫においては，現在までAdjuvant chemotherapyの効果が明確に証明されていない．組織学的診断，腫瘍悪性度などにより転移の危険性が大きく異なるため，全体としてみるとAdjuvant chemotherapyが有効とは言えない結論となりやすい．低悪性度腫瘍においては，転移の頻度が低いためadjuvant chemotherapyの効果は期待できないものと思われる．高悪性度軟部度腫瘍では転移の出現頻度も高くadjuvant chemotherapyの有効性が期待されるが，明確な結論は出ていない．

2）骨肉腫の化学療法

　骨肉腫の手術療法単独での治療成績は5年生存率10～20％程度あり，原発腫瘍が完全に制御されても術後6から12カ月で肺転移をきたし死亡する症例が大半であった．この事実は，骨肉腫診断時にすでに微小肺転移巣が存在し局所の制御のみでは骨肉腫の予後を改善できないことを示していた．

　1970年代にadriamycin（ADM），methotrexate（MTX）大量療法が骨肉腫進行例に有効であること，次いでこれらの薬剤を用いた術後化学療法が骨肉腫の生存率を改善することが報告された[1)2)]．1980年代以降にはcisplatin（CDDP）[3)]，ifosfamide（IFM）[4)5)]の有効性が報告された．この間，Mayo Clinicの統計グループにより化学療法による骨肉腫の予後の改善は認められないとの報告がなされた[6)]．しかし，その後行われた化学療法の有無に対する無作為化比較試験の結果では明らかな有意差がみられ[7)8)]，骨肉腫に対する化学療法の有効性については決着した．

　RosenらのT-10プロトコールでは，MTXとbleomycin，cyclophosphamid，dactinomycinの併用（BCD）を術前から行うneoadjuvant chemnotherapyを採用し，術後はその効果によりMTXにかえてADMとCDDPを使用した[9)]．5年で76％と高い無病生存率を示し，長期生存でも10年で70％以上の生存率が得られた[10)]．COSS-86ではADM，MTX，CDDPを併用し選択した症例にIFMを追加して同様の生存率が示されている[11)]．現在では，ADM，MTX，CDDP，IFMの4剤を使用した術前，術後化学療法を行うのが標準的である．

3) ユーイング肉腫の化学療法

　ユーイング肉腫，primitive neuroectodemal tumor（PNET），Askin腫瘍などは共通の遺伝子異常を有しユーイング肉腫ファミリー腫瘍として一括して扱われるようになってきている．

　ユーイング肉腫に対する局所療法（手術，放射線）のみでの生存率は20％以下とされている．Adjuvant chemotherapyが有効であることは1970年代より報告がみられるようになった．Vincristin（VCR），actinomycinD（ACTD），cyclophosphamide（CPM）の3剤を使用するVAC12）またはそれにADMを加えた4剤の併用療法（VACA）が使用された[13]．Intergroup Ewing's Sarcoma Study（IESS），Cooperative Ewing's Sarcoma Study（CESS）などの多施設共同研究の成績が報告されている．IESS-Ⅰ[14]およびIESS-Ⅱ[15]では，VCR，ACTD，CPM，ADMを使用する併用療法（VDCA）を用い，5年で無病生存率67％，全生存率で77％が報告されている[16]．ACTDを除いた3剤併用のVadria Cでも同様の成績が得られている[17]．CESS-86では，腫瘍容積の大きなhigh risk groupにCPMをIFMにかえたVAIAを行い腫瘍容積の小さな例と同等の成績を得た[18]．同様にVadria CにIFMとetoposidの併用療法（IE）を追加することにより治療成績が向上するとの報告がなされた[19]．VDCAにIEを追加することにより成績が向上するかについての無作為化比較試験が行われ，非転移例では有意に無病生存率，生存率の向上をみた[20]．

　ユーイング肉腫はわが国における頻度が低くわれわれも限られた経験しかない．基本的にはVACA（VDCA）またはVarida C療法がベースとなり，それにIEが追加されるのが標準的である．ユーイング肉腫の特徴は，発生部位が多岐にわたり手術療法の困難な体幹部の症例が多いことである．そのため化学療法の成績は症例の構成に左右されやすい．いわゆるhigh risk group（体幹発生例，腫瘍容積の大きなものなど）においては従来の化学療法が不十分であるとして種々の試みがある．

4) 悪性線維性組織球腫の化学療法

　まれな腫瘍のため一定のプロトコールを使用してAdjuvant chemotherapyを行った多数例の報告は少ない．ADMとCDDPの併用療法[21]，MTXとADMの併用が有効との報告[22]にみられるように，骨肉腫に類似した化学療法が行われていることが多い．手術のみによる成績との比較はほとんどなされていないが，Capannら[23]は，手術のみでは5年生存率が28％であり，ADM，CDDP，MTX大量療法などを使用した化学療法で57％に改善したと報告している．現在のところMFHに対するAdjuvant chemotherapyは有効であると思われるがまだ確定していない．

5) 悪性軟部腫瘍の化学療法

　悪性軟部腫瘍は，四肢，体幹にみられる多彩な組織型，悪性度の腫瘍が含まれている．低悪性度の腫瘍では手術単独の治療が推奨されている．高悪性度の軟部腫瘍においてAdjuvant chemotherapyが有効か否かの明確な結論は出ていない．

　悪性軟部腫瘍に対する化学療法の有効性はADMで示されその奏効率は25％であった[24]．Dacarbazine（DTIC）は，ADMとの併用でADM単独よりも高い奏効率を示した[25]．1980年代に行われたADMを主体としたいくつかの無作為対照試験では転移の抑制，全生存率の改善を示すに至っていない．これらの試験の症例データをまとめたメタアナリシス[26]の結果では，転移までの期間，生存期間の延長と10年での無病生存率の改善が認められたが，10年生存率には差が認めらなかった．分析された試験は，使用薬剤，投与量，症例の発生部位，悪性度などに違いがみられ，四肢に限ったとき，あるいは腫瘍径が大きく高悪性度の場合には改善の程度が大きかった．

　IFMは単剤で25～38％の奏効率が報告されている[27]．ADM，IFM，DTICによる多剤併用療法（MAID）は48％という高い奏効率を報告した[28]．しかし，ADM-DTICと比較して有意の改善がないとの報告もある[29]．IFMはより高用量での効果に期待があり，Frustaciら[30]は，$9 g/m^2$のIFMとEpirubicinの併用で転移，全生存率が改善したと報告している．この試験では四肢発生，高悪性，5cm以上の腫瘍径の症例を対象としていた．EpirubicinとADMの効果の差は明確ではないが，ADMと高用量でのIFOでの試験の結果が必要となる．

　現在，悪性軟部腫瘍に対する化学療法の主体は，ADMとIFMである．DTICの併用については行わない試験も多い．Adjuvant chemotherapyは症例により必要

12. 悪性骨軟部腫瘍

である可能性が高いが，その選択，使用薬剤，用量についてはいまだ未解決の問題である．

6) 術前化学療法の効果

Adjuvant chemotherapyの効果が明確である骨肉腫，ユーイング肉腫では術前から化学療法を開始するneoadjuvant chemotherapyが一般的である．悪性軟部腫瘍では術前化学療法についての検討が少ない．術前から化学療法を開始することにより，(1) すでに存在する微小転移巣に対してできるだけ早期より治療を開始する，(2) 原発腫瘍を抑制，縮小させ手術の安全性を高め切除範囲の縮小をめざす，(3) 原発巣に対する反応を評価し術後化学療法の参考とすることができるなどの効果が期待されている．

画像所見は必ずしも，組織学的所見と一致せず，組織学的に有効と判定される例を術前に画像で見いだすことは困難である．現在のところ，術前化学療法の効果判定は最終的に組織学的判定の結果による[31]．

骨肉腫，ユーイング肉腫において，組織学的効果判定で一定以上の壊死率（90〜95％）を得た症例の予後は，低い壊死率しか得られなかった症例に比較し良好である．また，術前化学療法を延長することにより，原発巣の有効率が高まることが報告されている[11]．一方，無作為化比較試験の結果では術前化学療法の有無で無病生存率に差がみられなかった[32]．したがって，原発巣の組織学的有効例を増加させることは無病生存率を向上させることに直接つながるものではない．また，術前化学療法の効果を術後化学療法の参考とする方法については，術後の化学療法を変更しても予後の改善が得られた報告がなく検討を要する．

原発巣コントロールのもう一つの目的である局所再発の防止については，術前化学療法により局所再発が減少したとの報告がみられる[11]．これらは術前化学療法により切除縁を縮小できる可能性を示している．しかし，手術の切除縁が不適切なことは再発の大きな要因とされており[33]，画像診断で術前に効果を予測することの困難さも加わって切除縁を縮小したときの局所再発の危険性については未解決の問題が残る．

術前化学療法の最大の問題点は，化学療法中に原発巣の増大をきたし患肢温存が不可能となる症例が存在することである．しかし，手術を先行し患肢温存を行ったときには，大きな侵襲，術後合併症のため化学療法の開始が遅れ化学療法開始前に転移が出現する症例のあることも指摘されている[32]．

7) 初診時転移例，再発例の化学療法

転移，再発例でも外科的な腫瘍切除で無病生存の状態にできるかが第一に考慮されるべきである．長期生存のためには必要条件である．

初診時より転移のある骨肉腫，ユーイング肉腫では，Adjuvant chemotherapyは転移のない例と同様に行うのが一般的である．ユーイング肉腫ではhigh risk groupとして治療することになる．しかし，手術による切除が困難な例では末梢血幹細胞移植を併用した強力な化学療法でも長期生存例はまれであった[34]．化学療法後に転移をきたした例でAdjuvant chemotherapyを行うことの有用性は明確ではない．骨肉腫では，多発肺転移，再発までの期間が短い症例ではcarboplatin，etopsidなどが用いられる．

悪性軟部腫瘍で初診時肺転移例，化学療法の既往のない再発例では，adjuvant chemotherapyを考慮すべきである．その際には，術前化学療法を行い化学療法に対する反応がなければ術後の化学療法の効果は疑問である．切除不能例の場合，多剤併用療法で化学療法が奏功しても，ADM単独に比較して延命が得られる報告はない．副作用，入院期間などを考慮して治療法を選択する必要がある．

8) 悪性骨軟部腫瘍の化学療法に使用する主な抗がん剤

アドリアマイシンadriamycin（ADM）

すべての悪性骨軟部腫瘍でベースとなる薬剤である．単剤では60〜90mg/m^{2}を1〜3日で投与する．静注または点滴静注で投与する．CDDP，IFMとの併用療法では60mg/m^{2}を2日に分割することが多い．副作用は，脱毛がほぼ必発であるほか骨髄機能障害，消化器障害が高率にみられる．ほかに肝機能障害，心筋障害がある．心筋障害は不可逆性であり時に致死的となる．総投与量500mg/m^{2}以上でその頻度が増大する．

イフォスミドIFMsmide（IFM）

CPMから変更または追加されて，すべての悪性骨軟部腫瘍で広く使用されいる．併用療法の場合，2g/m^{2}を3〜5日投与するが用量依存性があることが報告さ

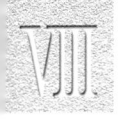

れている．骨肉腫に単独で使用する場合14〜16g/m^{2}を7日間で投与する大量療法を行う．3,000ml/日以上の点滴と尿のアルカリ化を行う．出血性膀胱炎を予防するためにIFM投与量の60%以上のメスナーmesnaを同時に併用する．副作用は大量療法では骨髄機能障害が高度である．出血性膀胱炎は重要な副作用であるがメスナーの使用により予防可能である．ほかに，精神症状，消化器障害，肝機能障害，腎機能障害がみられる．

メトトレキサートmethotrexate（MTX）

大量療法で骨肉腫に有効性が認められている．8〜12g/m^{2}の大量をロイコボリンleucovorin（CF）と組み合わせて投与するHDMTX-LV救援療法として使用される．4〜6時間で点滴静注する．投与開始後，24時間後より48時間まで3時間ごとにロイコボリン15mgを静注する．その後は6時間ごとにロイコボリンを6回経口投与する．投与日，翌日には十分な尿量確保（2 l/日以上），および尿のアルカリ化（pH7.0以上）を目標として補液，炭酸水素ナトリウムの投与をおこなう．MTX血中濃度の測定が不可欠で投与後24時間値1×10^{-5} M/lおよび48時間値1×10^{-6} M/lを危険限界値とする．この値を超えるときには大量ロイコボリン救援療法を血中濃度が1×10^{-8} M/l以下になるまで継続する．副作用としては，肝機能障害，消化器障害が高率にみられる．腎機能障害，神経障害（ときに灰白質脳症），骨髄機能障害，皮疹が出現することがある．副作用を増強する因子として，腎機能障害，NSAIDの併用などがある．

シスプラチンcispatin（CDDP）

骨肉腫に対して単独またはADMとの併用で120mg/m^{2}の用量で使用される．術前には動脈内投与で使用されることもある．投与前日より投与前にかけ補液を投与し利尿剤を併用して尿量100ml/時間を確保する．CDDP120mg/m^{2}を生理食塩水500〜1,000mlに混和し2〜72時間で静注する．投与後1〜3日は補液で尿量を確保する．副作用は消化器障害が高度であるほか，聴力障害，腎機能障害が重要である．ほかに骨髄機能障害，肝機能障害，電解質異常，末梢神経障害がみられる．腎機能障害，聴力障害は投与量依存性でありクレアチニンクリアランス，聴力の定期的検査を必要とする．

表1　悪性骨軟部腫瘍に対するAdjuvant chemotherapyの効果

腫瘍	Adjuvant chemotherapyの効果
骨肉腫，ユーイング肉腫	確実
骨悪性線維性組織球腫	確認されていない
悪性軟部腫瘍（非円形細胞肉腫）	低悪性度ではなし 高悪性度では不明 （部位，組織型による？）
軟骨肉腫，脊索腫	なし

表2　悪性骨軟部腫瘍に対する化学療法の成績

	報告	使用薬剤	成績	備考
骨肉腫	Meyer (10) (T-10)	MTX, BCD, ADM-CDDP	5年無病生存率76%	術前化学療法硬化不良例にMTXをADM-CDPに変更
	Fuchs (11) (COSS-86)	ADM, MTX, IFM, CDDP	10年無病生存率66%	一部に術前よりIFMを追加
ユーイング肉腫	Nesbit (16) (IESS-II)	VCR, ActD, CPM, ADM	5年無病生存率66%	
	Ahrens (18) (CESS-86)	VCR, ActD, CPM, ADM または VCR, ActD, IFM, ADM	5年無病生存率59%	腫瘍容積により選択
	Grier(20)	VCR, ADM, CPM, ActD, IFM, Etoposid	5年無病生存率69%	IE追加の無作化試験，非転移例で有意差
悪性軟部腫瘍	Elias (28) (MAID)	ADM, IFM, DTIC	奏効率48%	
	Frustaci(30)	Epirubicin, IFM	4年無病生存率50%	手術単独との無作為化試験 無病生存率，生存率で有意差

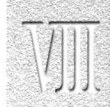

9) 副作用の対策

嘔吐に対しては，抗セロトニン剤が有効である．抗がん剤投与30分から1時間前に投与し嘔吐がみられたときは追加投与する．ステロイドの併用も有効である．嘔吐が持続するときはトランキライザーも使用される．

骨髄機能障害は，ADM-CDDP併用療法，IFM大量療法で高度である．とくに化学療法をくり返した術後化学療法中に重篤となりやすく，白血球数500以下，血小板数1万台になることもまれではない．好中球の減少は2週目が最低値となる．最近，G-CSFが保険適用を認められた．その使用基準は好中球1,000以下で発熱38℃以上または好中球500以下である．前回の同一化学療法においてこの基準で使用した場合には予防投与も認められる．好中球が回復しても使用中止後にいったん減少するので，次回の化学療法を行う際には注意が必要である．発熱時には抗生剤も併用する．血小板3万以下で出血傾向のみられるときは血小板輸血を考慮する．

肝機能障害はMTX大量療法の副作用としてみられるが，多くの場合一過性である．高度のときは肝庇護剤を投与する．腎機能障害，聴力障害，心筋障害は非可逆性である．定期検査により危険な場合には治療を中断する必要がある．

文　献

1) Cortes EP, Holland JF, Glidwell O : Amputation and adriamycin in primary osteosarcomas ; A 5-year report. Cancer Treat Rep 62 : 271-277, 1978.
2) Jaffe N, Frei E, Link M, et al : Adjuvant chemotherapy of osteogenic sarcoma ; 5-years experience. Cancer Treat Rep 62 : 259-264, 1978.
3) Ettinger IJ, Douglass HO, Higby DS, et al : Adjuvant adriamycin and cis-diamminedichloroplatinum (cisplatin) in primary osteosarcoma. Cancer 47 : 248-254, 1981.
4) Niederle N, Scheulen ME, Cremer M, et al : Ifosfamide in combination chemotherapy for sarcomas and testicular carcinomas. Cancer Treat Rep 10 : 129-135, 1983.
5) Miser JS, Kinsella TJ, Triche TJ, et al : Ifosfamide with mesna uroprotection and etoposide : An effective regimen in the treatment of recurrent sarcomas and other tumors in children and young adults. J Clin Oncol 5 : 1191-1198, 1987.
6) Edomonson JH, Green SJ, Ivins JC, et al : A controlled pilot study of high dose methotrexate as post-surgical adjuvant treatment for primary osteosarcoma. J Clin Oncol 2 : 152-156, 1984.
6) Rosen G, Caparros B, Huvos AG, et al : Preoperative chemotherapy for osteogenic sarcoma : Selection of postoperative adjuvant chemotherapy based on the response of the primary tumor to preoperative chemotherapy. Cancer 49 : 1221-1230, 1982.
7) Eilber F, Giuliano A, Eckardt J, et al : Adjuvant chemotherapy for osteosarcoma : A randomized prospective trial. J Clin Oncol 5 : 21-26, 1987.
8) Link MP, Groorin AM, Horowitz M, et al : Adjuvant chemotherapy of high grade osteosarcoma of the extremity : Update results of the multi-institutional osteosarcoma study. Clin Orthop 270 : 8-14, 1991.
9) Rosen G, Caparros B, Huvos AG, et al : Preoperative chemotherapy for osteogenic sarcoma : Selection of postoperative adjuvant chemotherapy based on the response of the primary tumor to preoperative chemotherapy. Cancer 49 : 1221-1230, 1982.
10) Meyer PA, Heller G, Healey J, et al : Chemotherapy for nonmetastatic sarcoma : The Memorial Slone Kettering experience. J Clin Oncol 10 : 5-15, 1992.
11) Fuchs N, Bielack SS, Epler D, et al : Long-term results of the co-operative German-Austrian-Swiss osteosarcoma study group's protocol COSS-86 of intensive multidrug chemotherapy and surgery for osteosarcoma of the limbs. Ann Oncol 9 : 893-899, 1998.
12) Jaffe N, Paed D, Traggis D, et al : Improved outlook for Ewing's sarcoma with combination chemotherapy (vincristine, actinomycin D and cyclophosphamide) and radiation therapy. Cancer 38 : 1925-1930, 1976.
13) Rosen G, Caparros B, Nirenberg A, et al : Ewing's sarcoma : ten-year experience with adjuvant chemotherapy. Cancer 47 : 2204-2213, 1981.
14) Jurgens H, Exner U, Gadner H, et al : Multidisciplinary treatment of primary Ewing's sarcoma of bone. A 6-year experience of a European Cooperative Trial. Cancer 61 : 23-32, 1988.
15) Burgert EO Jr, Nesbit ME, Garnsey LA, et al : Multimodal therapy for the management of nonpelvic, localized Ewing's sarcoma of bone : intergroup study IESS-II. J Clin Oncol 8 : 1514-1524, 1990.
16) Nesbit ME Jr, Gehan EA, Burgert EO Jr, et al : Multimodal therapy for the management of primary, nonmetastatic Ewing's sarcoma of bone : a long-term follow-up of the First Intergroup study. J Clin Oncol 8 : 1664-1674, 1990.
17) Advani SH, Rao DN, Dinshaw KA, et al : Adjuvant chemotherapy in Ewing's sarcoma. J Surg Oncol 32 : 76-78, 1986.
18) Ahrens S, Hoffmann C, Jabar S, et al : Evaluation of prognostic factors in a tumor volume-adapted treatment strategy for localized Ewing sarcoma of bone : the CESS 86 experience. Cooperative Ewing Sarcoma Study. Med Pediatr Oncol 32 : 186-195, 1999.
19) Wexler LH, DeLaney TF, Tsokos M, et al : Ifosfamide and etoposide plus vincristine, doxorubicin, and cyclophosphamide for newly diagnosed Ewing's sarcoma family of tumors. Cancer 78 : 901-911, 1996.
20) Meyer WH, Kun L, Marina N, et al : Ifosfamide plus etoposide in newly diagnosed Ewing's sarcoma of bone. J Clin Oncol 10 : 1737-1742, 1992.
21) Bramwell VH, Steward WP, Nooij M, et al : Neoadjuvant chemotherapy with doxorubicin and cisplatin in malignant fibrous histiocytoma of bone : A European Osteosarcoma Intergroup study. J Clin Oncol 17 : 3260-3269, 1999.
22) Ham SJ, Hoekstra HJ, van der Graaf WT, et al : The value of high-dose methotrexate-based neoadjuvant chemotherapy in malignant fibrous histiocytoma of bone. J Clin Oncol 14 : 490-496, 1996.
23) Capanna R, Bertoni F, Bacchini P, et al : Malignant fibrous histiocytoma of bone. The experience at the Rizzoli Institute : report of 90 cases. Cancer 54 : 177-187, 1984.

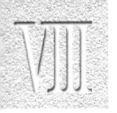

24) Eilber FR, Giuliano AE, Huth JF, et al：A randomized prospective trial using postoperative adjuvant chemotherapy (adriamycin) in high-grade extremity soft-tissue sarcoma. Am J Clin Oncol 11：39-45, 1988.
25) Pinedo HM, Bramwell VH, Mouridsen HT, et al：Cyvadic in advanced soft tissue sarcoma：a randomized study comparing two schedules. A study of the EORTC Soft Tissue and Bone Sarcoma Group. Cancer 53：1825-1832, 1984.
26) Bramwell VH, Mouridsen HT, Santoro A, et al：Cyclophosphamide versus ifosfamide：final report of a randomized phase II trial in adult soft tissue sarcomas. Eur J Cancer Clin Oncol 23：311-321, 1987.
27) Elias A, Ryan L, Sulkes A, et al：Response to mesna, doxorubicin, ifosfamide, and dacarbazine in 108 patients with metastatic or unresectable sarcoma and no prior chemotherapy. J Clin Oncol 7：1208-1216, 1989.
28) Antman K, Crowley J, Balcerzak SP, et al：An intergroup phase III randomized study of doxorubicin and dacarbazine with or without ifosfamide and mesna in advanced soft tissue and bone sarcomas. J Clin Oncol 11：1276-1285, 1993.
29) Tierner JF：Adjuvant chemotherapy for localised resectable soft-tissue sarcoma of adults：meta-analysis of individual data. Sarcoma Meta-analysis Collaboration. Lancet 350：1647-1654, 1997.
30) Frustaci S, Gherlinzoni F, De Paoli A, et al：Adjuvant chemotherapy for adult soft tissue sarcomas of the extremities and girdles：results of the Italian randomized cooperative trial. J Clin Oncol 19：1238-1247, 2001.
31) Holscher HC, Bloem JL, Vanel D, et al：Osteosarcoma：chemotherapy-induced changes at MR imaging. Radiology 182：839-844, 1992.
32) Goorin AM, Schwartzentruber DJ, Devidas M, et al：Presurgical chemotherapy compared with immediate surgery and adjuvant chemotherapy for nonmetastatic osteosarcoma：Pediatric Oncology Group Study POG-8651. J Clin Oncol 21：1574-1580, 2003.
33) Picci P, Sangiorgi L, Rougraff BT, et al：Relationship of chemotherapy-induced necrosis and surgical margins to local recurrence of osteosarcoma. J Clin Oncol 12：2699-2705, 1994.

The Author

国立病院機構北海道がんセンター　井須 和男

13 泌尿器がん

1) はじめに

　精巣腫瘍および尿路上皮がん（膀胱がん，腎盂尿管がん）は，泌尿器がんのなかでは抗がん化学療法の有効性が高い疾患である．とくに精巣腫瘍はcisplatin（CDDP）の導入以後は治療成績が著しく向上し，転移を有する進行がんでも完全治癒が得られることから治癒可能な悪性新生物のモデルとされている．そこで本稿では泌尿器がんのなかで精巣腫瘍および代表的尿路上皮がんである膀胱がんをとりあげ，その化学療法について概説する．

2) 精巣腫瘍

　精巣腫瘍の罹患率は10万人あたり1～2人で悪性腫瘍のなかでは低い．しかし，思春期以降の性的活動性が高まる比較的若い時期に好発することから，社会的に重要ながんである．精巣腫瘍は組織学的に胚細胞腫瘍（Germ cell tumors），性索／間質腫瘍，胚細胞および性索成分をもつ腫瘍の3つに分類されるが，とくに断らない限り胚細胞腫瘍を意味する．また，胚細胞腫瘍には表1に示すようにセミノーマ，胎児性がん，卵黄嚢腫瘍，絨毛性腫瘍，奇形腫などの組織型があるが，その生物学的特性から通常セミノーマと非セミノーマ（non-seminomatous germ sell tumors：NSGCT）に分けて扱われる．

　精巣腫瘍の治療は，転移の有無にかかわらずただちに患側の高位精巣摘除術を行うことから始まる．その後の化学療法の適応は，がん病変が精巣に限局した早期がん（T1-4N0M0）と後腹膜リンパ節転移や遠隔転移巣のある進行がん（T1-4N1-3M1）で異なる．なお高位精巣摘除術後，血清腫瘍マーカー（α-fetoprotein，β-HCG）値がその半減期から計算される理論的減衰曲線に沿っていない場合は，たとえ画像検査に異常がなくても転移巣の存在が疑われるため進行がんとして扱われる．

(1) 精巣限局がん

　早期がんは，摘除精巣標本における組織学的脈管侵襲の有無によって再発を起こしやすいhigh-risk群と再発の可能性が低いlow-risk群に分けられる．このなかで補助化学療法の適応となるのは，high-risk群で組織型が非セミノーマ（NSGCT）の場合である．代表的レジメンは，進行がんにもっともよく用いられるBEP療法（表2）で，サイクル数としては2コースを標準とする．これによってhigh-risk患者の再発率（50％）を5％以下に減少させる[3]ことができ，患者は再発に対する精神的不安感から解放される．

表1　精巣腫瘍の組織分類[1]

胚細胞腫瘍（Germ cell tumors）
　A．精細管内胚細胞腫瘍（Intratubular germ cell neoplasia）

　B．単一組織型（Tumors of one histological type）
　　1）セミノーマ（Seminoma）
　　2）精母細胞性セミノーマ（Spermatocytic Seminoma）
　　3）胎児性がん（Embryonal carcinoma）
　　4）卵黄嚢腫瘍（Yolk sac tumor）
　　5）絨毛性腫瘍（Trophoblastic tumors）
　　　a）絨毛がん（Choriocarcinoma）
　　　b）Placental site trophoblastic tumor
　　6）奇形腫（Teratomas）
　　　a）成熟（Mature）
　　　b）未熟（Immature）
　　　c）悪化性（With malignant transformation）
　　7）多胎芽腫（Polyembryoma）

　C．複合組織型（Tumors of more than one histological type）

VIII. 化学療法の実際

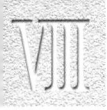

表2 精巣腫瘍の化学療法

PVB		
Cisplatin	20mg/m²	day1〜5
Vinblastin	0.3mg/kg	day1
Bleomycin	30mg/body	day1, 8, 15
BEP500 5day		
Cisplatin	20mg/m²	day1〜5
Etoposide	100mg/m²	day1〜5
Bleomycin	30 IU/body	day2, 8, 15 (21-day cycle)
BEP500 3day		
Cisplatin	50mg/m²	day1, 2
Etoposide	165mg/m²	day1〜3
Bleomycin	30 IU/body	day2, 8, 15 (21-day cycle)
EP500 3day		
Cisplatin	50mg/m²	day1, 2
Etoposide	165mg/m²	day1, 3 (21-day cycle)
T-BEP		
Cisplatin	20mg/m²	day1〜5
Etoposide	100mg/m²	day1〜5
Bleomycin	30 IU/body	day2, 8, 15
Paclitaxel	175mg/m²	day1 (21-day cycle)
VIP		
Cisplatin	20mg/m²	day1〜5
Etoposide	100mg/m²	day1〜5
Ifosfamide	1,200mg/m²	day1〜5
VelP		
Cisplatin	20mg/m²	day1〜5
Vinblastine	0.11mg/kg	day1, 2
Ifosfamide	1,200mg/m²	day1〜5
TIP		
Cisplatin	20mg/m²	day1〜5
Ifosfamide	1,200mg/m²	day1〜5
Paclitaxel	250mg/m²	day1 (21-day cycle)
254-S/CPT-11		
Nedaplatin (254-S)	100mg/m²	
Irinotecan (CPT-11)	100mg/m²	(every3〜4weeks)
TXL/GEM		
Paclitaxel	110mg/m²	day1, 8, 15
Gemcitabine	1,000mg/m²	day1, 8, 15 (28-day cycle)

(Jones RH, et al, 2003[4]より改変引用)

ただし補助化学療法は国際的なコンセンサスが得られているわけではない．それは，たとえ補助化学療法を行わなくても，経過観察（surveillance）中に再発した時点で進行がんに準じた化学療法を加えることで100%に近い治癒率が得られる[3]からである．化学療法は抗がん剤の副作用，QOL低下，コストに加えて，対象が比較的若い男性という点も問題に加わってくる．したがって，実施にあたってはシスプラチンによる腎毒性，神経毒性，聴器毒性，心血管系合併症，エトポシドによる急性骨髄性白血病などはもちろん，男性不妊（化学療法前にすでに低下している精子形成が抗がん剤の投与によって当然さらに悪化するため精子採取と保存の準備が必要）や精神的負担に配慮する．現在，adjuvantとしての効果を損なうことなく副作用を軽減するためのさまざまなプロトコール（cisplatin＋bleomycin＋vincristine療法，1 cycle BEPなど）が考按され，その効果が期待されている[3]．

なお，high-risk群であってもセミノーマの場合は放射線感受性が高いため化学療法は通常行われず，surveillanceかpara-aortic irradiationが選択される[3]．化学療法は現時点では実験的研究の段階である．また，low-risk群に対しては組織型に関係なくsurveillanceが標準的管理法である[3]．

(2) 進行がん

転移を伴う精巣腫瘍は組織型いかんにかかわわらず，すべてが化学療法の適応である．その際，**表3**に示すような予後規定因子に基づいて治療効果の高いgood-risk群，予後不良なpoor-risk群，その中間のintermediate-risk群に分けて治療方針を検討することが多い．

a. good-risk群

BEP療法（**表2**）は1987年に確立されて以来，転移を伴う精巣腫瘍の第一選択とされている．これまでリスクグループに関係なく4コースが行われていたが，good-risk群における治癒率は90%と高いことから有効性を維持しながら毒性を軽減する試みが進められた．その結果，good-risk患者を対象にBEP療法3コースと4コースを比較した無作為比較試験（RCT）で予後に差はないことが判明し，現在ではBEP療法3コースが導入化学療法として標準治療となっている[4]．一方，肺毒性がときに致命的になるbleomycinをBEPから除いたEP療法（**表2**）4コースも検討され，BEP療法3コースに劣らない成績が得られたことから，EP療法4コースが選択されることもある[2]．

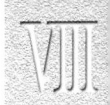

表3 IGCCCG (International Germ-Cell Cancer Collaborative Group) 予後分類[4]

Parameter	Good	Intermediate	Poor
Seminoma			
α-fetoprotein	Normal	Normal	
HCG	Any	Any	
Lactate dehydrogenase	Any	Any	
Primary	Any	Any	
Other	No non-lung secondary tumors	Non-lung secondary tumors	
%patients	90%	10%	
5-year survival	86%	72%	
Non-seminomatous germ-cell tumor			
α-fetoprotein	<1,000	1,000〜10,000	>10,000
HCG	<5,000	5,000〜50,000	>50,000
Lactate dehydrogenase	<1.5×ULN	1.5−10×ULN	>10×ULN
Primary	Testis/retroperitoneum	Testis/retroperitoneum	Mediastinal
Other	No non-lung	No non-lung secondary tumors	Non-lung secondary tumors
%patients	56%	28%	16%
5-year survival	92%	80%	48%

b. intermediate-risk群およびpoor-risk群

この群におけるゴールドスタンダードはBEP療法4コースである．しかし約30％は治癒に至らないため，その対策が最重要課題となっている[2)4)]．これに対して，CDDPの増量や後述の救済化学療法で有効性が示されたVIP療法（表2）をfirst-line治療として導入する試みがなされた．しかし，副作用が増強するだけでBEP療法をしのぐ成績には結びついていない[2)4)]．一方，BEP療法にpaclitaxelを加える試み（T-BEP療法）では有望な成績が得られ，現在BEP療法4コースとの比較試験が進行中[2)4)]である（表2）．さらに末梢血幹細胞移植を併用した大量化学療法も導入化学療法として検討され，標準的化学療法よりも予後の改善が見込める結果が得られたことから，現在BEP療法4コースとBEP療法2コース＋大量化学療法［carboplatin＋etoposide＋cyclophosphamide］を比較するRCTが進行中である[2)4)]．

c. 救済化学療法

導入化学療法で完全寛解（CR）に至らない場合や，CRとなって経過観察中に再発をきたした難治例には救済化学療法が必要である．しかし本療法はいまだ十分に確立されておらず治療成績も悪いため，進行性精巣腫瘍の治療における最も重要な問題点となっている[2)4)]．代表的レジメはBEP療法のbleomycinのかわりにcisplatinと相乗効果のあるifosfamideを導入したVIP/VeIP療法である（表2）．原則として前治療がPVBの場合はVIPを，BEPの場合はVeIPを用いる[2)4)]．インディアナ大学における長期経過観察の報告によれば

表4 精巣腫瘍に用いる抗がん剤の保険適応[2]

薬剤名	保険適応の有無
CDDP (cisplatin)	○
CBDCA (carboplatin)	○
254-S (nedaplatin)	○
BLM (bleomycin)	×
ETP (etoposide)	○
VLB (vinblastine)	×
CPA (cyclophosphamide)	○
ACT-D (actinomycin-D)	×
IFM (ifosfamide)	×
TXL (paclitaxel)	×
GEM (gemcitabine)	×
CPT-11 (irinotecan hydrochloride)	×

（日本癌治療学会がん診療ガイドライン委員会，2004[2]より引用）

一次救済化学療法としてVeIP療法4コースを施行した場合のfailure-free survivalは24％である[2)4)]．

最近では既存のプロトコールにほかの抗がん剤と交差耐性をもたない新規抗がん剤を組み入れる試みもなされ，TIP療法（CR：77％，no evidence of disease（NED）：73％），TXL/GEM療法（CR：10.7％，NED：6.7％），254-S/CPT-11療法（CR：11％，PR：39％，NED：50％）などが報告されている[2)4)]（表2）．末梢血幹細胞移植を併用した大量化学療法も行われ，その成績はCR：31〜45％，NED：21〜34％である[2)4)]．

参考のために精巣腫瘍に用いる薬剤の保険適応の有無を表4にまとめた．

3）膀胱がん

　膀胱がんの90％以上は組織学的に移行上皮がんで，臨床的には表在性腫瘍（Ta and T1），筋層浸潤がん（T2～T4），進行がん（骨盤外リンパ節転移，遠隔転移，手術的摘除不能）のカテゴリーに分けられる．5年生存率は膀胱がん全体で60％前後と案外低く，筋層浸潤がんや転移がんではさらに不良である[5]．

（1）転移性膀胱がんに対する全身化学療法

　多剤併用全身化学療法の第一の適応は進行がんである．代表的レジメンはMVAC療法，CisCA療法，CMV療法（表5）であるが，なかでもMVAC療法はCISCA療法やCDDP単独に比較して優れていることがRCTにて示されて以来，何年もの間進行がんに対するゴールドスタンダードとされてきた[2,5]．CMV療法は副作用の比較的少ないレジメンではあるものの，MVACに比較して有効性はやや低いと考えられている[5]．

　進行がんに対するMVAC療法の奏功率はphase II試験で71％（CR 50％），phase III試験では39～65％であるものの，平均生存期間は16カ月，6年以上のがんなし生存はわずか3.7％にすぎない[2,5]．これをふまえてgranulocyte-colony stimulating factor（G-CSF）を併用したMVAC療法のdose escalationが検討されたが，CR率はhigh dose MVACのほうが有意に高かったものの，生存率の改善には結びついていない[2,5]．

　MVAC療法のもっとも重要な副作用（grade 3 & 4）は骨髄抑制，口内炎，脱毛，嘔気，嘔吐，感染，下痢などで，その毒性は強く，とくに高齢者では重篤な合併症をまねきやすい．このため進行がん患者すべてに適応できるわけではなく，最近のphase III試験ではfull doseで治療可能であったのは37％であったことが報告されている[2,5]．

　そこで，MVACよりも有効性が高く副作用の少ない化学療法の開発が積極的に行われている．GEM＋CDDP療法（表5）はその代表例である．進行がんを対象にMVAC療法と比較したRCTでは，奏功率，非進行期間，生存期間に有意差はなかったが，耐容性およびQOLへの影響という点でGEM＋CDDP療法のほうが優れていた．その結果，GEM＋CDDP療法はMVAC療法とならんで進行がんに対する標準的治療として理解され，治療費は約3倍高いものの，first-line治療として採用される施設は少なくない[2,5]．さらに，現在GEM＋CDDP療法にpaclitaxelを加えたGEM＋CDDP＋TXL療法の有効性を検討する目的でGEM＋CDDP療法との大規模な比較試験が進行中である[2,5]．

（2）筋層浸潤膀胱がんに対する全身化学療法

　筋層浸潤膀胱がんの根治療法である膀胱全摘除術の根治率は50％程度である．これはおそらく潜在的微小転移巣のためと考えられることから，全身化学療法を手術前後に行うことで微小転移巣を根絶させて根治率をあげようとする試みがなされている[2,5]．

a．術前補助化学療法（neoadjuvant chemotherapy）

　術前化学療法は，上記のように根治をはかり予後を改善させる目的だけでなく，膀胱局所のがんを排除して膀胱を温存させようとする意図もある．これまで術前化学療法の有用性をRCTで明確に示すエビデンスはなかったが，2003年にThe South West Oncology Group（SWOG）から報告された膀胱全摘除術単独 v.s. 術前MVAC 3コース＋膀胱全摘除術の大規模RCTの結果[2,5]は注目を集めている．それによると，術前MVAC 3コース＋膀胱全摘除術における病理学的CRは38％にみられ，5年生存率は膀胱全摘除術単独群43％，術前MVAC群57％で有意差はないものの（p＝0.06），疾患特異的生存率の比較では術前MVAC群のほうが膀胱全摘除術単独群に比較して有意に予後良好であった

表5　膀胱移行上皮がんの化学療法[5]

MVAC		
Methotraxate	30mg/m²	day1, 15, 22
Vinblastine	3mg/m²	day1, 15, 22
Cisplatin	70mg/m²	day2
Doxorubicin	30mg/m²	day2 (28-day cycle)
Gem/Cis		
Gemcitabine	1,000mg/m²	day1, 8, 15
Cisplatin	70mg/m²	day2 (28-day cycle)
CMV		
Cisplatin	100mg/m²	day2
Methotrexate	30mg/m²	day1, 8
Vinblastine	3mg/m²	day1, 8 (21-day cycle)
CM		
Cisplatin	70mg/m²	day2
Methotrexate	30mg/m²	day1 (21-day cycle)
CisCA		
Cisplatin	70mg/m²	day2
Cyclophosphamide	650mg/m²	day1
Doxorubicin	50mg/m²	day2 (21-day cycle)

（Chester JD, et al, 2004[5]より引用）

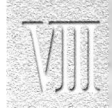

（p=0.002）．このことは局所進行膀胱がんに対する術前MVAC療法の有用性だけでなく，術前MVAC療法によって膀胱温存が可能になる患者が存在する可能性を示している．今後は患者個々に対する術前MVAC療法の有効性を予測し，適切な患者選択をすることが大切となってくるであろう．

b．術後補助化学療法（adjuvant chemotherapy）

術後MVAC療法は，術後早期に化学療法を追加することで予後の改善をはかる目的で使用されてきたが，非再発率や生存率を有意に改善させることを示すエビデンスは非常に小規模な検討を除いてこれまでに報告されていない．今後大規模なRCTによって術後補助化学療法の有用性が明らかにされることが期待されている[2)5)]．

（3）表在性膀胱がんに対する膀胱内注入療法

表在性膀胱がんの多くは内視鏡手術で対応可能であるが，50～60％の高い再発率と10％前後に生じる浸潤がんへの進展が問題で，再発予防を目的とした抗がん剤やBacillus Calmette-Guerin（BCG）の膀胱内注入療法が行われている[2)5)]．

a．抗がん剤注入療法

使用される抗がん剤はmitomycin C（MMC）やadriamycin（ADM）が代表的であるが，投与量，投与方法，時期，期間などは，さまざまで一定したものはない[2)5)]．わが国で行われたADMまたはepirubicine膀胱内注入療法の無作為比較試験によれば，内視鏡手術後にみられる術後早期（3～6カ月）と晩期（2年以降）の二峰性再発のうち，ADM膀注は術後早期の再発を予防できるが，晩期再発は予防できないことが明らかにされており，表在性腫瘍に対する抗がん剤の膀胱内注入療法は術後早期の単回投与が効果的であることが示唆されている[2)5)]．

b．BCG注入療法

BCGの膀胱内注入療法は抗がん剤よりも明らかに優れた再発予防および進展抑制効果が認められている[2)5)]．投与方法は80mg/生食40mlを週1回，計6～8回とする報告が多い．しかし，投与方法などは抗がん剤と同様に一定したものはなく，現在も至適投与法の検討

表6 膀胱がんに用いる抗がん剤の保険適応[2)]

薬剤名	保険適応の有無
MMC（mitomycin C）	○（膀胱内注入療法のみ）
ADM（adriamycin）	○
BCG（Bacillus Galmette-Guerin）	○（表在性膀胱がん）
IFN-α（interferon-α）	×
CDDP（cisplatin）	○
CPA（cyclophosphamide）	×
MTX（methotrexate）	○
VLB（vinblastine）	○
TXL（paclitaxel）	×
GEM（gemcitabine）	×

（日本癌治療学会がん診療ガイドライン）

が続けられている．なお，より高い効果を求めてMMCとBCGの併用療法が試みられたが，BCG単独との差はみられていない．BCG無効例に対してはBCG＋Interferon-α併用療法が有望との報告がある[2)5)]．

参考のために膀胱がんに用いる薬剤の保険適応の有無を表6にまとめた．

4）おわりに

精巣腫瘍および膀胱がんにおける化学療法の適応，方法について治療成績と現在の課題を交えて述べた．化学療法は泌尿器がんにおいてもその多くが長期にわたるため，患者の肉体的・精神的苦痛も重く，かつ長い．治療効果だけでなく，これらをサポートするシステムの整備をすすめる必要があろう．

文　献

1) 精巣腫瘍取扱い規約第2版．金原出版，1997.
2) 日本癌治療学会がん診療ガイドライン委員会：抗がん剤適正使用のガイドライン―泌尿器がん―．Int J Clin Oncol 9：21-33, 2004.
3) Jones RH, Vasey PA：Part I：testicular cancer--management of early disease. Lancet Oncol 4：730-737, 2003.
4) Jones RH, Vasey PA：Part II：testicular cancer--management of advanced disease. Lancet Oncol 4：738-747, 2003.
5) Chester JD, Hall GD, Forster M, et al：Systemic chemotherapy for patients with bladder cancer-current controversies and future directions. Cancer Treat Rev 30：343-358, 2004.

広島大学大学院　松原 昭郎／安本 博晃／碓井 亞

14 婦人科がん

1) 婦人科がん化学療法の現状

　婦人科がん化学療法はプラチナ製剤の登場以来大きく変革し，加えてタキサン製剤やトポイソメラーゼ阻害薬など新規抗がん剤の出現により1990年代以降新たな局面を迎えている．プラチナ製剤やタキサン製剤に代表されるcytotoxic drug（細胞毒性薬）の登場により，婦人科がんに対する抗がん剤治療の奏功率は飛躍的に向上しているものの，依然として長期の生存率の改善には至っていないのも現実である[1]．

　昨今の晩婚化など女性のライフスタイルの変化も婦人科がんの治療戦略に大きな変化をもたらす結果となっている．未婚女性のがん罹患症例の増加により，がん治療の根治性と妊孕性温存の両立が求められており，今後もその声はますます高まると予測される．このような観点から，婦人科がん治療において根治性を失わない縮小手術を可能にできる化学療法の開発に大きな期待が寄せられている．

　他科領域のみならず，婦人科のがん化学療法においてもEBMに基づく治療が要求されている．EBMに基づくがん化学療法は，これまでの担当医の経験や主観に頼った治療法ではなく，施設間格差を是正した均一な治療を提供できる利点がある．このような観点から，婦人科領域においても婦人科悪性腫瘍化学療法研究機構（JGOG）によるがん化学療法のグローバルな臨床研究が精力的に実施されている．また，最近では，日本婦人科腫瘍学会が中心となり，国内外のエビデンスに基づく卵巣がん治療ガイドラインを完成した．現在，子宮体がん治療ガイドラインも作成中であり，婦人科がんにおいてEBMに基づくがん化学療法が広く実践される局面に入っている．近い将来，日本から世界へ婦人科がん化学療法の新たなエビデンスが発信される日も近いと考えられる[2]．

　本稿では婦人科がんのなかでも頻度の高い，子宮頸がん，子宮体がん，卵巣がんの化学療法の現状を解説するとともに，最新のトレンドやわが国における婦人科がん化学療法の最近の動向をとりあげて紹介する．

2) 子宮頸がんの化学療法

(1) 子宮頸がんの治療における化学療法の位置づけ

　子宮頸がんは検診の普及により，初期がんの比率が高まったことで，近年では子宮頸がんによる年間死亡者数は卵巣がん死亡者数を下回るようになっている．しかしながら，進行子宮頸がんの予後に関しては過去数十年間さまざまな治療法が試みられているにもかかわらず，いまだ満足できる治療成績は得られていないのが実状である．

　子宮頸がんの基本的治療法は手術療法あるいは放射線療法とされるが，1980年代以降，根治手術の前治療として化学療法を使用することで，それまで手術による摘出が不可能と考えられていた症例を外科的摘除可能とし，進行子宮頸がんの予後を改善しようとする試みが行われてきた．最近では，化学療法剤のもつ放射線増感作用を利用して，子宮頸がんの放射線治療に化学療法を同時併用する方法が報告され，1999年には，進行子宮頸がんの治療として放射線治療に化学療法を併用することにより，放射線単独療法に比し有意に予後が改善されることが報告され注目を集めている．

(2) 子宮頸がんの主治療前補助化学療法
　　　　　　（neoadjyuvant chemotherapy：NAC）

　NACとは主治療に先立って，腫瘍の縮小を目的として行われる化学療法である．子宮頸がんにおいては，腫瘍への血流が十分保たれている状態で化学療法を実施し，効果的に腫瘍を縮小させ，手術不可能症例を可

14. 婦人科がん

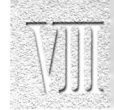

能とさせることを主な目的としている．

子宮頸がんにおいてNAC＋広汎子宮全摘術と既存治療（広汎子宮全摘術または放射線治療）とを比較した報告を示す[3]〜[6]（表1）．NACが子宮頸がんの原発巣の縮小に寄与することに議論を挟む余地はないが，本法が子宮頸がん患者の予後改善に有効かという点に関しては検討の余地がある．これまでの報告から，子宮頸がんのⅠb期，Ⅱ期，とくにbulkyな腫瘍をもつ症例ではNACの有用性が認められている．しかしながら，現在まで子宮頸がんⅢ期症例にNACが有効であったとの報告は存在しない．Ⅲ期などの進行がんにおいてはリンパ節転移が高頻度に認められ，これらの制御が予後改善には必要であることを示唆している．

術前の化学療法としてNACを使用する場合，化学療法の副作用により主治療である手術療法の遅延を引き起こさないことが非常に重要である．そのような観点から，使用する薬剤はプラチナ製剤（シスプラチン：CDDP，254-S）やブレオマイシン（BLM），ビンクリスチン（VCR）などが報告されており，最近ではパクリタキセル（TXL）を含む多剤併用療法も用いられている．投与法も静脈内全身投与または動脈内投与（動注療法）があり，使用薬剤や患者の全身状態を考慮して使い分けられる．

（3）放射線治療に併用した化学療法
（concurrent chemoradiation therapy：CCR）

近年，子宮頸がんの治療として，化学療法の放射線療法との同時併用療法が注目されている．本法は低用量の化学療法を放射線治療に同時併用することで，放射線治療の効果増強を期待するものである．

欧米での子宮頸がんに対するCCRの報告では，いずれの報告でも放射線療法単独に対して，シスプラチン（CDDP）を含む化学療法の同時併用で有意に生存率の向上が認められた[7]〜[10]（表2）．しかしながら，CCRでは骨髄抑制や消化器毒性の増加などの副作用も報告されており，患者の合併症や年齢など，本法の適応には十分な配慮が必要である．実際の投与方法としてはCDDP 40mg/m^{2}の週1回投与または50〜75mg/m^{2}の3〜4週1回投与，あるいは5-FUとの併用が選択されている．現在までCCRとNACを比較したデータはなく，今後，子宮頸がんの化学療法において，CCRやNACが有効な症例を選別する指標を確立していくことが重要な課題である．

表1 子宮頸がんに対する Neoadjuvant chemotherapy の治療成績

報告者 (報告年)	対象症例 (方法)	NAC regimen	比較した治療法（症例数）	治療成績 (p値)
Sardi JE ら (1997)	IB1期 (RCT)	CDDP, VCR, BLM	NAC + 広汎/放射線治療 (n=41) 広汎/放射線治療 (n=47)	8年生存率 82% 8年生存率 77% (NS)
	IB2期 (RCT)	CDDP, VCR, BLM	NAC + 広汎/放射線治療 (n=61) 広汎/放射線治療 (n=56)	9年生存率 80% 9年生存率 61% (p<0.01)
Chang TC ら (2000)	IB2-IIA期 (>4cm) (RCT)	CDDP, VCR, BLM	NAC + 広汎 (n=68) 放射線治療 (n=52)	5年生存率 70% 5年生存率 61% (NS)
Benedetti- Panici P ら (2002)	IB2-IIA期 (>4cm) (RCT)	CDDP-based	NAC + 広汎 (n=87) 放射線治療 (n=87)	5年生存率 68.9% 5年生存率 50.7% (p=0.01)
	IIB期 (RCT)	CDDP-based	NAC + 広汎 (n=72) 放射線治療 (n=76)	5年生存率 58.6% 5年生存率 42.0% (NS)
	III期 (RCT)	CDDP-based	NAC + 広汎 (n=51) 放射線治療 (n=36)	5年生存率 41.6% 5年生存率 36.7% (NS)
Napolitano U ら (2003)	IB-IIA期 (RCT)	CDDP, VCR, BLM	NAC + 広汎 (n=70) 広汎 or 放射線治療 (n=56)	5年生存率 77.1% 5年生存率 64.3% (p<0.05)

RCT：randomized controlled trial，NS：not significant

（4）子宮頸部腺がんの化学療法

近年，子宮頸がんにおいて頸部腺がんの頻度が増加している．さらに若年例も増加傾向にあり，われわれ婦人科医も治療に苦慮することが多い．一般に，子宮頸部腺がんは扁平上皮がんより予後が不良と考えられている．その理由としては，早期発見が困難，早期にリンパ節転移を示す，放射線感受性が低いなどがあげられる．このような理由から子宮頸部腺がんに有効な化学療法の出現が期待されている．

現在までわが国で報告された子宮頸部腺がんに対する主な多剤併用化学療法を表にまとめた（表3）．わが国ではMEP療法[11]やPAM療法[12]が知られており，とくにMEP療法は日本婦人科悪性化学療法研究機構（JGOG）のプロトコールにもとりあげられ有効性が評価された．しかしながら，いずれの多剤併用化学療法の奏功率は50％程度で，CR率は20％前後で長期予後は改善されておらず，さらなる有効なレジメンが期待されている．現在JGOG1061においてCPT-11＋5-FU＋マイトマイシンCの併用療法のstudyが進行中であり，期待されている．

表2 子宮頸がんに対する化学療法同時併用放射線治療の成績

報告者 （報告年）	対象症例 （方法）	療法 regimen併用化学
Whitney CW ら (1999) [GOG83]	IIb-IVa 期 傍大動脈リンパ節転移陰性 腹腔洗浄細胞診陰性 (RCT)	(1) CDDP 50 mg/m² day 1, 29 5-FU 1,000 mg/m² day 2-5, 30-33 oral HU 80 mg/kg body weight 2/week
Rose PG ら (1999) [GOG120]	IIb-IVa 期 傍大動脈リンパ節転移陰性 腹腔洗浄細胞診陰性 (RCT)	(1) CDDP 40 mg/m²/W for 6 weeks CDDP 50 mg/m² day 1, 29 5-FU 4,000 mg/m² day 1-4, 29-32 oral HU 2 g/m² 2/week for 6 weeks (3) oral HU 3 g/m² 2/week for 6 weeks
Keys HM ら (1999) [GOG123]	Ib2期 (RCT)	CDDP 40 mg/m² 2/W for 6 weeks
Morris M ら (1999) [RTOG9001]	Ib2-IIa（≧5cm or 骨盤リンパ節 転移陽性）+ IIb期 (RCT)	CDDP 75 mg/m² day 1, 22, 43 5-FU 4,000 mg/m² day 1-4, 22-25, 43-46
	III-IVa期 (RCT)	CDDP 75 mg/m² day 1, 22, 43 5-FU 4,000 mg/m² day 1-4, 22-25, 43-46

RCT : randomized controlled trial, HU : hydroxyurea, NS : not significant

表3 わが国の子宮頸部腺癌に対する多剤併用化学療法の主な成績

報告者（年）	症例数	薬剤	治療法	奏効率%
Iwasaka T, et al (1998, 2004)	16 (1998) 24 (2004)	CDDP Etoposide MMC	50 mg/m² div. or ia.（1日目） 100 mg/m² iv.（1, 3, 5日目） 10 mg/m² iv. or ia.（1日目）	CR：19% PR：31% (1998) CR：21% PR：42% (2004)
	（点滴）静注法と動注法を併せて表記/年代を症例数と奏効率の下に表記			
斉藤ら (2002)	22	CDDP ACM MMC	70 mg/m² iv. or ia.（1日目） 30 mg/m² iv. or ia.（1日目） 5 mg/m² iv（2, 3日目） 10 mg/m² ia.（1日目）	CR：14% PR：77%
	静注法と動注法を併せて表記			

iv.：静注, ia.：動注, div.：点滴静注, CR：complete response, PR：partial response

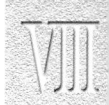

3) 子宮体がんの化学療法

(1) 子宮体がんにおける術後治療

子宮体がんは日本産科婦人科学会の腫瘍委員会報告によれば，子宮体がんの治療例数はここ10年で急増している．この原因としては生活習慣，環境の欧米化，女性のライフスタイルや食生活の変化などが主な要因と考えられており，今後も増加傾向が持続すると考えられている．

子宮体がんのおよそ65%は子宮体部に限局した臨床進行期I期の早期がんで，予後も良好である．しかし，進行，再発症例の予後は悪く，子宮体がんの治療成績の向上には術前術中の予後因子の把握に基づいた手術療法と的確な術後療法の選択が必要となる．

子宮体がんの術後追加治療は予後不良因子を有する症例に対して行われる．施設間で若干の差異があるものの一般的には，進行期III期以上，低分化型腺がん，筋層浸潤1/2以上，漿液性腺がんや明細胞腺がんなどの特殊組織型などが基準となる．

欧米では，子宮体がんの術後追加療法としては放射線療法が一般的であり，化学療法に関する大規模な研究はあまり報告されていない．わが国では，放射線療法が局所療法であり，遠隔転移をコントロールできないこと，膀胱直腸障害など重度の副作用があることから化学療法の必要性が考慮されていた．

GOG (gynecologic Oncology group) の子宮体がんIII期IV期症例を対象とした術後放射線療法と術後化学療法AP（アドリアマイシン＋シスプラチン）療法の無作為比較試験（GOG122）が2000年に登録を終了し，2003年に中間報告がなされ，progression free survival, overall survivalのいずれにおいても化学療法の優位性が示された．この報告により，子宮体がんに対する化学療法の有効性が期待され，現在もさまざまなレジメンでの検討がなされている．

(2) 子宮体がんの化学療法

子宮体がんに対する化学療法としては，進行がんや再発症例を対象に1985年ころよりアドリアマイシン，シスプラチン，サイクロフォスファミドを含むCAP療法が広く行われ結果として高い奏功率を得ている（31～56%）（表4）．しかしながら，奏功機関の中央値はわずかに4.8カ月で十分な延命効果が得られているとは言いがたい．これらの結果よりCAP療法の限界が指摘され，子宮体がん治療のkey drugの登場が望まれているなか，タキサン製剤がその候補として登場した．1997年以降，タキサン製剤であるパクリタキセル（TXL）を含む多剤併用療法である，TEP（パクリタキセル＋エピルビシン＋シスプラチン）[13]，TP（パクリタキセル＋シスプラチン）[14]，TJ（パクリタキセル＋カルボプラチン）などのレジメンで70%程度の高い奏功率が報告されている．しかし，ながらこれまでのシスプラチンを中心とした多剤併用療法とパクリタキセルを中心とした多剤併用療法との効果の比較に関して，奏功率

表4 子宮体がんに対する多剤併用化学療法の治療成績

Regimen	報告者	報告年	n	CR	PR	奏効率
CA (cyclophosphamide +adriamycin)	Muggia FM	1977	11	3	2	45%
	Seski JC	1981	26	0	8	31%
	Campora E	1990	13	1	5	46%
AP (adriamycin+cisplatin)	Seltzer V	1984	9	1	2	33%
	Trope C	1984	20	2	10	60%
	Pasmantier MW	1985	16	6	7	81%
	Barrett RJ (GOG)	1993	30	6	12	60%
CAP (cyclophosphamide +adriamycin+cisplatin)	Turbow MM	1985	19	2	7	47%
	Hancock KC	1986	18	5	5	56%
	Edmonson JH	1987	16	0	5	31%
	Burke TW	1991	87	12	27	45%
	Dunton CJ	1991	17	3	5	47%
TP (paclitaxel+cisplatin)	Dimopoulos MA	2000	24	7	9	67%
TEP (paclitaxel+epirubicin +cisplatin)	Lissoni A	1997	30	CR+PR=22		73%

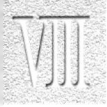

に差がないとする報告[15]と，有意な差があるとする報告とがみられ，現時点では結論にいたっていない．しかしながら，副作用の観点からもタキサン製剤であるパクリタキセルやドセタキセルが将来，子宮体がんに対する化学療法の中心的役割をになうことは疑う余地がないと考えられる．2005年には両薬剤とも保険適応となる見込みであり，動向に注目したい．

(3) 子宮体がんに対する黄体ホルモン療法

子宮体がんはホルモン依存性腫瘍のひとつであり，その発生にエストロゲンが関与していることが報告されている．このような観点から以前より高用量の黄体ホルモン剤を子宮体がんの治療に応用することが検討され，その有効性が認められている．

罹患率が増加傾向にある子宮体がん症例のうち，とくに増加が著しい若年の症例では妊孕性の温存が可能であるか否かが重要な問題となる．妊孕性の温存を希望する若年子宮体がんの多くは，高分化型腺がんであり性ホルモン受容体陽性，とくにプロゲステロン受容体（PR）陽性であることから，高用量の黄体ホルモン（medroprogesterone acetate：MPA）療法が選択される頻度が増加している．適応の条件としては，高分化型腺がんであり筋層浸潤がない初期がんであることがあげられる．1日量としてMPA 400〜600mgを投与するが，副作用として血栓症が指摘されており，肥満，高脂血症，糖尿病などのリスクの高い症例に対しては慎重に使用しなければならない．

当教室の検討では，8週間以上MPAを投与した子宮体がん14例中12例（86％）でがん組織の消失を認めたが，そのうち7例（58％）で再発を認めた．このような結果より，MPAによる治療後には再発の可能性を念頭においた厳重な管理が必要とわれわれは考えている[16]．

4) 卵巣がんの化学療法

(1) 卵巣がん化学療法の概要

わが国の卵巣がん罹患数は毎年約6,000人といわれ，1995年には約3,900人が卵巣がんで死亡している．近年では，死亡数がさらに増加傾向にあるともいわれている．卵巣は腹腔内臓器であるため，腫瘍が発生しても自覚症状に乏しい特徴があり，また適切な検診法が存在しないことからその2/3は臨床進行期Ⅲ期，Ⅳ期で発見される．がん性腹水やがん性胸水の貯留を機に発見されるケースもまれではない．

白金製剤であるシスプラチンやタキサン製剤の登場により，上皮性卵巣がんの治療成績は向上しているものの，長期生存率は依然不良であり，5年生存率が約30％，10年生存率が約10％程度である．卵巣がん，とくに進行がんの治療成績は現在も決して良好ではなく，今後，より高い抗腫瘍効果と予後に寄与する化学療法剤のレジメンの開発が期待されている．

卵巣がんは上述のように一般的に進行がん症例が多く，たとえ早期がんであっても，しばしば再発することから多くの症例が化学療法の対象となる．卵巣がんの化学療法をその目的と施行時期別に整理して表にまとめた（**表5**）．

表5 卵巣がんに対する目的別化学療法の分類

術後化学療法	
・寛解導入化学療法 remission induction therapy	初回手術後，評価あるいは測定可能な病変を有する症例に対して全ての病変の消失（寛解：remission）を目的として行う化学療法
・補助化学療法 adjuvant chemotherapy	初回手術時に，完全摘出ないし optimal reduction 症例に対し，根治手術成績の向上を目的として行う化学療法
術前化学療法 neoadjuvant chemotherapy	初回手術に先立って，ないしは試験開腹後に IDS を前提として根治手術率の向上などを目的として行う化学療法
維持化学療法 maintenance chemotherapy	寛解（remission）を長期間維持することを目的として行う化学療法 1：寛解導入化学療法にて寛解を得た後に行う維持化学療法 　（地固め療法：consolidation therapy） 2：補助化学療法後に行う狭義の維持化学療法
salvage chemotherapy	標準化学療法に抵抗を示した場合に，二次的に行う化学療法試験的化学療法も含む

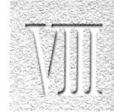

(2) 卵巣がん化学療法の標準レジメンの変遷

上皮性卵巣がんは，進行例であっても残存腫瘍をできる限り摘出し，補助化学療法を施行することで予後の改善を期待できる疾患である．また，ほかの悪性腫瘍と同様に，単剤投与よりも多剤併用化学療法が効果的であることが判明している．

上皮性卵巣がんに対する化学療法は，1965年にシスプラチン（CDDP）の抗腫瘍効果が報告され，1986年にはCA（サイクロフォスファミド＋アドリアマイシン）療法より，CDDPを含むCAP療法が，奏功率，生存率，無病期間において優れている（GOG47）ことが報告された．1989年にはCP療法とCAP療法の比較により，両者に奏功率，生存率，無病期間に差がないことからCAP療法あるいはCP療法が標準的レジメンとされた．これらのレジメンの登場によって化学療法の初回奏功率は向上したものの，長期予後の改善には限度があることが次第に明らかとなった[17]．そのなかで，タキサン製剤のパクリタキセル（TXL）が白金製剤耐性の再発症例や再燃症例に対して27％の奏功率を単剤で示したことから，タキサン製剤と白金製剤の併用療法が試みられた．1996年のGOG111ではCP療法とTP（パクリタキセル＋シスプラチン）療法の比較試験で，奏功率および中間生存率ともにTP療法の優位性が示された[18]．さらにヨーロッパのグループもこの追試を実施し，同様の結果を示した[19]．その後，TP療法の末梢神経障害の毒性軽減のために，TJ（パクリタキセル＋カルボプラチン）療法のTP療法との比較試験が1999年に実施され（GOG158），両者の有効性は同等であったものの，副作用が軽度であるTJ療法が現時点の卵巣がんに対する化学療法の標準的レジメンとしての地位を確立した[20]．日本婦人科腫瘍学会の卵巣がん治療ガイドラインにおいても，卵巣がんの化学療法の初回治療としても標準治療レジメンとしてTJ（パクリタキセル（175～180mg/m^2）＋カルボプラチン（AUC 5～6））療法を推奨している．投与スケジュールとしては3～4週間毎投与で，計6コース，さらにパクリタキセルの投与は3時間投与をこのガイドラインでは推奨している．

(3) 卵巣がん化学療法のセカンドライン

卵巣がんはその再発形式，再発時期により治療戦略が異なる．局在した再発巣に対しては第二次腫瘍縮小手術（secondary cytoreductive surgery）の選択肢もあるが，長期予後への寄与は現在も不明である．卵巣がんにおいて，初回治療後6カ月以上経過してからの再発例に対しては，初回治療薬剤に感受性があると考えられ，初回同様の薬剤投与が試みられる．一方，6カ月以内の再発例は，初回薬剤に抵抗性と考えられ，交差耐性を考慮した薬剤が選択される．たとえば，パクリタキセルに耐性を示した卵巣がんに対しては，23％の奏功率を示すドセタキセルが候補となる．これ以外にもCPT-11，イリノテカン，エトポシド（VP-16），ゲムシタビンなども候補となりうるが，これらの薬剤は卵巣がんに対して保険適応のないものもあり，使用においてはICや患者のQOLを十分に意識するべきである．

(4) 卵巣がんの腹腔内投与による化学療法（intraperitoneal chemotherapy）

進行卵巣がんにおいてはしばしばがん性腹水の貯留を生じる．このような卵巣がんの腹腔内病変に対して直接高濃度の抗がん剤を接触させる腹腔内化学療法（ip療法）は以前よりシスプラチンを中心に検討されてきた．しかしながら，静脈内投与法と腹腔内投与法の無作為比較試験の報告は1996年になってからであり，まだ歴史が浅い．残存腫瘍1cm未満の卵巣がんⅢ期症例に対し，TP（パクリタキセル＋シスプラチン）の腹腔内投与群と静脈内投与群を比較したところ（GOG172），腹腔内投与群でprogression free survivalの延長と再発リスクの低下が報告されたが，腹腔内投与群で薬剤の投与用量が高く設定されていることもあり，単純な比較はできないと評価されている．さらに，腹腔内投与群で消化器症状，神経毒性，骨髄抑制などの副作用が多く認められており，現時点では，腹腔内投与による化学療法は卵巣がん治療において，静脈内投与法にとってかわる標準的投与法ではないと考えられている．

(5) わが国で現在進行中の比較試験

わが国においては，現在従来の薬剤を用いた投与方法の変更による効果の比較試験が卵巣がんで進行している．日本婦人科悪性化学療法研究機構（JGOG）では，卵巣がんⅡ期～Ⅳ期症例を対象として，従来の3週間ごとのTJ療法とパクリタキセルのみを分割投与する（triweekly TJ）療法との比較試験を実施している（JGOG3016）．これは，分割投与群において投与間隔を短縮させることでより高い効果を期待した研究であり，現在症例を集積している．

表6 上皮性卵巣がんの治療に使用される主なregimenと方法

regimen	用量および用法
CAP療法	cyclophosphamide：500mg/m² + adriamycin：50mg/m² cisplatin：50mg/m²
CP療法	cyclophosphamide：600〜900mg/m² + cisplatin：75mg/m²
TJ療法	paclitaxel：175mg/m²/3h + carboplatin：AUC 5.0 - 7.5
TP療法	paclitaxel：175mg/m²/3h + cisplatin：75mg/m²
DJ療法	docetaxel：75mg/m² + carboplatin：AUC 5
weekly paclitaxel	paclitaxel：60〜80mg/m² day 1, 8, 15
weekly TJ	paclitaxel：60〜70mg/m² + carboplatin：AUC 2, day 1, 8, 15
CPT-11 + CDDP	CPT-11：60mg/m² day 1, 8, 15 + cisplatin：60mg/m² day 1

5）おわりに

　以上代表的な婦人科がん化学療法の現状と最近のトレンドについて概説した．子宮，卵巣といった解剖学的にきわめて隣接する臓器であるにもかかわらず，それぞれのがんの生物学的特性により，がん治療における化学療法の役割，位置づけは大きく異なっていることが見てとれる．また，現在，EBMに基づく化学療法の構築を目指し，大規模な比較試験やガイドラインの作成がわが国では精力的に行われている．このような動向に注目し，わが国における婦人科がん化学療法の新たな時代の幕開けを感じていただきたい．

文　献

1) 小宮山慎一，ほか：わが教室における婦人科がんの化学療法．産婦人科治療 83：349-354，2001．
2) 玉田　裕，ほか：婦人科がん化学療法の将来を展望する．臨床婦人科産科 58：1208-1211，2004．
3) Sardi JE, et al：Long-term follow-up of the first randomized trial using neoadjuvant chemotherapy in stage Ib squamous carcinoma of the cervix：the final results．Gynecol Oncol 67：61-69，1997．
4) Chang TC, et al：Randomized trial of neoadjubant cisplatin, vincristine, bleomycin, and radical hysterectomy versus radiation therapy for bulky stage IB and IIA cervical cancer．J Clin Oncol 18：1740-1747，2000．
5) Benedetti-Panici P, et al：Neoadjuvant chemotherapy and radical surgery versus exclusive radiotherapy in locally advanced squamous cell cervical cancer：results from the Italian multicenter randomized study．J Clin Oncol 20：179-188，2002．
6) Napolitano U, et al：The role of neoadjuvant chemotherapy for squamous cell cervical cancer (Ib-IIIb)：a long-term randomized trial．Eur J gynaecol Oncol 24：51-59，2003．
7) Whitney CW, et al：Randomized compartion of fluorouracil plus cisplatin versus hydroxyurea as an adjunct to radiation therapy in stage IIB-IVA carcinoma of the cervix with negative para-aortic lymph nodes：a Gynecologic Oncology Group and Southwest Oncology Group Study．J Clin Oncol 17：1339-1348，1999．
8) Rose PG, et al：Concurrent cisplatin-based radiotherapy and chemotherapy for locally advanced cervical cancer．N Eng J Med 340：1144-1153，1999．
9) Keys HM, et al：Cisplatin, radiation, and adjuvant hysterectomy compared with radiation and adjuvant hysterectomy for bulky stage IB cervical carcinoma．N Eng J Med 340：1154-1161，1999．
10) Moris M, et al：Pelvic radiation with concurrent chemotherapy compared with pelvic and para-aortic radiatioin for high-risk cervical cancer．N Eng J Med 340：1137-1143，1999．
11) 岩坂　剛：子宮頸部腺がんに対する化学療法．産婦人科治療 88：24-29，2004．
12) 斉藤　豪，ほか：子宮頸部腺がんの術前化学療法に関する研究．日本婦人科腫瘍学会誌 20：460，2002．
13) Lisson A, et al：Cisplatin-, epirubicin- and paclitaxel-containing chemotherapy in uterine adenocarcinoma．Ann Oncol 8：969-972，1997．
14) Dimopoulos MA, et al：Paclitaxel and cisplatin inadvanced or recurrent carcinoma of the endometrium：long-term results of a phase II multicenter study．Gynecol Oncol 78：52-57，2000．
15) Fleming GF, et al：Randomized trial of doxorubicin (DOX) plus cisplatin (CIS) versus DOX plus paclitaxel (TAX) plus granulocyte colony-stimulating factor (G-CSF) in patients with advanced endometrial cancer：a report on Gynecologic Oncology Group (GOG) Protocol．Proc Am Soc Clin Oncol 19：379a (Abstr 1498)，2000．
16) 進　伸幸，ほか：子宮内膜がんに対するホルモン療法．がんと化学療法 28：934-945，2001．
17) 野澤志朗：婦人科学．日本医事新報 4068：27-32，2002．
18) McGuire WP, et al：Cyclophosphamide and cisplatin compared with paclitaxel and cisplatin in patients with stage III and stage IV ovarian cancer．N Eng J Med 334：1-6，1996．
19) Piccart MJ, et al：Randomized intergroup trial of cisplatn- paclitaxel versus cisplatin-cyclophosphamide in women with advanced epithelial ovarian cancer：three-year results．J Natl Cancer Inst 92：699-708，2000．
20) Ozols RF, et al：Randamized phase III study of cisplatin/paclitaxel versus carboplatin/paclitaxel in optimal stage III ovarian cancer：a Gynecologic Oncology Group Trial (GOG158)．Proc Am Soc Clin Oncol 18：356a，1999．

The Authors

慶應義塾大学　　阪埜浩司／進　伸幸／川口牧子
桑原佳子／青木大輔／野澤志朗

15 頭頸部がん

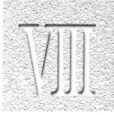

1) はじめに

頭頸部は複合臓器であり,がんは下咽頭,喉頭,唾液腺などに生じ,またまれには原発不明の頸部がんもある.

頭頸部がんの約90％は病理組織学的に扁平上皮がんである.残りは腺がん,腺様嚢胞がんなど腺系がんを含む多彩ながん種が存在する.大半を占める頭頸部扁平上皮がんについて解説を進める.このがんは咽頭がんを中心に進行がんが多い.予後の飛躍的向上には早期診断が不可欠である.このがんは高齢者に好発するため心・脳血管系,肝・腎機能低下などの合併症の頻度が高く,十分な治療または根治治療の完遂が妨げられる.さらに喉頭・下咽頭がんを中心に食道がん・胃がんなどの活動性の同時重複がんを保有するなどの予後悪化因子があり,予後が悪い原因になっている[1].

頭頸部がんに対する根治治療は手術と放射線治療あるいはこれらの併用である(図1).しかしこうした従来の治療によっては飛躍的な治療成績の向上は観察されていない.そのためcisplatin(CDDP)の出現以後,CDDPを含むレジメの化学療法が頭頸部扁平上皮がんに奏効性が高いことから,化学療法を進行頭頸部がんの一次治療に組み入れた治療が1980年前後より施行されている.この治療形態は治療成績の向上だけでなく,根治放射線治療と組み合わせて原発部位のがんを根治に導き,喉頭を主とする臓器温存をはかることを目的としている[2].

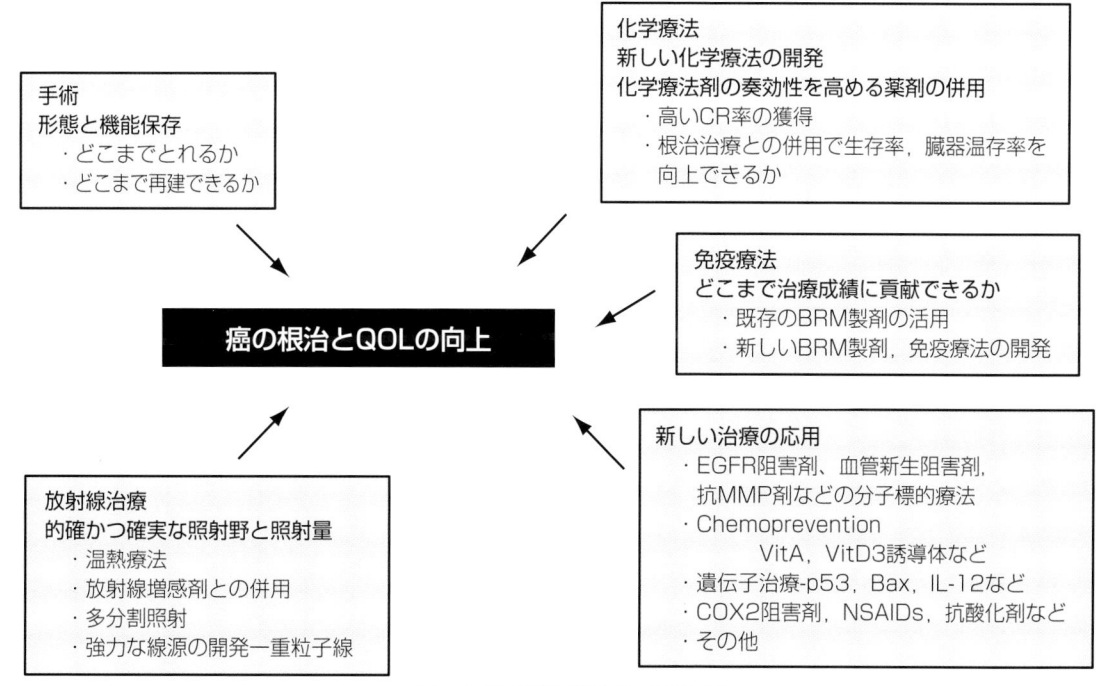

図1 頭頸部進行がん治療の現状

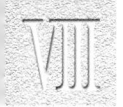

2) 化学療法の用い方

頭頸部扁平上皮がんに対する化学療法を大別するとすべての治療に先行するneoadjuvant chemotherapy（NACまたはinduction chemotherapy），放射線治療を同時に併用するconcurrent（concomitant）chemoradiotherapy，さらに一次治療後の維持化学療法（maintenance chemotherapyまたは狭義のadjuvant chemotherapy）がある．当初NACとしてCDDPを含むさまざまなレジメが開発された．なかでもCDDPと5-fluorouracil（5-FU）を含むレジメ（CF療法）がもっとも繁用されている．

(1) Neoadjuvant chemotherapy（NAC）

頭頸部がんの根治治療である手術，照射あるいはこの併用治療の前に化学療法を施行する用い方である．

randomized studyをreviewし，NACそのものの奏効率は高かったが，生存率への貢献は十分ではなかったとの報告がある[3)4)]．この原因としてはNACでlocoregional（原発部位，頸部転移リンパ節）の縮小を認めたために，施設によっては縮小手術が施行された，あるいはNAC後の放射線治療に併用する化学療法剤として放射線増感性あるいは抗腫瘍性の高い化学療法が用いられなかったなどの要因が推察される．またNACとして用いられたレジメそのものの抗腫瘍性が低かったことも原因のひとつとなっているのではないかと考えている．NAC後にcomplete response（CR）になる症例はほかの奏効性を示す症例より予後が良いことが判明している．そのためCR率の高いレジメが望まれる．当科でも通常（conventional）のCF療法をbiochemical modulationの理論に基づき，主に5-FUの効果の増強をはかる目的で5-FU先行のCF療法を考案し，さらに1993年以後はCF療法にleucovorin（LV）とmethotrexate（MTX）の4剤を用いたレジメを開発し，用いてきた（**図2**）．この4剤のレジメは頭頸部進行がんに対して従来のCF療法，また5-FU先行のCF療法と比較してCR

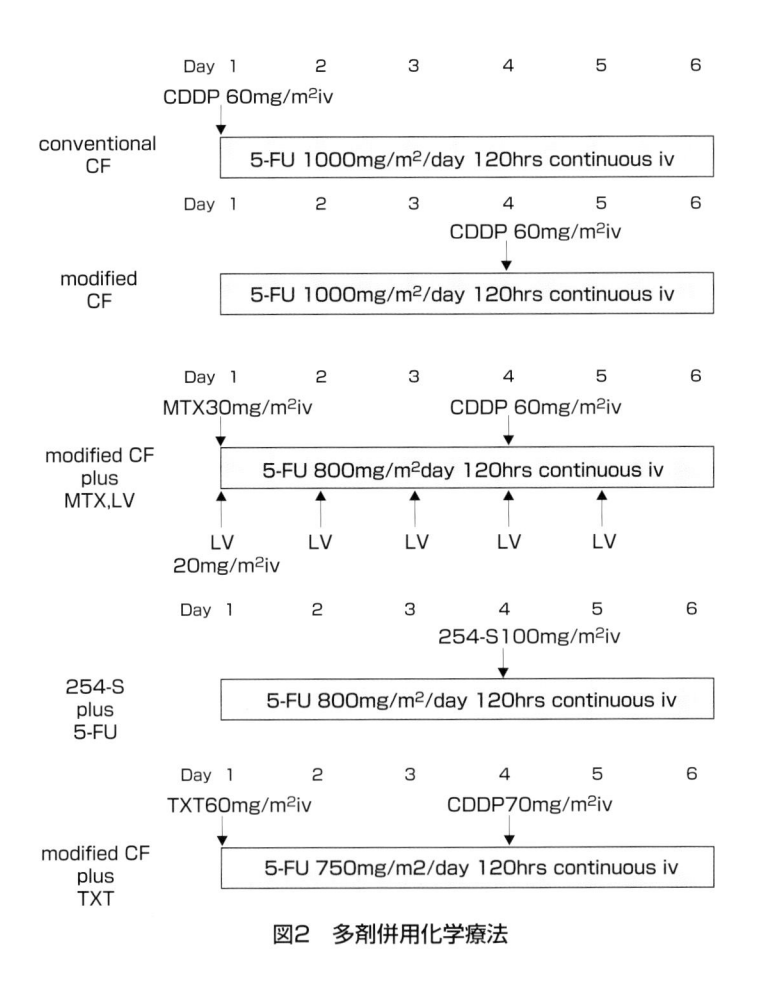

図2　多剤併用化学療法

率が高かった（**図3**）．当初はこのレジメを2コース行い，partial response（PR）以上となると手術は行わずに，放射線増感作用をもつCBDCA（AUC＝1.25として毎週）などを併用して根治量（計64Gy～70Gy）の放射線治療を行い，治療終了後3週～4週後に腫瘍局所は生検，また転移頸部リンパ節は超音波ガイド下に針生検（fine needle aspiration cytology：FNAC）を行い，両者ともに残存する腫瘍細胞がなければ（病理学的CR）そのまま経過をみる方式をとっていた．またNAC2コース後にno change（NC）であれば根治手術可能症例に対してはNAC前の腫瘍の大きさから判断したsafety marginをつけて根治手術を施行した．しかし，後述するように1998年からは5-FUの投与量を減らし，放射線治療との同時併用に切りかえた治療形態を施行している（**図4，5**）．

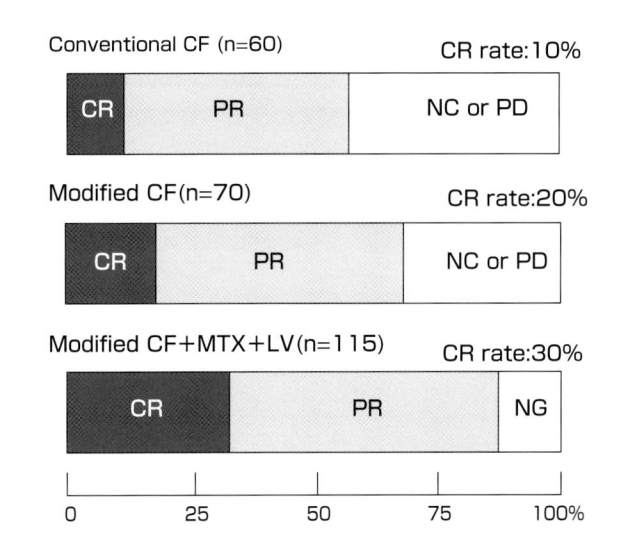

図3　進行頭頸部扁平上皮癌に対するCDDPと5-FUを含むneoadjivant chemotherapyの奏効性

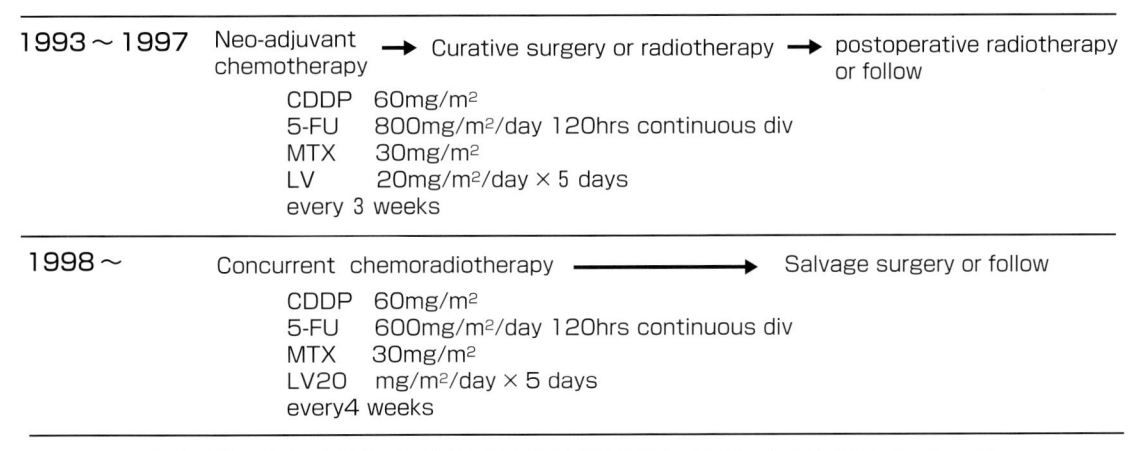

図4　当院開設後の頭頸部進行扁平上皮がんに対する一般的治療方針（1993～1997）

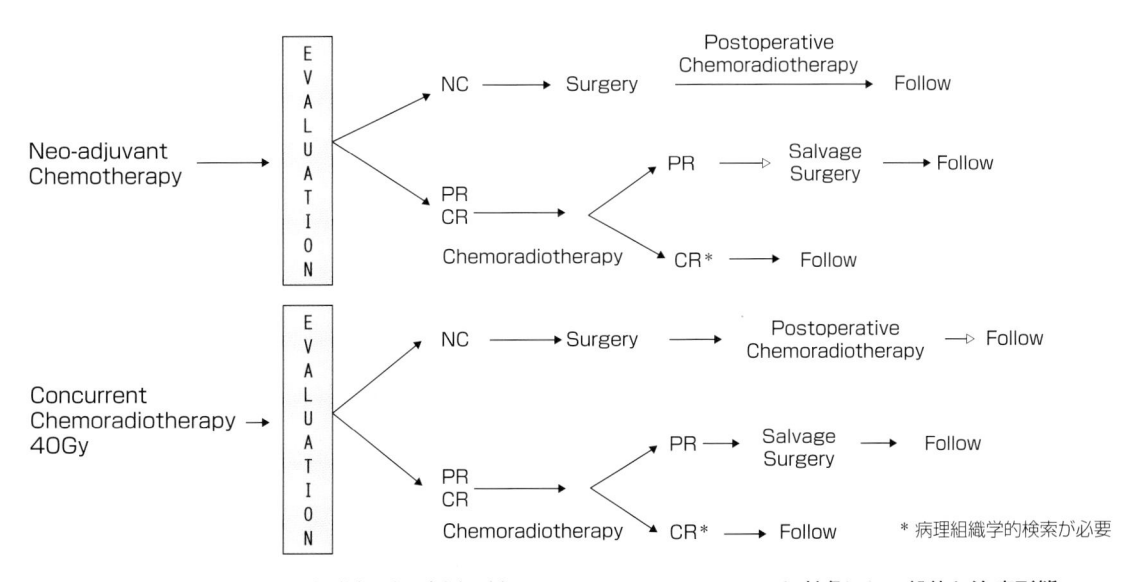

図5　Resectableな頭頸部進行がん症例に対するOrgan Preservationを考慮した一般的な治療形態

VIII 化学療法の実際

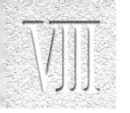

NACの意義は二つある．一つは当然のことながら生存率の向上であり，もう一つはNACで腫瘍減量をはかり，放射線治療で根治をはかり，手術で臓器摘出せずにQOLを維持することにある．喉頭がん，下咽頭がんを対象にCF療法をNACとして用い，NAC後のCR，PR例に放射線治療を施行したrandomized studyでは，生存率の向上は認められなかったが，喉頭の温存率が高いことが証明されている[5)6)]．

最近は頭頸部がんにもCDDPと交叉耐性をもたないtaxanesがNACに活用されている．本邦ではtaxotere（TXT）のみが頭頸部がんに対して適応がある．taxanesは細胞周期回転で放射線に感受性のあるG2/Mへの集積性があり，CDDPと併用したNACとしても，また放射線治療との同時併用でも期待のかかる薬剤である．Dana-Farber癌研究所のgroupはNACとしてCDDP 100mg/m^2，TXT 75mg/m^{2}さらに5-FU 1,000mg/m^2/日の4日間連投（TPF）や，またLVを加えたTPFL療法を開発し（表1）[7)]，NAC 3コース後に放射線治療を施行している．未治療進行がんで根治性のある症例を対象とし，中間の追跡期間49カ月で101例中65例（64％）が，非担がん生存と報告している．

当科でもこのTPF単独のphase Iを進行がんを対象に施行した．その結果，CDDP 70mg/m^2，TXT 60mg/m^2，5-FU 750mg/m^2/日の5日間持続投与が安全性，奏功性から推奨用量となった（図6）[8)]．このレジメの有害事象としては5-FUの大量療法のため口内炎を生じやすい．またTXTを含むため4剤併用と比較して骨髄抑制，とくに好中球減少症が生じやすい．

今年のASCOではEORTCより根治手術不可能なstage III，IV症例をrandomizationし，CDDP 100mg/m^2，5-FU 1,000mg/m^2/日の5日間投与あるいはCDDP 75mg/m^2，TXT 75mg/m^2，5-FU 750mg/m^2/日の5日間投与のどちらかのレジメを3週ごとに4回投与し，その後に放射線治療を施行した研究が報告された[9)]．結果はTPF投与群の生存率が明らかに良好であった．また未発表ではあるがDana Farberのグループはstage III，IVの手術不可能な未治療進行がんを対象にEORTCグループ同様にNACとしてTPF療法はCDDP 100mg/m^2，TXT 75mg/m^2，5-FU 1,000mg/m^2/日の4日間投与とし，CF療法としてCDDP 100mg/m^2，5-FU 1,000mg/m^2/日の5日間投与を3週ごとに3回くり返す2群にrandomizationした．その後に毎週AUC＝1.5のCBDCAを併用する放射線治療を施行する研究を継続中である．TPF化学療法後に放射線治療を試行した群の4年生存率は80％を超え，CF療法をNACとして加えた症例の予後より明らかに良好との結果を出しつつある．しかしながら本邦ではこのNACのレジメの薬剤量，回数は有害事象の面で困難と考えられ，それぞれの薬剤の量は前述した本邦での第一相試験のTPFのそれぞれの量が限度と思われる．

こうしたCDDP，5-FUにTXTを加えたTPF療法の開発によって従来報告されていたNACは生存率に貢献しないとの結論がひるがえる可能性が指摘されている[10)11)]．

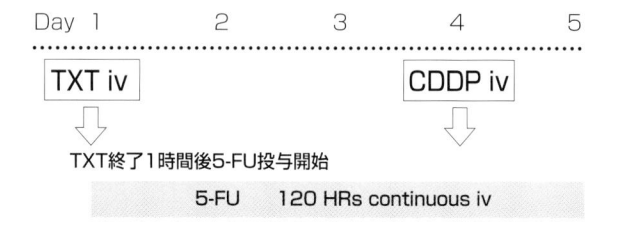

```
Day    1         2         3         4         5
     ┌──────┐                      ┌──────┐
     │TXT iv│                      │CDDP iv│
     └──┬───┘                      └──┬───┘
        ↓                             ↓
   TXT終了1時間後5-FU投与開始
        ━━━━━━━━━━━━━━━━━━━━━━━━━━━━━━
        5-FU     120 HRs continuous iv
```

図6 投与スケジュール
＜制吐剤として5-HT3R antagonist & Dexamethasone＞

表1 Summary of TPFL-5, TPFL-4, OP-TPFL, and TPF Studies

Variable	TPFL-5	TPFL-4	OP-TPFL	TPF
Study phase	Phase I-II	Phase II	Phase I-II	Phase II
Docetaxel (mg/m^2)	25〜60 (d1)	60 (d1)	60〜90 (d1)	75 (d1)
Cisplatin (mg/m^2/day)	25 IVCI (d1-d5)	31.25 IVCI (d1-d4)	100 bolus (d1)	75〜100 IVCI (d1)
5-FU (mg/m^2 IVCI)	700 (d2-d5)	700 (d1-d4)	700 (d1-d4)	1,000 (d1-d4)
Leucovorin (mg/m^2 IVCI)	500 (d1-d5)	500 (d1-d4)	500 (d1-d4)	None
G-CSF	Yes	Yes	Yes	No
Antibiotics	Yes	Yes	Yes	Yes
Postinduction radiotherapy	BID	BID	BID	BID

TPF : docetaxel, cisplatin, and 5-fluorouracil ; TPFL : TPF plus leucovorin ; OP-TPFL : outpatient TPFL regimen ; d : day ; IVCI : intravenous, continuous infusion ; G-CSF : granulocyte-colony stimulating factor ; BID : twice daily

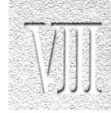

(2) Concurrent chemoradiotherapy

頭頸部進行がんの一次治療形態に化学療法を加える効用では唯一化学療法と放射線治療の同時併用が生存率の向上につながると考えられていた[2)3)10)]．最近では術後の放射線治療でも，この化学療法との同時併用の有用性が指摘されている[12)13)]．

当科でも根治手術可能なstageⅢ，Ⅳの進行扁平上皮がん患者を対象に1993年からの4剤のNAC後，根治手術あるいは根治照射の群と，1998年以後に4剤のレジメの化学療法を2コース放射線治療と併用した群をretrospectiveに比較検討した．有害事象としては放射線治療との同時併用で好中球・顆粒球・リンパ球減少症，また食欲不振，吐気，粘膜炎，発熱などが明らかにNAC群と比較して顕著であった．一方，放射線治療終了後の病理学的CR率は明らかに放射線治療との同時併用群が良好であった（表2）．しかし病期の進行したT4やN3症例ではたとえ4剤と放射線治療を同時併用してもCR率が低く，また再発率も高い傾向が認められた（表3）．生存率でも明らかに，NAC後に放射線治療した群よりも同時併用群の成績が良好であった（図7）．またNAC後に放射線治療した群はlocoregionalの再発が併用群と比較して有意に高かった．すなわちCDDP, 5-FU, LV, MTXのレジメを用いた頭頸部未治療進行がんの治療では，このレジメをNACとして用いるよりも，放射線治療と同時併用する治療形態が予後を向上させることが明らかになった．また臓器別のsubset analysisでも喉頭の温存率はT4の喉頭がんでは0％であるもののT2で100％，T3で55.6％，下咽頭がんではT3で62.5％，T4で42.4％と高く非常に有用な治療法と考えられた．

当科でもTPFのレジメの放射線治療との同時併用の第1相，2相試験を行った．その結果，放射線治療と併用するTPFのレジメの推奨用量はCDDP 60mg/m^2, TXT 50mg/m^2, 5-FU 600mg/m^2/日の5日間投与となった[14)]．放射線治療終了後のCR率はTPFをNACとして，あるいは放射線治療と同時併用してもほぼ同等であったが，観察期間は短いものの生存率では同時併用群のほうが高い傾向がみられつつある．

図7 Comparison of cause-specific survival rate among the groups receiving concurrent chemoradiotherapy and neoadjuvant chemotherapy followed by radiotherapy or operation

表2 Response rate

(A) Concurrent chemoradiotherapy (N=79)

	CR	PR	NC	PD	CR+PR (%)	CR (%)
Primary site	69	8	2	0	97	87
Neck lymph node	44	11	2	0	96	77
Overall	63	14	2	0	97	80
Stage Ⅲ (22)	22	0	0	0	100	100
Stage Ⅳ (57)	41	14	2	0	96	72

(B) Neoadjuvant chemotherapy followed by radiotherapy (N=34)

	CR	PR	NC	PD	CR+PR (%)	CR (%)
Primary site	21	11	2	0	94	62
Neck lymph node	16	5	3	0	88	67
Overall	20	11	3	0	91	59
Stage Ⅲ (9)	7	1	1	0	89	78
Stage Ⅳ (25)	13	10	2	0	92	52

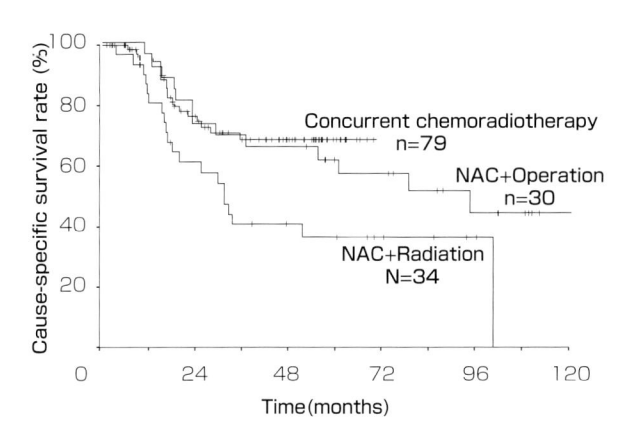

表3 Response to concurrent chemoradiotherapy and relapse rate according to staging (N=79)

Staging	CR	PR	NC	CR rate (%)	Recurrent cases in CR	Recurrent rate (%)
T1 (N=2)	2	0	0	100	0	0
T2 (N=15)	15	0	0	100	3	20
T3 (N=25)	23	2	0	92	5	22
T4 (N=37)	29	6	2	78	11	34
N1 (N=12)	12	0	0	100	2	17
N2a (N=1)	1	0	0	100	2	0
N2b (N=15)	13	2	0	87	2	15
N2c (N=21)	14	5	2	67	3	21
N3 (N=5)	1	4	0	20	1	100

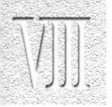

3) 将来の方向性と展望

　頭頸部扁平上皮がん進行例に対しては生存率の向上と臓器温存をはかる目的でCDDP，5-FUを中心とする化学療法が一次治療に組み入れられてきた．20世紀末にはNACの効果に否定的なsystematic reviewが数多く報告されたが，最近はtaxanesの出現によって，NACの再評価が進行中である．

　臓器温存率の向上には放射線治療成績の向上が不可欠となる．NAC後の放射線治療にしても放射線・化学併用療法にしても併用する化学療法そのものに高い抗腫瘍性と，強い放射線増感作用が望まれる．しかしながらすべての進行がんがこうした化学療法を含む放射線治療で完治するわけではない．そのためこの治療形態をどの臓器のどの病期まで適応するかを十分に解析しておくことが大切で，化学療法をむやみに用いて手術の時期を遅らせることは予後の悪化になると考えている．また一次治療後の再発を抑えるために維持化学療法を加味することも重要と思われるが，どの薬剤をどの期間投与するかなど，まだ十分には解明されていないのが現状である．

文　献

1) 佃　守：主要臓器進行癌治療，頭頸部癌．癌と化学療法 25：1657-1664，1998．
2) Vokes E E, Athanasiadis I：Chemotherapy for squamous cell carcinoma of head and neck：The future is now. Annals Oncology 7：15-29, 1996.
3) Pignon J P, Bourhis J, Domenge C, et al：Chemotherapy added to locoregional treatment for head and neck squamous cell carcinoma：three meta-analyses of updated individual data. Lancet 355：949-955, 2000.
4) Browman G P, Hodson D I, Mackenzie R J, et al：Choosing a concomitant chemotherapy and radiotherapy regimen for squamous cell head and neck cancer：a systematic review of the published literature with subgroup analysis. Head Neck 23：579-589, 2001.
5) The Department of Veterans Affairs Laryngeal Cancer Study Group：Induction chemotherapy plus radiation compared with surgery plus radiation in patients with advanced laryngeal cancer. N Engl J Med 324：1685-1690, 1991.
6) Lefebvre J L, Chevalier D, Luboinski B, et al：Larynx preservation in pyriform sinus cancer. preliminary results of a European Organization for Research and Treatment of Cancer phase III trial. EORTC Head and Neck Cancer Cooperative Group. J Natl Cancer Inst 88：890-899, 1999.
7) Haddad R, Colevas A D, Tishler R, et al：Docetaxel, cisplatin, and 5-fluorouracil-based induction chemotherapy in patients with locally advanced squamous cell carcinoma of the head and neck. The Dana Farber Cancer Institute Experience. Cancer 97：412-418, 2003.
8) Tsukuda M, Mikami Y, Tanigaki Y, et al：Phase1 trial of combined chemotherapy with docetaxel, cisplatin and 5-fluorouracil for patients with locally advanced head and neck squamous cell carcinoma of the head and neck. Int. J Clin Oncol 9：161-166, 2004.
9) Vermorken J B, Remenar E, Van Herpen C, et al：Standard cisplatin/infusional 5-fluorouracil（PF）vs docetaxel（T）plus PF（TPF）as neoadjuvant chemotherapy for nonresectable locally advanced squamous cell carcinoma of the head and neck（LA-SCCHN）：a phase III trial of the EORTC head and neck cancer group（EORTC24971）. Proc Am Soc Clin Oncol 23：17（Absta. 5508）, 2004.
10) Monnerat C, Faivre S, Temam S, et al：End points for new agents in induction chemotherapy for locally advanced head and neck cancers. Annals Oncol 13：995-1006, 2002.
11) Pignon J P, Syz N, Posner M, et al：Adjusting for patient selection suggests the addition of docetaxel to 5-fluorouracil-cisplatin induction therapy may offer survival benefit in squamous cell cancer of the head and neck. Anti-Cancer Drugs 15：331-340, 2004.
12) Cooper J S, Pajak T F, Forastiere A A, et al：Postoperative concurrent radiotherapy and chemotherapy for high-risk squamous cell carcinoma of the head and neck. N Engl J Med 350：1937-1944, 2004.
13) Bernier J, Domenge C, Ozsahin M, et al：Postoperative irradiation with or without concomitant chemotherapy for locally advanced head and neck cancer. N Engl J Med 350：1945-1952, 2004.
14) Katori M, Tsukuda M, Mochimatu I, et al：Phase I trial of concurrent chemoradiotherapy with docetaxel, cisplatin and 5-fluorouracil（TPF）in patients with locally advanced squamous cell carcinoma of the head and neck（SCCHN）. Br J Cancer 90：348-352, 2004.

The Author

横浜市立大学　　佃　　守

16 脳腫瘍

1) はじめに

　脳腫瘍は頭蓋内に発生する腫瘍の総称であり，原発性脳腫瘍と転移性脳腫瘍に分けられる．原発性腫瘍の種類は多岐にわたるが，全年齢層にみられ，本邦の脳腫瘍全国集計調査報告と人口動態統計から推計すると，発生率は人口10万人あたり8〜10人程度と考えられる．脳腫瘍の種類と発生頻度に関しては，成人においては神経膠腫，髄膜腫，下垂体腺腫，神経鞘腫の順に多く，また小児においては神経膠腫，髄芽腫，頭蓋咽頭腫，胚細胞系腫瘍の順で多い[1]．また近年，頭蓋内原発性悪性リンパ腫の増加が注目されている．一方，転移性腫瘍に関しては，原発巣の治療成績が向上し患者の生存期間がのびたことにより，逆に脳転移が発見される機会が増えてきている．

　脳腫瘍の治療の目標は，脳神経機能を温存しつつ，腫瘍の制御をはかることにある．治療的観点からみると，脳腫瘍は二つのタイプに大別される．一つは，外科的摘出術のみによって長期生存や寛解が得られる腫瘍であり，もう一つは外科的治療のみならず，放射線療法，化学療法などの補助療法を必要とする腫瘍である．後者は主として悪性脳腫瘍であり，こうした腫瘍には神経機能を損なわない範囲で可及的に腫瘍摘出を試み，術後の補助療法で残存腫瘍の制御や再発阻止を目指すことになる．中枢神経系はいったん損傷すると基本的には機能回復はほとんど期待できない組織であることから，腫瘍が機能重要領域に存在あるいは浸潤している場合には基本的に治癒的切除は不可能であり，術後の化学療法を含めた補助療法が腫瘍制御の鍵となる．しかしながら，一部の腫瘍を除き脳腫瘍領域の化学療法はいまだ満足すべき効果をあげるに至っておらず，エビデンスに基づいた化学療法は十分に確立されていないのが現状である．

　本稿では，もっとも化学療法の対象となる悪性脳腫瘍のなかで，i）悪性神経膠腫，ii）髄芽腫，iii）胚細胞腫，iv）悪性リンパ腫を取りあげ，現在における標準的と思われる化学療法の実際および問題点につき解説する．

(1) 中枢神経系の化学療法の特殊性

　中枢神経系の薬物療法を行うにあたって，中枢神経系の血管の特殊性が問題となる．いわゆる血液脳関門 blood-brain barrier（BBB）といわれる構造である．ほかの臓器と異なり中枢神経系の動脈や毛細血管の壁はタンパクや高分子物質を通さず，水や低分子物質しか通さない．これは中枢神経組織を有害な物質から守るメカニズムであるが，このために多くの薬剤は血液脳関門を越えて十分に中枢神経組織に移行できない．それゆえ，悪性脳腫瘍に対し効果的な化学療法を行うには，血液脳関門を通過できる薬剤を投与するか，薬剤の投与法に工夫が必要となる．

(2) 薬剤投与法の工夫

　薬剤の中枢神経組織への移行に問題となる血液脳関門の障壁を克服するためには，点滴静注や経口投与以外の薬剤投与法が種々試みられている．使用可能な薬剤は限られるが，メソトレキセート（MTX）などの薬剤は直接髄腔内に投与されることもある．また腫瘍摘出腔内に直接薬剤を投与する試みもなされている．手術の際に腫瘍摘出腔内に薬剤カプセルを留置してきたり，手術中に設置したOmmayaシステムなどのデバイスから術後に経皮的に薬剤を投与する方法もおこなわれているが，投与後に脳に脱髄を併発したり，痙れんや出血を併発することもあり注意を要する．近年，米国において認可されたGLIADEL® waferはcarmustine（BCNU）を含有したシートであり，これを腫瘍摘出腔内に留置すると徐々に長時間にわたって薬剤が放出さ

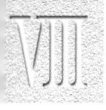

れ，再発膠芽腫患者に対してプラセボ群と比較してGLIADEL® wafer留置群で有意な生存期間の延長を認めたという報告がなされている[2]．さらには，マイクロカテーテルを腫瘍栄養する血管内に留置して，選択的に高濃度の薬剤を投与する試みもなされているが，白質脳症や血栓症などの副作用が報告されており，効果の面でも点滴静注を凌駕する有効性は疑問視されている．マニトールは血液脳関門を開く作用を有していることから，この作用を選択的動脈内投与の際に利用する試みも行われている．

2）各種脳腫瘍の化学療法

(1) 神経膠腫 glioma

神経膠腫とは，各神経細胞間や神経細胞と血管との間に介在して栄養や酸素を神経細胞に供給している神経膠細胞gliaから発生した腫瘍の総称で，原発性脳腫瘍の約3分の1を占め，もっとも多い腫瘍である．神経膠腫は正常脳組織内へ浸潤性に広がるため，腫瘍周辺では正常脳組織との境界は不鮮明である．神経膠腫には星細胞腫astrocytoma，乏突起神経膠腫oligodendroglioma，上衣腫ependymomaなどが含まれ，そのうちもっとも発生頻度の高いものは星細胞腫である．星細胞腫は比較的良性のgrade 1から最悪性型のgrade 4（膠芽腫glioblastoma）に分類され，grade 1と2では5年生存率が70％なのに対し，grade 4は2年生存率が20％に過ぎずきわめて治療が困難である[1]．

神経膠腫に化学療法を併用する根拠としては，英国のGlioma Meta-analysis Trialists Groupの解析結果があげられる．12の臨床試験で実施された3004例を解析し，放射線療法単独よりも化学療法の併用法が，死亡率が相対的に15％減少，1年生存率で6％の向上，2年生存率で5％の向上，生存期間で2カ月の延長が有意に認められたと報告している[3]．化学療法薬に関する明確なエビデンスは存在しないが，血脳液関門を通過するニトロソウレア系がもっとも多く用いられており，上記メタアナリシスに引用されている文献中に占める割合も非常に高い．

a．悪性星細胞腫 malignant astrocytoma

退形成性星細胞腫anaplastic astrocytomaと膠芽腫glioblastomaを含む．

わが国の保険診療で認められている薬剤は，nimustine（ACNU）とramustine（MCNU）である．膠芽腫と退形成性星細胞腫に対するACNUを用いた第III相臨床試験では，放射線単独治療群に比べACNU併用群はCT上の腫瘍縮小率は有意に高かったが，生存率では有意差を認めなかった[4]．またACNUあるいはMCNUとIFN-β，放射線療法を組み合わせたIAR（IMR）療法でも，膠芽腫患者に対しては有意な治療効果を得られなかった[5]．しかしながら，このIAR（IMR）療法がもっとも広く実施されているのも現状である（表1）．

欧米ではBCNUあるいはlomustine（CCNU）が主に用いられており，米国NCCN（National Comprehensive Cancer Network）のClinical Practice Guideline in Oncology（v.1.2003）では，悪性星細胞腫に対する化学療法剤としてBCNUとtemozolomide（Temodar®），そしてCCNU＋procarbazine（PCZ）＋vincristine（VCR）の併用療法（PCV療法）の3種類を推奨している．本邦ではCCNUが認可されていないため，PCV療法の代わりにCCNUをACNUに変更してPAV療法を行うことがある．またBCNUとtemozolomideもいまだ認可されていない．BCNUについては，放射線治療との併用により有意な生存期間の延長が認められ，米国第III相臨床試験において悪性グリオーマにおける有効性が確認されている．そのプロトコールは，腫瘍摘出後に60Gyの放射線照射を行い，以後6週ごとにBCNU 110mg/m^{2}を静脈内投与するものである[6]．temozolomideは脳内移行に優れた経口アルキル化剤で，第II相臨床試験で単剤投与にて有意な延命効果がみられており[7]，米国FDAでも再発悪性星細胞腫に対する使用を認可している．本邦での早期認可が

表1　神経膠腫に対する標準的化学療法

(1) IAR(IMR) 療法
放射線を1.8〜2Gy/dayで総量60Gy照射．
放射線治療中IFN-βを週3〜5回点滴静注し，またACNU（またはMCNU）は2mg/kgを6週毎に静注する．この投与スケジュールを2回繰り返す．

(2) PCV 療法（参考）
CCNU 10mg/m^2 iv．Day1，PCZ 60mg/m^2 po．Day 8〜21，VCR 1.4mg/m^2 iv．Day8 and 28

(3) PAV 療法
上記PCV療法のCCNUをACNUに代える．

(4) Temozolomide （参考）
150〜200mg/m^2/dayを1日1回5日間連続経口投与後，23日間休薬の28日の1サイクルとする．

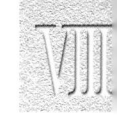

待たれる薬剤の一つである．またPCV療法はanaplastic astrocytomaの患者においてtumor progressionの期間や生存期間が有意に延長すると報告がなされたが[8]，その後，悪性グリオーマ674例を対象にした大規模無作為化臨床試験の結果，術後放射線単独治療群と術後放射線療法にPCV療法を併用した群での生存期間中央値に有意差が認められず，PCV療法の有効性が疑問視されている[9]（表1）．

b. 退形成性乏突起神経膠腫 anaplastic oligodendroglioma

乏突起膠細胞という特殊なグリア細胞から発生する腫瘍で，前述の神経膠腫のなかに含まれるが，1988年のCairncrossらの報告以来，本腫瘍は化学療法に感受性が高い腫瘍として注目を集めている[10]．近年，遺伝子解析の結果から，本腫瘍の第1染色体短腕（1p）と第19染色体長腕（19q）の部分欠失loss of heterozygosity（LOH）が化学療法の高感受性および生存期間の延長とよく相関することが報告された[11]．前述のPCV療法が本腫瘍に対してとくに有効であることが報告されている．Jeremicらは，退形成性乏突起膠腫および退形成性乏突起星細胞腫に対し，手術，放射線療法後にPCV療法を計6コース，6週間ごとに行う第II相試験を行った23症例の治療成績より，3年生存率78％，5年生存率52％であったと報告している[12]．このPCV療法は，再発退形成性乏突起神経膠腫ではじめて有効性が報告されたが，悪性度の低い乏突起神経膠腫においても有効なことが示された．また乏突起神経膠腫の成分をもつ混合腫瘍の約70％にPCV療法が反応するとみなされている．本邦では，前述のPAV療法を行うのが標準的な化学療法となっている（表1）．

(2) 髄芽腫 medulloblastoma

神経細胞と神経膠細胞の両方に分化能をもつ未分化な神経上皮由来の悪性腫瘍で，腫瘍発生母地としては胎児期より新生児期にかけて小脳外顆粒層に存在する細胞と考えられている．ほとんどの患者は小児で5～9歳に多く，小児脳腫瘍のなかでは2番目に多い腫瘍である．本腫瘍は小脳虫部に好発し第四脳室に進展し，脳脊髄液を介して脊髄に播種することが多い．化学療法が効果的な脳腫瘍の一つで，外科的摘出術，放射線療法と化学療法および末梢血幹細胞移植法を併用した超大量化学療法を組み合わせて，最近では5年生存率は50～70％にまで改善してきており，悪性脳腫瘍のなかで最近もっとも治療の進歩した腫瘍であるといえる．

髄芽腫に対する標準的な術後集学的治療法は，放射線療法（全脳全脊髄24Gy＋後頭蓋窩30Gy）に化学療法を追加するものである．ただし，放射線障害が起きやすい3歳未満の患児においては，まずは化学療法で対処し，3歳以後または腫瘍再発時に放射線療法を施行することが多い．化学療法としては，cisplatin＋etoposide（PE）療法や，さらにifosfamideを追加したICE療法の有効性が報告されており[13]，Chang's stage[14]（表2）に基づいてgood prognosis group（T1～T3aかつ，ほぼ全摘出）の場合はPE療法（cisplatin 20mg/m²＋etoposide 100mg/m²）を行い，poor prognosis groupではICE療法（ifosfamide 900 mg/m²＋cisplatin 20mg/m²＋

表2 Chang's stage of medulloblastoma

stage	description
T1	< 3cm, limited to vermis
T2	≧3cm with invasion of adjacent structure or part of 4th ventricle
T3a	involving 2 adjacent structures or filling 4th ventricle, aqueduct, or foramina of 4th ventricle
T3b	arising from floor of 4th ventricle or brain stem and filling 4th ventricle
T4	spread to 3rd ventricle, midbrain, or cervical cord
M0	no metastasis
M1	microscopic tumor cell in CSF
M2	gross seeding of cisterns or ventricles
M3	gross nodular sedding of spinal theca
M4	extra-neuroaxial metastasis

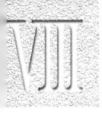

etoposide 60mg/m²）を行うことが一般的である．各プロトコールを表3に示した．

(3) 胚細胞系腫瘍　germ cell tumor

松果体部および脳下垂体近傍によく発生する腫瘍で，9〜20歳の間に発生することが多い．小児脳腫瘍のなかでは11.8%を占め，男児に圧倒的に多い．さまざまな発生組織型があり，それにより治療予後が異なる．もっとも多い胚芽腫germinomaは放射線治療が著効し治癒可能な腫瘍である．成熟型奇形腫mature teratomaは良性で外科的摘出により治癒が可能である．しかしながら，その他の腫瘍型（胎児性がんembryonal carcinoma，絨毛がんchoriocarcinoma，卵黄脳腫瘍yolk sac tumor，および混合型mixed tumor）は組織学的に悪性で，術後に補助療法を追加しても1〜2年で再発することが多く予後は不良であった．しかし，1977年にEinhornらによりcisplatin, vinblastin, bleomycinの組み合わせによるPVB療法がembryonal carcinomaやyolk sac tumorに有効であることが報告されて以来[15]，プラチナ製剤を基本にした化学療法が悪性胚細胞腫瘍の標準的治療剤として認められるようになった．本邦では標準的治療法としてGerm Cell Tumor 2000 protocolが提唱されている（表4）．これはgood prognosis群，intermediated prognosis群，poor prognosis群に分けて治療を行うもので，原則として放射線量を低く抑えるために，組織診断確定後に化学療法を先行させ，途中から放射

表3　髄芽腫に対する標準的化学療法

(1) good prognosis group
PE療法
　cisplatin (CDDP) 20mg/m² iv, Day 1〜5, etoposide (VP-16) 60mg/m² iv, Day 1〜5, 4週毎に3コース，以後は3〜4ヵ月毎に5コース．

(2) poor prognosis group
ICE療法
　ifosfamide (IFOS) 900mg/m² iv, Day 1〜5, cisplatin (CDDP) 20mg/m² iv, Day 1〜5, etoposide (VP-16) 60mg/m² iv, Day 1〜5, 4週毎に3コース，以後は3〜4ヵ月毎に5コース．

表4　胚細胞髄芽腫に対する標準的治療 (Germ Cell Tumor 2000 Protocol)

(1) good prognosis group
Germinoma
　(a) 手術：biopsyまたはextensive removal
　(b) 化学療法：直径2cm以下はCARB—VP療法3コース，直径2cm以上または多発・播種例はICE療法3コース，維持療法は行わない．
　(c) 放射線療法：化学療法最低1コース終了後，拡大局所照射24Gy．

(2) intermediated prognosis group
1) HCG産生Germinoma
　(a) 手術：extensive removal
　(b) 化学療法：初期療法としては，直径2cm以下はCARB—VP療法3コース，直径2cm以上または多発・播種例はICE療法3コース．維持療法として，初期治療後CRならCARB—VP療法5コース，PR以下ならICE療法5コース．
　(c) 放射線療法：化学療法最低1コース終了後，拡大局所照射30Gy＋腫瘍局所24Gy．
2) その他のintermediated prognosis group
　(a) 手術：extensive removal．初期治療後，可能ならsalvagesurgeryを行う．
　(b) 化学療法：初期療法としては，直径2cm以下はCARB—VP療法3コース，直径2cm以上または多発・播種例はICE療法3コース．維持療法としてCARB—VP療法5コース．
　(c) 放射線療法：化学療法最低1コース終了後，拡大局所照射30Gy＋腫瘍局所24Gy．

(3) Poor prognosis group
　(a) 手術：可能な限りgross total removalを目指す．多発・播種例ではbiopsy．ただしAFP2000ng/ml以上またはHCG2000IU以上では手術不要．初期治療後，可能ならsalvagesurgeryを行う．
　(b) 化学療法：初期療法としては，ICE療法3コース．維持療法は，ICE療法5コース．
　(c) 放射線療法：原則として初期化学療法と放射線療法は同時に開始する．全脳照射30Gy＋全脊髄照射30Gy．

＊CARB-VP療法
　PE療法のcisplatinの代わりにcarboplastin (CBDCA)を400mg/m² iv, Day 1〜5とする．

線治療を追加していくプロトコールである．

(4) 中枢神経系原発性悪性リンパ腫 primary central nervous system lymphoma (PCNSL)

リンパ系細胞由来の腫瘍で，近年増加傾向にある．転移性もありうるが，頭蓋内では原発性のものが圧倒的に多い．本腫瘍は浸潤性に増殖するため，基本的に手術による全摘出は不可能である．放射線，ステロイド，化学療法に感受性があり一時的には腫瘍の消失をみることもあるが，再発が必至である．

全身性non-Hodgkinリンパ腫ではCHOP療法（cyclophosphamide, doxorubicin, oncovin, predonisolone 4剤併用）を化学療法の基本としているが，この療法ではpredonisone以外はほとんど血液脳関門を通過しないことからPCNSLへの効果は期待できず，最近ではPCNSLに対するmethotrexate（MTX）大量療法（HD-MTX）が注目されている[16)][17)]（表5）．しかし，この治療法にもいくつかの問題点がある．一つは白質脳症を代表とする晩発性の神経障害であり，とくに60歳以上の高齢者に多い．この副作用を防ぐためにはMTXの投与量を3〜5g/m^{2}に減量し，2週間以上投与間隔をあけて，活性葉酸（ロイコボリン）を3日以上連続投与することが重要である．またMTX投与は放射線治療に先行させることが原則である．

またMTX投与のみでは寛解が得られないケースもあり，これに対しては，MTX以外にPCZ，VCRを併用しようという試みも提唱されている．

表5 PCNSLに対するMTX大量投与法（中枢神経系悪性リンパ腫研究会）

Day 0	MTX投与前日の夕刻よりhydration
Day 1	（MTX投与日） 輸液継続（維持輸液3000ml/day） 尿PHが7.0以上であることを確認してMTX投与（午前10時） MTX投与量：3〜5g/m^2，3時間かけて 尿量は100ml/hrを維持，減少時はダイアモックスを使用
Day 2	輸液継続（維持輸液3000ml/day） 尿量100ml/hr，尿PH7.0以上を維持 葉酸救援：ロイコボリン15mgを4時間毎終日
Day 3	輸液継続（維持輸液3000ml/day） 尿量100ml/hr，尿PH7.0以上を維持 葉酸救援：ロイコボリン15mgを4時間毎3回，以後6時間毎
Day 4	輸液継続（維持輸液3000ml/day） 尿量100ml/hr，尿PH7.0以上を維持 葉酸救援：ロイコボリン15mgを6時間毎終日
Day 5	輸液継続（維持輸液3000ml/day） 尿量100ml/hr，尿PH7.0以上を維持 葉酸救援：ロイコボリン15mgを6時間毎2回

注意点：以下の薬剤は使用を避ける
　　　　ループス利尿剤，非ステロイド系抗炎症剤，プロトンポンプインヒビター

文　献

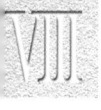

1) 脳腫瘍全国統計委員会：脳腫瘍取り扱い規約；臨床と病理アトラス．日本病理学会（編）．pp1-66, 東京, 金原出版, 2002.
2) Brem H, Ewend MG, Piantadosi S, et al：The safety of interstitial chemotherapy with BCNU-loaded polymer followed by radiation therapy in the treatment of newly diagnosed malignant gliomas：phase I trial. J Neurooncol 26：111-123, 1995.
3) Stewart LA：Chemotherapy in adult high-grade glioma：a systematic review and meta-analysis of individual patient data from 12 randomised trials. Lancet 359：1011-1018, 2002.
4) Takakura K, Abe H, Tanaka R, et al：Effects of ACNU and radiotherapy on malignant gliomas. J Neurosurg 64：53-57, 1986.
5) Wakabayashi T, Hatano N, Kajita Y, et al：Initial and maintenance combination treatment with interferon-beta, MCNU（Ranimustine）, and radiotherapy for patients with previously untreated malignant glioma. J Neurooncol 49：57-62, 2000.
6) Kornblith PL：The role of cytotoxic chemotherapy in the treatment of malignant brain tumors. Surg Neuro l44：551-552, 1995.
7) Yung WK, Prados MD, Yaya-Tur R, et al：Multicenter phase II trial of temozolomide in patients with anaplastic astrocytoma or anaplastic oligoastrocytoma at first relapse. Temodal Brain Tumor Group. J Clin Oncol 17：2762-2771, 1999.
8) Prados MD, Scott C, Curran WJ Jr, et al：Procarbazine, lomustine, and vincristine（PCV）chemotherapy for anaplastic astrocytoma：A retrospective review of radiation therapy oncology group protocols comparing survival with carmustine or PCV adjuvant chemotherapy. J Clin Oncol 17：3389-3395, 1999.
9) Medical Research Council Brain Tumor Working Party：Randomized trial of procarbazine, lomustine, and vincristine in the adjuvant treatment of high-grade astrocytoma：a Medical Research Council trial. J Clin Oncol 19：509-518, 2001.
10) Cairncross JG, Macdonald DR：Successful chemotherapy for recurrent malignant oligo-dendroglioma. Ann Neurol 23：360-364, 1988.
11) Prados MD, Scott C, Curran WJ Jr, et al：Procarbazine, lomustine, and vincristine（PCV）chemotherapy for anaplastic astrocytoma：A retrospective review of radiation therapy oncology group protocols comparing survival with carmustine or PCV adjuvant chemotherapy. J Clin Oncol 17：3389-3395, 1999.
12) Jeremic B, Shibamoto Y, Gruijicic D, et al：Combined treatment modality for anaplastic oligodendroglioma：a phase II study. J Neurooncol 43：179-185, 1999.
13) Sawamura Y, Ikeda J, Ishii N, et al：Combined irradiation and chemotherapy using ifosfamide, cisplatin, and etoposide for children with medulloblastoma/posterior fossa primitive neuroectodermal tumor－results of a pilot study. Neurol Med Chir（Tokyo）36：632-638, 1996.
14) Chang CH, Housepian EM, Herbert C Jr：An operative staging system and a mega- voltage radiotherapeutic technic for cerebellar medulloblastomas. Radiology 93：1351-1359, 1969.
15) Einhorn LH, Donohue J：Cis-diammine-dichloroplatinum, vinblastine, and bleo-mycin combination chemotherapy in dis- seminated testicular cancer. Ann Intern Med 87：293-298, 1977.
16) Hiraga S, Arita N, Ohnishi T, et al：Rapid infusion of high-dose methotrexate resulting in enhanced penetration into cerebrospinal fluid and intensified tumor response in primary central nervous system lymphomas. J Neurosurg 91：221-230, 1999.
17) DeAngelis LM, Gustin PH, Leibel SA, et al（eds）：Primary central nervous system lymphom and other hemopoietic tumors. Intracranial Tumors, Diagnosis and Treatment. pp320-339, Martin Dunitz（London）, 2002.

The Authors

高知大学　　中林　博道／清水　恵司

17 がん性胸膜炎, がん性腹膜炎

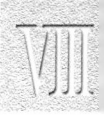

1) はじめに

がん性胸膜炎, がん性腹膜炎は漿膜へのがんの進展により, 体腔に浸出液が過量に貯留する病態であり, がんの日常臨床においてこれらを診る機会は決して少なくない. 症状緩和が治療の中心となるが, その制御は難しい. また, 予後不良なばかりでなく, 患者の生活の質を著しく低下させる点で臨床的意義は大きく, 胸水および腹水の管理, 治療に精通することは非常に重要である.

2) がん性胸膜炎

(1) 胸水貯留の機序と成因

健常人では, 胸水は壁側胸膜で産生されて臓側胸膜より吸収される. 正常でも5～20mlの胸水が存在しているが, 産生と吸収のバランスが崩れると胸水の貯留がおこる[1]. 胸水貯留の原因としてVillenaら[2]は悪性腫瘍による胸膜炎が36.4％と報告している. 胸水貯留の原因となる悪性腫瘍の内訳を表1に示す.

(2) 胸水貯留に伴う症状と身体所見

症状の発現は, 原因や胸水の貯留速度により異なるが, 約75％の患者で呼吸器症状を呈する. 悪性胸水の貯留に伴う主症状は呼吸困難と乾性咳嗽であるが, ときとして, 鈍痛や胸部重圧感, 不快感, 発熱を呈することもある.

身体所見では, 患側の呼吸音が減弱し, 打診で濁音が認める. 胸部単純X線写真で少量の胸水を確認することは難しいが, 400ml以上あれば確認できる. また, 超音波検査では100ml以上の胸水は確認することができる.

(3) 悪性胸水の診断

診断は, 胸腔穿刺により胸水中の悪性細胞を証明することである. 胸水細胞診のがん細胞検出率は, 胸水穿刺1回では約60％であり, くり返し行うことにより陽性率は向上するが, 悪性細胞が検出される頻度は約80％である[4,5].

がん性胸膜炎の肉眼的性状は血性を呈することが多い. 生化学的検査では, 悪性胸水の約70～80％が滲出性で, 比重も1.018以上と高く, 蛋白含有量も2.5mg/dl以上で線維素成分を多量に含むことが多い.

表1 悪性胸水貯留時の原発巣

原発巣	Johnston (n=472)	Sears (n=592)	Hus (n=785)	Total (%)
肺	168	112	410	690 (37.3%)
乳腺	70	141	101	312 (16.9%)
リンパ腫	75	92	56	223 (12.1%)
GI tract	28	32	68	128 (6.92%)
GU tract	57	51	70	178 (9.6%)
other	26	88	15	129 (6.97%)
原発不明	48	76	65	189 (10.2%)

GI=gastrointestinal, GU=genitourinary

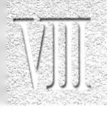

組織診断における経皮胸膜生検の陽性率は42%と低い[6]．Cantoら[7]は，がん性胸膜炎が疑われるが胸水細胞診および胸膜生検が陰性であった場合，胸腔鏡を考慮する必要があると報告している．とくに悪性胸膜中皮腫における胸水細胞診では反応性異型中皮細胞や腺がん細胞との鑑別は困難であり，胸腔鏡下での生検は中皮腫の診断に有用である．

胸水中の腫瘍マーカーとしてCEA（carcinoembryonic antigen）の診断の意義が検討されているが，現在のところ有用性は確立されていない．

（4）がん性胸膜炎の治療
a．胸腔穿刺とドレナージ

胸腔穿刺は胸水の診断および大量の胸水貯留による自覚症状の改善のために行う．肺が胸水により虚脱する期間が長いと胸水排液後も肺が再膨張しないことが多いため，診断がつき次第，早めの対処が必要である．効果的な排液方法として，超音波検査で十分に胸水が貯留し，壁側胸膜に腫瘍や癒着のない部位を穿刺部位として決定する．注射針もしくはカテラン針を用いて，肋骨上縁で（肋間動静脈や神経の損傷を防ぐため）局所麻酔薬を注入しながら胸水が引けるところまで針を進め，胸膜部分も麻酔を行う．この際，胸膜の刺激によるpleural shockに十分注意する．また，横隔膜に近い位置の肋間を選択した場合，肝臓などの腹腔臓器の損傷に注意を要する．次に側孔のついた留置針を用いて，同部位より胸水の引けてくるところまで穿刺し，外筒を留置し，胸水を排液する．胸腔穿刺で胸水の排液のみ行う方法は，胸水の再貯留を予防することはできないため，予後が非常に期待しにくい場合に選択されるべき方法である．

持続的に排液を行う際には，ドレナージチューブの挿入は胸腔穿刺と同様に穿刺部位の決定，麻酔を行い，チューブの先端が背側，横隔膜上に位置するように挿入する．このときの体位は胸水が大量にある場合は，患側を上にした側臥位で，胸水が中等量である場合には座位で行うことが多い．使用するチューブは通常，16～24Frぐらいで，胸水排液後，胸膜癒着術を容易に行えるように薬剤注入用のルートを有するものがよい．胸水が多量に貯留している場合には再膨張性の肺水腫を防止するため，一度に1,500ml以上の排液を行わないようにする．

b．胸膜癒着術

チューブドレーンによる持続的な胸水の排液だけで胸水をコントロールすることは困難なため，胸水の再貯留防止として胸膜癒着術を行う．

胸膜癒着術は，臓側胸膜と壁側胸膜の間に炎症を起こさせ，胸膜腔を閉鎖する．胸部X線写真で胸水の十分な排液と肺の拡張を確認し，有効な癒着剤の選択とそれを胸膜間全体に接触させることが必要となる．

癒着剤注入後，カテーテルを1～2時間クランプし，体位変換により癒着剤が均等にいきわたるようにする．その後，再度吸引をかけて胸水の排液量が1日100ml以下になったら抜管とする．

胸膜癒着術に使用される薬剤として以下のものが，使用されることが多い（**表2**）．

i) ピシバニール（OK-432）

A型溶連菌をペニシリンGの存在下に，一定条件で処理し，凍結乾燥した菌体製剤である．炎症性刺激による癒着効果が考えられ奏効率は73%と報告されている[8]．副作用として高い頻度で発熱がみられる．また，ペニシリンアレルギーのある症例には禁忌である．JCOGで行われたrandomized phase II 試験でもピシバニールによる4週後の胸水コントロール率は76%，胸水がコントロールされた平均生存期間は28週と良好な結果が報告されている[9]．

ii) タルク

タルクを用いた癒着術は欧米で高い有効率が認められているが，本邦では医療用としての入手法に問題があり，あまり普及していない．タルクは使用前に加熱

表2　癒着剤の有効性

癒着製剤	推奨用量	平均癒着率	多くみられる有害作用	重篤な合併症
タルク	2～5g	90%	胸痛，発熱	報告なし
ブレオマイシン	60 units	61%	胸痛，発熱，嘔気	呼吸不全
テトラサイクリン	1～1.5g	65%	胸痛，発熱，咳嗽	報告なし
ドキシサイクリン	500mg	76%	胸痛，発熱	報告なし
ピシバニール	5～10KE	73%，76%	胸痛，発熱	呼吸不全

滅菌が必要であるが，非常に安価である．胸腔鏡下に完全に胸水を排液し，肺表面にタルクを噴霧して胸腔ドレナージチューブを留置する方法と，胸腔ドレナージ後にタルク懸濁液をドレナージチューブから注入し，クランプ後に持続吸引する方法とがある．癒着率は72～100％まで高い奏効率の報告がある[10]．副作用としては，タルク注入後，24～48時間の発熱とARDSや間質性肺炎型の反応が約3％に認められるが，5g以下のタルクではほとんど副作用はみられないといわれている[10]．

iii）ブレオマイシン

抗がん剤のなかで胸膜癒着術薬剤としてもっとも頻用されている薬剤で，癒着率は60～90％といわれている[10]．副作用として，薬物注入により疼痛や発熱，ときに消化器症状を呈する場合もある．投与量の45％が全身に吸収されるため，その影響を最小限にするために40mg/m²以下の使用が勧められているが，脱毛や肺線維症の合併は稀有である．

本邦でもJCOGの臨床試験における4週後の胸水コントロール率69％と比較的良い結果が報告されている[9]．

iv）その他の抗がん剤

アドリアマイシン，マイトマイシンC，エトポシド，フルオロウラシルなどが試みられたが，奏効率は低く，現在はほとんど使用されていない．シスプラチン＋シタラビン，シスプラチン＋エトポシドなどの多剤併用による胸腔内化学療法の研究もなされたが，いずれも奏効率は50％を下回り，有害事象も少なくなかった[11][12]．

c．手術

胸膜癒着術は肺の再膨張を前提としているが，十分に膨張せず死腔が残存することも多い．この場合，胸腔と腹腔をシャントすることによって過量の浸出液を腹腔に誘導し，胸腔内の重要臓器の圧迫を回避する方法（Denver pleuroperitoneal shunt）があり，局所麻酔下に装着できる．

胸膜剥離手術は全症例で胸水のコントロールが得られるが，侵襲は大きく，手術関連死亡が10％を超える．がん性胸膜炎の患者は，全身状態が悪く，予後も期待しにくいため，手術療法の適応は慎重に決定する必要がある[13]．

d．化学療法

がん性胸膜炎が認められた場合，原発部位とは無関係に予後は非常に悪く，胸水の治療は胸水コントロールによる症状緩和が目的となる．ただし，基礎にある悪性疾患（小細胞肺がん，悪性リンパ腫，乳がん，精巣がんなど）に対する全身化学療法の効果が期待できる場合には全身化学療法の適応になる[14]．

3）がん性腹膜炎・がん性腹水

(1) がん性腹膜炎とがん性腹水の機序と成因

がん性腹膜炎は胃がんなどの腹腔内臓器原発の腫瘍が進展して播種したり，肺がんや乳がんなど他臓器から腹腔内へリンパ行性および血行性転移による二次的腹膜播種から腹水を生じる病態である．

腹水の吸収経路は同時に，がん細胞が付着しやすい場所であり，腹膜播種の生じやすい場所として知られている．

がん細胞が，血管透過性を亢進させる蛋白[12]や腹膜中皮細胞を傷害するような蛋白を産生し，腹膜内への水分や比較的高分子物質の流入量が増加する結果，腹水中アルブミン濃度が上昇（浸透圧が亢進）し，さらに腹水は増加しやすくなる．

多発性肝転移などを有する症例では，門脈圧，肝静脈亢進により，腹水産生が増加する．さらに，がん細胞での抗利尿ホルモンの産生や肝におけるホルモン代謝異常の関与が示唆されており，その病態は複雑である[16]．がん性腹膜炎の原発臓器として欧米では卵巣がもっとも多く（30～50％），次いで膵臓，胃，子宮などの腹腔内あるいは後腹膜臓器で，腹腔外臓器としては乳腺，肺およびリンパ腫などが多い．胃がんの罹患率の高い本邦においては，胃原発が多く，また胃がんの再発例の約半数は腹膜再発である[17]．

(2) 臨床症状

腹水貯留に伴う臨床症状として腹痛，腹部膨満感，食欲不振，全身倦怠感，栄養障害および消化管や尿管の通過障害の随伴症状がみられる．また，末期では腹腔内出血やがん細胞の後腹膜浸潤による乏尿，無尿などの排尿障害，急性腎不全および胆道圧迫による黄疸，肝不全が出現し全身状態が悪化することが多い．

(3) がん性腹膜炎の診断

もっとも多い自他覚所見は腹水貯留による腹部膨隆であり，急性増悪する腹痛や腸閉塞あるいは腹壁硬化などを伴うことが少なくないため，正確な診断が必要である．がん性腹水を疑う場合，超音波検査を行う．

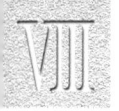

100ml程度の少量の腹水貯留の診断も可能である．打診で移動する濁音が確認される場合は，1,500ml以上の腹水貯留と判断される．腹水穿刺は超音波ガイド下にベッドサイドで行うのが基本だが，仰臥位で22G針を用いて臍と恥骨結合を結ぶ線上の最大濁音部を穿刺するとよい．腹水細胞診でがん細胞が証明された場合はがん性腹膜炎と診断してよい．しかし，がん性腹膜炎で腹水中の細胞診陽性率は2/3程度である．とくに，多発性肝転移や肝がんによる腹水での陽性率は1/10以下である．

消化器がんによる腹水の診断に腹水中CEAの測定や腹水有核細胞によるCEAの遺伝子レベルでの発現を応用する試みがなされているが，臨床的意義については結論が出ていない．ただし，細胞診と腹水のCEAを組み合わせることで感度82.6％，特異度94.5％という報告もある[18]．

(4) がん性腹水の治療

a．対症療法

がん性腹水の治療は一般的に苦痛の軽減を目的とした対症療法と全身状態の改善に努める．水分，塩分をある程度制限し，低蛋白，低アルブミン血症に対してはアルブミン製剤を投与する．

利尿剤としてはフロセミド，抗アルドステロン剤などが用いられる．過剰投与による利尿のかけ過ぎは電解質異常，低蛋白血症，腎前性の腎不全および肝性脳症をまねくので注意が必要である．

b．腹水穿刺による腹水排液

利尿剤でのコントロールが困難になった場合は，腹水穿刺除去を行う．腹腔穿刺による腹水排液は直接的な治療方法であり，腹圧による腹部膨満感，嘔気・嘔吐，疼痛，呼吸困難などの症例の90％に対して症状緩和効果があると報告されている[19]．しかしながら，腹水排液による症状緩和効果の持続時間は平均10日程度と短いためにくり返し腹水排液が必要となることが問題となる．合併症として，腸管穿孔，皮膚瘻孔，血圧低下，感染などがある．また，頻回の穿刺や単回での大量除去は脱水，電解質異常および低蛋白血症をもたらし，全身状態を悪化させることがある．

c．腹腔内抗がん剤投与療法

腹水除去時に抗がん剤の腹腔内投与が有効な場合がある．

抗がん剤としては，シスプラチン，カルボプラチン，マイトマイシン，フルオロウラシル，エトポシドなどが使用されることが多い．投与時には腹腔内全体にほぼ均等に拡がるように体位変換，深呼吸を行い，カテーテルによる感染や腸管の穿孔，癒着などの重篤な合併症に注意すべきである．また，抗がん剤の腹腔内投与については投与量の決まっているものが少ないため，多くは全身投与で用いられている投与量がそのまま用いられることが多いが，がん性腹膜炎を有する患者は全身状態の悪いことが多いため，毒性には十分に気をつけなければならない．

抗がん剤の腹腔内投与は，対象となるがん種，投与薬剤とスケジュールなどに関して不明な点が多く，今後，腹腔内投与の意義を明確にする臨床試験が望まれる．

d．全身化学療法

がん性腹膜炎に伴う対症療法においても，基礎疾患の治療以外に決定的な治療方法はない．原発巣によっては，腹水貯留の予防や再貯留を防止に全身化学療法が有効なことがあるが，患者の一般状態が良いことが前提となる．

胃がんの腹膜播種によるがん性腹膜炎の35％においてはメソトレキセートとフルオロウラシルの時間差投与療法により明らかな腹水の減少が認められることが報告されている[20]．腹水大量貯留例，腎機能低下例ではメソトレキセートの血中濃度が遷延し強い副作用が生じることがあるため，投与量に注意する．

また，抗がん剤に対する感受性の高い卵巣がんでは，がん性腹膜炎を高頻度に合併するが，初回化学療法例など化学療法の効果を望める症例に対しては全身化学療法が第一選択とされている．

4) おわりに

がん性胸膜炎・がん性腹膜炎に対する治療では，症例の全身状態が不良であるため十分な臨床試験が行われることは期待しにくい．そのため標準治療の確立は難しいが，治療法を熟知すること，および個々の患者の病状とがんの進行度などを十分に評価することで，病態に応じた治療方法を選択すること可能となる．治療により得られる症状緩和効果（奏効率），効果出現までの時間および効果持続時間，治療に伴う合併症や副作用，延命効果の可能性について考慮し，患者がより良い治療法を受けられるよう心がける必要がある．

17. がん性胸膜炎，がん性腹膜炎

文　　献

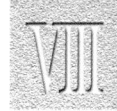

1) Sahn SA : State of the art. The pleura. Am Rev Respir Dis 138 : 184-234, 1988.
2) Villena V, Lopez Encuentra A, Echave-Sustaeta J, et al : Prospective study of 1,000 consecutive patients with pleural effusion and characteristic of the patients. Arch Bronconeumol 38 : 21-26, 2002.
3) Leuallen EC, Carr DT : Pleural effusion ; a statistical study of 436 patients. N Engl J Med 252 : 79, 1955.
4) Salyer WR, et al : Efficacy of pleural needle biopsy and pleural fluid cytopathology in the diagnosis of malignant neoplasm involving the pleura. Chest 67 : 536-539, 1975.
5) Winkelmann M, et al : Blind pleural biopsy in combination with cytology of pleural effusion. Acta Cytol 25 : 373-376, 1981.
6) American Thoracic Society : Management of malignant pleural effusion. Am J Respir Crit Med 162 : 1987-2001, 2000.
7) Canto A, Rivas J, Saumench J, et al : Points to consider when choosing a biopsy method in cases of pleurisy of unknown origin. Chest 84 : 176-179, 1983.
8) 一瀬幸人：癌性胸膜炎の治療．Annual Review呼吸器. pp230-236, 東京，中外医学社，1996.
9) Yoshida K, et al : Randomized phase II of three in tratrapleural therapy regimens in non-small cell lung cancer（NSCLC）with malignant pleural effusion（MPE）: Japan clinical oncology group study（JCOG9515）. Proc Am Soc Clin Oncol 20 : 339a, 2001（Abstr）.
10) Belani CP, et al : Treating malignant pleural effusions cost consciously. Chest 113 : 78S-85S, 1998.
11) Rusch VW, Figlin R, Godwin D, et al : Intrapleural cisplatin and cytarabine in the management of malignant pleural effusions : A Lung Cancer Study Group Trial. J Clin Oncol 9 : 313-319, 1991.
12) Tohda Y, Iwanaga T, Takeda M, et al : Intrapleural administration of cisplatin and etoposide to treatment malignant pleural effusion in patients with non-small lung cancer. Chemotherapy 45 : 197-204, 1999.
13) Moores DWO, Ruckdeschel JC : Pleural effusions in patients with malignancy. Thoracic oncology（ed by Roth JA, et al），Philadelphia, WB Saunder, 1995.
14) Hausheer FH, Yarbro JW : Diagnosisand treatment of malignant pleural effusion. Semi Oncol 12 : 54, 1985.
15) Senger DR, Van de Water L, Brown LF, et al : Vascular permeability factor（VPF, VEGF）in tumor biology. Cancer Metatasis Rev 12 : 303-324, 1993.
16) 兵頭一之介：難治疾患の緩和医療．腹水．カレントテラピー 16 : 49-53, 1998.
17) 山口俊晴，高橋俊雄，沢井清司，ほか：癌性腹膜炎・癌性イレウスの治療．日外会誌 100 : 211-215, 1999.
18) Torresini RJ, Prolla JC, Diehl ARS, et al : Combined carcinoembryonic antigen and cytopathologic examination in ascites. Acta Cytol 44 : 778-782, 2000.
19) SmithEM, Jayson GC : The current and future management of malignant ascites. Clin Oncol 15 : 59-72, 2003.
20) Tahara M, Ohtsu A, Boku N, et al : Sequential methotrexate and 5-fliorouracil therapy for gastric cancer patients with peritoneal dissemination : a retrospective study. Gastric Cancer 4 : 212-218, 2001.

The Authors

癌研究会有明病院　　大柳文義／堀池　篤／西尾誠人／宝来　威

抗がん剤の適正使用ガイドライン

1 総論：EBMに基づくがん化学療法

1) はじめに

眼前の患者に適正な医療を選択する意思決定（decision-making）の際の合理的な一手段としてEvidence-Based Medicine（EBM）が普及してきた．そして，そのEBM的手法を用いて抗がん剤適正使用ガイドライン（GL）の作成も試みられている[1]．そうした経緯をふまえて，ここではEBMに基づくがん化学療法について述べる．

2) EBMの定義

医療は自然科学としての医学の実践であるものの，「医学は不確実な科学であると同時に確率のアートでもある」（Osler, W）ため，患者を眼前にして臨床医は「いろいろある医療のうちどれがこの患者に最善か」という意思決定（decision-making）に迫られることをしばしば経験する．しかも，臨床判断した医療の結果（outcome）が明確でないため，価値判断が難しい場合は臨床判断の寄り所が求められる．その寄り所を求めるプロセスとして近年EBMが導入された．教科書によればEBMは「個々の患者をケアする際の意思決定を，その時点で得られる最善の根拠（evidence）に基づいて行うこと」と定義されている[2]．その根拠となるものは，あるときは直観や過去の経験であり，患者の病態生理に基づく考察であり，あるいは先輩や同僚医師の助言であったりする．しかし，確かな根拠を求めれば，教科書の記載，当該疑問に関する臨床試験の原著論文，総説文献，あるいはGLなどが妥当である[3]．EBMはこれら意思決定のプロセスで入手可能な範囲でもっとも信頼できる根拠を把握し，理論的医療を行う診療指針となるものである．そこでもっとも重視されるのは罹患率，治癒率，死亡率，緩和率，Quality of Life（QOL），対費用効果などをendpointにする臨床試験で得られた結果である．EBMではこの結果がきわめて重要となるが，その結果を導くべき仮説の設定，その証明のために計画された臨床試験のデザインなども非常に重要視されなければならない．

3) EBM実践のプロセス[3]

EBMでは実践するプロセスを次の4段階に分けている．すなわち，i）その医療を眼前の患者に適応すべきか否かを明確な疑問に変換する（問題の定式化），ii）その疑問に答える根拠（evidence）を検索する（情報収集），iii）収集した根拠の妥当性（validity）や臨床的適用性（clinical applicability）などに批判的吟味（critical appraisal）を加える（批判的吟味と評価），iv）吟味した結果を診療に適用するか否かの意思決定（decision-making）に資する（結果応用）というプロセスである．

（1）問題の定式化（formulation）

実地医療の問題点を具体的な疑問の形として設定す

IX 抗がん剤の適正使用ガイドライン

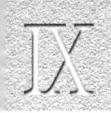

る段階であり，実際的には「どのような患者（patient）」に，「何をする（exposure）」と，「どうなる（outcome）」かを明確にすることである．たとえば，非小細胞肺がんIV期と診断された患者に，抗がん治療としてがん化学療法を行うと，生存期間の延長やQOLの改善が望めるかということは眼前の非小細胞肺がんIV期と診断された患者に対する疑問の定式化である．このほか，種々の悪性腫瘍患者に対するがん化学療法について定式化される疑問は以下のような事項が考え得るが，いずれの場合も問題点を明確にした定式化が必要である．

 i）がん化学療法を進行がん患者に行う場合の予後因子は何か（予後因子解析）
 ii）進行がん患者に対する化学療法は単剤か多剤併用か（単剤 vs 多剤併用の比較試験）
 iii）各がん種の進行期の標準的化学療法レジメン，あるいは汎用される化学療法レジメンの有効性や安全性の観点から，生存期間延長へのインパクト，治療関連死や薬物有害反応の確率はどの程度か．薬物有害反応の対策はあるか（各がん種のがん化学療法レジメンの相互比較試験）
 iv）標準的化学療法レジメン，あるいは汎用される化学療法レジメンでは，その投与量や投与スケジュールがきわめて多彩な場合が多いが，どの投与量や投与スケジュールを選択すべきか（がん化学療法投与スケジュール比較試験）
 v）がん化学療法は終了の目処をどの時点におくべきか（がん化学療法のサイクル数検討試験）
 vi）がん化学療法においてsecond lineの治療として推奨すべきレジメは何か．また，その具体的レジメンの治療成績や薬物有害反応発現はどの程度か（second lineがん化学療法の比較試験）
 vii）高齢者にがん化学療法をどう行うべきか（高齢者対象のがん化学療法比較試験）

がん化学療法ではいまだ標準的と評価されるレジメンは非常に少なく，EBMを導入して定式化したい疑問は多い．換言すれば，がん化学療法は臨床試験で解決すべき課題が多い．

(2) 情報収集（survey for literatures）

定式化した疑問に対する答えを引き出すために当該問題をテーマとした信頼性の高い情報源を検索する段階がこの第二段階である．その情報源には前述のごとく，先輩や同僚医師の助言，権威ある専門家の意見，教科書の記載事項，ガイドラインや総説文献，あるいは当該疑問に関する臨床試験の原著論文などがある．定式化した疑問に関して論理的で信頼できる根拠をどの情報源に求めるべきかがこの段階の重要な点であるが，臨床試験の原著論文がもっとも選択される．

世界的視野でみれば毎年17,000余の医学関連書籍が発行されているといわれ，また，毎年数万の医学論文が報告されている．こうした現状では，情報収集の労力はきわめて大変なことである．しかし，EBMのためには重要な情報をできるだけ落とさないことが大切である．したがって，重要な情報をもれなく，効率的に検索する必要がある．

一般的にCochrane Library, ACP Journal Club, Medline, UpToDate, Clinical Evidence, Best Evidence, Evidence Based Medicine, CANCERLITなどの情報システムが利用される．

Cochrane LibraryはCochrane Collaborationが発行するCD-ROMで，Cochrane Collaborationとは英国National Health Service（NSH）の目的のために発足した予防，治療に関する医療評価調査プロジェクトである．

Cochrane Libraryは英語論文のみでなく，すべての言語論文を網羅した形式でデータベース化しており，感度が高いため見落としが少ないといわれている．一方，ACP Journal ClubはAmerican College of Physician（ACP）が発行した雑誌で，優れた臨床研究論文の抄録集的な要素がある．本誌への採用は研究デザインを一義的とした厳しい基準をクリアしなければならず，無作為化比較試験と有用なendpointが鍵となっている．ACP Journal Clubの対象は英語論文に限られており，対象雑誌も限られているために，重要研究論文が抜け落ちる可能性が指摘されている．core journalsとしては，New England Journal of Medicine, Annals of Internal Medicine, Lancetなどが含まれ，Journals for continuing reviewとしてGut, Chest, Journal of American Epidemiologyなどがある．これら雑誌名から判断すれば，論文の質が高く，臨床医が一度は目を通しておくべき研究結果ともいえる．また，ACP Journal Clubは論文内容の吟味がしやすいように，目的，研究デザイン，研究のsetting, 対象患者，治療法，効果判定の測定，結果，結論などの項目にまとめられている．なお，これらの情報は近年CD-ROMとして発売されているが，とくに，ACP-Library on disk 2というCD-ROMはACP Journal Club, Evidence-Based Medicineの両雑誌のほかにACP発行のガイドライン，教科書もデータベース化されている．

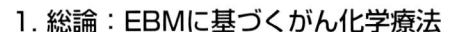

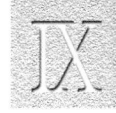

Medlineは米国国立図書館（National Library of Medicine）で作成される医学文献データベースで，ほとんどの医学雑誌をカバーしている．PDQの使用も考えられる．CANCERLITは米国国立がん研究所データバンク部門が作成しており，その情報源は約3,500誌の記事に対する索引事項を130万以上の件数が収録されている．がん化学療法については上記の情報システムのうち適切な情報源の選択が必要である．

前項で述べたごとき疑問を定式化した「survival benefitやQOLをendpointとした，非小細胞肺がんⅣ期症例対象のがん化学療法vs最善の支持療法の無作為比較試験」を精力的に検索すればわりあい多数の論文4)〜9)が得られ，そのなかには症例数を多数にして生物学的効果を解析するメタアナリシスの報告も含まれる．第二段階は労力が少ない効率的検索，定式化した疑問と研究論文の関連性，得られた根拠の妥当性などを十分考慮し，目的により情報源の使い分けが必要である．

（3）批判的吟味（critical appraisal）

第二段階は得られた論文の結果（outcome）がどの程度信頼できることなのかを評価する段階である．この評価の段階で大切なことは結果を導き出した臨床研究の質を批判的に充分吟味することである．その観点から臨床試験で得られた根拠（evidence）の質を評価する基準がいろいろ作成されている．これらの基準で重要視されているのは適正な臨床試験デザインの研究，多数症例による無作為比較試験，メタアナリシスの研究などで，結果の信頼度も高くなる．一方，症例報告や専門家個人の意見や経験は低く評価されている．一例として表1にEBMの手法による肺癌の診療ガイドライン策定に関する研究班編集の「肺癌診療ガイドライン」が採用したエビデンスレベルを示す．一般的にはこれらの基準に検索した情報の内容をあてはめて吟味し，意思決定の材料とすることが勧められる．なお，

とくに注意すべきは，研究デザインにおけるendpointの適正さであり，疑問解決に対して真のendpointか代用のendpointかを十分見分けることが必要である．本邦の臨床研究は代用のendpointを重要視する傾向が強く，たとえば，G-CSFの臨床治験ではendpointは白血球数増加（好中球数増加）であった．これはG-CSFの臨床的有用性を証明する研究にはなりえず，本来ならばG-CSFによる抗がん剤誘発好中球減少の改善が患者の感染症防止やがん化学療法の効果増強にどの程度貢献するかを直接的に示す研究が高く評価されるべきである．また，血中総コレステロールを低下させる薬剤の評価も，欧米人と肥満度や脂肪摂取で大幅に異なる日本人においてそれがどういう臨床的意義をもつのかという視点のデザインによる臨床試験結果が乏しく，そうした臨床試験のエビデンスレベルを高く評価することはできない．

EBMにおける疑問の定式化で例示した「非小細胞肺がんⅣ期症例に対する化学療法は生存期間延長やQOL改善に貢献するか」についてEBMの情報収集で得られた根拠を批判的に吟味した場合，肺癌診療ガイドラインの基準にあてはめて評価すれば，生存期間延長に対する根拠とするレベルはⅠ，QOLについてもⅠとなっている．

（4）患者への適用

医療を行う臨床医が認識すべき重要な要素が3つある3)．それは，i）医師としての自分をよく知ること，ii）診療対象の患者をよく知ること，iii）外部の根拠をよく知ることである．このうち最後の外部の根拠をよく知るための一手法がEBMである．したがって，臨床的疑問に対してEBMで得られた答えは医療を行ううえでの理論的資料の一つであり，それはきわめて重要な要素であるが，すべてではないことを理解せねばならない．たとえば，前述の非小細胞肺がんⅣ期の患者にがん化学療法を行うと生存期間は延長するというエビデンスレベルはⅠであり，QOL改善が望めるというエビデンスレベルはⅠであることから，非小細胞肺がんⅣ期症例にがん化学療法を選択するという考え方は妥当である．しかし，がん化学療法を行うことが眼前の患者のメリットとなるか否かを医師は考えなければならない．「進行肺がんに抗がん剤治療を行うというエビデンスがあるからがん化学療法を行うことは当然である」という単純な判断で当該患者にがん化学療法を選択できるわけではない．EBMで根拠を証明した臨床

表1　エビデンスのレベル分類

レベル	
Ⅰ	システマティックレビュー／メタアナリシス
Ⅱ	1つ以上のランダム化比較試験による
Ⅲ	非ランダム化比較試験
Ⅳ	分析疫学的研究（コホート研究や症例対照研究）による
Ⅴ	記述研究（症例報告やケース・シリーズ）による
Ⅵ	患者データに基づかない，専門委員会や専門家個人の意見

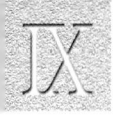

IX 抗がん剤の適正使用ガイドライン

試験の対象患者と眼前の患者の状況は同一ではなく，患者の状態（performance status：PS）や臓器機能も治療法の選択に大きく影響する要素である．したがって，眼前の患者ががん化学療法対象患者として妥当か否かの判断においてEBMによる根拠はあくまでも理論的資料の一つである．また，種々の条件が満たされいても，非小細胞肺がんIV期の場合はがん化学療法の成績のsurvival benefitが最良の支持療法と比較し有意差がわずかであることから，最良の支持療法のみも患者に提示すべき選択肢の一つになりうる．すなわち，がん化学療法を行わないことのほうが患者のメリットになる場合もありうるため，複数の選択肢が入手できた場合，それをどう選択するかの意思決定はEBMのみで決められるものではなく，最終的にはすべてを患者に開示してインフォームドコンセントを得なければならない．

医療ではEBMにより外部の根拠を知る以外にも，患者と医師の相互の信頼関係構築のために前述したほかの二要素も不可欠である．それが欠如すれば患者と医師の人間関係が基になる医療は成立せず，EBMで得られた証拠を患者背景や自分の医学的力量を無視して患者に適応することになる．このようにEBMで得られた結果をどう個別化して行くかが重要になる．換言すれば，EBMにより得られた結論を対象患者にどうあてはめるかをいつも考慮する必要がある．一般化し過ぎると患者の個別性が無視され，個別化し過ぎると根拠が求めにくくなる．この問題解決には明確な解答はなく，EBMで得られた一般化された根拠の重みと診療対象患者の個別的問題を相互に幾度となく往復させる作業を行う以外に王道はない．EBMがすべての疑問を解く鍵になるかといえば，現時点ではEBMで解決することのほうが少ないであろう．がん化学療法の効果の不確実性と薬物有害反応の確実性という現状からみれば，患者自身にかかわる要素も多く，EBMによる根拠があてはまらない場合が多々あると想像される．しかし，質の高い臨床試験で得られた結果であれば，EBMの立場からもその根拠の質は高く，専門医が少ないわが国では，抗がん剤使用に関する根拠として尊重したいものである．

4）EBMの活用

EBMは眼前にいる患者に関する臨床上の疑問に始まり，その患者に終わる一連のプロセスである．そのため，今まで述べたEBMは主として実地医療における活用であったが，その他の目的にも利用される．それらはi）診療GL（学会や研究会など），ii）院内マニュアル，iii）クリティカル・パス，iv）保険診療などである．とくに，学会や研究会などの主導で作成されるGLはその課題とする当該問題の専門家集団（expert panels）10～15名によりEBMの手法を用いて整えられており，がん関係では米国臨床腫瘍学会（ASCO）が多くのGLを学会誌に掲載して広報している．今後も多くのGLが作成され，報告されるものと推測されるが，その作成目的は実地医療における結果改善，学会員を主とする臨床医の診療レベルの向上，不適切医療の減少，医師の意思決定の補助，患者への適正な情報公開，法的側面における医療行為の標準化などとなっている．本邦でも抗がん剤適正使用のGL作成が行われており，その作業はEBMに従って進行中である．

5）EBMと本邦のがん化学療法

前述のごとく，がん化学療法はリスクが避けがたい治療法であり，したがって，実地医療におけるがん治療として選択する場合は的確な抗がん剤使用が求められる．こうした意味でEBMはとかく経験に頼りがちな本邦のがん化学療法がより科学的に施行されるために必要な手法の一つである．

しかし，ここで本邦のEBMに関して大きな問題がある．すなわち，検索に値する日本人対象のEBMの根拠がほとんどないことがわかる．こうした現状をがん化学療法のEBMにあてはめてみると，基本となるデータに日本人を対象とした信頼性の高い無作為比較試験の結果がほとんどないため，EBMで得られた根拠を日本人の患者に適用して良いかという問題を解決する必要がある．世界的視野に立った場合，これは多数症例によるがん化学療法の質の高い無作為比較試験が日本ではほとんど行われていないことを意味する．また，世界的規模で行われたメタアナリシスの論文でもほとんどの解析において日本の臨床試験成績が加わることはまれである．そのため，がん化学療法をEBMで考える場合，根拠を求める文献は欧米人を対象とした臨床試験結果に頼らざるをえないのが実情である．一般薬は治療係数が大きいため欧米人の対象で得られた臨床試験結果が日本人にも適合するであろうが，がん化学療法のごとく治療係数の小さな抗がん剤投与はリスクが

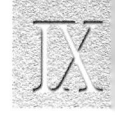

高い治療であり，欧米人で得られた結果が日本人にそのままあてはまらないこともままある．抗がん剤投与量，投与スケジュール，抗がん剤の薬物代謝の民族差，薬物有害反応の対応策は日本人の臨床試験成績で知りたい大きな疑問点でもある．抗がん剤のドセタキセルは厚生省から認可された日本人の投与量は60mg/m^{2}であり，一方，欧米人のそれは90〜100mg/m^{2}である．また，CPT-11は日本では100mg/m^{2}の週間投与が承認された投与スケジュールであり，同じ週間投与の米国は125mg/m^{2}である．こうした現状からがん化学療法をEBMで行うには実態を十分理解し，外国の臨床試験の結果適用に慎重であるべきである．

6) おわりに

EBMは医療を適正かつ効率的に行う一つの考え方であり，がん化学療法でも真面目に取り組むべき手法である．その意味で経験が闊歩し，実験医療と実地医療の区別が十分理解されていない日本のがん化学療法に対して科学的考え方を根づかせる最良の方法がEBMかもしれない．

しかし，それ以上にここで問題であるのはEBMにおける日本産の根拠がほとんどないという事実である．著者はその改善のために従来から臨床試験の重要性を説く大学の医学教育推進と大規模な臨床試験グループを結成するという構造改革以外に方法がないと主張してきた．その改革を厳しく行わないと日本のがん化学療法は世界から遠く置き去りにされるであろう．あくまでも「厳しい改革」が必要であり，「中途半端なおざなりの改革」はことをさらに悪化させるのみである．将来を信じたい．

文献

1) 有吉寛：抗がん剤適正使用ガイドライン（総論）．癌と化学療法．29：970-977，2002．
2) Sackett DL, Haynes RB, Guyatt GH, et al：Clinical epidemiology, a basic science for clinical medicine (second Ed.). Boston Little Brown and Comapany, 1991.
3) 名郷直樹：EBM実践ワークブック—よりよい治療をめざして—東京，南江堂，1999．
4) Rapp PA, Pater JL, William A, et al：Chemotherapy can prolong survival in patients with advanced non-small cell lung cancer + Report of a Canadian multicentre randomized trial. J Clin Oncol 6：633-641, 1988.
5) Woods RL, Williams CJ, Levi J, et al：A randomized trial of cisplatin and vindesine versus supportive care only in advanced non-small cell lung cancer. Br J Cancer 61：608-611, 1990.
6) Cellerino R, Tummarello D, Guidi F, et al：A randomized trial of alternating chemotherapy versus best supportive care in advanced non-small cell lung cancer. J Clin Oncol 9：1453-1461, 1991.
7) Cartei G, Cartei F, Cantone A, et al：Cisplatin-cyclophosphamide-mitomycin combination chemotherapy with supportive care versus supportive care alone for treatment of metastatic non-small-cell lung cancer. J Natl Cancer Inst 85：794-800, 1993.
8) Souquet PJ, Chauvin F, Boissel JP, et al：Polychemotherapy in advanced non small cell lung cancer：a meta-analysis. Lancet 342：19-21, 1993.
9) Non-small Cell Lung Cancer Collaborative Group：Chemotherapy in non-small cell lung cancer：a metaanalysis using update data on individual patients from 52 randomized clinical trials. BMJ 311：899-909, 1995.

県立愛知病院／医療法人丸茂病院　有吉　寛

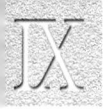

2 がん治療のcontroversy

1) 食道がんの治療選択：化学放射線療法 vs 外科的切除

　本邦におけるこれまでの固形がん治療，とくに消化器がん治療の多くは，外科的切除が第一選択とされ圧倒的に外科主導で行われてきた．治療困難ながんの一つである食道がん治療の領域でも，40有余年にわたり，開胸開腹という大きな侵襲を伴う外科的切除術を中心に展開されてきた．その結果，「外科手術によりどの程度進んだがんをどこまで治せるか」が比較的明確になった．最近，化学放射線併用療法などの非外科的治療の発達，普及に伴い，食道がん治療は著しく多様化し，治療選択肢も増え治療の個別化が急速に進んでいる．そのような状況の中で日本食道疾患研究会（現日本食道学会）が2002年12月に出版した"食道癌治療ガイドライン"[1]では，通常行われている治療法として食道切除・再建，リンパ節郭清と，化学・放射線療法とが壁深達度T1b，T2，T3のいずれの範疇にも併記されている．その両者を標準治療と解釈するのは時期尚早であり問題があるが，かつてのように外科手術一辺倒ではなく両者が併記されるほどcontroversialになりつつある．本稿では現在進行型の化学放射線療法 vs. 外科的切除のcontroversyについて，これまでの臨床試験の成績などをふまえ進行度別に述べる．

(1) 食道がんに対する非外科的治療の変遷

　食道癌に対する放射線単独治療は，前述してきた外科手術第一選択というような状況の中で，年齢的条件や局所進行度条件などの理由による切除不能例を主な対象として行われてきた．したがって対象症例は高齢者や全身状態不良例が多く，その成績は全国集計の結果[2] 5年局所制御率20％，5年生存率9.8％というように極めて不良であった．他のまとまった報告[3]でも成績は同様で，5生率9.0％，Stage Ⅱで9.9％，Stage Ⅲでは2.6％と不良であった．

　食道がんは他の消化器がんに比べ化学療法感受性が比較的良好であり，化学療法はこれまで進行食道がんに対し積極的に行われてきた．食道がん治療のなかで化学療法の位置づけは化療単独治療，手術補助化療，化学放射線併用療法の3者であるが，化療単独治療，補助化療の詳細は他項に委ねる．

　食道がんに対する非外科的治療として，1980年代より欧米では放射線と化学療法を同時併用する化学放射線療法の臨床試験が積極的に行われて来た．Al-Sarrafら[4]は，食道扁平上皮がんに対する化学放射線療法と放射線治療単独とのRCTを行い，放射線単独群に対して化学放射線療法群が生存期間中央値および5生率で有意に優っているとの結果を1997年に報告した．これらの科学的エビデンスを基に米国での実地医療のPattern of Care Study（PCS）[5]においても，食道がん治療として根治目的の化学放射線療法が最も多く行われ，非外科的治療の標準治療となっている．

(2) Stage別のcontroversy
a. T4, M1lym食道がん治療のcontroversy

　食道がん外科的切除例の治療成績は，専門施設での5年生存率で50％[6]，全国登録調査[7]では35％を越えるまでに向上してきている．しかしT4，M1lym（頸部リンパ節の一部や腹腔動脈周囲などの遠隔リンパ節転移例）などの局所進行食道がんでは腫瘍の完全切除が不可能であり，いわゆる姑息切除となる不完全切除例の予後は生存期間中央値は約6カ月，5年生存率は5～8％と極めて不良である．数％の治癒しか得られないにもかかわらず開胸開腹という過大な侵襲を加える外科手術は，遠隔成績と術後QOLを考慮すれば不完全切除に終わる症例に対する妥当な治療法とは言い難く，忌避しなければならない．しかしこれら姑息切除

例の実態は，前記全国登録報告によれば全切除例のおよそ20%を占めていた．

これらT4，M1lymに対する姑息切除，姑息的放射線治療の代替治療法として，非外科的治療の標準治療となりつつあった化学放射線療法が注目され，臨床試験が精力的に行われた．1992～94年にがん集学的治療財団の共同研究として，切除不能・再発食道がんを対象として放射線療法30 Gyにsequentialに Cisplatin/5-FUを併用し2コース施行する化学放射線療法の第Ⅱ相試験[8]が行われ，その結果CR（Complete response）率11%，PR（Partial response）を含む奏効率は64%であった．JCOG食道がんグループでは，同様なstageを対象に放射線療法60 GyとCisplatin/5-FUを同時併用する根治的化学放射線療法Definitive chemoradiotherapyの第Ⅱ相試験（JCOG9516）[9]を，またOhtsuら[10]は放射線療法60 GyとCisplatin/5-FUを同時併用2 cycle分割投与した化学放射線療法の第Ⅱ相試験を行い，CR率は評価法は異なるもののそれぞれ15%，30%，生存率は31.5%（2生率）と23%（3生率）であった．治療による毒性も対象の進行度を考慮すれば許容範囲内で，耐容可能と考えられた．大津らの成績は同一施設内の同様なStage症例に対する過去の外科手術の成績に匹敵するものであった[11]．

局所進行食道がんに対する化学放射線療法によりCRには至らなくとも，気管・気管支，大動脈など隣接周囲臓器への直接浸潤部に対する顕著な局所制御効果により，がん遺残を伴う姑息切除を回避でき根治手術が可能となる症例が増え，新しい治療戦略[12]となりつつある．このようなdown staging後の手術療法も含め根治的化学放射線療法Definitive chemoradiotherapyがこのstageに対する標準治療となった．現在の検討課題は放射線と併用する化学療法の投与方法，投与量などである．低用量Cisplatin/5-FU・放射線療法はその使いやすさから，有効性と安全性の確たるエビデンスもないまま日常臨床の場で普及しつつあるので，これを検証するためにJCOG食道がんグループでは通常用量Cisplatin/5-FU・放射線併用療法と低用量Cisplatin/5-FU・放射線併用療法とのランダム化第Ⅱ/Ⅲ相試験を現在遂行中である．

自験例を供覧する．症例は68歳，男性で，腎盂がんの診断で当院泌尿器科入院中に嚥下困難を訴え，上部消化管X線造影では胸部上部から頸部食道にまたがる頸胸境界部に長径5 cm，3型の陰影欠損像を認めた．食道内視鏡検査の結果21cmから全周性の狭搾を認め，生検の結果中分化扁平上皮癌と診断した．頸胸部CT検査では気管膜様部への直接浸潤T4が疑われ，左鎖骨上リンパ節が周囲との癒着を伴い大きく腫大していた．腎盂がんとの同時性重複がんで一期的手術は過大な侵襲になり，主癌巣の局在のために喉頭合併切除の必要性も高いこと，胃切除術の既往歴のために食道再建術による侵襲がさらに高いこと，なによりも局所の完全切除の困難性が高いことなどを考慮し，切除手術は極力回避しなければならず化学放射線療法を選択した．低用量cisplatin/5-FU・放射線併用療法50 Gy後の内視鏡所見では，軽度狭搾は残存するが潰瘍病変は消失，瘢痕化し，生検により癌細胞は検出されず，主病巣に対する効果はCRと判定した．左鎖骨上リンパ節腫大は25%の縮小は認められたが，消失には至らなかった．以上の所見より食道切除は行わずに，左鎖骨上リンパ節のみ摘出した．病理組織学的検索の結果，リンパ節にはviable cancer cellを認めなかった．化学放射線療法終了後16カ月の現在，食道，喉頭の臓器犠牲がない状態で無再発生存中である（図1，2）．

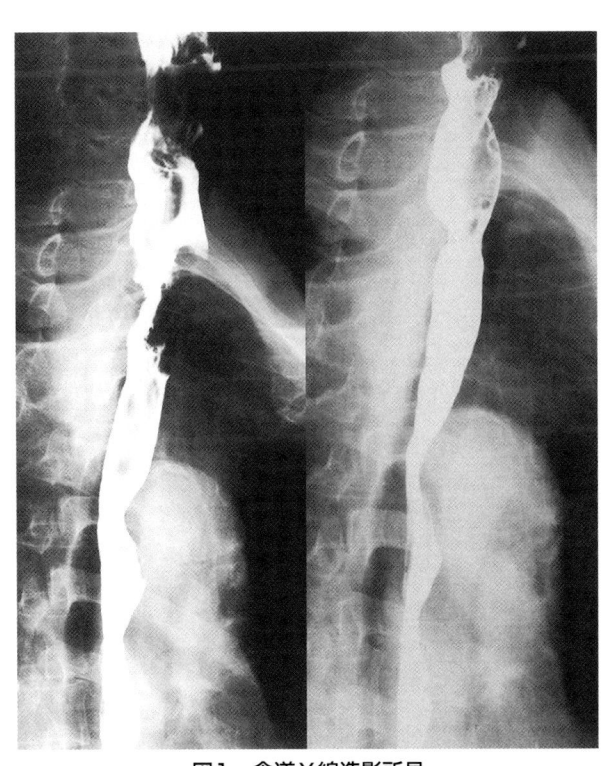

図1 食道X線造影所見
左：化学放射線療法前，右：後

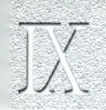

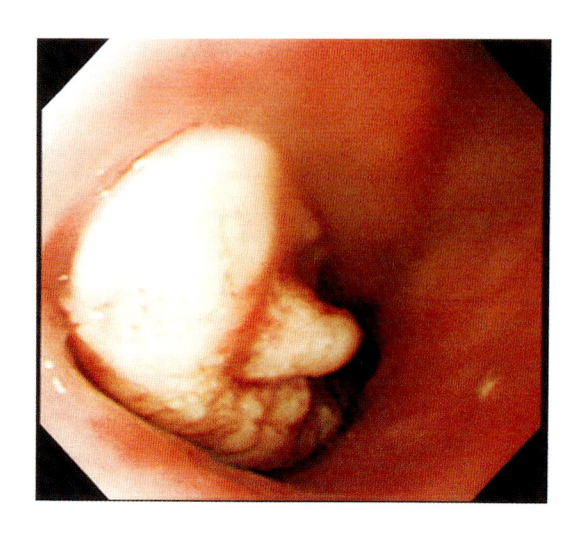

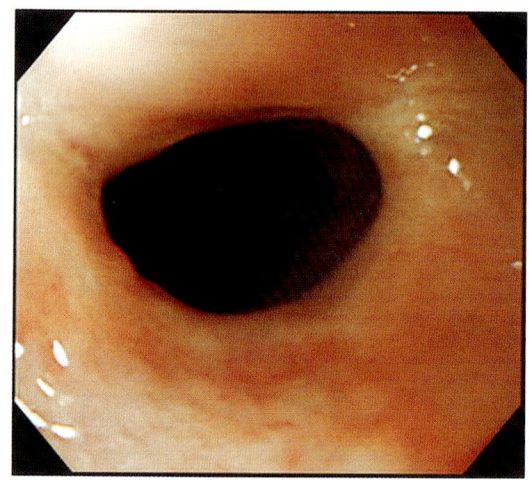

図2 食道内視鏡所見
上：化学放射線療法前，下：後

b. StageⅠ(T1N0)食道がんに対する標準治療とその推移

　食道表在がん（壁深達度T1）に対する治療は，近年ではT1a（mがん）には，そのリンパ節転移陽性率が極めて低いことより，原発腫瘍のみの切除となる内視鏡的粘膜切除術EMRでも十分根治性があると認知されている，前述したように食道癌治療ガイドラインでは，T1aのうち深達度亜分類のm1, m2（粘膜固有層までに留まるもの）をEMRの絶対的適応としているが，m3（粘膜筋板にまで達するもの）およびT1b（粘膜下層がん）の中のsm1は，患者が外科手術を望まない場合や全身状態から根治手術不能と判断された症例ではEMRの相対的適応としている．しかしT1bでより深部のsmに浸潤した食道がん（sm 2, sm 3）のリンパ節転移率は40〜50％と高率で，しかもその転移部位は，進行がんと同様に頸部を含めた広い範囲に及んでいる．さらに画像診断を用いたリンパ節転移の陽性予測率は70％，陰性予測率60％と決して精度は高くはなく[13]，画像診断などを用い臨床的にリンパ節転移がないと診断される症例においても，組織学的に転移を有する可能性があるため，標準的な広範囲リンパ節郭清が行われているのが現況である．したがって本邦では，表在がんといえども臨床的にT1bと診断される食道がんの標準的治療は，リンパ節郭清を伴う食道切除術である．

　このリンパ節郭清を伴う食道切除術はStageⅠ(T1N0)食道がんに対する標準的治療と認識されてはいるものの，StageⅡ以上と同様の開胸開腹による手術が過大侵襲ではないかという疑問と，最近の進行食道がんに対する化学放射線療法の良好な成績を勘案して，非外科的治療の化学放射線療法で治療を試行することが計画された．

　JCOG食道がんグループでは，比較的早期の進行度でありながらEMRの適応外で，外科手術が根治的治療と考えられている臨床病期Ⅰ期相食道扁平上皮癌を対象として，放射線とCDDP/5-FU同時併用療法の第Ⅱ相臨床試験（JCOG9708)[14]を行った．1997年12月〜2000年7月に72例の症例登録を行い，長期成績解析のため現在も症例追跡中である．CRは63例（CR率88％）で，腫瘍遺残例のうち3例には外科的切除術が行われた．登録終了後2年の時点でCR後の再発，新病変出現は30例と比較的多数に認められたが，21例は切除可能病変であった（EMRやアルゴンプラズマ凝固術：13例，外科的切除術Salvage surgery：6例）．対象病変が小さいので放射線照射野も比較的狭く，したがって有害事象は軽微であった．ただし放射線肺臓炎，胸水貯留，心嚢液貯留などの侮りがたい晩期毒性は軽視できない．登録終了後4年の時点での2年生存率は93％，4年生存率は80％で，この生存成績は同じ臨床病期を対象としたこれまでの外科手術成績[15]とほぼ同等である．

　以上より，StageⅠ(T1N0)食道がんに対する化学放射線療法は，CR率が高く，短期的な生存成績では歴史的対照である外科手術とほぼ同等であった．再発・新病変も決して少なくはないが，適切な二次治療により多くの症例は治癒可能であり，このステージに対する化学放射線療法の生存成績や低侵襲性は極めて有望であり，何よりも切除手術に伴う臓器犠牲がなく食道を温存できることは大きな魅力である．しかしこの第Ⅱ相臨床試験（JCOG9708）の結果により，このステージに対する標準治療がこれまでのリンパ節郭清を伴う食道切除術から化学放射線療法へは変わり得ない．化

学放射線療法が本当に外科的切除術にとって代わることができるか否かは，ランダム化比較試験（RCT）による科学的な検証が必要である．JCOG食道がんグループでは，Stage I（T1N0）食道がんに対する外科手術 vs. 化学放射線療法のRCTを現在計画中で，JCOG臨床試験審査委員会におけるプロトコール審査中である．

自験例を供覧する．症例は77歳，男性で，嚥下時違和感に対する内視鏡検査の結果，門歯より33〜36cmに及ぶ1/2周の0-IIc病変を認めた．超音波内視鏡検査にて深達度は粘膜下層sm深部に及ぶT1b，N0でcStage Iと診断した．患者は60本/日の喫煙歴があり高度閉塞性肺機能障害を併存した高齢者であったために，標準治療である手術ではなく非手術的治療を選択した．低用量Cisplatin/5-FU・放射線併用療法50Gy後に，食道局所にboost照射を追加した．治療終了3カ月後には局所は完全瘢痕化しCRとなり，9カ月後の現在，CRが持続している（図3）．

c．Stage II，III食道がんに対する標準治療とその推移

Stage II，III，すなわち多くはリンパ節転移を有する中期進行がんに対する標準治療は，リンパ節郭清を伴う食道切除術であることに異論はなく，外科手術がもっともその効果を発揮しうる進行度でもある．しかし前述して来たような化学放射線療法により得られる目覚ましい治療効果の体験から，本邦では一部の積極的な腫瘍内科医Medial Oncologistらは，Stage II，III食道がんに対する根治的化学放射線療法を精力的に施行している．JCOG消化器がん内科グループではclinical Stage II，III進行食道がんを対象に，主病巣のみならずリンパ節好発部位をも照射野に含めた化学放射線療法の第II相試験を2000〜2002年に行った．登録例74例中CR例は50例（68％）で，3生率は45％であった．これはStage IIIが対象例の過半数を占めていた背景を考慮すれば，外科手術には決して劣らない成績ではあるが，国立がんセンター中央病院の成績ではCR持続は半数のみで，全体の2/3の症例には遺残・再発が認められた．したがってがんの非外科的治療が標準治療の一つになるためには，非外科的治療によりCRに至らなかった症例およびCR後再発例に対する救済手術Salvage surgeryが必要である．このSalvage surgeryという新しい外科手術の概念が生まれ，最近では食道外科領域の重要な検討課題となり，定義，適応および適切な手術時期などが議論されている．

自験例を供覧する．症例は72歳，男性，主訴は嚥下困難で食道X線造影にて胸部中部食道Mtに長径7cmのType 1の陰影欠損を認め，内視鏡検査の結果28cmから1/2周を占める腫瘍を認め，生検の結果中分化扁平上皮癌と診断した．胸部CTでは右反回神経リンパ節，気管分岐部リンパ節の腫大を認めT2N1M0 cStage IIbと診断した．僧帽弁閉鎖不全による軽度心不全を併存していたので，標準治療である手術ではなく非手術的治療を選択した．低用量Cisplatin/5-FU・放射線併用療法50Gy後に，食道局所にboost照射を追加した．腫大リンパ節は縮小し，治療終了1カ月後に潰瘍病変が残存したが，4カ月後には局所は完全瘢痕化しCRとなり，12カ月後の現在CRが持続している（図4）．

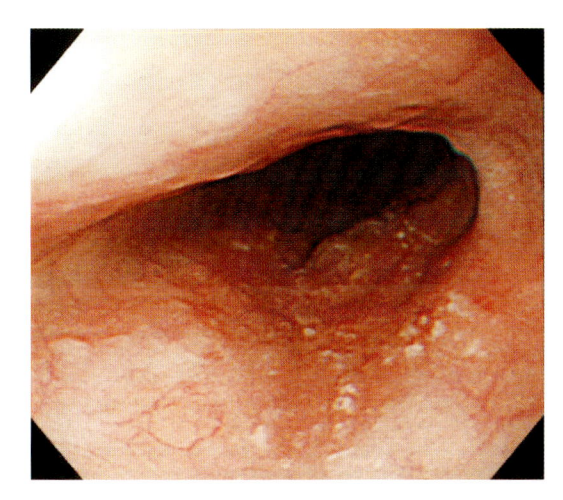

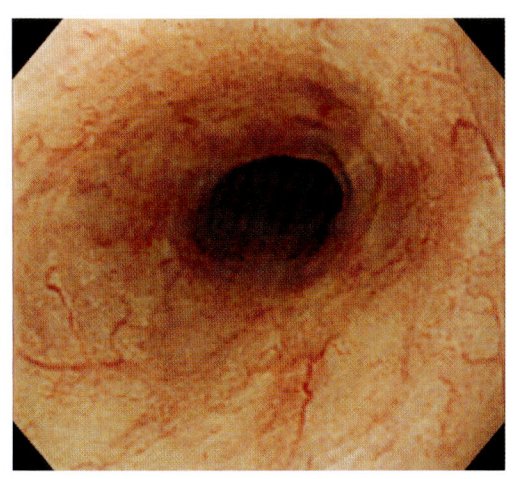

図3　食道内視鏡所見
上：化学放射線療法前，下：治療終了3カ月後

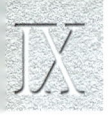

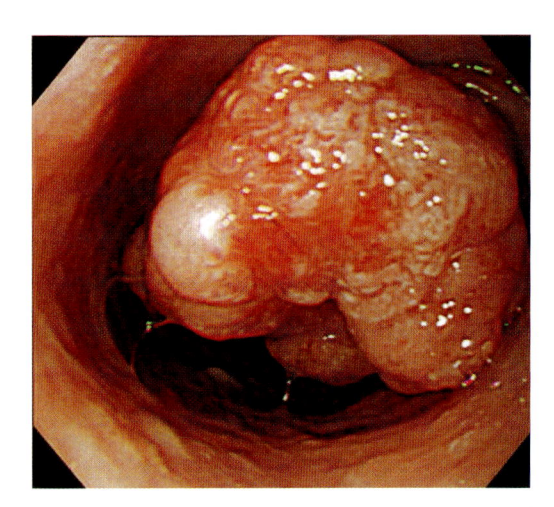

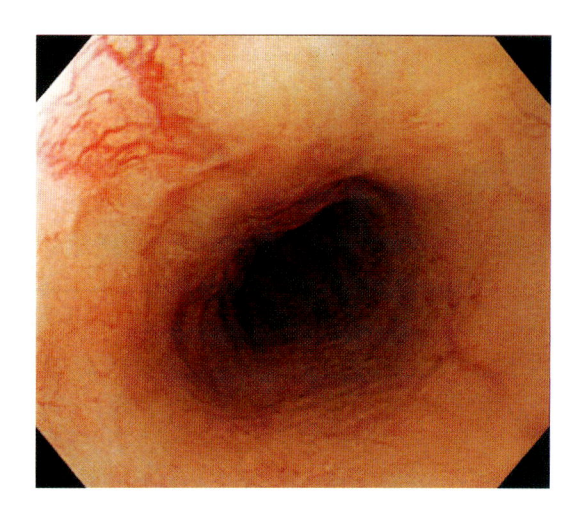

図4　食道内視鏡所見
左：化学放射線療法前，右：治療終了4カ月後

おわりに

　食道がん治療はこれまでの切って治す外科的治療から，化学放射線療法を中心とした非外科的治療への移行が急速に試されつつある．それはまずT4などの高度進行がん例に対して行われ，次にStage Ⅰの早期がん例に対して現在進行中であり，さらにStage Ⅱ，Ⅲの中期進行がん例に対しても近未来の展開が予想される．いずれが標準治療となるかは整備された臨床試験の結果を待たねばならず，現時点では未だcontrovertialである．一方でがんの非外科的治療が標準治療候補のひとつとして認知されると，それによる非完治例，あるいは再発例に対する救済手術Salvage surgeryという新しい外科手術の概念が生じ，検討課題となりつつある．

文　献

1) 食道癌治療ガイドライン（食道疾患研究会編）．金原出版，p. 32, 2002
2) 西尾正道，森田皓三，山田哲也，他34名：食道がんM0症例の放射線治療成績の全国集計．日癌治27：912-924, 1992
3) Okawa T, Kita M, Tanaka M, et al：Results of radiotherapy for imperable loccally advanced esophageal cancer. Int J Radiation Oncology Biol. Phys. 17：49－54, 1989
4) Al-Sarraf M, Martz K, Herskovic A, et al：Progress report of combined chemoradiotherapy versus radiotherapy alone in patients with esophageal cancer：An intergroup study. J Clin Oncol 15：277－284, 1997
5) Coia LR, Minsky BD, Berkey BA, et al：Outcomes of patients receiving radiation for cancer of the esophagus：results of the 1992－1994 pattern of care study. J Clin Oncol 18：455－462, 2000
6) Ando N, Ozawa S, Kitagawa Y, Shinozawa Y, et al：Improvement in the results of surgical treatment of advanced squanous esophageal carcinoma during 15 consecutive years. Ann Surg, 232：225-232, 2000
7) The Japanese Society for Esophageal Deseases：Comprehensive registry of esophageal cancer in Japan(1998, 1999) & Long-term results of esophagectomy in Japan(1988-1997) 3rd edition p.99-109, 2002
8) Ishida K, Iizuka T, Ando N, et al：Phase II Study of chemoradiotherapy for advanced squamous cell carcinoma of the thoracic esophagus：Nine Japanese Institute Trail. Jpn J Clin Oncol 26：310-315, 1996
9) Ishida K, Ando N, Yamamoto S, et al：Phase II Study of cisplatin and 5-fluorouracil with concurrent radiotherapy in advanced squamous cell carcinoma of the esophagus: a Japan Esophageal Oncology Group (JEOG)/Japan Clinical Oncology Group Trial (JCOG9516). Jpn J Clin Oncol 34：615-619, 2004
10) Ohtsu a, Boku N, Muro K, et al：Definitive chemoradiotherapy for T4 and/or M1 lymph node squamous cell carcinoma of the esophagus. J Clin Oncol 17：2915-2921, 1999
11) Hironaka S, Ohtsu A, Boku N, et al：Nonrandomized comparison between definiteve chemoradiotherapy and radical surgery in patients with T2-3 NanyM0 squamous cell carcinoma of the esophagus. Int J Radiat Oncol Biol Phys 57：425-433, 2003
12) 安藤暢敏，小澤壮治，北側雄光，ほか：T4食道癌に対する化学・放射線療法後の根治手術．日外会市 98：2059-2064, 1999
13) Nishimski T, Tanaka O, Ando N, et al：Evaluation of the accuracy of preoperative staging in thoracic esophagial cancer. Ann Thorac Surg 68：2059-2064, 1999
14) Kato H, Udagawa O, Ando N, et al for the Japan Clinical Oncology Group：A phase II trial of chemo-radiotherapy in patients with stage I esophageal squamous cell carcinoma：Japan Clinical Oncology Group study (JCOG9708). Proc Am Soc Clin Oncol 22：286, 2003
15) Igaki H, Kato H, Tachimori Y, et al：Clonicopathologic characteristics and survival of patients with clinical Stage I squamous cell carcinoma of the thoracic esophagus treated with three-field lymph node dissection. Eur J Cardiothorac Surg 20：1089-1094, 2000

The Author

東京歯科大学　　安藤　暢敏

2 がん治療のcontroversy

2）肝臓がんの治療選択：
経皮的局所療法 vs 外科的切除

（1）はじめに

　外科的切除のみが肝がんの治癒的治療法だった時代を経て，現在肝がん治療の現場は劇的な変化を迎えている．80年代の後半に千葉大のグループが肝細胞がん（HCC：hepatocellular carcinoma）に対する経皮的エタノール注入療法（PEIT：Percutaneous Ethanol Injection therapy）[1)2)]を開発して以来，その流れはマイクロウェーブ凝固療法（PMCT：Percutaneous Microwave Coagulation Therapy）[3)]に続き，現在のラジオ波焼灼療法（RFA：Radiofrequency Ablation）[4)]に発展した．その間に，外科領域でもさまざまな進歩があり，HCCの手術成績は年々向上し，近年では肝移植（生体肝移植）が日本おけるHCC治療の選択肢になりつつある[5)]．それに加えて，最近では肝動脈塞栓術（TAE：Transcatheter Arterial Embolization）や動注化学療法が再評価され，HCCの治療法はまさに百花繚乱の感がある．

　しかしながら，HCCに対する初期治療として「外科的切除か？（RFAに代表される）焼灼療法（ablation）か？」という問題はこの数年来，種々に様相を変えながらも各種関連学会において常に大きな主題のひとつであった．今回われわれの臨床体験より得られた知見を中心に，この問題に関して内科的立場から述べさせていただきたいと思う．

（2）HCCに対する経皮的治療Ablation治療の成績

　東大病院においてHCCに対する初回治療としてPEITあるいはPMCTのablation治療が施行された全819症例の1年生存率は93％，3年71％，5年51％，10年20％であった[6)]．一方で，日本肝癌研究会による第14回全国原発性肝癌追跡調査報告では，肝切除を施行された21,025症例の5年生存率は47.9％であり東大病院におけるPEIT/PMCT症例とほぼ同等であった[7)]．さらに最近では，HCCに対する種々のステージングシステムが提唱されているが，肝がんの進行度や肝予備能をふまえた分類においてもAblation治療の成績は外科的切除のそれと比較して遜色のないものであった[8)]．

　東大病院においては，99年の2月よりHCC患者ほぼ全症例に対しRFAが施行されるようになった．HCCに対する初回治療としてRFAが施行された434症例の1年生存率は95％，2年88％，3年78％，4年68％，5年56％とfollow up期間は短いものの，現在までPEIT/PMCT症例の成績を上回っており，Ablation治療においてさらなる成績の改善が期待されている（図1）[9)]．

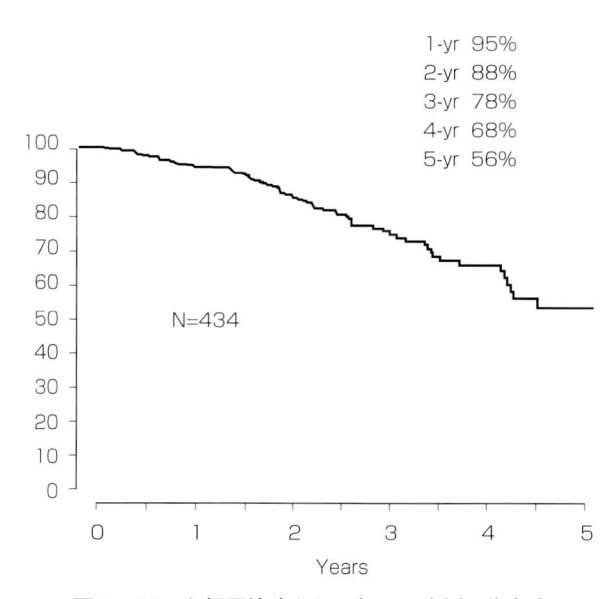

1-yr 95%
2-yr 88%
3-yr 78%
4-yr 68%
5-yr 56%

N=434

図1　RFAを初回治療として行った症例の生存率

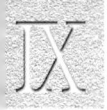

(3) Ablation後のインターフェロン治療
―肝移植と比較して―

わが国におけるHCC患者の実に80％はC型肝炎ウイルス感染を背景に発生している．その多くが肝硬変を合併しており，HCCの治療には常に感染ウイルスと残存肝機能を頭においておく必要がある．また，ウイルス感染が残る限り，いったん外科的にがんを完全に切除し得たとしても再発率は高率で5年70〜80％程度であり，HCCに対する初回治療は永遠と続く再発との戦いの始まりとも考えられる．その意味でも，HCC患者に対する肝移植は，がんと肝臓を一緒に治療できるという点で理想的といえる．HCCに対する肝移植は黎明期を過ぎてMilano criteria（HCC患者に対する移植の対象を，門脈浸潤がない3cm，3個以内，あるいは5cm単発に限るとするもの）を代表とする適応基準が明らかになるにつれ徐々に成績は向上し，現在5年生存率は70％程度が期待できるところまできている[10]．一方で移植医療のもっとも進んだ米国でさえも慢性的なDonor不足にあり，2002年末現在，死体肝移植が20例をやっと超えたに過ぎないわが国[11]においては，現実的に生体肝移植のみが（外国で死体肝移植を行う場合を除き）HCC患者における唯一の移植医療といえる．しかしながらHCC患者に対する生体肝移植には，親族であるDonorの精神的，身体的負担，倫理的問題など未解決な問題が多く残されており，移植外科医のある種自己犠牲的な努力にもかかわらず，現段階では一般患者にとって身近な医療とはなりがたいのが実情である．

インターフェロン（IFN）治療はC型肝炎ウイルスを駆除することで，肝障害の進行をくい止めるだけではなく，肝硬変まで進んだ肝臓を正常肝に戻し[12]，発がん率を格段に減少させることが可能である[13]．C型肝炎患者の肝線維化の進行や発がん率をIFN治療の有無や治療効果別に検討した大規模なmulticenter studyであるIHIT（Inhibition of Hepatocarcinogenesis by Interferon Therapy）studyによれば，インターフェロン治療群（n＝2,400）は治療効果の有無にかかわらず，非治療群（n＝490）に比べ発がんのリスクが約半分に低下し，ウイルス駆除群では発がん率は実に5分の1になることが明らかにされた（図2）[13]．さらに，インターフェロン前後のpaired biopsyの結果から，ウイルス駆除群においては年率0.28で，線維化が改善していくことも確認された[12]．

しかしながら，いったん発がんした患者に対するインターフェロン治療の意義はこれまで明らかにされていなかった．東大病院で3個以内のHCCに対してPEITによるablationを施行したC型肝がん患者を，ablation後IFN治療を施行する49症例と，施行しない25症例に分けてその後の経過を追ったところ，IFN治療群では治療後の再発が抑制された．さらに，IFN治療群における5年生存率は68％と，非投与群（5年生存率48％）と比較して有意に予後の改善が認められた（図3）[14]．とくにIFNによるウイルス駆除が達成された症例では5年生存率78％であり，移植と同等の成績が確認された．IFN，リバビリン併用療法が承認され3年が過ぎようとしており，さらに近々使用可能となるPeg-IFN，

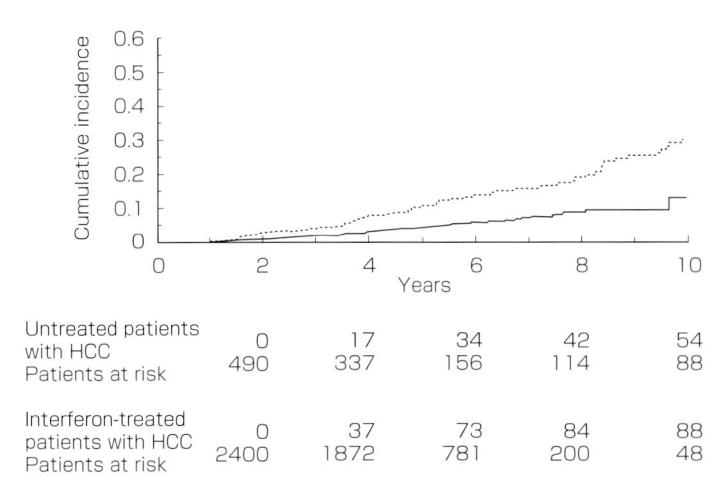

図2　インターフェロン施行群と非施行群の累積発がん率
実線が施行群，点線が非施行群．（Yoshida H, et al, 1999[3]より引用）

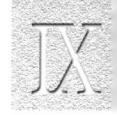

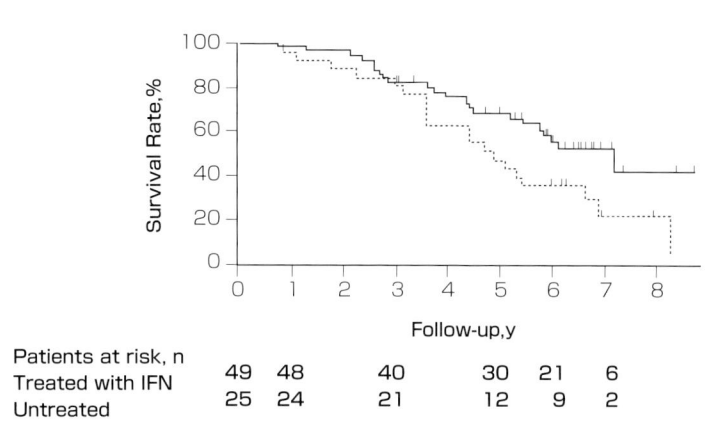

図3 Ablation後IFN治療群と非治療群の生存曲線
(Shiratori Y, et al, 2003[14] より引用)

リバビリン併用療法により，ウイルスの駆除率が飛躍的に向上することが予想される．Ablation（あるいは外科切除）後のインターフェロン治療が，一定の基準を満たしたHCC患者にとっては移植医療よりもより現実的な根治的治療法として確立する可能性がある．

(4) 肝がん患者の早期診断と高齢化

最近の報告からHCC患者の高齢化は確実に進行しつつある．東大病院における1,000例を超えるHCC患者の平均年齢は85～90年の60歳から99年以降では67歳に達している[15]．地域の第一線病院においてはそれ以上の高齢化が進んでいることが予想される[16]．

一方で，C型肝炎患者を中心とした肝がん高危険群の囲い込みと，各種画像機器や腫瘍マーカーによる診断能の進歩により，わが国においてはHCCの早期診断が可能となった．臨床現場においてわれわれが実際に向き合う対象が，かつてのように大型肝がんをたまたま発見された50代の患者ではなく，2cm前後の大きさで早期発見された高齢のHCC患者であることが普通の光景となった今では，より低侵襲治療（Ablation）へと向かうのは当然の帰結と考えられる．

(5) Ablation治療の問題点

しかしながらAblation治療にも大きな問題が存在する．99年に，RFAがHCCの治療法としてわが国に導入されて以来，とくにここ数年は急速な広がりをみせており，全国1,000施設以上でRFAが行われていると考えられる．年間の治療患者数が100例を超える病院がある一方で，一桁台の施設も多数存在する．おのずと施設間における技術・経験の差は大きいものであることが予想される．一般患者が治療法を選択する際に，当該施設の治療症例数や成績が必ずしも示されるとは限らないわが国の現状においては，情報の公開と技術の標準化が急務である．今後何らかの認定制度の必要性が検討されていくものと考えられる．

(6) 内科か外科か

ここまで，HCC治療に関する現状をAblation治療中心に内科的立場から述べてきたが，実際の医療現場は「内科（Ablation）か，外科（切除）か．」といった単純なものではない．HCCとの戦いはまさに再発との戦いであり，TAEや化学療法，放射線療法などあらゆる治療が組み合わされて行われているのが現状である．したがって，最初に選択される治療法はもちろん重要ではあるが，その後のフォローや再発，再々発に対する治療方針，ウイルス駆除を含めた総合的な治療戦略の優劣が患者の予後や，QOLを左右することになる．あらゆる治療法に精通したHepatologistによる柔軟な治療法の選択が求められることになる．

とはいうものの，HCC患者の高齢化はこれからも進み，非侵襲的な治療を求める世間の風潮はますます強まるものと考えられる．そのなかで，RFAを中心とした経皮的ablation治療と，IFNを中心とした背景肝の治療の組み合わせがHCC治療の現場においてますます重要な位置を占めていくものと思われる．

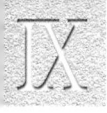

文　　献

1) Ebara M, Ohto M, Sugiura N, et al：Percutaneous ethanol injection for the treatment of small hepatocellular carcinoma, Study of 95 patients. J Gastroenterol Hepatol. Nov-Dec 5：616-626, 1990.
2) Shiina S, Tagawa K, Niwa Y, et al：Percutaneous ethanol injection therapy for hepatocellular carcinoma：results in 146 patients. AJR Am J Roentgenol. May 160：1023-1028, 1993.
3) Seki T, Wakabayashi M, Nakagawa T, et al：Ultrasonically guided percutaneous microwave coagulation therapy for small hepatocellular carcinoma. Cancer 74：817-825, 1994.
4) Livraghi T, Goldberg SN, Lazzaroni S, et al：Small hepatocellular carcinoma：treatment with radio-frequency ablation versus ethanol injection. Radiology Mar 210：655-661, 1999.
5) 菅原寧彦, 幕内雅敏：肝細胞癌における肝移植の適応と成績. 外科（0016-593X）64巻11号. pp1304-1306, 2002.
6) 椎名秀一朗, 寺谷卓馬, 佐藤新平, ほか：肝細胞癌に対する経皮的ラジオ波焼灼術後の再発と予後について. 第39回日本肝癌研究会抄録集. pp125.
7) 第14回全国原発性肝癌追跡調査報告. pp75.
8) 寺谷卓馬, 椎名秀一朗, 小俣政男：JIS Score及びCLIP Score別に見たラジオ波焼灼療法の予後. Acta Hepatologica Japonica 45（Supple 2）：A353, 2004.
9) 椎名秀一朗, 石川　隆, 小俣政男：経皮的ラジオ波焼灼療法（RFA）による肝腫瘍の治療. Acta Hepatologica Japonica 45（Supple 2）：A392, 2004.
10) Mazzaferro V, Regalia E, Doci R, et al：Liver transplantation for the treatment of small hepatocellular carcinomas in patients with cirrhosis. N Engl J Med 334：693-699, 1996.
11) 日本肝移植研究会：肝移植症例登録報告.
12) Shiratori Y, Imazeki F, Moriyama M, et al：Histologic improvement of fibrosis in patients with hepatitis C who have sustained response to interferon therapy. Ann Intern Med 132：517-524, 2000.
13) Yoshida H, Shiratori Y, Moriyama M, et al：Interferon therapy reduces the risk for hepatocellular carcinoma：national surveillance program of cirrhotic and noncirrhotic patients with chronic hepatitis C in Japan. IHIT Study Group. Inhibition of Hepatocarcinogenesis by Interferon Therapy. Ann Intern Med 131：174-181, 1999.
14) Shiratori Y, Shiina S, Teratani T, et al：Interferon therapy after tumor ablation improves prognosis in patients with hepatocellular carcinoma associated with hepatitis C virus. Ann Intern Med 138：299-306, 2003.
15) 寺谷卓馬, 椎名秀一朗, 小俣政男：高齢化した肝癌におけるラジオ波焼灼療法の意義. Acta Hepatologica Japonica 45（supple 2）：A411, 2004.
16) 小池幸宏, 本田普久, 瀬戸元子, ほか：高齢者肝癌に対するラジオ波焼灼療法. 日本成人病学会会誌29：64, 2003.

The Authors

関東中央病院　　小池　幸宏
東京大学大学院　小俣　政男

2 がん治療のcontroversy

3）乳がんに対する大量化学療法の有用性について

（1）はじめに

　乳がんの治療において，術後補助化学療法は，無病生存率，生存率ともに向上させることが，幾多の無作為化比較試験ならびにメタアナリシスの結果として証明され，術後の標準治療としての一翼を担っている．そこで，1990年代に入り，リンパ節転移10個以上などの再発高危険群に対して，さらなる治療成績の向上を目指して，大量化学療法に関する複数の無作為化比較試験が施行された．しかしながら，2000年のASCOにおいて5つの臨床試験の結果が公表されたが，標準的な術後補助療法に比べ有意な成績が得られなかった．その後，大量化学療法に対する関心は急速に低下したが，個々の臨床試験の規模は小さく，最終的な結論をくだすのは時期尚早との意見もあり，メタアナリシス，サブセット解析などが行われ，その意義について改めて検証されつつあるのが現状である．

（2）大量化学療法の背景

　乳がんの術後補助化学療法としては，アンスラサイクリンを含む多剤併用化学療法を4～6コース行うことが，NIHコンセンサスカンファレンスで提唱されている．この背景には，EBCTCG（Early Breast Cancer Trialist's Collaborative Groups）が，世界各国で行われた臨床試験の結果を幅広く収集して統合的に解析（メタアナリシス）したLevel Iのエビデンスが，大きく寄与している[1]．さらに，Doxorubicinに比べ心毒性の少ないEpirubicinでは，FASG（French Adjuvant Study Group）が，FEC 50に比べ，FEC 100のほうが，有意に生存率，健存率も改善したことを報告し，アンスラサイクリン製剤に用量依存性があることを示唆した[2]．しかし，CALGB 9344では，アドリアマイシンの用量を60→75→90mgと増やしても，生存率，健存率ともに改善を認めなかった[3]．一方，アンスラサイクリン系薬剤と併用されることの多いアルキル化剤のエンドキサンは，より強い用量依存性があることが示され，本剤ならびに，同系統のThiotepaなどが，大量化学療法の薬剤として選択されてきた（表1, 2）．

　薬剤の用量を制限する（DLT：Dose Limiting Factor）として，好中球減少などの血液毒性があるが，自家造血幹細胞移植（Autologous Hematopoietic Stem-cell Transplantatin：AHST）の技術が開発されたことによ

表1　転移性乳がんに対する大量化学療法例

標準的化学療法		
シクロホスファミド	100mg/m² po	day1-14
メトトレキサート	40mg/m² iv	day1, 8
5-FU	600mg/m² iv	day1, 8
大量化学療法		
シクロホスファミド	1,500mg/m²/day iv	day-6～-2
カルボプラチン	200mg/m²/day iv	day-6～-2
チオテパ	125mg/m²/day iv	day-6～-2
自家造血幹細胞移植		day 0

表2　ハイリスク乳がんに対する大量化学療法例

標準的治療（FAC）		
5-FU	500mg/m² iv	day1, 4
ドキソルビシン	50mg/m² civ	day1～3
シクロホスファミド	500mg/m² iv	day1
21日ごとにくり返す		
大量化学療法（CEP）		
シクロホスファミド	1,750mg/m²/day iv	day1～3
エトポシド	400mg/m²/day iv	day1～3
シスプラチン	55mg/m²/day iv	day1～3
自家造血幹細胞移植		day6

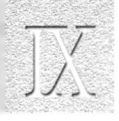

って，安全に施行可能となり，臨床の場で行われるようになった．1990年代前半には，臨床第Ⅱ相試験（Non-randamized）として，有用性を示唆する試験結果が相次ぎ発表され，次項で述べる無作為化比較試験の結果に注目が集まった[4]．

(3) 大量化学療法に関する無作為化比較試験
　　　―Besawada事件が与えた影響―

2000年に開かれたASCO（American Society of Clinical Oncology）は，大量化学療法に対して，大きな転機となる場であった．大量化学療法に関する5つの無作為化比較試験の結果が発表され，南アフリカのBezwadaらが報告した研究結果以外は，大量化学療法は，従来の標準的な化学療法と有意な差を認めないというものであった[5]〜[9]．さらに，唯一有意差を示したBezwadaらが報告した臨床試験は，のちにASCOによる査察が入り，データ捏造が発覚し，公表データは無効と判定された．この事件をきっかけに，大量化学療法に対する臨床家の関心は急速に薄れ，一部研究者による臨床試験が継続されるにとどまることとなった．わが国でもJCOG（Japan Clinical Oncology Group）により多施設共同臨床第Ⅱ相試験（JCOG 9006）が行われた（図1）．しかし，症例数は96例と小規模でもあり有意差を示すエビデンスは得られなかった[10]〜[12]．

(4) 大量化学療法に関する最近の知見

2000年以降，Herceptinを中心とする分子標的治療薬剤が登場し，転移性乳がんはもとより，再発高危険群に対する術後補助療法としての臨床試験も始まっている（HERAトライアルなど）[13]．すでに術前薬物療法では，M.D.アンダーソン癌センターのBusdarらが，Pacritaxel（225mg/m^2 q3 weeks）とFEC（500/75/500）各4コースに加えて，Herceptinを上乗せすることで，pCR率が26.3%から65.2%へと有意に上昇した[14]．

一方，2003年のcochrane libraryによれば，転移性乳がんに対する大量化学療法と従来法とを比べた5つのランダム化比較試験のメタアナリシス（対照患者740名）において，1，3，5年目における生存率に有意差を認めなかった．一方，大量化学療法群の治療関連死2.66%（対象群0%）であった．無増悪生存期間も1，2年目では有意差を認めたが，それ以降有意差を認めなかった[15]．

Berghらは，10個以上のリンパ節転移陽性患者540名に対して行った．造血幹細胞移植を伴う大量化学療法も従来法との無作為化比較試験において無再発生存期間の延長は認めたものの，生存率に有意な差を認めなかったと報告した[16]．

そのようななかで，ドイツのZangerらは，ハイリスク乳がん患者（平均17.6個のリンパ節陽性）に対し，末梢血幹細胞移植を伴う大量化学療法（WSG-AM01）の無作為化臨床試験において生存率で有意な差を証明した．Retrospectiveな解析ではあるが，とくに効果を認めたものは，i) Her2過剰発現，ii) 35歳以下，iii) 4cm以上で低分化との追加報告があった[17]．ただし，前述のごとく，大量化学療法の臨床試験は，一つ一つの規模が小さいために真偽が定まっていない可能性がある．そこで，現在，各国研究者が集い，メタアナリシスが行われている[18]．

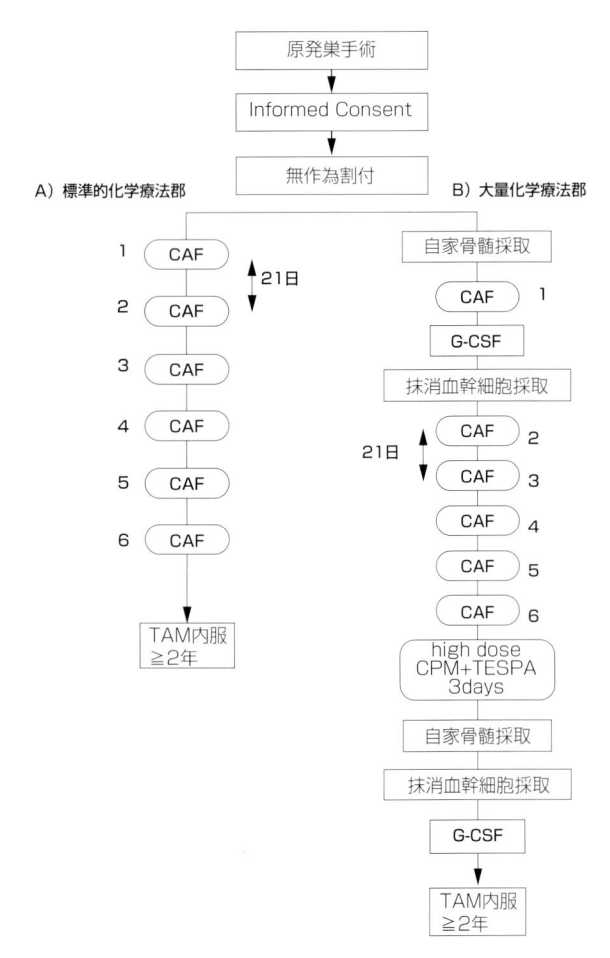

図1　JCOG 9208プロトコール

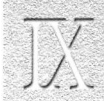

(5) 最後に

 化学療法に加えて，分子標的治療（Her2陽性患者に対するハーセプチン）やホルモン療法（ER陽性患者に対する抗女性ホルモン剤）などを個々の患者の特性に合わせて，治療法の選択を行い，さらなる予後の改善を目指す動きが活発である．一方，大量化学療法は，とくに骨髄抑制による副作用に対する慎重な対応が求められる．したがって，大規模な臨床試験を組むことは難しいので，今後の位置づけは，現在進行中の臨床試験の最終報告および，それらを含むメタアナリシスの結果により定まるものと思われる．

文献

1) Early Breast Cancer Trialists' Collaborative Group: Polychemotherapy for early breast cancer: An overview of the randomized trials. Lancet 352: 930-942, 1998.
2) By the French Adjuvant Study Group: Benefit of a High-Dose Epirubicin Regimen in Adjuvant Chemotherapy for Node-Positive Breast Cancer Patients With Poor Prognostic Factors: 5-Year Follow-Up Results of French Adjuvant Study Group 05 Randomized Trial. J Clin Oncol 19: 602-611, 2001.
3) Henderson C I, et al: Improved Disease-Free And Overall Survival From The Addition of Sequential Paclitaxel But Not From The Escalation of Adriamycin Dose Level in The Adjuvant Chemotherapy of Patients With Node-Positive Primary Breast Cancer. Proc Am Soc Clin Oncol 17: 101a (abstr390A), 1998.
4) Antman KH, Rowlings PA, Vaugham WP, et al: High-dose chemotherapy with autologous hematopoietic stem-cell support for breast cancer in North America. J clin Oncol 15: 1870, 1997.
5) Hortobagyi GN, Buzdar AU, Theriault RL, et al: Randomized trial of high-dose chemotherapy and blood cell autografts for high-risk primary breast carcinoma J Natl Cancer Inst 92: 225-233, 2000.
6) Rodenhuis S, Richel DJ, van der Wall E, et al: Randomised trial of high-dose chemotherapy and haemopoietic progenitor-cell support in operable breast cancer with extensive axillary lymph-node involvement. Lancet 352: 515-521, 1998.
7) Bergh J Wiklund T, Erikstein B, et al: Tailored fluorouracil, epirubicin, and cyclophosphamide compared with marrow-supported high-dose chemotherapy as adjuvant treatment for high-risk breast cancer: A randomized trail-Scandinavian Breast Group 9401 study. Lancet 356: 1384-1391, 2000.
8) Rodenhuis S, Bontenbal M, Beex LV, et al: high-dose chemotherapy with hematopoietic stem-cell rescue for high-risk breast cancer. N Engl J Med 349: 7-16, 2003.
9) Tallman MS, Gray R, Robert NJ, et al: Conventional adjuvant chemotherapy with or without high-dose chemotherapy and autologous stem-cell transplantation in high-risk breast cancer. N Engl J Med 349: 17-26, 2003.
10) Tokuda Y, Tajima T, Narabayashi M, et al: Randomized phase III study of high-dose chemotherapy (HDC) with autologous stem cell support as consolidation in high-risk postoperative breast cancer: Japan Clinical Oncology Group (JCOG9208). Proc Am Soc Clin Oncol 20: 38a, 2001 (abstr148).
11) 徳田裕, 鈴木育宏, 齋藤雄紀, ほか：ランダム化比較試験によって乳がん大量化学療法の意義は否定されたのか？. 血液・腫瘍科47巻, 4号: 353-360, 2003.
12) 徳田裕：乳がん治療における大量化学療法の位置づけ．Key Trial 7 巻: 5-11, 2001.
13) http://www.heratrial.com
14) Chemotherapy for breast cancer, Treatment Guidelines from The Medical Letter 2005 Jan guideline on role of taxanes in neoadjuvant chemotherapy http://www.dynamicmedical.com/dynamed.nsf
15) Cochrane Library 2003 Issue 1: CD003142
16) J Bergh, T Wiklund, B Erikstein, et al: Tailored fluorouracil, epirubicin, and cyclophosphamide compared with marrow-supported high-dose chemotherapy as adjuvant treatment for high-risk breast cancer: a randomized trial. Scandinavian Breast Group 9401 study. Lancet 356: 1384-1391, 2000.
17) A R Zander, N Kroger, C Schmoor, et al: High-Dose Chemotherapy With Autologous Hematopoietic Stem-Cell Support Compared With Standard-Dose Chemotherapy in Breast Cancer Patients With 10 or More Positive Lymph Nodes: First Results of a Randomized Trial. Journal of Clinical Oncology 22: 2273-2283, 2004.
18) Gabriel N: Hortobagyi What Is Role of High-Dose Chemotherapy in the Era of Targeted Therapies? Journal of Clinical Oncology 22: 2263-2266, 2004.

The Author

聖路加国際病院　中村 清吾

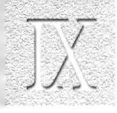

2 がん治療のcontroversy

4) 胃がん，大腸がんに対する術後補助化学療法の必要性について

(1) はじめに

　術後補助化学療法とは治癒切除後の再発予防を目的として施行される化学療法のことである．再発予防が目的であることから手術不能な進行がんに対する化学療法とは種々の点で異なってくる．ひとつはその効果を画像で判断することができないため，生存率の向上が治療効果の指標となる．このため臨床試験で化学療法の有効性を証明するには長い時間と経費が必要となってくる．さらに，根治切除がなされている症例では，実際には術後補助療法を必要としない患者も多く存在している．このことから術後補助化学療法を行う際には安全かつ有効なレジメンを選択することが必要となる．本稿では，胃がん，大腸がんに対する術後補助療法に関しての現状とcontroversyについて概説する．

(2) 胃がんに対する術後補助化学療法の現状

　新規抗がん剤の登場と良質の臨床試験の蓄積によって進行・再発胃がんに対する化学療法成績は次第に改善されてきているが，術後の補助化学療法に関しては，その臨床的意義がいまだに証明されてない．欧米の成績と本邦のものとで検討してみる．

a. 日本における胃がん術後補助化学療法

　本邦において報告された主な胃がん術後補助化学療法の比較試験を表1に示す．1960年代に初めてMMC単独と手術単独群との比較試験が行われ，5年生存率でMMC単独群が手術単独群よりも優れていると報告されたが，その後の臨床試験においては同様の結果が得られなかった．以後，手術単独群をコントロールにすることが非倫理的であるとの考え方から，MMCを中心とした抗がん剤投与群をコントロールとしたもので確実な延命効果が証明されていないのが現状である．胃がん治療のガイドラインにおいても現時点では標準治療となるべき特定のレジメンを推奨することはできないと記載されている．一方，中島らが手術単独群を対照にした6臨床試験に登録された1,177例の胃がん症例についてメタ解析を行い，治癒切除後にMMCおよび5-FU系薬剤の全身投与を中心とした治療法が延命に寄与する（オッズ比0.63，95％信頼区間：0.51～0.79）ことを報告している[1]．

b. 欧米の術後補助化学療法

　1980年以降に報告された補助化学療法のレジメンとその成績を表2に示す．このうち，2001年には5-FU＋leucovorinと放射線の併用療法が手術単独群に対して有意な延命効果を示すと報告され注目を集めた[1]．胃がんに対する放射線化学療法の有用性を証明した初めての報告であるが，このレジメンにおいては54％の症例でリンパ節郭清を行っておらず（D1郭清），術後のリンパ節遺残腫瘍に対して放射線が局所的な効果を示して延命につながった可能性も否定できず今後のさらなる検討が必要である．欧米でも単一の臨床試験で有効性を示した研究は少なく，study design，方法論，統計学的手法などにつき，さまざまな問題点が認められる．一方，胃がん術後補助化学療法に関するいくつかのメタ解析が行われており（表3），手術単独群と比較し術後補助化学療法群で有意な予後改善効果が示され十分なサンプルサイズでの解析では有効性が示唆されている．これにより，欧米においても術後補助化学療法は原則的に必要であると考えられるようになった．

(3) 胃がんに対する術後補助化学療法のcontroversy

a. 胃がん術後化学療法のレジメン

　単一の臨床試験で胃がん術後補助化学療法の手術単独に対する有意性が証明されていないのが現状である．

2. がん治療のcontroversy

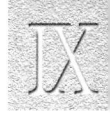

「コメント1」

術後補助療法は外科切除が先行しており，その術式により病期，再発率が左右される．国内では進行胃がんに対してはD2郭清が標準術式として推奨されているのに対し，海外では多施設共同無作為試験[3]で術後合併症，死亡率にD2郭清で高率にみられたことからD2を標準とすることはいまだ論争されている．この観点より，欧米の臨床試験の結果は術式を十分結果に考慮する必要性がある．

b．胃がん術後補助療法の対象症例

JCOG studyにおいてその治療成績を解析した結果，Stage Iでは補助化学療法は不要であると報告され[4]，胃がん治療ガイドラインでもpT1症例およびpT2/N0症例は対象外とすべきであるとしている．今後，術後補助化学療法として施行する場合，副作用も多いためStage II，IIIのすべてを対象とするには問題が多く，それぞれのレジメンに対してその対象を適正に選択することが重要となってくる．

「コメント2」TS-1

1999年に発売されたTS-1は胃がんに対する奏効率が46.5%ときわめて高く，外来投与可能な経口薬であり，今後，高再発リスク群などを対象とした術後補助化学療法に応用されると思われる．Stage II（T1を除く）とStage IIIの胃がん治癒切除症例（根治度A，B）を対象に生存率をエンドポイントとして手術単独群をコントロールとした臨床比較試験（ACTS-GC）が2001年より開始され，その結果が期待されている．

表1　日本における胃がん術後補助療法の無作為比較試験

報告者（文献）	プロトコール	症例数	5年生存率（％）
Imanaga	MMC	242	67.8
(World J Surg2:213,1977)	Surgery	283	54.3
Nakajima	MMC	207	52
(Int J Clin Pharmacol16:209,1978)	Surgery	223	44
中島	MFC+5-FU+CA	72	71.6
(日癌治15:980,1980)	MFC+FT+CA	76	58.3
	Surgery	73	47.7
武藤	MMC	982	54.0
(癌と化学療法11:1863,1984)	MMC+FT	1004	57.2(4年生存率)
	FT	1047	56.1
Niiimoto	MMC+PSK	189	64.1
(Jpn J Surg18:681,1988)	MMC+FT	199	58.5　*
	MMC+FT+PSK	191	71.5
Hattori	MMC+FT	1357	62.6
(Jpn J Surg20:127,1990)	MMC+FT+PSK	1426	71.6
	MMC+FT+PCB	1363	68.7
	MMC+FT	1338	69.1
前原	MMC+FT+PSK	137	56.9(15年生存率)　*
(日外会誌91:1368,1990)	Surgery	118	45.7
Arima	MMC+FT	117	39
(Eur J Surg160:227,1994)	MMC+UFT	113	55
Nakazato, 1994	MMC+5-FU+PSK	124	73.9　*
(Lancet343:1122,1994)	MMC+5-FU	129	60.6
中島，1994	MFC+5-FU	155	70.8
(J Jpn Soc Cancer Ther29:654,1994)	MFC+UFT	155	66.7
	MF+UFT	156	62.5
Sugimachi, 1997	MMC+UFT(moderate dise)+PSK	100	58.6　*
(Cancer Chem Pharmacol40:233,1997)	MMC+UFT(high dose)+PSK	96	69.4
Nakajima(JCOG), 1999	MF+UFT	285	85.8
(Lancet354:273,1999)	Surgery	288	82.9
Nashimoto(JCOG), 2001	MFC+5-FU	127	91.2
(J Clin Oncol21:2282,2001)	Surgery	123	86.1

＊：$p<0.05$

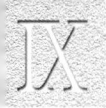

（4）大腸がんに対する術後補助化学療法の現状

本邦での大腸がん治癒切除後の5年生存率は結腸がんでは約84％，直腸がんでは約80％である．現在までに多くの補助療法のRCTが行われてきたが，国内外で行われてきた代表的な臨床試験の成績の概略を述べ，今後の展望にもふれる．

a．日本における大腸がん術後補助化学療法

大規模な補助化学療法の臨床試験のうち，対照群を手術単独群とした試験を表4に示す．このうち，手術単独群に比し生存率に有意な改善効果が認められたのは一部であった．坂本らは，4つの臨床試験に登録された7,981例の結果を集積して，メタ解析を行った[5]．その結果，生存に関するリスク比で0.913，無再発生存に関するリスク比でも0.833と，経口フッ化ピリミジン製剤投与群が有意に優れた成績を示すとしている．

b．欧米における大腸がん補助化学療法

欧米においては古くから直腸がんの補助療法として放射線治療が行われており，抗がん剤単独の術後補助療法の対象は結腸がんである．本稿では結腸がんに対する療法について概説する．1990年，治癒切除されたDukes B2およびC患者を対象とした臨床試験[6]でlevamisole（Lev）と5-FUの併用療法が再発率および生

表2　欧米における胃がん術後補助化学療法の無作為臨床試験

報告者　（文献）	プロトコール	症例数	5年生存率（%）
Douglass(GITSG)	5-FU+m-CCNU	71	50
(Cancer49:1116,1982)	Surgery	71	31
Schlag	5-FU+BCNU	49	52(3years)
(Recent Results Cancer Res80:277,1982)	Surgery	54	52(3years)
Alcobendas	MMC	33	79 ⎤
(Ann Surg198:13,1983)	Surgery	37	38 ⎦ *
Higgins(VASOG)	5-FU+m-CCNU	66	38
(Cancer52:1105,1983)	Surgery	68	39
Engstrom(ECOG)	5-FU+m-CCNU	91	57
(Cancer55:1868,1985)	Surgery	89	57
Bonfanti	5-FU+m-CCNU	75	50
(Br J Surg75:1100,1988)	Surgery	69	50
Allum	5-FU+ADM+MMC(FAM)	145	27
(Br J Cancer60:739,1989)	Radiotherapy	153	20
	Surgery	145	24
Coombes(ICCG)	5-FU+ADM+MMC(FAM)	133	44
(J Clin Oncol8:1362,1990)	Surgery	148	39
Krook	5-FU+ADM	61	32
(Cancer67:2454,1991)	Surgery	64	33
Grau	MMC	68	41 ⎤
(Eur J Cancer29:340,1993)	Surgery	66	26 ⎦ *
Macdonald	5-FU+ADM+MMC(FAM)	100	33
(Ann Surg Oncol2:488,1995)	Surgery	93	31
Lise(EORTC)	FAM2	155	42
(J Clin Oncol13:2757,1995)	Surgery	159	36
Tsavaris	5-FU+EPI+MMC(FEM)	42	19.1
(Chemotherapy42:220,1996)	Surgery	42	14.2
Neri	EPI+LV+5-FU	48	(20.4 m) ⎤
(Br J Cancer73:549,1996)	Surgery	55	(13.6 m) ⎦ *
Yu	MMC+5-FU	125	38.7
(Ann Surg228:347,1998)	Surgery	123	29.3
Cirera	MMC+TGF	76	56 ⎤
(J Clin Oncol17:3810,1999)	Surgery	72	36 ⎦ *
Macdonald	5-FU+LV+radiation	281	52 (3Y) ⎤
(N Engl Med345:725,2001)	Surgery	275	41 (3Y) ⎦ *

*：$p<0.05$

2. がん治療のcontroversy

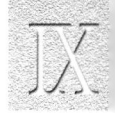

存率を有意に改善すると報告された．1980年代より，5-FU+leucovorin（LV）療法が進行再発がんで有効性が認められ，補助療法において5-FU+Levと5-FU+LVの比較試験が行われた．米国のNSABPのC-04試験では，Dukes B，C症例が5-FU+Lev，5-FU+LV，5-FU+Lev+LVの3群に割りつけられた．5-FU+LV群と5-FU+Lev+LV群との間の無再発生存率，生存率に差はなく，5-FU+Levより優れていたため，5-FU+LVが標準治療となった[7]．Intergroup Colon Adjuvant Trial 0089（INT-0089）ではStage Ⅱ，stage Ⅲ患者を対象に5-

表3　胃がん術後補助化学療法に関するmeta-analysis

報告者	（年）	臨床試験数	症例数	Odds ratio	文献
Hermans	1993	13	2414	0.82	J Clin Oncol12:879,1994
Earle	1999	13	1990	0.80	Eur J Cancer35:1059,1999
Mari	2000	20	3658	0.82	Ann Oncol11:837,2000
Panzini	2002	18	3118	0.72	Tumori88:21,2002
Hu	2002	14	4543	0.56	World J Gastroenterol8:1023,2002
Janunger	2002	21	3962	0.84	Eur J Surg168:597,2002

表4　本邦における大腸がん術後補助化学療法の無作為臨床試験

報告者（文献）	対象	症例数	治療方法	5年生存率
北條 （癌と化学療法13:3063, 1986）	結腸癌	433	MMC門注/MMC iv/FT経口	75.5%(8年)
			MMC iv/FT経口	74.0% *
			手術単独	63.6%
	直腸癌	723	MMC動注/MMC iv/FT経口	48.3%(8年)
			MMC iv/FT経口	62.7% * *
			手術単独	55.3%
腸化研一次 (Jpn J Clin Oncol25:91, 1995)	結腸癌	899	MMC門注/MMC iv/5-FU経口	80.4%
			MMC iv/5-FU経口	82.1%
			手術単独	79.5%
	直腸癌	906	MMC動注/MMC iv/5-FU経口	70.7%
			MMC iv/5-FU経口	73.6% *
			手術単独	60.2%
西田 （癌と化学療法20:101, 1993）	結腸癌	1443	MMC iv/FT経口	74.9%
			手術単独	75.7%
	直腸癌	1343	MMC iv/FT経口	72.1%
			手術単独	70.5%
Kato (Langenbek's Arch Surg 386:575,2002)	結腸, 直腸癌	320	UFT経口	80.4%
			手術単独	76.5%
Kodaira,1998 (Int J Oncol3:357,1998)	結腸癌	823	MMC散布/MMC iv/5-FU経口	80.1%
			手術単独	78.7%
	直腸癌	793	MMC散布/MMC iv/UFT経口	70.3%
			手術単独	66.3%
安富 （癌と化学療法24:1953, 1997）	結腸癌	978	MMC iv/HCFU経口	79.3%
			手術単独	76.4%
	直腸癌	713	MMC iv/HCFU経口	69.7%
			手術単独	68.4%
Watanabe (Proc Am Soc Clin Oncol 19:310a,2000abstr.1224)	結腸癌	760	5-FU,MMC iv/HCFU経口	81.5%
			手術単独	78.0%
	直腸癌	669	5-FU,MMC iv/UFT経口	74.4%
			手術単独	72.9%

*：$p<0.05$

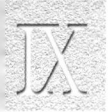

FU+Lev，5-FU+低用量LV，5-FU+高用量LV，5-FU+低用量LV+Lev，4群に割りつけて比較した．その結果，Levにmodulatorとしての作用は認められず，5-FU+LVの6カ月治療が標準治療と主張された[8]．

(5) 大腸がんに対する術後補助化学療法のcontroversy

a．大腸がん術後化学療法のレジメン

前述したとおり，欧米では5-FU+LVが標準治療である．一方，本邦では主として利便性の面から，経口フッ化ピリミジン系薬剤が長く用いられてきているが，現時点ではcontroversialである．

「コメント3」代表的な5-FU/LV投与方法（図1）

b．大腸がん術後補助療法の対象症例

MamounasらはNSABPのprotocol C-01からC-04までの成績をDukes BとC症例に分けて分析し，術後補助化学療法においてDukes BにもCと同等の効果を認めている[9]．一方Dukes B，Cを対象として5-FU+LV群が手術単独群に生存率，無再発生存率いずれも優れることを示したInternational Multicentre Pooled Analysis of Colon Cancer Trials（IMPACT）の報告では，Dukes B単独では差を認めていない[10]．したがって，Dukes Bに対しては意見が分かれコンセンサスは得られていない．

c．大腸がん補助化学療法の至適投与期間

O'Connellらは5-FU+Lev+LVと5-FU+LVの比較試験において，それぞれの投与期間を6カ月と12カ月の2群に割りつけて比較した[11]．その結果，6カ月投与

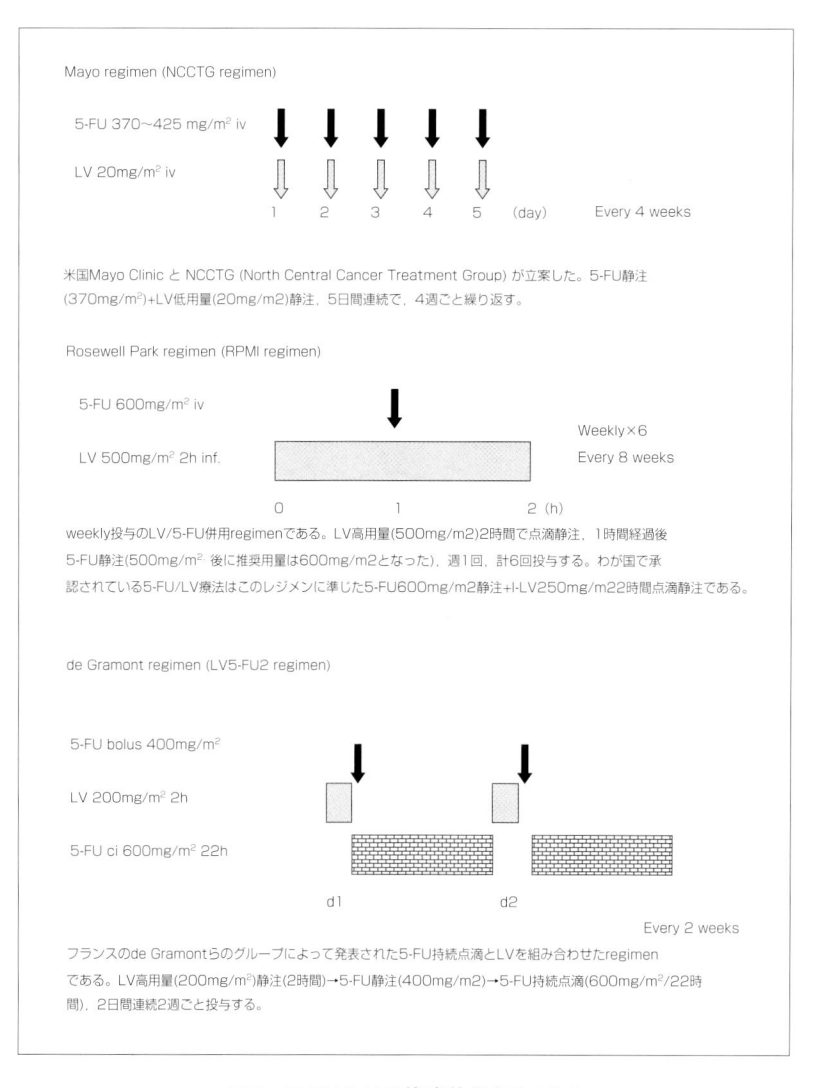

図1　5-FU/LVの代表的投与レジメ

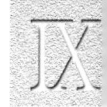

群と12カ月投与群の間の成績に差はなかったため，経静脈投与のレジメンによる補助化学療法の継続期間は6カ月間が目安となっている．

d．当教室での補助化学療法

当教室では，5-FUとuracilとの増強作用に着目し，本邦に特徴的であったUFTと5-FUの持続静注を組み合わせたPMC（Pharmaco-kinetic modulating chemotherapy）[12)13)]を大腸がん術後補助化学療法に用いている．PMCはp53非依存性に抗腫瘍効果を示すことが基礎実験で明らかにされており[14)]，これまで化学療法抵抗性で予後が悪いとされていたp53異常蛋白陽性直腸がんにおいても，PMCを術後補助療法として用いることで有意に予後を改善できる報告[13)]を裏づける結果ともなった．最近ではDukes'C大腸がん術後補助療法にPMCを用いた結果として（n＝50），無再発5年生存率88％，累積5年生存率95％を得ることができている[15)]．PMCは本邦からのユニークな5-FU投与方法であるが，De Gramontレジメンの発祥国フランスからのreviewでもfuture in colorectal cancerのなかでその将来性が期待されている[16)]．

e．最近の話題

経静脈投与の5-FU＋LV療法と経口投与のUFT/LV療法を比較するNSABP-06が報告され，両療法間で，生存率，無再発生存率に差がないことが示された．今後，経口フッ化ピリミジン系薬剤が補助化学療法の有効な薬剤の一つとして加わる可能性が期待される．

文　献

1) 中島聰總, 太田恵一朗, 石原　省：Meta-analysisによる胃癌術後補助化学療法の再評価. 癌と化学療法 21：1800-1805, 1994.
2) Macdonald JS, Smalley SR, Benedetti J, et al：Chemoraidotherapy after surgery compared with surgery alone for adenocarcinoma of the stomach or gastroesophageal junction. N Engl Med 345：725-730, 2001.
3) Cuschieri A, Weeden S, Fielding J, et al：Patient survival after D1 and D2 resections for gastric cancer：Long-term results of the MRC randomized surgical tral. Surgical Co-operative Group. Br J Cancer 79：1522-1530, 1999.
4) Nakajima T, Nashimoto A, Kitamura M, et al：Adjuvant mitomycin and fluorouracil followed by oral uracil plus tegafur in serosa-negative gastric cancer：A randomized trial. Gastric Cancer Surgical Study Group. Lancet 354：273-277, 1999.
5) 坂本純一, 浜田知久馬, 加藤潤二, ほか：メタアナリシスを中心とした大腸癌補助療法の評価. 日本大腸肛門病誌 53：1008-1017.
6) Moertel CG, Fleming TR, Macdonald JS, et al：Levamisole and fluorouracil for adjuvant therapy of resected colon carcinoma. N Engl J Med 322：352-358, 1990.
7) Wolmark N, Rockette H, Mamounas E, et al：Clinical trial to assess the relative efficacy of fluorouracil and leucovorin, fluorouracil and levamisole, and fluorouracil, leucovorin, and levamisole in patients with Dukes' B and C carcinoma of the colon：Results from National Surgical Adjuvant Breast and Bowel Project C-04. J Clin Oncol 17：3553-3559, 1999.
8) Haller DG, Catalano PJ, Macdonald JS, et al：Fluorouracil (FU), leucovorin (LV) and levamisole (LEV) adjuvant therapy for colon cancer：five-year final report of INT-0089. Proc Am Soc Clin Oncol 17：256a, 1998（abstr. 982）．
9) Mamounas E, Wieand S, Wolmark N, et al：Comparative efficacy of adjuvant chemotherapy in patients with Dukes' B versus Dukes' C colon cancer：Results from four National Surgical Adjuvant Breast and Bowel Project adjuvant studies（C-01, C-02, C-03, and C-04）. J Clin Oncol 17：1349-1355, 1999.
10) Efficacy of adjuvant fluorouracil and folic acid in colon cancer. International Multicentre Pooled Analysis of Colon Cancer Trials（IMPACT）investigators. Lancet 345：939-944, 1995.
11) O´Connell MJ, Laurie JA, Kahn M, et al：Prospectively randomized trial of postoperative adjuvant chemotherapy in patients with high-risk colon cancer. J Clin Oncol 16：295-300, 1998.
12) Kusunoki M, Yanagi H, Noda M, et al：The usefulness of pharmacokinetic modulating chemotherapy（UFT plus 5FU）in the treatment of unresectable colorectal carcinomas. Oncol Rep 6：547-552, 1999.
13) Kusunoki M, Yanagi H, Kotera H, et al：Effects of pharmacokinetic modulating chemotherapy using oral UFT and continuous venous 5FU infusion on the prognosis of irradiated rectal carcinomas with p53 overexpression. Int J Oncol 13：653-657, 1998.
14) Yoshikawa R, Kusunoki M, Yanagi H, et al：Dual antitumor effects of 5-fluorouracil on the cell cycle in colorectal carcinoma cells：a novel target mechanism concept for pharmacokinetic modulating chemotherapy. Cancer Res 61：1029-1037, 2001.
15) Yanagi H, et al：Randomized clinical trial of pharmacokinetic modulating chemotherapy（PMC）in combination with continuous 5-FU infusion plus oral UFT for adjuvant chemotherapy after curative resection for Dukes' C colorectal cancer patients. Proc Am Soc Clin Oncol 22：293, 2003（abstr1175）．
16) Malet-Martino M, Martino R：Clinical studies of three oral prodrugs of 5-fluorouracil（capecitabine, UFT, S-1）：a review. Oncologist 7：288-323, 2002.
30) Wolmark N, Wieand S, Lembersky L, et al：A phase III trial comparing oral UFT to FULV in stage II and III carcinoma of the colon：Results of NSABP Protocol C-06. Proc Am Soc Clin Oncol 22：2004（abstr. 3508）．

三重大学大学院　　毛利　靖彦／井上　靖浩／楠　　正人

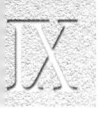

5) 非小細胞肺がんに対する術前・術後化学療法の必要性について

(1) はじめに

長年にわたる肺がんの早期発見の努力ならびに化学療法を含めた種々の治療の改善の努力にもかかわらず日本における肺がん死亡者数は年々増加しており，現在では悪性腫瘍による死亡原因の1位となっており，いまだ予後不良の疾患である．原発性肺がんは現在，その生物学的特徴から小細胞肺がんとそれ以外の組織型からなる非小細胞肺がんを分けて治療方針を立て，治療が行われている．非小細胞肺がんは原発性肺がんの中で約80～85％を占めており，その多くは腺がん，扁平上皮がん，大細胞がんが占めている．非小細胞肺がんは小細胞肺がんとは異なり，全身的治療法である化学療法の効果が不良であることから，局所療法が治療の主体と考えられている．したがって，より早期での発見と早期のステージでの治療法の改善が重要である疾患といえる．表1にステージ別5年生存率と従来行われていた治療法について示す[1]．表1に示すように現在の非小細胞肺がんの治療状況として，早期のステージで手術を行ったといえども5年生存率は決して満足でき得るような数字ではない．この原因としては，やはり術後再発が問題になるケースが多いことから微小転移をいかに抑えることが重要と考えられるに至り，多くの国において術前ないしは術後化学療法の試みがなされるようになった．本項では，術前あるいは術後化学療法のこれまで行われてきた臨床試験の結果をレビューするとともに，これらが現在の実地医療の場においてどのような位置づけにあるかについて述べる．なお，現在の医療現場においてEBM（Evidence Based Medicine）の重要性がうたわれていることから，evidence levelの高いとされるメタアナリシスや比較第Ⅲ相試験を中心にレビューを行う．

(2) 術前化学療法

術前化学療法はこれまで主にstage ⅢA，とくに縦隔リンパ節転移のあるN2の症例に対して検討されてきた．この病期はこれまで行われてきた手術単独の治療においてとくに再発率が高く，その多くは遠隔転移による再発であった．このような背景から術前化学療法が検討されるに至ったのであるが，術前化学療法の利点としていくつか考えられている．まず，より全身状態の良好な時期に化学療法ができることから化学療法のコンプライアンスが保てること，そして早期に化学療法を行ったほうが腫瘍細胞への感受性が高く，その結果微小転移をより抑えることが可能になり，さらには局所の腫瘍縮小が得られることから切除率の向上につながること，また，化学療法に対するin vivoでの効果もわかることから，その後の治療方針の手助けになることなどがあげられる．

これまでに，stageⅢ期（一部にⅠ～ⅡB期も含まれている）を対象とした比較試験がわが国で行われたものを含み5つ報告されている（表2）．1994年にRothとRosellらがともに60例規模の少数例ではあるが術前あるいは術前後に化学療法を行う群と手術単独の治療群

表1 非小細胞肺がんのstage別5年生存率と従来行われた治療法

Stage	5年生存率	従来の治療法
ⅠA	61%	手術
ⅠB	38%	手術
ⅡA	34%	手術
ⅡB	24%	手術
ⅢA	13%	手術
ⅢB	5%	放射線化学療法
Ⅳ	1%	化学療法

文献1）参照

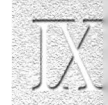

表2 術前化学療法を検討した比較第Ⅲ相試験

著者	stage	症例数	化学療法	奏効率	生存期間中央値	p値
Rothら[2-3]	ⅢA	28	CEP	35%	21か月	0.056
		32	-	-	14か月	
Rosellら[4-5]	ⅢA	30	MIP	60%	22か月	0.005
		30	-	-	10か月	
Depierreら[6]	ⅠB-ⅢA	179	MIP	64%	37か月	0.15
		178	-	-	26か月	
Passら[7]	ⅢA (N2)	13	PE	62%	28.7か月	0.095
		14	-	-	15.6か月	
Nagaiら[8]	ⅢA (N2)	31	PV	28%	17か月	0.5274
		31	-	-	16か月	

CEP: cyclophosphamide/etoposide/cisplatin, MIP: mitomycin/ifosfamide/cisplatin, PE: cisplatin/etoposide, PV: cisplatin/vindesine

との比較試験を行い，ともに中間報告の段階で有意に術前に化学療法を加えるほうが生存を延ばすとの結果を報告した[2)4)]ことから，術前化学療法の有用性が期待されるようになり，その後のいくつかの臨床試験につながったという点で意義深い報告であった．まずRothらは，術前と術後にCEP療法（サイクロフォスファミド，エトポシド，シスプラチン）を行う群と手術単独群の比較試験を行ったが，中間報告の段階で術前化学療法群で生存期間中央値（MST：Median Survival Time）が64カ月，3年生存率56％，手術単独群でそれぞれ11か月，15％とかなりの差が認められ，試験が中止となった[2)]（p＜0.008）．その後，長期フォローアップの結果が報告され，それによると術前化学療法群でMST，3年，5年生存率がそれぞれ21カ月，43％，36％，手術単独群で14カ月，19％，15％とp値が0.056とmarginalなものとなった[3)]が，依然このstudyは術前化学療法を支持する代表的なものであることには変わりないものであった．Rosellらも，同様に術前にMIP療法（マイトマイシン，イフォマイド，シスプラチン）を行ったのちに手術，そして術後に放射線療法（縦隔部に）する群と術前に化学療法を行わない群の比較試験を行い，中間報告の段階において術前化学療法群でMST 26カ月，手術単独群で8カ月と有意に術前化学療法群で優れていた[4)]．これも長期フォローアップの結果が報告され，術前化学療法群でMST，3年，5年生存率はそれぞれ22カ月，20％，17％，手術単独群でそれぞれ10カ月，5％，0％とやはり有意に術前化学療法群で優れていることを報告している[5)]．これらの2つのstudyは，術前化学療法の有用性について初めて報告した比較試験ではあったが，症例数が少ない（中間報告でかなりの差がついたため，中途で中止した経緯がある），手術単独群の成績が不良であるとの理由からこれらだけで結論を出すのは早計であるとされた．2001年にDepierreらが357例のステージⅠBからⅢA期の症例を対象にMIP療法を術前に行う群（効果のある症例は術後にも同様の化学療法を行う）と手術単独群の比較試験を行った（両群ともpT3，pN2であれば術後放射線療法を追加する）．MST，3年生存率は術前化学療法群でそれぞれ37カ月，51.6％，手術単独群で26カ月，41.2％と術前化学療法が優れている傾向はあるものの有意な差を検出することはできなかった[6)]．ただし，このstudyではサブ解析が行われており，それによるとN0，N1症例，すなわちステージⅠ，Ⅱ期においては術前化学療法で生存の延長が見込めるとの結果を示している．このstudyによって示された，むしろより早期の段階で術前化学療法を検討すべきとする見解がもたれるようになり，米国においてはステージⅠBからⅡ期を対象にカルボプラチン＋パクリタキセルの併用化学療法を2コース術前に，そして術後さらに3コース行うという治療法の第Ⅱ相試験が行われ，94例を対象に1年生存率が85％と優れた結果が報告された（BLOT trial）[9)]．現在，早期例を対象としたいくつかの術前化学療法の意義を問う比較第Ⅲ相試験が行われわれており，近いうちに結果が報告されるものと思われる．そのほか，Passらとそしてわが国のJCOG（Japan Clinical Oncology Group）で行われたNagaiらの報告があるが，いずれも症例数が少なく，しかも術前化学療法の優位性を示すに至らなかった[7)8)]．表2に示す結果から術前化学療法の意義うんぬんより手術単独群の成績がステージⅢA期で不良であることを受けて，世

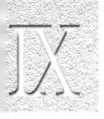

界肺癌会議（International Association for the Study of Lung Cancer：IASLC）においてN2症例の治療において手術単独は推奨されないとの見解を示した．2003年のASCO（American Society of Clinical Oncology）会議において，病理学的に証明されたN2症例（ステージⅢA期）を対象に標準的治療群として放射線化学療法群（シスプラチン／エトポシド2コース＋45Gyの同時放射線療法を行ったのちに2コースさらに同様の化学療法と16Gyの追加放射線照射を行う）を，そして試験治療群としてこの放射線化学療法に手術を加える群（シスプラチン／エトポシド2コース＋45Gyの同時放射線療法を行ったのちに手術を行い，さらに同様の化学療法を2コース行う）とを比較したIntergroup Trial0139の中間報告がなされた．それによると治療関連死が手術を加える群で多かったものの（14例vs 3例），無増悪生存期間が有意に手術を加える群で優れていた（全生存期間は現在のところ有意差なし）（表3）．また，局所再発率も両群間で差がなかった[10]．このstudyは，この病期に対してこれまでは手術というオプションを中心に化学療法などをどのように組み合わせていくかが検討されていたなかで，むしろ逆に手術が必要なオプションなのかを問うstudyとして注目されており，今後の長期フォローアップの結果が待たれる．

以上のように術前化学療法については当初主にステージⅢA期に対して期待され，臨床試験が行われてきた．しかし，多くのstudyでは術前化学療法が生存期間を有意に延ばすという結果が得られておらず，エビデンスが得られていない．したがって現状，臨床実地において術前化学療法は推奨されず臨床試験のみで行われるべき治療法というべきであろう．しかしながら，多くの専門家はそれでもなお術前化学療法に期待している．たとえば，これまでのstudyで使用された化学療法レジメは1世代前のもので，現在頻用されている新規抗がん剤を含む併用化学療法を試すべきであろうし，またより早期例に対して術前化学療法は期待されるものである．

（3）術後化学療法

術後化学療法については，1960年代より検討されるようになり前述した術前化学療法より第Ⅲ相試験やメタアナリシスの結果が多く輩出しており，evidence levelは高いものとなっている．これまでの術後化学療法の意義についての変遷と現状について述べる．完全切除された非小細胞肺がんの多くは遠隔転移で再発することが多いという事実にもとづき，術後に化学療法を加える検討がなされるようになった．1990年代前半にはCAP療法（サイクロフォスファミド，アドリアマイシン，シスプラチン）やPV療法（シスプラチン，ビンデシン），そしてUFTを含むものが術後化学療法として使用され，手術単独群との比較試験として行われた[11]〜[14]．シスプラチンを含む化学療法を検討したstudyの結果はその多くは術後化学療法としてnegativeなものであった．UFTを含むものとして，Wadaらはステージ Ⅰ からⅢ期症例323例を対象に術後化学療法としてUFT単独群とPV療法＋UFT群，そして手術単独群の3群の比較試験を行い，報告した[14]．それによるとUFT単独群が有意に手術単独群よりも生存率の向上がもたらされることが示され（PV＋UFTよりもUFT単独群のほうが良好な生存率であった），UFTが初めて肺がん術後補助療法の部分で注目されたstudyとなった．これらのstudyを含んだメタアナリシスが1995年にNon-small cell lung cancer collaborative groupにより報告された[15]．14のstudyを，うちアルキル化剤を含むものが5つ，シスプラチンを含むものが8つ（1,394例）あり，アルキル化剤を含むものはむしろ手術単独群が優れているとの結果であったが，シスプラチンを含むものではハザード比が0.87と術後化学療法を行うほうが手術単独より優れている傾向が示された．これは，2年生存率において3％，5年生存率において5％の改善につながるものではあるが，しかしながら統計学的に有意差とまではいかず（$p=0.08$），結論として術後化学療法は実地医療としては行うべきでなく，臨床試験でのみ行うべきとされた．このような状況がこのメタアナリシス以降続き，いくつかの大規模な第Ⅲ相比較試験が行われ，とくにこのメタアナリシスの結果にもとづいて，シスプラチンをはじめとするプラチナ製剤を含む術後化学療法の比較第Ⅲ相試験（多くは手術単独が対象群）が多く報告された[16]〜[21]（表4）．1990年代にパクリタキセルやビノレルビンなどの新規抗がん剤が出現し，進行非小細胞肺がんの化学療法も変化をとげたわけであるが，術後化学療法の臨床試験は結果が

表3　生存（Intergroup Trial 0139）

	放射線化学療法	放射線化学療法→手術	p値
無増悪生存期間	14か月	11.7か月	0.02
3年無増悪生存率	29％	19％	
全生存期間	22.1か月	21.7か月	>0.05
3年生存率	38％	33％	

文献10）参照

表4　1995年メタアナリシス以後のシスプラチンを含む術後化学療法の比較第Ⅲ相試験

study	stage	regimen	control arm	No. of patients	outcome
INTOO16[16]	Ⅱ～ⅢA	PE	RT	488	negative
ALPI[17]	Ⅰ～ⅢA	MVP	observation	1209	negative
BLT[18]	Ⅰ～ⅢA	PE or CDDP+vinka alkaloids	observation	381	negative
IALT[19]	Ⅰ～ⅢA	PE or CDDP+vinka alkaloids	observation	1867	positive
NCI-BR10[20]	ⅠB～Ⅱ	CDDP/VNB	observation	482	positive
CALGB 9633[21]	ⅠB	CBDCA/PTX	observation	344	positive

PE: cisplatin/etoposide, MVP: mitomycin/vindesine/cisplatin, CDDP/VNB: cisplatin/vinorelbine, CBDCA/PTX: carboplatin/paclitaxel

出るのに時間がかかる（フォローアップ期間などのため）ため，まずは一世代前の薬剤を使用したstudyの結果が4つ報告された[16]～[19]．Kellerらは対照群を術後放射線療法単独として，その放射線療法に化学療法（シスプラチン＋エトポシド）を併用した治療法を比較するstudyを，また，2003年のASCO会議において英国からBig Lung Trialと称される手術単独群と術後化学療法群（シスプラチンを含む2剤ないし3剤併用）の比較試験を，そしてイタリアを中心としたヨーロッパで行われた手術単独群と術後化学療法群（シスプラチン＋ビンデシン＋マイトマイシン）とを比較したstudyであるALPI（Adjuvant Lung Project Italy）試験が報告された[16]～[18]．これらはいずれも術後化学療法に対してnegativeな結果であった．それに対して4つ目のstudyであるIALT（International Adjuvant Lung Trial）が2003年のASCO会議にてpositiveな結果として報告された[19]．手術単独群を対照として，術後化学療法としてシスプラチンにエトポシド，ビンデシン，ビンブラスチン，ビノレルビンのいずれかを併用することとして，ステージⅠからⅢA期までを対象とした．当初3,300例を予定されていたが，登録が遅いという理由から1,867例エントリーされた時点で終了した．結果は5年生存率が術後化学療法群で44.5％，手術単独群で40.4％と有意に術後化学療法群で優れていた．術後化学療法で問題になるコンプライアンス（術直後はintensiveな化学療法が難しいと考えられている）も73.8％の症例でシスプラチンが240mg/m²以上投与された．ただし，化学療法に伴う治療関連死が0.8％，グレード4の何らかの有害事象を経験した症例が22.6％存在したことをどうとらえるかは今後の検討課題と思われる．2004年のASCO会議において，1990年以降に出現してきたいわゆる新規抗がん剤の術後化学療法の意義を問う臨床試験の結果が2つ報告された[20] [21]．まず，NCI-Canadaから報告された手術単独群とシスプラチン＋ビノレルビンの術後化学療法（4サイクル）を比較したstudyである[20]．ステージⅠB，Ⅱ期を対象に482例が登録された．MST，5年生存率は術後療法群で94カ月，69％，手術単独群で73カ月，54％と有意に生存期間を延ばす結果となった（図1）．治療サイクルの中央値は3サイクルでグレード3以上の白血球減少が73％に，治療関連死は2例に認められた．このstudyの問題点としては，多くの症例で化学療法の減量や投与の延期を余儀なくされており，また3サイクル以上投与可能であった症例も59％と低いものであった．もう一つのstudyとしてはCALGBが行ったカルボプラチンとパクリタキセルを併用した化学療法を用いたものである[21]．対象はステージIB期のみとして344例を登録，4サイクルの設定のもと行われた．4年生存率は術後療法群で71％，手術単独群で59％と同様に有意に生存期間を延ばす結果となった（図2）．グレード3以上の白血球減少を示したのは36％で治療関連死は認めず，治療完遂率も85％とこれまでのstudyにないほどコンプライアンスは良好なものであった．

シスプラチンを含まない化学療法として前述したUFTに有望なデータが報告されている．Katoらはステージ I 期腺がん症例に対して，UFTを術後2年間服用する群と手術単独群の比較試験の結果を報告した[22]．999例の症例が登録され，5年生存率においてUFT群が

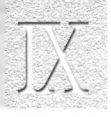

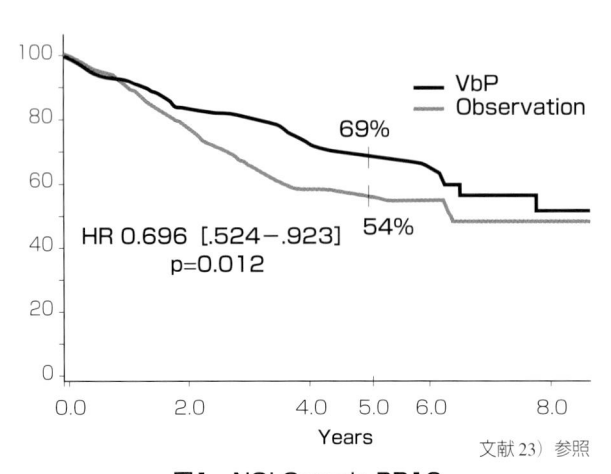

図1 NCI-Canada BR10
CDDP/VNBの術後療法により，観察群に比べ5年生存率が54%から69%に延長した．
（Winton TL, et al, 2004 [20] 参照）

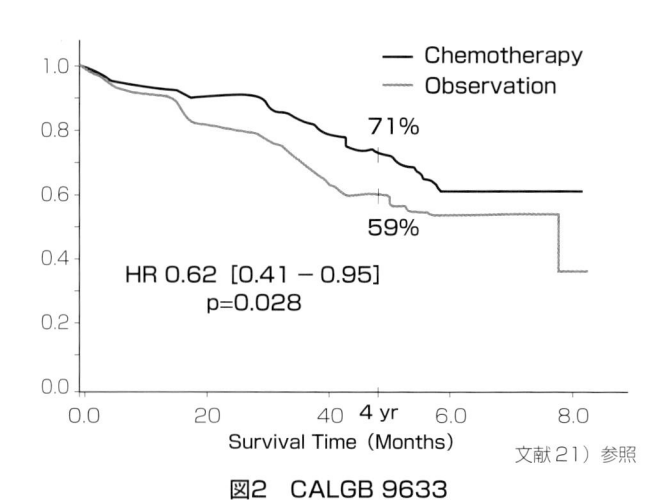

図2 CALGB 9633
CBDCA/paclitaxelの術後療法により，観察群に比べ4年生存率が59%から71%に延長した．
（Strauss GM, et al, 2004 [21] 参照）

88%，観察群が85%と有意にUFT群が優れていた．それ以上にこのstudyがインパクトを与えたのがサブ解析で行われた結果で，それによるとT2症例，すなわちIB期において5年生存率がUFT群で85%，観察群で74%と11%も優っていた．また，グレード3の有害事象もわずか2%の症例にしか認められず，コンプライアンスも1年以上内服した症例は70%以上であった．さらに2004年のASCO会議において，HamadaらがUFTの術後化学療法に関するメタアナリシスの結果を報告した．2003例の多くはステージI期の症例であったが，5年で約5%，7年で7%の生存期間の改善することを示した[23]（図3）．

以上のように1995年のメタアナリシス以降しばらく術後化学療法については懐疑的な時期が続いていたが，この2年間に多くのpositiveな結果が出現し，現状では根治手術を受けた症例に対して術後に化学療法を行うことはもはや標準的であると言ってもよいと思われる．ただし，その内容としてシスプラチンを含む化学療法（より強力な）か，あるいはUFTのいわゆるマイルドで持続的に治療を行うほうがよいのか，シスプラチンとの併用薬は新規抗がん剤がベターなのか，あるいはカルボプラチンはシスプラチンのかわりとなれるか，あるいはステージ別で治療法を変えるべきなどかなど，これから臨床試験を引き続き行うことで明らかにしなければならないことは山積みである．

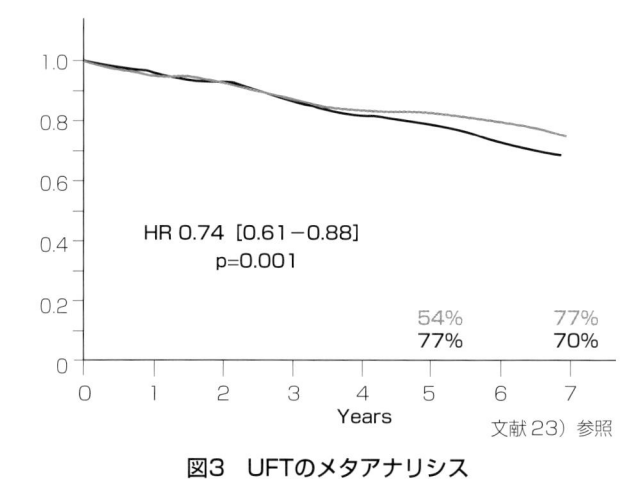

図3 UFTのメタアナリシス
本メタアナリシスはUFTの術後療法により，観察群に比べ5年で約5%，7年で7%の生存の延長を示した．
（Hamada C, et al, 2004 [23] 参照）

(4) まとめ

以前は早期のステージの症例に対して手術単独が常識であったが，この数年でその考え方が変わってきた．術後化学療法と術前化学療法について述べてきたが，現状圧倒的に術後化学療法のほうがevidenceがそろっており，実地医療で推奨されうるのは術後化学療法と思われる．ただし，術後化学療法は術後ということもありコンプライアンスが不良のことが多いことなど，むしろ術前化学療法に対して期待を抱いている専門家も多く，数年後には術前あるいは術後のどちらが真に優れているかが現在行われている臨床試験により明らかにされるものと思われる．

文 献

1) Mountain CF：Revisions in the international system for staging lung cancer. Chest 111：1710-1717, 1997.
2) Roth JA, Fossella F, Komaki R, et al：A randomized trial comparing perioperative chemotherapy and surgery with surgery alone in resectable stage IIIA non-small-cell lung cancer. J Natl Cancer Inst 86：673-680, 1994.
3) Roth JA, Atkinson EN, Fossella F, et al：Long-term follow-up of patients enrolled in a randomized trial comparing perioperative chemotherapy and surgery with surgery alone in resectable stage IIIA non-small-cell lung cancer. Lung Cancer 21：1-6, 1998.
4) Rosell R, Gomez-Codina J, Camps C, et al：A randomized trial comparing preoperative chemotherapy plus surgery with surgery alone in patients with non-small-cell lung cancer. N Engl J Med 330：153-158, 1994.
5) Rosell R, Gomez-Codina J, Camps C, et al：Preresectional chemotherapy in stage IIIA non-small-cell lung cancer：a 7-year assessment of a randomized controlled trial. Lung Cancer 47：7-14, 1999.
6) Depierre A, Milleron B, Moro-Sibilot D, et al：Preoperative chemotherapy followed by surgery compared with primary surgery in resectable stage I (except T1N0), II, and IIIa non-small-cell lung cancer. J Clin Oncol 20：247-253, 2001.
7) Pass HI, Pogrebniak HW, Steinberg SM, et al：Randomized trial of neoadjuvant therapy for lung cancer：interim analysis. Ann Thorac Surg 53：992-998, 1992.
8) Nagai K, Tsuchiya R, Mori T, et al：A randomized trial comparing induction chemotherapy followed by surgery with surgery alone for patients with stage IIIA N2 non-small cell lung cancer (JCOG 9209). J Thorac Cardiovasc Surg 125：254-260, 2003.
9) PistersKM, Ginsberg RJ, Giroux DJ, et al：Induction chemotherapy before surgery for early-stage lung cancer：a novel approach. Bimodality Lung Oncology Team. J Thorac Cardiovasc Surg 119：429-439, 2000.
10) Albain KS, Scott CB, Rusoh VR, et al：Phase III comparison of concurrent chemotherapy plus radiotherapy (CT/RT) and CT/RT followed by surgical resection for stage IIIA (pN2) non-small cell lung cancer (NSCLC)：initial results from Intergroup trial 0139 (RTOG 93-09). Proc Am Soc Clin Oncol 22：621, 2003.
11) Niiranen A, Niitamo-Korhonen S, Kouri A, et al：Adjuvant chemotherapy after radical surgery for non-small-cell lung cancer：a randomized study. J Clin Oncol 10：1927-1932, 1992.
12) Feld R, Rubinstein L, Thomas PA：Adjuvant chemotherapy with cyclophosphamide, doxorubicin, and cisplatin in patients with completely resected stage I non-small-cell lung cancer：The Lung Cancer Study Group. J Natl Cancer Inst 85：299-306, 1993.
13) Ohta M, Tsuchiya R, Shimoyama M, et al：Adjuvant chemotherapy for completely resected stage III non-small-cell lung cancer：results of a randomized prospective study. J Thorac Cardiovasc Surg 106：703-708, 1993.
14) Wada H, Hitomi S, Teramatsu T, et al：Adjuvant chemotherapy after complete resection in non-small-cell lung cancer. J Clin Oncol 14：1048-1054, 1996.
15) Non-small cell lung cancer collaborative group：Chemotherapy in non-small cell lung cancer：a meta-analysis using updated data on individual patients from 52 randomised clinical trials. BMJ 311：899-909, 1995.
16) Keller SM, Adak S, Wagner H, et al：A randomized trial of postoperative adjuvant therapy in patients with completely resected stage II or IIIA non-small cell lung cancer. N Engl J Med 343：1217-1222, 2000.
17) Scagliotti GV, Fossati R, Torri V, et al：Randomized study of adjuvant chemotherapy for completely resected stage I, II, or IIIA non-small-cell lung cancer. J Natl Cancer Inst 95：1453-1461, 2003.
18) Waller D, Fairlamb DJ, Gower N, et al：The Big Lung Trial (BLT)：Determining the value of cisplatin-based chemotherapy for all patients with non-small cell lung cancer (NSCLC)：preliminary results in the surgical setteing. Proc Am Soc Clin Oncol 22：632, 2003.
19) The International Adjuvant Lung Cancer Trial Collaborative Group：Cisplatin-based adjuvant chemotherapy in patients with completely resected non-small-cell lung cancer. N Engl J Med 350：351-360, 2004.
20) Winton TL, Livingston R, Johnson D, et al：A prospective randomised trial of adjuvant vinorelbine (VNB) and cisplatin (CIS) in completely resected stage IB and II non small cell lung cancer (NSCLC). Intergroup JBR. 10. J Clin Oncol 22：621, 2004 (2004 ASCO Annual Meeting Proceedings).
21) Strauss GM, Herndon J, Maddaus MA, et al：Randomized clinical trial of adjuvant chemotherapy with paclitaxel and carboplatin following resection in stage IB non-small cell lung cancer (NSCLC)：report of Cancer and Leukemia Group B (CALGB) Protocol 9633. J Clin Oncol 22：621, 2004 (2004 ASCO Annual Meeting Proceedings).
22) Kato H, Ichinose Y, Ohta M, et al：A randomized trial of adjuvant chemotherapy with uracil-tegafur for adenocarcinoma of the lung. N Engl J Med 350：1713-1721, 2004.
23) Hamada C, Ohta M, Wada H, et al：Survival benefit of oral UFT for adjuvant chemotherapy after completely resected non-small-cell lung cancer. J Clin Oncol 22：617, 2004 (2004 ASCO Annual Meeting Proceedings)

近畿大学医学部　　倉田　宝保／福岡　正博

索引

和文索引

ア
アイソボリン ……………………254
アセトアミノフェン ……………174
アバスチン ………………………71
アポトーシス …………………30, 64
アルキル化剤 …………………7, 138
アロマターゼ ……………………23
アンチセンス ……………………117
アンドロゲン ……………………22
アンドロゲン依存性 ……………25
悪性リンパ腫 ……………225, 319
　　WHO分類 ………………228
　　小児の− ……………283, 289
悪性化の予防 ……………………209
悪性黒色腫 ………………………277
悪性骨軟部腫瘍の化学療法 ……291
安全管理 …………………………187
意志決定能力 ……………………172

イ
イマチニブ ………………………221
イリノテカン …………233, 252
イレッサ …………………………51
インターフェロン ………………338
インターフェロンα/β …………18
インターロイキン ………………16
インテグリン抗体 ………………72
インフォームドコンセント …144, 165
維持療法 …………………………280
胃がん …………………244, 344
一次予防 …………………203, 207
遺伝子治療 ………………………109
遺伝子発現 ………………………122

ウ
ウイルスベクター ………………110
うつ病 ……………………………171
運動照射法 ………………………38

エ
エビデンスレベル ………………329
遠隔操作式後装填法(RALS) …38
塩酸ゲムシタビン ………265, 266

オ
オーダリングシステム ……181, 182
オキサリプラチン ………252, 253
オキシコドン ……………………177
オピオイド ………………………174
悪心・嘔吐 ………………………156

カ
がんの増殖・進展 ………………79
がんの発生 ………………………79
がん血管新生 ……………………71
がん検診 …………………………214
　　死亡率低下効果 ……………215
　　精度管理 ……………………215
がん抗原 …………………………104
がん性胸膜炎
　　化学療法 …………321, 323
がん精巣抗原 ……………………105
がん薬物療法専門医 ……………4, 5
がん予防 …………………………216
がん疼痛 …………………………174
　　WHO方式− ………………174
がんワクチン ……………105, 106
化学放射線療法 ……7, 39, 232, 333
加齢変化 …………………………144
外科切除 …………………………337
外来化学療法 ……………180, 184
核酸医薬 …………………………117
寛解導入療法 ……………284, 286
緩和ケア …………………………172
緩和医療 …………………………168
肝移植 ……………………………338
肝細胞がん ………………………337
肝障害 ……………………………150
肝動注療法 ………………………187
肝動脈塞栓療法(TAE) …………258

キ
キメラ抗体 ………………………67
キラーT細胞 ……………104, 106
基底細胞がん ……………………280
急性リンパ性白血病 ……………221
急性骨髄性白血病 ………………219
急性前骨髄球性白血病 …………221
強度変調放射線治療 ……………38
教育セミナー ……………………3
胸腔穿刺 …………………………322
胸膜癒着術 ………………………322
携帯用ポンプ ……………………186

ク
グリベック ………………………56
クレスチン ………………………20
クロマチン ………………………75

ケ
ゲフィチニブ ……………72, 236
血液毒性 …………………………182
血液脳関門 ………………………319
血管新生阻害 ……………………79
顕微授精 …………………………198
原体照射 …………………………38
原理証明研究(PoP) ……………125

コ
コアカリキュラム ………………3
個別化医療 ………………………49
向精神薬 …………………………172
抗CD20抗体 ……………………67
抗アンドロゲン除去症候群 ……26
抗がん剤 …………………………7
　　代謝と排泄 …………………149
　　適正ガイドライン …………327
抗がん性抗生物質 ……………9, 141
抗血管新生剤 ……………………72
抗原提示細胞 ……………………104
抗腫瘍血管療法 …………………113
抗体療法 …………………………67
腔内照射 …………………………38
高齢者化学療法 …………………144
国勢予後因子指標 ………………228
骨髄非破壊的移植 ………………95
骨髄保護療法 ……………………114
骨肉腫 ……………………………291

サ
サイクリン ………………………84
サイクリン依存性キナーゼ ……84
サイコオンコロジー ……………170
サイトカイン ……………………155
サイトカイン療法 ………………16
サイレンシング …………………76
サポーティングケア ……………147
最大耐量(MTD) …………………11
細胞周期 …………………………85
在宅ケア …………………………191
在宅ホスピスケア ………………191
在宅酸素療法 ……………………194
在宅中心静脈栄養 ………………194

シ

項目	ページ
シグナル伝達阻害剤	51
シタラビン大量療法	219
子宮体がん	305
子宮頸がん	301
支持療法	147, 154, 182
持続投与	187
自家造血幹細胞移植	341
自家造血幹細胞移植後の二次発がん	162
自殺遺伝子	112
自然免疫療法	16
死亡年齢	204
死亡率	204
手術補助療法	241
腫瘍内科学	1
受精卵凍結	198
樹状細胞	104, 105
集団精神療法	173
術後補助療法	344, 346
術前化学療法	271
術中照射	40
小児の悪性リンパ腫	283, 289
小児の白血病	283
消化器毒性	182
植物アルカロイド	10
食道がん	332
神経膠腫	316
腎癌	101
腎障害	150

ス

項目	ページ
膵臓がん	101, 264
髄芽腫	317

セ

項目	ページ
セミノーマ	297
せん妄	172
精子凍結	196
精神免疫学	172
精巣腫瘍	297
聖域療法	280
切除郭清術	334
染色体転座	283
前立腺癌	22, 24
全身化学療法	187, 258, 259

ソ

項目	ページ
臓器障害	149
造血幹細胞移植	229
造血幹細胞移植術	89
造血器腫瘍	89

タ

項目	ページ
タキサン	141
多剤性骨髄腫	64
多剤耐性	28
多剤併用療法	267
体外受精・胚移植	198
代謝酵素	130
代謝拮抗薬	8, 140
代替指標	48
大腸がん	344

チ

項目	ページ
大量化学療法	341
蛋白ワクチン	107

項目	ページ
チロシンキナーゼ阻害剤	51, 56, 73
治療関連骨髄異形成症候群	160
治療関連死	241
治療関連白血病	160
中枢神経白血病	280

テ

項目	ページ
テーラーメード治療	122, 130
定位放射線治療	38
転写因子	75
転写抑制	76

ト

項目	ページ
トランスポーター	130
疼痛管理	194
投与開始量	12
投与設計	149
投与量比	12
頭頸部がん	309
頭頸部がん 化学療法	309
動注化学療法	258, 259
動注用Cisplatin	259
同種造血幹細胞移植術	98
前処置	96
同種末梢血幹細胞移植	89

ナ

項目	ページ
軟部肉腫 悪性骨―	293

ニ

項目	ページ
2次予防	203, 207, 216
二次発がん	159
自家造血幹細胞移植後の―	162
プリンアナログによる―	162
乳がん	270, 341
初期治療	270
乳児白血病	289
乳房温存療法	42
乳房外Paget病	280
認知能低下	145

ハ

項目	ページ
ハイブリッドベクター	115
パクリタキセル	235
肺がん	232
化学療法	232
非小細胞―	350
胚細胞腫	318
白金製剤	141
白血病	
小児の―	283
層別化	286
乳児―	289
発熱性好中球減少症	154

ヒ

項目	ページ
ピシバニール	19
ヒストンアセチル化酵素	75
ヒストン脱アセチル化酵素	75
ヒト癌抗原	105
ビンカアルカロイド	141
比較第III相試験	353
皮膚悪性腫瘍	277
非ステロイド性消炎鎮痛薬(NSAIDs)	174
非ホジキンリンパ腫	225
非血縁臍帯血移植	91
非小細胞肺がん	350
非特異的免疫療法	16
非特異的免疫療法剤	16
標的分子	45
病名の告知	165

フ

項目	ページ
ファルネシルトランスフェラーゼ	60
フェンタニル	177
プリンアナログによる二次発がん	162
プロスタグランジン	79
プロテアソーム	64
付属器がん	280
腹水穿刺	324
分子標的治療薬	32, 45, 72, 78, 141, 222, 268, 232
最大耐用量	45
推奨用量	48
副作用	49
分子標的療法	67

ヘ

項目	ページ
ベースラインリスク	272
ペプチドワクチン	107
ヘルパーT細胞	104, 106
扁平上皮がん	309

ホ

項目	ページ
ホジキンリンパ腫	225
ホスピス	168
ホスピスケア	191
ホルモン受容体	22
ホルモン療法	22, 24, 271
膀胱がん	300
放射線・化学同時併用療法	240, 313
放射線治療	241
訪問看護	194

マ

項目	ページ
マイクロアレイ	122
マトリックスメタロプロテアーゼ(MMP)	86
液行性転移	86
浸潤・転移	86
末期癌患者	193
末梢血幹細胞移植	342
慢性リンパ性白血病	222
慢性骨髄性白血病	56, 222

ミ

項目	ページ
ミニ移植	96, 101

索引

密封小線源治療 …………………38

メ
メタアナリシス ………248, 352, 353
メチル化 ……………………………75
メディカルオンコロジー ……………1
免疫遺伝子治療 ……………………112
免疫賦活剤(BRM) …………………16

モ
モノクロナール抗体 ………………67
モルヒネ ……………………………177

ヤ
薬剤の増量法 ………………………12

薬剤感受性 …………………………128
薬物動態 ……………………………130
薬物有害反応 ………………………138

ユ
ユーイング肉腫 ……………………292
ユビキチン …………………………64
有棘細胞がん ………………………280

ヨ
予後の告知 …………………………166
予後予測 ……………………………128
予防の対象年齢 ……………………211

ラ
ラジオ波焼灼療法 …………………337
卵巣がん ……………………………306
卵巣組織凍結 ………………………199

リ
リエゾン精神医学 …………………172
リツキシマブ ………………………229
リボザイム …………………………118
リン酸コデイン ……………………175
罹患年齢 ……………………………204
罹患率 ………………………………204
臨床腫瘍学 ……………………………1

レ
レンチナン …………………………21

英文索引

A
ABCトランスポーター ……………29
ABVD療法 …………………………230
Adjuvant Chemotherapy …………292
adriamycin …………………………258
AID(artificial insemination with donor sperm) …………………198
AIH(artificial insemination with husband sperm) ………………198
AKT ……………………………………31
AlloPBSCT …………………………89
AOD(Annual Odds Recurrence) …272
ATRA(all-tran sretinoic adid) …221

B
BCG膀胱内注入療法 ………………301
Bcr-Abl ………………………………56
BCRP …………………………………30
BEP療法 ……………………297, 300
behavioral prevention ……………207
Bevacizumab ………………………255
biochemical modulator ……………259
BMS-214662 …………………………62
Bortezomib …………………………64
BRM ……………………………………16
Bリンパ腫 ……………………………69

C
c-kit …………………………………56,58
CA療法 ………………………………280
CCR(concurrent chemoradiation therapy) ……………………303
CDDP ………………………………239
CDK阻害剤 ………………………84,85
CDV療法 ……………………………278
Cetuximab …………………………255
cisplatin(CDDP) …………258, 310
COL-3(CMT-3) ……………………87
controversy ……332, 341, 344, 350
COX-2 ………………………………78

COX-2阻害剤 …………………72, 78
　併用効果 …………………………81
　予後因子 …………………………82
　臨床試験 …………………………80
CpG …………………………………75
CPT-11 ……………………………245
CTCAC(common Terminology Criteria for Adverse Events) ………138
cytochrone P450(CYP) ………134

D
DAC-Tam療法 ……………………278
DAVFeron療法 ……………………278
DAV療法 ……………………………278
DDS(drug delivery system) ……119
definitive chemoradiation ………333
dihydropyrimidine dehydrogenase (DPD) …………………………132
DLT(dose lomiting factor) ……341
DNAワクチン ……………………107
docetaxel …………………240, 247
dose escalation ……………………12
dose limiting factor ………138, 149
dose ratio ……………………………12

E
EBCTCG(Early Cancer Trialist's Collaborative Groups) ………341
EBM(ecidence based medicine) 327, 350
　活用 ………………………………330
　患者への適用 ……………………329
　情報収集 …………………………328
　批判的吟味 ………………………329
　問題の定式化 ……………………327
EGFR …………………………………51
EGFR mutation ……………………51
EGFR阻害剤 ………………………51
empiric therapy ……………………154
epirubicin …………………………258
EP療法 ………………………………298

escalation step ……………………12

F
5-FU(5-fluorouracil) ……239, 244, 250, 268, 310
FASG(French Ajuvnat Study Group) ……………………………341
flavopiridol …………………………85
FOLFIRI ……………………253, 254
FOLFOX …………………………254

G
gefitinib ……………………………53
GEM+CDDP療法 …………………300
GIST …………………………………58
glutathione-S-transfrerase(GST) 134
GVHD ………………………………98
GVT効果 …………………………102

H
5-HT3受容体拮抗薬 ………………156
HDAC複合体 ………………………75
HERAトライアル …………………342
HES ……………………………………58
HLA不適合移植 ……………………93

I
ICSI(intracytoplasmic sperm injection) …………………………196
IFN-α ……………………………259
Iressa ……………………………51,53
isovorin ……………………………259
IVHポート …………………………186

J
JALSG(Japan Adult Leukemia Study Group) ………………………219
JCOG 9208 ………………………342

JGOG ······· 304

L

leucovorin ······· 259
LH-RHアゴニスト ······· 23
LNT ······· 21
low dose FP ······· 239

M

MAB ······· 25
Marimastat(BB2516) ······· 87
mitomycin C(MMC) ······· 258
MPA(medroprogesterone acetate) ······· 306
mRNA ······· 106, 107
MRP1 ······· 29
MTD(maximum tolerated dose) ······· 11
MVAC療法 ······· 300

N

N-acetyltransferase(NAT) ······· 133
NAC(neoadjuvant chemotherapy) 302
nedaplatin ······· 239
neoafjuvant chemotherapy ······· 3110
Neovastat(AE-941) ······· 87
NF-κB ······· 32, 64, 66
NSAIs ······· 174

O

ok-432 ······· 19
oncolytic virus ······· 112

P

P-糖蛋白質 ······· 29
p53遺伝子 ······· 111
paclitaxel ······· 246
PDGFR ······· 56
performance status ······· 181
PI3K ······· 31
PoP(proof-of-principle) ······· 125
PSK ······· 20

Q

QOL ······· 165, 167

R

R-CHOP療法 ······· 230
R115777 ······· 62
radioimmunotherapy ······· 69
Ras ······· 60
rescovitine ······· 85
rituximab ······· 68
RNA interferince(RNAi) ······· 118
RNAワクチン ······· 107

S

salvage surgery ······· 334, 335
SCH66336 ······· 63
SM-11355 ······· 258
small interfering RNA(siRNA) ······· 117
stantard FP ······· 239
starting dose ······· 12
surrogate marker ······· 48

T

TACE(transcatheter arterial chemo-embolization) ······· 258
TAE(transcatheter arterial emobolization) ······· 258
Taxanes ······· 312
thiopurine S-methyltransferae(TPMT) ······· 131
tolerable-dose diagram ······· 12
TS-1 ······· 246, 268
T細胞 ······· 104

U

UDP-glucuronosyltransferase(UGT) ······· 133

V

VEGF抗体 ······· 72
VIP/VeIP療法 ······· 298, 299

W

WHO方式がん疼痛治療法 ······· 174

Z

zinostatin stimalamer(SMANCS) 258

臨床腫瘍内科学入門
りんしょうしゅようないかがくにゅうもん

ISBN4-8159-1732-9 C3047

2005年11月2日　初版発行　　　　　　　　　＜検印省略＞

編著者	金倉　譲
発行者	松浦三男
印刷所	有限会社 三協クリエイティヴ
発行所	株式会社 永井書店

〒553-0003　大阪市福島区福島8丁目21番15号
電話大阪(06)6452-1881(代表)/Fax(06)6452-1882

東京店
〒101-0062　東京都千代田区神田駿河台2-10-6
御茶ノ水Sビル
電話(03)3291-9717/Fax(03)3291-9710

Printed in Japan　　　　　　　　　　　©KANAKURA Yuzuru, 2005

・本書の複製権・翻訳権・上映権・譲渡権・公衆送信権（送信可能化権を含む）は株式会社永井書店が保有します．
・ JCLS ＜(株)日本著作出版権管理システム委託出版物＞
本書の無断複写は著作権法上での例外を除き禁じられています．複写される場合には，その都度事前に(株)日本著作出版権管理システム（電話 03-3817-5670, FAX 03-3815-8199）の許諾を得て下さい．